急诊急救与重症监护

JIZHEN JIJIU YU ZHONGZHENG JIANHU

主编 王宇 王涛 苏红军

刘江华 李冉冉 李莹 崔有文

黑龙江科学技术出版社

图书在版编目（CIP）数据

急诊急救与重症监护 / 王宇等主编. -- 哈尔滨：
黑龙江科学技术出版社，2022.6
ISBN 978-7-5719-1362-5

Ⅰ．①急… Ⅱ．①王… Ⅲ.①急诊②急救③险症-护
理 Ⅳ．①R459.7

中国版本图书馆CIP数据核字（2022）第054609号

急诊急救与重症监护
JIZHEN JIJIU YU ZHONGZHENG JIANHU

主　　编	王　宇　王　涛　苏红军　崔有文　刘江华　李冉冉　李　莹	
责任编辑	陈兆红	
封面设计	宗　宁	
出　　版	黑龙江科学技术出版社	
	地址：哈尔滨市南岗区公安街70-2号　　邮编：150007	
	电话：（0451）53642106　传真：（0451）53642143	
	网址：www.1kcbs.cn	
发　　行	全国新华书店	
印　　刷	哈尔滨双华印刷有限公司	
开　　本	787 mm×1092 mm　1/16	
印　　张	30.25	
字　　数	765千字	
版　　次	2022年6月第1版	
印　　次	2022年6月第1次印刷	
书　　号	ISBN 978-7-5719-1362-5	
定　　价	198.00元	

前言

急危重症是指紧急、濒危的病症,这类病症需要尽早得到医学处理,否则可能对患者身体产生重度伤害,甚至死亡。随着医学日新月异的发展,随着自然灾害、事故灾难、突发性公共卫生事故、恐怖袭击等社会性安全事件及心脑血管疾病、意外创伤等危及人们生命安全事件的发生率逐年增加,现代急救医学正快速发展。面对各种危机情况,如何能使命悬一线的患者得到快速诊断、及时治疗,进而挽救其生命,这是急诊医师面临的严峻考验。为了帮助急诊医师掌握急救技能及先进的监护、治疗技术,提高临床急诊、急救和重症医疗工作的质量,编者们参阅了国内外大量最新、最权威的相关书籍,并结合自身临床实践,编写了《急诊急救与重症监护》一书,希望能够为急危重症患者提供更好的医疗服务。

本书主要介绍急诊和重症急救的治疗方法,共分十七章。在内容编排上,首先介绍了临床急症与危重症处理的基础知识和机械通气相关内容;然后讲解了急性中毒、休克、昏迷与猝死,以及临床各系统常见急危重症,针对各种疾病的病理生理、诊治流程、治疗措施和操作技能等进行了准确、详尽而又与时俱进的描述;最后介绍了中西医结合治疗急危重症和急诊科护理,使内容更全面。本书资料新颖,内容丰富,重点突出,从临床实用性出发,介绍了有关急诊医师日常医疗活动的必备知识,具有科学性、启蒙性和实践指导性,适用于急诊科、危重症科及相关医务人员和医学院校师生参考使用。

编者水平有限,加之时间仓促,书中难免有瑕疵及不足之处,希望各位同仁不吝赐教、批评指正,共同为急危重症医疗发展作出贡献。

《急诊急救与重症监护》编委会

2021 年 11 月

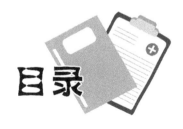

目录

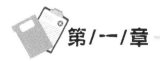

第/一/章

绪　　论

第一节　急救医学概念

一、急救医学的概念和特点

随着社会的不断发展和进步,人类各种疾病和灾难的发生也越来越多,急救医学涵盖的内容越来越广,急救医学界也承载着越来越重的任务和责任。急救医学的特点是"急",其实质是指患者发病急、需求急,医务人员抢救处置急。目前尤其重视发病后 1 小时内急救,即"生命黄金一小时"。急救医疗应包括院前急救、医院急诊科和重症加强护理病房(ICU)或冠心病监护室(CCU)3 部分组成。具体地说,院前急救负责现场和途中救护,急诊科和 ICU 及 CCU 负责院内救护。

二、急救医学的现状

在了解急救医学现状时,首先有必要将急诊医学、急救医学与急症的定义及相互关系加以理解、统一认识,以利于学科的发展。"急救"的含义表示抢救生命,改善病况和预防并发症时采取的紧急医疗救护措施;而"急诊"则是紧急或急速地为急性患者或伤病员诊查、察看和诊断其病与伤,以及应急处理。从英语角度看,急救为 first-aid,急诊为 emergency call,而两者均可称为emergency treatment。从广义来看,急诊医学作为一个新的专用名词,包含了更多的内容,特别是目前国际已广泛推行组织"急诊医疗体系",它把院前急救、医院急诊科急救和各监护 ICU 3 个部门有机联系起来,为了一个目的——让危重急症得到快捷而有效的救治,提高抢救的成功率和危重患者生存的质量,降低病死率和致残率。因此,急诊医学包括了急救医学等几种专业。

急救医学的对象是危重急症,受到世界各国的普遍关注,经济发达国家更为重视发展急救医学。1972 年美国正式承认急救医学是医学领域中的一门新学科,1973 年出版了专门的急救医学杂志《急救医学月刊》。日本的急救中心还通过电子计算机、无线电通信与警察署、消防署、二级和三级医疗机构、中心血库等密切联系。英国有 140 多个专门的急症机构,全国统一呼救电话号码（999）。

20 世纪 50 年代中期，我国大中城市开始建立急救站，重点是院外急救。卫健委于 1980 年颁布《加强城市急救工作》的文件；1983 年又颁布了《城市医院急诊室（科）建立方案》，明确提出城市综合性医院要成立急诊科；1986 年 11 月通过了《中华人民共和国急救医疗法》（草案第二稿）。20 世纪 90 年代，卫健委组织的等级医院评审中将急诊科列为重要评审指标。1987 年成立了中华急诊医学分会，设有若干专业组如院前急救组、危重病急救组、小儿急救组、创伤灾害组、急性中毒急救组等。全国还成立了中国中西医结合急救医学会。急诊、急救医学期刊不断出现，如《中国急救医学》《中国危重病急救杂志》《中国中西医结合急救杂志》《急诊医学》。

各医科院校相继设立了急诊医学临床课教学，急救医学专业著作、手册不断问世。国内急救模式不断出现，如上海、北京、广州、重庆各具有特色的急救模式，为人民健康作出了积极的贡献。

各大医院的急诊科、急救科均在由原来的支援型向自主型转化。"120"已成为市民的"生命之星"。相信我国的急救医学假以时日必然会赶上国际先进水平。但是，目前我国的急救工作无论是管理水平、急救医疗服务体系，还是急救人员的专业化（一专多能）素质都还较薄弱，这些都有待我们去努力奋斗，加强急救医疗服务管理，积极探索抢救垂危生命的难点，如心、肺、脑复苏，多器官功能失常与衰竭的救治，急性中毒救治和群体伤的救治组织指挥等。

（王　涛）

第二节　院前医疗急救专业概述

一、院前急救的特点

一是病种广泛而复杂，有关资料分析表明，院前急救以心脑血管急症和创伤患者最多，春季以心脑血管疾病为多，冬季以呼吸道急症为多，交通事故的创伤以夜间为多，昏迷为院前急救常见急症；二是院前急救的现场情况复杂多变，可在工厂、机关、学校、山区、农村、家庭等；三是院前急救的时间无规律，危重急症的发生无时间规律，故担任院前急救的医务、勤杂人员应处于 24 小时坚守岗位的待命状态。

二、院前急救的原则

一是只救命，不治病，它是处理疾病或创伤的急性阶段，而不是治疗疾病的全过程；二是处理成批伤病员时或在灾害性事故中，首先要做准确的检伤分类，并按照患者伤情的轻重缓急，给予相应急救处理。

三、院前急救管理

（一）现场急救管理

现场急救是院前急救的首要环节，是整个急救医疗体系的第一关，其管理质量的高低直接影响着伤病员的生存率和致残率。主要工作如下：①维持呼吸系统功能，吸氧，清除口腔分泌物和吸痰，应用呼吸兴奋药和人工呼吸；②维持循环系统功能，包括高血压急症、急性心力衰竭、急性心肌梗死和各种休克的急救处理,危重的心律失常的急救处理,心脏骤停的心肺复苏术等;③维持中枢神经系统功能,心肺脑复苏的脑功能保护,脑血管急诊和颅脑外伤的脑水肿,降低颅内压,防止脑疝;④急性中毒的毒物清除和生命支持及对症处理;⑤多发创伤的止血、包扎、固定、搬运;⑥急救中的对症处理,如止痉、止痛、止吐、止喘、止血等。

(二)急救转运管理

院前急救应该重视合理的转运技术。①搬运管理:搬运的常用工具是担架,要根据患者的病情使用合适的担架,搬运时得注意平稳,防止患者跌落,骨科患者应该固定后搬运,遇有颈、腰椎伤的患者必须3人以上同时搬运;②运输管理:危重伤病员经现场急救处理后,如何进行转运是院前急救成败的关键之一。下列几点要特别重视:防颠簸、防窒息、防出血、防继发伤,加强监护及有效的对症处理。

四、急救中要注意的问题

(1)一切以有利于抢救患者为根本原则。急诊工作比较复杂,条文规章不可能把千变万化的情况完全包括进去。因此,在急诊工作中,既要按制度办事,又要机动灵活。总之,要把一切有利于抢救患者作为根本原则,确保急救、急诊通道畅通。

(2)分清轻重缓急,做到急症急治。杜绝不急现象的发生,任何时候要把急、重、危患者的抢救放在首位,克服麻痹和懈怠思想,不得以任何理由延误抢救时机。

(3)切忌诊断与治疗脱节,坚持边检查边抢救。对一般情况较差、生命指征不稳定的危重疑难患者,在诊断未明的情况下,应及时采取抗休克、补液、吸氧等应急对症处理措施,不能消极地等待化验及检查报告而丧失抢救时机。

(4)对病情的估计要实事求是,留有余地。因为急救、急诊病情复杂、变化快,有时难以预料。所以在向患者或家属交代病情时,不能轻易下"没问题""没危险""不要紧""不会死"的结论,以免病情突变,家属毫无思想准备而出现不必要的误解和纠纷。

(5)重视患者和家属的主诉,切忌主观、武断、先入为主、自以为是。一般来说,患者的病情,本人和家属最清楚。因此,在诊疗过程中应该注意倾听患者和家属的陈述,及时前去查看,仔细检查病情的变化。决不能不耐烦甚至训斥患者和家属,要有爱心,要耐心、细心。

(6)不准在患者或家属面前讲病情和议论同行及外院诊疗失误情况。疾病有一个发生、发展和演变的过程,疾病的治疗也有一个过程。对疾病的诊治,医务人员之间有不同意见也是正常的,但是在患者或家属面前讲,有时就会引起不必要的麻烦、误解,甚至纠纷。更不得为抬高自己而当着患者和家属的面指责同行和外院。

(7)从事急救、急诊工作的医护人员要认真学习,虚心求教,遇到不懂的问题,不会处理或处理没有把握时,一定要及时请示上级医师,切忌不懂装懂,以致误诊、误治、贻误病情,造成难以挽救的后果。

(8)当前各医疗单位要加强对配合急诊科工作的相关科室如挂号、收费、药房、检验、放射、特检等科室的急诊意识的教育,为急诊患者提供快捷、优质的服务。各医疗单位都要制定这些相关科室的服务规范,对外公布,接受监督。

(9)遇有急诊患者携款不足或遭受突发灾害时,要做到"三先一后",即先检查、先诊断、先治疗抢救、后补办手续交纳钱款;当遇到急诊患者病情危重又无人陪时,要派专人代办手续,及时诊断、治疗、抢救,对需要手术的患者,院负责人代为签字,敢于负责。

(10)稳定急救队伍,各级卫生部门和各医院的领导要关心爱护从事急救、急诊工作的医护员工。要提高待遇,帮助解决生活中的困难,解除后顾之忧,优先安排外出学习和进修。加强安全保卫工作,要有相应的防范措施,避免他们在从事急救、急诊时受到意外伤害。并对在急救、急诊工作中作出突出成绩的给予表彰和奖励。

(王 涛)

第三节 危重病情判断及急救工作方法

一、急救的主要病种

(一)心跳、呼吸骤停

及时、正确和有效的现场心肺复苏是复苏成功的关键。快捷有效的进一步生命支持和后续救治可提高复苏成功率,减少死亡率和致残率。

(二)休克

休克患者的早期诊断,尤其是休克病因的早期确定是纠正休克的关键,及时有效地纠正休克可降低死亡率。

(三)多发创伤

及时发现多发创伤的致命伤并进行有效的急救处理,就可防止发生休克、感染和严重的并发症。

(四)心血管急症

心血管急症如急性心肌梗死、急性心律失常、急性心功能不全、高血压危象等,若能及时诊断和有效地处理,对患者预后的改善十分重要。

(五)呼吸系统急症

呼吸系统急症如哮喘持续状态、大咯血、成人呼吸窘迫综合征、气胸是急救中必须充分认识和正确处理的。

(六)神经系统急症

脑血管意外是急救中死亡率最高的危象急症,在急救的早期及时认识脑水肿并给予及时有效的处理是降低死亡率的关键之一。

(七)消化系统急症

消化道大出血、急性腹痛,尤其是出血坏死性胰腺炎和以腹痛为主诉的青年女性宫外孕破裂出血等,诊断要及时。

(八)内分泌急症

内分泌急症如糖尿病、酮性酸中毒、各种危象等,要及时救治,尤其是糖尿病患者的低血糖须警惕。

昏迷是一个需多科参加鉴别诊断的危象急症,要重视急性中毒、脑血管急症所致昏迷的快速诊断与救治。

二、急救处理原则

急救医学是一门综合性学科,处处存在灵活性,需要急诊医师在病情危急、环境又差的条件下进行处理,应根据实际病情作出去伪存真的分析,施行最有效的急救处理,其原则如下。

（一）首先判断患者是否有危及生命的情况

急救学,强调预测和识别危及生命的情况,不重于确定诊断,而重于注意其潜在的病理生理改变,以及疾病动态发展的后果,考虑如何预防"不良后果"的发生及对策。

（二）立即稳定危及生命的情况

对危及生命的情况,必须立即进行直接干预和处理,以使病情稳定,对预期可能会演变为危及生命的情况也必须干预。急救学十分重视严密监测危重病的病情变化,并随时采取有效的急救处理。

（三）优先处理患者

当前最为严重的急救问题是强调时效观念,更强调首先处理危及生命最为严重的情况。

（四）去伪存真,全面分析

急救时急诊医师应从危重患者的主诉、阳性及阴性体征和辅助检查结果中,找出产生危重病症的主要矛盾,但切记不应被假的现象和检查的误差所迷惑,头脑应清醒,要进行全面分析。

（五）选择辅助检查

要有针对性和时限性。

（六）病情的估计

对病情的估计要实事求是,向患者或家属交代病情应留有余地。

（七）急救工作应与其他科室医师充分合作

急救中加强科与科、医师与医师之间的合作,有关问题进行必要的紧急会诊,有利于解决急救中的疑难问题。

（八）重视急救中的医疗护理文书工作

急救的医疗、护理文书具有法律效力,因此记录时间要准确,内容要实事求是。

（九）急救工作中加强请示报告

急救工作涉及面广,政策性强,社会舆论对此比较敏感,加强急救工作请示报告可避免失误和有利于急救管理。

三、危重患者抢救制度

（1）对危重伤病员的急救,必须分工,紧密配合,积极救治,严密观察,详细记录。抢救结束还要认真总结经验。

（2）建立健全抢救组织,大批伤员的抢救,由院领导主持,医务部组织实施。如超出本院的救治能力,应由院医疗值班人员立即与有关卫生部门或兄弟单位联系,共同开展抢救工作。

（3）各科内危重伤病员的抢救,由科主任、正主任医师或主治医师组织实施。急诊当班医师接诊危重伤病员抢救时,应积极主动及时有效地采用急救措施。有困难时及时向院医疗值班人员和科主任报告,同时速请相关科室会诊。

（4）对危重患者应先行抢救,后办理手续。

（5）各科室的急救室或监护室的药品、器材应定位放置,专人保管,定期检查,经常保持完好状态。

（6）急救室或监护室内应有常见急危重病的抢救预案,医护人员应熟练掌握常用抢救技术和仪器的使用。

（7）遇到院外抢救,要确切弄清情况(时间、地点、单位、伤病情况和人数等),立即报告院领导或医务部,由医院迅速组织力量,尽快赶到现场抢救。对重大灾害事故的医疗救援,应立即报告上级卫生行政部门。

（王　涛）

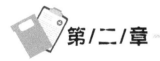第／二／章

危重症的监护

第一节　呼吸功能监测

呼吸系统监测的主要目的在于对患者的呼吸运动和功能作出正确的判断,然后对呼吸功能障碍的类型作出诊断,掌握患者呼吸功能的动态变化,对病情进行评估,从而对呼吸治疗的有效性作出合理评价,进一步指导调整治疗方案。下面简要介绍具体的监测内容和手段。

一、呼吸运动监测

呼吸运动的变化反映了呼吸中枢功能、呼吸肌功能、胸廓完整性、肺功能及循环功能的好坏。呼吸运动监测在临床上最直观,是呼吸功能监测最可靠、最实用的手段。

（一）概念

1.呼吸频率

呼吸频率(respiratory rate,RR)指每分钟的呼吸次数,反映患者通气功能及呼吸中枢的兴奋性,是呼吸功能监测最简单最基本的项目。正常值成人为 12～20 次/分,儿童偏快,20～30 次/分,新生儿可达到40 次/分左右。

2.呼吸幅度和节律

呼吸幅度是指呼吸运动时患者胸腹部的起伏大小,节律是指呼吸的规律性。

3.胸腹式呼吸

胸式呼吸是指以胸廓运动为主的呼吸,腹式呼吸是指以膈肌运动为主的呼吸。两种呼吸很少单独存在,但一般男性及儿童以腹式呼吸为主,女性以胸式呼吸为主。

（二）监测方法

1.肺阻抗法

通过两个电极置于胸部形成回路,胸廓大小和肺含气量的变化可引起电流阻抗的变化,经特定电流转变为仪表呼吸波形而显示出来,根据波形可确定呼吸频率和节律。

2.测温法

测温法是通过置于鼻孔附近的热敏元件,连续测量呼吸气流的温度来监测呼吸频率和

节律的方法。

3.呼吸监测垫

主要用于新生儿和婴儿,通过置于身体下的压力传感器,感受呼吸运动过程中压力的周期性变化来监测呼吸频率和节律。

4.临床观察

不仅可以发现呼吸频率和节律的变化,还可观察呼吸的深度、胸腹式呼吸、三凹征等。

(三)异常呼吸运动的监测

1.呼吸频率的异常

呼吸频率加快见于缺氧、酸中毒、发热和中枢神经系统受损等,而呼吸频率的减慢则见于麻醉、药物中毒和脑干疾患等。

2.呼吸节律的变化

呼吸节律的变化常反映神经调节机制的异常,包括以下几种。

(1)潮式呼吸:呼吸幅度缓慢地由小到大,然后由大到小,再呼吸暂停一段时间,如此反复。其原因一般认为是呼吸中枢对二氧化碳的反应性降低,亦即呼吸中枢兴奋的阈值高于正常值。血中二氧化碳的分压低于能兴奋呼吸中枢的阈值,因而呼吸暂停。待血中二氧化碳分压超过正常水平达到阈值时,才能兴奋呼吸中枢,使呼吸恢复,经一阵呼吸后,血中二氧化碳分压又下降到阈值水平以下,呼吸中枢又停止活动,呼吸停止,如此交替,就形成潮式呼吸。多见于中枢神经系统疾病、脑循环障碍和中毒等。

(2)比奥呼吸:表现为一次或多次强呼吸后,继以长时间呼吸停止,之后又再次出现数次强呼吸,其周期变动较大,短则10秒左右,长者可达1分钟。比奥呼吸是死亡前出现的危机症状。其原因尚不十分清楚,可能是疾病侵及延髓,损害了呼吸中枢所致,可见于颅脑损伤、脑膜炎和尿毒症等。

(3)长吸式呼吸:表现为吸气相长且强,与呼吸暂停交替的一种呼吸形式,见于脑栓塞、出血和脑桥肿瘤等。

(4)有自主呼吸但不能随意控制呼吸节律:见于延髓和高位颈髓水平的双侧锥体束破坏者。

二、通气功能监测

(一)静态肺容量

人体通过肺和胸廓的扩张及回缩来调整整个呼吸运动,在此过程中,肺内容纳的气体量会产生相应的变化,按照不同呼吸阶段内通气量的变化分为潮气量、补吸气量、补呼气量、残气量、深吸气量、功能残气量、肺活量、肺总量8种容量(图2-1),称为静态肺容量。这8项指标是肺呼吸功能监测的基本项目。

1.潮气量

潮气量(tidal volume,V_T)指在平静呼吸时,一次吸入或呼出的气体量。正常成人为8～12 mL/kg,它可以反映人体静态下的通气功能。潮气量增加见于中枢神经系统病变、酸中毒等疾病。潮气量减少见于气管梗阻、肺部感染、肺纤维化、肺水肿、血气胸等。

2.补吸气量

补吸气量(inspiratory reserve volume,IRV)指平静吸气后,再用力吸气所能吸入的气体量,亦可称为吸气储备量,可以反映胸廓的弹性储备和呼吸肌的力量。正常男性约为2 160 mL,女性约为1 500 mL。

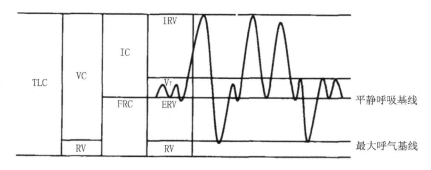

图 2-1 静态肺容量及其组成

3.深吸气量

深吸气量(inspiratory capacity,IC)指在平静呼气后,最大吸气所能吸入的气体量,相当于 V_T+IRV。

4.补呼气量

补呼气量(expiratory reserve volume,ERV)指平静呼气后,再用力呼气所能呼出的气体量。也可以反映胸廓的弹性储备和呼吸肌的力量(正常成人为 900~1 200 mL)。

5.残气量

残气量(residual volume,RV)是指最大呼气后肺内残留的全部气体量,又称为余气量,正常成人男性约为1 500 mL,女性约为1 000 mL。

6.功能残气量

功能残气量(functional residual capacity,FRC)指平静呼气后肺内所残留的气体量,相当于RV+ERV。

7.肺活量

肺活量(vital capacity,VC)指最大吸气之后缓慢呼出的最大气量,或者最大缓慢呼气后用力吸入的最大气量,相当于IC+ERV。它反映肺每次通气所能达到的最大能力,即反映肺、胸廓最大扩张和收缩的呼吸幅度。

8.肺总量

肺总量(total lung capacity,TLC)是最大吸气后存留于肺部的全部气体量,当于 IC+FRC。正常值成年男性为 5.0 L,女性 3.5 L。

(二)动态肺容量

静态肺容量代表一定阶段内肺通气量的变化,而动态肺容量为单位时间内进出肺的气体量和流速,主要反映气道通气功能状态,主要包括以下指标。

1.分钟通气量

分钟通气量(minute ventilation,V_E 或 MV)指平静状态下每分钟吸入或呼出的气体量,等于潮气量与呼吸频率的乘积。正常值为6~9 L/min,若>10 L/min 提示通气过度,<3 L/min 提示通气不足。

2.分钟肺泡通气量

分钟肺泡通气量(alveolar ventilation,V_A)指静息状态下每分钟吸入人体内的气体中能达到肺泡进行气体交换的有效通气量。相当于潮气量减去生理无效腔量(V_D)再乘以呼吸频率,即

$V_A=(V_T-V_D)\times RR$。正常时肺泡通气量为每分钟通气量的70%。分钟肺泡通气量的不足是低氧血症、高碳酸血症的主要原因。而肺泡通气量过大，又可引起呼吸性碱中毒。

3.用力肺活量

用力肺活量又称用力呼气量（forced expiratory volume，FEV），指深吸气后以最大的力量、最快速度所呼出的全部气量。在1、2、3秒内呼出的气量称1、2、3秒用力呼气容量，其中第1秒内呼出的气量，在临床上意义较大，正常值为50～80 mL/kg，FEV_1/FVC约为83%，可以用肺量计测出，若第1秒内呼出的气量降低即反映气道阻力增加。

4.最大呼气流量-容积曲线

F-V曲线指在最大用力呼气过程中，呼出的肺容量与相应气流速度所描记的曲线图形（MEFV曲线或F-V曲线）。MEFV曲线主要反映在用力呼气过程中胸膜腔内压、肺弹性回缩力、气道阻力对呼气流量的影响。其前半部分取决于受检者呼气用力的大小，后半部分取决于受检者的肺泡弹性回缩力和外周气道生理功能。

三、肺换气功能的监测

肺泡内的气体与肺泡周围毛细血管内气体通过肺泡或毛细血管进行气体交换的过程，称为气体弥散过程，又称为肺换气。肺换气功能障碍包括呼吸膜面积减少或呼吸膜异常增厚引起的气体交换障碍。临床上引起呼吸膜厚度增加的常见原因包括肺水肿、肺透明膜形成、肺纤维化等。肺换气功能除与肺泡/毛细血管膜厚度有关外，还与肺血容量、红细胞数量及血红蛋白浓度有关。主要监测指标包括以下几种。

（一）氧合指数

氧合指数（PaO_2/FiO_2）是监测肺换气功能的主要指标之一。当肺弥散功能正常时，提高FiO_2，PaO_2相应升高。PaO_2/FiO_2的正常值是46.7～66.7 kPa（350～500 mmHg）。若FiO_2升高，PaO_2不能相应升高，提示可能存在不同程度的肺内分流所致的低氧血症和一定程度的肺弥散障碍。

（二）肺泡动脉血氧分压差

肺泡动脉血氧分压差[$P_{(A-a)}O_2$]指肺泡气体氧分压（PAO_2）与动脉血氧分压（PaO_2）之差，是反映肺内气体交换效率的重要指标。正常人该数值随年龄的增加而加大，正常值为0.7～2.0 kPa（5～15 mmHg）。

（三）肺内分流

肺内分流（Q_S/Q_T）是判断肺内分流最准确的指标，但需插入肺动脉导管，取混合静脉血标本，同时取动脉血标本进行血气分析，从而计算出分流值，属有创监测。Q_S/Q_T增加见于肺弥散功能障碍如急性呼吸窘迫综合征（ARDS）、肺水肿等，亦可见于肺内通气血流比例失调如肺炎、肺不张及先天性心脏病等。正常值为3%～5%。

四、血气监测

通过血气分析可以明确血液的氧合状态，指导呼吸机的合理调节，还可以反映机体的酸碱平衡情况，与呼吸功能监测结合可判断肺气体交换情况等。

（范志涛）

第二节 循环功能监测

循环功能监测可分为无创伤和有创伤二大类。无创的循环功能监测,是应用对组织器官没有机械损伤的方法,经皮肤或黏膜等途径间接取得有关心血管功能的各项参数,如自动的无创动脉压监测、心电图等,已成为常用的监测手段。有创的循环功能监测是指经体表插入各种导管或监测探头,到心脏和(或)血管腔内,利用各种监测仪或监测装置直接测定各项生理参数,如中心静脉压、肺动脉压等。循环功能监测的适应证是:各科危重患者,如创伤、休克、呼吸衰竭和心血管疾病及心、胸、脑外科较大而复杂的手术患者。

一、无创性监测

(一)心率

1.正常值

正常成人安静时心率应在 60～100 次/分,随着年龄的增长而变化。小儿心率较快,老年人心率较慢。现在的监护仪均有心率的视听装置,心率的来源可通过心电图和脉搏搏动而获得,可在监护仪屏幕上显示出心率的数字。心率报警上、下限可随意设置,当心率超过设置的上、下限时或在心脏停搏 4 秒之内,能够自动报警。

2.心率监测的临床意义

(1)判断心排血量:心率对心排血量影响很大,心排血量=每搏量×心率。在一定的范围内,随着心率的增加心排血量会增加,但当心率太快(>160 次/分)时,由于心室舒张期缩短,心室充盈不足,每搏量减少,而使心排血量减少,心率减慢时(<50 次/分)由于心搏次数减少而使心排血量减少。进行性心率减慢是心脏停搏的前奏。

(2)求算休克指数:失血性休克时,心率的改变最为敏感,故严密监测心率的动态改变,对早期发现失血极为重要。休克指数=心率/收缩压。血容量正常时,两者之比应等于0.5,休克指数等于 1 时,提示失血量占血容量的 20％～30％。休克指数>1 时,提示失血量占血容量的 30％～50％。

(3)估计心肌耗氧:心肌耗氧与心率的关系极为密切。心率的快慢与心肌耗氧大小呈正相关。心率与收缩压的乘积反映了心肌耗氧情况。正常值应<12 000,若>12 000 提示心肌氧耗增加。

(二)动脉压

1.影响血压的因素

影响动脉压的因素包括心排血量、循环血容量、周围血管阻力、心率和血管壁的弹性 5 个方面。心排血量增加,射入动脉的血液量增多,动脉血压便升高;周围血管阻力增大时,动脉血流速度减慢,心舒张期末留存在动脉内的血量增多,使舒张压增高,脉压减小;随心率增快,舒张期缩短,心舒期末在主动脉中留存的血量增多,使舒张压升高,脉压减小;大动脉管壁的弹性具有缓冲动脉压力变化,减小脉压的作用。

2.无创性血压测量方法

常用的是袖套测压和自动化无创动脉测压。前者用于手法控制袖套充气,压迫周围动脉(常用肱动脉)间断测压。后者用特制的气泵自动控制袖套充气,可定时、间断测压。自动间断测压法,通常称为自动化无创伤性测压法,是 ICU、麻醉手术中最广泛应用的血压监测方法。

3.血压监测的临床意义

(1)收缩压(SBP):主要与心肌收缩力和心排血量有关,其重要性在于克服各脏器临界关闭压,保证脏器的供血。

(2)舒张压(DBP):其重要性在于维持冠状动脉灌注压(CPP),主要与冠状动脉血流有关。CPP=DBP-左心室舒张终末压(LVEDP)。

(3)平均动脉压(MAP):是心动周期血管内平均压力。MAP=DBP+1/3 脉压=DBP+1/3(SBP-DBP)=(2DBP+SBP)×1/3。MAP 与心排血量和体循环血管阻力(SVR)有关,MAP=CO×SVR,是反映脏器组织灌注的良好指标之一。MAP 正常值为 8~13.3 kPa(60~100 mmHg)。受收缩压和舒张压的双重影响。

(三)心电监护

1.心电监护

心电监护是一项无创性的检查方法,是重症患者必不可少的一项重要的监测指标。心电图主要反映心肌细胞电活动的变化。对各种类型的心律失常,具有独特的诊断价值。首先可以监测有无致命性心律失常,如室性心动过速,高度房室传导阻滞等。另外监测有无高危性心律失常,如频发多源性室性期前收缩,短阵室性心动过速等。还可以监测有无心肌缺血、ST-T 改变及扩冠、抗心律失常药物的疗效。因此,心电图监测多少年来一直被列为常规的监测手段,特别是对患者施行各种心脏或非心脏手术时、各种类型休克、心律失常、心力衰竭、心绞痛和心肌梗死患者,心电图监测尤为重要。

2.临床意义

(1)及时发现和识别心律失常:危重患者的各种有创的监测和治疗,手术操作,酸碱失衡和电解质紊乱等均可引起心律失常,严重时,可引起血流动力学改变。心电图监测对发现心律失常识别心律失常性质,判断药物治疗的效果,均十分重要。

(2)发现心肌缺血:严重的缺氧,高 CO_2 血症,酸碱失衡等诸多因素,均可导致心肌缺血、心律失常发生。心率的增快和血压的升高,可使心肌耗氧增加,引起或加重心肌缺血的发生。持续的心电监测可及时发现心肌缺血。

(3)监测电解质改变:危重患者在治疗过程中,很容易发生电解质紊乱,最常见的是低钾和低钙,持续心电监测对早期发现有重要意义。

(4)观察起搏器的功能:安装临时或永久起搏器患者,监测心电图,对观察心脏起搏器的起搏与感知功能,均非常重要,在做与起搏器无关手术,特别是手术中应用高频电刀时,也应做心电图监测,以免发生意外。

3.心电监护的方法

(1)心电监测仪的种类:①心电监护系统:重症监护治疗病房内,常配备心电监护系统。心电监护系统由一台中央监测仪和4~6台床边监测仪组成,现在的床边监护仪,常以生命体征监测仪代替。床边监护仪的心电图信号可以通过导线、电话线或遥控输入中心监测站。中心或床边心电图监测具有以下功能:显示、打印和记录心电图波形和心率功能,一般都设有心率上、下限报警的视听装置,报警时可同时记录和打印。有心律失常分析功能的监护仪当室性期前收缩>5次/分即可报警,在心脏停搏发生4秒以上可自动报警;图像冻结功能,可使心电图波形显示停下来,以供仔细观察和分析;数小时至24小时的趋势显示和记录;有的生命体征监测仪配有计算机,可分析多种类型的心律失常,识别T波改变,诊断心肌缺血。②动态心电图监测仪(Holter心电图监测仪):是用随身携带的记录仪在日常活动的情况下长时间(>24小时)、实时、连续记录心电图,而后由回放系统分析观察,通过对心律、ST段偏移、R-R间期变化、QRS-T波形态包括晚电位、QT离散度、T波电交替等信息的处理、分析而指导临床,为临床诊断缺血性心脏病、心律失常,治疗及预后判断及指导抗心律失常药物的应用和判断疗效提供可靠的依据。③遥控心电图监测仪:该监测仪不需用导线与心电图监测仪相连,遥控半径一般为30 m,中心台可同时监测4个患者,患者身旁可携带一个发射仪器。

(2)心电导联连接及其选择:监护使用的心电图连接方式有使用3只电极、4只电极及5只电极不等。①综合Ⅰ导联:正极放在左锁骨中点下缘,负极放在右锁骨中点下缘,无关电极置于剑突右侧,其心电图波形类似Ⅰ导联。②综合Ⅱ导联:正极置于左腋前线第4肋间,负极置于右锁骨中点下缘。无关电极置于剑下偏右,其优点心电图振幅较大,心电图波形近似V_2导联。③CM导联是临床监护中常选用的连接方法,安置方法见表2-1。另外,每种监护设备,都标有电极放置示意图,请参照执行。在心电监护时,电极的放置位置均不能影响心脏听诊和电除颤;应避免容易出汗和摩擦的部位,以免电极脱落;在有体外心脏起搏器的部位,电极应避开起搏的部位。

表2-1　CM导联连接方法

标准肢体导联	正极	负极	无关电极
Ⅰ	左上肢(LA)	右上肢(RA)	左下肢(LF)
Ⅱ	左下肢(LF)	右上肢(RA)	左上肢(LA)
Ⅲ	左下肢(LF)	左上肢(LA)	右上肢(RA)

(四)超声心动图监测

超声心动图由瑞典学者Edler于1955年首先提出,此后经几十年发展成为心血管疾病领域内的一种新型诊断方法。随着电子计算机的飞速进展,超声诊断仪不断更新。目前除M型超声心动图和二维超声心动图得到广泛应用外,频谱多普勒超声、彩色多普勒血流显像、心脏声学造影、经食管超声心动图、心腔内及血管内超声也取得突飞猛进的发展。超声心动图便于床旁重复使用,目前正逐渐成为危重患者床边心血管功能的检测方法。

1.M型超声心动图

M型超声心动图是单超声束垂直通过心脏组织,在垂直线上的不同组织结构界面以回声光点形式反射接收,并通过仪器中的慢扫描电路按时间顺序展开,由此得到心脏各层运动回声曲线。临床主要用于对心脏和大血管腔径的测量,通过对图形曲线的分析,明确心脏及大血管形态,并对心功能进行评价。其特征性曲线形态对心脏病的诊断有重要价值:①可连续观察多个心动周期,并可显示各时相的关系及室壁运动、瓣膜活动情况。②可以与心电图、心内压力曲线等同步记录,以便研究其血流动力学改变情况。③可根据各时相测算房、室及大动脉内径,进一步计算每搏量、心排血量及心功能指标。

2.二维超声心动图

二维超声心动图又称切面超声心动图,是其他类型超声技术的图像基础。其解剖学分辨率具有明显价值。它通过对心脏各不同方位的"切割",可以实时、动态、多切面、清晰显示心脏各结构的空间位置、心室腔大小和室壁各节段收缩运动的特点,对评价左心室整体和节段收缩功能具有重要的临床应用价值。

3.多普勒超声心动图技术

该技术源于多普勒效应原理。将超声波发射器和接收器安装于换能器中,通过接收血管、心脏内血液流动反射回来的多普勒频移信号,转换成血流速度信号,从而达到诊断目的。多普勒超声心动图包括频谱多普勒超声和彩色多普勒血流显像。频谱多普勒又分为脉冲式多普勒超声和连续式多普勒超声。

二、有创性监测

(一)中心静脉压监测

1.概念

中心静脉压(central venous pressure,CVP)是指胸腔内上、下腔静脉的压力。其方法是经皮穿刺深静脉,插管至上腔或下腔静脉,接静脉输液或压力换能器,监测中心静脉压。最常用的是右侧颈内静脉插管,其次为锁骨下静脉、股静脉。中心静脉压由 4 种成分组成:①右心室充盈压。②静脉内壁压力即静脉内血容量。③作用于静脉外壁的压力,即静脉收缩压和张力。④静脉毛细血管压。CVP 是评估血容量、右心前负荷及右心功能的重要指标。由于三尖瓣和肺动脉瓣对中心静脉血流的阻碍,及肺循环阻力的改变,使来自左心的压力衰减,故 CVP 不能代表左心功能。

2.正常值及临床意义

CVP 正常值:0.49~1.18 kPa(5~12 cmH$_2$O)。<0.49 kPa(<5 cmH$_2$O)表示右心充盈不佳或血容量不足;>1.47 kPa(>15 cmH$_2$O),表示右心功能不良。当患者出现左心功能不全时,单纯监测 CVP 失去意义。CVP 监测对了解循环血量和右心功能及指导治疗有十分重要的临床意义,特别是持续监测其动态变化,比单次监测更具有指导意义。

3.适应证

(1)各类大中手术,尤其是心血管、颅脑和胸部大而复杂的手术。

(2)各种类型的休克。

(3)脱水、失血和血容量不足。

(4)右心功能不全。

(5)大量静脉输血、输液。

4.注意事项

(1)导管插入上、下腔静脉或右心房无误。

(2)将玻璃管零点置于第 4 肋间右心房水平。

(3)确保静脉内导管和测压管道系统内无凝血、空气,管道无扭曲等。

(4)测压时确保静脉内导管畅通无阻。

(5)加强管理,严格无菌操作。

5.影响 CVP 的因素

(1)病理因素:CVP 升高见于右心及全心力衰竭、房颤、肺梗死、支气管痉挛、输血输液过量、纵隔压迫、张力性气胸及血胸、各种慢性肺部疾患、心脏填塞、缩窄性心包炎及导致胸腔内压升高的其他疾病等;CVP降低的原因有失血引起的低血容量、脱水、周围血管张力减退等。

(2)神经因素:交感神经兴奋导致静脉张力升高,体内儿茶酚胺、血管升压素、肾素和醛固酮等分泌升高,均可引起CVP不同程度升高;低压感受器作用加强,使血容量相对减少和回心血量不足,会导致CVP降低。

(3)药物因素:快速补液,应用去甲肾上腺素等收缩血管药物会使CVP升高;用血管扩张药或右心功能较差患者应用洋地黄改善心功能后,CVP降低。

(4)麻醉插管和机械通气:麻醉浅和气管内插管时,随动脉压升高CVP升高,机械通气时胸膜腔内压升高,CVP升高。

(5)其他因素:如缺氧、肺血管收缩、肺动脉高压、呼气末正压呼吸模式应用及肺水肿时,CVP升高。

6.并发症及防治

(1)感染:中心静脉置管感染率为2%~10%,因此在操作过程中应严格遵守无菌技术,加强护理,每天要更换敷料,每天用肝素盐水冲洗导管。

(2)出血和血肿:颈内静脉穿刺时,穿刺点或进针方向偏向内侧时,易穿破颈动脉,进针太深可能穿破椎动脉和锁骨下动脉,在颈部可形成血肿,肝素化后或凝血机制不好的患者更易发生。因此,穿刺前应熟悉局部解剖,掌握穿刺要点,一旦误穿入动脉,应做局部压迫,对肝素化患者,更应延长局部压迫时间。

(3)其他:包括气胸、血胸、气栓、血栓、神经和淋巴管损伤等。虽然发病率很低,但后果严重。因此,必须加强预防措施,熟悉解剖,认真操作,一旦出现并发症,应立即采取积极治疗措施。

(二)有创动脉血压监测

1.动脉穿刺插管直接测压法

动脉穿刺插管直接测压法是将导管置于动脉内通过压力监测仪直接测定动脉内压力,可以连续准确地测量,能反映每一心动周期的收缩压、舒张压和平均压。通过动脉压的波形能初步判断心脏功能,并计算其压力升高速率(dp/dt),以估计心室的收缩功能。由于直接测压方法具有诸多优点,因此,是ICU中最常用的监测血压的方法之一。但该法具有创伤性,有动脉穿刺插管的并发症,如局部血肿、血栓形成等,故应从严掌握指征,熟悉穿刺技术和测压系统的原理和操作。

2.进行桡动脉测压应常规进行Allen实验

将穿刺侧手臂上举,嘱患者反复做握拳松开动作,同时术者双拇指一起压迫患者的桡动脉和尺动脉,使手掌发白,处于缺血状态,然后手臂下垂嘱患者手掌放松,放开压迫尺动脉的手指但桡动脉仍被压迫,此时观察手掌的颜色恢复正常的时间:7秒内为侧支循环良好,7~15秒说明侧支循环有损害,超过15秒者侧支循环不良,此时为桡动脉插管的禁忌。因此Allen实验是桡动脉穿刺前的重要步骤,是常规检查。

(三)右心漂浮导管检查术

1.概念

心导管检查是将导管经外周血管送至心脏各部位及大血管,凭借此了解心脏、血管血流动力学变化的一种侵入性检查方法,可分为左心导管检查及右心导管检查。最初的右心导管检查需在 X 线透视下进行。在 Swan 及 Ganz 发明了导管头带有气囊的心导管后,可将导管直接送入右心房,再将气囊充气,之后心导管便随血流顺序漂向右心室、肺动脉及其分支,并可在监护仪上观察压力曲线的变化,以判断导管的位置,免去了 X 线透视下观察的步骤,使检查可在床边进行,称为右心漂浮导管检查技术。

2.基本原理

在心室舒张终末,主动脉瓣和肺动脉瓣均关闭,二尖瓣开放。这样就在肺动脉瓣到主动脉瓣之间形成了一个密闭的液流内腔,如肺血管阻力正常,则左心室舒张终末压(LVEDP)＝肺动脉舒张压(PADP)＝肺小动脉压(PAWP)＝肺毛细血管楔压(PCWP)。因此,LVEDP 可代表左心室前负荷,并且受其他因素影响较小。临床上由于不能直接测定左心室舒张末压力,就以肺小动脉压代表左心室舒张末压力来间接反映左心室前负荷,故监测肺小动脉压可间接用于监测左心功能。当出现以下情况时,肺小动脉压与前负荷的关系将受到明显影响:存在二尖瓣关闭不全或反流;心室顺应性降低(如心肌缺血或肥大),此时将过高估计前负荷;心包外压力增加(如肺容积增加或用力呼气),也会使肺小动脉压增高而过高估计前负荷。

3.临床意义

(1)休克的鉴别诊断:休克最常见的原因为低血容量性、心源性和感染中毒性。对于心源性还是感染性休克的鉴别仅凭临床的资料较难,需用右心漂浮导管来鉴别休克的原因。感染中毒性休克的血流动力学特点为心排血量高,体循环血管阻力降低;而心源性休克患者的血流动力学特点为心排血量低而体循环血管阻力增高。

(2)鉴别肺水肿并指导其治疗:在 ICU 工作中,有时仅凭临床表现和 X 线资料很难鉴别心源性和非心源性肺水肿,此时可以使用肺小动脉压来确定是心源性还是非心源性肺水肿。对心源性肺水肿患者,依靠肺和体循环血流动力学参数可以指导使用减轻前或后负荷的药物;肺小动脉压增高是使用利尿药或硝酸酯类药物的指征;如果体循环血管阻力增高,则可用扩血管药物减轻后负荷;而每搏量降低则是使用血管活性药(如多巴胺)增强心肌收缩力的适应证。此外,许多急性呼吸窘迫综合征患者可能会并发心功能不全,一些研究报道相当一部分急性呼吸窘迫综合征患者可有肺小动脉压升高,或有单纯的血容量增多。此时右心漂浮导管对于明确急性呼吸窘迫综合征患者是否合并心功能不全并指导治疗就更具针对性。

(3)指导急性心肌梗死心源性休克的治疗:急性心梗患者可能会出现休克,但其休克的机制却有时不尽相同。一些患者存在血容量相对不足及左心室前负荷降低,对于这些患者可以使用右心漂浮导管来调节血容量,使之达到最佳水平而又避免过多使肺小动脉压升高及肺水肿加重。有些患者可能是继发于泵衰竭的心源性休克,这些患者会出现左心室充盈压明显升高及体循环血管阻力增加。在这种情况下,治疗包括利尿、减轻心脏前、后负荷,增加心肌收缩力,有时要放置主动脉内球囊反搏(IABP)。要保证这些治疗方法的安全和有效性,通常需要放置右心漂浮导管进行严密的血流动力学监测。

4.右心漂浮导管的并发症与防治

右心漂浮导管的并发症可发生在导管置入过程中及导管置入后。包括心律失常、气胸、动脉破裂和出血、导管打结、导管断裂、导管相关感染、血栓形成、肺血栓栓塞、空气栓塞、心脏内膜损伤、气囊破裂等,但严重并发症发生率低,由置管本身导致的死亡约为 0.1%。相关并发症的临床防范措施有:严格规范操作,加强导管护理,适时撤离导管。导管置入超过 3～4 天后,出现并发症(如导管相关感染)危险性较高。一旦血流动力学监测对病情的处理已无太大作用就应立即拔除导管。如果肺动脉导管置入只是作为诊断的一个手段,导管在置入后即可拔除;如患者合并有复杂的血流动力学异常,需要进行血流动力学的动态监测,可适当延长置管时间。

(四)心排血量测定

1.测定方法

临床上有无创和有创两种方法。无创法有心肌阻抗血流图、超声多普勒等。有创的方法主要是温度稀释法。

2.温度稀释法的测定原理

通过右心漂浮导管的心房孔注射低于血液温度的溶液,使血液产生一个温度的变化,在位于肺动脉处的热敏电阻即感知温度的变化,由于温度变化和心排血量(CO)的大小具有一定的函数关系,故可经微电脑计算出心排血量。心排血量的正常范围在 5～7 L/min。也可使用心脏指数,计算方法为心排血量除以体表面积,正常范围是 2.6～4.6 L/(min·m²)。

3.临床意义

心排血量由心率、前负荷、后负荷及心肌收缩性等因素决定,是反映心泵功能的重要指标,测量心排血量及计算心血管各项参数,可以了解心泵功能,并绘制心功能曲线,判断心脏功能与前、后负荷的关系,有助于心力衰竭和低心排血量综合征的诊断、治疗和估计预后。

心排血量降低提示:①回心血量减少,如血容量不足或微循环障碍。②心脏流出道阻力增加,如主动脉或肺动脉高压。③心脏收缩力减弱,如充血性心力衰竭或心肌梗死。

心排血量升高提示:①回心血量增加,如血容量过多或微循环改善。②心脏流出道阻力降低,如外周血管扩张或肺血管阻力下降。③心脏收缩力增强,如代谢增加、应激反应、正性肌力药物作用等。

(李冉冉)

第三节　肝功能监测

肝具有多项复杂的生理功能,是物质代谢、有毒物质解毒、主要凝血因子生成的主要场所。损伤因素通过减少肝血流量、损害肝细胞、干扰胆红素及能量代谢而致肝功能不全,肝功能不全可直接影响肾功能、中枢神经系统功能、凝血功能和物质代谢。

一、血清胆红素测定

(一)血清总胆红素(TBiL)

其为直接胆红素和间接胆红素的总和。正常参考值 1.7～17.1 μmol/L。当 TBiL 为 17～34 μmol/L 时为隐性黄疸,34～170 μmol/L 为轻度黄疸,170～340 μmol/L 为中度黄疸,>340 μmol/L 时为重度黄疸。血清胆红素测定对反应肝细胞的损害,并不是一个灵敏的指标,当肝疾病导致胆红素明显升高时,常反映肝细胞损害比较严重。

（二）血清直接胆红素和间接胆红素

正常参考值：直接胆红素 0～6.8 μmol/L，间接胆红素 1.7～10.2 μmol/L。直接胆红素和间接胆红素均升高为肝细胞性黄疸。总胆红素和直接胆红素升高，提示为阻塞性黄疸，而总胆红素和间接胆红素升高，提示为溶血性黄疸。

二、血清酶学检查

（一）丙氨酸氨基转移酶（ALT）

此酶主要存在于肝细胞浆中，因肝内该酶活性较血清高 100 倍，故只要有 1‰ 的肝细胞坏死，即可使血清中的 ALT 增加 1 倍，因此是最敏感的肝细胞功能检查之一。正常参考值（速率法 37 ℃）：10～40 U/L。急性重症肝损伤时，黄疸进行性加重，酶活性进行性下降，即所谓的酶胆分离现象，提示肝细胞坏死严重，预后不佳。

（二）天门冬氨酸氨基转移酶（AST）

此酶在心肌中的含量最高，肝为第 2 位，因此在心肌梗死和心肌损伤时 AST 明显增高，在肝损害时也增高，但不如 ALT 明显。正常参考值（速率法 37 ℃）：10～40 U/L。

（三）血清乳酸脱氢酶（LDH）

LDH 广泛存在于人体组织内，以心、肾和骨骼肌的含量最丰富，其次是肝、脾、胰腺和肺组织。正常参考值（速率法）：95～200 U/L。急性肝炎或慢性肝炎活动期，LDH 可显著升高。

（四）碱性磷酸酶（ALP）

正常参考值（连续监测法 30 ℃）：成人 40～110 U/L，儿童＜250 U/L。血清 ALP 升高为诊断肝胆疾病的重要方法，以胆管阻塞和肝癌时升高最明显，肝实质疾病时仅轻度升高。

三、血清蛋白测定

血清总蛋白、球蛋白和白/球蛋白的比值：血清总蛋白是血清清蛋白和球蛋白两者之和。正常参考值：血清总蛋白 60～80 g/L，清蛋白 40～55 g/L，球蛋白 20～30 g/L，白/球蛋白的比值为（1.5～2.5）∶1。肝合成的蛋白质主要是清蛋白，大部分 α、β 球蛋白也在肝合成。肝病时，肝合成清蛋白减少，由于免疫刺激作用，γ 球蛋白产生增加，故血清总蛋白一般无显著的变化。急性重型肝炎时血清总蛋白减少，亚急性重症肝炎患者血清总蛋白常随病情加重而减少，若进行性减少，应警惕发生肝坏死。慢性肝炎、肝硬化、肝癌等多有清蛋白减少和球蛋白增加，清蛋白的含量与有功能的肝细胞数量成正比，治疗后清蛋白上升，提示治疗有效。清/球蛋白的比值倒置提示肝功能严重损害，如慢性活动性肝炎、肝硬化，病情好转时清蛋白回升，清/球蛋白的比值也趋正常。

肝功能监测的指标虽然很多，但多数指标的特异性和敏感性不强。同时由于肝具有强大的储备能力，在肝功能实验异常之前就很可能存在一定程度的肝损害，某些非肝疾病也可以引起肝的异常反应。因此，对所采取的肝功能指标及所获结果，应根据患者的病情具体分析，以便能够正确评估肝功能。

（李冉冉）

第四节　肾功能监测

一、尿量与尿液

(一)尿量

尿量变化是肾功能改变的最直接的指标,在临床上通常记录每小时及 24 小时尿量。健康成人每24 小时排尿量在 1 000～2 000 mL,24 小时内尿量少于 400 mL 或每小时尿量少于 17 mL 者称为少尿,表示有一定程度肾功能损害。24 小时内尿量少于 100 mL,或 12 小时内完全无尿者称为无尿(或尿闭),是肾衰竭的基本诊断依据。考虑少尿或无尿应首先排除机械性下尿路梗阻(如前列腺肥大等)或膀胱功能障碍所致的膀胱尿潴留。

(二)比重

比重是尿中溶解物质浓度的指标,受影响因素多,可粗略反映肾小管浓缩稀释功能,正常值1.015～1.025。

(三)尿渗量(尿渗透压)与血浆渗量比值

1.正常值

尿渗量(禁饮后)600～1 000 mOsm/L,血浆渗量 275～305 mOsm/L,尿渗量与血浆渗量比值为2.5±0.8。

2.临床意义

此比值是反映肾小管将肾小球滤液进行浓缩能力的指标。功能性肾衰时,尿渗量增高。急性肾衰时,尿渗量接近血浆渗量,两者比值<1.1。

(四)肾浓缩-稀释功能

肾的浓缩稀释功能对水的平衡起调节作用,肾小管髓袢、远曲小管及集合管部位完成浓缩稀释功能,有关因素有:①血管升压素(ADH)。②集合管上皮细胞功能。③髓质通过逆流倍增及尿素的重吸收形成肾髓质间质的渗透压梯度,血中水分增加时排尿增多,减少时排尿减少,以保持血浆渗量。浓缩稀释功能试验可用来判断肾浓缩稀释功能即远端肾小管功能,临床常用莫氏试验,试验从早 8 时排尿并在 10 时、12 时及下午 2 时、4 时、6 时、8 时各留尿 1 次,8 时至次日 8 时留全部尿,在试验期间正常饮食,测量每次所留尿的比重及尿量。

1.正常值

昼尿量与夜间尿量之比为(3～4):1;夜间 12 小时尿量应<750 mL;最高的 1 次尿比重应在1.020以上;最高尿比重与最低比重之差应>0.009。

2.临床意义

夜尿尿量超过 750 mL 常为肾功能不全的早期表现。昼间各份尿量接近,最高尿比重低于1.018,则表示肾浓缩功能不全。当肾功能损害严重时,尿比重可固定在 1.010 左右(等张尿),见于慢性肾炎、原发性高血压、肾动脉硬化等的晚期。

二、血肾功能监测

（一）血尿素氮（BUN）

尿素氮是体内蛋白质代谢产物。在正常情况下，血中尿素氮主要是经肾小球滤过，而随尿排出，当肾实质有损害时，由于肾小球滤过功能降低，致使血流中浓度增高。因此，测定血中 BUN 的含量，可以判断肾小球的滤过功能。

1.正常值

正常值为 2.9～6.4 mmol/L（8～20 mg/dL）。

2.临床意义

血中尿素氮含量增高常见于：①肾本身的疾病，如慢性肾炎、肾血管硬化症等。肾功能轻度受损时，BUN 可无变化，当 BUN 高于正常时，肾的有效肾单位往往已有 60%～70% 的损害。因此，BUN 测定不是一项敏感方法。但对尿毒症诊断有特殊价值，其增高的程度与病情严重程度成正比，对病情的判断和预后的估计有重要意义。②体内蛋白质过度分解疾病，如急性传染病、上消化道出血、大面积烧伤等。

（二）血肌酐

1.正常值

正常值为 83～177 μmol/L（1～2 mg/dL）。

2.临床意义

肌酐是肌肉代谢产物，由肾小球滤过而排出体外，故血清肌酐浓度升高反映肾小球滤过功能减退。各种类型的肾功能不全时，血肌酐明显增高。

（三）血尿素氮/血肌酐（BUN/SCr）

1.正常值

肾功能正常时 BUN/SCr 通常为 10/1。

2.临床意义

当发生氮质血症且 BUN/SCr 增高时，常说明此氮质血症是由于肾前因素而引起（即由于各种原因引起的肾血流量的下降）。当氮质血症同时伴 BUN/SCr 下降时，多为肾本身的实质性疾病引起所致，所以这一比值有助于鉴别氮质血症是由于肾前性因素还是肾性因素引起。

（四）内生肌酐清除率

肾在单位时间内能把若干容积血浆中的内生肌酐全部清除出去，称为内生肌酐清除率，是判断肾小球滤过功能的简便而有效的方法之一。双侧肾小球滤过率即单位时间内肾小球滤出的血浆量，正常值为 120～160 mL/min，肾小球滤过率直接反映肾功能，且在肾功能不全症状出现之前就异常，并随着病变的进行性加重而继续下降。内生肌酐（即从体内肌肉代谢产生肌酐）只经肾小球滤过，不从肾小管排泌，也不从肾小管重吸收，且产生量和输出量稳定，故可通过测量内生肌酐清除率（Ccr）来代表肾小球滤过率（GFR）。

1.计算方法

（1）24 小时法：患者低蛋白饮食 3 天，每天蛋白质应＜40 g，并禁肉食；第 4 天晨 8 时排尿，然后收集 24 小时尿液，并加甲苯 4～5 mL 防腐；于第 4 天任何时候采取自凝血 5～7 mL，与 24 小时尿同时送检；测定尿及血浆中肌酐浓度，并测量 24 小时尿量；应用下列公式计算出 24 小时内生肌酐清除率。

$$24\text{ 小时内生肌酐清除率} = \frac{\text{尿肌酐(mg/L)} \times 24\text{ 小时尿量(L)}}{\text{血肌酐浓度(mg/L)}}$$

（2）4 小时法：即于试验当天晨收集 4 小时尿液,并取血。测尿中和血中的肌酐含量,计算出每分钟尿量,按下列公式计算清除率。

$$\text{肌酐清除率} = \frac{\text{尿内肌酐(mg/L)}}{\text{血浆肌酐(mg/L)}} \times \text{每分钟尿量(mL)}$$

2.临床意义

正常成人内生肌酐清除率平均值为 128 L/(24 h · 1.73 m²)(或 90 mL/min),若以 1.73 m² 标准体表面积加以矫正,则正常范围为 100～148 L/24 h(或 80～100 mL/min)。内生肌酐清除率如降到正常值的 80% 以下,则表示肾小球滤过功能已有减退,若降至 51～70 mL/min 为轻度损伤;降至 31～50 mL/min 为中度损伤;降至 30 mL/min 以下为重度损伤。多数急性和慢性肾小球肾炎患者可有内生肌酐清除率降低。

（杜德鹏）

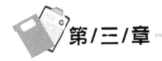

第／三／章

酸碱平衡失调

第一节 代谢性酸中毒

一、定义

人体动脉血液中酸碱度(pH)是血液内 H^+ 浓度的负对数值,正常为 7.35~7.45,平衡值为7.40。体液中 H^+ 摄入很少,主要是在代谢过程中内生而来。机体对酸碱负荷有相当完善的调节机制,主要包括缓冲、代偿和纠正作用。碳酸氢盐是体液中最重要作用最大的缓冲对,代谢性酸负荷时,H^+ 与 HCO_3^- 结合成 H_2CO_3,H_2CO_3 极不稳定,大部分分解成 CO_2 和 H_2O,CO_2 通过呼吸排出体外,使血液中 HCO_3^- 与 H_2CO_3 的比值保持在 20:1,pH 也将保持不变,可是代偿是有限度的,如果超过了机体所能代偿的程度,酸中毒将进一步加剧。代谢性酸中毒是最常见的一种酸碱平衡紊乱,以原发性 HCO_3^- 降低(<21 mmol/L)和 pH 降低(<7.35)为特征。

二、病因和发病机制

(一)病因

不外乎 H^+ 产生过多、排出受阻,或者 HCO_3^- 丢失过多。常见于:①腹膜炎、休克、高热等酸性代谢废物产生过多,或长期不能进食,脂肪分解过多,酮体积累;②腹泻、肠瘘、胆瘘和胰瘘等,大量 HCO_3^- 由消化道中丢失;③急性肾衰竭,排 H^+ 和再吸收 HCO_3^- 受阻。

当体内 H^+ 升高后,除体液缓冲系统作用外,主要由肺和肾调节。$H^+ + HCO_3^- \rightarrow H_2CO_3 \rightarrow H_2O + CO_2$。当 HCO_3^- 减少时,H_2CO_3 相应增高,离解出 CO_2,使血 PCO_2 升高,刺激呼吸中枢,引起呼吸深快,CO_2 排出增加,血中 H_2CO_3 相应减少以代偿;肾脏通过排出 H^+、NH_4^+ 和回收 HCO_3^-,以提高血浆中 HCO_3^-/H_2CO_3 的比值,pH 仍属正常,称为代偿性代谢性酸中毒,若两者比值不能维持正常,pH 降至7.35以下则为失代偿性代谢性酸中毒。

(二)发病机制

1.酸性物质产生过多

(1)乳酸酸中毒:乳酸酸中毒可见于各种原因引起的缺氧,其发病机制是缺氧时糖酵解过程加强,乳酸生成增加,因氧化过程不足而积累,导致血乳酸水平升高。这种酸中毒很常见。

(2)酮症酸中毒:酮症酸中毒是本体脂大量动用的情况下,如糖尿病、饥饿、妊娠反应较长时间有呕吐症状者、酒精中毒呕吐并数天少进食物者,脂肪酸在肝内氧化加强,酮体生成增加并超过了肝外利用量,因而出现酮血症。酮体包括丙酮、β-羟丁酸、乙酰乙酸,后两者是有机酸,导致代谢性酸中毒。这种酸中毒也是 AG 增加类正常血氯性代谢性酸中毒。

因胰岛素缺乏而发生糖尿病的患者,可以出现严重的酮症酸中毒,甚而致死。因为正常时人体胰岛素对抗脂解激素,使脂解维持常量。当胰岛素缺乏时,脂解激素如 ACTH、皮质醇、胰高血糖素及生长激素等的作用加强,大量激活脂肪细胞内的脂肪酶,使甘油三酯分解为甘油和脂肪酸的过程加强,脂肪酸大量进入肝脏,肝脏则生酮显著增加。

肝脏生酮增加与肉毒碱酰基转移酶活性升高有关。因为正常时胰岛素对比酶具有抑制性调节作用,当胰岛素缺乏时此酶活性显著增强。这时进入肝脏的脂肪酸形成脂肪酰辅酶 A 之后,在此酶作用下大量进入线粒体,经 β-氧化而生成大量的乙酰辅酶 A,乙酰辅酶 A 是合成酮体的基础物质。正常情况下,乙酰辅酶 A 经柠檬酸合成酶的催化与草酰乙酸缩合成柠檬酸而进入三羧酸循环,或经乙酰辅酶 A 羧化酶的作用生成丙二酰辅酶 A 而合成脂肪酸。因此,乙酰辅酶 A 合成酮体的量是很少的,肝外完全可以利用。此外,糖尿病患者肝细胞中增多的脂肪酰辅酶 A 还能抑制柠檬酸合成酶和乙酰辅酶 A 羧化酶的活性,使乙酰辅酶 A 进入三羧酸循环的通路不畅,同时也不易合成脂肪酸。这样就使大量乙酰辅酶 A 肝内缩合成酮体。

非糖尿病患者的酮症酸中毒是糖原消耗补充不足,机体进而大量动用脂肪所致,如饥饿等。

2.肾脏排酸保碱功能障碍

不论肾小管上皮细胞 H^+ 排泌减少和碳酸氢盐生成减少还是肾小球滤过率严重下降,不论急性或慢性肾衰竭,均能引起肾性代谢性酸中毒。由于肾脏是机体酸碱平衡调节的最终保证,故肾衰的酸中毒更为严重,也是不得不采取血液透析措施的临床危重情况之一。

(1)肾衰竭:肾衰竭如果主要是由于肾小管功能障碍所引起时,则此时的代谢性酸中毒主要是因小管上皮细胞产 NH_3 及排 H^+ 减少所致。正常肾小管上皮细胞内谷氨酰胺及氨基酸由血液供应,在谷氨酰胺酶及氨基酸化酶的催化作用下不断生成 NH_3,NH_3 弥散入管腔与肾小管上皮细胞分泌的 H^+ 结合形成 NH_4^+,使尿液 pH 升高,这就能使 H^+ 不断分泌入管腔,完成排酸过程。原尿中的 Na^+ 被 NH_4^+ 不断换回,与 HCO_3^- 相伴而重新入血成为 $NaHCO_3$。这就是肾小管的主要排酸保碱功能。当肾小管发生病变从而引起此功能严重障碍时,即可发生酸中毒。此类酸中毒因肾小球滤过功能无大变化,并无酸类的阴离子因滤过障碍而在体内潴留,其特点为 AG 正常类高血氯性代谢性酸中毒。也就是说 HPO_4^{2-}、SO_4^{2-} 等阴离子没有潴留,故 AG 不增加,而 HCO_3^- 重吸收不足,则由另一种容易调节的阴离子 Cl^- 代替,从而血氯上升。

肾衰竭如果主要是肾小球病变而使滤过功能障碍,则一般当肾小球滤过率不足正常的 20% 时,血浆中未测定阴离子 HPO_3^{2-}、SO_4^{2-} 和一些有机酸均可因潴留而增多。这时的特点是 AG 增加类正常血氯性代谢性酸中毒。HPO_4^{2-} 滤出减少,可以使可滴定酸排出减少,从而导致 H^+ 在体内潴留。

(2)碳酸酐酶抑制剂:例如,使用乙酰唑胺作为利尿时,由于该药物抑制了肾小管上皮细胞中的碳酸酐酶活性,使 $CO_2 + H_2O \rightarrow H_2CO_3 \rightarrow H^+ + HCO_3^-$ 反应减弱,H^+ 分泌减少,HCO_3^- 重吸收减少,从而导致 AG 正常类高血氯性酸中毒。此时 Na^+、K^+、HCO_3^- 从尿中排出高于正常,可起利尿作用,用药时间长要注意上述类型酸中毒。

（3）肾小管性酸中毒：肾小管性酸中毒（renal tubular acidosis，RTA）是肾脏酸化尿液的功能障碍而引起的 AG 正常类高血氯性代谢性酸中毒。目前按其发病机制可分四型。

Ⅰ型：远端肾小管性酸中毒。是远端小管排 H^+ 障碍引起的。此时远端小管不能形成并维持正常管内与管周液的 H^+ 陡峭浓度差。小管上皮细胞形成 H_2CO_3 障碍，且管腔内 H^+ 还可弥散回管周液。它可能是肾小管上皮细胞排 H^+ 的一系列结构、功能和代谢的不正常引起的。其病因有原发性、自身免疫性、肾钙化、药物中毒（两性霉素 B、甲苯、锂化合物、某些镇痛剂及麻醉剂）、肾盂肾炎、尿路阻塞、肾移植、麻风、遗传性疾病、肝硬化等。

Ⅱ型：近端肾小管性酸中毒。是近端小管重吸收 HCO_3^- 障碍引起的。此时尿中有大量 HCO_3^- 排出，血浆 HCO_3^- 降低。如果我们人为地将这类患者的血浆 HCO_3^- 升至正常水平并维持之，即可到肾丢失 HCO_3^- 超过滤过量的 15%，这是一个很大的量。因此可导致严重酸中毒。当血浆 HCO_3^- 显著下降，酸中毒严重时，患者尿中 HCO_3^- 也就很少了，用上述办法方可观测到其障碍之所在。此型 RTA 的发病机制可能系主动转运的能量不足所致，多系遗传性的代谢障碍。

Ⅲ型：即Ⅰ～Ⅱ混合型，既有远端小管酸化尿的功能障碍，也有近端曲管重吸收 HCO_3^- 的障碍。

Ⅳ型：据目前资料认为系远端曲管阳离子交换障碍所致。此时管腔膜对 H^+ 通过有障碍。患者有低肾素性低醛固酮血症，高血钾。K^+ 高时，与 H^+ 竞争，也使肾 NH_4^+ 排出下降，H^+ 潴留。常见于醛固酮缺乏症、肾脏对醛固酮反应性降低或其他如Ⅰ型或Ⅱ型的一些原因引起。

（4）肾上腺皮质功能低下：一方面由于肾血流量下降，缓冲物质滤过减少，形成可滴定酸少；另一方面由于 Na^+ 重吸收减少，NH_3 和 H^+ 的排出也就减少，因为 Na^+ 的重吸收与 NH_3 及 H^+ 的排出之间存在着一个交换关系。

3.肾外失碱

肠液、胰液和胆汁中的 HCO_3^- 均高于血浆中的 HCO_3^- 水平。故当腹泻、肠瘘、肠道减压吸引等时，可因大量丢失 HCO_3^- 而引起 AG 正常类高血氯性代谢性酸中毒。输尿管乙状结肠吻合术后亦可丢失大量 HCO_3^- 而导致此类型酸中毒，其机制可能是 Cl^- 被动重吸收而 HCO_3^- 大量排出，即 Cl^--HCO_3^- 交换所致。

4.酸或成酸性药物摄入或输入过多

氯化铵在肝脏内能分解生成氨和盐酸，用此祛痰剂日久量大可引起酸中毒。$NH_4Cl \rightarrow NH_3 + H^+ + Cl^-$。为 AG 正常类高血氯性代谢性酸中毒。氯化钙使用日久量大亦能导致此类酸中毒，其机制是 Ca^{2+} 在肠中吸收少，而 Cl^- 与 H^+ 相伴随而被吸收，其量多于 Ca^{2+}，Ca^{2+} 能在肠内与缓冲碱之一的 HPO_4^{2-} 相结合，使 HPO_4^{2-} 吸收减少。Ca^{2+} 也能与 $H_2PO_4^-$ 相结合生成不吸收的 $Ca_3(PO_4)_2$ 和 H^+，而 H^+ 伴随 Cl^- 而被吸收。

水杨酸制剂如阿斯匹林（乙酰水杨酸）在体内可迅速分解成水杨酸，它是一个有机酸，消耗血浆的 HCO_3^-，引起 AG 增加类正常血氯性代谢性酸中毒。

甲醇中毒时由于甲醇在体内代谢生成甲酸，可引起严重酸中毒，有的病例报告血 pH 可降至 6.8。误饮含甲醇的工业酒精或将甲醇当作酒精饮用者可造成中毒。我国 1987 年曾发生过大批中毒病例。除甲醇的其他中毒危害外，AG 增加类正常血氯性代谢性酸中毒是急性中毒的重要死亡原因之一。积极作用 $NaHCO_3$ 抢救的道理就在于此。

酸性食物如蛋白质代谢最终可形成硫酸、酮酸等，当然，在正常人并无问题。但是当肾功能低下时,高蛋白饮食是可能导致代谢性酸中毒的。这也是 AG 增加类正常血氯性代谢性酸中毒。

输注氨基酸溶液或水解蛋白溶液过多时,亦可引起代谢性酸中毒,特别是氨基酸的盐酸盐,在代谢中会分解出 HCl 来。这些溶液制备时 pH 均调至 7.4,但其盐酸盐能在代谢中分解出盐酸这一点仍需注意。临床上根据情况给患者补充一定量 NaHCO₃ 的道理就在于此。

5.稀释性酸中毒

大量输入生理盐水,可以稀释体内的 HCO₃⁻ 并使 Cl⁻ 增加,因而引起 AG 正常类高血氯性代谢性酸中毒。

三、临床表现

随病因表现而不同,轻者常被原发病掩盖。主要有:①呼吸深快,通气量增加,PCO_2 下降,可减轻 pH 下降幅度,有时呼气中带有酮味;②面部潮红、心率加快,血压常偏低,意识不清,甚至昏迷,患者常伴有严重缺水的症状;③心肌收缩力和周围血管对儿茶酚胺的敏感性降低,引起心律不齐和血管扩张,血压下降,急性肾功能不全和休克;④肌张力降低,腱反射减退和消失;⑤血液 pH、二氧化碳结合力(CO_2CP)、SB、BB、BE 均降低,血清 Cl⁻、K⁺ 可升高。尿液检查一般呈酸性反应。

四、诊断

根据患者有严重腹泻、肠瘘或输尿管乙状结肠吻合术等的病史,又有深而快的呼吸,即应怀疑有代谢性酸中毒。作血气分析可以明确诊断,并可了解代偿情况和酸中毒的严重。失代偿时,血液 pH 和 HCO₃⁻ 明显下降,PCO_3 正常;部分代偿时,血液 pH、HCO₃⁻ 和 PCO_2 均有一定程度的降低。如无条件进行此项测定,可作二氧化碳结合力的测定,也可确定诊断和大致判定酸中毒的程度。血清 Na⁺、K⁺、Cl⁻ 等的测定,也有助于判定病情。

五、治疗

(1)积极防治引起代谢性酸中毒的原发病,纠正水、电解质紊乱,恢复有效循环血量,改善组织血液灌流状况,改善肾功能等。

(2)给碱纠正代谢性酸中毒:严重酸中毒危及生命,则要及时给碱纠正。一般多用 NaHCO₃ 以补充 HCO₃⁻,去缓冲 H⁺。乳酸钠也可用,不过在肝功能不全或乳酸酸中毒时不用,因为乳酸钠经肝代谢方能生成 NaHCO₃。三羟甲基氨基甲烷(tris-hydroxymethyl Aminomethane,THAM 或 Tris)近来常用。它不含 Na⁺、HCO₃⁻ 或 CO_2。其分子结构式为($CH_2OH)_3CNH_2$,它是以其 OH⁻ 去中和 H⁺ 的。1 g NaHCO₃ 含有 11.9 mmol 的 HCO₃⁻,1 g 乳酸钠相当于 9 mmol 的 HCO₃⁻,1 gTHAM 相当于8.2 mmol 的 HCO₃⁻。而 NaHCO₃ 溶液作用迅速、疗效确切、不良反应小。

纠正代谢性酸中毒时补充碱量可用下式计算:补充碱(mmol)=(正常 CO_2CP－测定 CO_2CP)×体重(kg)×0.2 或＝(正常 SB－测定 SB)×体重(kg)×0.2。

临床上可先补给计算量的 1/2～1/3,再结合症状及血液化验结果,调整补碱量。在纠正酸中毒时大量 K⁺ 转移至细胞内,引起低血钾,要随时注意纠治低钾。

(3)处理酸中毒时的高钾血症和患者失钾时的低钾血症:酸中毒常伴有高钾血症,在给碱纠正酸中毒时,H⁺ 从细胞内移至细胞外不断被缓冲,K⁺ 则从细胞外重新移向细胞内从而使血钾回降。但需注意,有的代谢性酸中毒患者因有失钾情况存在,虽有酸中毒但伴随着低血钾。纠正其酸中毒时血清钾浓度更会进一步下降引起严重甚至致命的低血钾。这种情况见于糖尿病患者渗透性利尿而失钾,腹泻患者失钾等。纠正其酸中毒时需要依据血清钾下降程度适当补钾。

严重肾衰竭引起的酸中毒,则需进行腹膜透析或血液透析方能纠正其水、电解质、酸碱平衡及代谢尾产物潴留等紊乱。

(崔有文)

第二节　呼吸性酸中毒

一、定义

呼吸性酸中毒是以原发的 PCO_2 增高及 pH 降低为特征的高碳酸血症。急性严重呼酸表现为呼吸急促、呼吸困难和明显的神经系统症状,如头痛、视野模糊、烦躁不安,甚至出现震颤、意识模糊、谵妄和昏迷。体检可发现视盘水肿、脑脊液压力增高和心律失常等。

二、病因和发病机制

(一)病因

系肺泡通气功能障碍所致。常见于:①呼吸中枢抑制,如麻醉药使用过量;②呼吸道梗阻,如喉痉挛、支气管痉挛、呼吸道烧伤及异物、溺水、颈部血肿或包块压迫气管等;③肺部疾患,如休克肺、肺水肿、肺不张、肺炎等;④胸部损伤:如手术、创伤、气胸、胸腔积液等。

(二)发病机制

1.呼吸中枢抑制

一些中枢神经系统的病变如延脑肿瘤、延脑型脊髓灰质炎、脑炎、脑膜炎、椎动脉栓塞或血栓形成、颅内压升高、颅脑外伤等时,呼吸中枢活动可受抑制,使通气减少而 CO_2 蓄积。此外,一些药物如麻醉剂、镇静剂、镇痛剂(吗啡、巴比妥钠)均有抑制呼吸的作用,剂量过大亦可引起通气不足。碳酸酐酶抑制剂如乙酰唑胺能引起代谢性酸中毒前已述及。它也能抑制红细胞中的碳酸酐酶而使 CO_2 在肺内从红细胞中释放减少,从而引起动脉血 PCO_2 升高。有酸中毒倾向的伤病员应慎用此药。

2.呼吸神经、肌肉功能障碍

见于脊髓灰质炎、急性感染性多发性神经炎(Guillain-barre 综合征)肉毒中毒,重症肌无力,低钾血症或家族性周期性麻痹,高位脊髓损伤等。严重者呼吸肌可麻痹。

3.胸廓异常

胸廓异常影响呼吸运动常见的有脊柱后、侧凸,连枷胸,关系强直性脊柱炎,心肺性肥胖综合征等。

4.气道阻塞

常见的有异物阻塞、喉头水肿和呕吐物的吸入等。

5.广泛性肺疾病

广泛性肺疾病是呼吸性酸中毒的最常见的原因,包括慢性阻塞性肺病、支气管哮喘、严重间质性肺疾病等。这些病变均能严重妨碍肺泡通气。

6.CO_2 吸入过多

CO_2 吸入过多指吸入气中 CO_2 浓度过高,如坑道、坦克等空间狭小通风不良之环境中。此时肺泡通气量并不减少。

三、临床表现

在呼吸器官有病时如果发生急性呼吸性酸中毒则有呼吸加深加快发绀及心跳快等表现。若呼吸中枢因药物或 CO_2 蓄积受到抑制,就可能无呼吸加深加快的表现在外科手术中若用气管内插管麻醉,能因通气不足而突然发生急性呼吸性酸中毒。当 $PCO_2 > 6.7$ kPa(50 mmHg)时血压明显上升 PCO_2 进一步升高,则血压反而下降,如未及时发现,由于酸中毒使 K^+ 向细胞外液转移过多过速则能出现急性高钾血症引发心室纤颤或心脏停搏。所以在气管插管麻醉时如发现血压升高,应注意检查是否有通气不良或须更换钠石灰。

四、诊断

患者有呼吸功能受影响的病史,又出现一些呼吸性酸中毒的症状,即应怀疑有呼吸性酸中毒。

凡具有上述致病原因者,若血浆 $PaCO_2 > 6$ kPa(45 mmHg),则考虑呼酸的诊断。其中若 pH<7.35,为失代偿性;若 pH 在 7.35~7.45 者,为代偿性,此时需要与代碱相鉴别。此外,尚应判断 HCO_3^- 的代偿程度。若 $PaCO_2$ 上升 1.33 kPa(10 mmHg),HCO_3^- 上升 3 mmol,则为慢性呼酸;若 HCO_3^- 仅上升 1 mmol,则为急性呼酸或混合型酸碱失衡。

五、治疗

(1)积极防治引起的呼吸性酸中毒的原发病。

(2)改善肺泡通气,排出过多的 CO_2。根据情况可行气管切开,人工呼吸,解除支气管痉挛,祛痰,给氧等措施,给氧时氧浓度不能太高,以免抑制呼吸。人工呼吸要适度,因为呼吸性酸中毒时 $NaHCO_3/H_2CO_3$ 中 H_2CO_3 原发性升高,NaH_2CO_3 呈代偿性继发性升高。如果通气过度则血浆 PCO_2 迅速下降,而 $NaHCO_3$ 仍在高水平,则患者转化为细胞外液碱中毒,脑脊液的情况也如此。可以引起低钾血症、血浆 Ca^{2+} 下降、中枢神经系统细胞外液碱中毒、昏迷甚至死亡。

(3)一般不给碱性药物,除非 pH 下降甚剧,因碳酸氢钠的应用只能暂时减轻酸血症,不宜长时间应用。酸中毒严重时如患者昏迷、心律失常,可给 THAM 治疗以中和过高的 H^+。$NaHCO_3$ 溶液亦可使用,不过必须保证在有充分的肺泡通气的条件下才可作用。因为给 $NaHCO_3$ 纠正呼吸性酸中毒体液中过高的 H^+,能生成 CO_2,如不能充分排出,会使 CO_2 深度升高。

（崔有文）

第三节 代谢性碱中毒

一、定义

由于碱性物质摄入太多或固定酸大量丢失而引起血浆 HCO_3^- 浓度原发性增高,称为代谢性碱中毒。

二、病因和发病机制

（一）病因学

代碱的基本原因是失酸（H^+）或得碱（HCO_3^-）。常见于：①H^+ 丢失过多,如持续呕吐（幽门梗阻）,持续胃肠减压等；②HCO_3^- 摄入过多,如消化性溃疡时大量服用碳酸氢钠；③利尿排氯过多,尿中 Cl^- 与 Na^+ 的丢失过多,形成低氯性碱中毒。当血浆 HCO_3^- 升高后,血 pH 升高,抑制呼吸中枢,呼吸变慢变浅,以保留 CO_2,使血液 H_2CO_3 增加以代偿。同时肾小管减少 H^+、NH_3 的生成,HCO_3^- 从尿排出增加,使得血浆中 HCO_3^-/H_2CO_3 的比值恢复 20∶1。

（二）发病机制

1.氢离子丢失过多

（1）胃液丢失：常见于幽门梗阻或高位肠梗阻时的剧烈呕吐,直接丢失胃酸（HCl）。胃腺壁细胞生成 HCl,H^+ 是胃腺壁细胞由 $CO_2+H_2O→H_2CO_3→H^++HCO_3^-$ 反应而来,Cl^- 则来自血浆。壁细胞中有碳酸酐酶促进此反应能迅速进行。H^+ 与 Cl^- 在胃腺腔内形成 HCl 分泌入胃内。进入小肠后 HCl 与肠液、胰液、胆汁等碱性消化液中的 $NaHCO_3$ 中和。碱性液的分泌是受 H^+ 入肠的刺激引起的。因此,如果 HCl 因呕吐而丢失,则肠液中 $NaHCO_3$ 分泌减少,体内将有潴留；再者,已分泌入肠的 $NaHCO_3$ 不被 HCl 中和,势必引起肠液中 HCO_3^- 升高而使其重吸收增加。这就使血中 HCO_3^- 上升而导致代谢性碱中毒。

胃液大量丢失时可伴有 Cl^+、K^+ 的丢失和细胞外液容量减少,这些因素也与此时的代谢性碱中毒发生有关。低血 Cl^- 时,同符号负离子 HCO_3^- 增多以补偿之,低血 K^+ 时由于离子转移而 H^+ 移入细胞内,细胞外液容量减少时由于醛固酮分泌增多而促进 Na^+ 重吸收而促使 H^+ 和 K^+ 排出,这些均能引起代谢性碱中毒。

（2）肾脏排 H^+ 过多：肾脏排出 H^+ 过多主要是由于醛固酮分泌增加引起的。醛固酮能促进远曲小管和集合管排出 H^+ 及 K^+,而加强 Na^+ 的重吸收。H^+ 排出增多则由于 $H_2COH_3→H^++HCO_3^-$ 的反应,HCO_3^- 生成多,与 Na^+ 相伴而重吸收也增加,从而引起代谢性碱中毒,同时也伴有低钾血症。

醛固酮分泌增加见于下列情况：①原发性醛固酮增多症。②库欣综合征：常由垂体分泌 ACTH 的肿瘤、原发性肾上腺皮质增生或肿瘤等所引起。皮质醇等激素的生成和释放增多,皮质醇也有盐皮质激素的活性,故亦能导致代谢性碱中毒。③先天性肾上腺皮质增生：可分为两型,17-羟化酶缺乏型（非男性化）和 11-羟化酶缺乏型（男性化）。因为这些酶缺乏而导致皮质醇合成减少,血中皮质醇水平下降反馈地引起垂体分泌过多 ACTH,促进肾上腺皮质合成并分泌更多脱氧皮质酮和皮质酮。DOC 则具有明显的盐皮质激素活性。④Bartter 综合征：这是以近球装置增生而肾素分泌增多为特点的综合征。通过肾素→血管紧张素→醛固酮系统引起醛固酮分泌增多，患者无高血压是因为其血管对血管紧张素 Ⅱ 的反应性降低。由于患者前列腺素分泌增多，故近年也提出交感神经兴奋而使前列腺素增多从而导致肾素分泌增多的机制。例如使用消炎痛抑制前列腺素合成，可以降低患者肾素及醛固酮水平，并使代谢性碱中毒及 Na$^+$、K$^+$ 恢复正常。⑤近球装置肿瘤：其细胞能分泌大量肾素，引起高血压及代谢性碱中毒。⑥甘草及其制剂长期大量使用时，由于甘草酸具有盐皮质激素活性，故能引起类似醛固酮增多症时的代谢性碱中毒。⑦细胞外液容量减少时引起醛固酮分泌增多以加强 Na$^+$ 重吸收而保容量，可引起代谢性碱中毒。常见于呋塞米、依他尼酸等髓袢利尿剂时或大量胃液丧失时。此种情况下，细胞外液每减少 1 L，血浆 HCO$_3^-$ 约增加1.4 mmol/L。呋塞米和依他尼酸除可使细胞外液减少外，其抑制肾小管髓袢升支对 Cl$^-$、Na$^+$ 的重吸收能导致到达远端曲管的 Na$^+$ 增多而使远端曲管排 H$^+$ 换 Na$^+$ 过程加强，这也与代谢性碱中毒的发生有关。⑧创伤和手术时的应激反应时有肾上腺皮质激素分泌增多，常伴以代谢性碱中毒。

2.碱性物质摄入过多

(1)碳酸氢盐摄入过多：例如溃疡患者服用过量的碳酸氢钠，中和胃酸后导致肠内 NaHCO$_3$ 明显升高时，特别是肾功能有障碍的患者由于肾脏调节 HCO$_3^-$ 的能力下降可导致碱中毒。此外，在纠正酸中毒时，输入碳酸氢钠过量也同样会导致碱中毒。

(2)乳酸钠摄入过多：经肝脏代谢生成 HCO$_3^-$。见于纠正酸中毒时输乳酸钠溶液过量。

(3)柠檬酸钠摄入过多：输血时所用液多用柠檬酸钠抗凝。每 500 mL 血液中有柠檬酸钠 16.8 mEq，经肝代谢性可生成 HCO$_3^-$。故大量输血时(例如快速输入 3 000~4 000 mL)可发生代谢性碱中毒。

3.缺钾

各种原因引起的血清钾减少，可引起血浆 NaHCO$_3$ 增多而发生代谢性碱中毒。其机制有：①血清 K$^+$ 下降时，肾小管上皮细胞排 K$^+$ 相应减少而排 H$^+$ 增加，换回 Na$^+$、HCO$_3^-$ 增加。此时的代谢性碱中毒，不像一般碱中毒时排碱性尿，它却排酸性尿，称为反常酸性尿。②血清钾下降时，由于离子交换，K$^+$ 移至细胞外以补充细胞外液的 K$^+$，而 H$^+$ 则进入细胞内以维持电中性，故导致代谢性碱中毒(此时细胞内却是酸中毒，当然细胞内冲物质可以缓冲进入细胞内的 H$^+$)。

4.缺氯

由于 Cl$^-$ 是肾小管中唯一的容易与 Na$^+$ 相继重吸收的阴离子，当原尿中 Cl$^-$ 降低时，肾小管便加强 H$^+$、K$^+$ 的排出以换回 Na$^+$，HCO$_3^-$ 的重吸收增加，从而生成 NaHCO$_3$。因此，低氯血症时由于失 H$^+$、K$^+$ 而 NaHCO$_3$ 重吸收有增加，故能导致代谢性碱中毒。此时患者尿 Cl$^-$ 是降低的。另外，前述之呋塞米及依他尼酸能抑制髓袢升支粗段对 Cl$^-$ 的主动重吸收从而造成缺 Cl$^-$。此时远端曲管加强排 H$^+$、K$^+$ 以换回到达远端曲管过多的 Na$^+$。故同样可导致代谢性碱中毒。此时患者尿 Cl$^-$ 是升高的。

呕吐失去 HCl，就是失 Cl$^-$，血浆及尿中 Cl$^-$ 下降，通过上述原尿中 Cl$^-$ 降低机制促使代谢性碱中毒发生。

三、临床表现

轻者只表现为原发病症状。严重者呼吸浅而慢，神经肌肉兴奋性增高，常有面部及四肢肌肉抽动、手足搐搦,口周手足麻木,其原因可能是由于蛋白结合钙增加、游离钙减少,碱中毒致乙酰胆碱释放增多。血红蛋白对氧的亲和力增加,致组织缺氧,出现头昏、躁动、谵妄乃至昏迷。伴低钾时,可有软瘫。

四、诊断及鉴别诊断

根据病史和临床表现可初步做出诊断,血气分析可以确定诊断及其严重程度。失代偿时,血液 pH 和 HCO_3^- 明显增高,PCO_2 正常;部分代偿时,血液 pH、HCO_3^- 和 PCO_2 均有一定程度的增高。

鉴别低氯性碱中毒和对氯无反应的碱中毒。前者见于各种血容量不足、失钾、失氯引起的碱中毒,尿氯<10 mmol/L,补给生理盐水后碱中毒可以纠正。后者见于醛固酮增多的内分泌疾病,尿氯>20 mmol/L,补给含氯溶液后无助于矫正碱中毒。

五、治疗

(1)积极防治引起代谢性碱中毒的原发病,消除病因。

(2)纠正低血钾症或低氯血症,如补充 KCl、NaCl、$CaCl_2$、NH_4Cl 等。其中 NH_4Cl 既能纠正碱中毒也能补充 Cl^-,不过肝功能障碍患者不宜使用,因 NH_4Cl 需经肝代谢。

(3)纠正碱中毒:轻度碱中毒可使用等渗盐水静脉滴注即可收效,盐水中 Cl^- 含量高于血清中 Cl^- 含量约 1/3,故能纠正低氯性碱中毒。重症碱中毒患者可给予一定量酸性药物,如精氨酸、氯化铵等。

计算需补给的酸量可采用下列公式:需补给的酸量(mmol)=(测得的 SB 或 CO_2CP^- 正常的 SB 或 CO_2CP)×体重(kg)×0.2。

可使用碳酸肝酶抑制剂如乙酰唑胺以抑制肾小管上皮细胞中 H_2CO_3 的合成,从而减少 H^+ 的排出和 HCO_3^- 的重吸收。也可使用稀 HCl 以中和体液中过多的 $NaHCO_3$。大约是1 mmol 的酸可降低血浆 HCO_3^- 5 mmol/L 左右。醛固酮拮抗剂可减少 H^+、K^+ 从肾脏排出,也有一定疗效。

(崔有文)

第四节　呼吸性碱中毒

一、定义

呼吸性碱中毒是以原发的 PCO_2 降低(<4.67 kPa)和 pH 增高(>7.45)为特征的低碳酸血症。

二、病因

(1)精神性过度通气:这是呼吸性碱中毒的常见原因,但一般均不严重。严重者可以有头晕、感觉异常,偶尔有搐搦。常见于癔病发作患者。

（2）代谢性过程异常：甲状腺功能亢进及发热等时,通气可明显增加超过了应排出的 CO_2 量。可导致呼吸性碱中毒,但一般也不严重。但都说明通气量并非单单取决于体液中 H^+ 和 PCO_2,也与代谢强度和需氧情况有关。此时的通气过度可能是肺血流量增多通过反射性反应引起的。

（3）乏氧性缺氧：乏氧性缺氧时的通气过度是对乏氧的代偿,但同时可以造成 CO_2 排出过多而发生呼吸性碱中毒。常见于进入高原、高山或高空的人;胸廓及肺病变如肺炎、肺栓塞、气胸、肺淤血等引起胸廓、肺血管或肺组织传入神经受刺激而反射性通气增加的患者。此外,有些先天性心脏病患者,由于右至左分流增加而导致低张性低氧血症也能出现过度通气。这些均引起血浆 H_2CO_3 下降而出现呼吸性碱中毒。

（4）中枢神经系统疾患：脑炎、脑膜炎、脑肿瘤、脑血管意外及颅脑损伤患者中有的呼吸中枢受到刺激而兴奋,出现通气过度。

（5）水杨酸中毒：水杨酸能直接刺激呼吸中枢使其兴奋性升高,对正常刺激的敏感性也升高。因而出现过度通气。

（6）革兰氏阴性杆菌败血症：革兰氏阴性杆菌进入血路而繁殖的患者,在体温血压还没有发生变化时即可出现明显的通气过度。PCO_2 有低至 2.3 kPa(17 mmHg)者。此变化非常有助于诊断。其机制尚不清楚,因为动物实验中未能成功复制此一现象。

（7）人工呼吸过度。

（8）肝硬化：肝硬化有腹水及血 NH_3 升高者可出现过度通气。可能系 NH_3 对呼吸中枢的刺激作用引起的。当然,腹水上抬横隔也有刺激呼吸的作用,但是非肝硬化的腹水患者却无过度通气的反应。

（9）代谢性酸中毒突然被纠正：例如使用 $NaHCO_3$ 纠正代谢性酸中毒,细胞外液 HCO_3^- 浓度迅速升至正常,但通过血脑浆屏障很慢,12～24 小时,此时脑内仍为代谢性酸中毒,故过度通气仍持续存在。这就造成 H_2CO_3 过低的呼吸性碱中毒。

（10）妊娠：有中等程度的通气增加,它超过 CO_2 产量,目前认为系黄体酮对呼吸中枢的刺激作用,一些合成的黄体酮制剂也有此作用。妊娠反应期因呕吐、饮食不足可发生酮症酸中毒,妊娠反应期过后则可发生呼吸性碱中毒,有时引起手足搐搦。

三、临床表现

（1）手,足,面部特别是口周麻木并有针刺样感觉。

（2）胸闷,胸痛,头昏,恐惧,甚至四肢抽搐。

（3）呼吸浅而慢。

（4）呼吸性碱中毒发生 6 小时以内者,肾脏尚显示出明显代偿功能时,称为急性呼吸性碱中毒,动脉血 PCO_2 降低,AB 血液 pH 可能在正常范围内,如 PCO_2 在 4.3 kPa 以下,则血液 pH 高于 7.43。

呼吸性碱中毒发生 6～18 小时后,肾脏已显出代偿功能时,称为持续性呼吸性碱中毒,或称为慢性呼吸性碱中毒,此时动脉血 PCO_2 虽然仍低,但多半已得到完全代偿,pH 多处于正常范围。

四、诊断

(一)病史

注意询问有无呼吸活动增强及造成呼吸活动增强的可能原因,注意区分是原发还是继发,其发病是急性还是慢性,急性的发病变化快,机体的代偿来不及充分动员,其变化的特点和规律与慢性发病有很大的差异。

(二)体格检查

通气过度的患者多有明显的呼吸困难,并以急促的呼吸不伴明显发组为特点,呼吸性碱中毒时由于中枢和末梢神经系统应激性增高可引起一系列症状表现,包括头晕,四肢和口周围区域感觉异常,肌肉痉挛和手足抽搐等,可有胸部闷胀或疼痛。此外,还可出现各种室上性及室性心律失常,呼吸性碱中毒可引起脑血流减少,脑血流减少也是神经系统功能异常的原因之一,实验报道 PCO_2 下降 2.6 kPa(20 mmHg)时,脑血流量可减少 35%～40%,神经系统功能的异常主要发生在急性呼吸性碱中毒,而慢性呼吸性碱中毒时很少发生。

(三)实验室检查

血气分析能快速准确地判定血 pH、PCO_2 AB 和 SBBB 和 BE,有助于呼吸性碱中毒的诊断,在严重的呼吸性碱中毒患者可出现血浆磷酸盐明显降低,正常入血浆磷酸盐为 2.5～4.5 mg/dL,严重呼吸性碱中毒患者可减少至 0.5～1.5 mg/dL,这可能是细胞碱中毒使糖原分解增强,葡萄糖 6-磷酸盐和 1,6-二磷酸果糖等磷酸化合物生成增加,由于磷的消耗致使细胞外液中的磷进入细胞内,此低磷会引起何种后果,目前尚未了解,一般无任何症状也无须特殊治疗,一般急性呼吸性碱中毒的患者,当 PCO_2 降低至 3.33～4.4 kPa(25～30 mmHg)以下时,脑脊液 pH 升高,而慢性呼吸性碱中毒时脑内的 pH 很少升高。

五、治疗

(1)积极防治原发病。

(2)降低患者的通气过度,如精神性通气过度可用镇静剂。

(3)为提高血液 PCO_2 可用纸袋或长筒袋罩住口鼻,以增加呼吸道无效腔,减少 CO_2 的呼出和丧失。也可吸入含 5% CO_2 的氧气,达到对症治疗的作用。

(4)手足搐搦者可静脉适量补给钙剂以增加血浆 Ca^{2+}(缓注 10% 葡萄糖酸钙 10 mL)。

(崔有文)

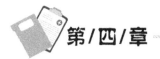

机 械 通 气

第一节 无创机械通气

无创呼吸机(NPPV)适合于轻、中度呼吸衰竭,没有紧急插管指征,生命体征相对稳定和没有 NPPV 禁忌证的患者。

一、适应证

(1)疾病的诊断和病情的可逆性评价适合使用 NPPV。

(2)有需要辅助通气的指标。①中、重度呼吸困难:表现为呼吸急促(COPD 患者呼吸频率 >24 次/分,充血性心力衰竭>30 次/分);动用辅助呼吸肌或胸腹矛盾运动。②血气异常:pH <7.35,$PaCO_2$>6 kPa(45 mmHg),或 PaO_2/FiO_2<26.7 kPa(200 mmHg)。

(3)排除 NPPV 的禁忌证。

NPPV 主要应用于呼吸衰竭的早期干预,避免发展为危及生命的呼吸衰竭;也可以用于辅助早期撤机。但对于有明确有创通气指征者,除非是拒绝插管,否则不宜常规应用 NPVV 替代气管插管。

二、应用范围

临床上应用无创机械通气比较常见的基础疾病有 COPD 急性加重、稳定期 COPD、心源性肺水肿、免疫功能受损合并呼吸衰竭、支气管哮喘急性严重发作、NPPV 辅助撤机、辅助纤维支气管镜检查、手术后呼吸衰竭、急性肺损伤/急性呼吸窘迫综合征、肺炎、胸壁畸形或神经肌肉疾病、胸部创伤、拒绝气管插管的呼吸衰竭、其他疾病。NPPV 也可用于多种疾病导致的呼吸衰竭,包括肺囊性纤维化、支气管扩张症、气管插管前改善氧合、辅助纤维支气管镜检查及辅助麻醉手术等。

三、禁忌证

(一)绝对禁忌证

(1)呼吸、心脏停搏。

（2）误吸风险大。

（3）上消化道手术后。

（4）咯血或上消化道出血。

（5）昏迷或意识障碍。

（6）面部创伤、术后、畸形，无法佩戴面罩。

（7）自主呼吸微弱，气道保护能力差。

（8）不合作患者。

（9）合并其他器官功能障碍。

（10）上气道梗阻。

（二）相对禁忌证

（1）严重低氧血症[$PaO_2 < 6$ kPa（45 mmHg）]或严重酸中毒（pH<7.35）。

（2）气道分泌物多或排痰障碍。

四、临床实践

NPPV 的使用多采用"试验治疗-观察反应"的策略，如果没有 NPPV 禁忌证的呼吸衰竭患者，先试用 NPPV 观察 1～2 小时，根据治疗后的反应决定是否继续应用 NPPV 或改为有创通气。

在动态决策实施过程中，关键的问题是如何判断 NPPV 治疗有效与失败。如果出现下列指征，应该及时气管插管，以免延误救治时机。

（1）意识恶化或烦躁不安。

（2）不能清除分泌物。

（3）无法耐受连接方法。

（4）血流动力学指标不稳定。

（5）氧合功能恶化。

（6）CO_2 潴留加重。

（7）治疗 1～4 小时后如无改善。$PaCO_2$ 无改善或加重，出现严重的呼吸性酸中毒（pH<7.2）或严重的低氧血症[$FiO_2 \geqslant 0.5$，$PaO_2 \leqslant 8.0$ kPa（60 mmHg）或 $PO_2/FiO_2 < 16$ kPa（120 mmHg）]。

五、有创与无创机械通气的区别

有创与无创机械通气的区别，主要在于呼吸机与患者的连接方式的不同。凡需要通过气管插管或气管切开建立有创人工气道进行机械通气的方式称为有创机械通气；而通过鼻、面罩、接口器等相对无创方式与呼吸机连接或无须建立人工气道的通气方式统称为无创通气。广义的无创通气应当也包括体外负压通气、胸壁震荡通气、体外膈肌起搏等，但目前所称无创通气仅指通过鼻、面罩等方式与患者相连的无创正压机械通气（NIPPV）。

有创与无创的根本区别只是人机连接界面选择方式的不同，而与其连接的呼吸机可以相同也可以不同，功能齐全、设计精良的有创呼吸机，也可以用于无创通气，而一般专用无创通气的呼吸机因其工作压力等性能所限，不适合进行有创通气。

有创与无创通气各有其不同的适应证，二者的关系是互补的而不是对立的，因此也不存在孰优孰劣的问题。近年来有创通气技术在我国已得到了很快的发展与普及,与其相比,无创通气可能还留有相当大的发展空间与潜力。新一代无创呼吸机在吸氧浓度调节、气道湿化、同步性能等方面,以及与其配套的鼻、面罩的密闭性、舒适性,减少重复呼吸等方面都有了很大的改善,因此其适应证有逐渐扩大的趋势。相信随着患者对生命质量要求的提高,能保留进食与语言功能的无创通气方式在我国临床应用会逐渐增多。但是,无论在我国还是在某些发达国家,医务人员对无创通气的疗效信心不足,相关技术与知识不够普及,仍是阻碍无创通气发展的主要障碍之一。无创通气技术并不比有创简单,往往需要更耐心细致的操作与监护。

无创通气的适应证选择国内外都在探索之中,目前认为对于以下几种情况无创通气可以发挥满意的疗效。

(1)阻塞性睡眠呼吸暂停综合征。

(2)尚不必施行有创通气的急、慢性呼吸衰竭的治疗,以及减少或避免有创通气的应用,如肺部感染、支气管哮喘等引起的急性呼吸衰竭,以及 COPD 患者的慢性呼吸衰竭的急性发作。

(3)撤离有创机械通气过程中。

(4)肺水肿的治疗。

无创通气的主要缺点是只能施行辅助通气功能、不能完全代替自主呼吸、痰液引流不方便、胃肠胀气、在通气压力高的情况下难以保持密闭或引起面部损伤。所以我们应当强调在提倡应用无创通气的同时也应当避免另一种倾向,那就是不适当地、过于勉强地强调以无创来代替有创通气。

虽然有创与无创通气之间并没有严格的与绝对的适应证区别,但对于已失去或接近失去自主呼吸功能,明显意识障碍,气道分泌物多又引流不畅或肺顺应性过低需要很高通气压力的患者应不失时机地建立通畅、密闭的人工气道进行有创通气治疗。

(王佳业)

第二节　人工气道的建立与管理

一、经口气管插管

(一)适应证

(1)因严重低氧血症和(或)高 CO_2 血症,或其他原因需要长期机械通气,而又不考虑进行气管切开的患者。

(2)不能自行清除上呼吸道分泌物、胃内反流物和出血,随时有误吸危险者。

(3)下呼吸道分泌物过多或出血需要反复吸引者。

(4)存在上呼吸道损伤、狭窄、阻塞、气道食管漏等影响正常通气者。

(5)患者自主呼吸突然停止,紧急建立人工气道行机械通气者。

(二)方法

1.准备所需物品

喉镜、气管导管、导管芯、吸引器、简易呼吸器、加压面罩、吸氧设备、镇静药物、肌肉松弛药物等。

2.插管前患者的准备

清除口鼻腔分泌物,取下义齿,给患者高流量面罩吸氧,并保证在插管过程中及插管后予以高流量吸氧。摆体位,头、颈、肩相应垫高,使头后仰并抬高 8～10 cm。对于肥胖患者,可将外耳道与剑突摆在同一水平线上。建立可靠静脉通道。

3.药物

镇静剂,如咪达唑仑 5～10 mg 静脉注射。若下颌不松可给予肌肉松弛药物,如琥珀酰胆碱 1～2 mg/kg 静脉注射。通过连接加压面罩的简易呼吸器加压高浓度氧行人工呼吸,使 $SpO_2 \geqslant 95\%$。

4.插管

固定头部,取头后仰位。用左手持喉镜沿口角右侧置入口腔,将舌体推向左,使喉镜片至正中位,见腭垂,慢慢推进喉镜使其顶端抵达舌根,稍上提喉镜,可看到会厌的边缘(显露声门的标志)。将口腔内吸引干净,清楚地暴露视野。继续推进喉镜,使其顶端抵达舌根与会厌交界处,然后上提喉镜(注意不要向后扳,否则会将门齿扳掉),间接拉起会厌而显露声门。右手执气管导管,斜口对声门裂,在吸气末顺势将导管轻柔插入。导管插入气管内的长度,成人为 5 cm,小儿为 2～3 cm。如果用导丝塑形,在导管斜面进入声门 2 cm 后,要及时抽出导丝。导管插入气管后,立即塞入牙垫,然后退出喉镜,检查确认导管在气管内,而非在食管内。如果导管误入食管,应将导管退至口咽部重插。最后将导管与牙垫一起固定。

5.拍床边 X 线胸片

明确气管插管末端的位置。

二、气管切开

(一)适应证

(1)预期或需要较长时间机械通气治疗。

(2)上呼吸道梗阻所致呼吸困难,如双侧声带麻痹,有颈部手术史、颈部放疗史。

(3)反复误吸或下呼吸道分泌较多而且患者气道清除能力差。

(4)减少通气无效腔,利于机械通气支持。

(5)因喉部疾病致狭窄或阻塞而无法气管插管。

(6)头颈部大手术或严重创伤需行预防性气管切开,以保证呼吸道通畅。

(二)禁忌证

(1)切开部位的感染或化脓。

(2)切开部位肿物,如巨大甲状腺肿、气管肿瘤等。

(3)严重凝血功能障碍,如弥散性血管内凝血、特发性血小板减少症等。

(三)方法

1.经皮穿刺气管切开

创伤小,操作简便,但手术视野暴露狭小,可能误伤甲状腺或血管引起大出血,一旦发生,需耳鼻喉科急症手术处理,并行传统气管切开。

(1)垫起患者背部,使颈部充分展开。适当镇静肌松后,使患者正中仰卧位,头后伸,肩部垫高,下颏、喉结、颈静脉切迹三点一线,充分暴露颈部。

（2）充分吸痰后开始消毒术野皮肤，铺无菌洞巾，2%利多卡因逐层麻醉。

（3）经环状软骨下气管软骨第二间隙前正中皮肤切口约1 cm，切开皮肤，血管钳钝性分离皮下组织、肌肉组织。注意：避免经气管软骨环穿刺、扩张，可能会破坏气管软骨环。

（4）将经口气管插管退至切开处上方，其末端距门齿18 cm，确定不影响穿刺，持续辅助呼吸。

（5）用穿刺针管抽取利多卡因5 mL后，刺入第二、三气管软骨环之间，回抽有气体，推注阻力小，确定穿刺入气管。

（6）拔出针头，将套管针头仍保留在气管内，回抽气体通畅，将导丝顺套管针头导入气管内，拔出套管针头，用扩张器套入导丝，扩张进针处，拔出扩张器有大量气体涌出，继续用扩张钳沿导丝伸入气管，边回撤，边扩张组织，以利于气管套管进入。

（7）将经液状石蜡充分润滑的气管套管，顺导丝送入气管，迅速拔出导丝及套管芯，确定气管套管在气管中，双肺听诊呼吸音对称，将气管套管气囊充气固定。

（8）给予吸痰后，接呼吸机辅助呼吸，外固定好气管套管。拔出经口气管插管。

2.传统气管切开

一般需请耳鼻喉科医师手术，创伤大，但手术视野好，可以避免误伤甲状腺及血管。

三、人工气道的管理

（1）安装呼吸机管路时，应将管路尽量捋顺，避免安装成麻花式管路；积水杯应置于管路的最低点，以便使用时能够真正起到积水的作用（目前一次性管路若处理不好，常常会造成悬挂式积水杯，使得冷凝水积聚在管路中）。

（2）管路中冷凝水应及时清除，以免增加气道阻力或引起误触发送气。

（3）有人工气道的患者应常规进行气囊压力监测，维持高容低压套囊压力2.5～2.9 kPa（25～30 cmH$_2$O），既可有效封闭气道，又不高于气管黏膜毛细血管灌注压，可预防气道黏膜缺血性损伤及气管食管瘘，拔管后气管狭窄等并发症。

（4）有人工气道的患者条件允许时，应进行持续声门下吸引，尤其是在长期进行机械通气的患者中，持续声门下吸引可延缓呼吸机相关肺炎的发生，降低其发生率。

（5）机械通气时应在管路中常规应用气道湿化装置，但不推荐在吸痰前常规进行气道内生理盐水湿化。不论何种湿化，都要求进入气道内的气体温度达到37 ℃，相对湿度100%，以更好地维持黏膜细胞完整，纤毛正常运动及气道分泌物的排出，降低呼吸道感染的发生。

（6）建议常规使用气管套管接头处延长管，增加舒适性。

（7）利用管路支架，使呼吸机管路处于中立位，气管套管保持零张力。

（8）不主张定期更换呼吸机管路，但呼吸机管路一旦有污染应及时更换。

（9）吸痰前患者必须纯氧吸入30秒以上。吸痰期间患者接受生理盐水滴注，可用脉搏血氧测定计评价氧合程度，注意无菌技术，吸痰持续10～15秒，吸痰压力尽可能低至能有效排出分泌物。吸痰后予纯氧吸入1分钟以上，监测不良反应。

呼吸机临床治疗期间气管内吸痰的并发症：肺不张、支气管痉挛/阻塞、心律失常、出血、低血压/高血压、低氧血症、颅内压增高、感染、黏膜损伤、呼吸停止。

气管内吸痰的适应证：分泌物阻塞引起肺不张、维持呼吸道开放、获得痰标本。

（王佳业）

第三节　机械通气模式及参数调节

一、基本通气模式

机械通气模式包括控制通气(control mode ventilation,CMV)、辅助/控制通气(assist/control ventilation,A/C)、间歇指令通气(intermittent mandatory ventilation,IMV)、同步间歇指令通气(synchronized intermittent mandatory ventilation,SIMV)、压力支持通气(pressure support ventilation,PSV)、持续气道正压通气(continuous positive airway pressure,CPAP)、双相气道正压通气(biphasic positive airway pressure,BIPAP)。

(一)控制通气

CMV 也称作间歇正压通气(intermittent positive pressure ventilation,IPPV)。呼吸机完全替代自主呼吸的通气方式。患者自身不能触发呼吸,每次送气均为时间触发,结束吸气亦为预设时间转换。CMV 分为容量控制通气(volume control ventilation,VCV)和压力控制通气(pressure control ventilation,PCV)。

1.容量控制通气

(1)基本概念:按照预设的潮气量(mL)、吸气流速(L/min)、呼吸频率(次/分)、吸气时间(秒)及吸气末暂停时间(秒)送气,同时需要设定 PEEP[kPa(cmH_2O)]、FiO_2(%)。一般参考值范围为潮气量6~10 mL/kg,吸气流速45~55 L/min,呼吸频率15~20 次/分,吸气时间0.9~1.2秒,吸气末暂停时间0.2秒。

(2)相关概念:①吸气流速波形。方波:吸气流速恒定,压力曲线呈楔形上升,并有峰值,而后略有下降,形成压力平台。递减波:吸气流速递减,压力曲线恒定。②吸气末停顿。也称吸气末屏气,是指在呼吸机送气结束后,呼气阀门仍然保持关闭状态短暂的时间,在此期间呼吸机不再送气,而肺内气体再分布,由扩张快的肺泡向扩张慢的肺泡重新分布,使肺泡通气更为均一,取得更佳的通气/血流比值(V/Q)。在压力曲线上表现为气道压从峰压有所下降,形成平台压。其设置一般为0.2秒,或吸气时间的15%以内。

(3)特点:①不管肺顺应性和气道阻力如何变化,能够保证通气量。②完全替代自主呼吸,设置不当,可发生通气过度或不足。③如有自主呼吸,容易发生"人-机"对抗:呼吸节律的不同步容易产生高气道压,形成气压伤。④潮气量不合适:潮气量设置过小,可使患者产生"空气饥饿"感,造成恐惧、烦躁,呼吸频率快。⑤吸气流速设置过低时,患者吸气用力,会造成吸气相气道压力降低;吸气流速设置过高时,会造成气道压力快速上冲,患者不适,引发"人-机"对抗。

2.压力控制通气

(1)基本概念:按照预设的呼吸频率(次/分)、吸气时间(秒)、压力控制水平[kPa(cmH_2O)]及压力上升时间(秒)或压力上升斜率送气,同时需要设定 PEEP[kPa(cmH_2O)]、FiO_2(%)。

(2)特点:①潮气量由设置的压力水平、吸气时间及肺的机械特性而决定,需随肺部病变的变化调节压力控制水平,以保证适当水平的潮气量。②吸气流速为减速气流,减少了肺部气压伤的危险性;能改善气体分布和 V/Q,有利于气体交换,适用于肺顺应性较差的患者。③与 VCV 相同,可发生通气过度或不足,容易发生"人-机"对抗,亦可使患者产生"空气饥饿"感。

(二)辅助/控制通气

1.基本概念

(1)自主呼吸触发呼吸机送气,呼吸机按预设的 CMV 参数送气。

(2)若在一个完整的呼吸周期内无触发送气,则呼吸机以预设的 CMV 参数通气。

(3)无论是触发引发的送气,还是时间控制的送气,其送气的内容完全一样,即潮气量、峰流速、送气时间、吸气末暂停时间,以及 PEEP$[kPa(cmH_2O)]$、$FiO_2(\%)$等完全一致。

2.CMV 与 A/C 的区别

A/C 模式时,患者自主呼吸能被呼吸机感知,并触发送气,而 CMV 没有触发功能。A/C 提高了人机协调性。有些呼吸机写的是控制模式,实际上是 A/CV 模式。应用 A/CV 模式时,预设频率应与实际频率相近。

3.压力触发与流量触发

由于传感器及吸气阀打开、气体从吸气阀传到气管均需要时间,患者吸气动作开始到呼吸机开始送气存在送气延迟时间。若能低于 100 毫秒,患者一般不会感觉不适。而压力触发很难低于 110~120 毫秒,流速触发一般可<100 毫秒。

4.触发灵敏度

触发灵敏度的设置原则为,在避免假触发的情况下尽可能灵敏,以求达到降低吸气触发功的目的,虽然一般来讲,不会因为设置不太敏感而不能触发。

(三)间歇指令通气

1.基本概念

呼吸机以预定的频率输送固定的潮气量(或压力),在两次指令通气间歇期,允许患者自主呼吸,或可以触发压力支持通气(PSV)。

2.IMV 与 A/C 的区别

IMV 时间歇期内患者可以进行完全的自主呼吸(或以触发 PSV)。A/C 时患者可以触发呼吸机送气,但是触发的是预设的 CMV。

3.特点

由于预设的 CMV 按照时间送气,而患者可能在预设送气时间前较短的时间(例如 0.5 秒)刚刚触发了一次 PSV,这样 PSV 与 CMV 就造成了重叠送气;而若患者在预设送气时间前相对较长的时间(例如 0.8 秒)触发了一次 PSV,则预设的 CMV 送气很可能就发生在患者呼吸期,从而产生"人-机"对抗。

(四)同步间歇指令通气

1.触发窗的概念

为了避免重叠送气等"人-机"对抗,将按照预设呼吸频率计算的呼吸周期靠后的一部分(一般为后 1/4 周期)设定为触发窗。例如呼吸频率 15 次/分,呼吸周期为 4 秒,则一个呼吸周期的后 1 秒即为触发窗时间。在该时间段内,若患者有自主呼吸,则触发一次预设的 CMV,而在原先预设的下一次送气时间(即下一个 4 秒开始)不再另行送气,从而避免了重叠送气。在触发窗之外的时间里,若患者有自主呼吸,则可以触发一次 PSV。而若患者在触发窗内没有任何吸气动作,则在 SIMV 触发窗结束后,呼吸机将给予一次预设的 CMV。

患者通过呼吸机管路自主呼吸,需要克服 0.59~0.8 kPa(6~8 cmH$_2$O)的系统阻力,因此一般需要同时联合 PSV 辅助呼吸,所以一般所说的 SIMV 实际上是 SIMV＋PSV。

2.优点

由于触发窗的设计,避免了重叠送气等"人-机"对抗,人机同步性显著改善;在保证适当 MV 的基础上,引入了自主呼吸模式(PSV),有利于向完全的 PSV 模式过渡。

3.缺点

模式复杂,有一定的理解难度;由于触发的是 CMV,控制通气的本质决定了 SIMV 时依然能够发生"人-机"对抗,造成气压伤,以及"空气饥饿"等。

4.注意事项

若 CMV 的潮气量和 PSV 的潮气量相差过大,说明设置不符合患者的病理生理,应当重新设置,使两者基本一致。

(五)压力支持通气

1.基本概念

PSV 是一种压力-目标或压力-限制性通气模式,每次通气均由患者触发并由呼吸机给予支持。患者的吸气努力达到触发灵敏度后,呼吸机提供与患者吸气用力协调的通气支持,气道压升高到预设水平,即压力支持水平以克服吸气阻力或扩张肺,并维持此压力到吸气流速降低至吸气峰流速的一定百分比时,吸气转为呼气。压力支持通气是一种自主呼吸方式。

2.呼气灵敏度的概念

随着更多的气体进入到肺,气道阻力越来越大,气体流速则越来越低。当患者吸气流速降到峰值流速一定的百分比(例如 25％)时,认为患者的吸气用力结束或患者需要呼气,此时压力支持通气被终止,呼气阀同时打开,由患者胸廓的弹性回缩而将肺内气体呼出。通过调节呼气灵敏度改变吸气时间,从而可以调节潮气量;设定的百分比越大,吸气时间越短,潮气量越小;反之亦然。

3.特点

由患者的自主呼吸触发呼吸机送气,人机协调性好;潮气量不仅仅与预设的压力支持水平有关,还与气道阻力和胸肺顺应性及吸气努力的大小有关,在治疗的过程中需要根据实际潮气量的大小及时调整支持压力的水平,以达到适当的潮气量和呼吸频率。

4.注意事项

PSV 的潮气量应保持稳定,若潮气量忽大忽小,说明设置的支持压力过小,应当适当提高,直至潮气量稳定。一般成年人潮气量在 450～600 mL 范围内,并能够保持呼吸频率在 20 次/分左右、每分通气量在 12 L 以内,认为设置是合理的,状态是理想的。

(六)持续气道正压通气

1.基本概念

气道压在吸气相和呼气相都保持一定的正压水平即为 CPAP。CPAP 是呼气末正压的特殊使用方式。当患者吸气使气道压低于 CPAP 水平时,呼吸机通过增加持续气流或按需气流供气,使气道压维持在 CPAP 水平;当呼气使气道压高于 CPAP 时,呼气阀打开释放气体,但仍使气道压维持在 CPAP 水平。在 CPAP 模式下,呼吸机只是将气道的压力整体地提高到一定的高度,CPAP 能增加功能残气量,增加肺泡内压,改善 V/Q 比例失调,改善氧合,但是并不提供通气辅助。也就是说,CPAP 时呼吸机仅仅是保证气道内压的恒定,而不是针对肺泡扩张提供动力,没有 PSV 时的"触发"而带来的压力骤然上升,只是通过持续气流补充,由于自主呼吸而导致的气道压力的下降而已。CPAP模式主要用于无创呼吸机。需要注意的是,某些品牌的呼吸机出于彰显其品牌特色的目的,而将PSV模式标记为CPAP。

2.呼气末正压

借助呼气管路中的阻力阀等装置使呼气末气道压高于大气压水平即获得PEEP。PEEP是治疗急性呼吸窘迫综合征(ARDS)的重要措施,PEEP改善ARDS的呼吸功能,主要通过其吸气末正压使陷闭的支气管和闭合的肺泡张开,提高功能残气量(FRC)。

(1)PEEP的生理学效应:①增加或减少了的功能残气量,气体分布在各肺区间趋于一致,QS/QT降低,V/Q改善。②使萎缩肺泡维持开放,减少肺泡的周期性开放和闭陷,避免或减轻剪切力损伤。③对抗内源性呼气末正压(PEEPi)的作用,有利于触发,降低呼吸功。

PEEP为0.49 kPa(5 cmH$_2$O)时,FRC可增加500 mL。随着陷闭肺泡的复张,肺内动静血分流降低,V/Q和弥散功能亦得到改善,并对肺血管外水肿产生有利影响,提高肺顺应性,降低呼吸功。PaO$_2$和SaO$_2$随PEEP的增加不断提高,在心排血量不受影响的情况下,则全身氧运输量增加。经动物实验证明,PEEP从0 kPa(0 cmH$_2$O)增至0.98 kPa(10 cmH$_2$O),肺泡直径成正比例增加,而胸腔压力变化不大;当PEEP>0.98 kPa(10 cmH$_2$O),肺泡直径变化趋小;PEEP>1.47 kPa(15 cmH$_2$O),肺泡容量很少增加,反使胸腔压力随肺泡压增加而增加,影响静脉血回流,尤其在血容量不足,血管收缩调节功能差的情况下,将会减少心排血量,所以过高的PEEP虽能提高PaO$_2$和SaO$_2$,往往因心排血量减少,反而影响组织供氧。过高PEEP亦会增加气胸和纵隔气肿的发生率。

(2)最佳PEEP:应是SaO$_2$>90%,而FiO$_2$降到安全限度的PEEP水平[一般为1.47 kPa(15 cmH$_2$O)]。患者在维持有效血容量,保证组织灌注条件下,PEEP宜从低水平0.29~0.49 kPa(3~5 cmH$_2$O)开始,逐渐增加至最适PEEP,如PEEP>1.47 kPa(15 cmH$_2$O)、SaO$_2$<90%时,可能短期内(不超过6小时为宜)增加FiO$_2$,使SaO$_2$达90%以上。应当进一步寻找低氧血症难以纠正的原因并加以克服。当病情稳定后,逐步降低FiO$_2$至50%以下,然后再将PEEP降至≤0.49 kPa(5 cmH$_2$O),以巩固疗效。

(3)最佳PEEP的应用:ARDS广泛肺泡塌陷不但可导致顽固的低氧血症,而且部分可复张的肺泡周期性塌陷开放产生的剪切力,会导致或加重呼吸机相关肺损伤。充分复张塌陷肺泡后应用适当水平PEEP防止呼气末肺泡塌陷,改善低氧血症,并避免剪切力,防止呼吸机相关肺损伤。ARDS应采用能防止肺泡塌陷的最低PEEP,有条件情况下,应根据静态P-V曲线低位转折点压力+0.2 kPa(2 cmH$_2$O)来确定PEEP。最佳PEEP是指FiO$_2$<60%时(>60%时具有氧毒性),使动脉氧饱和度>90%的PEEP值。

(七)双相气道正压通气

1.基本概念

让患者自主呼吸在双压力水平的基础上进行,气道压力周期性在高压力水平(Phigh)和低压力水平(Plow,即PEEP)之间定时切换,利用从Phigh切换至Plow时引起的呼吸容量改变来达到机械通气辅助的作用。现在实际应用的BIPAP模式都存在同步功能,所以也就是BIPAP-SIMV,并且可以叠加PSV。BIPAP即PB840呼吸机上的Bi-Level。

传统PCV不允许自主呼吸的存在,吸气时呼气阀关闭,此时患者若有动作或咳嗽,将使气道压力明显升高。BIPAP允许自主呼吸既存在于呼气期也存在于强制通气过程中,呼气阀是一个十分敏感的电脑控制的针式电磁阀门,计算机在送气过程中不断监测,当自主呼吸出现时它部分开放,允许一定气流通过,仅使气道内压轻微升高。从而改善了人机协调性,减少了"人-机"对抗,降低了呼吸机相关性肺损伤(ventilator-induced lung injury,VILI)的发生。

一般而言,BIPAP依然是与PSV的混合体,也就是说除了高压相压力(Pi)、低压相压力(PEEP)外,还有PSV的支持压力(P),另外需要设定的参数包括吸气时间(Ti,高压相时间)、呼吸频率(RR)。需要引起注意的是,高压相(Pi)与PSV的支持压力(P)的数值在某些呼吸机是绝对值,而在另外一些呼吸机则是PEEP之上的值。

虽然理论上讲,可以将高压相时间(Ti)设置为较长的时间,例如10秒,从而可以包括2个甚至是3个呼吸周期,但实际应用时,一般仍然把Ti设置为单次吸气时间。因此,有人可能会认为BIPAP就是压控的SIMV,但这种理解是不准确的,或者说是不全面的。

在患者的自主呼吸能力稳定时,我们可将BIPAP的高压水平和低压水平设置一致,BIPAP就变成了常见的CPAP模式,这种情况往往用于BIPAP模式脱机的最后阶段。

2.BIPAP和BiPAP的区别

(1)BIPAP的中文名字叫作"双相气道正压通气",而BiPAP的中文名字则叫作"双水平气道正压通气"。

(2)BiPAP实际上已经是伟康公司的注册商标,特指伟康研发的无创呼吸机上的通气模式等。

(3)BiPAP模式"双水平"指的是两个不同的压力水平,患者既可以在高压相吸和呼,也可以在低压相吸和呼;而BIPAP模式"双相"的含义是两个呼吸相,即吸气相和呼气相,患者只能在高压相吸,在低压相呼,两个压力会跟着患者的一呼一吸来回切换。

(4)BIPAP的诸多称谓:Drager最早注册了BIPAP这个名字,当然是保护了它的利益,但客观上也造成了一些混乱的情况。在其之后出现的诸多其他公司相近似的通气模式,都不得不冠以另外的名字,好比是PB的Bi-Level,MAQUET的Bi-vent,Hamilton的DuoPAP等。

Drager机器在低压相患者存在自主呼吸的时候,可以得到压力支持(ASB),而高压相则没有。PB840上的Bi-Level模式允许在高低压相都给予压力支持。

二、备用模式

窒息通气是一种后备通气模式,一般为定容或定压通气,和自主呼吸模式(PSV/CPAP)一起使用。其目的是防止因患者自主呼吸节律不稳定或呼吸力量差而长时间不能触发呼吸机送气,导致窒息死亡。

患者自主呼吸期间,在设定的窒息时间(大多数呼吸机默认值是20秒)内无自主呼吸,呼吸机随即启动窒息通气,并在显示屏最上方出现"Apnea Ventilation-窒息通气"报警字样。

(一)需要设置下列参数

(1)窒息时间:大多数呼吸机默认值是20秒,30秒以内是安全的。

(2)潮气量或吸气压力:潮气量设定以稍大于自主呼吸时的实际潮气量为宜。

(3)送气频率:一般18~20次/分即可。

(4)吸入氧浓度(FiO_2):一般设为100%。

(二)注意事项

大多数呼吸机需手动消除报警,才能回到正在使用的非窒息通气模式。

(范志涛)

第四节 机械通气过程中的监测

一、通气相关的参数监测

（1）机械通气过程中呼吸相关的参数包括呼吸频率、潮气量和每分通气量等，是否达到预期值。

（2）通过观察呼吸流量和压力图形变化的特点来判断是否存在人机不同步的情况。如果气道压力曲线上升支上出现凹陷表示由于气流流速不能满足需要，患者自主吸气用力导致了压力下降。

二、呼吸力学监测

（一）气道峰压

气道峰压是最常用的监测指标，可以人为划分为低压[$\leqslant$1.96 kPa（20 cmH$_2$O）]、中压[1.96～3.92 kPa（20～40 cmH$_2$O）]和高压[$\geqslant$3.92 kPa（40 cmH$_2$O）]范围。气道峰压增高可能与肺部疾病进展（导致阻力增加或顺应性降低）、潮气量过大，以及"人-机"对抗等因素有关，需要寻找原因和相应的处理。

（二）Pplat

Pplat 是指容量控制通气模式并设置了吸气末停顿，吸气和呼气阀门都关闭，呼吸肌肉活动停止（完全镇静和肌肉松弛）状态下检测到的吸气末气道压。Pplat 等同于呼吸系统的弹性回缩力，反映肺的膨胀状态。近年来在肺保护性通气策略中，强调控制 Pplat 水平$\leqslant$35 cmH$_2$O（3.43 kPa），避免肺泡过度膨胀导致的肺损伤。

（三）跨肺压（PL）

气道压（Paw）与胸膜腔压[Ppl，通常用食管内压（Peso）代替]的差值为跨肺压（PL）。由于跨肺压包含有呼吸机给予的压力（气道压的上升）和患者自主吸气压力（食管内压的下降），可以更好反映驱动肺膨胀力量的变化，是总的呼吸动力。

（四）顺应性相关的指标和检测

顺应性（compliance，C）是指单位压力改变（AP）所产生的容量变化（AV），是反映弹性回缩力大小的指标（弹性回缩力＝1/C）。呼吸系统的顺应性（C）包括肺的顺应性[C＝肺容积改变（AV）/跨肺压（ΔPL）]和胸廓顺应性[C＝肺容积改变（AV）/经胸壁压（Δ％）]。顺应性曲线通常呈 S 形，中间段顺应性最佳。机械通气时，可以根据顺应性曲线指导参数的设置，使呼气末和吸气末的肺容量均在中间的陡直段，有利于维持肺泡的开放和避免气压伤。因此，床旁监测时，顺应性曲线可以作为调整 PEEP 水平和 Pplat 水平的重要参考。

三、动脉血气分析的监测

（一）酸碱度（pH）

pH 参考值为 7.35～7.45。pH＜7.35 为酸血症，pH＞7.45 为碱血症。但 pH 正常并不能完全排除无酸碱失衡。

（二）动脉血氧分压（PaO_2）

PaO_2是指动脉血液中物理溶解的氧分子所产生的张力。PaO_2正常值在一般为$10.7\sim$ 13.3 kPa（80～100 mmHg），波动范围较大，与年龄有关。临床意义：判断低氧和低氧血症的客观指标。当在海平面呼吸空气时，PaO_2低于正常值就已经提示低氧，但一般只有当PaO_2 <8.0 kPa（<60 mmHg）时，才引起组织低氧，临床方可诊断为低氧血症或呼吸衰竭。

（三）动脉血氧饱和度（SaO_2）

在一定氧分压下和氧结合的百分比，即氧合血红蛋白（HbO_2）占 Hb 的百分比，是氧输送的重要决定因素。正常值：90%～100%。

轻度低氧血症：PaO_2，6.7～8.0 kPa（50～60 mmHg），SaO_2，80%～90%；中度低氧血症：PaO_2，5.3～6.7 kPa（40～50 mmHg），SaO_2，60%～80%；重度低氧血症：PaO_2<5.3 kPa（40 mmHg），SaO_2<60%。重度低氧血症有生命危险。

（四）氧合指数（PaO_2/FiO_2）

PaO_2/FiO_2达 26.7～40.0 kPa（200～300 mmHg）为轻度 ARDS，13.3～26.7 kPa（100～ 200 mmHg）为中度 ARDS，<13.3 kPa（100 mmHg）为重度 ARDS。

（五）动脉血二氧化碳分压（$PaCO_2$）

$PaCO_2$动脉血二氧化碳分压是指以物理状态溶解在血浆中的二氧化碳分子所产生的张力。正常值为 4.7～6 kPa（5～45 mmHg），平均 5.3 kPa（40 mmHg）。临床意义：$PaCO_2$是主要的呼吸性酸碱平衡失调的指标，常可反映肺泡通气情况。一般情况下，$PaCO_2$>6 kPa（45 mmHg）是呼吸性酸中毒，而$PaCO_2$<4.7 kPa（35 mmHg）是呼吸性碱中毒，$PaCO_2$>6.7 kPa（50 mmHg）有抑制呼吸中枢危险。

（六）动脉血二氧化碳总量（$ctCO_2$）

$ctCO_2$是指血浆中以化合及游离状态下存在的二氧化碳的总量，其中以结合形式存在的二氧化碳占绝大部分。$ctCO_2$正常值为 24～32 mmol/L，平均 28 mmol/L。临床意义：$ctCO_2$也是重要的碱性指标，主要代表HCO_3^-的含量，$ctCO_2$<24 mmol/L 时提示酸中毒，而$ctCO_2$ >32 mmol/L 时提示碱中毒。

（七）实际碳酸氢根（AB）

AB 参考值为 21.4～27.3 mmol/L，标准碳酸氢根（SB）参考值为 21.3～24.8 mmol/L。AB 是体内代谢性酸碱失衡重要指标，在特定条件下 SB 也反映代谢因素。二者正常为体内酸碱正常，二者皆低为代谢性酸中毒（未代偿），二者皆高为代谢性碱中毒（未代偿），AB>SB 为呼吸性酸中毒，AB<SB 为呼吸性碱中毒。

（八）动脉血标准碱剩余[BE(B)]和实际碱剩余[BE(ecf)]

BE(B)是指在 37 ℃、$PaCO_2$为 5.3 kPa（40 mmHg）、Hb 完全氧合的标准条件下，将 1 L 全血或血浆滴定 pH 至 7.4 时所需的酸或碱的量；而 BE(ecf)是指在实际条件下测定全血或血浆标本时所需的酸或碱的量。临床意义：BE(B)和 BE(ecf)代表体内碱储备的增加或减少，是判断代谢性酸碱失衡的重要指标。如需用碱滴定，说明血液中碱缺失（相当于酸过剩），用负值表示，<−3 mmol/L 提示代谢性酸中毒；如需用酸滴定，说明血液中碱过剩，用正值表示，>3 mmol/L 提示代谢性碱中毒。

（范志涛）

第五节 呼吸机的撤离

气管插管后有创机械通气辅助呼吸是救治重症患者的重要手段之一,然而与此同时,也会带来相应的许多并发症,如呼吸机相关性肺炎等,而这些并发症则会加重患者病情,从而导致患者死亡率增加。因此,适时的停用机械通气对于重症监护室患者而言同样重要。

对于绝大多数患者而言,当原发疾病得到控制后,就可以在短期内撤离机械通气。例如全麻插管术后的患者、无并发症的药物过量患者以及哮喘急性加重的患者等。一般来说,对于机械通气<1周的患者而言,机械通气的撤离是比较快的,然而,对于有些患者,机械通气的撤离是一个较长或较复杂的过程。

一、脱机技术——机械通气撤离的指征

所谓机械通气撤离就是临床上所说的"脱机",是指机械通气对患者的支持水平逐渐降低,患者的自主呼吸逐渐增强,直至患者脱离机械通气的辅助,完全自主呼吸的过程。而拔管则指患者在成功撤离机械通气后拔除已建立的人工气道,完全恢复生理呼吸的过程。

(一)临床上评判患者可以脱离机械通气的主要指标

(1)导致机械通气的病因好转或去除。

(2)氧合指数(PaO_2/FiO_2)>20.0 kPa(150 mmHg);呼气末正压(PEEP)≤20;吸入氧浓度≤50%;动脉血 pH≥7.25;慢性阻塞性肺疾病患者动脉血 pH>7.30,动脉血氧分压>6.7 kPa(50 mmHg),吸入氧浓度<0.35。

(3)血流动力学稳定,没有心肌缺血动态变化,临床上没有显著的低血压,不需要血管活性药治疗或只需要小剂量血管活性药物,如多巴胺或多巴酚丁胺<10 $\mu g/(kg \cdot min)$。

(4)有自主呼吸的能力及较好的气道保护能力。

(二)预测脱机成功的其他指标

1.最大吸气压

最大吸气压指在残气位或功能残气位,气道阻断时,用最大努力吸气所能产生的最大吸气口腔内负压。它反映了全部吸气肌的综合吸气力量。

2.气道闭合压

气道闭合压指平静呼吸时,在吸气开始的第0.1秒,阻断气流,在口腔内产生的负压,它不受意识、气道阻力、胸肺顺应性的影响,是反映中枢吸气驱动的良好指标。

3.肺活量及用力肺活量

其测定不受时间因素影响,在慢性阻塞性肺疾病患者中,用力肺活量明显低于肺活量。

4.分钟最大通气量

单位时间内呼吸系统发挥最大潜力时,所能达到的通气量。当肺或胸廓顺应性下降,呼吸肌收缩力下降或气道阻力升高时,分钟最大通气量将下降。

5.浅快呼吸指数

浅快呼吸指数即自主呼吸频率与潮气量的比值,通常以浅快呼吸指数≤105 次/(分·升)作

为脱机标准。

6.生理无效腔/潮气量

正常＜0.3,当生理无效腔/潮气量＞0.6 时,预示脱机困难。

二、机械通气撤离的方案

(一)机械通气撤离时的通气支持方法

1.T 形管通气

T 形管装置如图 4-1,该装置的目的是提高 FiO_2,氧流量在 10 L/min 以上时,FiO_2 可达 0.5 左右。在呼吸机条件较差,没有 SIMV,CPAP,pressure support 的模式情况下,可采用该方法每天间断脱开呼吸机,用该 T 形管装置供氧,并逐步延长脱开呼吸机的时间,最终达到完全撤机的目的。近年来在临床使用的呼吸机多数均有较为完备的撤机过渡模式,T 形管过渡法目前尚继续在部分患者使用,但应当注意这只是脱机的过渡方式,不适合长时间应用。近年有人应用带加温湿化器的 T 形管装置,是一种新的探索。

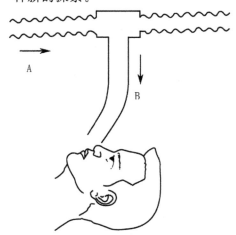

图 4-1 T 形管装置简图
A.经过湿化的氧气;B.接患者

2.同步间歇指令通气

同步间歇指令通气(synchronized intermittent mandatory ventilation,SIMV)模式可使患者不脱离呼吸机进行自主呼吸,并可逐步减少指令正压通气的次数,逐步、安全地过渡到完全自主呼吸。必要时还可合并使用 PEEP 与 pressure support。根据患者病情的具体情况、血气分析结果、血流动力学与 SpO_2 监测的结果,每隔一段时间减少正压指令通气 2 次/分,当正压指令通气降至 4 次/分时,可考虑撤离呼吸机。该方法方便、安全,适用于临床多数机械通气治疗患者的撤机过渡。

3.持续气道正压通气

对于呼吸、循环功能更为脆弱的患者,为了使呼吸机撤离更为安全,减少撤机失败,可考虑采用持续气道正压通气(continuous positive airway pressure,CPAP)过渡法,在 CPAP 条件下,也可根据患者的具体情况适当使用 pressure support。当患者经过 SIMV 过渡,仍不能确定患者可以安全撤机时,可从 SIMV 进一步改为 CPAP 过渡,并在该过程中对患者撤机的安全性作进一步的观察。当设定的 CPAP 为 0 时,患者完全自主呼吸,这时患者的潮气量、通气量、血气分析结果与血流动力学状态可更明确地说明撤机的安全性。

4.压力支持通气

在患者自主呼吸的吸气相给予设定的正压支持。这时呼吸频率、I∶E 由自主呼吸所决定。通过调节正压支持的设定值,可以保证合适的通气量;将正压支持的设定值逐步降低,可以使患者的自主呼吸得到锻炼,压力支持通气(pressure support ventilation,PSV)是使患者逐步脱离呼吸机的常用方法之一。

5.分钟指令性通气

该方法的特点是能够保证患者每分通气量,在患者可自主呼吸的同时,可保证每分通气量,当患者自主呼吸的通气量低于分钟最大通气量设定值时,呼吸机即给予正压通气。该方法较适用于自主呼吸通气量不够满意的患者的撤机过渡。对于长期呼吸机依赖,不能在较短时间内撤机的患者,可以考虑应用分钟最大通气量的方法。

6.导管补偿

这两种模式很相似,需要在呼吸机上输入气管导管的类型与直径,同时输入需要补偿的百分比。呼吸机在患者的吸气相提供适当的正压,辅助患者自主呼吸。目前认为这种模式只是模拟了拔管。在脱机过程中是否能够得到更好的临床效果尚需要进一步的研究。

7.有创-无创序贯机械通气

这种方法是指在患者病情稳定,呼吸功能改善之后,经评估患者的病情,拔除气管导管,然后继续用面罩无创机械通气的方式辅助呼吸。很多的临床研究证实了这种序贯的方法可以显著改善临床治疗结果,减少有创机械通气时间、呼吸机相关性肺炎、患者住院天数等。

8.其他新方法

最近的模式与方法有 smart care、膈肌电位监测。这些方法具有更先进的自动化反应与更深入的生理学监测功能,但是在多数医疗机构并不普及。仪器与应用耗材较昂贵是这些技术不能普及的原因。

(二)自主呼吸试验

机械通气撤离成功的关键是患者的自主呼吸能力恢复,为了评判患者的自主呼吸能力是否已经达到撤离呼吸机的水平,应对患者进行自主呼吸试验。所谓自主呼吸试验(spontaneous breathing trial,SBT)是指应用 T 形管或低水平支持的自主呼吸模式,短时间动态测试有创机械通气患者完全耐受自主呼吸能力的方法。自主呼吸试验的具体过程分为两步。

(1)第一步:当准备将患者的机械通气撤离时,应首先进行 3 分钟自主呼吸试验。3 分钟 T 形管试验和 CPAP 5 cmH₂O/PSV 试验,3 分钟自主呼吸试验期间医师应在患者床旁密切观察患者的生命体征,当患者情况超出下列指标时应终止自主呼吸试验,转为机械通气:①呼吸频率/潮气量(浅快指数)应<105;②呼吸频率应>8 次/分或<35 次/分;③自主呼吸潮气量应>4 mL/kg;④心率应<140 次/分或变化<20%,没有新发的心律失常;⑤氧饱和度应>90%。

(2)第二步:3 分钟自主呼吸通过后,继续自主呼吸 30～120 分钟,如患者能够耐受可以确定脱机成功,准备拔除气管插管。文献报道,观察 30 分钟与 120 分钟的拔管成功率无差异,在 SBT 阶段进行监测评估,可以得到最有用的脱机信息以帮助临床决策。研究发现耐受 SBT 30～120 分钟的患者至少有 77% 可以成功脱机。

自主呼吸实验失败的处理:当患者进行自主呼吸实验失败时,应及时予以机械通气治疗,并积极寻找失败原因的同时,将机械通气模式及参数在至少24小时内应设置为避免引起患者呼吸疲劳的水平,让患者得到充分休息,这一点对于患者后续再次进行自主呼吸试验撤机成功尤为重要,因为这样不仅让患者在呼吸时毫无负担,同时也减轻了患者的全身负担,如心脏负荷等。

(三)气道通畅及气道保护功能的评价

1.气道开放程度的评价

机械通气时,把气管插管的气囊放气以检查有无气体泄漏,可以用来评估上气道的开放程度(气囊漏气试验)。出现拔管后喘鸣的患者,可以使用类固醇和(或)肾上腺素,也可用无创通气和(或)氦氧混合气治疗,而不需重新插管。如果患者气囊漏气量较低,也可在拔管前24小时使用类固醇和(或)肾上腺素预防拔管后喘鸣。但需注意,气囊漏气量变低可能是由于分泌物在气管插管周围结痂形成外皮所致而非上气道水肿狭窄。当气囊漏气量低的患者拔管时,应将再插管的设备(包括气管切开设备)准备好。

2.气道保护能力的评价

即患者自主咳嗽能力的评价。患者的气道保护能力对拔管成功是至关重要的。对患者的气道评估包括吸痰时咳嗽的力度、有无过多的分泌物和需要吸痰的频率(吸痰频率应>2小时/次或更长)。在神经肌肉病变和脊髓损伤的患者中,咳嗽时的峰流速>160 L/min,预示可以拔管。

3.拔管

当患者原发疾病得到控制,自主呼吸试验、气道通畅试验均通过,并具有一定的气道保护能力后,方可考虑拔出气管插管。

在拔管前,应做好相应的准备工作,如清除患者气道、口鼻腔内的分泌物,准备好后续的供氧装置等。并与患者充分沟通及告知。

拔管时应予以手动复苏气囊用比较大的潮气量进行鼓肺拔管,拔管后及时吸除残余在口腔内的分泌物,并予以积极氧疗治疗,包括无创机械通气。以前一些医院采用在吸痰管吸引的同时实施拔管,这种方法不合理,可能会导致拔管后咽喉部的痰液吸入呼吸道,因而导致不同程度的并发症,甚至撤机失败,再次插管;也有的出现在拔管后发生严重的肺炎。所以,这种边吸引边拔管的方式不鼓励继续使用。

拔管后应密切观察患者的生命体征及呼吸情况,加强气道管理并予以定时的胸部物理治疗。如患者在拔管后7天内需要重新插管则被认为是拔管失败。对于拔管失败的患者应积极寻找原因,同时在病因未解决的情况下切勿再次尝试拔管,对于气管插管时间过长的患者,并考虑患者在未来短时间内无法拔除气管插管的情况下,应与家属或患者沟通,考虑行气管切开。

4.机械通气撤离的分类

2007年欧中呼吸协会建议按照机械通气持续时间及撤机的难易程度将机械通气撤离分为3类。①简单脱机:患者从最初的脱机转变到拔管,一次完成,此类患者占68%左右,预后较好,重症监护室内死亡率约为5%,院内死亡率约12%;②困难脱机:指需要2~3次自主呼吸试验或需要长达7天才能脱机成功的患者;③延迟脱机:指需要3次以上自主呼吸试验或需要长达7天以上才能脱机成功的患者。困难脱机及延迟脱机的患者约占32%,在重症监护室中的死亡率约为25%。

因此,对于困难脱机及延迟脱机的患者,在撤离机械通气时应注意反复评价以前撤机失败的原因,并将之解决,同时仔细评价患者的全身状态,予以相应调整后再行自主呼吸试验,逐渐撤机,切忌操之过急。

5.各种不同疾病的撤机策略

(1)慢性阻塞性肺疾病急性发作的撤机。

肺顺应性高:胸片表现为肺气肿征象,肺功能表现为残气量(RV)、肺总量(TLC)、功能残气量(FRC)明显增大,上机前 ABG 显示Ⅱ型呼吸衰竭,$PaCO_2$ 水平较高,机械通气时峰压、平均压不高。造成呼吸衰竭的主要原因为呼吸肌疲劳。

撤机策略:肺部感染控制后撤机。营养支持,减少碳水化合物比重。多采用 SIMV+PSV 或 CPAP+PSV 撤机。FiO_2 宜在 0.35 以下。不主张 T 管过渡,以免增加气道阻力和无效腔。撤机主要观察通气指标的恢复。近年来广泛应用无创机械通气作为序贯撤机,可提高撤机成功率。撤机前避免过度纠正 CO_2 潴留。

低肺顺应性:胸片表现为明显的炎性渗出病灶,局部甚至有肺实变。肺功能 FEV_1、PEFR 下降更明显。ABG 显示Ⅱ型呼吸衰竭。机械通气时气道峰压、平均压较高。造成呼吸衰竭的主要原因为弹性阻力和非弹性阻力增大。

撤机策略:肺部感染控制后撤机。撤机过程中可通过气道或静脉应用支气管扩张剂。这类患者有时出现代偿性过度通气,因此撤机过程中主要观察氧合指标改变。

(2)神经肌肉疾病的撤机:临床上较常见的有多发性神经根炎、重症肌无力等。呼吸力学特点表现为胸肺顺应性较大。如不合并肺部感染,原发疾病控制后多能较快达到撤机指标。临床上有部分患者拔管后出现再次呼吸衰竭。

撤机策略:对于重症肌无力患者,撤机前应鼻饲溴吡斯的明,维持足够的呼吸肌张力。CPAP+PSV 或 T 管过渡,观察非正压状态下患者的呼吸恢复情况。无创通气作为后备。翻身拍背,防止误吸。

(3)心血管外科术后的撤机。

瓣膜置换术、冠脉搭桥术后:由于手术时间长、术中麻醉药物用药量大,加上体外循环对心、肺影响较大,术后呼吸机支持时间通常较长。随着手术技术的提高,不停跳冠脉搭桥术的出现,这类患者撤机成功率提高。如果不出现肺部并发症,多可顺利撤机。

撤机策略:撤机前重点评估术前心功能状况。术后引流量、血管活性药物应用情况、心电监护有无恶性心律失常出现等。呼吸功能恢复后,争取尽早撤机拔管。

先天性心脏病术后:左向右分流的先天性心脏病撤机无特殊要求。右向左分流的先天性心脏病撤机需慎重。如法洛四联症、术前肺动脉狭窄、肺血流减少、术后畸形纠正后,肺血流量增大,左心负荷增大,易出现肺水肿。

撤机策略:评估术前肺动脉发育情况及左心室大小,发绀严重程度。术后血管活性药物使用剂量。观察氧合指标,胸肺顺应性变化,有无肺部湿啰音。PEEP 调整宜缓慢,调整后注意氧合状况和呼吸音的改变。

(4)各种创伤患者的撤机。

颅脑外伤。①撤机指征:无原发性脑干损伤;已行开颅血肿清除、去骨瓣减压术后、亚低温治疗后;已度过脑水肿急性期,无继发性癫痫、意识改善(GCS>8 分);无代偿性过度通气、自主呼吸<25 次/分,节律规则,氧合佳。②撤机方法:多数患者需保留人工气道。呼吸恢复后,CPAP 或 T 管撤机。

胸部外伤。①撤机指征:如合并创伤性湿肺,胸片提示病灶吸收、无大量胸腔积液和气胸。氧合正常,PEEP 降至 0.5 kPa(5 cmH_2O)以下。②撤机方法:如无明显反常呼吸,通过 SIMV 或

CPAP撤机；如有明显反常呼吸运动影响氧合与心血管系统，撤机拔管后可行无创通气。需要注意的是，在连枷胸的患者，不能把氧合的情况当作脱机的唯一评估指标，更重要的是注意患者胸廓回复的情况、在撤机过渡过程中患者的心血管系统的反应。大量出冷汗是临床常见的失代偿表现。

腹部外伤。①撤机指征：无活动性出血、血流动力学稳定；不合并严重腹腔内感染、无麻痹性肠梗阻；呼吸力学监测无限制性通气功能障碍。②撤机策略：直接通过 SIMV 或 CPAP 撤机。由于此类患者常合并胃肠道功能障碍，腹腔感染，肠胀气，呼吸支持时间需较长。为防止呼吸机依赖，可用低水平辅助通气。

（四）机械通气撤离期间的镇静问题

在重症监护室患者中应用适当的镇静药物减轻患者的不适、恐惧已被广泛接受，尤其是对于有创机械通气的患者。然而最近的研究显示，长期使用或过度使用镇静药物可能会延迟患者撤机拔管的时间，从而增加患者的重症监护室住院时间。

Kollef 等人对 242 名有创机械通气患者进行了前瞻对照研究，其中 38.4% 的患者采用了持续镇静治疗（实验组），而剩余 61.6% 的患者则采用了间断单次注射镇静药物或无镇静治疗（对照组）。结果显示实验组的机械通气时间、重症监护室住院时间及总住院时间均长于对照组。

鉴于此，国外及国内的多项研究建议在重症监护室有创机械通气患者应适当的应用镇静药物，但需进行每天唤醒及评估。同时当患者进入撤机阶段时，应逐渐减少或停用镇静治疗。在撤机过程中，镇静药物的使用应以间断使用为主，并选择半衰期较短的药物为宜。同时应用镇静药物后应密切关注患者的生命体征及自主呼吸情况。对于停用镇静的患者应根据其依从性判断是否需要四肢约束，以免发生意外拔管等情况。

三、影响机械通气撤离失败的因素

对于有创机械通气的患者而言，成功撤离机械通气的关键除了患者的原发疾病得到控制以及患者自主呼吸的能力恢复之外，全身各脏器功能的影响亦不容忽视。事实上，在临床实践中，常常可以看到患者因为肺及原发疾病以外的因素导致患者撤机失败或延长。

（一）常见的影响机械通气撤离失败的因素

1.呼吸中枢驱动自主性

对于撤机失败者，拔管通气后常出现严重的肺泡低通气，出现呼吸性酸中毒，呼吸中枢驱动能力降低。反映呼吸中枢驱动能力的指标有 0.1 秒气道闭合压和平均吸气流速，撤机失败者的气道闭合压和平均吸气流速常高于正常值，有学者报告平均吸气流速增加（265±27 增至 328±32）、$PaCO_2$ 增加 1.6 kPa（12 mmHg）以上，pH 减少 0.08。许多因素常常损害呼吸中枢功能：包括神经结构损害、睡眠紊乱、半饥饿、镇静剂和代谢性碱中毒；此外，机械通气本身尚能通过许多机制影响呼吸中枢功能，如 $PaCO_2$ 降低、对化学感受器刺激作用的减低、肺牵张感受器的激活、胸壁上连接受体的激活。

2.膈神经的功能

外科手术，特别是上腹部手术后出现撤机困难要怀疑膈神经损害，损害因素包括：切断、强力牵拉膈神经、压迫膈神经的时间过长及供应膈神经的血供受阻，另外，不可忽视的重要因素为：低温致心跳停止对膈神经的损伤作用、心脏手术时心外用绝缘板及脏器移植时。

此外，上腹部手术（如胆囊切除术）患者易患肺部并发症，患者的肺活量减少达 50%～60%。

这主要与双侧的膈肌抬高和肺下叶不张有关,这些膈肌功能低下并不与麻醉类型、疼痛、呼吸系统的生理特性及膈肌的收缩特性有关,仍归因于手术中对内脏的牵拉刺激抑制了膈肌的活动。

3.呼吸肌功能

许多原因可损害呼吸肌功能。肺过度膨胀是导致呼吸肌力量和耐力下降的最重要原因之一。肺功能的恶化延长了呼吸时间常数(阻力×顺应性),呼吸频率的增加、呼气时间缩短、动力性肺过度膨胀。肺过度膨胀可影响呼吸肌功能,肺容量的增加使吸气肌在长度-张力曲线上不适当位置工作,一方面出现吸气肌力量降低,另一方面可使吸气肌缺乏休息,产生疲劳。肺过度膨胀同时引起膈肌平坦,增加膈肌的曲率半径。

4.营养不良

常见于危重患者。有报道,26 例机械通气患者中,88%的患者接受不适当的营养支持。营养不良可损害呼吸系统的功能,特别是撤机阶段,营养不良可降低对缺氧的通气反应,减少呼吸肌群的厚度,减少呼吸肌力量和耐力,损害机体免疫机制,易发生医院内肺炎,进而加重呼吸负荷,影响撤机。

5.氧供

心排血量降低可降低呼吸肌氧供,贫血、低氧血症可减少动脉血氧气量,脓毒血症时可损害血液中氧气的撤离。Lemvire 研究 15 例撤机失败的慢性阻塞性肺疾病患者在自主呼吸时的血流动力学变化,发现肺动脉楔压、心肌指数、左心室舒张末期容量指数增加,其原因:①自主呼吸时胸腔压力降低及外周血管容量增加所致的回心血量增加;②左心室后负荷增加(胸腔负压的变化及儿茶酚胺的释放增加)。

6.急性呼吸性酸中毒

对于正常人,当 $PaCO_2$ 达 7.5 kPa(56 mmHg)时可降低膈肌的收缩力和耐力,而乳酸性酸中毒(pH=7.07),对膈肌功能无影响。

7.慢性肾功能不全

患者常出现肌肉乏力、肌痛和有氧肌功能降低,呼吸肌力量和耐力降低。实验动物发生尿毒症时,可影响膈肌的力量-频率关系,增加呼吸肌疲劳,这主要归因于多种细胞内代谢产物紊乱及体内潴留的小分子物质对呼吸肌的损害作用。

内分泌紊乱、甲状腺功能紊乱可损害呼吸肌功能。更为严重的是长期全身使用可的松可使呼吸肌发生改变,严重影响撤机过程,实验证明,给予动物 2~3 周的类固醇可显著改善膈肌的组织病理、呼吸肌的生化和异常。

8.药理学因素

许多药物可影响呼吸肌的力量,特别是对于能影响神经肌肉传递的药物,如泮库溴铵或琥珀酰胆碱,亦可见于许多药物应用过程中出现的不良反应,特别是氨基糖苷类抗生素。药物对呼吸肌力量的抑制最常见于外科手术过程中使用肌松剂及全身麻醉。

许多药物(如奎尼丁、普萘洛尔、锂)能诱发和加重重症肌无力。药物诱导的神经肌肉传递障碍并不常见,常见于使用肌松剂的患者、亚临床肌无力的患者及电解质紊乱患者。最近报道,停止使用神经肌肉阻滞剂(泮库溴铵、维库溴铵)的患者出现长期的呼吸肌无力现象。

9.呼吸肌萎缩

常见于长期机械通气患者,早期动物实验发现,使用控制通气 11 天可出现肌肉萎缩和呼吸肌功能减退。此外,肢体固定可使骨骼肌失用而出现肌肉群的显著减少。肌肉发生萎缩可影响骨骼肌的形态学和功能特征,如肌纤维数量、直径、产生力量的能力;此外,可影响肌肉酶系统,出现糖酵解酶等减少,肌肉线粒体氧化能力降低。

10.呼吸肌疲劳

关于撤机过程中是否存在呼吸肌疲劳的疑虑是非常重要的。撤机失败的患者常显示呼吸机制的严重异常、呼吸功能低下、氧耗量显著增加,这些使患者易发生呼吸肌疲劳。此外,机械通气是能使呼吸肌休息,纠正呼吸肌疲劳的最主要方法,但呼吸肌休息是一把"双刃剑",过度休息易出现呼吸肌萎缩。许多学者证实,呼吸肌疲劳是撤机失败的主要原因,可表现为膈肌肌电图异常及患者出现浅、快呼吸及胸腹运动异常,腹部反向运动(吸气时腹部向内运动)。

(二)针对撤机失败的措施

1.增加呼吸肌力量

(1)纠正营养不良和电解质(磷、钙、钾、镁)缺乏。

(2)纠正低氧血症、适当纠正机械通气时的高碳酸血症(高碳酸血症能影响呼吸肌力量和耐力)。

(3)纠正甲状腺功能低下。

(4)纠正贫血。

(5)改善心血管功能。

(6)慎用镇静剂,避免引起呼吸中枢抑制。

(7)适量使用治疗剂量的茶碱不但可扩张支气管,而且可增加呼吸肌收缩力和抑制呼吸肌疲劳,有益于撤机。

(8)适量使用多巴胺[10 μg/(kg·min)]增加膈肌血供。

(9)对于反复撤机失败者,需排除多发性神经病、肌病、药源性神经肌肉功能低下(神经肌肉阻滞剂、抗生素等的使用)。

(10)患者尽量维持坐位,借助重力的作用,更有利于膈肌功能的发挥。

2.减少呼吸功的策略

(1)竭力控制全身性疾病,如感染等,以降低高代谢水平和损害呼吸肌的呼吸性介质。

(2)使用支气管扩张剂减少气道阻力,哮喘患者禁用 β 受体阻滞剂。

(3)使用甲泼尼龙有益于合并慢性阻塞性肺疾病、疾病恶化和哮喘的高碳酸血症患者。甲泼尼龙可能能减轻气道的炎症损害,进而减少呼吸功。

(4)使用利尿剂减轻肺水肿,降低肺的"僵硬"程度,增加弹性。

(5)对于心功能不全患者,撤机期间呼吸功的增加可降低心肌和其他重要脏器的氧供,加剧心肌缺氧和心功能不全。

(6)对于一般成人,气管内插管内径<8 mm 时,将显著增加上气道阻力,增加呼吸功。

(7)左心功能不全患者使用适量的 PEEP 可减少左心室前负荷。

(8)对于肺功能低下且高碳酸血症患者,过量摄入碳水化合物易加剧体内 CO_2 的潴留,加剧呼吸功,应予以纠正。

四、机械通气撤离期间的监护及护理

在机械通气撤离的过程中,监护及相应的护理措施是尤为重要的。这关系到患者是否能够成功撤离机械通气,也影响着患者的重症监护室住院时间及费用。

（一）监护

监护包括一般监护、脉氧饱和度、心率、呼吸动度、频率与方式、肺部体征、精神状态等。

（二）护理

1.体位

45°以上的半卧位是预防误吸的最为重要的措施，无论是上机患者还是拔管后的患者。此方法简单而有效。

2.呼吸道湿化

一般来说，痰液黏稠度分度可分为3度。①Ⅰ度（稀痰）：如米汤或泡沫样，吸痰后玻璃接头内壁上无痰液滞留。提示气管内滴药/液过度，要适当减少。②Ⅱ度（中度黏痰）：痰液外观轻度黏稠，吸痰后有少量痰液滞留在玻璃接头内壁上，易被水冲洗干净。表示气道湿化不足，应适当增加气管内滴药量和次数。③Ⅲ度（重度黏稠）：痰液外观明显黏稠，常呈黄色，吸痰管常因负压过大而塌陷，玻璃接头内壁上滞留大量痰液，且不易被水冲净。提示气道湿化严重不足，或伴有机体脱水。需要增加大气道滴药/液次数和量。

呼吸道湿化的目的在于使痰液黏稠度在Ⅰ度～Ⅱ度。其方法包括：①持续气道湿化；②雾化吸入；③稀化痰液的药物；④注意体液总量。

3.加强呼吸道管理

定时吸痰，与呼吸治疗师配合定时为患者行胸部物理治疗并配合医师在必要时行纤维支气管镜检查及吸痰术。

4.心理护理

心理护理的重要性需要加强。

5.防止拔管后的误吸与喉头水肿

误吸与喉头水肿是拔管后重新插管的主要原因，Demliny等调查700例外科机械通气患者拔管失败率为4%。而气道吸入性损伤者最高为13%。拔管后误吸的预防措施：①体位可能是最重要的；②胃的张力、容量及蠕动情况与之相关，因而应积极处理，比如鼻饲时应用胃肠泵持续泵入、适当的胃动力药物等；③抑酸剂的应用可能与之有关，故应限制应用；④尽量避免应用镇静药物。

五、进展

（一）长期机械通气患者的撤机策略

所谓长期机械通气，就是指撤机失败3个月。长期机械通气占所有机械通气患者的10%左右，在20世纪80年代以前，这类患者长期在重症监护室中治疗，消耗了大量资源。对于长期机械通气患者，重症监护室不是适宜的治疗场所，应在医院内或医院外建立专门的撤机康复病房，主要是治疗基础疾病，进行机械通气，进行康复训练以及家庭护理。部分长期机械通气的患者通过有计划的锻炼仍有撤机的希望，不能撤机的患者应制订终身的机械通气方案。

长期机械通气的患者很少采用每天自主呼吸试验，常使用辅助通气模式并逐步降低呼吸机条件以锻炼患者的呼吸肌。通常大约在通气支持条件降低到一半时，患者可转换到自主呼吸试验步骤。撤机锻炼的过程中，医务人员应留在患者身边，给予心理支持，并避免不必要的肌肉疲劳。WuYK等进行的一项回顾性观察研究中，长期机械通气撤机失败的影响因素包括：住院时间、血尿素氮的水平、修正的GCS评分、血清清蛋白。

（二）Smart care 模式在机械通气撤离中的应用

Smart care 是一种由计算机控制的自动化撤机系统。呼吸机可通过监测的潮气量、自主呼吸频率及呼气末二氧化碳分压水平自动尝试降低压力支持水平,直至压力支持水平降低到一定程度后患者呼吸仍稳定,呼吸机自动提示临床医师考虑撤机。近期的临床研究显示,与传统撤机组比较,smart care 撤机组和撤机方案组能明显降低患者的机械通气时间、撤机时间(患者具备撤机条件到真正撤机的时间)、重症监护室住院时间及呼吸机相关肺炎的发生率,但再插管率及住院病死率无显著差异。Lellouche 等进行的多中心随机对照研究也显示,与应用本地方的传统撤机方案比较,smart care 指导撤机能明显降低机械通气时间、撤机时间及重症监护室住院时间,同时再插管、气管切开及机械通气时间＞14 或 21 天等并发症无显著差异。均提示 smart care 可能是一种更有效且安全的撤机方式。在澳大利亚进行的一项随机对照研究中,将 smart care 系统与有经验的监护病房的护士相比较,结果发现 smart care 系统在撤机过程中有较大的优势。此外,由于 smart care 撤机过程由呼吸机自行控制,大大减轻了撤机过程中医师烦琐的工作,并使撤机步骤更加客观和程序化,是撤机方法的一大进步。

值得注意的是,smart care 撤机过程仅依靠监测的呼吸参数来指导撤机,对患者其他脏器及全身情况缺乏全面的判断。因此,即使呼吸机提示撤机,最后是否撤机的决定也应由临床医师结合患者其他情况做出综合判断,不能完全依赖呼吸机,smart care 起到的作用主要是提醒临床医师患者的呼吸功能已到达撤机标准。

（三）膈肌电活动监测在机械通气撤机中的应用

在撤离机械通气的过程中,准确评估患者呼吸负荷及呼吸肌收缩耐力和持久性有助于早期达到撤机的目的。

经食管膈肌电位可能是反映膈肌电位较准确的指标,当呼吸中枢功能完整时,其一定程度上反映呼吸中枢驱动及呼吸负荷。Luo 等研究表明,经食管膈肌电位随着重复呼吸中的 CO_2 的浓度及训练强度的增大而增加,说明经食管膈肌电位能够反映呼吸中枢驱动。而在后续的膈肌疲劳的患者研究中,经食管膈肌电位仍能够反映呼吸中枢驱动。可见,经食管膈肌电位不仅反映呼吸中枢驱动的强度,同时间接反映呼吸负荷。当呼吸负荷增加时,呼吸中枢驱动增加,引起经食管膈肌电位增加,当给予呼吸机行辅助呼吸时,呼吸负荷减轻,呼吸中枢驱动减弱,经食管膈肌电位相应的减少。本研究结果显示,撤机成功患者的经食管膈肌电位变化较小,SBT 30 分钟无明显差异;撤机失败患者经食管膈肌电位随时间延长逐渐增加,较撤机前有统计学差异,且 30 分钟时经食管膈肌电位具有较高的敏感性及特异性。因此,SBT 30 分钟监测经食管膈肌电位可指导撤机。

神经肌肉强度指数是单位时间呼吸中枢驱动的强度,也是反映呼吸肌收缩的持久性及耐力的指标。不同压力水平的机械通气时,随自身呼吸肌做功增加,患者经食管膈肌电位及呼吸率相应增加;Babb 等研究中对吸入氧气及氦氧混合气的两组患者进行标记,发现呼吸频率与呼吸功具有正性相关。因此,经食管膈肌电位及呼吸率在一定程度上反映呼吸负荷;在呼吸肌疲劳的患者研究中发现,即使呼吸驱动增高,但患者肌肉收缩强度增加不明显,表现为呼吸率代偿性增高。因此,经食管膈肌电位和呼吸率的乘积,即神经肌肉强度可能比单一使用经食管膈肌电位或呼吸率更能反映患者呼吸驱动强度,且能反映呼吸肌收缩的持久性及耐力。本研究发现,SBT 过程中撤机失败患者神经肌肉强度明显高于撤机成功患者,两组间具有统计学差异;通过比较撤机失败患者 SBT 0、5、30 分钟神经肌肉强度的变化,发现 5、30 分钟时神经肌肉强度敏感性明显增高,考虑自主呼吸时间延长后,患者呼吸肌收缩耐力逐渐减弱。因此,神经肌肉强度可准确反映患者呼吸肌耐力及持久性,且随 SBT 时间延长,预测价值更高。

有创机械通气是重症监护室患者的重要治疗手段之一,但同样存在一定的风险,因此,患者在有创机械通气 24 小时后应及时评估患者是否能够及早撤机。机械通气撤离时应考虑并评估以下情况:①患者原发疾病是否稳定或纠正;②患者自主呼吸能力是否恢复;③患者的气道通畅程度及气道保护能力;④患者的全身状态。在撤机过程中,常用的通气支持方法有:T 管通气、PSV、SIMV、CPAP 等。在撤机策略的选择上应根据疾病的不同、患者情况的差异,进行个体化、分层化撤机。对于困难脱机及延迟脱机的患者而言,应积极寻找脱机失败的因素并在解决这些因素后再行脱机拔管或选择气管切开。

此外,机械通气撤离的过程不仅需要医师的评判和努力,也需要护理人员或呼吸治疗师等人员的共同配合。

（范志涛）

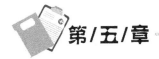

急性中毒

第一节 急性酒精中毒

乙醇又名酒精，为无色、易燃、易挥发的液体，易溶于水和大多数有机溶剂，微毒。可经消化道和呼吸道吸收。乙醇被吸收后，约90％在肝脏经乙醇脱氢酶和过氧化氢酶氧化为乙醛，由醛脱氢酶进一步氧化为乙酸，最后经三羧酸循环氧化为二氧化碳和水，2％左右的乙醇经肺和肾排出。

一、病因及发病机制

（一）病因
多数为过量饮酒所致，少数为工作环境中大量吸入高浓度乙醇蒸气所致。

（二）发病机制
其毒性主要表现为对中枢神经系统的作用，先兴奋、后抑制。开始作用于大脑皮层，表现为兴奋，继之作用于皮质下中枢和小脑，最后出现延髓血管运动中枢和呼吸中枢抑制。呼吸中枢麻痹是死亡的主要原因。此外，由于血管扩张和缺氧可致脑水肿。饮酒后低血糖多见于嗜酒者或正常人，是由于肝葡萄糖异生减弱、葡萄糖生成减少所致。

二、诊断要点

（一）服用史
有大量饮酒或生产生活接触史。

（二）经口服中毒
呼吸有酒味，轻者有兴奋、欣快感、多语、动作不协调，进一步出现共济失调、步态蹒跚、判断力障碍、语无伦次和昏睡，重者出现昏迷、大小便失禁、呼吸表浅，甚至发生呼吸衰竭而死亡。部分患者可因咽部反射减弱，导致吸入性肺炎或窒息而死亡。

（三）急性吸入中毒
短时间内吸入大量高浓度乙醇蒸气可出现醉酒感、头痛、头晕、乏力、兴奋等，一般不引起严重中毒。亦可有眼和呼吸道黏膜刺激症状。

（四）实验室检查

血乙醇浓度增高，昏迷者常高达 65.2 mmol/L 以上。

三、治疗原则

（一）轻度中毒

一般不必治疗。要注意休息，多饮水，注意保暖。

（二）口服中毒较重

在 30 分钟内可给予催吐或洗胃，并给予对症及支持治疗。

可静脉滴注高浓度葡萄糖、维生素 B_6 以加速乙醇在体内的氧化。给予呋塞米 20～40 mg 静脉注射，加速乙醇的排泄。

（三）病情严重

可进行血液透析或血液灌流，以促进体内乙醇的排出。

（四）重度中毒

纳洛酮能兴奋大脑皮层，有催醒作用，并可使血中乙醇含量显著降低，可用于患者。

一般用 0.4～0.8 mg 静脉注射，反复应用，至患者清醒为止，亦可用 1.2～2.0 mg 入液持续静脉滴注，直至达到满意效果。

（五）对症支持治疗

1.维持呼吸功能

吸氧，保持呼吸道通畅，有呼吸衰竭者可适量给予呼吸兴奋剂。

2.纠正休克

补充血容量，必要时给予血管活性药物如多巴胺等。

3.防治脑水肿

可给予 20％甘露醇 250 mL 或 50％葡萄糖液 60 mL，地塞米松 10 mg 静脉注射，必要时 4～6 小时重复应用。

4.迅速纠治低血糖

部分患者可出现低血糖昏迷，需查血糖与中毒所致的昏迷相鉴别，如存在低血糖，应立即静脉滴注高渗葡萄糖液，至患者清醒。

5.镇静剂的应用

烦躁不安或过度兴奋者，可慎用地西泮镇静，忌用巴比妥类药物。

（崔有文）

第二节　细菌性食物中毒

细菌性食物中毒是由于食用致病菌或其毒素污染的食物后引起的急性中毒性疾病。根据临床表现分为胃肠型与神经型两大类。分别予以阐述。

一、胃肠型细菌性食物中毒

本型食物中毒临床上较为常见，其特点为常集体发病，呈突然爆发，潜伏期短，临床多以恶心、呕吐、腹痛、腹泻等急性胃肠炎表现为特征,多发生于夏秋季。

（一）病因

引起此型食物中毒的细菌种类较多,常见的有沙门菌属、副溶血性弧菌、大肠埃希菌、金黄色葡萄球菌4大类。

（二）诊断要点

（1）发病常有明显的季节性,一般以夏秋季发病较多。

（2）发病常呈爆发和集体发病的形式。发病者多为同一伙食单位的就餐者,患者数量多与食用污染食物的人数有关,停止进食污染食物后,疫情迅速得到控制。

（3）潜伏期和病程一般均较短。潜伏期多为2～24小时,很少超过1天。病程多在1～3天内结束。

（4）临床表现为起病急,有典型的恶心、呕吐、腹痛、腹泻症状,也可有发热、头痛、肌肉痛等。呕吐物多为进食的食物,腹泻为稀便、水样便或黏液样便居多。

（5）对污染的食物、呕吐物及粪便培养,可分离出相同的病原菌。

本病须与非细菌性食物中毒、菌痢、霍乱、病毒性肠炎等鉴别。

（三）病情判断

胃肠型食物中毒病程均较短,病死率很低。以下几种情况属于危重患者。

（1）吐、泻严重的老年患者。

（2）因吐、泻严重出现脱水、酸中毒和休克。

（3）有严重心、肾疾病患者。

（四）治疗

治疗原则以对症治疗为主,纠正脱水和酸中毒,病原治疗。

1.一般治疗

卧床休息,呕吐停止后给予易消化流质或半流质饮食,渐改普食。疑沙门菌食物中毒者进行床边隔离。

2.对症治疗

（1）腹痛、呕吐症状严重者:可给予阿托品0.5 mg或盐酸山莨菪碱(654-2)10 mg皮下注射;亦可口服普鲁本辛15 mg或颠茄片8 mg,每天3次。

（2）有发热及全身中毒症状或频繁呕吐、腹泻者:可静脉滴注5％～10％葡萄糖和复方氯化钠溶液1 000～1 500 mL。有高热及明显中毒症状者,可在静脉补液中加氢化可的松100～200 mg或地塞米松10 mg,以降温及减轻中毒症状。

（3）脱水:根据脱水程度进行补液。轻度脱水可给口服补液,全日液量3 000～4 000 mL。重度脱水者,可在最初1小时内,静脉快速滴入生理盐水500～1 000 mL,以补充血容量,待血压上升,再减慢滴入速度,前6小时可补液2 000 mL,可用2∶1液体(生理盐水2份,1.4％碳酸氢钠1份),待脱水纠正后,改口服补液维持,全日总液量4 000～6 000 mL。有酸中毒者,按二氧化碳测定结果,补充适量5％碳酸氢钠。

（4）过敏型变形杆菌食物中毒:可用抗组胺类药物,如氯本那敏(扑尔敏)4～8 mg,每天3次或赛庚啶2～4 mg口服。

3.病原治疗

一般病例可不用抗生素。若有高热、中毒症状及吐泻严重者,可根据可能的病原菌,选用以下抗生素。

（1）SMZ-TMP：成人每天 2 g，分 2 次口服。

（2）吡哌酸：成人每天 1.5 g，分 3 次口服。

（3）诺氟沙星：成人每天 0.8 g，分 2 次口服。

二、神经型细菌性食物中毒(肉毒中毒)

神经型细菌性食物中毒又称肉毒中毒，是进食被肉毒杆菌外毒素污染的食物而引起的中毒性疾病。临床主要表现为眼肌及咽肌瘫痪等神经麻痹症状。抢救不及时病死率较高。

（一）病因

肉毒杆菌是严格厌氧菌的革兰氏阳性梭状芽孢杆菌，其芽孢对热及化学消毒剂抵抗力强。本菌主要存在于土壤及家禽(牛、羊、猪)中，亦可附着于水果、蔬菜或谷物上。火腿、香肠、罐头或瓶装食物被肉毒杆菌污染后，在缺氧的情况下，细菌大量繁殖，并产生外毒素。人摄入含有外毒素的食物后即可发病。

（二）诊断要点

（1）有进食可疑污染食物史，同食者可集体发病。

（2）出现典型神经瘫痪表现，有眼肌瘫痪、吞咽、发音和呼吸困难等。

（3）可疑污染食物作厌氧菌培养，可分离出肉毒杆菌。并可作动物试验辅助诊断。

（三）病情判断

肉毒中毒属于重型中毒性疾病，其潜伏期愈短、病情愈重，病重或抢救不及时，病死率较高。病情危重的指标如下。

（1）有吞咽、发音、呼吸困难等颅神经麻痹症状者。

（2）有呼吸衰竭表现者。

（3）伴有心力衰竭者。

（4）有肺炎等并发症者。

（四）治疗

1.一般治疗

安静卧床休息。加强监护。尽早(在进食可疑食物 4 小时内)用 5% 碳酸氢钠或 1∶4 000 高锰酸钾溶液洗胃，因外毒素易在碱性溶液中破坏，在氧化剂作用下毒力减弱。洗胃后注入 50% 硫酸镁 60 mL 导泻，以排出毒素。

2.对症治疗

有吞咽困难者，应鼻饲饮食或静脉内补充营养及液体。咽喉部有分泌物积聚时应及时用吸痰器吸除，若分泌物不易吸尽而影响呼吸时，应尽早行气管切开。有呼吸困难及缺氧表现者，应予氧气吸入，可用人工辅助呼吸。继发肺炎者加用抗生素。

3.抗毒素治疗

治疗原则：选用多价抗毒素(包括 A、B 及 E 型)，早期、一次足量治疗。在发病后 24 小时内或发生肌肉瘫痪前治疗效果最佳。注射剂量为 5 万～10 万 U，可静脉、肌内各半量注射，必要时 6 小时后同剂量重复注射 1 次。用药前应做皮肤敏感试验。

（崔有文）

第三节　亚硝酸盐中毒

亚硝酸盐主要指亚硝酸钠(钾),其毒性较大,一次摄入 0.2～0.5 g 即可引起急性中毒。亚硝酸盐是一种氧化剂,可使正常低铁血红蛋白氧化成高铁血红蛋白,从而使其失去载氧能力,引起组织缺氧。

一、病因

(一)误食

误作食盐用于烹调,致使食用者发生集体中毒。

(二)医源性中毒

用于静脉注射治疗氰化物中毒的亚硝酸钠致使中毒者较少见,但作为医用器械消毒液配方为 0.1％新洁尔灭加 0.5％亚硝酸钠,外观与软皂或糖水相似,误将此液灌肠可引起中毒。

(三)肠源性青紫症

蔬菜如小白菜、韭菜、菠菜、卷心菜、红苕、甜菜、新腌制的咸菜等均含有较多的硝酸盐或一定量的亚硝酸盐,食用后肠道内细菌又可将硝酸盐还原成亚硝酸盐,亚硝酸盐吸收可致急性中毒引起肠源性青紫症。此外,长期大量饮用含有硝酸盐的苦井水,也易引起中毒。

二、诊断要点

(一)病史

过量的亚硝酸盐摄入史。

(二)临床表现

多在食后 0.5～3 小时突然发病,短者 10～15 分钟,长者可达 20 小时。

1.症状

(1)头晕、头痛、耳鸣、眼发黑、无力、怕冷、手脚麻木等,严重者可发生抽搐、昏迷。

(2)恶心、呕吐、腹胀、腹痛、腹泻等。

(3)胸部紧迫感、呼吸困难、心悸等。

2.体征

(1)皮肤黏膜呈青紫色,尤以口唇及指甲为主。

(2)精神萎靡、嗜睡、反应迟钝或烦躁不安,重者昏迷、惊厥。

(3)体温多正常,部分患者有寒战或低热。

(4)心率缓慢或心律不齐、血压下降。

(5)出现肺水肿、呼吸衰竭时可有呼吸急促、表浅或不规则、肺部啰音等体征。

(三)实验室检查

血液高铁血红蛋白测定。

1.定性分析

(1)氧气通入法:取静脉抗凝血 3～5 mL,中毒者血液呈紫黑色,经离心沉淀后血浆为黄色,说明血液紫黑色是红细胞异常所致,然后摇匀通氧,若为高铁血红蛋白则不变色,而还原型血红蛋白则变为鲜红色。

（2）分光镜法：高铁血红蛋白在波长 630 nm 处有一吸收光带,加入 5％氰化钠溶液数滴后原吸收光带消失。高铁血红蛋白＜15％时不易检出。

2.定量分析

使用分光光度计在比色计上分别测出加氰化物溶液前后吸收光的改变,即可得出高铁血红蛋白的含量。正常值:0.03％～0.13％。

三、病情判断

多数患者中毒较轻,若出现以下情况则提示病情危重。

（1）出现休克或肺水肿征象者。

（2）血中高铁血红蛋白＞30％并出现呼吸困难者,＞70％时可致死。

四、治疗

（一）催吐、导泻

立即催吐、及早温水洗胃,活性炭吸附,并用硫酸镁导泻。

（二）通风

置患者于通风良好的环境中,注意保暖,吸氧,轻者休息、口服含糖饮料即可恢复。

（三）注意防治血压过低

必要时应用升压药如多巴胺、间羟胺等。

（四）特效疗法

1％亚甲蓝 6～10 mL(每次 1～2 mg/kg),加入 25％～50％葡萄糖液 20～40 mL 于 10～15 分钟内缓慢静脉注射,如 1～2 小时内未见好转或有反复,可于 2 小时后重复 1 次全量或半量,或延长给药时间,用至发绀基本消失、病情稳定。用药后尿呈蓝色,治疗中同时给予葡萄糖、维生素 C、维生素 B_{12}、辅酶 A 等能增强亚甲蓝疗效。轻者仅给葡萄糖及维生素 C 静脉滴注即可恢复。

（五）对症支持治疗

（1）吸氧。

（2）休克者积极补充血容量,酌情用血管活性药物如多巴胺、间羟胺等。

（3）呼吸衰竭者给予呼吸兴奋剂,必要时应用机械通气。

（4）惊厥者应用镇静剂如地西泮、水合氯醛、苯巴比妥等。

（5）经亚甲蓝、维生素 C 治疗后发绀仍明显者,可输新鲜血或行血液净化疗法或换血疗法。

（崔有文）

第四节　河豚毒素中毒

河豚鱼的某些脏器如肝、肠、卵巢、睾丸、血液等都含河豚毒素。河豚毒素有河豚毒和河豚酸 2 种,属于神经毒素,具有箭毒样作用,主要抑制中枢神经及末梢神经,使神经传导发生障碍,严重者脑干麻痹,导致呼吸循环衰竭。

一、病因

误食或洗涤、烹饪不当而引起中毒。

二、诊断要点

（一）病史

有误食河豚鱼的病史。

（二）临床表现

1.消化系统

恶心、呕吐、口渴、腹痛、腹泻。

2.神经系统

口唇、舌尖及肢端麻木,以致全身麻木;继而出现共济失调、眼睑下垂、肌肉轻瘫、腱反射减弱或消失,严重病例言语不清、昏睡、昏迷,最后呼吸中枢及血管运动中枢麻痹而死亡。

3.全身症状

全身乏力、心律失常（不同程度的房室传导阻滞）,严重者呼吸表浅不规则、血压及体温下降。

（三）心电图

房室传导阻滞。

三、病情判断

患者一般在进食河豚鱼后 0.5～3 小时发病,病情进展迅速,死亡病例的病程一般多在发病后 4～6 小时。河豚毒素在人体内解毒和排泄较快,若 8 小时后未死亡者多能恢复。

四、治疗

（1）洗胃:先用 1‰硫酸铜溶液 100 mL 口服或皮下注射盐酸阿朴吗啡 5 mg（有呼吸衰竭者禁用）催吐,再用 1/2 000 高锰酸钾或 0.5％药用活性炭悬液洗胃,而后给硫酸镁导泻。

（2）静脉输液,应用利尿剂促进毒物排泄。

（3）抗胆碱药物有一定的对抗毒素作用:可选用阿托品 2 mg、东莨菪碱 0.5 mg 肌内注射或稀释后静脉注射,10～30 分钟一次,直至阿托品化、呼吸平稳。

（4）肌肉麻痹者用士的宁 2 mg 肌内注射或皮下注射,同时用维生素 B_1 维生素 B_{12} 肌内注射。

（5）尽早应用大剂量肾上腺皮质激素。

（6）呼吸循环衰竭的治疗:吸氧,可拉明 0.375 g 或洛贝林 3 mg 肌内注射或静脉注射,必要时气管插管、气管切开,呼吸机辅助呼吸;循环衰竭者要注意抗休克、纠正心律失常。

（崔有文）

第五节　急性巴比妥类药物中毒

巴比妥类药物在临床上广泛用于镇静、催眠、抗惊厥以及麻醉前给药。常用的巴比妥类药物按作用时间长短分为四类:①长效类,包括巴比妥、苯巴比妥（鲁米那）,作用时间 6～8 小时;②中效类,包括戊巴比妥、异戊巴比妥,作用时间 3～6 小时;③短效类,包括可可巴比妥,作用时间2～3 小时;④超短效类,主要为硫喷妥钠,作用时间在 2 小时以内。该类药物主要抑制中枢神经系统,大剂量可抑制延脑呼吸中枢及血管运动中枢,引起昏迷、呼吸衰竭、休克等。

一、病因

主要中毒原因为自杀、误服或临床用药不当等。

二、诊断要点

(一)病史

有大剂量服用巴比妥类药物的病史。

(二)临床表现

1.轻度中毒

嗜睡但易唤醒、言语不清、感觉迟钝、有判断及定向力障碍、各种反射存在,体温、脉搏、呼吸、血压均正常。

2.中度中毒

沉睡,强力推动可唤醒,但并非全醒,不能答问,旋又进入昏迷状态。呼吸稍浅慢,血压正常,角膜、咽及腱反射存在,可有唇、手指或眼球震颤。

3.重度中毒

深度昏迷,早期可能有四肢强直、腱反射亢进、踝阵挛等,后期则全身弛缓、各种反射消失、瞳孔缩小或扩大、呼吸浅慢、不规则或呈潮式呼吸,可发生肺水肿(短效类中毒易发生),后期因坠积性肺炎而呼吸困难加重。脉搏细速、血压下降,严重者发生休克、尿少或尿闭、氮质血症等,最终可因呼吸中枢麻痹、休克或长期昏迷并发肺部感染而死亡。

(三)实验室检查

肝功能异常,呕吐物、血及尿中可检出巴比妥类药物。

三、病情判断

此类药物的中毒量和致死量与药物作用的快慢、维持时间的长短及个体耐受性有关。若出现深度昏迷、呼吸困难、肺水肿、血压下降、休克、尿少或尿闭、氮质血症等时则提示病情危重,甚至可引起死亡。该类药物中毒致死几乎全部是先抑制呼吸,随后心跳停止。若经积极抢救,能维持 24 小时以上者多预后较好。

四、治疗

(一)清除毒物

不论服毒时间长短,均可用温水或1/5 000 高锰酸钾溶液彻底洗胃,洗胃后可用10～20 g 硫酸钠导泻。

(二)保持呼吸道通畅

吸氧,呼吸衰竭者可施行气管插管或气管切开,采用机械通气,以纠正缺氧。

(三)促进毒物排泄

可予以 5%葡萄糖盐水、5%葡萄糖溶液、5%碳酸氢钠溶液静脉滴注,呋塞米20～40 mg 静脉注射或20％甘露醇250 mL静脉滴注,促进毒物排泄。严重中毒者可应用血液透析(对长效巴比妥制剂较有效),亦可用腹膜透析,速效或中等效巴比妥类制剂宜用血液灌流清除毒物。

(四)中枢兴奋剂的应用

美解眠50～150 mg加入5％葡萄糖250 mL内静脉滴注,可重复应用;利他林30～50 mg静脉注射或肌内注射,每30～60分钟重复1次;纳洛酮0.4～0.8 mg静脉注射,每5～10分钟一次,或2～4 mg加入5％葡萄糖液500 mL内静脉滴注直至呼吸或意识状态明显改善;呼吸兴奋剂可拉明及洛贝林静脉滴注或静脉注射。

(五)抗生素

应用抗生素防治感染,同时应注意防治水电解质及酸碱平衡紊乱,合并休克者,加用血管活性药物如多巴胺、间羟胺等。

(崔有文)

第六节　急性有机磷农药中毒

急性有机磷杀虫剂中毒是短时间内接触较大量有机磷杀虫剂后,引起以神经系统损害为主的全身性疾病。临床表现包括胆碱能兴奋或危象及其后可能发生的中间期肌无力和迟发性多发性神经病三类综合征。

有机磷杀虫药属有机磷酸酯类化合物,是目前使用最广泛的杀虫剂。包括甲拌磷(3911)、内吸磷(1059)、对硫磷(1605)、敌敌畏、氧化乐果、乐果、久效磷、敌百虫等。多数品种为油状液体,具有类似大蒜样特殊臭味,遇碱性物质能迅速分解、破坏。较易通过皮肤进入机体,也可经呼吸道及消化道吸收。其中毒机理是抑制体内胆碱酯酶(CHE)活性,从而失去分解乙酰胆碱的功能,使组织中乙酰胆碱过量蓄积,发生胆碱能神经过度兴奋的临床表现。

一、病因

(一)职业性中毒

在有机磷中毒的生产、运输、保管、使用过程中,若不遵守安全操作规程和劳动保护措施即可引起中毒。

(二)生活性中毒

在日常生活中,误将有机磷农药当调料,食用被其毒死的家禽、家畜或拌毒种子及喷洒农药后的果蔬等;也有因自服或投毒谋害,或用其杀灭蚊、蝇、虱、蚤、臭虫及治疗皮肤病和内服驱虫等。

二、诊断要点

(一)有接触有机磷农药史

患者衣物、呕吐物带有浓烈的有机磷气味(多为大蒜味)。

(二)临床表现

发病时间:与毒物种类、剂量和侵入途径有关。口服较快,皮肤吸收较慢。

按 GBZ8-2002 诊断标准,主要有三大症候群:①胆碱能神经危象;②中间期肌无力综合征;③迟发性多发性神经病。

1.胆碱能危象

胆碱能危象主要表现如下。

(1)毒蕈碱样症状:主要为副交感神经兴奋所致,表现为平滑肌痉挛和腺体分泌增加,如恶心、呕吐、腹痛、多汗、心率减慢、瞳孔缩小、支气管痉挛、分泌物增加及肺水肿等。

(2)烟碱样症状:主要表现为横纹肌兴奋,出现全身肌纤维颤动,最后出现肌力减退和瘫痪。呼吸肌麻痹可以出现周围性呼吸衰竭。

(3)中枢神经系统症状:主要表现为头晕、疲乏无力、共济失调、烦躁不安、谵妄、抽搐及昏迷。

2.中间期肌无力综合征(IMS)

少数患者在急性中毒后 1~4 天,胆碱能危象基本消失且意识清晰,出现肌无力为主的临床表现者。

轻型:具有下列肌无力表现之一者。①曲颈肌和四肢近端肌肉无力,腱反射可减弱;②部分脑神经支配的肌肉无力。

重型:在轻型基础上或直接出现下列表现之一者。①呼吸肌麻痹;②双侧第Ⅸ对、第Ⅹ对脑神经支配的肌肉麻痹造成上气道通气障碍者。

3.迟发性多发性神经病

在急性中毒后 2~4 周,胆碱能症状消失,出现感觉、运动型多发性神经病。神经肌电图检查显示神经源性损害。CHE 可以正常。

中毒的分级如下。

(1)轻度:以毒蕈碱样和中枢神经系统症状为主,头晕、恶心、呕吐、多汗、瞳孔缩小。CHE:50%~70%。

(2)中度:伴有烟碱样症状,肌束颤动(胸大肌、腓肠肌)、呼吸困难、流涎、腹痛、步态不稳,意识清楚。CHE:30%~50%。

(3)重度:出现昏迷、肺水肿、呼吸肌麻痹、脑水肿其中之一者。CHE<30%。

(三)实验室检查

1.血胆碱酯酶测定

血胆碱酯酶为特异性指标。试纸法正常值为 100%,70%~50% 为轻度,50%~30% 为中度,<30% 为重度。另外还有全血胆碱酯酶测定和红细胞胆碱酯酶测定等检测方法。

2.尿中有机磷杀虫药分解产物测定

尿中有机磷杀虫药分解产物测定有助于诊断。

3.肌电图检查

有助于中间期肌无力综合征及迟发性多发性神经病的诊断。

三、治疗

有机磷农药中毒往往病情重,变化快,抢救工作必须分秒必争。在正确诊断的前提下,应迅速清除毒物,以解毒、预防控制呼吸衰竭、脑水肿为重点。在综合治疗措施的基础上,抓住关键,突出重点,制订有效的可行性方案。

（一）清除毒物

1.由皮肤吸收引起的中毒者

应立即祛除被污染的衣物,用4％碳酸氢钠或温肥皂水彻底清洗被污染部位。眼部污染者,应迅速用清水、生理盐水或2％碳酸氢钠溶液冲洗,洗后滴入1％阿托品。

2.口服中毒者

立即用清水、2％～5％碳酸氢钠或1∶5 000高锰酸钾溶液反复洗胃,直至洗出液无农药味为止。对服毒超过6小时并有下列情况者仍应坚持洗胃。

（1）6小时前未曾洗胃者。

（2）洗胃后在抢救过程中胆碱酯酶活性继续下降者。

（3）虽经洗胃但抽出的洗胃液仍有大蒜臭味者。

（4）经足量用药各种症状及并发症未见好转者。

（5）经抢救病情一度好转或神志清醒,但短时间内再昏迷或肺水肿再度出现者。

目前认为,无论中毒时间长短,病情轻重,均应洗胃。由于有机磷农药导致胃潴留等原因,部分患者在中毒后24小时甚至48小时胃内仍有毒物。由于重度有机磷农药中毒时,摄毒量大,时间久,故首次洗胃后应保留洗胃管12～24小时,每隔2～4小时吸出胃内容物后,再用上述洗胃液2 000 mL反复冲洗。另外洗胃后可从胃管中灌入活性炭混悬液,并给硫酸镁或硫酸钠30～60 g导泻。

（二）特效解毒剂的应用

1.胆碱酯酶复活剂

肟类化合物的肟基能与磷原子结合,使胆碱酯酶恢复活性。

常用的有:解磷定、氯磷定、双复磷、双解磷等。

主要作用:对解除烟碱样症状作用明显,对内吸磷、对硫磷、甲胺磷、甲拌磷效好,对敌百虫、敌敌畏效差、对乐果、马拉硫磷可疑,对老化的胆碱酯酶无效。对复能剂有效的有机磷杀虫剂中毒,除要尽早应用外,应根据中毒程度,给予合理的剂量和应用时间。

不良反应:①神经系统症状:头晕、视物模糊、癫痫样发作等;②消化系统症状;③心血管系统症状:期前收缩、传导阻滞等。

解磷定:每次0.4～1.2 mg,静脉注射,必要时可重复给药。

氯磷定:作用快、强,相当于解磷定1.5倍。每次0.25～0.75 g,静脉注射或肌内注射,可根据病情重复给药。每天用量不超过12 g。

解磷定注射液:每支2 mL（含氯磷定400 mg,苯那辛3 mg,阿托品3 mg）,可以每次0.5支～2支,2～4小时重复一次。

2.抗胆碱药

与乙酰胆碱竞争胆碱受体,阻断乙酰胆碱对副交感神经和中枢神经毒蕈碱样受体的作用。对烟碱样症状无效。

常用的有:阿托品、654-2、东莨菪碱。

阿托品:①轻度:每次1～2 mg,静脉注射,1～2小时一次;②中度:每次2～4 mg,静脉注射,30～60分钟一次;③重度:每次5～10 mg,静脉注射,10～30分钟一次。根据阿托品化调节用量及用法。

东莨菪碱:0.6～2.0 mg＋5％GS 500 mL,持续静脉滴注,可以减少阿托品用量及用药次数,减少呼吸衰竭的发生。

阿托品化：有机磷杀虫药治疗中的观察指标，指应用阿托品后出现瞳孔散大、皮肤干燥、颜面潮红、肺部啰音消失及心率加快。

有机磷杀虫药中毒的治疗应该迅速达到阿托品化，阿托品化以后，减少阿托品用量，维持阿托品化，一旦出现高热、神志模糊、躁动不安、抽搐、昏迷及尿潴留，应考虑到阿托品过量，减量应用或停用阿托品。

（三）对症治疗

1.机械通气

呼吸衰竭时，立即施行气管插管或气管切开，使用呼吸机进行机械通气。

2.维持循环功能

重度有机磷中毒患者循环障碍主要表现在三个方面，即心律失常、休克和心跳停止。因此应针对不同病因采用有效的治疗方法。

3.输新鲜血或换血疗法

可补充有活性的胆碱酯酶，用于重度中毒及血胆碱酯酶活性恢复缓慢者。输血每次200～400 mL，换血量以每次1 500 mL为宜。

4.血液灌流

血液灌流是将患者血液引入装有固态吸附剂的灌流器中，以清除血液中有机磷农药。常用于重度中毒，将大大减少解毒剂用量与防止反跳的发生。

5.甘露醇、糖皮质激素

出现脑水肿、肺水肿患者应用甘露醇、糖皮质激素。

6.对症支持疗法

注意水电解质与酸碱平衡，防治感染等。

（崔有文）

第七节　急性氨基甲酸酯农药中毒

急性氨基甲酸酯杀虫剂中毒是短时间密切接触氨基甲酸酯杀虫剂后，因体内胆碱酯酶活性下降而引起的以毒蕈碱样、烟碱样和中枢神经系统症状为主的全身性疾病。

氨基甲酸酯类杀虫剂是近年来发展起来的一类新型有机合成农药。这类农药可分为五大类：①萘基氨基甲酸酯类，如西维因；②苯基氨基甲酸酯类，如叶蝉散；③氨基甲酸肟酯类，如涕灭威；④杂环甲基氨基甲酸酯类，如呋喃丹；⑤杂环二甲基氨基甲酸酯类，如异索威。在酸性溶液中相对稳定，在碱性溶液中易水解。温度升高，降解速度加快。它可经呼吸道和消化道侵入机体，经皮肤和黏膜吸收量小且缓慢。在体内代谢迅速，24小时一般可排出摄入量的70%～80%，它与胆碱酯酶的结合是可逆的，逆转后重新获得有活性的酶。同时氨基甲酰化胆碱酯酶可迅速水解，脱氨基甲酰化，生成有活性的酶。若中毒后不再继续接触，胆碱酯酶活性可于数分钟后开始回升，数小时内完全恢复。

一、病因

亦可分为职业性中毒和生活性中毒,若在生产、使用过程中,违规操作,即可经呼吸道、皮肤黏膜进入机体导致中毒;但临床工作中,以口服中毒者最常见。

二、诊断要点

（一）农药接触史

短时间内有大量氨基甲酸酯农药接触史。

（二）临床表现

与有机磷农药中毒类似,但潜伏期较短,经皮吸收中毒为 0.5～6 小时,经口中毒则更快。病程较短,恢复较快。

（1）毒蕈碱样症状:恶心、呕吐、流涎、多汗、瞳孔缩小等。

（2）中枢神经系统症状:头晕、头痛、视物模糊等。

（3）有的患者可出现肌颤等烟碱样表现,但持续时间短,一般在 24 小时内恢复。

（4）重度中毒时上述症状加重,并可出现肺水肿、昏迷、脑水肿和呼吸衰竭。死亡多发生于中毒发作后的 12 小时内。

（三）实验室检查

1.全血胆碱酯酶活性降低

由于被抑制的胆碱酯酶活性恢复快,所以测定时要求快速、简便,采血后必须尽快分析。

2.尿中氨基甲酸酯类代谢产物可作为接触指标

接触甲萘威者可测尿中 1-萘酚;接触克百威者测定尿 3-羟基呋喃丹。

三、病情判断

轻度中毒:短期密切接触氨基甲酸酯后,出现较轻的毒蕈碱样和中枢神经系统症状,如头晕、头痛、乏力、视物模糊、恶心、呕吐、流涎、多汗、瞳孔缩小等,有的可伴有肌束震颤等烟碱样症状,一般在 24 小时以内恢复正常。全血胆碱酯酶活性往往在 70% 以下。

重度中毒:除上述症状加重外,并具备以下任何一项者,可诊断为重度中毒。①肺水肿;②昏迷或脑水肿。

全血胆碱酯酶活性一般在 30% 以下。

四、治疗

（一）彻底清除毒物,阻止毒物继续吸收

职业中毒患者应迅速脱离工作环境,脱去污染衣服,用肥皂水彻底清洗污染皮肤、头发、指甲。口服中毒者,如意识清醒,可首选催吐法;昏迷时,采用清水或 2%～5% 碳酸氢钠溶液及时彻底洗胃,继之用硫酸镁或硫酸钠 30～60 g 导泻。

（二）特效解毒剂

应以阿托品、东莨菪碱等抗胆碱能药物为主。轻度中毒可用阿托品 0.6～0.9 mg 口服或 0.5～1.0 mg 肌内注射,必要时重复 1～2 次。重度中毒必须静脉注射,并尽快达阿托品化。总的用量比有机磷中毒时小,用药间隔时间可适当延长,维持时间较短。

单纯氨基甲酸酯中毒不用肟类复能剂,如遇到氨基甲酸酯与有机磷农药混合中毒时,仍以阿托品类治疗为主。根据病情需要,在中毒一段时间后,可酌情适量应用肟类复能剂。

（三）对症及支持疗法

（1）对重度中毒患者要保持呼吸道通畅,注意呼吸功能,积极防治呼吸衰竭。

（2）积极治疗和预防肺水肿,切忌大量输液。

（3）对脑水肿患者,限制进水量,给予甘露醇、糖皮质激素。

（4）有烦躁、惊厥症状者,可用地西泮,不宜用抑制呼吸的镇静药。

（崔有文）

第八节　有机氯农药中毒

有机氯杀虫剂可分为:①氯化苯制剂(六六六、滴滴涕);②环戊二烯类及有关化合物(如氯丹、七氯、狄氏剂、艾氏剂及硫丹、毒杀芬及其有关化合物)。纯品多为结晶或黏稠液体,不溶于水,易溶于有机溶剂、植物油和动物脂肪,化学性质稳定。在土壤中半衰期常达数年,在人体内不易被破坏。主要通过呼吸道、皮肤和消化道侵入人体,对脂肪和类脂质有特殊的亲和力,可在体内长期蓄积。其排出途径以肾、肠道为主,亦可由乳腺、皮脂腺少量排出。各种有机氯杀虫剂的毒作用和中毒表现基本相似,主要损害中枢神经系统并损害肝、肾。

一、诊断要点

（一）接触史

存在密切接触有机氯杀虫剂的病史,或自服、误服该农药史。

（二）临床表现

1.潜伏期

口服中毒一般经1～2小时出现症状。

2.轻度中毒

主要表现头痛、头晕、恶心、呕吐、上腹痛。

3.重度中毒

表现共济失调、癫痫样抽搐、昏迷、发热、血压下降、呼吸衰竭。

4.心肌损害

主要表现心悸、心前区疼痛、心律失常,严重者可发展为心室颤动。

5.其他

（1）病程中可有肝肾功能损害。

（2）呼吸道吸入者可致咳嗽、咽痛、肺水肿。

（3）对皮肤黏膜有刺激作用,眼污染者可致剧痛、羞明、流泪等结膜炎症状。皮肤污染时局部有瘙痒、烧灼感、红肿、水疱等。

（三）实验室检查

胃内容物、尿中检出氯化烃类杀虫剂或其衍生物。

二、治疗

（1）吸入或经皮肤侵入者，应立即脱离现场，脱去污染衣服，用肥皂水清洗污染的皮肤。

（2）口服中毒者立即催吐、洗胃，洗胃液用 2‰碳酸氢钠溶液，并给予硫酸镁导泻，忌用油类泻剂，以免增加毒物吸收。活性炭能促进这类杀虫剂排出。

（3）眼部受污染者，宜用 2‰碳酸氢钠溶液冲洗。皮肤灼伤者，用 2‰碳酸氢钠溶液冲洗后局部用氢化可的松软膏涂敷。

（4）对症与支持疗法：对惊厥抽搐患者使用地西泮、苯巴比妥、水合氯醛等。保持呼吸道通畅，吸氧，注意保护肝肾功能。

（5）忌用肾上腺素及其他交感神经兴奋剂，以免使受损心肌发生心室颤动。

（崔有文）

第九节　百草枯中毒

百草枯又名对草快，商品名为克芜踪，为联吡啶类化合物。白色粉末，不易挥发，易溶于水，稍溶于丙酮和乙醇，在碱性介质中不稳定，商品为蓝色溶液。可经皮肤、呼吸道和消化道吸收。吸收后，通过血液循环几乎分布于所有组织和器官，肺中浓度较高。百草枯属中等毒类，对人的毒性较强，中毒后病死率较高。口服致死量为 2～6 g，也有 1 g 致死的报告。百草枯中毒的机制目前尚不完全清楚。一般认为它是一电子受体，作用于细胞内的氧化还原反应，生成大量活性自由基，引起细胞膜脂质过氧化，造成组织细胞的氧化性损害，由于肺泡细胞对百草枯具有主动摄取和蓄积特性，故肺脏损伤为最突出表现。

一、诊断要点

（1）口服中毒者有口腔、食管溃烂、恶心、呕吐、腹痛、腹泻、便血等。部分患者出现中毒性肝病。

（2）呼吸系统损害表现有咳嗽、咳痰、呼吸困难，少数患者出现肺水肿，严重者可因急性呼吸窘迫综合征死亡。该药致肺纤维化能力强，一些患者在急性中毒症状控制后，肺部病变可继续发展，肺纤维化常在第 5～9 天发生，2～3 周达高峰，最终因肺纤维化、呼吸衰竭而死亡。

（3）中枢神经系统障碍表现头痛、头晕、抽搐、幻觉等。

（4）少数严重患者可发生心肌损害及急性肾衰竭。

（5）该药有刺激性，可发生接触性皮炎，眼结膜、角膜灼伤。

二、治疗

（1）皮肤污染者用肥皂水彻底清洗。

（2）口服中毒者，应立即催吐、洗胃、导泻。本品有腐蚀性，洗胃时要小心，洗胃后可用活性炭或 15％的白陶土等吸附剂。

（3）目前尚无特效解毒剂。血液灌流对它的清除率是血液透析的 5～7 倍，最好在服药后

24 小时内进行,每天 1 次,持续 1 周左右。

(4)早期应用肾上腺糖皮质激素、维生素 C 及维生素 E。

(5)眼部受污染者立即用清水冲洗不少于 15 分钟。

(6)对症及支持疗法。

(崔有文)

第十节　拟除虫菊酯类杀虫药中毒

拟除虫菊酯类是模拟天然除虫菊素的化学结构,用人工合成的拟除虫菊酯类杀虫药。对光、热稳定,在碱性环境中易分解失效。包括溴氰菊酯(敌杀死)、氰戊菊酯(速灭杀丁)、氯氰菊酯(兴棉宝、灭百可、安绿宝)等。这类杀虫药的特点是对昆虫的杀灭力大而对人畜毒性很小。主要通过消化道和呼吸道吸收,吸收后迅速分布于全身,主要在肝脏代谢。对人畜毒性主要作用于中枢神经系统的锥体外系统、小脑、脊髓和周围神经,其作用机制尚未明确。

一、病因

急性中毒主要在生产加工和使用过程中接触大量本类杀虫药或自服、误用所致。

二、诊断要点

(一)短期密切接触较大量拟除虫菊酯史

生产性中毒者往往发生于田间施药时缺乏个人防护,导致污染衣裤及皮肤后发生急性中毒。

(二)潜伏期

生产性中毒者出现症状的时间为喷药后 1~48 小时,多数在 4~6 小时出现。首发症状多为面部皮肤灼痒或头晕。口服中毒者多于 10 分钟至 1 小时后出现症状,主要为上腹痛、恶心、呕吐等。

(三)临床表现

1.皮肤黏膜反应

接触后迅速出现瘙痒感、紧缩感,少数可见畏光、流泪、眼睑红肿及红色丘疹或大疱样的皮肤损害,多见于面颊部,出汗或遇热水时加重,脱离接触 24 小时内自行消退。

2.急性中毒分级

轻度中毒:除上述临床表现外,出现明显的全身症状包括头痛、头晕、乏力、食欲缺乏及恶心、呕吐并有精神萎靡、口腔分泌物增多,或肌束震颤者;重度中毒:除上述临床表现外,具有下列一项者,可诊断为重度中毒。①阵发性抽搐;②重度意识障碍;③肺水肿。

(四)实验室检查

尿中检出拟除虫菊酯原形或其代谢产物。

三、病情判断

该类农药对人畜毒性较小,绝大多数中毒者预后良好。但出现肺水肿、昏迷或与有机磷农药混合中毒时预后相对较差。

四、治疗

（一）生产性中毒者，应立即脱离现场

用清水或肥皂水反复清洗污染的皮肤，口服中毒者宜用2％碳酸氢钠或清水彻底洗胃。

（二）镇静和解痉

选用地西泮5～10 mg或苯妥英钠0.1～0.2 g肌内注射。

（三）对症处理

患者应放置在安静处，适量补液。若呼吸困难或发绀者吸氧。选用有效抗生素防治感染。

（崔有文）

第十一节　杀虫脒中毒

杀虫脒是一种高效广谱有机氮农用杀虫剂，易溶于水和乙醇，在酸性和中性介质中稳定，遇碱水解破坏。它可经口、皮肤和消化道侵入机体。它在动物体内代谢和排出迅速，在组织内无明显蓄积。中毒机制比较复杂，认为与中枢麻醉、单胺氧化酶抑制、心血管功能紊乱、高铁血红蛋白血症形成、杀虫脒及其代谢产物中的苯胺活性基团引起尿路刺激和出血性膀胱炎等有关。

一、病因

急性杀虫脒中毒主要是由于喷洒农药时未穿防护衣裤、未戴口罩、喷洒器渗漏和杀虫脒成品包装及工人防护手套破漏而有大量杀虫脒污染皮肤和由呼吸道吸入；误服或自服25％杀虫脒原液时均可急性中毒。

二、诊断要点

（一）接触史

短期内有大量杀虫脒污染皮肤和呼吸道吸入者，或自服、误服杀虫脒原液史。

（二）意识障碍、发绀和出血性膀胱炎

1.轻度中毒

有头晕、头痛、乏力、胸闷、恶心、嗜睡等症状，血高铁血红蛋白量占血红蛋白总量的30％；或化学性膀胱炎，有镜下血尿者；或有轻度中毒性心脏病，如Ⅰ度房室传导阻滞、轻度ST-T改变、频发过期前收缩动等。

2.中度中毒

（1）浅昏迷。

（2）血高铁血红蛋白占血红蛋白总量30％～50％。

（3）中度中毒性心脏病，如心房颤动或扑动、Ⅱ度房室传导阻滞、心肌损伤改变等。

（4）化学性膀胱炎，有尿频、尿急、尿痛症状，伴血尿。

3.重度中毒

除上述症状加重外,具有下列情况之一:①昏迷;②血高铁血红蛋白超过血红蛋白总量50％以上;③持续性心率减慢、低血压,休克;④重度中毒性心脏病,如心室颤动或扑动、Ⅲ度房室传导阻滞、心源性休克或充血性心力衰竭、心源性猝死等。

(三)实验室检查

(1)尿中杀虫脒及其代谢产物 4-氯-邻甲苯胺增高(正常值为 0.02 ± 0.025 mg/L);并可出现红细胞、白细胞、蛋白和管型。

(2)血高铁血红蛋白总量增高,急性中毒时一般超过10％以上。

(3)严重中毒时血清单胺氧化酶降低,少数患者丙氨酸转氨酶(ALT)升高。

(4)心电图可出现心律失常、心肌损害及 Q-T 间期延长。

三、病情判断

多数患者预后良好,少数患者出现肺水肿、急性肾衰竭、上消化道出血、溶血性贫血、弥散性血管内凝血、心力衰竭、呼吸衰竭、脑疝等症状时,则预后较差。

四、治疗

(1)立即脱离现场,脱去污染衣服,用肥皂水清洗污染的皮肤。若系口服,应用2％碳酸氢钠或清水洗胃。

(2)小剂量亚甲蓝可使高铁血红蛋白还原成二价铁的血红蛋白。因此,当出现由于高铁血红蛋白血症引起的发绀时可采用。一般每千克体重用量为 $1\sim2$ mg,溶于50％葡萄糖液 $20\sim40$ mL缓慢静脉注射,必要时在 $1\sim2$ 小时后重复注射半量或全量一次;维生素 C、辅酶 A 及葡萄糖能增强其效果。

(3)出血性膀胱炎者应用5％碳酸氢钠静脉点滴以碱化尿液。

(4)维生素 C 和葡萄糖液静脉滴注或推注。

(5)心血管功能障碍者用儿茶酚胺类强心药物(如多巴胺、间羟胺等)纠正休克,并给予纠正心律失常药物和心肌营养剂。

(6)对脑水肿、肺水肿、昏迷患者可用糖皮质激素、甘露醇、呋塞米等。

(7)对症及支持疗法,防治感染和其他并发症。

(崔有文)

第十二节　敌鼠中毒

敌鼠又名双苯杀鼠酮,无臭黄色结晶,不溶于水,其钠盐溶于热水,名敌鼠钠盐,为抗凝血杀鼠剂。在体内它竞争性抑制维生素 K,从而影响凝血酶原和第Ⅱ、Ⅴ、Ⅶ、Ⅸ、Ⅹ 等凝血因子的合成,使出凝血时间延长,并可直接损伤毛细血管壁,使管壁通透性和脆性增高,因之可致出血。属高毒性农药,人口服 0.16 g 以上可发生中毒。

一、诊断要点

(1)潜伏期长,一般在服毒后第 3 天出现出血倾向。

(2)口服急性中毒,表现恶心、呕吐、食欲减退及精神不振。出血征象一般于服毒后第 3 天开始,表现鼻衄、齿龈出血、咯血、便血、尿血、阴道出血、皮下出血等;脑及蛛网膜下腔出血时,表现头痛、呕吐、颈项强直,重者肢体瘫痪,颅内高压,血性脑脊液;眼底出血时,视力模糊甚至失明;并可有关节痛、腰痛、腹痛、肠鸣音亢进、低热;严重者可发生休克或昏迷;少数患者有低热及肝肾功能损害。

(3)皮肤紫癜由淡红色到深紫蓝色,压之不褪色,有的融合成片,边界模糊不清,大小不一。

(4)凝血酶原时间及部分凝血活酶时间延长,血红蛋白可降低。尿红细胞及大便隐血可阳性,而血小板一般正常。

(5)取可疑食物、呕吐物、胃内容物作毒物鉴定有助确诊。

二、治疗

(一)误服中毒者

立即催吐,用高锰酸钾溶液或清水洗胃,禁用碳酸氢钠溶液,然后用硫酸钠导泻。

(二)特殊治疗

维生素 K_1 是特效对抗剂,视病情及凝血酶原时间决定用药。轻症患者肌内注射维生素 K_1,每次 10～20 mg,每天 3 次。严重病例可用 40～50 mg 稀释后缓慢静脉注射或静脉滴注,每天总量可用至 300 mg,直至出血停止、凝血酶原时间恢复正常。维生素 K_3、K_4 对敌鼠钠盐中毒所致的出血无效。

(三)对症治疗

肾上腺糖皮质激素能改善毛细血管通透性及血管张力,增强机体的应激性。轻者口服,重者可用氢化可的松 100～300 mg 或地塞米松 10～20 mg 加入 5%～10% 葡萄糖液中静脉滴注。应用足量维生素 C 和路丁。注意保护肝肾功能,对脑、肺及消化道出血积极采取相应措施处理。

(四)其他

出血严重者可输新鲜血或凝血因子。

(崔有文)

第十三节　铅　中　毒

铅是一种软金属,在生产、生活中的接触机会较多,铅及其化合物过量进入人体可引起铅中毒。一般口服铅化合物 2～3 g 即可中毒。铅可以影响含巯基酶的活性,使血红蛋白合成障碍,导致贫血。可以直接作用于红细胞抑制红细胞膜 Na^+/K^+-ATP 酶活性,影响红细胞膜稳定性,最后导致溶血。铅使 δ-氨基-γ 酮戊酮(δ-ALA)增多,ALA 与 γ-氨基丁酸(GABA)化学结构相似,与 GABA 产生竞争性抑制作用,干扰神经系统功能。铅还能对脑内儿茶酚胺代谢发生影响,使脑内和尿中高香草酸(HVA)和香草扁桃酸(VMA)显著增高,最终导致铅毒性脑病和周围神经病。铅因损害线粒体,影响 ATP 酶而干扰主动运转机制,损害近曲小管内皮细胞及其功能,造成肾小管重吸收功能降低,同时还影响肾小球滤过率降低,导致尿肌酐排出减少,血肌酐、血尿素氮含量增加,尿糖排泄增加,尿 γ-GT(γ-谷氨酰转肽酶)活性降低,尿 NAG(N-2 酰-β-D 氨基葡萄糖苷酶)活性增高。铅还影响肾小球旁器功能。引起肾素合成和释放增加,导致血管痉挛和高血压。从而出现神经、血液、消化及泌尿系统等一系列临床表现。

一、病因

(一)职业性中毒

现较少见,可因大量吸入含铅的粉尘、蒸气或大量接触铅及其化合物引起中毒。

(二)生活性中毒

多因误服或过多服用含铅化合物的偏方治疗哮喘、皮肤病、癫痫、驱蛔虫、堕胎等,这些含铅化合物如铅、铅丹、铅霜、密陀僧、黑锡丹、樟丹等;也有用锡锅制酒、锡壶盛酒,还有将铅粉错当山芋粉而误服。国外儿童常因嗜僻吃含铅油漆的玩具、墙壁、家具等被剥落的泥灰而发生中毒。

二、诊断要点

(一)铅接触史

有接触过量铅的职业史,或食物、饮料被铅污染,误服铅化合物或近期服用含铅药物。

(二)临床表现

1.消化系统

口内有金属味、流涎、食欲缺乏、恶心、呕吐、腹胀、便秘或腹泻;有顽固性阵发性腹绞痛,每次持续时间 10～20 分钟至 1～2 小时,腹软,疼痛部位在脐周、上腹部或不定位,重压可使之缓解,可有肝大、黄疸、肝功能减退。发作时腹痛剧烈难忍,应注意与其他急腹症鉴别。

2.血液系统

患者面色苍白、心悸、气短、疲劳、缺铁性贫血。

3.神经系统

主要表现为神经衰弱、多发性神经病和脑病。神经衰弱,是铅中毒早期和较常见的症状之一,表现为头晕、头痛、全身无力、记忆力减退、睡眠障碍、多梦等,其中以头晕、全身无力最为明显,但一般都较轻,属功能性症状。尚有不少早期铅中毒者,上述症状也不明显。多发性神经病,可分为感觉型、运动型和混合型。感觉型的表现为肢端麻木和四肢末端呈手套袜子型感觉障碍。运动型的表现有:①肌无力,先是握力减退,出现较早,也较常见。进一步发展为肌无力,多为伸肌无力。②肌肉麻痹,亦称铅麻痹,多见于桡神经支配的手指和手腕伸肌呈腕下垂,亦称垂腕征;腓肠肌、伸趾总肌、伸踇趾肌呈足下垂,亦称垂足征。③脑病,为最严重铅中毒。表现为头痛、恶心、呕吐、高热、烦躁、抽搐、嗜睡、精神障碍、昏迷等症状,类似癫痫发作、脑膜炎、脑水肿、精神病或局部脑损害等综合征。

4.泌尿系统

浮肿、腰痛、血尿、蛋白尿、管型尿等,严重者出现急性肾衰竭。

5.实验室检查

(1)血铅超过 2.4 μmol/L。

(2)网织红细胞、点彩红细胞、碱粒红细胞增加,红细胞和血红蛋白减少。

（3）尿铅含量增加＞0.39 μmol/L。

（4）尿卟啉强阳性，δ-ALA 大于 30.5 μmol/L。

三、病情判断

若出现肝肾功能不全、惊厥、昏迷者提示病情危重，轻、中度中毒经治疗痊愈后一般不留后遗症，严重中毒者可留有智力障碍及肾性高血压等。

四、治疗

（一）一般治疗

（1）停止铅接触。

（2）口服中毒者立即催吐，用 1％碳酸氢钠、1％硫酸镁、1％～3％鞣酸溶液或浓茶水彻底洗胃，然后服蛋清、牛奶等保护胃黏膜，并给予硫酸镁导泻。

（3）腹部绞痛可用 10％葡萄糖酸钙 10～20 mL 静推，2～3 次/天，或肌内注射阿托品、654-2，疼痛难忍者可给予哌替啶或吗啡肌内注射。

（4）注意补充大量维生素 C 及 B 族维生素。

（5）注意纠正贫血、水与电解质紊乱，保护肝肾功能。

（二）驱铅治疗

络合剂驱铅可迅速改善中毒症状。

（1）依地酸二钠钙 0.5～1 g/d，加 50％葡萄糖或生理盐水 20～40 mL 稀释后静脉注射，或溶于 5％葡萄糖 500 mL 中静脉滴注，疗程为 3～4 天，间隔 3～4 天可重复 1 个疗程，一般用 3～5 个疗程，有肾脏病者禁用该药。

（2）二巯基丁二酸钠加入 5％～10％葡萄糖溶液 20～40 mL 静脉注射，2～4 g/d，分次注射，用药 2～4 天后，酌情减量或停药。

（3）青霉胺 0.3 g 口服，3～4 次/天，5～7 天为 1 个疗程。

（崔有文）

第十四节 汞 中 毒

汞又称水银，是易蒸发的银白色液态金属。急性汞中毒多是由于短时间内吸入大量汞蒸气或误服汞化合物而引起的。汞进入人体后分布于全身各器官，以肾脏为最高，能抑制多种酶的活性、干扰细胞代谢，从而引起中枢神经系统、消化系统及肾脏的损害，严重者引起中毒性脑病。

一、病因

（一）职业性中毒

较多见，多因工作环境防护措施不健全、通风不良而经呼吸道大量吸入高浓度汞蒸气、汞盐粉尘引起中毒。

（二）生活性中毒

可因误服或误用汞化合物治疗疾病引起中毒。

二、诊断要点

（一）病史

有误吸大量汞蒸气、误服或误用汞及其化合物史。

（二）临床表现

1.呼吸系统

吸入大量汞蒸气可引起气管、支气管肺炎，出现咳嗽、咳痰、胸痛、呼吸困难等。

2.消化系统

口服汞中毒者可迅速出现口渴、口腔金属味、口腔黏膜充血、糜烂及溃疡；还可有食欲减退、恶心、呕吐、腹痛、腹泻、呕血、便血等。

3.泌尿系统

汞可引起肾小球及近端肾小管坏死而导致汞毒性肾病，出现腰痛、少尿、血尿、蛋白尿、管型尿等，严重者出现急性肾衰竭。

4.神经系统

头痛、头晕、表情淡漠、记忆力减退、嗜睡或兴奋，严重者出现昏迷、休克而死亡；患者还可出现多发性神经炎，表现为四肢疼痛、共济失调、麻痹等。

5.其他

可出现心律失常、中毒性心肌炎、汞中毒性皮炎等。

（三）实验室检查

尿汞≥0.5 μmol/L（蛋白沉淀法）；血汞≥0.2 μmol/L。

三、病情判断

轻中度中毒者预后良好；若出现中毒性肺炎、肺水肿、肝肾功能不全、休克、昏迷等时则病情危重，预后较差，病死率可达90％以上。

四、治疗

（一）一般治疗

吸入中毒者迅速脱离中毒环境，吸氧；口服中毒者应尽量于中毒10～15分钟内使用2％碳酸氢钠液洗胃（忌用生理盐水，因可增加汞吸收），注意洗胃过晚有发生胃穿孔的危险；洗胃后再予以蛋清、牛奶等口服使汞与蛋白质结合，延缓汞吸收，保护胃黏膜，还可予以10％活性炭悬液以吸附毒物。

（二）驱汞治疗

(1)5％二巯基丙磺酸钠2～3 mL肌内注射，首日每8小时1次，以后1～2次/天，连用3～5天。根据病情及尿汞含量，1月后可再行驱汞治疗。

(2)二巯基丁二酸钠1 g加葡萄糖注射液或注射用水20～40 mL稀释后缓慢静脉注射，首日2次，以后每天1次，连用3～5天。

(3)还可用青霉胺0.3 g口服，3～4次/天。

（三）维生素

予以大剂量维生素 C、细胞色素 C、ATP、辅酶 A、维生素 B_1、维生素 B_6 等药物保护神经、心、肝、肾功能。急性肾衰竭者予以血液透析治疗。

（四）对症治疗

适当使用镇静、止痛剂，汞性口腔炎要注意口腔护理。注意防治水电解质及酸碱平衡紊乱。

（崔有文）

第十五节　急性一氧化碳中毒

一氧化碳（CO）为无色无味无刺激性的气体，其中毒亦称煤气中毒。CO 进入机体后，与血红蛋白结合成稳定的碳氧血红蛋白（HbCO）。空气中的 CO 越多，HbCO 饱和度越大。活动时 HbCO 形成量比静止时高 3 倍。HbCO 无携氧能力，CO 与 Hb 的亲和力比氧与 Hb 的亲和力大 300 倍。HbCO 一旦形成，其解离又比氧合 Hb（HbO_2）慢 3 600 倍，且 HbCO 的存在还抑制 HbO_2 的解离，阻碍氧的释放和传递，导致低氧血症，引起组织缺氧，CO 可与肌球蛋白结合，影响细胞内氧弥散，损害线粒体功能。CO 还与线粒体中细胞色素结合，抑制组织呼吸。故 CO 系细胞原浆毒物，对全身组织均有毒性作用，而体内对缺氧最敏感的组织-脑和心脏最易遭受损害。急性 CO 中毒导致脑缺氧后，脑血管迅即麻痹扩张，脑容积增大。脑内神经细胞 ATP 很快耗尽，钠泵不能运转，钠离子积累过多，结果导致严重的细胞内水肿。血管内皮细胞肿胀，造成脑血循环障碍，进一步加剧脑组织缺血、缺氧。由于酸性代谢产物增多及血-脑屏障通透性增高，发生细胞内水肿。由于缺氧和脑水肿后的脑血循环障碍，可造成皮质或基底节的血栓形成、缺血性局灶性软化或坏死，以及皮质下白质广泛的脱髓鞘病变，致使一部分急性 CO 中毒患者，在昏迷苏醒后，有 2～60 天的假愈期，随后又出现多种精神神经症状的迟发性脑病。心肌对缺氧可表现为心肌损害和各类心律失常。当空气中 CO 浓度为 0.02％，2～3 小时可出现症状；浓度达 0.08％，2 小时即可昏迷；浓度越高，危险性愈大。

一、病因

（一）在冶金工业的炼焦、炼钢铁

在化学工业以 CO 为原料生产合成氨、甲醇、丙酮和光气；矿井放炮、内燃机车试车以及煤气发生炉等作业中均可能吸入高浓度 CO 而发生中毒。

（二）家庭原因

在通风不良的情况下，家用煤炉产生的 CO 或在通风不良的浴室内使用燃气加热器淋浴则是生活性中毒最常见的来源。

二、诊断要点

（一）病史

有生活或生产过程中吸入一氧化碳的病史。

（二）急性中毒临床表现

1.轻度中毒

头痛、头晕、头胀、颞部搏动感、恶心、呕吐、耳鸣、心悸、全身无力。血液 HbCO 含量可达 10%～20%。

2.中度中毒

上述症状加重，颜面、口唇、甲床及其他部位皮肤黏膜呈樱桃红色，呼吸困难、站立不稳、步态蹒跚、肌肉痉挛或抽搐，可意识丧失、昏迷。血液 HbCO 浓度可达 30%～40%。

3.重度中毒

持续深度昏迷，各种生理反射消失、大小便失禁，肌张力增强，病理反射阳性，可有高热、阵发性或持续性去大脑强直、抽搐或惊厥、脑水肿、脑疝、呼吸衰竭等。部分患者可发生心肌损害、心律失常、肺水肿、消化道出血、休克等。偶有四肢或躯干部皮肤水疱、类丹毒样红肿。血液 HbCO 浓度可高于 50% 以上。

（三）急性一氧化碳中毒迟发脑病

急性一氧化碳中毒患者在意识障碍恢复后 2 个月内，临床出现下列表现之一者：①精神意识障碍，呈现痴呆木僵、谵妄状态或去大脑皮层状态；②锥体外系神经障碍，出现震颤麻痹综合征（表情淡漠、四肢肌张力增强、静止震颤、前冲步态）；③锥体系统损害，如偏瘫、失语、病理反射阳性或大小便失禁；④大脑皮层局灶性功能障碍，如失语、失明、不能站立及继发性癫痫；⑤脑神经及周围神经损害，如视神经萎缩、听神经损害及周围神经病变等。

（四）实验室检查

1.血液 HbCO

测定达 10% 以上。

2.脑电图检查

可见弥漫性低波幅慢波，与缺氧性脑病进展相并行。

3.头部 CT 检查

脑水肿时可见脑部有病理性密度减低区。

三、病情判断

轻度中毒可完全恢复，重度患者昏迷时间长者，多提示预后严重。迟发性脑病恢复较慢，有少数可留有持久症状。

四、治疗

（1）迅速移离现场，吸入新鲜空气或氧气，保持呼吸道通畅，注意保暖。应迅速纠正缺氧状态，吸入氧气可纠正缺氧和促使 HbCO 离解。吸入新鲜空气时，CO 由 HbCO 释放排出半量约需 4 小时；吸入纯氧时可缩短至 80 分钟；吸入 3 个大气压的纯氧可缩短至 25 分钟，且在此条件下吸纯氧，物理溶解氧从0.3 mL提高到 6.6 mL，此时溶解氧已可满足组织需要。故高压氧下既有利于迅速改善或纠正组织缺氧，又可加速 CO 的排出。高压氧治疗不但可以降低病死率，缩短病程，且可减少或防止迟发性脑病的发生，同时也可改善脑缺氧、脑水肿，改善心肌缺氧和减轻酸中毒。所以中、重度中毒者，应尽快应用高压氧治疗，最好在 4 小时内进行。如无高压氧可用0.3%双氧水 60～80 mL 缓慢静脉注射，4～6 小时可重复应用。

（2）中、重度中毒者应积极防治脑水肿,可用 20％甘露醇按 1 g/kg 的剂量快速静脉滴注,每天 2～4 次,同时每天给地塞米松 10～20 mg 静脉注射。给予改善脑血液循环和促进神经恢复及清除自由基的药物,包括血管扩张剂、钙通道阻滞剂、ATP、细胞色素 C、辅酶 A、B 族维生素、维生素 E 等。

（3）对症处理:维持呼吸循环功能,加强护理,积极防治并发症,注意水电解质及酸碱平衡。

（4）对迟发性脑病者,可给予高压氧、糖皮质激素、血管扩张剂、神经细胞营养药、抗帕金森病药物,以及其他对症和支持疗法。

（颜　玉）

第十六节　急性氰化物中毒

氰化物包括:①无机氰化物如氢氰酸、氰化钠、氰化钾、氰化钙等;②有机氰化物如乙腈、丙烯腈、苯乙腈、丙酮氰醇、苯乙氰醇等。该类化合物大多属高毒类,以氢氰酸的毒性最大。氰化物可经呼吸道、皮肤、消化道吸收进入人体,在机体组织内释放出毒性基团氰离子(CN^-),它能抑制细胞色素氧化酶的活性,造成细胞内窒息,引起以中枢神经系统损害为主的全身性疾病。

一、病因

（一）职业性中毒
主要由呼吸道吸入氢氰酸气体或氰化物粉尘引起中毒。

（二）生活性中毒
多因自杀或进食含氰化物的食物如苦杏仁、桃仁、枇杷等而引起中毒。

二、诊断要点

（一）病史
有吸入、接触或口服氰化物的病史。

（二）临床表现
大剂量氰化物进入人体时,患者可在数秒至 1 分钟内突然意识丧失,继之呼吸、心跳停止,出现"闪电样"死亡。一般急性中毒可分 4 期。

1.前驱期
吸入中毒者有眼、咽喉部及上呼吸道的刺激症状,呼出气有苦杏仁味,呼吸加快;口服中毒者则表现为口、咽麻木灼热感,流涎,恶心,呕吐,大便紧迫感,同时出现耳鸣、乏力、胸闷、头痛、头晕等症状。

2.呼吸困难期
胸部压迫感、呼吸困难,潮式呼吸,心悸,血压升高,心律失常,瞳孔先缩小后扩大。常有恐惧感,听力、视力减退,神志恍惚甚至昏迷,皮肤黏膜呈樱桃红色,多汗。

3.痉挛期
出现强直性或阵发性抽搐,意识丧失,大小便失禁,皮肤湿冷,血压下降,呼吸表浅,晚期可出现肺水肿。

4.麻痹期

患者全身肌肉松弛,意识完全丧失,各种反射消失,呼吸浅慢,心跳缓慢,渐至呼吸、心跳停止。

(三)实验室检查

患者呼出气体及胃内容物中检出氢氰酸,血中有氰基,尿及唾液中可检出硫氰酸盐。

三、病情判断

氰化物中毒大多起病急骤、病情凶险,大剂量中毒可在数秒内意识丧失、死亡。因此急救要迅速、及时,呼吸、心跳停止者应立即进行心肺复苏。

四、治疗

(一)急救要迅速

吸入中毒者,立即将其搬至通风、空气新鲜处,换掉污染的衣物,注意保暖。呼吸、心跳停止者应立即进行心肺复苏术。

(二)口服中毒者

用 1:2 000 高锰酸钾、3%过氧化氢溶液或 5%硫代硫酸钠溶液洗胃,再给硫酸亚铁溶液 3～4 mL 口服,每 15 分钟一次,使氰化物变为无毒的氰化亚铁。

(三)解毒治疗

(1)亚硝酸盐与硫代硫酸钠联合疗法:立即取亚硝酸异戊酯 1～2 支放于手帕中击碎,放于患者口鼻前吸入 15～30 秒,2～3 分钟重复 1 次,可连用 5～6 次;接着以 3%亚硝酸钠静脉注射(剂量 6～12 mg/kg,注射速度 2～3 mg/min);再缓慢静脉注射 50%硫代硫酸钠 20～30 mL。必要时,如中毒征象重现,可在 30 分钟～1 小时后重复注射半量或全量解毒剂 1 次。

(2)依地酸二钠钙 600 mg 加 50%葡萄糖 40～60 mL 缓慢静脉注射,必要时可重复 8～10 次。特点:解毒作用强,对呼吸、血压无明显影响,不良反应小。

(3)亚甲蓝、50%葡萄糖也有一定的解毒作用,疗效较差。

(四)对症支持治疗

可予以 ATP、维生素 C、细胞色素 C 等静脉滴注,以保护心、脑组织;有脑水肿者予以脱水剂、糖皮质激素治疗;呼吸循环衰竭者给予吸氧、呼吸兴奋剂、人工呼吸、强心剂、血管活性药物等;有条件者可予高压氧治疗,以减轻毒物造成的缺氧性损害;皮肤灼伤可用高锰酸钾溶液冲洗,然后再用硫化铵溶液洗涤。

(颜 玉)

第十七节 硫化氢中毒

硫化氢(higdrogen sulfide,H_2S)是具有臭鸡蛋味的窒息性有毒气体,易溶于水。急性硫化氢中毒是短期内接触大量硫化氢引起的以中枢神经系统、眼结膜和呼吸系统损害为主的全身性疾病,大量吸入高浓度的硫化氢可出现"闪电型"中毒甚至死亡。对机体产生危害的是来不及代谢和排除的硫化氢,一方面它与高铁血红蛋白结合形成硫化高铁血红蛋白,发挥致毒作用;另一方面,与呼吸链中的细胞色素氧化酶及二硫键起作用,影响细胞氧化还原过程,造成组织细胞内窒息缺氧。

一、病因

(1)工业生产过程中产生大量的硫化氢废气,如含硫有机磷农药、医药、染料等生产过程,石油或煤燃烧过程,生产粘胶纤维或精制盐酸、硫酸等。如防护措施不健全可因过量吸入引起中毒。

(2)有机物腐败时能产生硫化氢,如清理腌菜池、蓄粪池、酱油发酵池或修理下水道、隧道等均可能吸入大量硫化氢气体。

二、诊断要点

(一)病史

有硫化氢接触史;呼出气及衣物带有臭鸡蛋样气味。

(二)临床表现

1.轻度中毒

具有下列情况之一者:①明显的头痛、头晕、乏力等症状并出现轻度至中度意识障碍;②急性气管-支气管炎或支气管周围炎。

2.中度中毒

具有下列情况之一者:①意识障碍表现为浅至中度昏迷;②急性支气管肺炎。

3.重度中毒

具有下列情况之一者:①意识障碍程度达深昏迷或呈植物状态;②肺水肿;③猝死;④多脏器衰竭。

(三)实验室检查

将浸有2%醋酸铅精溶液的试纸暴露于现场或中毒者呼气中30秒,如有硫化氢则试纸呈棕红色至棕黑色。

三、病情判断

出现下列情况者提示病情危重。

(1)出现"电击样"中毒,昏迷较深或昏迷时间长(>4小时);或意识丧失后出现持续较久的全身强直性痉挛,或肌张力低下,病理反射阳性。

(2)皮肤湿冷、明显发绀、血压下降、进入休克状态。

(3)呼吸浅快、不规则,甚至发生呼吸停止。

(4)心音低钝、微弱,明显心律不齐,甚至漏跳、停跳。

(5)呼吸频数、呼吸困难,肺内满布湿啰音,血气分析血氧分压明显下降。

(6)合并急性肾衰竭、严重感染、酸中毒等各种并发症。

四、治疗

(1)立即将患者移至空气新鲜处,呼吸抑制者给予呼吸兴奋剂;呼吸停止者应立即人工呼吸或气管插管,使用急救呼吸器;猝死者应立即进行心肺复苏术。

(2)吸氧:吸氧是改善缺氧的重要措施,有条件者应尽早行高压氧治疗,以迅速纠正心脑肾等主要器官缺氧。

(3)给予维生素C、三磷酸腺苷、辅酶A、细胞色素C、胞磷胆碱、脑活素等提高细胞的氧化还原能力,改善脑组织代谢。

(4)眼部受损者可用温水或2%碳酸氢钠溶液冲洗,继用抗生素眼药水、地塞米松或可的松眼药膏点眼,并发角膜损伤者请眼科医师处理。

(5)对症支持治疗:对危重患者要加强监护与治疗,防治多器官衰竭;早期大剂量使用糖皮质激素,疗程7天;输新鲜血;积极防治脑水肿、肺水肿、心肌损伤及肾衰竭;纠正休克及水电解质酸碱平衡紊乱;防治感染。

(颜 玉)

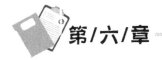

第/六/章

休 克

第一节 过敏性休克

过敏性休克是指某些抗原物质(特异性变应原)再次进入已经致敏的机体后,迅速发生的以急性循环衰竭为主的全身性免疫反应。过敏性休克是过敏性疾病中最严重的状况。

一、病因和发病机制

引起过敏性休克的抗原物质主要有以下几类。

(一)药物

主要涉及抗生素(如青霉素及其半合成制品)、麻醉药、解热镇痛消炎药、诊断性试剂(如碘化性 X 线造影剂)等。

(二)生物制品

异体蛋白,包括激素、酶、血液制品如清蛋白、丙种球蛋白等、异种血清、疫苗等。

(三)食物

某些异体蛋白含量高的食物,如蛋清、牛奶、虾、蟹等。

(四)其他

昆虫蜇咬、毒蛇咬伤,天然橡胶、乳胶等。

过敏性休克的发生是由于机体对于再次进入的抗原免疫反应过强所致,其发病的轻重缓急与抗原物质的进入量、进入途径及机体免疫反应能力有关。

二、病理生理

抗原初次进入机体时,刺激 B 淋巴细胞产生 IgE 抗体,结合于肥大细胞和嗜碱性粒细胞表面(致敏细胞);当抗原再次进入机体时,迅速与体内已经存在于致敏细胞上的 IgE 结合并激活受体,使致敏细胞快速释放大量组织胺、5-羟色胺、激肽与缓激肽、白三烯、血小板活化因子等生物活性物质,导致全身毛细血管扩张、通透性增加,多器官充血水肿;同时,由于液体的大量渗出使有效循环血量急剧减少,回心血量减少导致心排量下降,血压骤降,迅速进入休克状态。

三、临床表现

大多数患者在接触变应原后 30 分钟,甚至几十秒内突然发病,可在极短时间内进入休克状态。表现为大汗、心悸、面色苍白、四肢湿冷、血压下降、脉细速等循环衰竭症状。多数患者在休克之前或同时出现一些过敏相关症状,如荨麻疹、红斑或瘙痒,眼痒、打喷嚏、鼻涕、声嘶等黏膜水肿症状,刺激性咳嗽、喉头水肿、哮喘和呼吸窘迫等呼吸道症状,恶心、呕吐、腹痛、腹泻等消化道症状,烦躁不安、头晕、抽搐等神经系统症状。严重者可死于呼吸、循环衰竭。

四、诊断

过敏性休克的诊断依据:有过敏史和变应原接触史;休克前或同时有过敏的特有表现;有休克的表现。当患者在做过敏试验、用药或注射生物制剂时突然出现过敏和休克表现时,应立即想到过敏性休克的发生。

五、治疗

一旦出现过敏性休克,应立即就地抢救。患者平卧、立即吸氧、建立静脉通路。

(一)立即脱离变应原

停用或清除可疑引起变态反应的物质。结扎或封闭虫蜇或蛇咬部位以上的肢体,减少过敏毒素的吸收,应注意 15 分钟放松一次,以免组织坏死。

(二)应用肾上腺素

肾上腺素是抢救的首选用药。立即皮下或肌内注射 0.1%肾上腺素 0.5~1.0 mL,如果效果不满意,可间隔 5~10 分钟重复注射 0.2~0.3 mL。严重者可将肾上腺素稀释于 5%葡萄糖液中静脉注射。

(三)糖皮质激素的应用

常在应用肾上腺素后静脉注射地塞米松,随后酌情静脉点滴,休克纠正后可停用。

(四)保持呼吸道通畅

喉头水肿者,如应用肾上腺素后不缓解,可行气管切开;支气管痉挛者,可用氨茶碱稀释后静脉点滴或缓慢静脉注射。

(五)补充血容量

迅速静脉点滴低分子右旋糖酐或晶体液(林格液或生理盐水),随后酌情调整。注意输液速度,有肺水肿者,补液速度应减慢。

(六)血管活性药的使用

上述处理后血压仍较低者,可给予去甲肾上腺素、间羟胺、多巴胺等缩血管药,以维持血压。

(七)抗过敏药及钙剂的补充

常用异丙嗪或氯苯那敏肌内注射,10%葡萄糖酸钙 10~20 mL 稀释后静脉注射。

六、预后

由于发病突然,如抢救不及时,病情可迅速进展,最终可导致呼吸和循环衰竭而危及生命。如得到及时救治,则预后良好。

(李 莹)

第二节 心源性休克

心源性休克是指由于心排血功能衰竭,心排血量锐减,而导致血压下降、周围组织供血严重不足,以及器官功能进行性衰竭的临床综合征。心源性休克是心脏病最危重的并发症之一,病死率极高。

一、病因

(一)急性心肌梗死

大面积心肌丧失(如大块前壁心肌梗死),急性机械性损害(如心室间隔破裂、急性严重二尖瓣反流),急性右心室梗死,左心室游离壁破裂,左心室壁瘤。

(二)瓣膜性心脏病

严重瓣膜狭窄,急性主动脉瓣或二尖瓣关闭不全。

(三)非瓣膜性梗阻性疾病

心房黏液瘤或球瓣样血栓,心脏压塞,限制型心肌病(如淀粉样变性),缩窄性心包疾病。

(四)非缺血性心肌病变

暴发型心肌炎,生理性抑制剂(如酸中毒、缺氧),药理性抑制剂(如钙通道阻滞剂),病理性抑制剂(如心肌抑制因子)。

(五)心律失常

(1)严重缓慢性心律失常(如高度房室传导阻滞)。

(2)快速型心律失常:①室性(如室性心动过速);②室上性(如心房颤动)或心房扑动伴快速心室反应。

二、发病机制和分类

临床上常根据产生休克的机制和血流动力学特点,把心源性休克概括为以下几类。

(一)心肌收缩力极度降低

其包括大面积心肌梗死、急性暴发性心肌炎和各种原因引起的心肌严重病变。

(二)心室射血障碍

其包括严重乳头肌功能不全或腱索、乳头肌断裂引起的急性二尖瓣反流、瓣膜穿孔所致的急性严重的主动脉瓣或二尖瓣关闭不全、室间隔穿孔等。

(三)心室充盈障碍

其包括急性心包压塞、严重二尖瓣狭窄、左心房黏液瘤或球瓣样血栓堵塞二尖瓣口、严重的快速性心律失常等。

以上病因中以急性心肌大面积坏死引起的心源性休克最为重要,是本章讨论的重点。急性心肌梗死住院患者中心源性休克的发生率过去在10%以上,近年由于早期血管再通及其他治疗的进步,发生率已明显降低。急性心肌梗死并发心源性休克极少即刻发生,而通常发生在几小时或几日后,约半数患者发生在起病24小时内。采用常规治疗,急性心肌梗死并发心源性休克的病死率在 80% 以上。

三、病理生理和血流动力学改变

急性心肌梗死发生后立即出现梗死区心肌收缩功能障碍。按其程度可分为收缩减弱、不收缩和收缩期反常膨出 3 类,使心肌收缩力减退,心肌收缩不协调,心排血量降低。当梗死累及 40% 以上的左心室心肌时,即导致心排血量锐减,血压下降,发生心源性休克。由于左前降支的供血范围最广,因此心源性休克最常发生于前壁心肌梗死的患者。有陈旧性心肌梗死和 3 支冠状动脉病变的患者也较易发生心源性休克。

每搏量降低使左心室收缩末期容量增加,左心室舒张末期容量也跟着增加,引起左心室充盈压(左心室舒张末压)增高。左心室充盈压增高的另一原因是梗死区心室壁由于水肿、浸润等改变致左心室舒张期顺应性降低,左心室容积-压力曲线向左上偏移,与正常相比,需要较高的充盈压才能获得同等量的舒张期充盈。因此,急性心肌梗死心源性休克的血流动力学改变以血压下降、心排血量显著降低和左心室充盈压显著增高为特征。

左心室充盈压增高使左心室室壁张力增加,因而增加了心肌耗氧量;血压下降使冠状动脉灌注压不足,因而降低了心肌的供氧量,两者均加重梗死区的缺血坏死。此外,血压下降产生代偿性交感兴奋,去甲肾上腺素和肾上腺素分泌增加,其结果是心率增快,非梗死区心肌收缩力增强,心、脑以外的小动脉收缩使周围血管总阻力增加。代偿机制的启动最初可能使血压得到暂时维持,但周围血管阻力增加使心排血量进一步减少,也使左心室的做功量和耗氧量增加,因而使心肌缺血坏死的范围进一步扩大,左心室功能进一步恶化。这又加重了心排血量的降低和血压的下降,进一步刺激交感神经系统,使去甲肾上腺素和肾上腺素的分泌进一步增加,形成恶性循环,并最终导致不可逆性休克。

心源性休克时组织的严重缺氧导致严重的代谢障碍,出现代谢性酸中毒,血中乳酸和丙酮酸浓度增高。

除丧失大片有活力的心肌外,以下并发症可促发休克的发生:①严重的心动过速或过缓,伴或不伴心房功能的丧失;②范围较大的收缩期膨出节段于心室收缩时成为贮留血液的腔,心排血量因而显著降低;③并发心脏射血机械障碍如室间隔破裂、严重乳头肌功能障碍、乳头肌或腱索断裂。

心源性休克时患者收缩压<10.7 kPa(80 mmHg),心脏指数通常<1.8 L/(min·m²),肺毛细血管楔压>2.4 kPa(18 mmHg)。

四、诊断

急性心肌梗死并发心源性休克的基本原因是心肌大面积的梗死(>40% 左心室心肌),又称原发性休克,属于真正的心源性休克。其诊断需符合以下几点。

(1)收缩压<10.7 kPa(80 mmHg)持续 30 分钟以上。

(2)有器官和组织灌注不足表现,如神志混乱或呆滞、四肢厥冷、发绀、出汗,一般尿量为<20 mL/h,高乳酸血症。

(3)排除了由其他因素引起的低血压,如剧烈疼痛、低血容量、严重心律失常、抑制心脏和扩张血管药物的影响。

广义的心源性休克则包括严重右心室梗死、梗死后机械性并发症如室间隔破裂、乳头肌-腱索断裂等引起的休克。而低血容量和严重心律失常引起的低血压于补充血容量和纠正心律失常后即可回升,在急性心肌梗死中不认为是心源性休克。

五、急性心肌梗死并发心源性休克的监测

(一)临床监测

其包括体温、呼吸、心率、神志改变、皮肤温度、出汗情况、有无发绀、颈静脉充盈情况、尿量(多数患者需留置导尿管)等。以上指标每30分钟或更短时间记录1次。

(二)心电图监测

观察心率和心律变化,随时发现心律失常并进行相应的治疗。

(三)电解质

酸碱平衡和血气监测。

(四)血流动力学监测

急性心肌梗死并发心源性休克时需做血流动力学监测,随时了解血流动力学的变化以指导治疗。

动脉血压是最重要的血流动力学指标。休克时外周小血管强烈收缩,袖带血压计测量血压有时不准确,甚至测不到,因此心源性休克时需动脉插管直接测压。

应用顶端带有气囊的血流导向气囊导管可获得重要的血流动力学参数。导管顶端嵌入肺动脉分支后测得的是肺毛细血管楔压(PCWP),其值与左心房压及左心室充盈压接近,可间接反映左心室充盈压。气囊放气后测得的是肺动脉压。在无肺小动脉广泛病变时,肺动脉舒张末压比PCWP仅高 0.13~0.27 kPa(1~2 mmHg)。测肺动脉舒张末压的优点是可以持续监测,用以代替测量 PCWP。漂浮导管的近端孔位于右心房内,可以监测右心房压。漂浮导管远端有热敏电阻,利用热稀释法可以测定心排血量,心排血量与体表面积之比为心排血指数。心源性休克时主张留置漂浮导管。

PCWP 是一项有重要价值的血流动力学指标。①反映左心室充盈压,因而反映左心室受损程度。②反映肺充血程度:PCWP 正常为 1.06~1.60 kPa(8~12 mmHg),在 2.4~2.7 kPa(18~20 mmHg)时开始出现肺充血,2.7~3.3 kPa(20~25 mmHg)时为轻至中度肺充血,3.3~4.0 kPa(25~30 mmHg)时为中至重度肺充血,>4.0 kPa(30 mmHg)时出现肺水肿。急性心肌梗死并发心源性休克的患者常伴有不同程度的肺充血。这些患者在临床表现和 X 线肺部改变出现之前已有 PCWP 增高,治疗中 PCWP 的降低又先于肺部湿啰音和肺部 X 线改变的消失,因此监测 PCWP 变化有利于早期发现和指导治疗肺充血和肺水肿。③在治疗中为左心室选择最适宜的前负荷,其值在 2.0~2.7 kPa(15~20 mmHg)。这一压力范围能使左心室心肌充分利用Frank-Starling 原理以提高心排血量,又不会因 PCWP 过高导致肺充血。④鉴别心源性休克与低血容量引起低血压。这是两种发病机制、治疗方法及预后完全不同的情况,鉴别极为重要。心源性休克时 PCWP 常>2.4 kPa(18 mmHg),而低血容量引起的低血压时 PCWP 常<2.0 kPa(15 mmHg)。

血流动力学监测还能明确休克发生过程中不同因素的参与。下壁梗死合并严重右心室梗死所致的休克右心房压(反映右心室充盈压)显著增高,可达 2.1~3.7 kPa(16~28 mmHg),而PCWP 则正常或稍增高。乳头肌-腱索断裂时,PCWP 显著增高,PCWP 曲线出现大 V 波。室间隔破裂时由于左向右分流,右心室和肺动脉的血氧饱和度增高。这些改变可帮助临床医师对上

述并发症作出诊断并指导治疗。

需要指出的是,心肌梗死时累及的是左心室心肌,表现为左心室功能受损,而右心室功能较正常,因而不应当依靠 CVP 指导输液或应用血管扩张剂,以免判断错误,因为 CVP 反映的是右心室功能。当单纯左心室梗死并发肺充血时,PCWP 已升高而 CVP 可正常,如果根据 CVP 值输液将会加重肺充血。对于少数下壁心肌梗死合并右心室梗死的患者,CVP 可作为输液的参考指标。

漂浮导管及桡动脉测压管的留置时间一般不应超过 72 小时。

（五）超声心动图的应用

床边多普勒二维超声心动图用于急性心肌梗死休克患者的检查,既安全,又能提供极有价值的资料。可用于测定左心室射血分数和观察心室壁活动情况;可帮助发现有无右心室受累及其严重程度,并与心包压塞相鉴别;对于手术可修补的机械缺损,如室间隔破裂、心室壁破裂、乳头肌-腱索断裂等可作出明确的诊断。

六、治疗

急性心肌梗死并发心源性休克的病死率非常高,长期以来在 80％以上。近年治疗上的进步已使病死率有较明显降低。

急性心肌梗死并发心源性休克的治疗目的:①纠正低血压,提高心排血量以增加冠状动脉及周围组织器官的灌注;②降低过高的 PCWP 以治疗肺充血;③治疗措施应能达到以上目的而又有利于心肌氧的供耗平衡,有利于减轻心肌缺血损伤和防止梗死范围扩大。治疗原则是尽早发现、尽早治疗。治疗方法包括药物、辅助循环,以及紧急血运重建术。

（一）供氧

急性心肌梗死并发心源性休克时常有严重的低氧血症。低氧血症可加重梗死边缘缺血组织的损害,使梗死范围扩大,心功能进一步受损。而且,低氧血症使心绞痛不易缓解,并易诱发心律失常,因此需常规给氧。可用鼻导管或面罩给氧。如一般供氧措施不能使动脉血氧分压维持在8.0 kPa（60 mmHg）以上时,应考虑经鼻气管内插管,做辅助通气和正压供氧。PEEP 除可有效地纠正低氧血症外,还可减少体静脉回流而有效降低左心室充盈压。当患者情况好转而撤除呼吸机时,在恢复自发呼吸过程中可发生心肌缺血,因此须小心进行。撤机过程中做间歇强制性通气可能有利。

应用人工呼吸机治疗时,须密切观察临床病情和血气变化,以调整呼吸机各项参数。

（二）镇痛

急性心肌梗死心前区剧痛可加重患者的焦虑,刺激儿茶酚胺分泌,引起冠状动脉痉挛和心律失常,诱发或加重低血压,因此需积极治疗。除应用硝酸甘油等抗心肌缺血药物外,最常用的镇痛药是吗啡 5～10 mg 皮下注射;或 2～5 mg 加于葡萄糖液中缓慢静脉注射。吗啡可能使迷走神经张力增加引起呕吐,可用阿托品 0.5～1.0 mg 静脉注射对抗。下壁心肌梗死并心动过缓者,可改用哌替啶 50～100 mg 肌内注射;或 25 mg 加于葡萄糖液中缓慢静脉注射。

（三）补充血容量

急性心肌梗死并发心源性休克时,输液需在 PCWP 指导下进行。PCWP 在 2.4 kPa（18 mmHg）以上时不应做扩容治疗,以免加重肺充血甚至造成肺水肿,这时 24 小时的输液量可控制在 2 000 mL 左右。如 PCWP＜2.4 kPa（18 mmHg）,应试行扩容治疗,并密切观察 PCWP

的变化。因心源性休克和血容量不足可以并存,补充血容量可获得最佳左心室充盈压,从而提高心排血量。可用右旋糖酐 40~50 mL 静脉注射,每 15 分钟注射 1 次。如 PCWP 无明显升高而血压和心排血量改善,提示患者有血容量不足,应继续按上法扩容治疗。如 PCWP 升高>2.4 kPa(18 mmHg),而血压和心排血量改善不明显,应停止扩容治疗,以免诱发左心衰竭。

(四)肾上腺素能受体激动剂

心源性休克治疗中应用肾上腺素能受体激动剂的目的有两方面:①兴奋 α 受体使周围小动脉收缩以提升血压,使至关重要的冠状动脉灌注压提高,改善心肌灌流;②兴奋 β 受体使心肌收缩力增强以增加心排血量。去甲肾上腺素和多巴胺均具有这两方面作用。此外,多巴胺剂量在 10 μg/(min·kg)以下时还具有兴奋多巴胺受体的作用,这一作用使肾和肠系膜小动脉舒张,可增加尿量并缓和外周血管总阻力的增高。去甲肾上腺素的升压作用强于多巴胺,增快心率的程度则较轻。当患者收缩压<9.3 kPa(70 mmHg)时,首选去肾上腺素,剂量为 0.5~30.0 μg/min,以达到迅速提高动脉压、增加冠状动脉灌注的目的。收缩压提高至 12.0 kPa(90 mmHg)后可试改用多巴胺滴注,剂量为 5~15 μg/(min·kg)。对收缩压>9.3 kPa(70 mmHg)有休克症状和体征的患者,可首选多巴胺治疗。在应用多巴胺的过程中,假如剂量需>20 μg/(min·kg)才能维持血压,则需改用或加用去甲肾上腺素。该药仍然是心源性休克治疗中的重要药物。对收缩压>9.3 kPa(70 mmHg),但无明显休克症状和体征的休克患者,可选用多巴酚丁胺。该药具有强大的 β_1 受体兴奋作用而无 α 受体兴奋作用,能显著提高心排血量,但升压作用较弱,剂量为 2~20 μg/(min·kg)。多巴酚丁胺可与多巴胺合用。多巴酚丁胺无明显升压作用,在低血压时不能单用。使用以上药物时需密切监测心电图、动脉压和肺动脉舒张末压,并定期测定心排血量。治疗有效时动脉压上升,心排血量增加,肺动脉压可轻度降低,心率则常增加。以后随休克改善,心率反可较用药前减慢。监测过程中如发现收缩压已超过 17.3 kPa(130 mmHg),心率较用药前明显增快,出现室性心律失常,或 ST 段改变程度加重,均需减小剂量。

心源性休克时周围小动脉已处于强烈收缩状态,兴奋 α 受体的药物虽可提高血压,但也使周围小动脉更强烈收缩,使衰竭的心脏做功进一步增加,并可能形成恶性循环。因此,在血压提升后需加血管扩张剂治疗。

(五)血管扩张剂

急性心肌梗死并发心源性休克低血压时不宜单用血管扩张剂,以免加重血压下降,损害最为重要的冠状循环。当应用肾上腺素能受体兴奋剂把血压提高至 13.3 kPa(100 mmHg)以上时,即应加用血管扩张剂,可起到以下作用:①减少静脉回流使肺充血或肺水肿减轻,左心室充盈压下降;②周围血管阻力降低使心排血量增加,心脏做功减少;③上述作用使心肌耗氧量降低,使心肌缺血改善。换言之,加用血管扩张剂可进一步改善左心室功能,并有利于限制梗死范围的扩大。

最常用的血管扩张剂依然是硝酸甘油和硝普钠。两药比较,硝酸甘油有扩张心外膜冠状动脉改善心肌缺血的优点,而硝普钠舒张外周血管的作用更为强大。两药的剂量接近,开始剂量通常为 5~10 μg/min,然后每 5 分钟左右增加 5~10 μg/min,直到出现良好的效应。其指标:①心排血量增加,体循环血管阻力减小;②PCWP 降低,但应避免过度降低以致左心室前负荷不足,影响心排血量,PCWP 以降至 2.0~2.7 kPa(15~20 mmHg)最为适宜;③收缩压通常降低 1.3 kPa(10 mmHg),心率增加 10 次/分。血管扩张剂显著提高心排血量的有益效应可抵消收缩压轻度下降带来的不利效应;④胸痛缓解,肺部啰音减少,末梢循环改善,尿量增多。

急性心肌梗死并发严重乳头肌功能不全、乳头肌-腱索断裂或室间隔破裂时,血管扩张剂治疗特别适用,可有效地减轻二尖瓣反流或左心室向右心室分流,增加前向血流量,是外科手术前的重要治疗措施。

血管扩张剂应用时必须密切监测血压,收缩压下降过多会影响至关重要的冠状动脉灌注。血管扩张剂一般需与肾上腺素能兴奋剂或机械辅助循环合用,使血流动力学得到更大的改善并避免对血压的不利影响。经以上治疗后,部分患者血流动力学趋于稳定,能度过危险而得以生存。但更多的患者应用血管扩张剂后或血压难以维持,或病情暂时好转后又再度恶化,最终死于不可逆性休克。单纯应用药物治疗,心源性休克的病死率仍在80%以上。其中50%患者的死亡发生于休克后10小时内,2/3患者的死亡发生于休克后24小时内。

（六）机械辅助循环

1.主动脉内气囊反搏术（IABP）

IABP是心源性休克治疗中的重要措施。其作用原理是将附有可充气的气囊导管插至胸主动脉,用患者心电图的QRS波触发反搏。气囊在舒张期充气能显著提高主动脉舒张压,因而增加冠状动脉舒张期灌注,增加心肌供氧。气囊在收缩期排气可降低主动脉收缩压和左心室后负荷,因而增加心排血量和降低左心室充盈压,减少心肌耗氧量。IABP有药物不能比拟的优点:肾上腺素能受体激动剂在增加心肌收缩力的同时也增加心肌耗氧量,血管扩张剂在降低心脏负荷的同时也降低心脏的灌注压。IABP治疗能使血压在短期内纠正,这时应继续反搏2～4天或更长时间,使病情保持稳定,然后将反搏次数减为2:1、3:1、4:1,直到完全中断。气囊留置1天再撤离,以保证再次出现休克时能重复反搏。IABP能改善休克患者的血流动力学,但多数患者随着反搏中断,病情也跟着恶化,使IABP难以撤离。这种"反搏依赖"现象的产生是由于梗死面积过大,剩余心肌不足以维持有效循环。IABP的疗效与心源性休克发生后应用是否足够早有密切关系,因此应尽早应用。IABP疗效与心源性休克发生的早晚亦有密切关系。心源性休克发生于梗死后30小时内,特别是12小时内的患者,治疗效果明显优于心源性休克发生于发病30小时后的患者。IABP的最重要用途是紧急经皮冠状动脉介入术（PCI）或紧急冠状动脉旁路术（CABG）前的辅助。

急性心肌梗死并发室间隔破裂或乳头肌-腱索断裂时应立即作IABP,在IABP支持下尽早手术治疗。

2.其他辅助循环

包括静-动脉转流术和左心室辅助装置,但在临床应用的广泛性上远不如IABP。IABP加药物治疗心源性休克的病死率报道不一,但仍然可高达65%～80%。

（七）血管再通疗法

急性心肌梗死并发心源性休克治疗中最积极有效的方法是使梗死相关动脉再通,恢复梗死缺血区的血流,尽可能挽救仍然存活的心肌细胞,限制梗死区的不断扩大,可有效地改善患者的早期和远期预后。

1.溶栓疗法

大规模临床试验结果显示,急性心肌梗死合并心源性休克患者接受早期溶栓治疗,住院生存率在20%～50%。由于这些患者需常规插管做血流动力学监测、IABP辅助循环或做血管重建术,溶栓治疗会增加出血的危险,因此,不主张对升压药无反应的严重心源性休克患者单独进行静脉溶栓治疗。但如患者对升压药有反应,可行静脉溶栓治疗。

2.血运重建术

其包括紧急PCI和紧急CABG。心源性休克发生于心肌梗死后36小时内伴ST段抬高或左束支传导阻滞的75岁以下,能在休克发生后18小时内实施血运重建术的患者建议行PCI或CABG术。非随机性研究显示,急性心肌梗死合并心源性休克应用PCI或CABG对闭塞的梗死相关冠状动脉做血运重建,可使患者住院生存率提高至70%。随机多中心研究如SHOCK及瑞士MASH试验的结果与之相似。由于急性心肌梗死并发心源性休克患者紧急CABG死亡率明显高于无心源性休克的患者,手术复杂,技术要求高,而PCI较简便,再灌注快,因此PCI是急性心肌梗死并发心源性休克的首选血运重建方法。这时仅进行梗死相关动脉的扩张,其余血管的狭窄待患者恢复后择期进行。紧急CABG主要用于冠状动脉造影显示病变不适于PTCA而很适合旁路移植,或PTCA未能成功的患者。急性心肌梗死并发心源性休克血运重建成功的患者,住院存活率可提高至50%~70%,而且有较好的远期预后。

少数情况下,心源性休克的主要原因为心脏结构破损,应分别做紧急室隔修补术、紧急二尖瓣修补术或置换术,兼做或不做冠状动脉旁路移植术,手术的住院存活率约50%。

(八)严重右心室梗死或低血容量并发低血压的治疗

急性下壁心肌梗死因左心室充盈不足所致的低血压,除少数是由于应用血管扩张剂或利尿剂或其他原因引起的血容量不足外,多数是由于并发了严重右心室心肌梗死的缘故。这类患者有低血压、少尿和右心功能不全的表现。治疗原则为迅速补充血容量,直到血压稳定,左心室充盈压(用PCWP表示)达到2.7 kPa(20 mmHg)。可同时应用肾上腺素能激动剂。多巴酚丁胺优于多巴胺,因后者使肺血管阻力增加。

(九)并发肺充血、肺水肿的治疗

单纯肺充血或肺水肿而无休克的患者,首选血管扩张剂治疗。如单用血管扩张剂治疗左侧心力衰竭改善不满意,可加用多巴酚丁胺或多巴胺治疗。单用血管扩张剂后出现血压下降,亦需加用多巴胺治疗。肺水肿的患者还需应用吗啡5~10 mg皮下注射,或2~5 mg加于葡萄糖液中缓慢静脉注射。呋塞米20~40 mg加于葡萄糖液中静脉注射,以迅速降低PCWP和缓解症状。近年应用重组脑钠肽治疗急性左心衰竭和肺水肿疗效明显。对严重左侧心力衰竭的患者,应考虑使用IABP治疗。

心源性休克时左心室充盈压常在2.4 kPa(18 mmHg)以上,但左心衰竭的症状可明显或不明显。心源性休克合并左侧心力衰竭时的治疗原则和治疗方法与不合并明显左心衰竭时相同。正性肌力药物通常选用去甲肾上腺素、多巴胺或多巴酚丁胺或两者合用,视患者血压情况而定。心肌梗死合并心力衰竭不主张使用洋地黄,但若有心脏扩大,合并快速房颤或房扑,或有明显的窦性心动过速时,也可酌情应用毛花苷C 0.2~0.4 mg加于葡萄糖液中缓慢静脉注射。

双吡啶类药物也可以用于治疗左心衰竭。作用机制主要与抑制磷酸二酯酶Ⅲ有关。通过增加心肌细胞和血管平滑肌细胞内的cAMP,使心肌收缩力增强和外周血管扩张,可增加心排血量,降低PCWP和外周血管阻力。制剂有氨利酮和米利酮。氨利酮少用,常用米利酮剂量为25~75 µg/kg,稀释后静脉注射。由于米利酮有舒张周围血管降低血压的作用,于心源性休克合并左心衰竭时应用需慎重。

心肌梗死后心功能不全时,应用洋地黄和利尿剂可减轻症状,改善心功能,但尚无证据能改善患者的远期存活率。血管紧张素转换酶抑制剂是治疗这类患者的首选药物。现已有许多大规模、多中心、随机、双盲、设对照组的临床试验证明该类药物可改善心功能及改善生存率。这类药物种类很多,常用的有卡托普利、伊那普利、雷米普利、培哚普利和赖诺普利。从小剂量开始,逐次递增剂量。对心肌梗死伴左心衰竭的患者,在出院前应开始应用 β 受体阻滞剂做二级预防。研究表明,醛固酮拮抗剂用于二级预防也能降低死亡和再入院的风险。临床试验表明,急性心肌梗死合并左心功能不全接受钙离子通道阻滞剂治疗的患者,病死率高于安慰剂组。因此,对这类患者不应该用钙通道阻滞剂治疗心肌缺血。

(李　莹)

第三节　低血容量性休克

低血容量性休克是指各种原因引起的急性循环容量丢失,从而导致有效循环血量与心排血量减少、组织灌注不足、细胞代谢紊乱和功能受损的病理生理过程。临床上创伤失血仍是发生低血容量休克性最为常见的原因,而与低血容量性休克相关的内科系统疾病则以上消化道出血(如消化性溃疡、肝硬化、胃炎、急性胃黏膜病变、胆管出血、胃肠道肿瘤)、大咯血(如支气管扩张、结核、肺癌、心脏病)和凝血机制障碍(血友病等)较为多见,过去常称为失血性休克。呕吐、腹泻、脱水、利尿等原因也可引起循环容量在短时间内大量丢失,从而导致低血容量性休克的发生。

低血容量性休克的主要病理生理改变是有效循环血容量急剧减少、组织低灌注、无氧代谢增加、乳酸性酸中毒、再灌注损伤,以及内毒素易位,最终导致多器官功能障碍综合征(MODS)。低血容量性休克的最终结局与组织灌注相关,因此,提高其救治成功率的关键在于尽早去除休克病因的同时,尽快恢复有效的组织灌注,以改善组织细胞的氧供,重建氧的供需平衡和恢复正常的细胞功能。

一、诊断

(一)临床表现特点

(1)有原发病的相应病史和体征。

(2)有出血征象。根据不同病因可表现为咯血、呕血或便血等。一般而言,呼吸系统疾病如支气管扩张、空洞型肺结核、肺癌等,多表现为咯血,同时可伴有咳嗽、气促、呼吸困难、发绀等征象。此外,心脏病也是咯血常见原因之一,可由左侧心力衰竭所致肺水肿引起,也可由肺静脉、肺动脉破裂出血所致,临床上以二尖瓣病变狭窄和关闭不全、原发性和继发性肺动脉高压、肺动脉栓塞和左侧心力衰竭多见。上消化道出血可表现为呕血和黑便,大量出血时大便也可呈暗红色,而下消化道出血多表现为便血。

(3)有休克征象和急性贫血的临床表现,且与出血量成正比。一般而言,成人短期内失血达 $750 \sim 1\,000$ mL 时,可出现面色苍白、口干、烦躁、出汗,心率约 100 次/分,收缩压降至 $10.7 \sim 12.0$ kPa($80 \sim 90$ mmHg);失血量达 1 500 mL 左右时,则上述症状加剧,表情淡漠、四肢厥冷,收缩压降至 $8.0 \sim 9.3$ kPa($60 \sim 70$ mmHg),脉压明显缩小,心率 $100 \sim 120$ 次/分,尿量明显减少;失血量达 $1\,500 \sim 2\,000$ mL 时,则面色灰白、发绀、呼吸急促、四肢冰冷、表情极度淡漠,收缩压降至 $5.3 \sim 8.0$ kPa($40 \sim 60$ mmHg),心率超过 120 次/分,脉细弱无力;失血量超过 2 000 mL,收缩压降至 5.3 kPa(40 mmHg)以下或测不到,脉搏微弱或不能扪及,意识不清或昏迷,无尿。此外,休克的严重程度不仅同出血量多少有密切关系，且与出血速度有关。在同等量出血的情况下，出血速度越快，则休克越严重。2007年中华医学会重症医学分会有关《低血容量休克复苏指南》中，以失血性休克为例估计血容量的丢失，根据失血量等指标将失血分成4级（表6-1）。

表6-1　失血的分级

分级	失血量（mL）	失血量占血容量比例（%）	心率（次/分）	血压	呼吸频率（次/分）	尿量（mL/h）	神经系统症状
I	＜750	＜15	≤100	正常	14～20	＞30	轻度焦虑
II	750～1 500	15～30	＞100	下降	＞20	＞20	中度焦虑
III	＞1 500	＞30	＞120	下降	＞30	5～20	萎靡
IV	＞2 000	＞40	＞140	下降	＞40	无尿	昏睡

注：成人平均血容量约占体重的7%（或70 mL/kg），上表按体重70 kg估计

（二）实验室和其他辅助检查特点

（1）血红细胞、血红蛋白和血细胞比容短期内急剧降低。但必须指出，出血早期（10小时内）由于血管及脾脏代偿性收缩，组织间液尚未进入循环以扩张血容量，可造成血细胞比容和血红蛋白无明显变化的假象，在分析血常规时必须加以考虑。

（2）对于一开始就陷入休克状态，还未发生呕血及黑便的消化道出血者，此时应插管抽取胃液及进行直肠指检，有可能发现尚未排出的血液。

（3）某些内出血患者如宫外孕、内脏破裂等可无明显血液排出（流出）体外迹象，血液可淤积在体腔内，对这一类患者除详细询问病史、体检外，必要时应做体腔穿刺，以明确诊断。

（4）根据出血部位和来源，待病情稳定后可做相应检查，以明确病因和诊断。如咯血患者视病情可做胸部X线检查、支气管镜检、支气管造影等；心源性咯血可做超声心动图、多普勒血流显像、X线和心电图等检查；消化道出血者可做胃肠钡餐检查、胃镜、结肠镜、血管造影等检查；肝胆疾病可做肝功能和胆管镜检查，以及腹部二维超声检查，必要时做计算机X线断层摄影（CT）或磁共振成像检查；疑为血液病患者可做出凝血机制等有关检查。

（三）低血容量性休克的监测和临床意义

《低血容量休克复苏指南》指出，以往主要依据病史、症状、体征，如精神状态改变、皮肤湿冷、收缩压下降或脉压减小、尿量减少、心率增快、中心静脉压降低等指标来诊断低血容量性休克，但这些传统的诊断标准有其局限性。近年发现，氧代谢与组织灌注指标对低血容量休克早期诊断有更重要的参考价值。有研究证实，血乳酸和碱缺失在低血容量休克的监测和预后判断中具有重要意义。

1.一般监测

其包括皮温与色泽、心率、血压、尿量和精神状态等监测指标。这些指标虽然不是低血容量休克的特异性监测指标，但仍是目前临床工作中用来观察休克程度和治疗效果的常用指标。

（1）低体温有害，可引起心肌功能障碍和心律失常，当中心体温＜34 ℃时，可导致严重的凝血功能障碍。

（2）心率加快通常是休克的早期诊断指标之一，但心率不是判断失血量多少的可靠指标，比如年轻患者就可以通过血管收缩来代偿中等量的失血，仅表现为轻度心率增快。

（3）至于血压，将平均动脉压（MAP）维持在8.0～10.7 kPa（60～80 mmHg）是比较恰当的。

(4)尿量间接反映循环状态,是反映肾灌注较好的指标,当尿量<0.5 mL/(kg·h)时,应继续进行液体复苏。临床工作中还应注意到患者出现休克而无少尿的情况,例如高血糖和造影剂等有渗透活性的物质可以造成渗透性利尿。

2.其他常用临床指标的监测

(1)动态观察红细胞计数、血红蛋白(Hb)及血细胞比容的数值变化,可了解血液有无浓缩或稀释,对低血容量休克的诊断、判断是否存在继续失血有参考价值。有研究表明,血细胞比容在4小时内下降10%提示有活动性出血。

(2)动态监测电解质和肾脏功能,对了解病情变化和指导治疗十分重要。

(3)在休克早期即进行凝血功能的监测,对选择适当的容量及液体种类有重要的临床意义。常规凝血功能监测包括血小板计数、凝血酶原时间(PT)、活化部分凝血活酶时间(APTT)、国际标准化比值(INR)和 D-二聚体等。

3.动脉血压监测

临床上无创动脉血压(NIBP)监测比较容易实施。对于有低血压状态和休克的患者,有条件的单位可以动脉置管和静脉置入漂浮导管,实行有创动脉血压(IBP)、中心静脉压(CVP)和肺毛细血管楔压(PAWP)、每搏量(SV)和心排血量(CO)的监测。这样可以综合评估,调整液体用量,并根据监测结果必要时使用增强心肌收缩力的药物或利尿剂。

4.氧代谢监测

休克的氧代谢障碍概念是对休克认识的重大进展,氧代谢的监测进展改变了对休克的评估方式,同时使休克的治疗由以往狭义的血流动力学指标调整转向氧代谢状态的调控。传统临床监测指标往往不能对组织氧合的改变具有敏感反应。此外,经过治疗干预后的心率、血压等临床指标的变化也可在组织灌注与氧合未改善前趋于稳定。

(1)指脉氧饱和度(SpO_2):主要反映氧合状态,在一定程度上反映组织灌注状态。需要注意的是,低血压、四肢远端灌注不足、氧输送能力下降或者给予血管活性药物等情况均可影响 SpO_2 的准确性。

(2)动脉血气分析:对及时纠正酸碱平衡,调节呼吸机参数有重要意义。碱缺失间接反映血乳酸水平,两指标结合分析是判断休克时组织灌注状态较好的方法。

(3)动脉血乳酸监测:反映组织缺氧的高度敏感的指标之一,该指标增高常较其他休克征象先出现。持续动态的动脉血乳酸及乳酸清除率监测对休克的早期诊断、判定组织缺氧情况、指导液体复苏及预后评估具有重要意义。肝功能不全时则不能充分反映组织的氧合状态。

(4)其他:每搏量(SV)、心排血量(CO)、氧输送(DO_2)、氧消耗(VO_2)、胃黏膜内 pH 和胃黏膜 CO_2 张力($PgCO_2$)、混合静脉血氧饱和度(SVO_2)等指标在休克复苏中也具有一定程度的临床意义,不过仍需要进一步的循证医学证据支持。

二、治疗

(一)止血

按照不同病因,采取不同止血方法,必要时紧急手术治疗,以期达到有效止血之目的。

(1)对肺源性大咯血者可用垂体后叶素 5~10 U,加入 5% 葡萄糖液 20~40 mL 中静脉注射;或 10~20 U,加入 5% 葡萄糖液 500 mL 中静脉滴注。也可采用纤维支气管镜局部注药、局部气囊导管止血,以及激光-纤维支气管镜止血。对于未能明确咯血原因和部位的患者,必要时做选择性支气管动脉造影,然后向病变血管内注入可吸收的明胶海绵做栓塞治疗。反复大咯血经内科治疗无效,在确诊和确定病变位置后,可施行肺叶或肺段切除术。

(2)心源性大咯血一般不宜使用垂体后叶素,可应用血管扩张剂治疗,通过降低肺循环压力,减轻心脏前、后负荷,以达到有效控制出血之目的。①对于二尖瓣狭窄或左侧心力衰竭引起的肺静脉高压所致咯血,宜首选静脉扩张剂,如硝酸甘油或硝酸异山梨醇的注射制剂;②因肺动脉高压所致咯血,则可应用动脉扩张剂和钙通道阻滞剂,如肼屈嗪25~50 mg、卡托普利 25~50 mg、硝苯地平 10~15 mg,均每天 3 次。也可试用西地那非 25~100 mg,每天 3 次;③若肺动静脉压力均升高时可联用动静脉扩张剂,如硝酸甘油 10~25 mg,加于 5%葡萄糖液500 mL中缓慢静脉滴注;加用肼屈嗪或卡托普利,甚至静脉滴注硝普钠;④对于血管扩张剂不能耐受或有不良反应者,可用普鲁卡因 50 mg,加于 5%葡萄糖液 40 mL 中缓慢静脉注射,亦具有扩张血管和降低肺循环压力的作用,从而达到控制咯血之目的;⑤急性左侧心力衰竭所致咯血尚需按心力衰竭治疗,如应用吗啡、洋地黄、利尿剂及四肢轮流结扎止血带以减少回心血量等。

(3)对于肺栓塞所致咯血,治疗针对肺栓塞。主要采用以下治疗。①抗凝治疗:普通肝素首剂 5 000 U 静脉注射,随后第 1 个 24 小时之内持续滴注 30 000 U,或者按 80 U/kg 静脉注射后继以 18 U/(kg·h)维持,以迅速达到和维持合适的 APTT 为宜,根据 APTT 调整剂量,保持APTT 不超过正常参考值 2 倍为宜。也可使用低分子肝素,此种情形下无须监测出凝血指标。肝素或低分子肝素通常用药 5 天即可。其他的抗凝剂还包括华法林等,需要做 INR 监测。肝素不能与链激酶(SK)或尿激酶(UK)同时滴注,重组组织型纤溶酶原激动剂(rt-PA)则可以与肝素同时滴注;②溶栓治疗:SK 负荷量 250 000 U 静脉注射,继以 100 000 U/h 静脉滴注 24 小时;或者 UK,负荷量4 400 U/kg 静脉注射,继以 2 200 U/kg 静脉滴注12 小时;或者 rt-PA 100 mg,静脉滴注 2 小时。国内"急性肺栓塞尿激酶溶栓、栓复欣抗凝多中心临床试验"规定的溶栓方案中UK 剂量是 20 000 U/kg,外周静脉滴注 2 小时。

(4)上消化道出血的处理如下。①消化性溃疡及急性胃黏膜病变所致的上消化道出血可用西咪替丁(甲氰咪胍)600~1 200 mg,加入 5%葡萄糖液 500 mL 中静脉滴注;或雷尼替丁50 mg、或法莫替丁20~40 mg,加于 5%葡萄糖液 20~40 mL 中静脉注射;或奥美拉唑 40 mg 稀释后静脉滴注,滴注时间不得少于20分钟,每天 1~2 次。必要时可在内镜下直接向病灶喷洒止血药物(如孟氏溶液、去甲肾上腺素)、高频电电凝止血、激光光凝止血或注射硬化剂(5%鱼肝油酸钠、5%乙醇胺油酸酯、1%乙氧硬化醇)等;②肝硬化食管或胃底静脉曲张破裂出血可用垂体后叶素;对于老年肝硬化所致的上消化道大出血,有人建议垂体后叶素与硝酸甘油合用,即垂体后叶素加入生理盐水中,以0.2~0.4 mg/min的速度静脉滴注,同时静脉滴注硝酸甘油 0.2~0.4 mg/min。垂体后叶素对"前向血流"途径减少门静脉血流,降低门静脉高压而止血,硝酸甘油则针对"后向血流"而加强垂体后叶素的作用。近年来多采用生长抑素(施他宁)治疗胃底-食管静脉曲张破裂出血,250 μg 静脉注射后,继以 250 μg/h 静脉滴注,维持 1~3 天,或者使用奥曲肽 100 μg 静脉注射后,继以25~50 μg/h静脉滴注,维持 3~5 天,对肝硬化等原因所致的上消化道出血,甚至下消化道出血也有效。亦可应用三腔二囊管压迫食管下段和胃底静脉止血;③对于急性上消化道大出血,若出血部位不明,必要时可施行紧急内镜下止血。方法是在适当补液后,使收缩压不低于10.7 kPa(80 mmHg)。此时可经内镜向胃腔喷洒止血药,0.8%去甲肾上腺素盐水 50~100 mL,凝血酶1 000~8 000 U(稀释成20~50 mL液体),5%孟氏溶液 20~40 mL。也可局部注射硬化剂,5%鱼肝油酸钠 0.5~1.0 mL,血管旁注射后喷洒凝血酶 4 000 U(稀释成 5 mL液体)。对于各种原因所致的大出血,除非患者并有凝血机制障碍,否则通常情况下目前临床上并不主张常规使用止血剂。中药三七粉、云南白药等可考虑试用。

(二)补充血容量

根据休克严重程度、失血情况,粗略估计需输入的全血量与扩容量。低血容量休克时补充液体刻不容缓,输液速度应快到足以迅速补充丢失的液体量,以求尽快改善组织灌注。临床工作中,常做深静脉置管,如颈内静脉或锁骨下静脉置管,甚至肺动脉置管,这些有效静脉通路的建立对保障液体的输入是相当重要的。

1.输血及输注血制品

对失血性休克者立即验血型配同型血备用。输血及输注血制品广泛应用于低血容量休克的治疗中。应引起注意的是,输血本身可以带来的一些不良反应,甚至严重并发症。失血性休克所丧失的主要成分是血液,但在补充血液、容量的同时,并非需要全部补充血细胞成分,也应考虑到凝血因子的补充。

(1)目前,临床上大家共识的输血指征为血红蛋白≤70 g/L。对于有活动性出血的患者、老年人以及有心肌梗死风险者,血红蛋白保持在较高水平更为合理。无活动性出血的患者每输注1 U(200 mL 全血)的红细胞其血红蛋白升高约10 g/L,血细胞比容升高约3%。

(2)若血小板计数<50×10⁹/L,或确定血小板功能低下,可考虑输注血小板。对大量输血后并发凝血异常的患者联合输注血小板和冷沉淀可显著改善和达到止血效果。

(3)对于酸中毒和低体温纠正后凝血功能仍难以纠正的失血性休克患者,应积极改善其凝血功能,在输注红细胞的同时应注意使用新鲜冰冻血浆以补充纤维蛋白原和凝血因子的不足。

(4)冷沉淀内含凝血因子V、Ⅷ、Ⅻ、纤维蛋白原等物质,对肝硬化食管静脉曲张、特定凝血因子缺乏所致的出血性疾病尤其适用。对大量输血后并发凝血异常的患者及时输注冷沉淀可提高血循环中凝血因子,以及纤维蛋白原等凝血物质的含量,缩短凝血时间、纠正凝血异常。

(5)极重度出血性休克,必要时应动脉输血,其优点是:避免快速静脉输血所致的右心前负荷过重和肺循环负荷过重;直接增加体循环有效血容量,提升主动脉弓血压,并能迅速改善心脏冠状动脉、脑和延髓生命中枢的供血;通过动脉逆行加压灌注,兴奋动脉内压力和化学感受器,能反射性调整血液循环。由于动脉内输血操作较复杂,且需严格无菌操作,故仅适用于重度和极重度休克患者。

2.输注晶体溶液

(1)常用的是生理盐水和乳酸林格液等张平衡盐溶液。①生理盐水的特点是等渗但含氯高,大量输注可引起高氯性代谢性酸中毒。②乳酸林格液的特点在于电解质组成接近生理,含有少量的乳酸。一般情况下,其所含乳酸可在肝脏迅速代谢,大量输注乳酸林格液应该考虑到其对血乳酸水平的影响。③输注的晶体溶液中,约有1/4 存留在血管内,其余 3/4 则分布于血管外间隙。晶体溶液这种再分布现象可以引起血浆蛋白的稀释,以及胶体渗透压的下降,同时出现组织水肿。因此,若以大量晶体溶液纠正低血容量休克患者时,这方面的不良反应应引起注意。

(2)高张盐溶液的钠含量通常为 400~2 400 mmol/L。制剂包括有高渗盐右旋糖酐注射液(HSD 7.5%氯化钠+6%dextran70)、高渗盐注射液(HS 7.5%、5%或 3.5%氯化钠)及 11.2%乳酸钠高张溶液等,以前两者多见。迄今为止,仍没有足够循证医学证据证明输注高张盐溶液更有利于低血容量休克的纠正。而且,高张盐溶液可以引起医源性高渗状态及高钠血症,严重时可导致脱髓鞘病变。

3.输注胶体溶液

在纠正低血容量休克中常用的胶体液主要有羟乙基淀粉和清蛋白。①羟乙基淀粉（HES）是人工合成的胶体溶液，常用 6% 的 HES 氯化钠溶液，其渗透压约为 773.4 kPa（300 mmol/L），输注 1 L HES 能够使循环容量增加 700～1 000 mL。使用时应注意对肾功能、凝血机制的影响，以及可能发生的变态反应，这些不良反应与剂量有一定的相关性。②清蛋白作为天然胶体，构成正常血浆胶体渗透压的 75%～80%，是维持正常容量与胶体渗透压的主要成分，因此人血清蛋白制剂常被选择用于休克的治疗。③右旋糖酐也用于低血容量休克的扩容治疗。

4.容量负荷试验

临床工作中，常遇到血压低、心率快、周围组织灌注不足的患者，分不清到底是心功能不全抑或血容量不足或休克状态，此时可进行容量负荷试验。经典的容量负荷试验的具体做法有以下几种：①在 10 分钟之内快速输注 50～200 mL 生理盐水，观察患者心率、血压、周围灌注和尿量的改变，注意肺部湿啰音、哮鸣音的变化；②如果有条件测量 CVP 和（或）肺毛细血管楔压（PAWP），则可在快速输注生理盐水前后测量其变化值，也有助于鉴别；③快速输液后若病情改善则为容量不足，反之则为心功能不全，前者应继续补液，后者则应控制输液速度。对低血容量休克的患者，若其血流动力学状态不稳定时也应实施该项试验，以达到既可以快速纠正已存在的容量缺失，又尽量减少容量过度负荷的风险和可能的心血管不良反应的目的。

（三）血管活性药物的应用

若血容量基本纠正，又无继续出血，收缩压仍<10.7 kPa（80 mmHg），或者输液尚未开始却已有严重低血压的患者，可酌情使用血管收缩剂与正性肌力药物，使血压维持在 12.0～13.3 kPa（90～100 mmHg）为好。多巴胺剂量用至 5 μg/（kg·min）时可增强心肌收缩力，低于该剂量时有扩血管和利尿作用，剂量>10 μg/（kg·min）时有升血压作用。去甲肾上腺素剂量 0.2～2.0 μg/（kg·min）、肾上腺素或去氧肾上腺素仅用于难治性休克。如果有心功能不全或纠正低血容量休克后仍有低心排血量，可使用多巴酚丁胺，剂量 2～5 μg/（kg·min）。此外，保温，防治酸中毒、氧自由基对细胞和亚细胞的损伤作用，保护胃肠黏膜减少细菌和毒素易位，防治急性肾衰竭，保护其他重要脏器功能，以及对症治疗均不容忽视。

（李　莹）

第四节　感染中毒性休克

感染中毒性休克是最常见的内科休克类型，任何年龄均可罹患，治疗较为困难。这是由于原发感染可能不易彻底清除，且由其引起的损害累及多个重要器官，致使病情往往极为复杂，给治疗带来一定的困难。

一、发病机制

关于感染性休克的发病机制，20 世纪 60 年代之前作者们认为血管扩张致血压下降是休克发病的主要环节。当时认为，治疗休克最好是用"升压药"，但效果不佳。

1961 年钱潮发现中毒型菌痢休克患者眼底血管痉挛性改变。继而祝寿河创造性地提出微循环疾病的理论,并提出微循环小动脉痉挛是感染性休克的原因。

后反复证明微循环痉挛是休克发生和发展的主要因素。在重度感染时致病因子的作用下,体内儿茶酚胺浓度升高,通过兴奋受体的作用引起微循环痉挛,导致微循环灌注不足,组织缺血、缺氧,并有动-静脉短路形成,加以毛细血管通透性增加,液体渗出,致使微循环内血黏度增加、血流缓慢、血液淤滞,红细胞聚集于微循环内。最后导致回心血量减少,心排血量降低,血压下降。近年国外作者又认为,感染性休克主要是由于某一感染灶的微生物及其代谢产物进入血液循环所致。休克如进一步发展,则周围血管功能障碍连同心肌抑制,可造成 50% 病死率。死亡原因为难治性低血压和(或)多器官功能衰竭。

二、诊断

(一)病史

患者有局部化脓性感染灶(疖、痈、脓皮症、脓肿等)或胆管、泌尿道、肠道感染史。

(二)临床表现特点

1.症状

急性起病,以恶寒或寒战、高热起病,伴急性病容、消化障碍、神经精神症状等。年老体弱者发热可不高。

2.体征

呼吸急促,脉搏细弱,血压下降甚至测不出等。

(三)实验室检查特点

外周血白细胞高度增多(革兰氏阴性杆菌感染可正常或减少),伴分类中性粒细胞增多且核左移,中毒颗粒出现。血、痰、尿、粪、脑脊液,化脓性病灶等检出病原菌。

(四)诊断要点

(1)临床上有明确的感染灶。

(2)有全身炎症反应综合征(SIRS)的存在。

(3)收缩压低于 12.0 kPa(90 mmHg)或较原基础血压下降的幅度超过 5.3 kPa(40 mmHg)至少 1 小时,或血压需依赖输液或药物维持。

(4)有组织灌注不足的表现,如少尿(<30 mL/h)超过 1 小时,或有急性神志障碍。

(5)血培养常发现有致病性微生物生长。

三、治疗

(一)一般治疗

控制感染,进行病因治疗。

(二)补充血容量

如患者无心功能不全,快速输入有效血容量是首要的措施。首批输入 1 000 mL,于 1 小时内输完最理想。有作者主张开始时应用 2 条静脉,双管齐下。一条快速输入右旋糖酐 40～500 mL,这是一种胶体液,又有疏通微循环的作用。一条输入平衡盐液 500 mL,继后输注 5% 碳酸氢钠 250～300 mL。可用 pH 试纸检测尿液 pH,如 pH 小于 6 示有代谢性酸中毒存在。

首批输液后至休克恢复与稳定,在合理治疗下需 6～10 小时。此时可用 1∶1 的平衡盐液与 10% 葡萄糖液输注。普通病例有中度发热时,每天输液 1 500 mL(如 5% 葡萄糖氯化钠液、10%

葡萄糖液、右旋糖酐-40各500 mL），另加5％碳酸氢钠250～300 mL、钾盐1 g（酌情应用）、50％葡萄糖液50 mL作为基数，每天实际剂量可按病情适当调整。如患者有心功能不全或亚临床型心功能不全，则宜作CVP测定，甚至PCWP测定指导补液，并同时注射速效洋地黄制剂，方策安全。

补液疗程中注意观察和纪录每天（甚至每小时）尿量，定时复测血浆CO_2结合力、血清电解质等以指导用药。

（三）血管扩张药的应用

血管扩张药必须在扩容、纠酸的基础上应用。

在休克早期，如患者血压不太低，皮肤尚温暖、无明显苍白（此即高排低阻型或称温暖型休克），静脉滴注低浓度血管收缩药，如间羟胺，往往取得较好疗效。当患者处于明显的微血管痉挛状态时（即低排高阻型或寒冷型休克），则必须应用血管扩张药。

当输液和静脉滴注血管扩张剂，患者血压回升、面色转红、口渴感解除、尿量超过30～40 mL/h时，可认为已达到理想的疗效。

血管扩张药品种很多。应用于感染性休克的血管扩张药有肾上腺能阻滞剂与莨菪类药物两类。前者以酚妥拉明最有代表性，后者以山莨菪碱（654-2）最有代表性，得到国内专家的推荐。

1.酚妥拉明

制剂为无色透明液体，水溶性好，无臭，味苦，为α受体阻滞剂，药理作用以扩张小动脉为主，也能轻度扩张小静脉。近年研究认为，此药对β受体也有轻度兴奋作用，可增加心肌收缩力，加强扩血管作用，明显降低心脏后负荷，而不增加心肌耗氧量，并具有一定的抗心律失常作用。但缺点是能增加心率。

此药排泄迅速，给药后2分钟起效，维持时间短暂。停药30分钟后作用消失，由肾脏排出。

用法：抗感染性休克时酚妥拉明通常采用静脉滴注法给药。以10 mg稀释于5％葡萄糖液100 mL的比例，开始时用0.1 mg/min（即1 mL/min）的速度静脉滴注，逐渐增加剂量，最高可达2 mg/min，同时严密监测血压、心率，调整静脉滴注速度，务求取得满意的疗效。不良反应：鼻塞、眩晕、虚弱、恶心、呕吐、腹泻、血压下降、心动过速等。需按情况在扩容基础上调整静脉滴注给药速度。肾功能减退者慎用。

2.山莨菪碱

根据休克时微循环痉挛的理论，救治中毒性休克需用血管扩张药。莨菪类药物是最常用的一族。其中，山莨菪碱近年又特别受到重视，国内临床实践经验屡有介绍，业已成为常用的微循环疏通剂和细胞膜保护剂。

山莨菪碱是胆碱能受体阻滞剂，有报道其抗休克机制是抗介质，如抗乙酰胆碱、儿茶酚胺、5-羟色胺。山莨菪碱又能直接松弛血管痉挛，兴奋中枢神经，抑制腺体分泌，且其散瞳作用较阿托品弱，无蓄积作用，半减期为40分钟，毒性低，故为相当适用的血管扩张剂。近年国内还有作者报道，山莨菪碱有清除氧自由基的作用，从而有助于防治再灌注损伤。

山莨菪碱的一般用量，因休克程度不同、并发症不同、病程早晚、个体情况而有差异。早期休克用量小，中、晚期休克用量大。一般由10～20 mg静脉注射开始，每隔5～30分钟逐渐加大，可达每次40 mg左右，直至血压回升、面色潮红、四肢转暖，可减量维持。作者又提到感染性休克时应用山莨菪碱治疗6小时仍未显效，宜联用其他血管活性药物。

山莨菪碱治疗的禁忌证：①过高热（39 ℃以上），但在降温后仍可应用；②烦躁不安或抽搐，用镇静剂控制后仍可应用;③血容量不足,需在补足有效血容量的基础上使用;④青光眼,前列腺肥大。

（四）抗生素的应用

感染中毒性休克是严重的临床情况,必须及时应用足量的有效抗生素治疗,务求一矢中的。抗生素的选择,原则上以细菌培养和药敏试验结果为依据。但在未取得这些检查的阳性结果之前,可根据患者原发感染灶与其临床表现来估计。例如患者有化脓性感染灶如疖、痈、脓皮症、脓肿时,金黄色葡萄球菌(简称"金葡菌")感染值得首先考虑,特别是曾有挤压疖疮的病史者。又如患者原先有胆管、泌尿道或肠道感染,则革兰氏阴性细菌感染应首先考虑。一旦有了药敏结果,重新调整有效的抗生素。

抗生素的应用必须尽早、足量和足够的疗程,最少用至 7 天,或用至退热后 3～5 天才考虑停药,以免死灰复燃,或产生耐药菌株,致抗休克治疗失败。有时需商请外科协助清除感染灶。抗生素治疗如用至4～5 天仍未显效,需调整或与其他抗生素联合治疗。抗生素疗程长而未见预期疗效或病情再度恶化者,需考虑并发真菌感染。

目前常用于抗感染性休克的抗生素有如下几类。

1.青霉素类

(1)青霉素:青霉素对大多数革兰氏阳性球菌、杆菌,革兰氏阴性球菌,均有强大的杀菌作用,但对革兰氏阴性杆菌作用弱。目前,青霉素主要大剂量用于敏感的革兰氏阳性球菌感染,在感染性休克时超大剂量静脉滴注。金葡菌感染时应作药敏监测。大剂量青霉素静脉滴注,由于它是钠盐或钾盐,疗程中需定时检测血清钾、钠。感染性休克时最少用至 160～320 mg/d,分次静脉滴注。应用青霉素类抗生素前必须作皮内药敏试验。

(2)半合成青霉素。①苯唑西林(苯唑青霉素、新青霉素Ⅱ):本品对耐药性金葡菌疗效好。感染性休克时静脉滴注(4～6 g/d)。有医院应用苯唑西林与卡那霉素联合治疗耐药金葡菌败血症,取得佳良疗效。②乙氧萘青霉素(新青霉素Ⅲ):对耐药性金葡菌疗效好,对肺炎双球菌与溶血性链球菌作用较苯唑西林佳。对革兰氏阴性菌的抗菌力弱。感染性休克时用 4～6 g/d,分次静脉滴注。③氨苄西林:主要用于伤寒、副伤寒、革兰氏阴性杆菌败血症等。感染性休克由革兰氏阴性杆菌引起者,常与卡那霉素(或庆大霉素)联合应用,起增强疗效的作用。成人用量为 3～6 g/d,分次静脉滴注或肌内注射。④羧苄西林:治疗铜绿假单胞菌(又称绿脓杆菌)败血症,成人10～20 g/d,静脉滴注或静脉注射。或与庆大霉素联合治疗铜绿假单胞菌败血症。

(3)青霉素类与β内酰胺酶抑制剂的复合制剂:①阿莫西林-克拉维酸(安美汀):用于耐药菌引起的上呼吸道、下呼吸道感染,皮肤软组织感染,术后感染和泌尿道感染等。成人每次 1 片(375 mg),每天3 次;严重感染时每次 2 片,每天 3 次;②氨苄西林-舒巴坦:对大部分革兰氏阳性菌、革兰氏阴性菌及厌氧菌有抗菌作用。成人每天 1.5～12 g,分 3 次静脉注射,或每天 2～4 次,口服。

2.头孢菌素类

本类抗生素具有抗菌谱广、杀菌力强、对胃酸及β内酰胺酶稳定、变态反应少(与青霉素仅有部分交叉过敏现象)等优点。现已应用至第四代产品,各有优点。本类抗生素已广泛用于抗感染性休克的治疗。疗程中需反复监测肾功能。

(1)第一代头孢菌素。本组抗生素特点为:①对革兰氏阳性菌的抗菌力较第二、三代强,故主要用于耐药金葡菌感染,而对革兰氏阴性菌作用差;②对肾脏有一定毒性,且较第二、三代严重。

具体如下：①头孢噻吩（头孢菌素Ⅰ），严重感染时 2～4 g/d，分次静脉滴注。②头孢噻啶（头孢菌素Ⅱ），成人每次 0.5～1.0 g，每天 2～3 次，肌内注射。每天量不超过 4 g。③头孢唑啉（头孢菌素Ⅴ），成人 2～4 g/d，肌内注射或静脉滴注。④头孢拉定（头孢菌素Ⅵ）：成人 2～4 g/d，感染性休克时静脉滴注，每天用量不超过 8 g。

（2）第二代头孢菌素。本组抗生素的特点有：①对革兰氏阳性菌作用与第一代相仿或略差，对多数革兰氏阴性菌作用明显增强，常主要用于大肠埃希菌属感染，部分对厌氧菌有高效；②肾毒性较小。

头孢孟多：治疗重症感染，成人用至 8～12 g/d，静脉注射或静脉滴注；头孢呋辛：治疗重症感染，成人用 4.5～8 g/d，分次静脉注射或静脉滴注。

（3）第三代头孢菌素。本组抗生素特点有：①对革兰氏阳性菌有相当抗菌作用，但不及第一、二代；②对革兰氏阴性菌包括肠杆菌、铜绿假单胞菌及厌氧菌如脆弱类杆菌有较强的作用；③其血浆半减期较长，有一定量渗入脑脊液中；④对肾脏基本无毒性。

目前较常用于重度感染的品种有以下几种：①头孢他啶（头孢噻甲羧肟）。临床用于单种的敏感细菌感染，以及 2 种或 2 种以上的混合细菌感染。成人用量 1.5～6 g/d，分次肌内注射（加 1％利多卡因 0.5 mL）。重症感染时分次静脉注射或快速静脉滴注。不良反应：可有静脉炎或血栓性静脉炎，偶见一过性白细胞减少、中性粒细胞减少、血小板减少。不宜与肾毒性药物联用。慎用于肾功能较差者。②头孢噻肟。对肠杆菌活性甚强，流感嗜血杆菌、淋病奈瑟菌对本品高度敏感。成人 4～6 g/d，分 2 次肌内注射或静脉滴注。③头孢曲松（罗氏芬）。抗菌谱与头孢噻肟相似或稍优。成人 1 g/d，每天 1 次，深部肌内注射或静脉滴注。

3.氨基糖苷类

本类抗生素对革兰氏阴性菌有强大的抗菌作用，且在碱性环境中作用增强。其中卡那霉素、庆大霉素、妥布霉素、阿米卡星（丁胺卡那霉素）等对各种需氧革兰氏阴性杆菌如大肠埃希菌、克雷菌属、肠杆菌属、变形杆菌等具有高度抗菌作用。此外，它对沙门菌、产碱杆菌属、痢疾杆菌等也有抗菌作用。但铜绿假单胞菌只对庆大霉素、阿米卡星、妥布霉素敏感。金葡菌包括耐药菌株对卡那霉素甚敏感。厌氧菌对本类抗生素不敏感。

应用本类抗生素时需注意：①老年人革兰氏阴性菌感染，宜首先应用头孢菌素或广谱青霉素（如氨苄西林）；②休克时肾血流量减少，剂量不要过大，还要注意定期复查肾功能；③尿路感染时应碱化尿液；④与呋塞米（速尿）、依他尼酸（利尿酸）、甘露醇等联用时能增强其耳毒性。

感染性休克时常用的本类抗生素有以下几种。

（1）硫酸庆大霉素：成人 16 万～24 万 U/d，分次肌内注射或静脉滴注。忌与青霉素类混合静脉滴注。本品与半合成青霉素联用可提高抗菌疗效（如对大肠埃希菌、肺炎杆菌、铜绿假单胞菌）。

（2）硫酸卡那霉素：成人 1.0～1.5 g/d，分 2～3 次肌内注射或静脉滴注。疗程一般不超过 10～14 天。

（3）硫酸妥布霉素：成人每天 1.5 mg/kg，每 8 小时 1 次，分 3 次肌内注射或静脉注射。总量每天不超过 5 mg/kg。疗程一般不超过 10～14 天。

（4）阿米卡星：目前主要用于治疗对其他氨基糖苷类耐药的尿路、肺部感染，以及铜绿假单胞菌、变形杆菌败血症。成人 1.0～1.5 g/d，分 2～3 次肌内注射。

4.大环内酯类

红霉素:本品主要用于治疗耐青霉素的金葡菌感染和青霉素过敏者的金葡菌感染。优点是无变态反应,又无肾毒性。但金葡菌对红霉素易产生耐药性,静脉滴注又可引起静脉炎或血栓性静脉炎。故自从头孢菌素问世以来,红霉素已大为减色,目前较少应用。红霉素常规剂量为 1.2～2.4 g/d,稀释于 5% 葡萄糖液中静脉滴注。

红霉素与庆大霉素联用时,尚未见有变态反应,故对药物有高度变态反应者,罹患病原待查的细菌感染时,联用两者可认为是相当安全的。

5.万古霉素

仅用于严重革兰氏阳性菌感染。成人每天 1～2 g,分 2～3 次静脉滴注。

6.抗生素应用的一些问题

抗生素种类虽多,但正如上述,其应用原则应根据培养菌株的药敏性。在未取得药敏试验结果时,一般暂按个人临床经验而选用。临床上,肺部感染、化脓性感染常为革兰氏阳性菌引起,泌尿道、胆管、肠道感染常为革兰氏阴性菌引起,据此有利于抗生素的选择。

感染中毒性休克的主要元凶是细菌性败血症,故必须有的放矢以控制之,表 6-2 可供参考。

表 6-2　各类型败血症的抗生素应用

感染原	首选抗生素	替换的抗生素
金葡菌(敏感株)	青霉素	头孢菌素类
金葡菌(耐青霉素 G 株)	苯唑西林	头孢菌素类、红霉素、利福平
溶血性链球菌	青霉素	头孢菌素类、红霉素
肠球菌	青霉素＋庆大霉素	氨苄西林＋氨基糖苷类
脑膜炎双球菌	青霉素	氯霉素、红霉素
大肠埃希菌	庆大霉素或卡那霉素	头孢菌素类、氨苄西林
变形杆菌	庆大霉素或卡那霉素	羧苄西林、氨苄西林
产气杆菌	庆大霉素或卡那霉素	同上
铜绿假单胞菌	庆大霉素或妥布霉素	羧苄西林、阿米卡星

抗生素治疗一般用至热退后 3～5 天,此时剂量可以酌减,可期待满意的疗效。

感染性休克患者由于细菌及其代谢产物的作用,常伴有不同程度的肾功能损害。当肾功能减退时,经肾排出的抗生素半减期延长,致血中浓度增高。故合理应用抗生素(特别是氨基糖苷类)抗感染性休克时,必须定期检测肾功能,并据此以调节或停用这些抗生素。表 6-3 可供参考。

联合应用抗生素有利有弊。其弊端为不良反应增多,较易发生双重感染,且耐药菌株也更为增多,因此只在重症感染时才考虑应用。甚至如耐药金葡菌败血症时,可单独应用第一代头孢菌素。铜绿假单胞菌败血症时可以单独应用羧苄西林。可是,青霉素类、头孢菌素类是繁殖期杀菌药,而氨基糖苷类是静止期杀菌药,两者联用效果增强,故对严重感染时联合应用也是合理的。例如,对耐药金葡菌败血症,常以苯唑西林与卡那霉素联合应用;对严重肠道革兰氏阴性杆菌败血症,也有用氨苄西林与卡那霉素(或庆大霉素)联合应用。此外,对原因未明的重症细菌感染与混合性细菌感染,也常联合应用两种抗生素。

（五）并发症的防治

感染性休克的并发症往往相当危险,且常为死亡的原因,对其必须防治。一般有代谢性酸中毒、ARDS、急性心力衰竭、急性肾衰竭、DIC、多器官衰竭等,请详见有关章节。至于有外科情况者,还应商请外科协助解决。

表 6-3　一些抗生素半减期及肾功能不全患者用药间隔时间

抗生素	半减期(h)		用药间隔时间(h)			
	正常人	严重肾功能不全者	＞80*	50～80*	10～50*	＜10*
青霉素 G	0.65	7～10	6	8	8	12
苯唑西林	0.4	2	4～6	6	6	8
氟氯苯唑西林	0.75	8	6	8	8	12
氨苄西林	1.0	8.5	6	8	12	24
羧苄西林	1.0	15	6	8	12	24
头孢噻吩	0.65	3～18	4～6	6	6	8
头孢唑啉	1.5	5～20	6	8	12	24～48
头孢氨苄	1	30	6	6	8	24～48
庆大霉素	2	60	8	12	18～24	48
卡那霉素	2～3	72～96	8	24	24～72	72～96
阿米卡星	2.3	72～96	8	24	24～72	72～96
多黏菌素	2	24～36	8	24	36～60	60～92
万古霉素	6	216	12	72	240	240
红霉素	2	5～8	6	6	6	6

注：＊指肌酐廓清率(mL/min)

（李　莹）

第五节　神经源性休克

神经源性休克是指在创伤、剧烈疼痛等强烈神经的刺激下,引起某些血管活性物质(如缓激肽、5-羟色胺等)释放增加,导致周围血管扩张、微循环淤血、全身有效循环血容量突然减少而引起的休克。

一、病因和发病机制

（一）病因

1.严重创伤、剧烈疼痛刺激

如胸腹腔或心包穿刺时,周围血管扩张,大量血液淤积于扩张的微循环血管内,反射性的血管舒缩中枢被抑制,导致有效血容量突然减少而引起休克。

2.药物应用

许多药物可破坏循环反射功能而引起低血压休克如氯丙嗪、降血压药物(神经节阻滞剂、肾上腺素能神经元阻滞剂和肾上腺受体拮抗剂等)。

3.麻醉意外、腔镜检查等

麻醉药物(包括全麻、腰麻、硬膜外麻醉),均可阻断自主神经,使周围血管扩张,血液淤积,发生低血压休克。尤其当患者已有循环功能不足因素存在时,应用上述药物更易出现低血压。

(二)发病机制

强烈的神经刺激,如创伤、剧烈疼痛等引起某些血管活性物质(如缓激肽、5-羟色胺等)释放增加,导致周围血管扩张,微循环淤血,有效循环血容量突然减少而引起的休克。此类休克也常发生在脑损伤或缺血、深度麻醉、脊髓高位麻醉或脊髓损伤交感神经传出通路被阻断时。在正常情况下,血管运动中枢不断发出冲动,传出的交感缩血管纤维到达全身小血管,维持血管一定的张力。当血管运动中枢发生抑制或传出的缩血管纤维被阻断时,小血管张力丧失,血管扩张,外周阻力降低,大量血液聚集在血管床,回心血量减少,血压下降,出现休克。这种休克发生常极为迅速,具有很快逆转的倾向,大多数情况下不发生危及生命的、持续严重的组织灌流不足。

二、诊断

在正常状态下,周围血管接受神经系统血管舒缩中枢的调节,维持一定的紧张度,而保证全身的血液供应。在强烈的神经刺激,如创伤、剧烈疼痛等时,可引起反射性血管舒缩中枢抑制,导致周围血管扩张,血液大量淤积于扩张的微循环血管内,有效循环血容量突然减少而引起休克。

(一)临床表现

1.循环衰竭症状

如心悸、面色苍白、出汗、脉速而弱、四肢厥冷、血压下降与休克等。

2.神经系统症状

如头晕、乏力、眼花、神志淡漠或烦躁不安、大小便失禁、抽搐、昏迷等。

3.其他症状

如恶心、呕吐、四肢湿冷、黏膜苍白或发绀等。

(二)辅助检查

同过敏性休克一样,神经源性休克的诊断一般不需影像学检查等辅助检查。除常规心电图检查外,CT 或 MRI 检查可以明确脑部或脊髓损伤;有创血压和中心静脉压监测可以明确休克的严重程度。辅助检查主要用于评估反应的严重程度或在诊断不详时用于支持诊断或鉴别诊断。

(三)诊断注意事项

(1)正如上述,神经源性休克常发生于强烈的神经刺激时。因此,在临床上存在强烈的神经刺激如剧痛、各种穿刺时,出现上述临床表现,又难以用原发病解释时,就应马上考虑到神经源性休克的可能。

(2)神经源性休克的诊断主要依赖于 2 点。①病史:有引起神经源性休克的病因,如剧烈疼痛与精神创伤、药物（麻醉药、安眠药）、麻醉（脊髓、腰麻、硬膜外麻）、穿刺（脑室、胸腔、心包、腹腔）等。②有休克的临床表现。

（3）神经源性休克在诊断时应排除其他类型休克，注意与两种情况相鉴别。①迷走血管性昏厥：多发生在注射后，尤其患者有发热、失水或低血糖倾向时。患者常呈面色苍白、恶心、出冷汗，继而可昏厥，有时被误诊为神经源性休克。迷走血管性昏厥经平卧后立即好转，血压虽低但脉搏缓慢。迷走血管性昏厥可用阿托品类药物治疗。②过敏性休克：与神经源性休克的区别主要有两点：一是有接触或使用变应原病史；二是存在与过敏相关的伴发表现：全身或局部荨麻疹或其他皮疹，伴喉头水肿并出现吸气性呼吸困难。

三、治疗

（一）一般处理

剧痛可给予吗啡、盐酸哌替啶等止痛；停用致休克药物（如巴比妥类、神经节阻滞降压药等）；脊髓损伤者，外科固定脊髓、骨折部位，以防进一步损伤。

（1）祛除病因：患者应保持安静，去枕平卧位，下肢抬高 15°～30°，使患者处于头低脚高的休克体位，以增加回心血量，增加脑部血供。如有意识丧失，应将头部置于侧位，抬起下颏，以防止舌根后坠堵塞气道。

（2）体位：使呼吸道畅通，充分供氧。应用鼻塞或面罩吸氧，保证患者各脏器充分的氧供。

（3）吸氧。

（4）对神志、心率、呼吸、血压和经皮血氧饱和度等生命体征进行密切监测。

（二）药物治疗

1.肾上腺素

肾上腺素是首选药物。立即肌内注射 0.1% 肾上腺素 0.3～0.5 mL，小儿每次 0.02～0.025 mL/kg。严重病例可以将肾上腺素稀释于 50% 葡萄糖液 40 mL 中静脉推注，也可用 1～2 mg 加入 5% 葡萄糖液 100～200 mL 中静脉滴注。迅速建立静脉通道，补充血容量，常用的晶体液为乳酸林格液、生理盐水、平衡盐液、5% 葡萄糖氯化钠溶液等，胶体液为低分子量右旋糖酐、中分子量羟乙基淀粉。一般先快速静脉滴注晶体液 500～1 000 mL，以后根据血压情况调整。

2.补充有效血容量

由于剧烈疼痛引起的休克需要应用镇痛药物，可用吗啡 5～10 mg 静脉注射或肌内注射，哌替啶（度冷丁）50～100 mg 肌内注射；情绪紧张患者应给予镇静药物如地西泮（安定）10 mg 肌内注射，或苯巴比妥钠 0.1～0.2 g 肌内注射。

3.应用镇痛、镇静药物

该药能改善微循环，提高机体的应激能力。可给予地塞米松 5～10 mg 静脉入壶或氢化可的松 200～300 mg 溶于 5% 葡萄糖液 500 mL 中静脉滴注。因严重支气管痉挛致呼吸困难者，可用氨茶碱 0.25 g 稀释入 25% 葡萄糖液 20～40 mL 中缓慢静脉推注。

4.糖皮质激素

经上述处理后血压仍低者，应给予缩血管药。一般常用多巴胺或间羟胺 20～60 mg 加入 100～200 mL 溶液中静脉滴注，维持收缩压在 10.7 kPa（80 mmHg）以上。待休克好转后，逐渐减量以致停用。

5.应用血管活性药物

根据导致患者神经源性休克的不同病因进行相应对症处理。例如,当进行胸腔、腹腔或心包穿刺引起休克时应立即停止穿刺。

（三）对因治疗

神经源性休克可并发脑水肿、心搏骤停或代谢性酸中毒等,应予以积极治疗。

（李　莹）

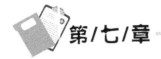

第七章

昏迷与猝死

第一节 昏 迷

昏迷是多种原因引起的大脑皮质处于严重而广泛抑制状态的病理过程。临床表现的特征包括意识丧失,运动、感觉、反射和自主神经功能障碍,给予任何刺激均不能将患者唤醒,但生命体征如呼吸、脉搏、心跳、血压和体温尚存在。昏迷是病情危重的信号,是常见危重急症,病死率高,临床医师如能迅速做出正确的诊断和及时的处理,患者往往可能转危为安。

一、发病原因

(一)中枢神经系统疾病

可见于中枢神经系统的局限性和弥漫性病变,如大脑半球、脑干和小脑病变均可引起昏迷,常见的有以下几点。

1.急性脑血管病

脑出血、蛛网膜下腔出血、硬膜下血肿、硬膜外血肿、脑桥出血、小脑出血、大面积脑梗死、脑干梗死、小脑梗死、高血压脑病等。

2.颅内占位性病变

各种脑肿瘤、脑干肿瘤、中枢神经系统白血病等。

(1)颅内感染:各种病毒性脑炎、乙型脑炎、森林脑炎、各种原因的脑膜炎、脑脓肿、脑干脓肿、重症脑囊虫病、脑血吸虫病等。

(2)脑外伤:脑震荡、脑挫裂伤、硬膜下血肿等。

(3)癫痫:全身性强直-阵挛性发作。

(二)系统性疾病

如肝性脑病、肺性脑病、尿毒症、糖尿病性昏迷、高渗高血糖性昏迷、低血糖昏迷、甲状腺危象、垂体性昏迷、黏液性水肿昏迷、低钠血症和 Addison 病危象等。

(三)感染中毒性脑病

如重症肺炎、细菌性痢疾、伤寒和败血病等。

（四）外源性中毒

如药物中毒、农药中毒、酒精中毒、化学品中毒和动植物毒素中毒等。

（五）物理和缺氧性损害

如中暑、触电、淹溺、一氧化碳（CO）中毒、休克、阿-斯综合征和高山性昏迷等。

二、病理生理

（一）解剖生理基础

意识是指人体对环境刺激产生相应的内容及行为的反应状态。正常意识包括两个组成部分："意识内容与行为"和"觉醒状态"。意识内容是指人的知觉、记忆、思维、情感、意向及意志等心理过程，是由大脑皮质高级神经活动产生的，属大脑皮质功能；觉醒状态是觉醒与睡眠周期性交替的大脑生理状态，属皮质下激活系统。两者关系极为密切，意识内容必须由大脑皮质高级神经活动正常和皮质下觉醒状态的觉醒激活系统和抑制系统的功能正常来维持，而大脑皮质高级神经功能的正常发挥，则是依赖于觉醒激活系统，即脑干上行网状激活系统的唤醒功能。如大脑皮质高级神经活动受到完全性抑制，致使意识内容完全丧失，而皮质下觉醒系统功能正常，则觉醒状态依然存在，谓之醒状昏迷。觉醒状态是觉醒与睡眠生理周期，如只有觉醒状态，而无大脑皮质高级神经活动，也就无明晰的意识内容。临床上将觉醒状态分为意识觉醒（皮质性觉醒）和无意识觉醒（皮质下觉醒）。意识觉醒是在大脑皮质与非特异性上行网状激活系统相互作用产生的；无意识觉醒是下丘脑生物钟在脑干上行网状激活系统作用所致。

1.意识觉醒（皮质觉醒）调节系统

意识觉醒主要是依靠上行投射系统来维系，人有清晰的意识内容和高度的机敏力。该系统包括特异性上行投射系统和非特异性上行投射系统两种。

（1）特异性上行投射系统：特异性上行投射系统主要包括：传导深感觉的内侧丘系、传导四肢浅感觉的脊髓丘脑系、传导听觉的外侧丘系、传导面部感觉的三叉神经丘系以及传导视觉和内脏感觉的传导束等，是全身躯体深浅感觉传导的总称。各传导束在脑干中有其特定的传导径路，并在途中发出侧支与脑干网状结构相联系，终止于丘脑及膝状体核等丘脑特异性核团，在此更换神经元后发出丘脑放射，经内囊后肢投射至大脑皮质中央后回，产生特定的感觉，并对大脑皮质有一定的激醒作用。仅有某些特异性上行投射系统传导束的病损对意识水平的影响很小，若特异性上行投射系统传导束受到严重损害，则意识水平会受到明显的影响。急性意识障碍状态是指急性弥漫性脑功能的丧失，其严重程度与脑组织损害范围大小有关。

意识浑浊：指醒觉程度减弱的一种状态。早期有过度兴奋，易激动，嗜睡，继而注意力减退，对外界刺激错误的判断；随着病情加重，可发展为急性或亚急性浑浊状态，对命令很难执行，并且对时间、地点及人物的定向认识障碍，记忆减退，不能重复、倒数数字及复述故事，整天嗜睡。脑耗氧量降低 20%。

谵妄：意识清晰度呈中度损害，表现为失定向，恐惧，激动，视幻觉，与周围失去接触，很难确定患者是否还有自我意识存在。虽有清醒期，但随时有精神错乱的可能。极度谵妄状态常起病急剧，持续时间不超过 4～7 天，错觉和幻觉可持续几周。谵妄主要见于神经系统中毒及代谢紊乱，如急性阿托品中毒，酒精-巴比妥的戒断症状、尿毒症、急性肝功能衰竭、脑炎。严重脑外伤者由意识丧失开始恢复时均可有谵妄表现。特异投射系统全部丧失功能，则会引起意识水平的下降。

（2）非特异性上行投射系统：由位于脑干结构中的上行网状激活系统和上行网状抑制系统组成。

网状结构的解剖特点：网状结构是指位于脑干中轴部境界清楚的灰质与白质以外的细胞体与纤维相互混杂分布的部分，因其由各种大小不等的神经元散在分布于纵横交错的纤维网中而被命名为脑干网状结构。脑干网状结构的核团主要如下所示。①中缝及其附近核：包括延髓中缝隐核、中缝苍白核、中缝大核、脑桥中缝核、中央上核、中缝背核及中央线形核；②内侧核群及中央核：包括延髓腹侧网状核和巨细胞网状核、脑桥尾侧网状核和脑桥嘴侧网状核、中脑楔形核、底楔形核和脑桥被盖核；③外侧核群：包括延髓外侧网状核和小细胞网状核、脑桥小细胞网状核。位于脑干中央网状结构中央部为"效应区"，约占脑干网状结构的2/3，是由大、中型神经元形成的几个核团，发出和接受大量的传入和传出神经纤维，其轴突直接参与上行网状激活系统，组成中央被盖束。在"效应区"的周边为"联络区"，多为小型神经元，呈弥散状分布，主要接受特异性上行投射系统途经脑干发出的侧支，而后发出较短的轴突终止于"效应区"。网状结构与特异性上行投射系统的区别有两点：一是网状结构在传导径路上需多次更换神经元，而特异性上行投射系统仅有三级神经元，因此，网状结构的神经传导速度较慢，且易被药物阻断；二是网状结构神经元之间由于傍性突触的联系使得它不能引起突触后有效放电，致使下一个神经元的电紧张变化或神经元的兴奋均不能维持正常水平，但对其他部位的神经兴奋起易化、抑制或募集等作用。脑干网状结构是通过非特异性上行投射系统对大脑皮质起作用的。

上行网状激活系统（ARAS）：包括上行激活性脑干网状结构、丘脑非特异性核团和紧张性激活的驱动结构。①上行激活性脑干网状结构：Plum（1972）曾提出在脑干背侧脑桥下1/3处以下的网状结构病损不发生昏迷，若在该水平以上两侧旁中央网状结构病损则发生昏迷。应用Ache染色上行网状激活系统研究发现，包括脑干网状结构效应区背侧部分细胞-网状巨细胞核、脑桥网状核和中脑网状核，约占效应区细胞总数的1/3。它们发出纤维上行组成上行网状激活系统，行程中在脑桥较分散，在中脑比较密集，于中央灰质和红核之间的被盖部分形成两个密集的纤维束，一是被盖中央腹侧束，投射至边缘系统再转投射至大脑皮质；一是被盖中央侧束投射至丘脑非特异核团。②丘脑非特异核团：包括丘脑的中央腹侧前核、中线核、内髓板等。以上丘脑非特异核团受到刺激后可引起两侧大脑皮质广泛的募集式反应，如用微电极刺激特异性丘脑核团（腹外侧核、腹后侧核、丘脑枕核和膝状体核等），只引起大脑皮质相应区的神经元一次放电。当刺激丘脑非特异核团时即使刺激强度再大也不会引起大脑皮质感觉区的神经元放电，若此时即刻再刺激以上丘脑特异性核团，则大脑皮质可出现连续多次放电。因此，丘脑非特异核团的活动虽然不引起大脑皮质的神经元放电，但它可以改变大脑皮质的兴奋状态，使其反应性增加，从而可以认为丘脑非特异核团的活动对于大脑皮质的兴奋性有极大的影响。③大脑皮质清醒状态的机制：当躯体接受外界各种适宜的刺激所产生的冲动，经脑干上行特异性投射系统传至大脑皮质的相应区域，此种传导在脑干行程中发出侧支到脑干网状结构联络区，该区再将冲动传至位于脑干网状结构效应区的上行网状激活系统，上行网状激活系统将冲动再向上传至丘脑非特异核团，丘脑非特异核团将冲动弥散的作用于大脑皮质，并对皮质的诱发电位产生易化作用，从而大脑皮质表现为清醒状态。大脑皮质如何能持续的保持清醒状态呢？大量实验证明其发生机制主要是依赖紧张性激活的驱动结构。④紧张性激活的驱动结构：在特异性上行投射系统的触发下，刺激中脑中央灰质核下丘脑后区，同时驱动上行网状激活系统，上行网状激活系统转而刺激中脑中央灰质和下丘脑后区，如此形成正反馈环路。在反馈环路周期循环的同时，经非异性上行投射系统对大脑皮质的诱发电位起着持续的易化作用。这就是维持大脑皮质持续清醒的机制。上行网状激活系统的任何环节受到破坏均可导致不同程度的意识障碍,严重者可出现昏迷。

上行网状抑制系统(ARIS):生理状态下大脑皮质神经元的兴奋在不断受到易化的同时,也不断受到抑制。大脑皮质的神经元兴奋与抑制是矛盾的统一,由大脑皮质神经元激活而伴随发生的主动抑制阻止了大脑皮质神经元过度兴奋而导致的疲劳,从而使大脑皮质的功能活动处于适宜的兴奋状态。ARIS位于脑桥网状结构的腹侧部,其范围在脑桥中部(三叉神经根水平)以下及延髓的低位脑干内。

2.皮质下觉醒调节系统

皮质下觉醒亦称无意识觉醒,主要包括下丘脑生物钟、脑干非特异性上行投射系统、下丘脑行为觉醒激活系统。人的觉醒和睡眠是一种生理周期,一般人是与环境的明亮与黑暗同步的,即白昼清醒夜晚睡眠。这是因为光亮与黑暗交替投射到视网膜诱导觉醒与睡眠的周期变化,此规律即为生物钟。视交叉的背侧有下丘脑内侧交叉上核,双眼视网膜发出的纤维有部分交叉到下丘脑内侧交叉上核,动物实验证明当下丘脑内侧交叉上核被破坏后,觉醒睡眠周期即消失。除以上结构外,脑干网状结构和下丘脑行为激活系统等均与觉醒睡眠有较密切的关系。

(二)病理生理

按照昏迷的解剖生理基础,意识内容是大脑皮质的功能,此称为皮质觉醒;觉醒-睡眠周期是皮质下(包括丘脑及脑干网状结构)功能,称皮质下觉醒。皮质觉醒与皮质下觉醒关系极为密切,如大脑皮质由于广泛且严重的病损可致意识内容丧失,但皮质下觉醒仍存在;但是如果皮质下觉醒病损(即觉醒-睡眠周期障碍),皮质觉醒(意识内容)也就不存在了。1972年Plum等提出导致昏迷的病理改变有幕上、幕下占位性病变和大脑皮质的代谢障碍三种情况。

1.幕上占位性病变幕

上结构主要为大脑半球,一般情况下大脑半球局灶性占位性病变不产生意识障碍或昏迷,只有两侧大脑半球广泛且发展迅速的病变才可造成不同程度的意识障碍或昏迷;而病损广泛但病情发展缓慢的疾病,如Alzheimer病,虽然两侧大脑半球对称性萎缩,却无意识障碍的临床表现。急性一侧大脑半球特别是优势半球的严重病变,如脑出血等可引起不同程度的意识障碍。大脑半球占位性病变生长发展,脑组织被挤压推移到天幕切迹处形成天幕切迹疝,从而压迫或阻断了深部丘脑及中脑的激活功能可引起昏迷。临床幕上占位性病变如大脑半球肿瘤、出血、血肿或极度水肿等均可引起小脑幕切迹疝,或称海马沟回疝(幕上颞叶海马沟回经小脑幕切迹疝入幕下),致使脑干缺氧、功能障碍、意识障碍。另外脑干因受压、移位、变形或扭曲和脑干本身的循环障碍,从而损伤或阻断非特异性上行投射系统的传导发生昏迷。有时因小脑幕切迹疝严重或持续时间较久,造成脑干网状结构完全性或不可逆性损害,即使占位性病变解除,颅内压已降低,患者可仍处于昏迷状态。

总之,只有两侧大脑半球广泛且发展迅速的病损,一侧大脑半球占位性病变直接侵入或破坏后腹内侧间脑,或充分增大到足以使间脑基底部位严重受压,或经幕切迹处疝出,从而破坏丘脑、中脑非特异性上行投射系统才能发生意识障碍或昏迷。

2.幕下占位性病变

动物实验及临床实践均证明如果占位性病变损害了丘脑后部、中脑和脑桥被盖网状结构(非特异性上行投射系统),可产生严重的意识障碍——昏迷。幕下占位性病变的早期或缓慢发生的枕骨大孔疝,一般不会影响觉醒激活系统,故不发生昏迷,但随着占位性病变的增大,终致小脑前叶、蚓状体上部被迫向上移位,形成所谓上行性天幕疝,压迫中脑网状结构而发生昏迷。又因延髓受压、淤血,水肿或出血,导致呼吸循环障碍,并引起继发性脑缺氧而昏迷;或随着延髓受压加剧,病变波及脑桥租中脑,致其内的 ARAS 受损而使昏迷加深。

3.脑代谢障碍

大脑的能量供应主要来源于葡萄糖氧化,脑组织储备糖原极少。当脑代谢率每分钟耗氧低于 2 mL 或血糖低于 1.7 mmol/L 均可发生昏迷,当血液 pH 下降到 7.0～6.95 时,可使突触传递受阻,脑干网状结构与大脑皮质的联系发生障碍而引起昏迷。高血糖、高血钠和失水,使血液渗透压升高到大于320 mmol/L时。脑细胞脱水而发生高渗性昏迷。相反,低血钠可使细胞内液量增加,发生水中毒、脑细胞水肿,也可引起昏迷。尿毒症时体内蓄积的某些毒素,对脑组织具有毒性作用。肝功能不良时血氨增高,可过多的消耗 α-酮戊二酸;高血氨又对参与三羧酸循环的异柠檬酸脱氢酶予以抑制;致三羧酸循环遭受严重影响,脑组织能量供应减少或不能,使脑组织代谢发生障碍而昏迷。

(三)神经递质的作用

神经递质系统在维持机体觉醒中具有重要作用,各种递质系统之间存在着错综复杂的相互拮抗和相互协同的关系。

1.儿茶酚胺类递质系统(CA)

脑内肾上腺素能(NE)及多巴胺能(DA)递质是维持觉醒的重要因素。1973 年 Jouvet 电毁损脑内一定的核,可使脑内 NE 降低,清醒时间缩短,并可出现昏迷样运动不能;毁损面积越大,脑 NE 含量越低,清醒时间也越短,当破坏 90% 时清醒状态几乎完全消失。若破坏中脑黑质或腹侧被盖部,脑内 DA 降低则动物表现为清醒行为和运动的丧失。

2.5-羟色胺(5-HT)能系统

在维持机体觉醒状态中,5-HT 与 CA 之间呈相互制约的关系。动物实验破坏脑蓝斑核前部或 NE 上行背束,使前脑的 NE 降低而 5-HT 代谢产物 5-羟吲哚乙酸(5-HIAA)明显增加,动物表现为清醒期缩短而呈现嗜睡状态。因而 NE 神经元活动的加强及 5-HT 神经元活动的降低都可使动物保持清醒。

3.乙酰胆碱(ACh)能系统

早在 1950 年已有学者提出胆碱能递质在觉醒中的作用。研究发现清醒时脑内 ACh 释放较睡眠时多。昏迷的人及动物中,给予胆碱能药物可引起觉醒行为及脑电图的改变。1970 年有学者将密胆碱注入猫脑池内,以抑制 Ach 的合成,以至于动物清醒时间减少。

此外,近 10 年来研究表明某些肽类物质对调节觉醒状态具有作用。分子量小于 500 的肽类物质 S 因子可使动物活动减少,觉醒缩短,而分子量500～1 000 的肽类物质 E 因子则使动物活动增加,觉醒延长。关于这些物质的来源及作用途径有待进一步研究。

三、临床特点

(一)昏迷程度的评定

临床上为了对昏迷的程度进行准确的评定,一般应用英国 Glasgow1974 年首创的昏迷量表进行评分。Glasgow 量表包括眼动、语言和运动三大项。1978 年加以修订,增加为 7 项 35 级,称为 Glasgow-Pittsberg 量表,见表 7-1 所示。

表 7-1 Glasgow-Pittsberg 量表

各项反应	分值
Ⅰ睁眼动作	
1.自动睁眼	4分
2.语言呼唤后睁眼	3分
3.疼痛刺激后睁眼	2分
4.疼痛刺激后无睁眼	1分
Ⅱ语言反应	
1.有定向力	5分
2.对话混乱	4分
3.不适当的用语	3分
4.不能理解语言	2分
5.无语言反应	1分
Ⅲ运动反应	
1.能按命令作肢体活动	6分
2.肢体对疼痛有局限反应	5分
3.肢体有屈曲逃避反应	4分
4.肢体有异常屈曲	3分
5.肢体伸直	2分
6.肢体无反应	1分
Ⅳ瞳孔对光反射	
1.正常	5分
2.迟钝	4分
3.两侧反应不同	3分
4.大小不等	2分
5.无反应	1分
Ⅴ脑干反射	
1.全部存在	5分
2.睫毛反射消失	4分
3.角膜反射消失	3分
4.头眼及前庭反射消失	2分
5.上述反射均消失	1分
Ⅵ抽搐	
1.无抽搐	5分
2.局限性抽搐	4分
3.阵发性大发作	3分
4.连续性大发作	2分
5.松弛状态	1分

续表

各项反应	分值
Ⅶ自主呼吸	
1.正常	5分
2.周期性	4分
3.中枢过度换气	3分
4.不规则/低换气	2分
5.无自主呼吸	1分

其总分为35分,最坏为7分,最好为35分

(二)分类

根据临床观察和体会,我们把意识障碍和昏迷根据意识障碍的程度,意识范围的大小,思维内容和脑干反射分成下述几类。

1.意识模糊

往往突然发生,意识轻度不清晰,表现为迷惘、茫然,为时短暂。醒后定向力、注意力、思维内容均无变化,但情感反应强烈,如哭泣、躁动等。常见于车祸引起的脑震荡或强烈的精神创伤后。

2.嗜睡状态

意识较不清晰,整天嗜睡,唤醒后定向力仍完整,意识范围不缩小,但注意力不集中,如不继续对答,又重新陷入睡眠状态。思维内容开始减少。常见于颅内压增高或器质性脑病的早期。

3.朦胧状态

意识不清晰,主要表现为意识范围的缩小。也就是说,患者可以感知较大范围的事物,但对其中的细节感知模糊,好像在黄昏时看物体,只能看到一个大致的轮廓。定向力常有障碍,思维内容也有变化,可出现片段的错觉、幻觉。情感变化多,可高亢,可深沉,也可缄默不语。此状态往往突然中止,醒后仅保留部分记忆。常见于癔症发作时。

4.混浊状态

混浊状态或称精神错乱状态,意识严重不清晰。定向力和自知力均差。思维凌乱,出现幻觉和被害妄想。神情紧张、不安、恐惧,有时尖叫。症状波动较大,时轻时重,持续时间也较长。可恶化成浅昏迷状态,也可减轻成嗜睡状态。常见于中毒性或代谢性脑病。

5.谵妄状态

意识严重不清晰。定向力差,自知力有时相对较好。注意力涣散。思维内容变化多,常有丰富的错幻觉,而以错视为主,常形象逼真,因此恐惧、外逃或伤人。急性谵妄状态多见于高热或中毒,如阿托品类药物中毒。慢性谵妄状态多见于酒精中毒。在美国,未达到昏迷的意识障碍常通称为谵妄状态,很少细分为混浊状态、精神错乱状态或谵妄状态等。

6.昏睡状态

意识严重不清晰。对外界刺激无任何主动反应,仅在疼痛刺激时才有防御反应。有时会发出含混不清的、无目的的喊叫。无任何思维内容。整天闭目似睡眠状。反射无变化,咳嗽、吞咽、喷嚏、角膜等脑干反射均存在。

7.昏迷状态

意识严重不清晰。对外界刺激无反应,疼痛刺激也不能引起防御反应。无思维内容。不喊

叫。吞咽和咳嗽反射迟钝。腱反射减弱,往往出现病理反射。

8.深昏迷状态

最严重的意识障碍。一切反射包括腱反射和脑干反射均消失。肌张力低下。有时病理反射也消失。个别患者出现去大脑或去皮质发作。

9.木僵状态

木僵状态指一种特殊的意识状态,患者意识不清楚,但整天整夜睁眼不闭、不食、不饮、不排尿、不解便、不睡眠,对外界刺激无反应。自主神经功能紊乱突出,如多汗、皮脂腺分泌旺盛、心跳不规则、呼吸紊乱、尿便潴留或失禁等。

(三)特殊意识障碍

除了上述几种意识障碍的类型外,还有些特殊的意识障碍,如动作不能性缄默和闭锁综合征等。而昏迷的分类则可细分为浅昏迷、中度昏迷、深昏迷和过度昏迷4类。

1.浅昏迷

浅昏迷又称半昏迷,患者对外界的一般刺激无反应,高声喊叫不能唤醒,但对强烈的痛觉刺激有反应,可见痛苦表情和躲避反射;并可见较少的无意识动作。生理反射如咳嗽、吞咽、角膜及瞳孔对光反射及腱反射仍存在,但浅反射如腹壁反射已消失。生命体征(呼吸、脉搏、血压等)无明显的异常改变。抑制水平达到皮质。

2.中度昏迷

中度昏迷对疼痛、声音、光线等刺激均无反应,对强烈疼痛刺激的防御反射和生理反射(咳嗽、吞咽、角膜、瞳孔对光反射等)均减弱;腱反射亢进,病理反射阳性。生命体征出现轻度的异常改变,如血压波动、呼吸及脉搏欠规律等。直肠膀胱功能也出现某种程度的功能障碍。抑制水平达到皮质下。

3.深昏迷

深昏迷对各种刺激包括强烈疼痛刺激均无反应,所有的生理反射均消失。生命体征出现明显异常的改变,如血压下降、呼吸不规则、全身肌张力低下松弛,大小便失禁,可能出现去脑强直状态。抑制水平达到脑干。

去脑强直又称去大脑综合征提示中脑红核与下丘脑结构的联系中断,患者意识障碍与去大脑皮质综合征相似,四肢强直性伸展。颈后仰呈角弓反张状为去脑强直的特殊表现。常伴有全身抽搐和呼吸不规则。若病情好转,可转化为去大脑皮质综合征,否则昏迷加深,四肢迟缓,则提示病变已波及脑桥以下,预后不良。

4.过度昏迷

过度昏迷又称脑死亡,多是由深昏迷发展而来。当大脑半球和脑干的病变发展为不可逆损害时,神经系统失去维持和调节基本生命功能的能力,自动呼吸停止,循环衰竭,体温低而不稳,患者处于濒死状态,需要依赖人工辅助呼吸和药物来维持呼吸、循环等生命功能。患者全身肌张力降低,眼球固定,瞳孔散大,对光反射消失。

判定死亡,即判定脑死亡,全脑功能不可逆的停止的根据应当是:各种有关检查的结果都一致表明,脑干和大脑两半球的功能已全部、永远地消失。根据近年研究,判定脑死亡的主要根据可大致归纳如下。

(1)不可逆昏迷和大脑无反应性:不可逆昏迷是不能逆转的意识丧失状态。所谓大脑无反应性是指深度昏迷的患者对施加的外界刺激不发生有目的的反应,不听从指挥,不自动地发声,在给予疼痛性刺激时也不反应发声。

（2）呼吸停止：无自动呼吸，表现为至少需要进行15分钟的人工呼吸后，仍无自动呼吸。

（3）瞳孔散大：是重要根据，但非绝对必需，有的患者可无瞳孔散大，但瞳孔固定（对光反应消失）是必有的。

（4）颅神经反射消失：包括瞳孔反射，角膜反射，视听反射，咳嗽反射，恶心反射，吞咽反射等的消失。

（5）脑电波消失：应当注意的是过量的中枢神经系统抑制药中毒和冬眠状态时，脑电波也处于零电位，但这种状态不一定是脑死亡的表现。

除此以外，零电位脑电图是表示脑死亡的重要根据之一。如果可能，再加用动脉造影等方法证明脑血液循环停止，则可进一步肯定脑死亡的诊断。至于确诊脑死亡所需的时间，一般认为上述5项检查结果持续存在24小时而无逆转倾向时，即可宣告脑死亡。近来也有人认为这些结果只需持续存在6小时就可发出死亡通知。而且，如果有一次脑血管造影证明脑血管灌流完全停止，就可以立刻宣告死亡。在没有条件做脑血管造影和脑电图，没有条件用人工呼吸机进行抢救时，一般就可以根据心跳和呼吸的永久性停止来诊断脑死亡，因为已经证明，心跳和呼吸的不可逆停止如不作抢救，很快就会导致全脑功能的永久性地丧失。脑死亡等新概念的提出，对于器官移植来说，有非常重要的实践意义。器官移植能否成功，长期效果是否良好，在很大程度上取决于移植器官从供者身上摘除时和摘除前一定时间内血液的灌流情况。从血液循环已经停止的供者，特别是血液循环停止以前有持续低血压的供者取下的器官的移植效果，一般要比摘除前仍有较好血液灌流的器官的效果为差。实践证明，已经确诊脑死亡借助人工呼吸在一定时间内维持着血液循环的患者（实际上是死者）是器官移植的良好供者，用他们的器官移植给适当的受者，可获得好效果。国外已有法律规定，只要医师确诊患者已经发生脑死亡，就可以取其器官进行移植。脑死亡概念的提出，使人们对复苏的概念也应做出新的考虑，因为一旦医师明确宣告脑死亡，复苏或复活就完全不能实现。复苏成功，必须表明机体尚未发生脑死亡。脑死亡概念的提出，使医师们能精确地判定死亡时间的发生，对于解决可能牵涉到的一些法律问题，也是有利的。

（四）醒状昏迷

醒状昏迷是指意识内容丧失而觉醒状态存在的一类特殊类型的意识障碍。临床表现双眼睑开闭自如，双眼球及肢体均可有无目的的活动，不能说话，对外界的刺激无反应。大脑皮质下的多数功能和自主神经功能保存或病损后已恢复。临床上常称此为假性昏迷，包括失外套综合征或称去大脑皮质状态、无动性缄默、持续自主状态和闭锁综合征。

1.去大脑皮质状态

该征的病因多是由于呼吸心搏骤停复苏后、一氧化碳中毒以及肝昏迷、低血糖昏迷等代谢性昏迷所致的脑广泛缺血性脑缺氧；严重的颅脑损伤、脑出血以及各种脑炎等均直接或间接引起脑广泛性缺血性脑缺氧。病理改变主要为大脑皮质广泛缺血缺氧，皮质细胞固缩、坏死、神经细胞轴突消失。

临床表现特点：患者呈睁眼昏迷或觉醒昏迷，即患者能睁闭双眼或凝视，可见无目的的眼球活动，其表现貌似清醒。因双侧大脑皮质广泛性病损导致意识内容丧失，表现为呼之不应，缺乏表情，思维、记忆、语言、情感等均有障碍，但是中脑和脑桥上行网状激活系统未被损害，患者仍保有觉醒睡眠周期。同时患者的丘脑功能尚好，可见无意识的自发性强哭强笑及对痛温觉刺激的原始反应，咀嚼和吞咽也是无意识的动作。瞳孔对光反射、角膜反射、掌颏反射均较活跃，双侧巴彬斯基征(Babinski)、吸吮反射及强握反射阳性。患者双上肢呈屈曲状,双下肢强直性伸直,四肢肌张力增高,深反射亢进。

2.无动性缄默

患者主要表现安静卧床缄默无语。但 Cairns 首先报告的病例偶尔表现耳语说出单词,患者虽然静卧于床上不动,四肢似乎是瘫痪,一般并无真正瘫痪,除非前额叶-边缘系统病损时,可出现单瘫或偏瘫等局灶体征,多数病例给予较强烈的疼痛刺激时,患者肢体出现躲避反应。四肢之所以不活动是因为意识障碍的缘故。一般肢体呈屈曲状、上肢较明显,如四肢均呈明显的屈曲,提示预后不良;肌张力增高,病理反射阳性。眼睑能睁开,眼球有追随动作及原始咀嚼活动。有的学者按照病损部位的不同将其分为两型:病变位于前额叶-边缘系统称无动性缄默型(AMS),临床特点是可有单瘫、偏瘫和抽搐发作等局灶性体征,有时出现体温高、脉搏快、心律不齐、呼吸频数或节律不齐,多汗等自主神经功能紊乱的表现。由于脑干上行网状激活系统未被破坏,故患者觉醒睡眠周期尚正常。觉醒时虽然能睁眼和眼球追随活动,但无意识内容,也无表情,常伴有二便失禁。病变位于中脑-间脑者称无动性缄默型,临床特点为出现眼球运动及瞳孔异常改变等中脑的病损的特征或出现不典型的去脑强直综合征。由于脑干网状激活系统受到不完全病损,觉醒睡眠周期有异常改变而出现过度睡眠。

3.持续自主状态

持续自主状态多见于心跳骤停引起的脑缺氧缺血性脑损伤、急性或严重的颅脑外伤、脑血管病和代谢性神经系统变性疾病等,这些原因可导致神经系统(包括大脑皮质、皮质下和脑干网状结构等)遭受不同程度的病损。临床表现与去大脑皮质状态、无动性缄默很相似。临床将自主状态持续1个月以内称为暂时性自主状态,多经及时合理的治疗与周密的护理可能获得一定程度的恢复;病情持续3个月者称为持续性自主状态,经治疗和护理恢复的机会较少;自主状态持续1年者称为永久性自主状态,多为不可逆。以上3种自主状态的划分对于治疗与护理有实际意义。由于丘脑和脑干仍保留部分及全部功能,患者可有较正常的觉醒与睡眠周期,但对自身和外界毫无感知,眼睑能睁开及双眼球无目的的活动,不能理解他人的语言,自己也不会说话,肢体随意运动完全丧失,大小便失禁。

4.闭锁综合征

闭锁综合征又称脑桥腹侧综合征、去传出状态、大脑延髓脊髓联系中断。病因多见于脑干基底动脉的梗阻或出血,亦可见于脑桥附近的损伤、脱髓鞘病变、炎症和肿瘤。因此,病变主要位于脑桥腹侧,致在该部位的皮质脊髓束和皮质延髓束受损,使大脑皮质与下位运动神经元的联系中断。临床特点是:一般多呈急性发病或先有暂时性脑缺血发作,然后突然四肢瘫痪、不能说话,貌似昏迷。患者虽然不能说话,但是听力正常能理解他人的语言,可以用睁眼闭眼来表达示意,所以患者实际上意识完全清醒,并无真正的昏迷,只是由于脑桥腹侧部病损使上运动神经元与下运动神经元联系中断,引起除睁闭双眼、眼球垂直运动和会聚外所有的随意运动功能完全丧失。患者的脑电图正常或轻度慢波性改变,也有助于与意识障碍的鉴别。患者一般无眼球的侧视运动,但是可有玩偶眼现象存在,瞳孔对光反射、会聚反射均存在。由于皮质脊髓束受损,导致后组脑神经功能完全丧失,患者表现为双侧软腭麻痹,不能发出声音更不能说话,张口、伸舌、吞咽等困难或完全不能,双侧肢体病理征阳性。脊髓丘脑束未被累及,皮肤感觉尚属正常存在。患者生活完全不能自理,需他人护理或照顾。

四、诊断与鉴别诊断

昏迷患者往往病情危重，需紧急救治。对接诊医师来说，当生命体征不稳定时，首先应急救，对症处理；然后根据问诊、体检和必要的辅助检查明确病因诊断，再做进一步的处理。

（一）病史

根据现病史和既往史对昏迷患者进行鉴别诊断。

1.现病史

（1）外伤史：见于脑震荡、脑挫裂伤、颅内血肿。

（2）中毒：药物、一氧化碳、酒精、有机磷农药。

（3）突然发病：脑血管意外、心肌梗死。

（4）发热在先：脑膜炎、脑炎、脑脓肿、脑型疟疾。

（5）前驱症状为剧烈头痛：蛛网膜下腔出血、脑出血、高血压脑病、脑膜炎。

（6）过去有类似病史：癫痫、脑栓塞、脑肿瘤（尤其是中线肿瘤）、低血糖（胰岛细胞瘤）、肝脑综合征、肺性脑病、心源性脑缺氧综合征、间脑病变（炎症、肿瘤、外伤）。

（7）伴有抽搐：癫痫、脑血管意外、脑血管畸形、脑肿瘤、脑脓肿、脑寄生虫病。

（8）原因不明：脑肿瘤（尤其是额叶肿瘤）、慢性硬膜下血肿、脱髓鞘疾病、精神病。

2.既往史

（1）外伤史：外伤后立即出现见于脑震荡、脑挫裂伤；外伤后有中间清醒期，见于硬膜外血肿；外伤后数天至数年后出现见于硬膜下血肿。

（2）高血压病史：可有高血压脑病，脑出血，脑缺血。

（3）糖尿病史：糖尿病性昏迷（高血糖昏迷和酮症酸中毒）、低血糖昏迷（注射胰岛素、服用抗糖尿病药物过量）。

（4）肾脏病史：尿毒症性昏迷、低盐综合征（使用利尿剂时）。

（5）心脏病史：心脑综合征、脑栓塞。

（6）肝脏病史：肝性脑病。

（7）慢性肺部疾病史：肺性脑病、二氧化碳麻醉（吸氧、使用镇静剂）。

（8）癌症病史：脑转移、癌性神经病。

（9）中耳、鼻部感染史：脑膜炎、脑炎、脑脓肿。

（10）内分泌病史：肾上腺功能不全危象、甲亢危象、嗜铬细胞瘤、垂体性昏迷。

（二）体格检查

1.一般检查

（1）血压和脉搏：血压降低者，应考虑有无心肌梗死、动脉瘤破裂、外伤后腹部内脏出血、肺梗死；颅内压增高伴有血压下降、脉搏增快者，可能发生脑疝，损害脑干，预后不良。

（2）体温：急性昏迷，于数小时内体温升高至 39 ℃的患者，应考虑脑干出血，特别是脑桥和脑干出血。预后不良。

（3）呼吸异常：一般表示病情严重。过度呼吸可在代谢性酸中毒、严重缺氧或脑功能障碍时出现；低肺泡性换气可能为二氧化碳麻醉等脑病；一般认为呼吸异常能提示神经系统功能障碍的水平，见表 7-2。

表 7-2 呼吸异常与神经功能受损水平的关系

呼吸异常	神经功能受损水平
1.过度换气后无呼吸	两侧大脑半球
2.潮式呼吸	两侧大脑半球(脑干上部)
3.中枢性过度换气	中脑的被盖上部
4.机械样有规律的呼吸	中脑
5.延续性吸气(吸气期延长、继呼吸停止)	相当于三叉神经运动核水平的脑桥
6.丛集形呼吸	脑桥下部或延髓上部
7.呼吸徐缓	由于小脑幕上颅内压增高所致,病变部位不定
8.不规则呼吸	下部延髓
9.抽泣样呼吸	延髓呼吸中枢,见于濒死状态

注意:呼吸的气味,如酒精中毒、烂苹果味(糖尿病)、氨味(尿毒症)、肝臭(肝昏迷)、大蒜味(有机磷农药)等

(4)皮肤:头皮如有伤痕,考虑脑外伤;如有耳鼻流血流液及耳后皮下瘀斑,则表示有颅底骨折。

(5)淋巴结肿大:在疑有脑瘤的中年以上的患者应想到转移癌。

(6)颈动脉搏动及血管杂音:如一侧颈动脉搏动减弱或消失,并能听到血管杂音,可能为颈动脉闭塞。

(7)腹部:腹壁静脉怒张、腹水、肝脾肿大,应想到肝性脑病。

2.神经系统检查

神经系统检查检查重点是明确有无脑膜刺激征、颅内压增高症、脑的局灶性神经体征、大脑及脑干功能障碍的部位,从而了解有无颅内病变及病变的部位及性质。

(1)脑膜刺激征及脑的局灶性体征:对每一个昏迷的患者都必须检查有无脑膜刺激征及脑的局灶性体征,其临床意义如下。①脑膜刺激征(+),脑局灶性体征(-):突发的剧烈头痛—蛛网膜下腔出血(脑动脉瘤、脑动静脉畸形、烟雾病);先有发热—脑膜炎、脑炎,也可见于神经梅毒;②脑膜刺激征(±),脑局灶性体征(+):与外伤有关见于脑挫裂伤、硬膜下血肿、硬膜外血肿;突然发病见于脑出血、脑栓塞及脑血栓形成;先有发热见于脑脓肿、脑脊髓炎、脑炎、血栓性静脉炎;缓慢发病见于脑肿瘤、慢性硬膜下血肿;③脑膜刺激征(-),脑局灶性体征(-):尿毒症、糖尿病、急性尿卟啉病可有尿的异常;低血糖、心肌梗死、肺梗死、大出血可伴有休克;酒精、麻醉剂、安眠药、一氧化碳中毒则有中毒史;肝性脑病可有黄疸;肺性脑病常伴青紫;重症感染、中暑、甲亢危象多伴有高热;酒精中毒、吗啡中毒、黏液性水肿昏迷体温常低于正常;脑震荡有外伤史;癫痫可有反复发作的病史。

(2)昏迷患者的瘫痪检查。①观察面颊:瘫痪侧面颊肌张力弛缓,常常随呼吸而起伏,呈吸烟斗动作。②疼痛刺激:压迫眶上切迹或捏掐肢体,观察患者肢体活动情况,往往瘫痪侧少动或不动。③观察两眼球共同偏视:如果大脑皮质额中回后部(8区)及其发出的神经纤维受到刺激时,则两眼和头颈转向健侧(肢体瘫痪侧),若是破坏性病灶,则两眼和头颈转向病灶侧(肢体健侧);脑桥水平凝视中枢(外展旁核)破坏时,两眼和头颈转向健侧(肢体瘫痪侧)。④胸骨反射:针刺胸骨柄部,引起一侧或双侧上肢的屈曲反应,手移向胸骨部,当刺激加重,可波及下肢。一侧肢体反射消失或运动反应不良,提示该侧肢体瘫痪。⑤上肢坠落实验:将患者两上肢抬起,使与躯干成

垂直位,突然放手,观察肢体坠落情况,瘫痪肢体迅速坠落而且沉重,无瘫痪肢体则向外侧倾倒,缓慢坠落。⑥下肢坠落实验:将患者一下肢膝部屈曲抬高,足跟着床,突然松手时,瘫痪侧肢体不能自动伸直,并向外侧倾倒;无瘫痪肢体则呈弹跳式伸直,并能保持足垂直位。⑦足外旋实验:先将患者的两下肢伸直放平,然后把双足扶直并拢,突然松开时,则瘫痪肢体的足立刻外旋倾倒,足外缘着床,无瘫痪的足,仍能维持足垂直位。⑧反射的改变:瘫痪肢体侧常伴有中枢性面瘫,腹壁、提睾反射减弱或消失,腱反射增强,病理反射阳性。

(3)眼底:视盘水肿可见于颅内占位性病变,眼底片状出血见于蛛网膜下腔出血和大量脑出血。视网膜囊虫结节、结核结节等均有助于病因的诊断。

(4)眼球位置:眼球同向偏移转向一侧,提示同侧半球损害或对侧脑桥损害。间脑损害时为向下的同向偏斜。昏迷时非同向性偏斜提示脑干的结构性损害,除非此前既有斜视。

(5)判断脑干损害的部位:①瞳孔:观察昏迷患者的瞳孔改变,对于确定神经系统损害的部位及程度均有帮助。双侧瞳孔缩小见于脑桥出血及吗啡类、巴比妥类胆碱酯酶抑制剂(如有机磷)、水合氯醛中毒。双侧瞳孔散大见于病情垂危及颠茄类、乙醇、乙醚、氯仿、苯、氰化物、奎宁、一氧化碳、二氧化碳、肉毒等中毒,以及严重尿毒症、子痫、癫痫发作时。一侧瞳孔散大见于小脑幕切迹疝、强直性瞳孔及动眼神经麻痹。一侧瞳孔缩小见于脑疝早期及眼交感神经麻痹。瞳孔反应正常可能为大脑半球疾病或心因性障碍。②眼脑反射:将头被动的作水平性转动,正常时眼球偏向头转动方向的对侧,称为阳性;头后伸时,两眼球向下俯视;头前屈时,两眼球向上仰视,其反射中枢在丘脑底部。如脑干功能严重抑制,则两眼球固定居中,称为阴性。如昏迷伴有脑干损害时可出现眼球运动的异常反应,其临床意义如表 7-3。③眼前庭反射:和眼脑反射相互有关,可互为印证。用微量(0.2~0.8 mL)冰水刺激一侧耳的鼓膜引起眼球震颤,正常人可见急跳性眼震2~3分钟,快相向对侧,慢相向刺激侧。昏迷时,其反应仅有眼球震颤的慢相,而快相减弱或消失。若此反射存在,提示脑桥、中脑的功能正常。如果反应异常,其临床意义同上。④睫状脊髓反射:给予颈部皮肤疼痛刺激时可引起瞳孔散大,此反射若存在,提示下脑干功能正常,并证实颈髓、上胸段脊髓及颈交感神经功能正常。⑤去皮质强直:即上肢(包括腕、指)屈曲内收,下肢伸直内旋;提示病变累及内囊或大脑脚首端,丘脑及其附近组织也常受累。⑥去大脑强直:四肢外展伸直及旋前,严重时可有角弓反张。提示中脑及脑桥上部有破坏性或压迫性病变,也可发生于代谢性脑病如低血糖、中毒或缺氧。

表 7-3　眼球运动的异常反应及其临床意义

异常反应	临床意义
无反射性水平性眼球运动	两侧脑干破坏性病变
一侧消失,另一侧存在	单侧脑干病变累及脑桥侧视中枢
一侧外展,另一侧不能内收	动眼神经麻痹或核间性眼肌麻痹
一侧内收,另一侧不能外展	展神经麻痹

(6)神经血管检查法:由于脑血管疾病引起意识障碍时,根据头颈部的血管视、触、听诊可得知血管病变的部位及程度,如表 7-4。

(三)辅助检查

根据病情的需要,可选择以下检查。

1.血液

血常规、血糖、血尿素氮、二氧化碳结合力、电解质、酮体、血氨等。

表 7-4 神经血管检查法

检查法	动脉	表现	病变
视诊	颞浅动脉	肿胀,蛇形	颞动脉炎
触诊	颞浅动脉	肿胀,压痛	颞动脉炎颞浅动脉
	枕动脉	搏动增强	同侧颈内动脉狭窄或闭塞
	颈动脉	搏动减弱或消失	颈总或颈内动脉狭窄或闭塞
		颈动脉窦过敏症	主动脉炎综合征
	颈内动脉(口腔内触诊)	搏动减弱或消失	颈内动脉狭窄或消失
	桡动脉	搏动减弱或延迟	锁骨下动脉盗血综合征
		脉搏消失	主动脉炎综合征
听诊	颈动脉	杂音	颈动脉狭窄
	眼窝部	杂音	颈动脉海绵静脉窦瘘
	颈部	杂音	脑动静脉畸形

2.尿

尿常规、尿糖、酮体等。

3.脑脊液

常规、生化、病原体等。

4.X 线检查

头颅 X 线平片、脑血管造影、脑室造影等。

5.其他

超声波、脑扫描、脑电图、CT、MRI 等。

五、病情监测

昏迷是患者处于病情严重状态的表现,必须进行反复的检查与监测,其目的在于明确病因及监测病情的进展情况,以便采取相应措施,挽救患者生命,同时还可以预测其结局。

(一)临床监测

应用脑干反射可以帮助判断脑各级结构损害的水平,这个损害是指生理损害,并非一定是指组织学损害。脑干反射由 8 个生理及两个病理反射组成。

生理反射如下。①睫状脊髓反射:一侧锁骨上皮肤的痛觉刺激致同侧瞳孔扩大;②额眼轮匝肌反射:叩击眉弓或颧弓同侧眼轮匝肌明显收缩,对侧轻度收缩;③垂直性眼前庭反射:双眼垂直性同向交替运动与头部伸直的运动相反;④瞳孔对光反射:光刺激可使瞳孔缩小;⑤角膜反射:刺激角膜时眼睑闭合;⑥咀嚼肌反射:叩击下颌时咀嚼肌收缩;⑦水平性眼前庭反射:双眼同向水平运动与头部转动的方向相反;⑧眼心反射:压迫眼球致心率减慢。

两个病理反射为:掌颏反射和角膜下颌反射。掌颏反射为划大鱼际处同侧颏肌收缩;角膜下颌反射为直接刺激角膜致下颌跟随运动。

损害平面的判定:皮质及皮质下平面时角膜下颌反射外,脑干的其余 9 个反射均可出现;间脑平面时睫状脊髓反射、掌颏反射及角膜下颌反射消失,其他 7 个反射存在;间脑-中脑平面睫状脊髓反射、额眼轮匝肌反射、眼前庭(垂直性)反射、掌颏反射消失,其余6个反射存在;中脑平面时,角膜、嚼肌、眼前庭(水平性)、眼心、掌颏反射存在,其他消失;脑桥上端损害仅出现眼前庭(水平性)、眼心反射,其他反射消失;脑桥下端损害时仅出现眼心反射,其他反射消失。

(二)脑电图监测

脑电图检查对于有无意识障碍、确定部分昏迷原因、判断神经损害部位及提示病情预后均有帮助。

1.慢波型昏迷

慢波型昏迷患者的慢波周期长短与昏迷深浅呈一定的平行关系,即昏迷越深,慢波周期越长,睡眠加深时波幅下降,最后发展为平坦波形。脑血管病时表现为广泛性的θ、δ活动,病灶侧明显,第3~10天可因脑水肿而再度恶化;颅脑损伤时呈广泛性δ和θ波,亦可有局限性改变;颅内炎症时为广泛性多形性慢波为主,可伴有多灶性改变,夹杂快波棘波、尖波放电。代谢性疾病肝昏迷时可出现三相波,其他如糖尿病性、低血糖性、尿毒症性昏迷亦呈广泛性慢波,临床症状改善脑电图亦随之改善;脑肿瘤时在慢波背景脑电图上有局限性异常;中毒时酒精中毒、一氧化碳中毒和乙醚麻醉时多呈广泛慢波。巴比妥类药物中毒较轻时呈高波幅快波。随着药物增加出现睡眠脑电图,最后进入丘波期;运动不能性缄默时表现为广泛性δ波和θ波。

2.α-昏迷

临床上表现昏迷,脑电图以α波为主,其与正常脑电图的不同之处为:①以额或中央区突出;②其指数较高,对听、闪光刺激不起反应。多为脑干损害或者心跳、呼吸停止后1~17天内的弥漫性缺氧性脑病或颅脑损伤的病例。

3.β波形昏迷

β波形昏迷多由低位脑干的外伤及脑血管病所致。

4.纺锤波形昏迷

纺锤波形昏迷主要由低位脑干网状结构损害所致,功能性可逆性损害更为多见。

5.具有发作波形的持续性昏迷

该状态下亚急性海绵状脑病脑电图呈周期性同步性尖波或棘波;亚急性硬化性全脑炎时4~20秒钟发放1次尖波或慢波,呈成群出现;肝昏迷亦可见发作性三相波。

6.平坦波形的昏迷

平坦波形的昏迷见于濒死性深昏迷、急性重症脑损伤以及皮质状态、脑死亡,脑电图呈等电位图形。

(三)短潜伏期体感诱发电位监测

双侧N20-P25复合波消失者预后不良,N13-N20波间潜伏期延长者预后不良;其他参考因素:①脑干听觉诱发电位保存者优于缺失者;②外伤性、颅内出血者等优于急性缺氧性脑病;③青年优于老年。体感诱发电位监测最好在48小时以后,定期进行意义更大。

(四)脑干听觉诱发电位监测

人的脑干听觉诱发电位(BAEP)较少受代谢性药物和巴比妥类及多种安眠镇静性药物的影响。所以对昏迷的原因(药物中毒或脑干器质性病损)有一定的鉴别作用。但应详细了解除外中耳炎等耳科疾患,BAEP正常者多存活,异常者有存活可能,消失者多死亡。

如果将脑电图、诱发电位结合起来判断更好。

（五）对生命体征的监测

1.体温

高热提示严重感染、中暑、脑桥出血、视丘下部损害、阿托品中毒等。过低体温者则需考虑休克、黏液水肿、低血糖、镇静剂中毒、冻伤等。体温持续过高及过低都是体温中枢受损的表现。

2.脉搏

脉搏过慢可为颅内高压引起，40次/分以下需考虑房室传导阻滞或心肌梗死。枕大孔疝时可见脉搏加快。

3.呼吸

脑部不同平面损害可产生不同类型的呼吸节律失常。详见鉴别诊断。颅内压增高时呼吸可减慢，发生钩回疝时可见到一系列从神经轴首端向尾端的呼吸变化。

4.血压

高血压可见于脑出血、高血压脑病及颅内压增高等。低血压可见于休克、心肌梗死、安眠药中毒等。

（六）血液生化学的监测

1.血电解质的监测

（1）血钾：增高见于肾功能不全、肾上腺皮质功能不全、摄入过多、溶血或组织损伤等；降低见于摄入不足、呕吐、应用大量利尿剂或肾上腺皮质激素、醛固酮增多症、慢性消耗及代谢性碱中毒等。

（2）血清钠：增高见于肾上腺皮质功能亢进、垂体前叶肿瘤、原发性醛固酮增多症，脑外伤或脑血管病。降低较多见于严重呕吐、尿毒症、或糖尿病酸中毒、慢性肾上腺皮质功能不全、大量应用有机汞、氯噻嗪类或呋塞米（速尿）、乙酰唑胺等利尿剂、大面积烧伤，大叶性肺炎、腹水大量放出、长时间大量应用甘露醇等。尤应注意血钠过低时快速补钠可引起脑桥中央髓鞘溶解症。

（3）血清钙、镁：参与肌肉收缩、降低神经肌肉兴奋性，使神经冲动传导正常。钙、镁具有协同性都参加酶的活动，两者降低时均可发生抽搐，应及时测定分别处理。

2.血清酶学监测

血清肌酸磷酸酶（CPK）及其同工酶，乳酸脱氢酶及其同工酶在急性心肌梗死、骨骼肌损伤、恶性肿瘤、脑血管病、肝肾功能损害者均升高。

3.血糖监测

脑的功能与血糖水平关系密切，糖是脑功能活动的唯一能量来源；必须保证糖的供应，血糖升高也是中枢损害的表现之一。

（七）血液气体分析和酸碱度测定

（1）动脉血氧分压（$PaCO_2$）降至 8 kPa（60 mmHg）时，说明呼吸衰竭，该指标是缺氧较轻时的最敏感指标。

（2）动脉血二氧化碳分压（$PaCO_2$）大于 6.7 kPa（50 mmHg），提示明显通气不足。

（3）动脉血氧含量（CaO_2）正常值约为 20%，主要了解组织氧供情况。

（4）动脉血氧饱和度（SaO_2）正常值约为 97%，也是缺氧指标。

（5）pH 正常为 7.35～7.45，反映血液的酸碱度。

（6）血浆 CO_2 含量是机体酸碱平衡的定性指标。

（7）碱剩余（BE）：是在 38 ℃、二氧化碳分压 5.3 kPa、血氧饱和度 100% 条件下，血液滴定至

pH＝7.4 所需要的酸或碱量。它是人体代谢性酸碱不平衡的定量指标。需要的酸量为正值,提示代谢性碱中毒,需要的碱量为负值,提示代谢性酸中毒,参考值在±2 mmol/L 范围内。

(8)缓冲碱(BB):是反映代谢性酸碱平衡的可靠指标。

通过对昏迷患者的监测,可以了解病情的发展方向与最终预后,如昏迷量表评分增加,脑电图的好转,诱发电位的波形复出,潜伏期缩短均是病情缓解的指标;而评分的减少,脑电图变慢,波幅减低,诱发电位波形消失,潜伏期延长均是病情恶化的表现,应及时检查原因,采取相应措施。

六、治疗原则、方法、措施

昏迷患者的治疗重点是针对病因治疗,此处不一一详述,仅对其对症治疗及并发症的处理作一讨论。

(一)非病因学治疗

昏迷患者的非病因学对症治疗,原则上讲应该是综合性治疗。主要着眼于昏迷患者的脑及全身的病理及病理生理损害与功能障碍的救治。治疗目的是挽救生命、保护脑组织、维护机体功能,渡过危重阶段,争取及早恢复。

1.呼吸功能的维护及治疗

任何原因所致的昏迷均可导致呼吸功能衰竭。由于深昏迷的患者咽喉部肌肉松弛麻痹、反射活动消失、舌后坠等原因使上呼吸道梗阻;加之呼吸道分泌物不能主动排出,阻塞呼吸道进而导致周围型呼吸衰竭,这是昏迷患者呼吸障碍的最常见的原因。此时患者常表现为呼吸急促、频数、表浅或呼吸不规则,同时有心率增快,多汗,口唇青紫,重者可见面部发绀。如病变累及脑干呼吸中枢则可见中枢性呼吸衰竭,呼吸状态进一步恶化。可见如潮式呼吸、双吸气、叹息样呼吸及呼吸暂停等表现。临床上对昏迷患者的呼吸障碍多以中枢性呼吸衰竭来解释,处理上大多应用呼吸兴奋剂,而忽略对周围性呼吸衰竭的注意,以致延误有效的抢救及处理,这一点应引起临床医师的足够重视。有效的处理是及时通畅气道,气管切开是临床上常用的方法,可有效吸出痰液,减少呼吸道无效腔,保证气体交换功能。因此对昏迷患者密切观察呼吸变化,掌握时机,及时果断的气管切开,可避免因长时间缺氧造成脑损害,应及时给予机械呼吸支持,以维持二氧化碳分压在 4.0～4.7 kPa(30～35 mmHg),氧分压在 10.7～13.3 kPa(80～100 mmHg)为宜。

2.水肿的防治

无论是原发性脑损害或继发于全身疾病的昏迷患者,脑水肿和颅内高压均很常见,必须予以积极适当的防治。从病理生理学角度,脑水肿一般可分为血管源性、细胞毒性及间质性脑水肿三种,昏迷患者多为混合性,是各种类型脑水肿的综合表现。在治疗上,临床上常用高渗脱水剂、利尿剂。近年来,静脉应用清蛋白以其效果肯定,不良反应小而被广泛应用,但其价格较昂贵。为维护脑组织,增强其对各种损害的承受能力,在昏迷急性期应以降低脑代谢率,降低脑内的氧消耗为主要治疗原则。①低温治疗:一般情况下,为避免严重并发症的发生多采用轻度低温,一般可使体温维持在 35.5～36.5 ℃。在全身低温的基础上并用头部降温,但应避免颈部大血管处放置冰袋,因有可能诱发颅外血栓;②巴比妥类药物的应用:目前对巴比妥类用于重症脑损害的临床价值尚无确切定论。一般认为巴比妥类药物可降低脑代谢,降低脑消耗,减少脑血流及抑制乙酰胆碱的形成与释放,从而提高脑组织对缺血缺氧的耐受性。临床常用苯巴比妥、戊基巴比妥及异戊巴比妥等药物,尤其在患者有高热、躁动、抽搐、多汗等脑代谢增强的表现时,则更有使用价值。该类药物在临床的应用价值尚有争议,有待进一步观察。

3.缺血缺氧性脑损害

(1)脑内低灌注:昏迷患者当存在心功能障碍及全身衰竭,尤其是合并脑水肿及颅内高压时,脑灌注压明显下降,脑功能抑制,重者可出现脑电波电压低平。为维持正常的脑灌注可采用改善心功能,血液稀释疗法以及抗血小板聚集药物等,可改善脑的低灌注状态,有利于脑功能的恢复。

(2)纠正脑内酸中毒,维持正常中枢神经系统内的酸碱平衡:脑内缺血缺氧性损害时,由于葡萄糖无氧酵解产生过多的乳酸堆积,导致脑内乳酸性酸中毒,这是昏迷患者脑损害的重要原因。

(3)缺血缺氧性脑病的治疗:还可应用人工过度换气,即机械换气。机械性过度换气虽可人工造成呼吸性碱中毒,但不会导致颅内高压及惊厥发作,可有效对抗脑内乳酸酸中毒。一般可使动脉血 $PaCO_2$ 明显下降。

4.昏迷患者的脑保护

(1)钙拮抗剂的应用:昏迷时脑部代谢功能障碍,常使细胞内钙离子增多,可激活磷脂酶使细胞膜和线粒体膜破坏,导致 ATP 产生减少及脑细胞的损害。钙拮抗剂可阻止钙离子的内流,维护脑功能,防止脑损害。

(2)自由基清除剂:如甘露醇、皮质激素及维生素 E 等作为自由基清除剂广泛用于临床,应结合患者实际情况应用。

(3)脑细胞活化剂的应用:昏迷及重症脑损害急性期时不主张应用,因其可能促进脑代谢,增高脑对供血供氧的需求,可能加重脑损害,故以恢复期应用为宜。

(4)兴奋性氨基酸拮抗剂的应用:近年来认为兴奋性氨基酸可引起脑细胞的损害,实验发现缺血后30 分钟脑组织内谷氨酸及门冬氨酸大量增加,应用拮抗剂可防止或减轻这种脑损害。

(二)常见并发症及其处理

昏迷的处理首先是针对病因进行治疗,除积极的病因治疗外,预防和处理并发症也是抢救成功的关键。昏迷的常见并发症的处理如下。

1.电解质紊乱及酸碱失衡

昏迷患者不能通过饥饿感和口渴感来调节食物和液体的摄入,并常有呕吐、多汗、抽搐、气管切开、被动补液等治疗,因此昏迷后常引起水、电解质紊乱及酸碱失衡。如昏迷伴呼吸衰竭时,常引起呼吸性酸中毒;伴循环衰竭时,常引起代谢性酸中毒;缺氧和酸中毒导致钾从细胞内向细胞外转移,引起高血钾症;另外利尿剂和皮质激素的使用可造成排钾过多,导致低钾血症等。更为突出的是某些颅内病变可直接累及影响水盐调节、神经内分泌调节的重要结构,导致特殊形式的电解质紊乱如脑性失盐或储盐综合征、脑性水中毒或脑性尿崩症等,应根据不同情况给予纠正。

昏迷初期,通常用静脉补液法预防、纠正水电解质失衡。每天可静脉滴注液体 1 500～2 000 mL;如有高热、多汗、呕吐、过度换气等额外损失,可酌情增加 500～1 000 mL。一般给10％葡萄糖 1 000～1 500 mL,生理盐水 500 mL,有尿后每天酌情补钾 1～2 g,使用脱水疗法时,因大量利尿及排钾,每天应多补钾2～3 g。有颅内压升高时,原则上每天输液量不宜超过2 000 mL,且不宜输入 5％葡萄糖等低渗或等渗液体,应采用 10％或 25％葡萄糖。

昏迷 3 天以上的患者,如生命体征稳定,无严重肝肾功能障碍者可给予鼻饲饮食,提供含有水、电解质和营养的流质饮食,特别适用于颅内压升高者。鼻饲饮食的内容和数量应根据患者的消化能力及其所需热量来确定,通常给予混合奶 2 500～3 000 mL,含热量 10.5～16.7 kJ。对外伤、感染、抽搐、高热者,其机体分解代谢增强,更应多补充些营养成分。但肝昏迷、尿毒症昏迷、胃肠出血者须从静脉内补充特别营养以防血氨和尿素氮升高。

定期复查血钾、钠、氯、钙、尿素氮、血气分析、血浆渗透压、血糖等,准确记录液体出入量,如有异常应及时纠正。

2.并发感染

昏迷患者易并发感染,一旦感染发生应及早行积极有效的治疗,否则引起多脏器的功能损害,可进一步威胁生命。即使患者无明显的感染体征,也应给予适当抗生素予以预防。

昏迷患者最常见的感染是肺内感染。因昏迷患者的咳嗽反射减弱或消失,舌根后坠使上呼吸道不畅,同时吸痰管,吸氧管可使感染物吸入肺内。气管插管、气管切开、呼吸机的使用均增加肺部感染的机会;如合并抽搐,应用镇静药可使肺内分泌物增加,为细菌感染创造机会。长期使用抗生素,特别是广谱抗生素及激素均可导致正常菌群的失调,可进一步增加肺内感染机会。

对昏迷患者应通畅呼吸道,可取侧卧位,头部转向一侧,以减轻舌后坠,利于呕吐物的排出,从而减少误吸机会。及时吸取呼吸道的分泌物,如痰液黏稠不易吸出时,可给予雾化吸入剂(透明质酸酶1 000～1 500 U等),必要时及早做气管切开。自主呼吸停止时须给予人工辅助呼吸。呼吸中枢抑制时可给予呼吸中枢兴奋剂如尼可刹米、洛贝林等。每2小时变换一次体位,可减少肺部感染及褥疮的发生。应选用对革兰氏阳性菌有效的抗生素,如青霉素、头孢一代、头孢二代等,合并厌氧菌感染时可加用甲硝唑或替硝唑。

昏迷时可因尿潴留、神经性膀胱、应用导尿管及皮质激素等易并发尿路感染。可行中段尿培养及药敏结果选用抗生素,留置导尿管要定期冲洗及更换。

3.消化道出血及呃逆

高血压性脑出血、严重脑外伤、下丘脑附近占位性病变或应用大剂量皮质激素时,视丘下部及下行至延髓的自主神经中枢受刺激,交感神经兴奋,儿茶酚胺增多,以致胃血管痉挛,胃黏膜缺血糜烂,溃疡而出血。病变累及脑干呼吸中枢、迷走神经核及延髓时可引起中枢性呃逆;胃肠道及膈肌受刺激时可引起反射性呃逆;电解质、酸碱失衡,特别是低钠、低钙、二氧化碳结合力降低、膈肌出现抽搐也可引起呃逆。连续性呃逆可影响患者呼吸,加重患者体力消耗,严重时可引起胃出血。

应激性溃疡的治疗可见其他章节,呃逆的治疗如下。

(1)治疗病因:如颅内疾病,胃肠、膈肌疾病、水电解质失衡等。

(2)压迫眶上神经,按压眼球,针刺天突、内关、中脘穴。

(3)哌甲酯10～20 mg肌内注射或静脉注射,常于5～10分钟中止呃逆,但是癫痫及高血压者慎用。也可应用氯丙嗪12.5 mg静脉注射,东莨菪碱0.3～0.6 mg每6～12小时肌内注射一次等。

4.躁动不安与抽搐

脑水肿、颅内占位性病变所致颅内压增高、呼吸道梗阻、尿潴留导致膀胱过度充盈、大便干结排便困难,出现强烈的排便反射、卧位不适以及冷热、疼痛、瘙痒等刺激均可引起患者的躁动不安。除迅速找出原因予以对症或对因处理外,对患者不要强加约束,否则会在不断挣扎中消耗体力,加快衰竭。诊断不明时可先于镇静剂如地西泮(安定)、苯巴比妥等。如有抽搐,首选地西泮10～20 mg静脉注射(其速度不宜超过2 mg/min)或100～200 mg加入500 mL液体中于12小时内静脉滴注。也可用苯巴比妥100～200 mg缓慢静脉注射,或用10%水合氯醛10～20 mL保留灌肠。

　　昏迷患者经对症处理及防治并发症的处理可有效支持患者渡过昏迷急性期,同时迅速判断病因,予以对因治疗,患者才有可能转危为安。

（李冉冉）

第二节　猝　　死

　　猝死是指自然发生、出乎意料的突然死亡。世界卫生组织规定:发病后6小时内死亡者为猝死,多数学者主张将猝死时间限定在发病1小时内。猝死的特点为死亡急骤,出人意料,自然死亡或非暴力死亡,根据美国的统计资料,猝死是仅仅排在肿瘤死亡(占23%)之后的第二大死亡原因。Framingham研究在长达26年的观察中发现,总死亡人群中13%是猝死,而猝死中有75%患者为心脏性猝死(SCD)。SCD是严重威胁人类生存的疾病之一,约占所有心脏疾病死亡数量的一半。美国SCD的发生率在30万~40万/年。我国一项心脏性猝死的流行病学调查显示,SCD的发生率为41.84/10万。

一、SCD 的病因和危险因素

　　各种心脏病均可导致猝死,非冠状动脉粥样硬化引起的冠状动脉异常少见,包括先天性冠状动脉畸形、冠状动脉栓塞、冠状动脉硬化、冠状动脉机械损伤或梗阻等,但这种冠状动脉异常具有较高的心脏性猝死的危险。SCD常见的危险因素包括吸烟、缺乏锻炼、肥胖、高龄、高血压、高胆固醇血症、糖尿病等。

(一)冠心病和缺血性心脏病

　　病理解剖发现,多数SCD患者都有冠状动脉粥样硬化斑块形态学的急性病变(血栓或斑块破裂),所有SCD患者中约一半的患者有心肌瘢痕或活动性冠状动脉病变。在西方国家冠心病可能占猝死原因的80%,20%~25%的冠心病以猝死为首发表现。我国冠心病发病率低于美国和一些欧洲国家,但人口总基数大,所以绝对发患者数也很多。

　　SCD患者常见的病理改变为广泛的多支冠状动脉粥样硬化,冠状动脉性闭塞导致心脏大面积严重急性缺血可引起SCD。单支血管病变的冠状动脉内急性血栓形成以及冠状动脉痉挛也可引起SCD发生。冠状动脉痉挛可引起严重的心律失常及猝死,冠状动脉痉挛可发生于动脉粥样硬化或正常冠状动脉。冠心病患者伴有左心室功能不全及频繁发生的窦性心律失常是SCD的高危人群,左心室射血分数明显下降对于慢性缺血性心脏病患者是一个最强的预测因子,尤其是心肌梗死后心功能不全和多形性室性期前收缩是最有力的猝死预测因子。在心肌梗死急性期,即使是之前心功能正常的患者,由于严重心肌缺血导致的心肌代谢及电学异常而触发心室颤动,可导致SCD。慢性的梗死瘢痕是室性快速性心律失常发生折返的基础。其次为缓慢心律失常或心跳停搏(占10%~30%)。其他少见的如电-机械分离、心脏破裂、心脏压塞、血流的急性机械性阻塞和大血管的急性破裂或穿孔等。

(二)心肌病和心力衰竭

　　心力衰竭的现代治疗使患者的长期预后得到改善,可是部分血流动力学稳定的心力衰竭患者猝死发生率在增加。研究显示,40%左右的心力衰竭患者死亡是突然发生的,猝死发生的危险性随着左心功能恶化而增加。对于心肌病患者,心功能较好者(Ⅰ级或Ⅱ级)总死亡率较心功能差者(Ⅲ级或Ⅳ级)低,而猝死的发生在心功能较好者发生率更高,特别是中度心功能不全的患者。室射血分数等于或少于30%是一个独立的心脏性猝死预测因子。对于左心室射血分数<30%且发生过SCD的患者,即使电生理检查未能诱发出室性心律失常,随访3年也有30%患者死于再次SCD。

(三)心律失常

典型的SCD与恶性心律失常有关。心电图监测技术证实SCD基本机制包括电机械分离、心脏停搏、心脏阻滞、室性心动过速(室速)和心室颤动(室颤)等,医院外SCD多数是由心室颤动引起的。由于心脏停搏和高度房室阻滞也可导致室速和室颤,因此室性心动过速和心室颤动是最常记录到的心律失常。80%以上的患者先出现室性心动过速,持续恶化发生室颤。由于室颤自行转复非常少见,所以决定SCD患者生存的最重要因素是从心室颤动发生到除颤治疗和紧急药物干预的时间。医院外心脏停搏的总病死率很高,大约95%的患者在到达医院或接受紧急救助之前死亡,主要由于不能得到及时有效的除颤治疗,如果从第一时间内启动干预措施,存活率可高达90%。多数心律失常是伴随器质性心脏病而出现的,但也有少数没有器质性心脏病史而发生猝死的病例。

(四)遗传因素

一些遗传性疾病,如先天性QT综合征,肥厚型梗阻性心脏病。Brugada综合征以及家族性婴儿和青年人猝死等都与SCD相关。原发性长QT综合征可导致不明原因晕厥和心脏骤停,患者表现为无症状或有症状的、潜在的致命的心律失常事件。60%的长QT综合征患者表现为长QT综合征家族史或心脏猝死。由于遗传因素,家庭其他成员同样其有危险性。心脏猝死是肥厚型心肌病患者死亡的最普遍的原因,大约10%的肥厚型心肌病患者被认为具有心脏猝死的危险性。肥厚型心肌病是35岁以下运动员心脏猝死的最主要原因,大于50%的高危患者十年内将发生心脏猝死。

二、SCD 的临床表现

SCD的临床经过可分为4个阶段:前驱期;终末事件期、心脏骤停、生物学死亡。

(一)前驱期

在猝死前数天至数月,有些患者可出现胸痛、气短、疲乏、心悸等非特异性症状。但亦可无前驱表现,瞬即发生心脏骤停。

(二)终末事件期

终末事件期是指心血管状态出现急剧变化到心脏骤停发生前的一段时间,自瞬间至持续1小时不等。心脏性猝死所定义的1小时,实质上是指终末事件期的时间在1小时内。由于猝死原因不同,终末事件期的临床表现也各异。典型的表现包括严重胸痛、急性呼吸困难、突发心悸或眩晕等。若心脏骤停瞬间发生,事先无预兆,则绝大部分是心源性。在猝死前数小时或数分钟内常有心电活动的改变,其中以心率加快及室性异位搏动增加最为常见。因室颤猝死的患者,常先有室性心动过速。另有少部分患者以循环衰竭发病。

(三)心脏骤停

心脏骤停后脑血流最急剧减少,可导致意识突然丧失,伴有局部或全身性抽搐。心脏骤停刚发生时脑中尚存少量含氧的血液,可短暂刺激呼吸中枢,出现呼吸断续,叹息样或短促痉挛性呼吸,随后呼吸停止。皮肤苍白或发绀,瞳孔散大,由于尿道括约肌和肛门括约肌松弛,可出现大、小便失禁。

(四)生物学死亡

从心脏骤停至发生生物学死亡时间的长短取决于原发病的性质,以及心脏骤停至复苏开始的时间。心脏骤停发生后,大部分患者将在 4～6 分钟内开始发生不可逆脑损害,随后经数分钟过渡到生物学死亡。心脏骤停发生后立即实施心肺脑复苏和尽早除颤,是避免发生生物学死亡的关键。心脏复苏成功后死亡的最常见的原因是中枢神经系统的损伤,其他常见原因有继发感染、低心排血量及心律失常复发等。

三、SCD 的危险分层及无创性评价

对 SCD 进行危险分层,识别高危患者并对其进行干预措施能够预测和阻止心脏骤停患者发生 SCD。SCD 与下列因素有关。①左心室射血分数(LVEF):LVEF 是缺血性心脏病 SCD 的最主要的独立危险因素。LVEF 低于 30％的患者 3 年内发生 SCD 的风险为 30％。②年龄:Framingham 研究显示,45～54 岁之间,死亡的男性冠心病患者中 SCD 的比例为 62％,而在 55～54 岁与 65～74 岁之间,这一比例分别下降至 58％与 42％,可见冠心病患者 SCD 的发生率与年龄呈负相关。③左心室肥厚:左心室肥厚是导致 SCD 的主要原因,其危险性与冠心病和心力衰竭的危险性相当。在 Framingham 研究中左心室重量每增加 50 g/m^2,SCD 的危险比增加 1.45。

心内电生理检查具有较高的诊断价值,而无创性技术因其安全、方便,可结合临床病史和病因综合分析做出综合判断,仍具有一定的筛查价值。

(一)静息 12 导联心电图(ECG)

静息 ECG 是诊断室性心律失常最简单、最实用、最可靠的方法,2006 年 ACC/AHA/ESC 室性心律失常的诊疗和心源性猝死的预防指南(简称指南)指出,进行室性心律失常评价的患者均应接受静息 12 导联心电图检查。常规静息 12 导联 ECG 能提供室性期前收缩、QRS 时限、QT 离散度、ST 段和 T 波异常等多种诊断信息。

1.室性期前收缩

80％～90％的急性期心肌梗死患者可记录到室性期前收缩,与残余缺血、冠脉狭窄程度、左心室受累程度以及距心肌梗死时间有关,室性期前收缩可能会通过触发或折返机制诱发室颤而导致 SCD。Sajadieh 等也发现 55 岁以上正常人,多次发生的单个室性期前收缩,也是发生复杂室性期前收缩以及各种原因死亡及急性心肌梗死的预测因素。Engel 等对 45 402 例退伍军人观察 12 年证实,有室性期前收缩者因心血管病死率为 20％,无室性期前收缩者为 8％,频发、多形室性期前收缩并非是死亡的影响因素,但与心率有密切相关,心率增快者死亡明显增多。这些资料表明,对通常认为是无害的功能性室性期前收缩应重新认识,尤其是高龄患者,心给予积极而稳妥的诊疗措施。

2.QRS 时限

QRS 时限延长可能继发于束支阻滞、异常传导(WPW 综合征或起搏心律)、左心室肥厚以及其他传导系统疾病。Dasai 报道,在一般患者中,QRS 时限是强的心血管病死亡独立预测因素,QRS 时限每增加10 毫秒,心血管疾病死亡率增加 18％。Greco 等观察 ST 段抬高的心肌梗死患者发现,QRS 时限对于 ST 抬高型心肌梗死是强烈的预测因子。42％猝死者有明显的 QRS 时限延长。因此指南建议既往心肌梗死病史、左心室射血分数≤30％以及 QRS 时限>120 毫秒

者应置入 ICD。

3.QT 间期及离散度

Straus 等发现,55～68 岁 SCD 者猝死与 QT 间期程度相关,男性＞450 毫秒,女性＞470 毫秒是独立的预测 SCD 指标,超过 2/3 的猝死者有明显的 QT 间期延长。校正后的 QT＞500 毫秒常导致严重致死性的室性心律失常。部分 QT 延长患者应用 β 受体阻滞剂有效,可能是复极离散及室性期前收缩期后除极减轻的结果。短 QT 综合征患者心房、心室有效不应期缩短,其 QT 间期不受心率影响,现在认为与基因和离子通道有关,患者易发生室性心律失常,常伴心房颤动家族史,此类患者应置入 ICD,同时辅以奎尼丁治疗。

QT 离散度是测定 8 个 QRS 波群的 QT 间期,最长 QT 和最短 QT 的差值,即 QTD。心脏复极时存在放射性离散及空间性离散,离散增加可诱发致命性心律失常。一般认为 QTD 基础值 40～60 毫秒,100 毫秒以上或超过基础值 1 倍则是危险信号。QT 离散度判断 SCD 危险分层尚存在争议,一些存在高危因素的患者 QTD 明显增大,原因可能与心率快慢,T 波形态异常或是 QT 延长所致。

（二）运动试验

运动试验广泛应用于室性心律失常患者的临床评价,包括:临床表现如年龄、性别、心肌缺血导致的症状等方面高度疑诊冠心病;同时合并室性心动过速的成年患者;已知或者疑诊由运动所诱发者,如儿茶酚胺依赖型室性心动过速以及已经确定室性心律失常系由运动诱发,通过运动试验(药物或者消融)对治疗效果进行评价。但是对于中老年、没有冠心病证据的特发性室性期前收缩患者或年龄、性别、症状判断冠心病可能性低的室性心律失常患者不推荐运动试验,有运动试验禁忌证的患者不能应用。冠心病或心肌病患者,运动中或运动后频发室性期前收缩与高危严重心血管事件发生相关,但对 SCD 无特异性。运动诱发的室性期前收缩可见于正常人,除非与心肌缺血或持续室性心动过速相关,否则无须治疗,除 β 受体阻滞剂外,没有其他抗心律失常药物可以减少运动诱发室性期前收缩患者猝死发生率的证据。同静息时存在室性期前收缩患者相比,运动诱发室性期前收缩患者 12 个月死亡率增加 3 倍,诱发单个室性期前收缩或室性心动过速的患者生存率低于诱发单个室性期前收缩的患者,因此,运动试验可对这些患者预后进行评估。

（三）动态心电图

有助于确定心律失常的诊断,发现 QT 间期变化,T 波交替或 ST 改变,并可评价风险和判断治疗疗效。无者的症状(如晕厥)是否与一过性室性心律失常的发作相关,均应进行长时间事件记录。但是有些严重心律失常发作频率低,现有的体外心电装置不易捕捉心律失常件,一些无症状性心律失常也不易评价,近年来出现的主要用于晕厥诊断的置入式环路记录仪(ILR)在此领域有独特优势。2006 年 ACC/AHA/ESC 关于应用动态心电图监测指南及 ESC 关于晕厥患者处理指南中指出:如果怀疑与心律失常相关的一些症状(如晕厥)发作不频繁,应用常规检测手段难以建立症状-心律之间的联系时,置入 ILR 具有一定诊断价值。与心律失常相关的晕厥可表现为:晕厥突然出现,且几乎不伴有前驱症状;伴有短暂的意识丧失,在症状发生数秒或数分钟后,意识可完全恢复正常。为保证诊断的阳性率,最好在过去 1 年中有 2 次以上的晕厥发生。

（四）心脏自主神经功能检查

主要包括 T 波交替、信号平均心电网(SAECG)、心室晚电位、心率变异(HRV)等。

（五）左心室功能和影像

包括超声心动图、核素心肌灌注显像检查（SPECT）以及 MRI 和多排 CT 等。对于所有可疑器质性心脏病的室性心律失常患者或者具有高室性心律失常风险的器质性心脏病患者均应进行超声心动图检查。无论对于男性或女性患者，心力衰竭均显著增加猝死和全因死亡率，心力衰竭患者 SCD 发生率是普通人群的 6～9 倍。减低的左心室射血分数是全因死亡率和 SCD 独立的、最强的危险因子，心肌梗死后左心室功能不全的患者与心力衰竭人群的相似。超声心动图和心电图证实左心室肥厚都具有独立的预测价值，两项检查同时提示左心室肥厚时危险性较其中单项异常者更大。SPECT 主要适用于疑诊冠心病的室性心律失常患者，常规心电图不能确定心肌缺血与室性心律失常的关系时，尤其是无法进行普通运动试验时，配合药物应激试验可以增加对运动受限或运动相关性高室性心律失常和猝死风险患者的诊断。在心脏超声不能准确评估左心室、右心室的结构或功能改变情况下，使用 MRI 和多排 CT 不但能够测定心脏结构和心室功能，而且还能提供是否存在室壁结构异常或者冠脉解剖的信息。

四、SCD 的预防

已经证实，医院外 SCD 者多数是由心室颤动引起的，大部分患者先出现室性心动过速，持续恶化发生室颤。因为室颤自行转复非常少见，因此，决定室颤患者生存最重要的因素是从室颤发生至得到除颤治疗和紧急药物干预的时间。医院外心脏停搏的总病死率很高，大约 95％ 的患者在到达医院或接受紧急救助之前死亡，主要由于不能得到及时有效的除颤治疗，如果从第一时间内启动干预措施，存活率可高达 90％。除了积极治疗冠心病等基础心脏病以外，近十几年来临床试验的结果充分证明埋藏式心律转复除颤器（ICD）治疗是预防 SCD 最有效的方法。ICD 能在十几秒内自动识别室颤和电击除颤，成功率 100％。

（一）SCD 的二级预防

SCD 的二级预防主要是针对于 SCD 的幸存者，防止其再次发生 SCD。近年来研究显示，ICD 能明显降低 SCD 高危者的病死率，是目前防止 SCD 的最有效力法。ICD 二级预防临床研究包括 AVID 试验、CASH 试验和 CIDS 试验。20 世纪 90 年代末进行的 AVID 是第一个关于猝死的大规模多中心、随机性、前瞻性研究，其目的是比较室颤或只有血流动力学改变的顽固性室性心动过速患者应用 ICD 与抗心律失常药物胺碘酮或索他洛尔相比，是否可降低总病死率。研究平均随访 18.2±12.2 个月，结果显示，ICD 治疗与抗心律失常药物比较可降低病死率，提高生存率。对于室颤复苏者或持续性心动过速伴有症状和血流动力学障碍患者，与传统的药物治疗相比，ICD 使 SCD 患者 1 年，2 年的病死率分别下降 38％和 25％。这三大实验 Meta 分析结果是，ICD 和抗心律失常药比较，总死亡率减少 27％，心律失常死亡减少 51％。无论是在中度危险因素人群还是存在左心室射血分数（LVEF）低或重度心力衰竭的患者，ICD 都显示了优于抗心律失常药物的效果。

另外，其他临床试验，如 CASH、CIDS、MUSTT 等均证明，ICD 与抗心律失常药物相比，可明显降低病死率。因此，对于致命性室性心律失常患者进行二级预防明显优于抗心律失常药物，应作为治疗的首选。

（二）心脏性猝死的一级预防

SCD 的一级预防主要是指对未发生过但可能发生 SCD 的高危患者采取不同的措施以预防SCD 的发生。由于大部分的 SCD 发生于冠心病患者，因此，针对冠心病患者进行的一级预防和二级预防可能有利于降低 SCD 的发生率。

1.危险因素的预防

危险因素的预防包括高血压、高脂血症、糖尿病的规范化治疗,改变不良生活方式以及不健康饮食习惯,戒烟限酒,控制体重以及规律运动等,以期降低患者发生冠心病的危险,从而减少发生 SCD 的可能。

2.药物治疗

目前已有多种药物显示出在冠心病 SCD 的一级预防中的益处,如 β 受体阻滞剂、血管紧张素转换酶抑制剂以及他汀类药物调脂治疗可降低 SCD 的发生。但是只有 β 受体阻滞剂对心律失常及猝死的预防作用在多项大样本临床随机对照试验中得到证实,并被推荐为室性心律失常一级预防的首选药物。β 受体阻滞剂,不但可降低心肌梗死后的猝死发生率,还可明显降低慢性稳定性心力衰竭患者的猝死率及总病死率,而且对缺血性及非缺血性心力衰竭均有益处。血管紧张素转换酶抑制剂可明显降低近期急性心肌梗死患者的总死亡、心血管死亡以及 SCD 的发生率。但抗心律失常药物中,CAST 试验已证明Ⅰc类抗心律失常药物可增加心源性猝死的发生率。CHF-STAT试验显示胺碘酮仅在抑制室性心律失常上有一定作用,而总死亡率及 SCD 发生率与安慰剂组无明显差异。

3.冠状动脉血运重建

冠状动脉血运重建包括介入治疗(PCI)或冠状动脉搭桥(CABG)。冠脉血运重建能够解除冠状动脉的狭窄,恢复缺血心肌的血液供应,可降低冠心病患者 SCD 的风险。对急性心肌梗死患者进行急诊救治(溶栓、急诊 PCI 或急诊搭桥)利于减少心肌坏死面积,改善心室重构,从而减少严重心律失常的发生,降低 SCD 发生率。

4.ICD

ICD 能够终止危及生命的室性快速型心律失常,适用于恶性心律失常的高危人群。各种研究猝死的一级预防大规模临床试验已经证实,高危 SCD 患者可从 ICD 治疗中获益,包括与冠心病心肌梗死高危患者有关的 MADIT 试验、MUSTT 试验、MAlDIT-Ⅱ试验等。MADIT 试验和 MADIT-Ⅱ实验证实,同传统药物治疗相比,ICD 能够降低缺血性心脏病患者包括心肌梗死后患者总病死率,无论患者是否存在室性心动过速,而这种总病死率上的获益主要由于 ICD 降低 SCD 的发生。美国和欧洲心脏学会(ACC/AHA/ESC)因此修改了 SCD 危险患者的临床处理指南,建议对左心室射血分数降低的心肌梗死后患者预防性置入 ICD。

研究显示,近一半的心力衰竭患者死于心律失常,因此 ICD 对心力衰竭患者而言非常重要。另外,部分肥厚型心肌病患者也会由于心律失常而发生猝死,同样可以从置入 ICD 中获益。这些患者是否需要置入 ICD 主要依据危险分层以及患者的整体状况和预后,最终结果要因人而异。

五、ICD 置入适应证

2008 年 ICD 置入指南放宽了缺血性及非缺血性心肌病患者的 ICD 治疗适应证,更加强调 ICD 对 SCD 的一级预防作用,特别是 ICD 对缺血性及非缺血性心肌病、左心室射血分数(LVEF)≤35%、中度心力衰竭患者的作用。在置入 ICD 前应进行独立的危险因素评估和危险分层,同时应充分考虑患者的治疗意愿。ICD 一级预防中的 LVEF 标准以制订指南所依据临床试验的入选标准为基础。

ICD 指南是通过参考大规模、多中心、前瞻性临床研究制订的。在适应证的描述上，Ⅰ类适应证是指应该置入 ICD 的情况。Ⅱb 类适应证是指不建议置入，而Ⅲ类适应证指不应该置入。

（一）Ⅰ类适应证

（1）有器质性心脏病者无论血流动力学是否稳定，但有自发持续性室性心动过速。

（2）有晕厥史，电生理检查明确诱发血流动力学不稳定的持续性室性心动过速或室颤。

（3）心肌梗死 40 天后，左心室射血分数≤35％，NYHAⅡ或Ⅲ级。

（4）非缺血性扩张型心肌病，左心室射血分数≤35％，NYHAⅡ或Ⅲ级。

（5）心肌梗死前有左心室功能不全，心肌梗死 40 天后，左心室射血分数 30％，NYHAⅠ级。

（6）心肌梗死后，左心室射血分数≤40％，非持续性室性心动过速或电生理检查诱发出室颤或持续性室性心动过速。

（二）Ⅱa 类适应证

（1）原因不明的晕厥，伴有显著左心室功能障碍的非缺血性扩张型心肌病。

（2）心室功能正常或接近正常的持续性室性心动过速。

（3）肥厚型心肌病，有一项以上的 SCD 主要危险因素。

（4）致心律失常性右心室发育不良/心肌病，有一项以上 SCD 主要危险因素。

（5）服用 β 受体阻滞剂期间发生晕厥和（或）室性心动过速的长 QT 综合征患者。

（6）在院外等待心脏移植的患者。

（7）有晕厥史的 Brugada 综合征患者。

（8）有明确室性心动过速记录但没有引起心脏骤停的 Brugada 综合征患者。

（9）儿茶酚胺敏感性室性心动过速，服用 β 受体阻滞剂后仍出现晕厥和（或）室性心动过速。

（10）心脏结节病、巨细胞性心肌炎或 Chagas 病。

整合有 ICD 和心脏再同步化治疗（CRT）功能的 CRT-D 应用指征随着新试验结果的公布不断得以更新。CRT-D 应用原理基于充血性心力衰竭患者的猝死发生率很高。2008 年心力衰竭指南提升了 CRT-D 的应用地位，将其列Ⅰ类适应证，不再要求患者满足 CRT 治疗适应证的同时必须满足 ICD 应用Ⅰ类适应证。

CRT-D 置入适应证如下。

Ⅰ类适应证：①NYHAⅢ级或非卧床的Ⅳ级心力衰竭。②在最佳药物治疗基础上，LVEF≤35％。③QRS 时限≥120 毫秒，尤其是呈左束支阻滞图形。④窦性心律。

以上患者应接受有或无 ICD 功能的 CRT 治疗。

Ⅱa 类适应证：①NYHA 心功能Ⅲ级或非卧床的Ⅳ级心力衰竭。②在最佳药物治疗基础≤35％。③QRS 时限≥120 毫秒。④心房颤动。

以上患者建议接受有或无 ICD 功能的 CRT 治疗。

（李冉冉）

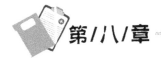

神经系统急危重症

第一节 原发性脑出血

　　脑出血(ICH)是指原发性非外伤性脑实质和脑室内出血,占全部脑卒中的 20%~30%。从受损破裂的血管可分为动脉、静脉及毛细血管出血,但以深部穿通支小动脉出血为最多见。常见者为高血压伴发的脑小动脉病变在血压骤升时破裂所致,称为高血压性脑出血。

一、临床表现

　　(一)脑出血共有的临床表现

　　(1)高血压性脑出血多见于 50~70 岁的高血压患者,男性略多见,冬春季发病较多。多有高血压病史。

　　(2)多在动态下发病,如情绪激动、过度兴奋、排便用力过猛时等。

　　(3)发病多突然急骤,一般均无明显的前驱症状表现。常在数分钟或数小时内致使患者病情发展到高峰。

　　(4)发病时常突然感到头痛剧烈,并伴频繁呕吐,重症者呕吐物呈咖啡色。继而表现意识模糊不清,很快出现昏迷。

　　(5)呼吸不规则或呈潮式呼吸,伴有鼾声,面色潮红、脉搏缓慢有力、血压升高、大汗淋漓、大小便失禁,偶见抽搐发作。

　　(6)若患者昏迷加深、脉搏快、体温升高、血压下降,则表示病情危重,生命危险。

　　(二)基底节区出血

　　约占全部脑出血的 70%,壳核出血最常见。由于出血常累及内囊,并以内囊损害体征为突出表现,又称内囊区出血;壳核出血又称为内囊外侧型,丘脑出血又称内囊内侧型。本征除具有以上脑出血的一般表现外,患者的头和眼转向病灶侧凝视和偏瘫、偏身感觉障碍及偏盲。病损如在主侧半球可有运动性失语。个别患者可有癫痫发作。三偏的体征多见于发病早期或轻型患者,如病情严重意识呈深昏迷状,则无法测得偏盲,仔细检查可能发现偏瘫及偏身感觉障碍。因此,临床一定要结合其他症状与体征,切不可拘泥于三偏的表现。

（三）脑桥出血

约占脑出血的 10％，多由基底动脉脑桥支破裂所致。出血灶多位于脑桥基底与被盖部之间。大量出血（血肿＞5 mL）累及双侧被盖和基底部，常破入第四脑室。

（1）若开始于一侧脑桥出血，则表现交叉性瘫痪，即病变侧面瘫和对侧偏瘫。头和双眼同向凝视病变对侧。

（2）脑桥出血常迅速波及双侧，四肢弛缓性瘫痪（休克期）和双侧面瘫。个别病例有去脑强直的表现。

（3）因双侧脑桥出血，头和双眼回到正中位置，双侧瞳孔极度缩小，呈针尖状，是脑桥出血的特征之一。此系脑桥内交感神经纤维受损所致。

（4）脑桥出血因阻断丘脑下部的正常体温调节功能，而使体温明显升高，呈持续高热状态，此是脑桥出血的又一特征。

（5）双侧脑桥出血由于破坏或阻断上行网状结构激活系统，常在数分钟内进入深昏迷。

（6）由于脑干呼吸中枢受到影响，表现呼吸不规则或呼吸困难。

（7）脑桥出血后，如出现两侧瞳孔散大、对光反射消失、脉搏血压失调、体温不断上升或突然下降、呼吸不规则等为病情危重的表现。

（四）小脑出血

小脑出血的临床表现较复杂，临床症状和体征多种多样，因此，常依其出血部位、出血量、出血速度，以及对邻近脑组织的影响来判断。小脑出血的临床特点如下。

（1）患者多有高血压、动脉硬化史，部分患者有卒中史。

（2）起病凶猛，首发症状多为眩晕、头痛、呕吐、步态不稳等小脑共济失调的表现，可有垂直性或水平性眼球震颤。

（3）早期患者四肢常无明显的瘫痪，或有的患者仅感到肢体软弱无力，可有一侧或双侧肢体肌张力低下。

（4）双侧瞳孔缩小或不等大，双侧眼球不同轴，角膜反射早期消失，展神经和面神经麻痹。

（5）脑脊液可为血性，脑膜刺激征较明显。

（6）多数患者发病初期并无明显的意识障碍，随着病情的加重而出现不同程度的意识障碍，甚至迅速昏迷、瞳孔散大、眼-前庭反射消失、呼吸功能障碍、高热、强直性或痉挛性抽搐。

根据小脑出血的临床表现将其分为 3 型。①暴发型（闪电型或突然死亡型）：约占 20％，患者暴发起病，呈闪电样经过，常为小脑蚓部出血破入第四脑室，并以手抓头或颈部，表示头痛严重剧烈，意识随即丧失而昏迷，亦常出现双侧脑干受压的表现，如出现四肢瘫、肌张力低下、双侧周围性面瘫、发绀、脉细、呼吸节律失调、瞳孔散大、对光反射消失。由于昏迷深，不易发现其他体征。可于数分钟至 1～2 小时内死亡，病程最长不超过 24 小时。②恶化型（渐进型或逐渐恶化型或昏迷型）：此型约占 60％，是发病最多的一型。常以严重头痛、不易控制的呕吐、眩晕等症状开始，一般均不能站立行走，逐渐出现脑干受压三联征：瞳孔明显缩小，时而又呈不等大，对光反射存在；双眼偏向病灶对侧凝视；周期性异常呼吸。更有临床意义的三联征：肢体共济失调；双眼向病灶侧凝视麻痹；周围性面瘫。迅速发生不同程度的意识障碍，直至昏迷。此时患者瞳孔散大、去大脑强直，常在 48 小时或数天内死亡。③良性型（缓慢进展型）：此型约占 20％，多数为小脑半球中心部小量出血，病情进展缓慢，早期小脑体征表现突出，如头痛、眩晕、呕吐、共济失调、眼震、角膜反射早期消失，如出血停止，血液可逐渐被吸收，使之完全恢复，或遗留一定程度的后遗症;如继续出血病情发展转化为恶化型。

自从 CT 和 MRI 检查技术问世以来该病的病死率明显下降,尤其以上前二型如能及时就诊并做影像学检查经手术治疗常能挽救生命。

(五)脑室出血

一般为脑实质内的出血灶破入脑室,引起继发性脑室出血。由于脑室内脉络丛血管破裂引起原发性脑室出血非常罕见。较常见的是由内囊、基底节出血破入侧脑室或第三脑室。脑干或小脑出血则可破入第四脑室。出血可限于一侧脑室,但以双侧侧脑室及第三四脑室即整个脑室系统都充满了血液者多见。脑室出血的临床表现通常是在原发出血的基础上突然昏迷加深,阵发性四肢强直,脑膜刺激征阳性,高热、呕吐、呼吸不规则,或呈潮式呼吸,脉弱且速,眼球固定,四肢瘫,肌张力增高或减低,腱反射亢进或引不出,浅反射消失,双侧病理反射阳性,脑脊液为血性。如仅一侧脑室出血,临床症状缓慢或较轻。

二、辅助检查

(一)腰椎穿刺

如依据临床表现脑出血诊断明确,或疑有小脑出血者,均不宜做腰椎穿刺检查脑脊液,以防因穿刺引发脑疝。如出血与缺血性疾病鉴别难以明确时,应慎重地进行腰椎穿刺(此时如有条件最好做 CT 检查)。多数病例脑压升高 2 kPa(200 mmH$_2$O)以上,并含有数量不等的红细胞和蛋白质。

(二)颅脑 CT 检查

CT 检查可以直接显示脑内血肿的部位、大小、数量、占位征象,以及破入脑室与否。从而为制订治疗方案、疗效的观察和预后的判断等提供直观的证据。脑出血的不同时期 CT 表现如下。

1.急性期(血肿形成期)

发病后 1 周以内。血液溢出血管外形成血肿,其内含有大量的血红蛋白,血红蛋白对 X 线吸收系数高于脑组织,故 CT 呈现高密度阴影,CT 值达 60～80 HU。

2.血肿吸收期

此期从发病第 2 周到 2 个月。自第 2 周血肿周围的血红蛋白逐渐破坏,纤维蛋白溶解,使其周围低密度带逐渐加宽,血肿高密度影像呈向心性缩小,边缘模糊,一般于第 4 周变为等密度或低密度区。在此期若给予增强检查,约有 90% 的血肿周围可显示环状强化。此环可直接反映原血肿的大小和形状。

3.囊腔形成期

发病 2 个月后血肿一般完全吸收,周围水肿消失,不再有占位表现,呈低密度囊腔,其边缘清楚。

关于脑出血病因诊断问题:临床上最多见的病因是动脉硬化、高血压所致,但是应想到除高血压以外的其他一些不太常见引起脑出血的病因。尤其对 50 岁以下发病的青壮年患者,更应仔细地考虑有无其他病因的可能。如脑实质内小型动静脉畸形或先天性动脉瘤破裂;结节性动脉周围炎、病毒、细菌、立克次体等感染引起动脉炎,导致血管壁坏死、破裂;维生素 C 和 B 族维生素缺乏、砷中毒、血液病;颅内肿瘤侵犯脑血管或肿瘤内新生血管破裂,抗凝治疗过程中等病因。

三、诊断与鉴别诊断

（一）诊断要点

典型的脑出血诊断并不困难。一般发病在 50 岁以上,有高血压、动脉硬化史,在活动状态时急骤发病,病情迅速进展,早期有头痛、呕吐、意识障碍等颅内压增高症状,短时内即出现严重的神经系统症状如偏瘫、失语及脑膜刺激征等,应考虑为脑出血。

如果腰椎穿刺脊液呈血性或经颅脑 CT 检查即可确诊。当小量脑出血时,特别是出血位置未累及运动与感觉传导束时,症状轻微,常需要进行颅脑 CT 检查方能明确诊断。

（二）鉴别诊断

对于迅速发展为偏瘫的患者,首先要考虑为脑血管疾病。以昏迷、发热为主要症候者应注意与脑部炎症相鉴别;若无发热而有昏迷等神经症状,应与某些内科系统疾病相鉴别。

1.脑出血与其他脑血管疾病的鉴别

（1）脑血栓形成:本病多在血压降低状态如休息过程中发病。症状出现较迅速但有进展性,常在数小时至 2 天而达到高峰。意识多保持清晰。如过去有过短暂性脑缺血发作,本次发作又在同一血管供应区,尤应考虑本病。若临床血管定位诊断可局限在一个血管供应范围之内(如大脑中动脉或小脑后下动脉等)或既往有过心肌梗死、高脂血症者也有助于血栓形成的诊断。本症患者脑脊液检查,肉眼观察大多数皆为无色透明,少数患者检有红细胞($10\sim100$)$\times10^6$/L,可能是出血性梗死的结果。脑血管造影可显示血管主干或分支闭塞,脑 CT 显示受累脑区出现界限清楚的楔形或不规则状的低密度区。

（2）脑栓塞:多见于有风湿性瓣膜病的年轻患者,也可见于有严重全身性动脉粥样硬化的老年人。发病急骤,多无前驱症状即出现偏瘫等神经症状。意识障碍较轻。眼底有时可见栓子,脑脊液正常,脑 CT 表现和脑血栓形成引起的脑梗死相同。

（3）蛛网膜下腔出血:多见于青壮年因先天性动脉瘤破裂致病。老年人则先有严重的动脉硬化,受损的动脉多系脑实质外面的中等粗细动脉形成动脉瘤,一旦此瘤破裂可导致本病。起病急骤,常在情绪激动或用力时诱发,表现为头部剧痛、喷射性呕吐及颈项强直。意识障碍一般较轻。多数无局限性体征而以脑膜刺激征为主。由于流出的血液直接进入蛛网膜下腔,故皆可引起血性脑脊液。CT 显示蛛网膜下腔,尤其外侧沟及环池中出现高密度影可以确诊。

（4）急性硬膜外血肿:本病有头部外伤史,多在伤后 24～48 小时内进行性出现偏瘫,常有典型的昏迷-清醒-再昏迷的所谓中间清醒期。仔细观察,患者在第 2 次昏迷前,往往有头痛、呕吐及烦躁不安等症状。随偏瘫之发展可有颅内压迅速升高现象,甚至出现脑疝。脑 CT 多在颞部显示周边锐利的梭形致密血肿阴影。脑血管造影在正位片上,可见颅骨内板与大脑皮质间形成一无血管区,并呈月牙状,可确诊。

2.当脑出血患者合并高热时,应注意和下列脑部炎症相鉴别

（1）急性病毒性脑炎:本病患者先有高热、头痛,以后陷入昏迷。常有抽搐发作。查体可有颈项强直及双侧病理征阳性,腰椎穿刺查脑脊液,多数有白细胞尤其单核白细胞升高。如患者有疱疹性皮肤损害,更应考虑本病的可能。

（2）结核性脑膜炎:少数患者因结核性脑血管内膜炎引起小动脉栓塞或因脑底部蛛网膜炎而导致偏瘫,临床颇似脑出血。但患者多先有发热、头痛,脑脊液白细胞数增多,氯化物及糖含量降低可助鉴别。

3.当脑出血患者已处于昏迷状态,尤其老年人应与下列疾病相鉴别

(1)糖尿病性昏迷:患者有糖尿病病史,常在饮食不加控制或停止胰岛素注射时发病。临床出现酸中毒表现如恶心、呕吐、呼吸深而速,呼吸有酮体味,血糖升高>33.6 mmol/L,尿糖及酮体呈强阳性,因无典型的偏瘫及血性脑脊液可与脑出血鉴别。

(2)低血糖性昏迷:常因应用胰岛素过量或严重饥饿引起。除昏迷外,尚有面色苍白、脉速而弱、瞳孔散大、血压下降、出汗不止及局部或全身抽搐发作,可伴有陈施呼吸。血糖在3.4 mmol/L以下,又无显著的偏瘫及血性脑脊液,可以排除脑出血。

(3)尿毒症:患者有肾脏病史,昏迷多呈渐进性,皮肤黏膜干燥呈慢性病容及失水状态,可有酸中毒表现。眼底动脉痉挛,可在黄斑区见有棉絮状弥散样白色渗出物。血压多升高,呼吸有尿素味,血 BUN 及 CR 明显升高,无显著偏瘫可以鉴别。

(4)肝性昏迷:有严重的肝病史或因药物中毒引起,可伴黄疸、腹水及肝大,可出现病理反射,但偏瘫症状不明显,可有抽搐,多为全身性。根据血黄疸指数增高、肝功异常及血氨增高、脑脊液无色透明不难鉴别。

(5)一氧化碳中毒性昏迷:老年患者常出现轻偏瘫,但有明确的一氧化碳接触史,体温升高,皮肤及黏膜呈樱桃红色,检测血中碳氧血红蛋白明显升高可助鉴别。

四、治疗与预后

在急性期,特别是已昏迷的危重患者应采取积极的抢救措施,其中主要是控制脑水肿,调整血压,防止内脏综合征及考虑是否采取手术消除血肿。采取积极合理的治疗,以挽救患者的生命,减少神经功能残废程度和降低复发率。

(一)稳妥运送

发病后应绝对休息,保持安静,避免频繁搬运。在送往医院途中,可轻搬动,头部适当抬高15°,有利于缓解脑水肿及保持呼吸道通畅,并利于口腔和呼吸道分泌物的流出。患者可仰卧在担架上,也可视情况使患者头稍偏一侧,使呕吐物及分泌物易于流出,途中避免颠簸,并注意观察患者的一般状态包括呼吸、脉搏、血压及瞳孔等变化,视病情采取应急处理。

(二)控制脑水肿,常为抢救能否成功的主要环节

由于血肿在颅内占一定的空间,其周围脑组织又因受压及缺氧而迅速发生水肿,致颅内压急剧升高,甚至引起脑疝,因此,在治疗上控制脑水肿成为关键。常用的脱水药为甘露醇、呋塞米及皮质激素等。临床上为加强脱水效果,减少药物的不良反应,一般均采取上述药物联合应用。常用者为甘露醇+激素、甘露醇+呋塞米或甘露醇+呋塞米+激素等方式,但用量及用药间隔时间均应视病情轻重及全身情况,尤其是心脏功能及有否高血糖等而定。20%甘露醇为高渗脱水药,体内不易代谢且不能进入细胞,其降颅内压作用迅速,一般用量成人为 1 g/kg 体重,每 6 小时静脉快速滴注 1 次。呋塞米有渗透性利尿作用,可减少循环血容量,对心功能不全者可改善后负荷,用量 20~40 mg/次,每天静脉注射 1 或 2 次。皮质激素多采用地塞米松,用量 15~20 mg 静脉滴注,每天 1 次。有糖尿病史或高血糖反应和严重胃出血者不宜使用激素。激素除能协助脱水外,并可改善血管通透性,防止受压组织在缺氧下自由基的连锁反应,免使细胞膜受到过氧化损害。在发病最初几天脱水过程中,因颅内压力可急速波动上升,密切观察瞳孔变化及昏迷深度非常重要,遇有脑疝前期表现如一侧瞳孔散大或角膜反射突然消失,或因脑干受压症状明显加剧,可及时静脉滴注 1 次甘露醇,一般滴后 20 分钟左右即可见效,故初期不可拘泥于常规时间

用。一般水肿于 3～7 天内达高峰,多持续 2 周至 1 个月之久方能完全消散,故脱水药的应用要根据病情逐渐减量,再减少用药次数,最后终止,由于高渗葡萄糖溶液静脉注射的降颅内压时间短,反跳现象重,注入高渗糖对缺血的脑组织有害,故目前已不再使用。

（三）调整血压

脑出血后,常发生血压骤升或降低的表现,这是由于直接或间接损害丘脑下部等处所致。此外,低氧血症也可引起脑血管自动调节障碍,导致脑血流减少,使症状加重。临床上观察血压,常采用平均动脉压,即收缩压加舒张压之和的半数(或舒张压加 1/3 脉压)来计算。正常人平均动脉压的上限是 20.0～26.9 kPa(150～200 mmHg),下限为 8.00 kPa(60 mmHg),只要在这个范围内波动,脑血管的自动调节功能正常,脑血流量基本稳定。如果平均动脉压降到 6.67 kPa(50 mmHg),脑血流就降至正常时的 60%,出现脑缺血缺氧的症状。对高血压患者来讲,如果平均动脉压降到平常的 30%,就会引起脑血流的减少;如血压太高,上限虽可上移,但同样破坏自动调节,引起血管收缩,出现缺血现象。发病后血压过高或过低,均提示预后不良,故调整血压甚为重要。一般可将发病后的血压控制在发病前血压数值略高一些的水平。如原有高血压,发病后血压又上升到更高水平者,所降低的数值也可按上升数值的 30% 左右控制。常用的降压药物如利血平 0.5～1 mg/次肌肉注射或 25% 硫酸镁 10～20 mg/次,肌肉注射。注意不应使血压降得太快和过低。血压过低者可适量用阿拉明或多巴胺静脉滴注,使之缓慢回升。

（四）肾上腺皮质激素的应用

脑出血患者应用激素治疗,其价值除前述可有改善脑水肿作用外,还可增加脑脊液的吸收,减少脑脊液的生成,对细胞内溶酶体有稳定作用,能抑制抗利尿激素的分泌,促进利尿作用,具有抗脂过氧化反应,而减少自由基的生成,此外,尚有改善细胞内外离子通透性的作用,故激素已普遍用于临床治疗脑出血。但也有认为激素不利于破裂血管的修复,可诱发感染,加重消化道出血及引起血糖升高,而这些因素均可促使病情加重或延误恢复时间。故激素应用与否,应视患者具体情况而定。如无显著消化道出血、高血糖及血压过高,可在急性期及早应用。常用的激素有地塞米松静脉滴注 10～20 mg,1 次/天;或氢化可的松静脉滴注 100～200 mg,1 次/天。一般应用 2 周左右,视病情好转程度而逐渐减量和终止。

（五）关于止血药的应用

由于脑出血是血管破裂所致,凝血机制并无障碍,且多种止血药可以诱发心肌梗死,甚至弥漫性血管内凝血。另外,实验室研究发现高血压性脑出血患者凝血、抗凝及纤溶系统的变化与脑梗死患者无差异,均呈高凝状态;再者,高血压性脑出血血管破裂出血一般在 4～6 小时内停止,几乎没有超过 24 小时者;还有研究发现应用止血药者,血肿吸收比不用者慢,故目前多数学者不同意用止血药。

（六）急性脑出血致内脏综合征的处理

包括脑心综合征、急性消化道出血、中枢性呼吸形式异常、中枢性肺水肿及中枢性呃逆等。这些综合征的出现,常常直接影响预后,严重者导致患者死亡。综合征的发生原因,主要是由于脑干或丘脑下部发生原发性或继发性损害之故。脑出血后急性脑水肿而使颅压迅速增高,压力经小脑幕中央游离所形成的"孔道"而向颅后窝传导,此时,脑干背部被迫向尾椎推移,但脑干腹侧,由于基底动脉上端的两侧大脑后动脉和 Willis 动脉环相互联结而难以移动,致使脑干向后呈弯曲状态。如果同时还有颞叶钩回疝存在,则将脑干上部的丘脑下部向对侧推移。继而中脑水管也被挤压变窄,引起脑脊液循环受阻,加重了脑积水,使颅内压进一步增高,这样颅压升高形成恶性循环,脑干也随之扭曲不断加重而受到严重损害。可导致脑干内继发性出血或梗死,引起一系列严重的内脏综合征。

1.脑心综合征

发病后1周内做心电图检查,常发现S-T段延长或下移,T波低平倒置,以及Q-T间期延长等缺血性变化。此外,也可出现室性期前收缩,窦性心动过缓、过速或心律不齐以及房室传导阻滞等改变。这种异常可以持续数周之久,有人称作"脑源性"心电图变化。其性质是功能性的还是器质性的,尚有不同的认识,临床上最好按器质性病变处理,应根据心电图变化,给予氧气吸入,服用异山梨酯(消心痛)、门冬酸钾镁,甚至毛花苷C(西地兰)及利多卡因等治疗,同时密切随访观察心电图的变化,以便及时处理。

2.急性消化道出血

经胃镜检查,半数以上出血来自胃部,其次为食管,少数为十二指肠或小肠。胃部病变呈急性溃疡,多发性糜烂及黏膜下点状出血。损害多见于胃窦部、胃底腺区或幽门腺区。临床上出血多见于发病后1周之内,重者可在发病后数小时内就发生大量呕血,呈咖啡样液体。为了了解胃内情况,对昏迷患者应在发病后24～48小时置胃管,每天定时观察胃液酸碱度及有否潜血。若胃液酸碱度在5以下,即给予氢氧铝胶凝胶15～20 mL,使酸碱度保持在6～7,此外,给予西咪替丁(甲氰咪胍)鼻饲或静脉滴注,以减少胃酸分泌。如已发生胃出血,应局部止血,可给予卡巴克洛(安络血)每次20～30 mL与氯化钠溶液50～80 mL,3次/天,此外,云南白药也可应用。大量出血者应及时输血或补液,以防发生贫血及休克。

3.中枢性呼吸异常

多见于昏迷患者。呼吸快、浅、弱及呼吸节律不规则,潮式呼吸,中枢性过度换气和呼吸暂停。应及时给予氧气吸入,人工呼吸器进行辅助呼吸。可适量给予呼吸兴奋药如洛贝林或二甲弗林(回苏灵)等,一般从小剂量开始静脉滴注。为观察有否酸碱平衡及电解质紊乱,应及时送检血气分析,若有异常,即应纠正。

4.中枢性肺水肿

多见于严重患者的急性期,在发病后36小时即可出现,少数发生较晚。肺水肿常随脑部变化加重或减轻,又常为病情轻重的重要标志。应及时吸出呼吸道中的分泌物,甚至行气管切开,以便给氧和保持呼吸通畅。部分患者可酌情给予强心药物。此类患者呼吸道颇易继发感染,故可给予抗生素,并注意呼吸道的雾化和湿化。

5.中枢性呃逆

呃逆可见于病程的急性期或慢性期,轻者偶尔发生几次,并可自行缓解;重者可呈顽固持续性发作,后者干扰患者的呼吸节律,消耗体力,以致影响预后。一般可采用针灸处理,药物可肌内注射哌甲酯(利他林),每次10～20 mg,也可试服奋乃静,氯硝西泮1～2 mg/次也有一定的作用,但可使睡眠加深或影响对昏迷患者的观察。膈神经刺激常对顽固性呃逆有缓解作用。部分患者可试用中药治疗如柿蒂、丁香及代硝石等。

近来又发现脑出血患者可引起肾脏损害,多表现为血中尿素氮升高等症状,甚至可引起肾衰竭。脑出血患者出现两种以上内脏功能衰竭又称为多器官功能衰竭,常为导致死亡的重要原因。

(七)维持营养

注意酸碱平衡及水、电解质平衡及防治高渗性昏迷。初期脱水治疗时就应考虑这些问题,特别对昏迷患者,发病后24～48小时即可置鼻饲以便补充营养及液体。在脱水过程中,每天入量一般控制在 1 000～2 000 mL,其中包括从静脉给予的液体。因需要脱水,故每天应是负平衡,一般水分以负 500～800 mL 为宜,初期每天热量至少为 6 276 kJ(1 500 kcal),以后逐渐增至每天至少 8 368 kJ(2 000 kcal)以上,且脂肪、蛋白质及糖等应配比合理,必要时应及时补充复合氨基酸、人血清蛋白及冻干血浆等。对于高热者尚应适当提高入水量。由于初期加强脱水治疗,或同时有呼吸功能障碍,故多数严重患者可出现酸碱平衡紊乱及水、电解质失衡,常见者为酸中毒、低钾及高钠血症等,均应及时纠正。应用大量脱水药和皮质激素,特别是对有糖尿病者应防止诱发高渗性昏迷,表现为意识障碍程度加重、血压下降、有不同程度的脱水症,可出现癫痫发作。高渗性昏迷的确诊还要检查是否有血浆渗透压增高提示血液浓缩。此外,高血糖、尿素氮及血清钠升高、尿比重增加也均提示有高渗性昏迷的可能。另外,低渗液不宜输入过多,过快;有高血糖者应尽早应用胰岛素,避免静脉注射高渗葡萄糖溶液。此外,应经常观察血浆渗透压及水、电解质的变化。

（八）手术治疗

当确诊为脑出血后,应根据血肿的大小、部位及患者的全身情况,尽早考虑是否需要外科手术治疗。如需要手术治疗,又应考虑采用何种手术方法为宜,常用的手术方法有开颅血肿清除术、立体定向血肿清除术以及脑室血液引流术等。关于手术的适应证、手术时机及选用的手术方式目前尚无统一意见,但在下述情况,多考虑清除血肿:①发病之初病情尚轻,但逐步恶化,并有显著的颅压升高症状,几乎出现脑疝,如壳核出血、血肿向内囊后肢及丘脑进展者。②血肿较大,估计应用内科治疗难以奏效者,如小脑半球出血,血肿直径＞3 cm;或小脑中线血肿,估计将压迫脑干。③患者全身状况能耐受脑部手术操作者。

关于脑出血血肿清除治疗的适应证如下。

1.非手术治疗的适应证

(1)清醒伴小血肿(血肿直径＜3 cm 或出血的量＜20 mL),常无手术治疗的必要。

(2)少量出血的患者,或较少神经缺损。

(3)格拉斯哥昏迷指数(GCS)≤4 分的患者,由于手术后无一例外的死亡或手术结果非常差,手术不能改变临床结局。但是,GCS≤4 分的小脑出血的患者伴有脑干受压,在特定的情况下,手术仍有挽救患者生命的可能。

2.手术治疗的适应证

(1)手术的最佳适应证是清醒的患者,中至大的血肿。

(2)小脑出血量＞3 mL,神经功能恶化、脑干受压和梗阻性脑积水的患者,尽可能快地清除血肿或行脑室引流,可以挽救生命,预后良好。即使昏迷的患者也应如此。

(3)脑出血合并动脉瘤、动静脉畸形或海绵状血管瘤,如果患者有机会获得良好的预后并且手术能达到血管部位,应当行手术治疗。

(4)年轻人中等到大量的脑叶出血,临床恶化的应积极行手术治疗。

立体定向血肿清除术与以往开颅血肿清除术比较更有优越性。采用 CT 引导立体定向技术将血肿排空器置入血肿腔内,采用各种方法将血肿粉碎并吸出体外。该方法定位准确,减少脑组织损伤,对急性期患者也适用。立体定向血肿抽吸术治疗壳核血肿效果较好。但一般位于大脑深部的血肿,包括基底节及丘脑部位的血肿,手术虽可挽救生命,但后遗瘫痪较重。脑干及丘脑出血也可手术治疗,但危险性较大。脑叶及尾状核区域出血,手术治疗效果较佳。

血肿清除后临床效果不理想的原因很多,但目前注意到脑出血后引起的脑缺血体积可以超过血肿体积的几倍,可能是重要原因之一,缺血机制包括直接机械压迫、血液中血管收缩物质的参与及出血后血液呈高凝状态等。因此,血肿清除后应同时应用神经保护药、钙通道阻滞剂等,以提高临床疗效。

(九)康复治疗

脑出血后生存的患者,多数遗留瘫痪及失语等症状,重者不能起床或站立。如何最大限度地恢复其运动及语言等功能,物理及康复治疗起着重要作用。一般主张只要可能应尽早进行,诸如瘫肢按摩、被动运动、针灸及语言训练等。有一定程度运动功能者,应鼓励其主动锻炼和训练,直到患者功能恢复到最好的状态。失语患者训练语言功能应有计划,由简单词汇开始逐渐进行训练。感觉缺失障碍,似难康复,但仍随全身的康复而逐渐好转。

病程依出血的多少、部位、脑水肿的程度及有否并发内脏综合征而各不相同。发病后生存时间可自数小时至几个月,除非大的动脉瘤破裂引起的脑出血,一般不会发生猝死。丘脑及脑干部位出血,出血量虽少,但容易波及丘脑下部以及生命中枢故生存时间短。脑内出血量、脑室内出血量和发病后格拉斯哥昏迷指数(GCS)是预测脑出血的病死率的重要因素。CT 显示出血量≥60 cm³,GCS≤8,30 天死亡的可能性为91%,而 CT 显示出血量≤30 cm³,GCS≥9 的患者,死亡的可能性为19%。平均动脉压对皮质下、小脑、脑桥出血的预后无相关性;但影响壳核、丘脑出血的预后,平均动脉压越高,预后越差,血肿破入脑室有利于丘脑出血的恢复,但不利于脑叶出血的恢复。

(周亚楠)

第二节　自发性蛛网膜下腔出血

自发性蛛网膜下腔出血是指各种非外伤性原因引起的脑血管破裂,血液流入蛛网膜下腔的统称。它不是一种独立的疾病,而是某些疾病的临床表现,占急性脑血管疾病的10%～20%。

一、病因

最常见的病因为颅内动脉瘤,占自发性蛛网膜下腔出血的75%～80%,其次为脑血管畸形(10%～15%),高血压性动脉硬化、动脉炎、烟雾病、脊髓血管畸形、结缔组织病、血液病、颅内肿瘤卒中、抗凝治疗并发症等为少见原因。

二、临床表现

(一)性别、年龄

男女比例为1∶(1.3～1.6)。可发生在任何年龄,发病率随年龄增长而增加,并在60岁左右达到高峰,以后随年龄增大反而下降。各种常见病因的自发性蛛网膜下腔出血的好发年龄见本节鉴别诊断部分。

(二)起病形式

绝大部分在情绪激动或用力等情况下急性发病。

（三）症状、体征

(1)出血症状：表现为突然发病，剧烈头痛、恶心呕吐、面色苍白、全身冷汗。半数患者可出现精神症状，如烦躁不安、意识模糊、定向力障碍等。意识障碍多为一过性的，严重者呈昏迷状态，甚至出现脑疝而死亡。20%出现抽搐发作。有的还可出现眩晕、项背痛或下肢疼痛，脑膜刺激征明显。

(2)颅神经损害：6%～20%患者出现一侧动眼神经麻痹，提示存在同侧颈内动脉后交通动脉动脉瘤或大脑后动脉动脉瘤。

(3)偏瘫：20%患者出现轻偏瘫。

(4)视力、视野障碍：发病后1小时内即可出现玻璃体膜下片状出斑，引起视力障碍。10%～20%有视盘水肿。当视交叉、视束或视放射受累时产生双颞偏盲或同向偏盲。

(5)其他：约1%的颅内动静脉畸形和颅内动脉瘤出现颅内杂音。部分蛛网膜下腔出血发病后可有发热。

（四）并发症

(1)再出血：以出血后5～11天为再出血高峰期，80%发生在1个月内。颅内动脉瘤初次出血后的24小时内再出血率最高，为4.1%，第2次再出血的发生率为每天1.5%，到第14天时累计为19%。表现为在经治疗病情稳定好转的情况下，突然再次发生剧烈头痛、恶心呕吐、意识障碍加重、原有局灶症状和体征重新出现等。

(2)血管痉挛：通常发生在出血后第1～2周，表现为病情稳定后再出现神经系统定位体征和意识障碍。腰穿或头颅CT检查无再出血表现。

(3)急性非交通性脑积水：常发生在出血后1周内，主要为脑室内积血所致，临床表现为头痛、呕吐、脑膜刺激征、意识障碍等，复查头颅CT可以诊断。

(4)正常颅压脑积水：多出现在蛛网膜下腔出血的晚期，表现为精神障碍、步态异常和尿失禁。

三、辅助检查

（一）CT

颅脑CT是诊断蛛网膜下腔出血的首选方法，诊断急性蛛网膜下腔出血准确率几乎100%，主要表现为蛛网膜下腔内高密度影，即脑沟与脑池内高密度影（图8-1）。动态CT检查有助于了解出血的吸收情况、有无再出血、继发脑梗死、脑积水及其程度等。强化CT还显示脑血管畸形和直径大于0.8 cm的动脉瘤。

蛛网膜下腔出血的CT分级（Fisher）见表8-1。

表8-1　蛛网膜下腔出血的CT分级（Fisher法）

级别	CT发现
Ⅰ级	无出血所见
Ⅱ级	蛛网膜下腔一部分存在弥漫性薄层出血（1 mm）
Ⅲ级	蛛网膜下腔有较厚（1 mm以上）出血或局限性血肿
Ⅳ级	伴脑实质或脑室内积血

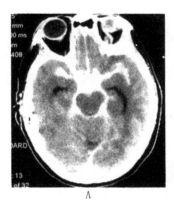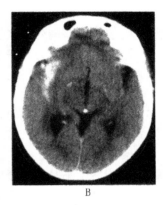

A   B

图 8-1　自发性蛛网膜下腔出血 CT 表现

A.自发性蛛网膜下腔出血(鞍上池与环池)的 CT 表现;B.自发性蛛网膜下腔出血(外侧裂池)的 CT 表现

由于自发性蛛网膜下腔出血的原因脑动脉瘤占一半以上,因此,可根据 CT 显示的蛛网膜下腔出血的部位初步判断或提示颅内动脉瘤的位置。如颈内动脉动脉瘤破裂出血常是鞍上池不对称积血,大脑中动脉动脉瘤破裂出血多见外侧裂积血,前变通动脉动脉瘤破裂出血则是纵裂池、基底部积血,而出血在脚间池和环池者,一般不是动脉瘤破裂引起。

(二)脑脊液检查

通常 CT 检查已确诊者,腰穿不作为临床常规检查。如果出血量较少或者距起病时间较长,CT 检查无阳性发现时,需要行腰穿检查脑脊液。蛛网膜下腔的新鲜出血,脑脊液检查的特征性表现为均匀血性脑脊液;脑脊液变黄或发现了含有红细胞、含铁血黄素或胆红质结晶的吞噬细胞等,则提示为陈旧性出血。

(三)脑血管影像学检查

1.DSA

即血管造影的影像通过数字化处理,把不需要的组织影像删除掉,只保留血管影像,这种技术叫做数字减影技术。其特点是图像清晰,分辨率高,对观察血管病变,血管狭窄的定位测量,诊断及介入治疗提供了真实的立体图像,为脑血管内介入治疗提供了必备条件(图 8-2)。主要适用于全身血管性疾病、肿瘤的检查及治疗。是确定自发性蛛网膜下腔出血病因的首选方法,也是诊断动脉瘤、血管畸形、烟雾病等颅内血管性病变的最有价值的方法。DSA 不仅能及时明确动脉瘤大小、部位、单发或多发、有无血管痉挛,而且还能显示脑动静脉畸形的供应动脉和引流静脉,以及侧支循环情况。对怀疑脊髓动静脉畸形者还应行脊髓动脉造影。脑血管造影可加重脑缺血、引起动脉瘤再次破裂等,因此,造影时机宜避开脑血管痉挛和再出血的高峰期,即出血 3 天内或 3 周后进行为宜。

旋转 DSA 及三维重建技术的应用,使其能在三维空间内做任意角度的观察,清晰地显露出动脉瘤体、瘤颈、载瘤动脉及与周围血管解剖关系;有效地避免了邻近血管重叠或掩盖。此项技术突破了常规 DSA 一次造影只能显示一个角度和图像后处理手段少等局限性,极大地方便了介入诊疗操作,对脑血管病变的诊断和治疗具有很大的应用价值。

由于 DSA 显示的是造影剂充盈的血管管腔的空间结构,因此,目前仍被公认为是血管性疾病的诊断"金标准",诊断颅内动脉瘤的准确率达 95% 以上。但是,随着 CTA、MRA 技术的迅速发展,在某些方面大有取代 DSA 之势。

2.CT 血管成像（CTA）

CTA 检查经济、快速、无创，可同时显示颈内动脉系、椎动脉系和 Willis 环血管全貌，因此，是筛查颅内血管性疾病的首选影像学诊断方法之一。由于 CTA 受患者病情因素限制少，急性脑出血或蛛网膜出血患者，当临床怀疑动脉瘤或脑动静脉畸形可能为出血原因时，DSA 检查受限，CTA 可作为早期检查的可靠方法（图 8-3）。

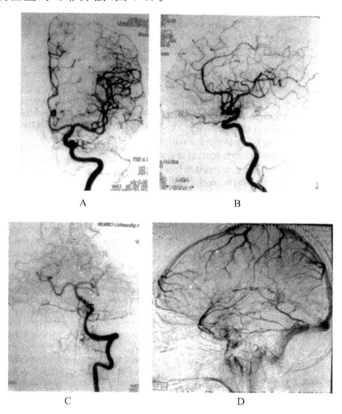

图 8-2　脑血管 DSA 表现

A.正常一侧颈内动脉 DSA 表现（正位片动脉期）；B.正常一侧颈内动脉 DSA 表现（侧位片动脉期）；C.正常椎-基底动脉 DSA 表现（动脉期）；D.正常一侧颈内动脉 DSA 表现（侧位片静脉期）

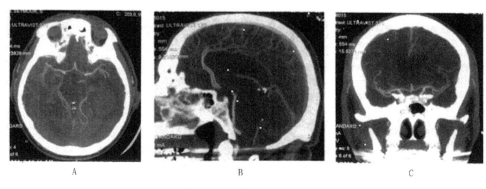

图 8-3　正常 CTA 表现

A.轴位；B.矢状位；C.冠状位

由于脑血流循环时间短，脑动脉 CTA 容易产生静脉污染以及颅底骨质难以彻底清除，Willis动脉环近段动脉重建效果欠佳，血管性病变漏诊率高。但是，近年来，64 层螺旋 CT 的扫描速度已超越动脉血流速度，因此，无论是小剂量造影剂团注测试技术还是增强扫描智能触发技术，配合 64 层螺旋 CT 扫描，纯粹的脑动脉期图像的获取已不成问题，尤其是数字减影 CTA（Subtraction CT Angiography，DSCTA）技术基本上去除了颅底骨骼对 CTA 的影响。超薄的扫描层厚使其能最大限度的消除了常规头部 CT 扫描时颅底骨质伪影，显著地提高了 Willis 动脉环近段动脉 CTA 图像质量，真正地使其三维及二维处理图像绝对无变形、失真，能最真实的显示脑血管病变及其邻近结构的解剖关系，图像质量媲美 DSA，提供诊断信息量超越 DSA。表面遮盖法（SSD）及最大密度投影法（MIP）是最常用的三维重建方法，容积显示法（VR）是最高级的三维成像方法。DSCTA 对脑动脉瘤诊断的特异性和敏感性与 DSA 一致，常规 CTA 组诊断 Willis 动脉环及其远段脑动脉瘤的特异性和敏感性亦与 DSA 一致，但对 Willis 动脉环近段动脉瘤有漏诊的情况，敏感性仅 71.4%。但是，DSCTA 也存在一定局限性，基础病变，如血肿、钙化、动脉支架及动脉银夹等被减影导致漏诊或轻微运动可致减影失败，患者照射剂量增加及图像噪声增加等也是问题。近期临床上应用的 320 层螺旋 CT 更显示出了其优越性。

目前，CTA 主要用于诊断脑动脉瘤、脑动静脉畸形、闭塞性脑血管病、静脉窦闭塞和脑出血等。CTA 能清晰观察到脑动脉瘤的瘤体大小、瘤颈宽度及与载瘤动脉的关系；能清晰观察到脑动静脉畸形血管团大小、形态及供血动脉和引流静脉；能清晰观察到脑血管狭窄或闭塞部位、形态及血管壁硬、软斑块。64 层螺旋 CTA 对脑动脉瘤检查有较高的敏感性和特异性，诊断附和率达 100%，能查出约 1.7 mm 大小的动脉瘤。采用多层面重建（MPR）、曲面重建（CPR）、容积显示（VR）和最大密度投影（MIP）等技术可清楚地显示动脉瘤的瘤体大小、瘤颈宽度及与载瘤动脉的关系；并可任意旋转图像，多角度观察，能获得完整的形态及与邻近血管、颅骨的空间解剖关系，为制定治疗方案和选择手术入路提供可靠依据。CTA 可显示脑动静脉畸形的供血动脉、病变血管团和引流静脉的立体结构，有助于临床医师选择手术入路，以避开较大脑血管和分支处进行定位和穿刺治疗。脑动静脉畸形出血急性期的 DSA 检查，其显示受血肿影响，而 CTA 三维图像能任意角度观察，显示病灶与周围结构关系较 DSA 更清晰。CTA 诊断颈内动脉狭窄的附和率为 95%，最大密度投影法可更好地显示血管狭窄程度。在脑梗死早期显示动脉闭塞，指导溶栓治疗。CTA 可清晰显示静脉窦是否通畅。CTA 显示造影剂外溢的患者，往往血肿增大。

总之，CT 血管造影（CTA）与数字减影血管造影（DSA）相比，最大优势是快速和无创伤，并可多方位、多角度观察脑血管及病变形态，提供近似实体的解剖概念，对筛查自发性蛛网膜下腔出血的病因和诊断某些脑血管疾病不失为一种重要而有效的检查方法。但是，CTA 的不足之处在于造影剂用量大，需掌握注药与扫描的最佳时间间隔，不能显示扫描范围以外的病变，可能漏诊。并且对侧支循环的血管、直径小于 1.2 mm 的穿动脉、动脉的硬化改变及血管痉挛的显示不如 DSA。

3.磁共振血管成像（MRA）

包括时间飞越法 MRA 及相位对比法 MRA，其具有无创伤、无辐射、不用对比剂的特点，被广泛应用于血管性病变的诊断中，可显示颈内动脉狭窄、颅内动静脉畸形、动脉瘤等疾病。主要用于有动脉瘤家族史或破裂先兆者的筛查，动脉瘤患者的随访以及急性期不能耐受脑血管造影检查的患者。不足之处是由于扫描时间长及饱和效应，使得血流信号下降，血管分支显示不佳，大大降低了图像的效果及诊断的准确性（图 8-4）。

MRA 探测脑动脉瘤有很高的敏感性,特别是探测没有伴发急性蛛网膜下腔出血的动脉瘤。MRA 能完全无创伤性地显示血管解剖和病变及血流动力学信息,能清楚的显示瘤巢的供血动脉和引流静脉的走行、数量、形态等。另外,MRI 可通过其直接征象"流空信号簇"对脑动静脉畸形做出明确的诊断。因此,MRI 与 MRA 的联合应用,作为一种完全无损伤性的血管检查方法,在临床症状不典型或临床症状与神经系统定位不相符时,可以大大提高脑血管畸形的发现率和确诊率。

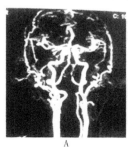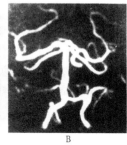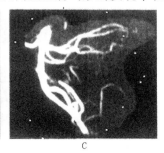

图 8-4 正常 MRA 表现
A.全脑;B.椎-基底动脉正位片;C.椎-基底动脉侧位片

四、诊断与鉴别诊断

(一)诊断

根据急性发病方式、剧烈头痛、恶心呕吐等临床症状、体征,结合 CT 检查,确诊蛛网膜下腔出血并不困难。进一步寻找蛛网膜下腔出血的原因,即病因诊断更为重要,尤其是确定外科疾病引起蛛网膜下腔出血的原因。因此,对于自发性蛛网膜下腔出血患者,若无明显的血液病史、抗凝治疗等病史,均要常规行脑血管造影或/和 CTA、MRA 检查,以寻找出血原因,明确病因。

(二)病因鉴别诊断

临床上常见的自发性蛛网膜下腔出血的病因鉴别诊断见表 8-2。

表 8-2 自发性蛛网膜下腔出血的病因鉴别诊断

病因	动脉瘤	动静脉畸形	高血压	烟雾病	脑瘤出血
发病年龄	40～60 岁	35 岁以下	50 岁以上	青少年多见	30～60 岁
出血前症状	无症状,少数动眼神经麻痹	常见癫痫发作	高血压史	可见偏瘫	颅压高和病灶症状
出血	正常或增高	正常	增高	正常	正常
复发出血	常见且有规律	年出血率2%	可见	可见	少见
意识障碍	多较严重	较重	较重	有轻有重	较重
颅神经麻痹	2～6 颅神经	无	少见	少见	颅底肿瘤常见
偏瘫	少见	较常见	多见	常见	常见
眼部症状	可见玻璃体出血	可见同向偏盲	眼底动脉硬化	少见	视盘水肿
CT 表现	蛛网膜下腔高密度	增强可见AVM影	脑萎缩或梗死灶	脑室出血铸型或梗死灶	增强后可见肿瘤影
脑血管造影	动脉瘤和血管痉挛	动静脉畸形	脑动脉粗细不均	脑底动脉异常血管团	有时可见肿瘤染色

五、治疗

(一)急性期治疗

1.一般处理

(1)密切观察:生命体征监测;密切观察神经系统体征的变化;保持呼吸道通畅,维持稳定的呼吸循环系统功能。

(2)降低颅内压:常用的有甘露醇、速尿、甘油果糖或甘油氯化钠,也可以酌情选用清蛋白。

(3)纠正水、电解质平衡紊乱:记出入液体量;注意维持液体出入量平衡。适当补液、补钠、补钾,调整饮食和静脉补液中晶体胶体的比例可以有效预防低钠血症。

(4)对症治疗:烦躁者给予镇静药,头痛给予镇痛药,禁用吗啡、哌替啶等镇痛药。癫痫发作,可采用抗癫痫药物,如安定、卡马西平或者丙戊酸钠。

(5)加强护理:卧床休息,给予高纤维、高能量饮食,保持尿便通畅。意识障碍者可放置鼻胃管,预防窒息和吸入性肺炎。尿潴留者,给予导尿并膀胱冲洗,预防尿路感染。定时翻身、局部按摩、被动活动肢体、应用气垫床等措施预防褥疮、肺不张和深静脉血栓形成等并发症。

2.防治再出血

(1)安静休息:绝对卧床4～6周,镇静、镇痛,避免用力和情绪激动。

(2)控制血压:如果平均动脉压＞16.7 kPa(125 mmHg)或收缩压＞24.0 kPa(180 mmHg),可在血压监测下使用降压药物,保持血压稳定在正常或者起病前水平。可选用钙离子通道阻滞剂、β受体阻滞剂等。

(3)抗纤溶药物:常用 6-氨基己酸(EACA)、止血芳酸(PAMBA)或止血环酸(氨甲环酸)。抗纤溶治疗可以降低再出血的发生率,但同时也增加脑动脉痉挛和脑梗死的发生率,建议与钙离子通道阻滞剂同时使用。

(4)外科手术:已经确诊为动脉瘤性蛛网膜下腔出血者,应根据病情,及早行动脉瘤夹闭术或介入栓塞治疗。

3.防治并发症

(1)脑动脉痉挛及脑缺血。①维持正常血压和血容量:保持有效的血液循环量,给予胶体溶液(清蛋白、血浆等)扩容升压。②早期使用尼莫地平:常用剂量 10～20 mg/d,静脉滴注 1 mg/h,共10～14 天,注意其低血压的不良反应。③腰穿放液:发病后 1～3 天行腰穿释放适量的脑脊液,有利于预防脑血管痉挛,减轻脑膜刺激征等。但是,有诱发颅内感染、再出血及脑疝的危险。

(2)脑积水。①药物治疗:轻度脑积水可先行醋氮酰胺等药物治疗,酌情选用甘露醇、速尿等。②脑室穿刺脑脊液外引流术:蛛网膜下腔出血后脑室内积血性扩张或出现急性脑积水,经内科治疗后症状仍进行性加重者,可行脑室穿刺外引流术。但是,可增加再出血的概率。③脑脊液分流术:对于出血病因处理后,出现慢性交通性脑积水,经内科治疗仍进行性加重者,可行脑室-腹腔分流术。

(二)病因治疗

(1)手术治疗:对于出血病因明确者,应及时进行病因手术治疗,例如开颅动脉瘤夹闭术、脑动静脉畸形或脑肿瘤切除术等。

(2)血管内介入治疗:适合血管内介入治疗的动脉瘤、颅内动静脉畸形患者,也可采用动脉瘤或动静脉畸形栓塞术。

（3）立体定向放射治疗：主要用于小型动静脉畸形以及栓塞或手术后残余病灶的治疗。

六、预后

自发性蛛网膜下腔出血的预后与病因、治疗等诸多因素相关，脑动静脉畸形引起的蛛网膜下腔出血预后最佳，血液病引起的蛛网膜下腔出血效果最差。动脉瘤第 1 次破裂后，死亡率高达 30%～40%，其中半数在发病后 48 小时内死亡，5 年内死亡率为 51%；存活的病例中，1/3 生活不能自理，1/3 可再次发生出血，发生再次出血者的死亡率高达 60%～80%。脑动静脉畸形初次出血死亡率 10%左右。80%血管造影阴性的蛛网膜下腔出血患者能恢复正常工作，而动脉瘤破裂引起的蛛网膜下腔出血患者只有 50%能恢复健康。

（周亚楠）

第三节　腔隙性脑梗死

腔隙性脑梗死是指大脑半球深部白质和脑干等中线部位，由直径为 100～400 μm 的穿支动脉血管闭塞导致的脑梗死。所引起的病灶为 0.5～15.0 mm³ 的梗死灶。大多由大脑前动脉、大脑中动脉、前脉络膜动脉和基底动脉的穿支动脉闭塞所引起。脑深部穿动脉闭塞导致相应灌注区脑组织缺血、坏死、液化，由吞噬细胞将该处组织移走而形成小腔隙。好发于基底节、丘脑、内囊、脑桥的大脑皮质贯通动脉供血区。反复发生多个腔隙性脑梗死，称多发性腔隙性脑梗死。临床引起相应的综合征，常见的有纯运动性轻偏瘫、纯感觉性卒中、构音障碍-手笨拙综合征、共济失调性轻偏瘫和感觉运动性卒中。高血压和糖尿病是主要原因，特别是高血压尤为重要。腔隙性脑梗死占脑梗死的 20%～30%。

一、病因与发病机制

（一）病因

真正的病因和发病机制尚未完全清楚，但与下列因素有关。

1.高血压

长期高血压作用于小动脉及微小动脉壁，致脂质透明变性，管腔闭塞，产生腔隙性病变。舒张压增高是多发性腔隙性脑梗死的常见原因。

2.糖尿病

糖尿病时血浆低密度脂蛋白及极低密度脂蛋白的浓度增高，引起脂质代谢障碍，促进胆固醇合成，从而加速、加重动脉硬化的形成。

3.微栓子（无动脉病变）

各种类型小栓子阻塞小动脉导致腔隙性脑梗死，如胆固醇、红细胞增多症、纤维蛋白等。

4.血液成分异常

如红细胞增多症、血小板增多症和高凝状态，也可导致发病。

（二）发病机制

腔隙性脑梗死的发病机制还不完全清楚。微小动脉粥样硬化被认为是症状性腔隙性脑梗死常见的发病机制。在慢性高血压患者中,在粥样硬化斑为 $100\sim400~\mu m$ 的小动脉中,也能发现动脉狭窄和闭塞。颈动脉粥样斑块,尤其是多发性斑块,可能会导致腔隙性脑梗死;脑深部穿动脉闭塞,导致相应灌注区脑组织缺血、坏死,由吞噬细胞将该处脑组织移走,遗留小腔,因而导致该部位神经功能缺损。

二、病理

腔隙性脑梗死灶呈不规则圆形、卵圆形或狭长形。累及管径在 $100\sim400~\mu m$ 的穿动脉,梗死部位主要在基底节(特别是壳核和丘脑)、内囊和脑桥的白质。大多数腔隙性脑梗死位于豆纹动脉分支、大脑后动脉的丘脑深穿支、基底动脉的旁中央支供血区。阻塞常发生在深穿支的前半部分,因而梗死灶均较小,大多数直径为0.2～15 mm。病变血管可见透明变性、玻璃样脂肪变、玻璃样小动脉坏死、血管壁坏死和小动脉硬化等。

三、临床表现

本病常见于 40 岁以上的中老年人。腔隙性脑梗死患者中高血压的发病率约为75%,糖尿病的发病率为25%～35%,有 TIA 史者约有 20%。

(一)症状和体征

临床症状一般较轻,体征单一,一般无头痛、颅内高压症状和意识障碍。由于病灶小,又常位于脑的静区,故许多腔隙性脑梗死在临床上无症状。

(二)临床综合征

Fisher 根据病因、病理和临床表现,归纳为 21 种综合征,常见的有以下几种。

1.纯运动性轻偏瘫

最常见,约占 60%,有病灶对侧轻偏瘫,而不伴失语、感觉障碍和视野缺损,病灶多在内囊和脑干。

2.纯感觉性卒中

约占 10%,表现为病灶对侧偏身感觉障碍,也可伴有感觉异常,如麻木、烧灼和刺痛感。病灶在丘脑腹后外侧核或内囊后肢。

3.构音障碍-手笨拙综合征

约占 20%,表现为构音障碍、吞咽困难,病灶对侧轻度中枢性面、舌瘫,手的精细运动欠灵活,指鼻试验欠稳。病灶在脑桥基底部或内囊前肢及膝部。

4.共济失调性轻偏瘫

病灶同侧共济失调和病灶对侧轻偏瘫,下肢重于上肢,伴有锥体束征。病灶多在放射冠汇集至内囊处,或脑桥基底部皮质脑桥束受损所致。

5.感觉运动性卒中

少见,以偏身感觉障碍起病,再出现轻偏瘫,病灶位于丘脑腹后核及邻近内囊后肢。

6.腔隙状态

由 Marie 提出,由于多次腔隙性脑梗死后,有进行性加重的偏瘫、严重的精神障碍、痴呆、平衡障碍、二便失禁、假性延髓性麻痹、双侧锥体束征和类帕金森综合征等。近年由于有效控制血压及治疗的进步,现在已很少见。

四、辅助检查

（一）神经影像学检查

1.颅脑 CT

非增强 CT 扫描显示为基底节区或丘脑呈卵圆形低密度灶，边界清楚，直径为 $10\sim15$ mm。由于病灶小，占位效应轻微，一般仅为相邻脑室局部受压，多无中线移位，梗死密度随时间逐渐减低，4 周后接近脑脊液密度，并出现萎缩性改变。增强扫描于梗死后 3 天至 1 个月可能发生均一或斑块性强化，以 $2\sim3$ 周明显，待达到脑脊液密度时，则不再强化。

2.颅脑 MRI

MRI 显示比 CT 优越，尤其是对脑桥的腔隙性脑梗死和新旧腔隙性脑梗死的鉴别有意义，增强后能提高阳性率。颅脑 MRI 检查在 T2W 像上显示高信号，是小动脉阻塞后新的或陈旧的病灶。T_1WI 和 T_2WI 分别表现为低信号和高信号斑点状或斑片状病灶，呈圆形、椭圆形或裂隙形，最大直径常为数毫米，一般不超过 1 cm。急性期 T_1WI 的低信号和 T_2WI 的高信号，常不及慢性期明显，由于水肿的存在，使病灶看起来常大于实际梗死灶。注射造影剂后，T_1WI 急性期、亚急性期和慢性期病灶显示增强，呈椭圆形、圆形，也可呈环形。

3.CT 血管成像（CTA）、磁共振血管成像（MRA）

了解颈内动脉有无狭窄及闭塞程度。

（二）超声检查

经颅多普勒超声（TCD）了解颈内动脉狭窄及闭塞程度。三维B超检查，了解颈内动脉粥样硬化斑块的大小和厚度。

（三）血液学检查

了解有无糖尿病和高脂血症等。

五、诊断与鉴别诊断

（一）诊断

（1）中老年人发病，多数患者有高血压病史，部分患者有糖尿病史或 TIA 史。

（2）急性或亚急性起病，症状比较轻，体征比较单一。

（3）临床表现符合 Fisher 描述的常见综合征之一。

（4）颅脑 CT 或 MRI 发现与临床神经功能缺损一致的病灶。

（5）预后较好，恢复较快，大多数患者不遗留后遗症状和体征。

（二）鉴别诊断

1.小量脑出血

均为中老年发病，有高血压和急起的偏瘫和偏身感觉障碍。但小量脑出血头颅 CT 显示高密度灶即可鉴别。

2.脑囊虫病

CT 均表现为低信号病灶。但是，脑囊虫病 CT 呈多灶性、小灶性和混合灶性病灶，临床表现常有头痛和癫痫发作，血和脑脊液囊虫抗体阳性，可供鉴别。

六、治疗

（一）抗血小板聚集药物

抗血小板聚集药物是预防和治疗腔隙性脑梗死的有效药物。

1.肠溶阿司匹林（或拜阿司匹林）

每次 100 mg，每天 1 次，口服，可连用 6～12 个月。

2.氯吡格雷

每次 50～75 mg，每天 1 次，口服，可连用半年。

3.西洛他唑

每次 50～100 mg，每天 2 次，口服。

4.曲克芦丁

每次 200 mg，每天 3 次，口服；或每次 400～600 mg 加入 5％葡萄糖注射液或 0.9％氯化钠注射液500 mL中静脉滴注，每天 1 次，可连用 20 天。

（二）钙通道阻滞剂

1.氟桂利嗪

每次 5～10 mg，睡前口服。

2.尼莫地平

每次 20～30 mg，每天 3 次，口服。

3.尼卡地平

每次 20 mg，每天 3 次，口服。

（三）血管扩张药

1.丁苯酞

每次 200 mg，每天 3 次，口服。偶见恶心、腹部不适，有严重出血倾向者忌用。

2.丁咯地尔

每次 200 mg 加入 5％葡萄糖注射液或 0.9％氯化钠注射液 250 mL 中静脉滴注，每天 1 次，连用10～14 天；或每次 200 mg，每天 3 次，口服。可有头痛、头晕、恶心等不良反应。

3.倍他司汀

每次 6～12 mg，每天 3 次，口服。可有恶心、呕吐等不良反应。

（四）内科病的处理

有效控制高血压、糖尿病、高脂血症等，坚持药物治疗，定期检查血压、血糖、血脂、心电图和有关血液流变学指标。

七、预后与预防

（一）预后

Marie 和 Fisher 认为腔隙性脑梗死一般预后良好，下述几种情况影响本病的预后。

（1）梗死灶的部位和大小，如腔隙性脑梗死发生在脑的重要部位——脑桥和丘脑，以及大的和多发性腔隙性脑梗死者预后不良。

（2）有反复 TIA 发作，有高血压、糖尿病和严重心脏病（缺血性心脏病、心房颤动、心脏瓣膜病等），症状没有得到很好控制者预后不良。据报道，1 年内腔隙性脑梗死的复发率为 10％～

18%;腔隙性脑梗死,特别是多发性腔隙性脑梗死半年后约有 23%的患者发展为血管性痴呆。

（二）预防

控制高血压、防治糖尿病和 TIA 是预防腔隙性脑梗死发生和复发的关键。

（1）积极处理危险因素。①血压的调控:长期高血压是腔隙性脑梗死主要的危险因素之一。在降血压药物方面无统一规定应用的药物。选用降血压药物的原则是既要有效和持久的降低血压,又不至于影响重要器官的血流量。可选用钙离子通道阻滞剂,如硝苯地平缓释片,每次20 mg,每天 2 次,口服;或尼莫地平,每次 30 mg,每天 1 次,口服。也可选用血管紧张素转换酶抑制剂(ACEI),如卡托普利,每次12.5～25 mg,每天 3 次,口服;或贝拉普利,每次5～10 mg,每天 1 次,口服。②调控血糖:糖尿病也是腔隙性脑梗死主要的危险因素之一。详见血栓形成性脑梗死章节。③调控高血脂:可选用辛伐他汀(Simvastatin,或舒降之),每次 10～20 mg,每天1 次,口服;或洛伐他汀(Lovastatin,又名美降之),每次20～40 mg,每天 1～2 次,口服。④积极防治心脏病:要减轻心脏负荷,避免或慎用增加心脏负荷的药物,注意补液速度及补液量;对有心肌缺血、心肌梗死者应在心血管内科医师的协助下进行药物治疗。

（2）可以较长时期应用抗血小板聚集药物,如阿司匹林、氯吡格雷和中药活血化瘀药物。

（3）生活规律,心情舒畅,饮食清淡,适宜的体育锻炼。

（王 宇）

第四节　血栓形成性脑梗死

血栓形成性脑梗死主要是脑动脉主干或皮质支动脉粥样硬化导致血管增厚、管腔狭窄闭塞和血栓形成;还可见于动脉血管内膜炎症、先天性血管畸形、真性红细胞增多症及血液高凝状态、血流动力学异常等,均可致血栓形成,引起脑局部血流减少或供血中断,脑组织缺血、缺氧导致软化坏死,出现局灶性神经系统症状和体征,如偏瘫、偏身感觉障碍和偏盲等。大面积脑梗死还有颅内高压症状,严重者可发生昏迷和脑疝。约 90%的血栓形成性脑梗死是在动脉粥样硬化的基础上发生的,因此称动脉粥样硬化性血栓形成性脑梗死。

脑梗死的发病率约为 110/10 万,占全部脑卒中的60%～80%;其中血栓形成性脑梗死占脑梗死的 60%～80%。

一、病因与发病机制

（一）病因

1.动脉壁病变

血栓形成性脑梗死最常见的病因为动脉粥样硬化,常伴高血压,与动脉粥样硬化互为因果。其次为各种原因引起的动脉炎、血管异常(如夹层动脉瘤、先天性动脉瘤)等。

2.血液成分异常

血液黏度增高,以及真性红细胞增多症、血小板增多症、高脂血症等,都可使血液黏度增高,血液淤滞,引起血栓形成。如果没有血管壁的病变为基础,不会发生血栓。

3.血流动力学异常

在动脉粥样硬化的基础上,当血压下降、血流缓慢、脱水、严重心律失常及心功能不全时,可导致灌注压下降,有利于血栓形成。

(二)发病机制

主要是动脉内膜深层的脂肪变性和胆固醇沉积,形成粥样硬化斑块及各种继发病变,使管腔狭窄甚至阻塞。病变逐渐发展,则内膜分裂,内膜下出血和形成内膜溃疡。内膜溃疡易发生血栓形成,使管腔进一步狭窄或闭塞。由于动脉粥样硬化好发于大动脉的分叉处及拐弯处,故脑血栓的好发部位为大脑中动脉、颈内动脉的虹吸部及起始部、椎动脉及基底动脉的中下段等。由于脑动脉有丰富的侧支循环,管腔狭窄需达到80%以上才会影响脑血流量。逐渐发生的动脉硬化斑块一般不会出现症状,当内膜损伤破裂形成溃疡后,血小板及纤维素等血中有形成分黏附、聚集、沉着形成血栓。当血压下降、血流缓慢、脱水等血液黏度增加,致供血减少或促进血栓形成的情况下,即出现急性缺血症状。

病理生理学研究发现,脑的耗氧量约为总耗氧量的20%,故脑组织缺血缺氧是以血栓形成性脑梗死为代表的缺血性脑血管疾病的核心发病机制。脑组织缺血缺氧将会引起神经细胞肿胀、变性、坏死、凋亡以及胶质细胞肿胀、增生等一系列继发反应。脑血流阻断1分钟后神经元活动停止,缺血缺氧4分钟即可造成神经元死亡。脑缺血的程度不同而神经元损伤的程度也不同。脑神经元损伤导致局部脑组织及其功能的损害。缺血性脑血管疾病的发病是多方面而且相当复杂的过程,脑缺血损害也是一个渐进的过程,神经功能障碍随缺血时间的延长而加重。目前的研究发现氧自由基的形成、钙离子超载、一氧化氮(NO)和一氧化氮合成酶的作用、兴奋性氨基酸毒性作用、炎症细胞因子损害、凋亡调控基因的激活、缺血半暗带功能障碍等方面参与了其发生机制。这些机制作用于多种生理、病理过程的不同环节,对脑功能演变和细胞凋亡给予调节,同时也受到多种基因的调节和制约,构成一种复杂的相互调节与制约的网络关系。

1.氧自由基损伤

脑缺血时氧供应下降和ATP减少,导致过氧化氢、羟自由基以及起主要作用的过氧化物等氧自由基的过度产生和超氧化物歧化酶等清除自由基的动态平衡状态遭到破坏,攻击膜结构和DNA,破坏内皮细胞膜,使离子转运、生物能的产生和细胞器的功能发生一系列病理生理改变,导致神经细胞、胶质细胞和血管内皮细胞损伤,增加血-脑屏障通透性。自由基损伤可加重脑缺血后的神经细胞损伤。

2.钙离子超载

研究认为,Ca^{2+}超载及其一系列有害代谢反应是导致神经细胞死亡的最后共同通路。细胞内Ca^{2+}超载有多种原因:①在蛋白激酶C等的作用下,兴奋性氨基酸(EAA)、内皮素和NO等物质释放增加,导致受体依赖性钙通道开放使大量Ca^{2+}内流。②细胞内Ca^{2+}浓度升高可激活磷脂酶、三磷酸脂醇等物质,使细胞内储存的Ca^{2+}释放,导致Ca^{2+}超载。③ATP合成减少,Na^+-K^+-ATP酶功能降低而不能维持正常的离子梯度,大量Na^+内流和K^+外流,细胞膜电位下降产生去极化,导致电压依赖性钙通道开放,大量Ca^{2+}内流。④自由基使细胞膜发生脂质过氧化反应,细胞膜通透性发生改变和离子运转,引起Ca^{2+}内流使神经细胞内Ca^{2+}浓度异常升高。⑤多巴胺、5-羟色胺和乙酰胆碱等水平升高,使Ca^{2+}内流和胞内Ca^{2+}释放。Ca^{2+}内流进一步干扰了线粒体氧化磷酸化过程,且大量激活钙依赖性酶类,如磷脂酶、核酸酶及蛋白酶,以及自由基形成、能量耗竭等一系列生化反应,最终导致细胞死亡。

3.一氧化氮(NO)和一氧化氮合成酶的作用

有研究发现,NO作为生物体内重要的信使分子和效应分子,具有神经毒性和脑保护双重作用,即低浓度NO通过激活鸟苷酸环化酶使环鸟苷酸(cGMP)水平升高,扩张血管,抑制血小板聚集、白细胞-内皮细胞的聚集和黏附,阻断NMDA受体,减弱其介导的神经毒性作用起保护作用;而高浓度NO与超氧自由基作用形成过氧亚硝酸盐或者氧化产生亚硝酸阴离子,加强脂质过氧化,使ATP酶活性降低,细胞蛋白质损伤,且能使各种含铁硫的酶失活,从而阻断DNA复制及靶细胞内的能量合成和能量衰竭,亦可通过抑制线粒体呼吸功能实现其毒性作用而加重缺血脑组织的损害。

4.兴奋性氨基酸毒性作用

兴奋性氨基酸(EAA)是广泛存在于哺乳动物中枢神经系统的正常兴奋性神经递质,参与传递兴奋性信息,同时又是一种神经毒素,以谷氨酸(Glu)和天冬氨酸(Asp)为代表。脑缺血使物质转化(尤其是氧和葡萄糖)发生障碍,使维持离子梯度所必需的能量衰竭和生成障碍。因为能量缺乏,膜电位消失,细胞外液中谷氨酸异常增高导致神经元、血管内皮细胞和神经胶质细胞持续去极化,并有谷氨酸从突触前神经末梢释放。胶质细胞和神经元对神经递质的再摄取一般均需耗能,神经末梢释放的谷氨酸发生转运和再摄取障碍,导致细胞间隙EAA异常堆积,产生神经毒性作用。EAA毒性可以直接导致急性细胞死亡,也可通过其他途径导致细胞凋亡。

5.炎症细胞因子损害

脑缺血后炎症级联反应是一种缺血区内各种细胞相互作用的动态过程,是造成脑缺血后的第2次损伤。在脑缺血后,由于缺氧及自由基增加等因素均可通过诱导相关转录因子合成,淋巴细胞、内皮细胞、多形核白细胞和巨噬细胞、小胶质细胞以及星形胶质细胞等一些具有免疫活性的细胞均能产生细胞因子,如肿瘤坏死因子(TNF-α)、血小板活化因子(PAF)、白细胞介素(IL)系列、转化生长因子(TGF)-β_1等,细胞因子对白细胞又有趋化作用,诱导内皮细胞表达细胞间黏附分子(ICAM-1)、P-选择素等黏附分子,白细胞通过其毒性产物、巨噬细胞作用和免疫反应加重缺血性损伤。

6.凋亡调控基因的激活

细胞凋亡是由体内外某种信号触发细胞内预存的死亡程序而导致的以细胞DNA早期降解为特征的主动性自杀过程。细胞凋亡在形态学和生化特征上表现为细胞皱缩,细胞核染色质浓缩,DNA片段化,而细胞的膜结构和细胞器仍完整。脑缺血后,神经元生存的内外环境均发生变化,多种因素如过量的谷氨酸受体的激活、氧自由基释放和细胞内Ca^{2+}超载等,通过激活与调控凋亡相关基因、启动细胞死亡信号转导通路,最终导致细胞凋亡。缺血性脑损伤所致的细胞凋亡可分3个阶段:信号传递阶段、中央调控阶段和结构改变阶段。

7.缺血半暗带功能障碍

缺血半暗带(IP)是无灌注的中心(坏死区)和正常组织间的移行区。IP是不完全梗死,其组织结构存在,但有选择性神经元损伤。围绕脑梗死中心的缺血性脑组织的电活动中止,但保持正常的离子平衡和结构上的完整。假如再适当增加局部脑血流量,至少在急性阶段突触传递能完全恢复,即IP内缺血性脑组织的功能是可以恢复的。缺血半暗带是兴奋性细胞毒性、梗死周围去极化、炎症反应、细胞凋亡起作用的地方,使该区迅速发展成梗死灶。缺血半暗带的最初损害表现为功能障碍,有独特的代谢紊乱。主要表现在葡萄糖代谢和脑氧代谢这两方面:①当血流速度下降时,蛋白质合成抑制,启动无氧糖酵解、神经递质释放和能量代谢紊乱。②急性脑缺血缺氧时,神经元和神经胶质细胞由于能量缺乏、K⁺释放和谷氨酸在细胞外积聚而去极化,缺血中心区的细胞只去极化而不复极;而缺血半暗带的细胞以能量消耗为代价可复极,如果细胞外的 K⁺和谷氨酸增加,这些细胞也只去极化,随着去极化细胞数量的增大,梗死灶范围也不断扩大。

尽管对缺血性脑血管疾病一直进行着研究,但对其病理生理机制尚不够深入,希望随着中西医结合对缺血性脑损伤治疗的研究进展,其发病机制也随之更深入地阐明,从而更好地为临床和理论研究服务。

二、病理

动脉闭塞 6 小时以内脑组织改变尚不明显,属可逆性,8~48 小时缺血最重的中心部位发生软化,并出现脑组织肿胀、变软,灰白质界限不清。如病变范围扩大、脑组织高度肿胀时,可向对侧移位,甚至形成脑疝。镜下见组织结构不清,神经细胞及胶质细胞坏死,毛细血管轻度扩张,周围可见液体和红细胞渗出,此期为坏死期。动脉阻塞 2~3 天后,特别是 7~14 天,脑组织开始液化,脑组织水肿明显,病变区明显变软,神经细胞消失,吞噬细胞大量出现,星形胶质细胞增生,此期为软化期。3~4 周后液化的坏死组织被吞噬和移走,胶质增生,小病灶形成胶质瘢痕,大病灶形成中风囊,此期称恢复期,可持续数月至 1~2 年。上述病理改变称白色梗死。少数梗死区,由于血管丰富,于再灌流时可继发出血,呈现出血性梗死或称红色梗死。

三、临床表现

(一)症状与体征

多在 50 岁以后发病,常伴有高血压;多在睡眠中发病,醒来才发现肢体偏瘫。部分患者先有头昏、头痛、眩晕、肢体麻木、无力等短暂性脑缺血发作的前驱症状,多数经数小时甚至 1~2 天症状达高峰,通常意识清楚,但大面积脑梗死或基底动脉闭塞可有意识障碍,甚至发生脑疝等危重症状。神经系统定位体征视脑血管闭塞的部位及梗死的范围而定。

(二)临床分型

有的根据病情程度分型,如完全性缺血性中风,系指起病 6 小时内病情即达高峰,一般较重,可有意识障碍。还有的根据病程进展分型,如进展型缺血性中风,则指局限性脑缺血逐渐进展,数天内呈阶梯式加重。

1.按病程和病情分型

(1)进展型:局限性脑缺血症状逐渐加重,呈阶梯式加重,可持续 6 小时至数天。

(2)缓慢进展型:在起病后 1~2 周症状仍逐渐加重,血栓逐渐发展,脑缺血和脑水肿的范围继续扩大,症状由轻变重,直到出现对侧偏瘫、意识障碍,甚至发生脑疝,类似颅内肿瘤,又称类脑瘤型。

(3)大块梗死型:又称爆发型,如颈内动脉或大脑中动脉主干等较大动脉的急性脑血栓形成,往往症状出现快,伴有明显脑水肿、颅内压增高,患者头痛、呕吐、病灶对侧偏瘫,常伴意识障碍,很快进入昏迷,有时发生脑疝,类似脑出血,又称类脑出血型。

(4)可逆性缺血性神经功能缺损:此型患者症状、体征持续超过 24 小时,但在 2~3 周内完全恢复,不留后遗症。病灶多数发生于大脑半球半卵圆中心,可能由于该区尤其是非优势半球侧侧支循环迅速而充分地代偿,缺血尚未导致不可逆的神经细胞损害,也可能是一种较轻的梗死。

2.OCSP 分型

即英国牛津郡社区脑卒中研究规划（Oxfordshire Community Stroke Project，OCSP）的分型。

（1）完全前循环梗死（TACI）：表现为三联征，即完全大脑中动脉（MCA）综合征的表现。①大脑高级神经活动障碍（意识障碍、失语、失算、空间定向力障碍等）；②同向偏盲；③对侧三个部位（面、上肢和下肢）较严重的运动和（或）感觉障碍。多为 MCA 近段主干，少数为颈内动脉虹吸段闭塞引起的大面积脑梗死。

（2）部分前循环梗死（PACI）：有以上三联征中的两个，或只有高级神经活动障碍，或感觉运动缺损较 TACI 局限。提示是 MCA 远段主干、各级分支或 ACA 及分支闭塞引起的中、小梗死。

（3）后循环梗死（POCI）：表现为各种不同程度的椎-基底动脉综合征——可表现为同侧脑神经瘫痪及对侧感觉运动障碍；双侧感觉运动障碍；双眼协同活动及小脑功能障碍，无长束征或视野缺损等。为椎-基底动脉及分支闭塞引起的大小不等的脑干、小脑梗死。

（4）腔隙性梗死（LACI）：表现为腔隙综合征，如纯运动性偏瘫、纯感觉性脑卒中、共济失调性轻偏瘫、手笨拙-构音不良综合征等。大多是基底节或脑桥小穿支病变引起的小腔隙灶。

OCSP 分型方法简便，更加符合临床实际的需要，临床医师不必依赖影像或病理结果即可对急性脑梗死迅速分出亚型，并作出有针对性的处理。

（三）临床综合征

1.颈内动脉闭塞综合征

颈内动脉闭塞综合征指颈内动脉血栓形成，主干闭塞。病史中可有头痛、头晕、晕厥、半身感觉异常或轻偏瘫；病变对侧有偏瘫、偏身感觉障碍和偏盲；可有精神症状，严重时有意识障碍；病变侧有视力减退，有的还有视神经乳头萎缩；病灶侧有 Horner 综合征；病灶侧颈动脉搏动减弱或消失；优势半球受累可有失语，非优势半球受累可出现体象障碍。

2.大脑中动脉闭塞综合征

大脑中动脉闭塞综合征指大脑中动脉血栓形成，大脑中动脉主干闭塞，引起病灶对侧偏瘫、偏身感觉障碍和偏盲，优势半球受累还有失语。累及非优势半球可有失用、失认和体象障碍等顶叶症状。病灶广泛，可引起脑肿胀，甚至死亡。

（1）皮质支闭塞：引起病灶对侧偏瘫、偏身感觉障碍，面部及上肢重于下肢，优势半球病变有运动性失语，非优势半球病变有体象障碍。

（2）深穿支闭塞：出现对侧偏瘫和偏身感觉障碍，优势半球病变可出现运动性失语。

3.大脑前动脉闭塞综合征

大脑前动脉闭塞综合征指大脑前动脉血栓形成，大脑前动脉主干闭塞。在前交通动脉以前发生阻塞时，因为病损脑组织可通过对侧前交通动脉得到血供，故不出现临床症状；在前交通动脉分出之后阻塞时，可出现对侧中枢性偏瘫，以面瘫和下肢瘫为重，可伴轻微偏身感觉障碍；并可有排尿障碍（旁中央小叶受损）；精神障碍（额极与胼胝体受损）；强握及吸吮反射（额叶受损）等。

（1）皮质支闭塞：引起对侧下肢运动及感觉障碍；轻微共济运动障碍；排尿障碍和精神障碍。

（2）深穿支闭塞：引起对侧中枢性面、舌及上肢瘫。

4.大脑后动脉闭塞综合征

大脑后动脉闭塞综合征指大脑后动脉血栓形成。约 70% 的患者两条大脑后动脉来自基底动脉，并有后交通动脉与颈内动脉联系交通。有 20%～25% 的人一条大脑后动脉来自基底动脉,另一条来自颈内动脉;其余的人中,两条大脑后动脉均来自颈内动脉。

大脑后动脉供应颞叶的后部和基底面、枕叶的内侧及基底面,并发出丘脑膝状体及丘脑穿动脉供应丘脑血液。

(1)主干闭塞:引起对侧同向性偏盲,上部视野受损较重,黄斑回避(黄斑视觉皮质代表区为大脑中、后动脉双重血液供应,故黄斑视力不受累)。

(2)中脑水平大脑后动脉起始处闭塞:可见垂直性凝视麻痹、动眼神经麻痹、眼球垂直性歪扭斜视。

(3)双侧大脑后动脉闭塞:有皮质盲、记忆障碍(累及颞叶)、不能识别熟悉面孔(面容失认症)、幻视和行为综合征。

(4)深穿支闭塞:丘脑穿动脉闭塞则引起红核丘脑综合征,病侧有小脑性共济失调,意向性震颤。舞蹈样不自主运动和对侧感觉障碍。丘脑膝状体动脉闭塞则引起丘脑综合征,病变对侧偏身感觉障碍(深感觉障碍较浅感觉障碍为重),病变对侧偏身自发性疼痛。轻偏瘫,共济失调和舞蹈-手足徐动症。

5.椎-基底动脉闭塞综合征

椎-基底动脉闭塞综合征指椎-基底动脉血栓形成。椎-基底动脉实为一连续的脑血管干并有着共同的神经支配,无论是结构、功能还是临床病症的表现,两侧互为影响,实难予以完全分开,故常总称为"椎-基底动脉系疾病"。

(1)基底动脉主干闭塞综合征:指基底动脉主干血栓形成。发病虽然不如脑桥出血那么急,但病情常迅速恶化,出现眩晕、呕吐、四肢瘫痪、共济失调、昏迷和高热等。大多数在短期内死亡。

(2)双侧脑桥正中动脉闭塞综合征:指双侧脑桥正中动脉血栓形成,为典型的闭锁综合征,表现为四肢瘫痪、假性延髓性麻痹、双侧周围性面瘫、双眼球外展麻痹、两侧的侧视中枢麻痹。但患者意识清楚,视力、听力和眼球垂直运动正常,所以,患者通过听觉、视觉和眼球上下运动表示意识和交流。

(3)基底动脉尖综合征:基底动脉尖分出两对动脉——小脑上动脉和大脑后动脉,分支供应中脑、丘脑、小脑上部、颞叶内侧及枕叶。血栓性闭塞多发生于基底动脉中部,栓塞性病变通常发生在基底动脉尖。栓塞性病变导致眼球运动及瞳孔异常,表现为单侧或双侧动眼神经部分或完全麻痹、眼球上视不能(上丘受累)、光反射迟钝而调节反射存在(顶盖前区病损)、一过性或持续性意识障碍(中脑或丘脑网状激活系统受累)、对侧偏盲或皮质盲(枕叶受累)、严重记忆障碍(颞叶内侧受累)。如果是中老年人突发意识障碍又较快恢复,有瞳孔改变、动眼神经麻痹、垂直注视障碍、无明显肢体瘫痪和感觉障碍应想到该综合征的可能。如果还有皮质盲或偏盲、严重记忆障碍更支持本综合征的诊断,需做头部 CT 或 MRI 检查,若发现有双侧丘脑、枕叶、颞叶和中脑病灶则可确诊。

(4)中脑穿动脉综合征:指中脑穿动脉血栓形成,亦称 Weber 综合征,病变位于大脑脚底,损害锥体束及动眼神经,引起病灶侧动眼神经麻痹和对侧中枢性偏瘫。中脑穿动脉闭塞还可引起 Benedikt 综合征,累及动眼神经髓内纤维及黑质,引起病灶侧动眼神经麻痹及对侧锥体外系症状。

(5)脑桥支闭塞综合征:指脑桥支血栓形成引起的 Millard-Gubler 综合征,病变位于脑桥的腹外侧部,累及展神经核和面神经核以及锥体束,引起病灶侧眼球外直肌麻痹、周围性面神经麻痹和对侧中枢性偏瘫。

（6）内听动脉闭塞综合征：指内听动脉血栓形成（内耳卒中）。内耳的内听动脉有两个分支，较大的耳蜗动脉供应耳蜗及前庭迷路下部；较小的耳蜗动脉供应前庭迷路上部，包括水平半规管及椭圆囊斑。由于口径较小的前庭动脉缺乏侧支循环，以致前庭迷路上部对缺血选择性敏感，故迷路缺血常出现严重眩晕、恶心呕吐。若耳蜗支同时受累则有耳鸣、耳聋。耳蜗支单独梗死则会突发耳聋。

（7）小脑后下动脉闭塞综合征：指小脑后下动脉血栓形成，也称 Wallenberg 综合征。表现为急性起病的头晕、眩晕、呕吐（前庭神经核受损）、交叉性感觉障碍，即病侧面部感觉减退、对侧肢体痛觉、温度觉障碍（病侧三叉神经脊束核及对侧交叉的脊髓丘脑束受损），同侧 Horner 综合征（下行交感神经纤维受损），同侧小脑性共济失调（绳状体或小脑受损），声音嘶哑、吞咽困难（疑核受损）。小脑后下动脉常有解剖变异，常见不典型临床表现。

四、辅助检查

（一）影像学检查

1.胸部 X 线检查

了解心脏情况及肺部有无感染和癌肿等。

2.CT 检查

不仅可确定梗死的部位及范围，而且可明确是单发还是多发。在缺血性脑梗死发病 12～24 小时内，CT 常没有明显的阳性表现。梗死灶最初表现为不规则的稍低密度区，病变与血管分布区一致。常累及基底节区，如为多发灶，亦可连成一片。病灶大、水肿明显时可有占位效应。在发病后 2～5 天，病灶边界清晰，呈楔形或扇形等。1～2 周，水肿消失，边界更清，密度更低。发病第 2 周，可出现梗死灶边界不清楚，边缘出现等密度或稍低密度，即模糊效应；在增强扫描后往往呈脑回样增强，有助于诊断。4～5 周，部分小病灶可消失，而大片状梗死灶密度进一步降低和囊变，后者 CT 值接近脑脊液。

在基底节和内囊等处的小梗死灶（一般在 15 mm 以内）称之为腔隙性脑梗死，病灶亦可发生在脑室旁深部白质、丘脑及脑干。

在 CT 排除脑出血并证实为脑梗死后，CT 血管成像（CTA）对探测颈动脉及其各主干分支的狭窄准确性较高。

3.MRI 检查

对病灶较 CT 敏感性、准确性更高的一种检测方法，其无辐射、无骨伪迹、更易早期发现小脑、脑干等部位的梗死灶，并于脑梗死后 6 小时左右便可检测到由于细胞毒性水肿造成 T_1 和 T_2 加权延长引起的 MRI 信号变化。近年除常规应用 SE 法的 T_1 和 T_2 加权以影像对比度原理诊断外，更需采用功能性磁共振成像，如弥散成像（DWI）和表观弥散系数（apparent diffusion coefficient，ADC）、液体衰减反转恢复序列（FLAIR）等进行水平位和冠状位检查，往往在脑缺血发生后 1～1.5 小时便可发现脑组织水含量增加引起的 MRI 信号变化，并随即可进一步行磁共振血管成像（MRA）、CT 血管成像（CTA）或数字减影血管造影（DSA）以了解梗死血管部位，为超早期施行动脉内介入溶栓治疗创造条件，有时还可发现血管畸形等非动脉硬化性血管病变。

（1）超早期：脑梗死临床发病后 1 小时内，DWI 便可描出高信号梗死灶，ADC 序列显示暗区。实际上 DWI 显示的高信号灶仅是血流低下引起的缺血灶。随着缺血的进一步进展，DWI 从高信号渐转为等信号或低信号，病灶范围渐增大；PWI、FLAIR 及 T_2WI 均显示高信号病灶区。值得注意的是，DWI 对超早期脑干缺血性病灶，在水平位不易发现，而往往在冠状位可清楚显示。

（2）急性期：血-脑屏障尚未明显破坏，缺血区有大量水分子聚集，T_1WI 和 T_2WI 明显延长，T_1WI 呈低信号，T_2WI 呈高信号。

（3）亚急性期及慢性期：由于正血红铁蛋白游离，T_1WI 呈边界清楚的低信号，T_2WI 和 FLAIR 均呈高信号；迨至病灶区水肿消除，坏死组织逐渐产生，囊性区形成，乃至脑组织萎缩，FLAIR 呈低信号或低信号与高信号混杂区，中线结构移向病侧。

（二）脑脊液检查

脑梗死患者脑脊液检查一般正常，大块梗死型患者可有压力增高和蛋白含量增高；出血性梗死时可见红细胞。

（三）经颅多普勒超声

TCD 是诊断颅内动脉狭窄和闭塞的手段之一，对脑底动脉严重狭窄（＞65％）的检测有肯定的价值。局部脑血流速度改变与频谱图形异常是脑血管狭窄最基本的 TCD 改变。三维 B 超检查可协助发现颈内动脉粥样硬化斑块的大小和厚度，有没有管腔狭窄及严重程度。

（四）心电图检查

进一步了解心脏情况。

（五）血液学检查

（1）血常规、血沉、抗"O"和凝血功能检查：了解有无感染征象、活动风湿和凝血功能情况。

（2）血糖：了解有无糖尿病。

（3）血清脂质：包括总胆固醇和三酰甘油（甘油三酯）有无增高。

（4）脂蛋白：低密度脂蛋白胆固醇（LDL-C）由极低密度脂蛋白胆固醇（VLDL-C）转化而来。通常情况下，LDL-C 从血浆中清除，其所含胆固醇酯由脂肪酸水解，当体内 LDL-C 显著升高时，LDL-C 附着到动脉的内皮细胞与 LDL 受体结合，而易被巨噬细胞摄取，沉积在动脉内膜上形成动脉硬化。有一组报道正常人组 LDL-C(2.051 ± 0.853)mmol/L，脑梗死患者组为(3.432 ± 1.042)mol/L。

（5）载脂蛋白 B：载脂蛋白 B（ApoB）是血浆低密度脂蛋白（LDL）和极低密度脂蛋白（VLDL）的主要载脂蛋白，其含量能精确反映出 LDL 的水平，与动脉粥样硬化（AS）的发生关系密切。在 AS 的硬化斑块中，胆固醇并不是孤立地沉积于动脉壁上，而是以 LDL 整个颗粒形成沉积物；ApoB 能促进沉积物与氨基多糖结合成复合物，沉积于动脉内膜上，从而加速 AS 形成。对总胆固醇（TC）、LDL-C 均正常的脑血栓形成患者，ApoB 仍然表现出较好的差别性。

ApoA-I 的主要生物学作用是激活卵磷脂胆固醇转移酶，此酶在血浆胆固醇（Ch）酯化和 HDL 成熟（即 HDL→HDL$_2$→HDL$_3$）过程中起着极为重要的作用。ApoA-I 与 HDL$_2$ 可逆结合以完成 Ch 从外周组织转移到肝脏。因此，ApoA-I 显著下降时，可形成 AS。

（6）血小板聚集功能：近些年来的研究提示血小板聚集功能亢进参与体内多种病理反应过程，尤其是对缺血性脑血管疾病的发生、发展和转归起重要作用。血小板最大聚集率（PMA）、解聚型出现率（PDC）和双相曲线型出现率（PBC），发现缺血型脑血管疾病 PMA 显著高于对照组，PDC 明显低于对照组。

（7）血栓烷 A_2 和前列环素：许多文献强调花生四烯酸（AA）的代谢产物在影响脑血液循环中起着重要作用，其中血栓烷A_2（TXA$_2$）和前列环素（PGI$_2$）的平衡更引人注目。脑组织细胞和血小板等质膜有丰富的不饱和脂肪酸,脑缺氧时,磷脂酶 A_2 被激活,分解膜磷脂使 AA 释放增加。后者在环氧化酶的作用下血小板和血管内皮细胞分别生成 TXA_2 和 PGI_2。TXA_2 和 PGI_2 水平改变在缺血性脑血管疾病的发生上是原发还是继发的问题,目前还不清楚。TXA_2 大量产生,PGI_2 的生成受到抑制,使正常情况下 TXA_2 与 PGI_2 之间的动态平衡受到破坏。TXA_2 强烈的缩血管和促进血小板聚集作用因失去对抗而占优势,对于缺血性低灌流的发生起着重要作用。

(8)血液流变学:缺血性脑血管疾病全血黏度、血浆比黏度、血细胞比容升高,血小板电泳和红细胞电泳时间延长。通过对脑血管疾病进行 133 例脑血流(CBF)测定,并将黏度相关的几个变量因素与 CBF 做了统计学处理,发现全部患者的 CBF 均低于正常,证实了血液黏度因素与 CBF 的关系。有学者把血液流变学各项异常作为脑梗死的危险因素之一。

红细胞表面带有负电荷,其所带电荷越少,电泳速度就越慢。有一组报道示脑梗死组红细胞电泳速度明显慢于正常对照组,说明急性脑梗死患者红细胞表面电荷减少,聚集性强,可能与动脉硬化性脑梗死的发病有关。

五、诊断与鉴别诊断

(一)诊断

(1)血栓形成性脑梗死为中年以后发病。

(2)常伴有高血压。

(3)部分患者发病前有 TIA 史。

(4)常在安静休息时发病,醒后发现症状。

(5)症状、体征可归为某一动脉供血区的脑功能受损,如病灶对侧偏瘫、偏身感觉障碍和偏盲,优势半球病变还有语言功能障碍。

(6)多无明显头痛、呕吐和意识障碍。

(7)大面积脑梗死有颅内高压症状,头痛、呕吐或昏迷,严重时发生脑疝。

(8)脑脊液检查多属正常。

(9)发病 12~48 小时后 CT 出现低密度灶。

(10)MRI 检查可更早发现梗死灶。

(二)鉴别诊断

1.脑出血

血栓形成性脑梗死和脑出血均为中老年人多见的急性起病的脑血管疾病,必须进行 CT/MRI 检查予以鉴别。

2.脑栓塞

血栓形成性脑梗死和脑栓塞同属脑梗死范畴,且均为急性起病,后者多有心脏病病史,或有其他肢体栓塞史,心电图检查可发现心房颤动等,以供鉴别诊断。

3.颅内占位性病变

少数颅内肿瘤、慢性硬膜下血肿和脑脓肿患者可以突然发病,表现局灶性神经功能缺失症状,而易与脑梗死相混淆。但颅内占位性病变常有颅内高压症状和逐渐加重的临床经过,颅脑 CT 对鉴别诊断有确切的价值。

4.脑寄生虫病

如脑囊虫病、脑型血吸虫病,也可在癫痫发作后,急性起病偏瘫。寄生虫的有关免疫学检查和神经影像学检查可帮助鉴别。

六、治疗

欧洲脑卒中组织(ESO)缺血性脑卒中和短暂性脑缺血发作处理指南[欧洲脑卒中促进会(EUSI),2008年]推荐所有急性缺血性脑卒中患者都应在卒中单元内接受以下治疗。

(一)溶栓治疗

理想的治疗方法是在缺血组织出现坏死之前,尽早清除栓子,早期使闭塞脑血管再开通和缺血区的供血重建,以减轻神经组织的损害,正因为如此,溶栓治疗脑梗死一直引起人们的广泛关注。国外早在1958年即有溶栓治疗脑梗死的报道,由于有脑出血等并发症,益处不大,溶栓疗法一度停止使用。近30多年来,由于溶栓治疗急性心肌梗死的患者取得了很大的成功,大大减少了心肌梗死的范围,死亡率下降20%~50%。溶栓治疗脑梗死又受到了很大的鼓舞。再者,CT扫描能及时排除颅内出血,可在早期或超早期进行溶栓治疗,因而提高了疗效和减少脑出血等并发症。

1.病例选择

(1)临床诊断符合急性脑梗死。

(2)头颅CT扫描排除颅内出血和大面积脑梗死。

(3)治疗前收缩压不宜>24.0 kPa(180 mmHg),舒张压不宜>14.7 kPa(110 mmHg)。

(4)无出血素质或出血性疾病。

(5)年龄>18岁及<75~80岁。

(6)溶栓最佳时机为发病后6小时内,特别是在3小时内。

(7)获得患者家属的书面知情同意。

2.禁忌证

(1)病史和体检符合蛛网膜下腔出血。

(2)CT扫描有颅内出血、肿瘤、动静脉畸形或动脉瘤。

(3)两次降压治疗后血压仍>24.0/14.7 kPa(180/110 mmHg)。

(4)过去30天内有手术史或外伤史,3个月内有脑外伤史。

(5)病史有血液疾病、出血素质、凝血功能障碍或使用抗凝药物史,凝血酶原时间(PT)>15秒,部分凝血活酶时间(APTT)>40秒,国际标准化比值(INR)>1.4,血小板计数<100×10⁹/L。

(6)脑卒中发病时有癫痫发作的患者。

3.治疗时间窗

前循环脑卒中的治疗时间窗一般认为在发病后6小时内(使用阿替普酶为3小时内),后循环闭塞时的治疗时间窗适当放宽到12小时。这一方面是因为脑干对缺血耐受性更强,另一方面是由于后循环闭塞后预后较差,更积极的治疗有可能挽救患者的生命。许多研究者尝试放宽治疗时限,有认为脑梗死12~24小时内早期溶栓治疗有可能对少部分患者有效。但美国脑卒中协会(ASA)和欧洲脑卒中促进会(EUSI)都赞同认真选择在缺血性脑卒中发作后3小时内早期恢复缺血脑的血流灌注,才可获得良好的转归。两个指南也讨论了超过治疗时间窗溶栓的效果,EUSI的结论是目前仅能作为临床试验的组成部分。对于不能可靠地确定脑卒中发病时间的患者,包括睡眠觉醒时发现脑卒中发病的病例,两个指南均不推荐进行静脉溶栓治疗。

4.溶栓药物

(1)尿激酶:是从健康人新鲜尿液中提取分离,然后再进行高度精制而得到的蛋白质,没有抗原性,不引起变态反应。其溶栓特点为不仅溶解血栓表面,而且深入栓子内部,但对陈旧性血栓则难起作用。尿激酶是非特异性溶栓药,与纤维蛋白的亲和力差,常易引起出血并发症。尿激酶的剂量和疗程目前尚无统一标准,剂量波动范围也大。

静脉滴注法:尿激酶每次 100 万~150 万 U 溶于 0.9％氯化钠注射液 500~1 000 mL,静脉滴注,仅用1 次。另外,还可每次尿激酶20 万~50 万 U 溶于 0.9％氯化钠注射液 500 mL 中静脉滴注,每天 1 次,可连用 7~10 天。

动脉滴注法:选择性动脉给药有两种途径,一是超选择性脑动脉注射法,即经股动脉或肘动脉穿刺后,先进行脑血管造影,明确血栓所在的部位,再将导管插至颈动脉或椎-基底动脉的分支,直接将药物注入血栓所在的动脉或直接注入血栓处,达到较准确的选择性溶栓作用。在注入溶栓药后,还可立即再进行血管造影了解溶栓的效果。二是采用颈动脉注射法,常规颈动脉穿刺后,将溶栓药注入发生血栓的颈动脉,起到溶栓的效果。动脉溶栓尿激酶的剂量一般是 10 万~30 万 U,有学者报道药物剂量还可适当加大。但急性脑梗死取得疗效的关键是掌握最佳的治疗时间窗,才会取得更好的效果,治疗时间窗比给药途径更重要。

(2)阿替普酶(rt-PA):rt-PA 是第一种获得美国食品药品监督管理局(FDA)批准的溶栓药,特异性作用于纤溶酶原,激活血块上的纤溶酶原,而对血循环中的纤溶酶原亲和力小。因纤溶酶赖氨酸结合部位已被纤维蛋白占据,血栓表面的 α_2-抗纤溶酶作用很弱,但血中的纤溶酶赖氨酸结合部位未被占据,故可被 α_2-抗纤溶酶很快灭活。因此,rt-PA 优点为局部溶栓,很少产生全身抗凝、纤溶状态,而且无抗原性。但 rt-PA 半衰期短(3~5 分钟),而且血循环中纤维蛋白原激活抑制物的活性高于 rt-PA,会有一定的血管再闭塞,故临床溶栓必须用大剂量连续静脉滴注。rt-PA治疗剂量是0.85~0.90 mg/kg,总剂量＜90 mg,10％的剂量先予静脉推注,其余 90％的剂量在 24 小时内静脉滴注。

美国(美国脑卒中学会、美国心脏病协会分会,2007)更新的《急性缺血性脑卒中早期治疗指南》指出,早期治疗的策略性选择,发病接诊的当时第一阶段医师能做的就是 3 件事:①评价患者。②诊断、判断缺血的亚型。③分诊、介入、外科或内科,0~3 小时的治疗只有一个就是静脉溶栓,而且推荐使用 rt-PA。

《中国脑血管病防治指南》(卫健委疾病控制司、中华医学会神经病学分会,2004 年)建议:①对经过严格选择的发病 3 小时内的急性缺血性脑卒中患者,应积极采用静脉溶栓治疗,首选阿替普酶(rt-PA),无条件采用 rt-PA 时,可用尿激酶替代。②发病 3~6 小时的急性缺血性脑卒中患者,可应用静脉尿激酶溶栓治疗,但选择患者应更严格。③对发病 6 小时以内的急性缺血性脑卒中患者,在有经验和有条件的单位,可以考虑进行动脉内溶栓治疗研究。④基底动脉血栓形成的溶栓治疗时间窗和适应证,可以适当放宽。⑤超过时间窗溶栓,不会提高治疗效果,且会增加再灌注损伤和出血并发症,不宜溶栓,恢复期患者应禁用溶栓治疗。

美国《急性缺血性脑卒中早期处理指南》(美国脑卒中学会、美国心脏病协会分会,2007)Ⅰ级建议:MCA 梗死小于 6 小时的严重脑卒中患者,动脉溶栓治疗是可以选择的,或可选择静脉内滴注rt-PA;治疗要求患者处于一个有经验、能够立刻进行脑血管造影,且提供合格的介入治疗的脑卒中中心。鼓励相关机构界定遴选能进行动脉溶栓的个人标准。Ⅱ级建议:对于具有使用静脉溶栓禁忌证,诸如近期手术的患者,动脉溶栓是合理的。Ⅲ级建议:动脉溶栓的可获得性不应该一般地排除静脉内给 rt-PA。

（二）降纤治疗

降纤治疗可以降解血栓蛋白质,增加纤溶系统的活性,抑制血栓形成或促进血栓溶解。此类药物亦应早期应用,最好是在发病后 6 小时内,但没有溶栓药物严格,特别适应于合并高纤维蛋白原血症者。目前,国内纤溶药物种类很多,现介绍下面几种。

1.巴曲酶

又名东菱克栓酶,能分解纤维蛋白原,抑制血栓形成,促进纤溶酶的生成,而纤溶酶是溶解血栓的重要物质。巴曲酶的剂量和用法:第 1 天 10BU,第 3 天和第 5 天各为 5～10BU 稀释于 100～250 mL 0.9％氯化钠注射液中,静脉滴注 1 小时以上。对治疗前纤维蛋白原在 4 g/L 以上和突发性耳聋(内耳卒中)的患者,首次剂量为 15～20BU,以后隔天 5BU,疗程 1 周,必要时可增至 3 周。

2.精纯溶栓酶

又名注射用降纤酶,是以我国尖吻蝮蛇(又名五步蛇)的蛇毒为原料,经现代生物技术分离、纯化而精制的蛇毒制剂。本品为缬氨酸蛋白水解酶,能直接作用于血中的纤维蛋白 α-链释放出肽 A。此时生成的肽 A 血纤维蛋白体的纤维系统,诱发 t-PA 的释放,增加 t-PA 的活性,促进纤溶酶的生成,使已形成的血栓得以迅速溶解。本品不含出血毒素,因此很少引起出血并发症。剂量和用法:首次 10 U 稀释于 100 mL 0.9％氯化钠注射液中缓慢静脉滴注,第 2 天 10 U,第 3 天 5～10 U。必要时可适当延长疗程,1 次 5～10 U,隔天静脉滴注 1 次。

3.降纤酶

曾用名蝮蛇抗栓酶、精纯抗栓酶和去纤酶。取材于东北白眉蝮蛇蛇毒,是单一成分蛋白水解酶。剂量和用法:急性缺血性脑卒中,首次 10 U 加入 0.9％氯化钠注射液 100～250 mL 中静脉滴注,以后每天或隔天 1 次,连用 2 周。

4.注射用纤溶酶

从蝮蛇蛇毒中提取纤溶酶并制成制剂,其原理是利用抗体最重要的生物学特性——抗体与抗原能特异性结合,即抗体分子只与其相应的抗原发生结合。纤溶酶单克隆抗体纯化技术,就是用纤溶酶抗体与纤溶酶进行特异性结合,从而达到分离纯化纤溶酶,同时去除蛇毒中的出血毒素和神经毒。剂量和用法:对急性脑梗死(发病后 72 小时内)第 1～3 天每次 300 U 加入 5％葡萄糖注射液或 0.9％氯化钠注射液 250 mL 中静脉滴注,第 4～14 天每次 100～300 U。

5.安康乐得

安康乐得是马来西亚一种蝮蛇毒液的提纯物,是一种蛋白水解酶,能迅速有效地降低血纤维蛋白原,并可裂解纤维蛋白肽 A,导致低纤维蛋白血症。剂量和用法:2～5 AU/kg,溶于 250～500 mL 0.9％氯化钠注射液中,6～8 小时静脉滴注完,每天 1 次,连用 7 天。

《中国脑血管病防治指南》建议:①脑梗死早期(特别是 12 小时以内)可选用降纤治疗,高纤维蛋白血症更应积极降纤治疗。②应严格掌握适应证和禁忌证。

（三）抗血小板聚集药

抗血小板聚集药又称血小板功能抑制剂。随着对血栓性疾病发生机制认识的加深,发现血小板在血栓形成中起着重要的作用。近年来,抗血小板聚集药在预防和治疗脑梗死方面越来越引起人们的重视。

抗血小板聚集药主要包括血栓烷 A_2 抑制剂(阿司匹林)、ADP 受体拮抗剂(噻氯匹啶、氯吡格雷）、磷酸二酯酶抑制剂（双嘧达莫）、糖蛋白（GP）Ⅱb/Ⅲa受体拮抗剂和其他抗血小板药物。

1.阿司匹林

阿司匹林是一种强效的血小板聚集抑制剂。阿司匹林抗栓作用的机制，主要是基于对环氧化酶的不可逆性抑制，使血小板内花生四烯酸转化为血栓烷A_2（TXA_2）受阻，因为TXA_2可使血小板聚集和血管平滑肌收缩。在脑梗死发生后，TXA_2可增加脑血管阻力、促进脑水肿形成。小剂量阿司匹林，可以最大限度地抑制TXA_2和最低限度地影响前列环素（PGI_2），从而达到比较理想的效果。国际脑卒中实验协作组和CAST协作组两项非盲法随机干预研究表明，脑卒中发病后48小时内应用阿司匹林是安全有效的。

阿司匹林预防和治疗缺血性脑卒中效果的不恒定，可能与用药剂量有关。有些研究者认为每天给75～325 mg最为合适。有学者分别给患者口服阿司匹林每天50 mg、100 mg、325 mg和1 000 mg，进行比较，发现50 mg/d即可完全抑制TXA_2生成，出血时间从5.03分钟延长到6.96分钟，100 mg/d出血时间7.78分钟，但1 000 mg/d反而缩减至6.88分钟。也有人观察到口服阿司匹林45 mg/d，尿内TXA_2代谢产物能被抑制95%，而尿内PGI_2代谢产物基本不受影响；每天100 mg，则尿内TXA_2代谢产物完全被抑制，而尿内PGI_2代谢产物保持基线的25%～40%；若用1 000 mg/d，则上述两项代谢产物完全被抑制。根据以上实验结果和临床体会提示，阿司匹林每天100～150 mg最为合适，既能达到预防和治疗的目的，又能避免发生不良反应。

《中国脑血管病防治指南》建议：①多数无禁忌证的未溶栓患者，应在脑卒中后尽早（最好48小时内）开始使用阿司匹林。②溶栓患者应在溶栓24小时后，使用阿司匹林，或阿司匹林与双嘧达莫缓释剂的复合制剂。③阿司匹林的推荐剂量为150～300 mg/d，分2次服用，2～4周后改为预防剂量（50～150 mg/d）。

2.氯吡格雷

由于噻氯匹啶有明显的不良反应，已基本被淘汰，被第2代ADP受体拮抗剂氯吡格雷所取代。氯吡格雷和噻氯匹啶一样对ADP诱导的血小板聚集有较强的抑制作用，对花生四烯酸、胶原、凝血酶、肾上腺素和血小板活化因子诱导的血小板聚集也有一定的抑制作用。与阿司匹林不同的是，它们对ADP诱导的血小板第Ⅰ相和第Ⅱ相的聚集均有抑制作用，且有一定的解聚作用。它还可以与红细胞膜结合，降低红细胞在低渗溶液中的溶解倾向，改变红细胞的变形能力。

氯吡格雷和阿司匹林均可作为治疗缺血性脑卒中的一线药物，多项研究都说明氯吡格雷的效果优于阿司匹林。氯吡格雷与阿司匹林合用防治缺血性脑卒中，比单用效果更好。氯吡格雷可用于预防颈动脉粥样硬化高危患者急性缺血事件。有文献报道23例颈动脉狭窄患者，在颈动脉支架置入术前常规服用阿司匹林100 mg/d，介入治疗前晚给予负荷剂量氯吡格雷300 mg，术后服用氯吡格雷75 mg/d，3个月后经颈动脉彩超发现，新生血管内皮已完全覆盖支架，无血管闭塞和支架内再狭窄。

氯吡格雷的使用剂量为每次50～75 mg，每天1次。它的不良反应与阿司匹林比较，发生胃肠道出血的风险明显降低，发生腹泻和皮疹的风险略有增加，但明显低于噻氯匹啶。主要不良反应有头昏、头胀、恶心、腹泻，偶有出血倾向。氯吡格雷禁用于对本品过敏者及近期有活动性出血者。

3.双嘧达莫

又名潘生丁，通过抑制磷酸二酯酶活性，阻止环腺苷酸（cAMP）的降解，提高血小板cAMP的水平，具有抗血小板黏附聚集的能力。双嘧达莫已作为预防和治疗冠心病、心绞痛的药物，而用于防治缺血性脑卒中的效果仍有争议。欧洲脑卒中预防研究(ESPS)大宗 RCT 研究认为双嘧达莫与阿司匹林联合防治缺血性脑卒中,疗效是单用阿司匹林或双嘧达莫的 2 倍,并不会导致更多的出血不良反应。

美国 FDA 最近批准了阿司匹林和双嘧达莫复方制剂用于预防脑卒中。这一复方制剂每片含阿司匹林 50 mg 和缓释双嘧达莫 400 mg。一项单中心大规模随机试验发现,与单用小剂量阿司匹林比较,这种复方制剂可使脑卒中发生率降低 22%,但这项资料的价值仍有争论。

双嘧达莫的不良反应轻而短暂,长期服用可有头痛、头晕、呕吐、腹泻、面红、皮疹和皮肤瘙痒等。

4.血小板糖蛋白(glycoprotein,GP)Ⅱb/Ⅲa 受体拮抗剂

GPⅡb/Ⅲa 受体拮抗剂是一种新型抗血小板药,其通过阻断 GPⅡb/Ⅲa 受体与纤维蛋白原配体的特异性结合,有效抑制各种血小板激活剂诱导的血小板聚集,进而防止血栓形成。GPⅡb/Ⅲa 受体是一种血小板膜蛋白,是血小板活化和聚集反应的最后通路。GPⅡb/Ⅲa 受体拮抗剂能完全抑制血小板聚集反应,是作用最强的抗血小板药。

GPⅡb/Ⅲa 受体拮抗剂分 3 类,即抗体类如阿昔单抗、肽类如依替巴肽和非肽类如替罗非班。这 3 种药物均获美国 FDA 批准应用。

该药还能抑制动脉粥样硬化斑块的其他成分,对预防动脉粥样硬化和修复受损血管壁起重要作用。GPⅡb/Ⅲa 受体拮抗剂在缺血性脑卒中二级预防中的剂量、给药途径、时间、监护措施以及安全性等目前仍在探讨之中。

有报道对于阿替普酶(rt-PA)溶栓和球囊血管成形术机械溶栓无效的大血管闭塞和急性缺血性脑卒中患者,GPⅡb/Ⅲa 受体拮抗剂能够提高治疗效果。阿昔单抗的抗原性虽已减低,但仍有部分患者可引起变态反应。

5.西洛他唑

又名培达,可抑制磷酸二酯酶(PDE),特别是 PDEⅢ,提高 cAMP 水平,从而起到扩张血管和抗血小板聚集的作用,常用剂量为每次 50~100 mg,每天 2 次。

为了检测西洛他唑对颅内动脉狭窄进展的影响,Kwan 进行了一项多中心双盲随机与安慰剂对照研究,将 135 例大脑中动脉 M1 段或基底动脉狭窄有急性症状者随机分为两组,一组接受西洛他唑 200 mg/d 治疗,另一组给予安慰剂治疗,所有患者均口服阿司匹林 100 mg/d,在进入试验和 6 个月后分别做 MRA 和 TCD 对颅内动脉狭窄程度进行评价。主要转归指标为 MRA 上有症状颅内动脉狭窄的进展,次要转归指标为临床事件和 TCD 的狭窄进展。西洛他唑组,45 例有症状颅内动脉狭窄者中有 3 例(6.7%)进展、11 例(24.4%)缓解;而安慰剂组 15 例(28.8%)进展、8 例(15.4%)缓解,两组差异有显著性意义。

有症状颅内动脉狭窄是一个动态变化的过程,西洛他唑有可能防止颅内动脉狭窄的进展。西洛他唑的不良反应可有皮疹、头晕、头痛、心悸、恶心、呕吐,偶有消化道出血、尿路出血等。

6.三氟柳

三氟柳的抗血栓形成作用是通过干扰血小板聚集的多种途径实现的,如不可逆性抑制环氧化酶(CoX)和阻断血栓素 A_2(TXA_2)的形成。三氟柳抑制内皮细胞 CoX 的作用极弱,不影响前列腺素合成。另外,三氟柳及其代谢产物 2-羟基-4-三氟甲基苯甲酸可抑制磷酸二酯酶,增加血小板和内皮细胞内 cAMP 的浓度,增强血小板的抗聚集效应,该药应用于人体时不会延长出血时间。

有研究将 2113 例 TIA 或脑卒中患者随机分组,进行三氟柳(600 mg/d)或阿司匹林(325 mg/d)治疗,平均随访 30.1 个月,主要转归指标为非致死性缺血性脑卒中、非致死性心肌梗死和血管性疾病死亡的联合终点,结果两组联合终点发生率、各个终点事件发生率和存活率均无明显差异,三氟柳组出血性事件发生率明显低于阿司匹林组。

7.沙格雷酯

又名安步乐克,是 $5-HT_2$ 受体阻滞剂,具有抑制由 5-HT 增强的血小板聚集作用和由 5-HT 引起的血管收缩的作用,增加被减少的侧支循环血流量,改善周围循环障碍等。口服沙格雷酯后 1~5 小时即有抑制血小板的聚集作用,可持续 4~6 小时。口服每次 100 mg,每天 3 次。不良反应较少,可有皮疹、恶心、呕吐和胃部灼热感等。

8.曲克芦丁

又名维脑路通,能抑制血小板聚集,防止血栓形成,同时能对抗 5-HT、缓激肽引起的血管损伤,增加毛细血管抵抗力,降低毛细血管通透性等。每次 200 mg,每天 3 次,口服;或每次 400~600 mg 加入 5% 葡萄糖注射液或 0.9% 氯化钠注射液 250~500 mL 中静脉滴注,每天 1 次,可连用 15~30 天。不良反应较少,偶有恶心和便秘。

(四)扩血管治疗

扩张血管药目前仍然是广泛应用的药物,但脑梗死急性期不宜使用,因为脑梗死病灶后的血管处于血管麻痹状态,此时应用血管扩张药,能扩张正常血管,对病灶区的血管不但不能扩张,还要从病灶区盗血,称"偷漏现象"。因此,血管扩张药应在脑梗死发病 2 周后才应用。常用的扩张血管药如下。

1.丁苯酞

每次 200 mg,每天 3 次,口服。偶见恶心,腹部不适,有严重出血倾向者忌用。

2.倍他司汀

每次 20 mg 加入 5% 葡萄糖注射液 500 mL 中静脉滴注,每天 1 次,连用 10~15 天;或每次 8 mg,每天 3 次,口服。有些患者会出现恶心、呕吐和皮疹等不良反应。

3.盐酸法舒地尔注射液

每次 60 mg(2 支)加入 5% 葡萄糖注射液或 0.9% 氯化钠注射液 250 mL 中静脉滴注,每天 1 次,连用 10~14 天。可有一过性颜面潮红、低血压和皮疹等不良反应。

4.丁咯地尔

每次 200 mg 加入 5% 葡萄糖注射液或 0.9% 氯化钠注射液 250~500 mL 中,缓慢静脉滴注,每天 1 次,连用 10~14 天。可有头痛、头晕、肠胃道不适等不良反应。

5.银杏达莫注射液

每次 20 mL 加入 5% 葡萄糖注射液或 0.9% 氯化钠注射液 500 mL 中静脉滴注,每天 1 次,可连用 14 天。偶有头痛、头晕、恶心等不良反应。

6.葛根素注射液

每次 500 mg 加入 5% 葡萄糖注射液或 0.9% 氯化钠注射液 500 mL 中静脉滴注,每天 1 次,连用 14 天。少数患者可出现皮肤瘙痒、头痛、头昏、皮疹等不良反应,停药后可自行消失。

7.灯盏花素注射液

每次 20 mL(含灯盏花乙素 50 g)加入 5% 葡萄糖注射液或 0.9% 氯化钠注射液 250 mL 中静脉滴注,每天 1 次,连用 14 天。偶有头痛、头昏等不良反应。

(五)钙通道阻滞剂

钙通道阻滞剂是继β受体阻滞剂之后,脑血管疾病治疗中最重要的进展之一。正常时细胞内钙离子浓度为 10^{-9} mol/L,细胞外钙离子浓度比细胞内大 10 000 倍。在病理情况下,钙离子迅速内流到细胞内,使原有的细胞内外钙离子平衡破坏,结果造成:①由于血管平滑肌细胞内钙离子增多,导致血管痉挛,加重缺血、缺氧。②由于大量钙离子激活 ATP 酶,使 ATP 酶加速消耗,结果细胞内能量不足,多种代谢无法维持。③由于大量钙离子破坏了细胞膜的稳定性,使许多有害物质释放出来。④由于神经细胞内钙离子陡增,可加速已经衰竭的细胞死亡。使用钙通道阻滞剂的目的在于阻止钙离子内流到细胞内,阻断上述病理过程。

钙通道阻滞剂改善脑缺血和解除脑血管痉挛的机制可能是:①解除缺血灶中的血管痉挛。②抑制肾上腺素能受体介导的血管收缩,增加脑组织葡萄糖利用率,继而增加脑血流量。③有梗死的半球内血液重新分布,缺血区脑血流量增加,高血流区血流量减少,对临界区脑组织有保护作用。几种常用的钙通道阻滞剂如下。

1.尼莫地平

尼莫地平为选择性扩张脑血管作用最强的钙通道阻滞剂。口服,每次 40 mg,每天 3～4 次。注射液,每次24 mg,溶于 5％葡萄糖注射液 1 500 mL 中静脉滴注,开始注射时,1 mg/h,若患者能耐受,1 小时后增至2 mg/h,每天 1 次,连续用药 10 天,以后改用口服。德国 Bayer 药厂生产的尼莫同,每次口服30～60 mg,每天 3 次,可连用 1 个月。注射液开始 2 小时可按照 0.5 mg/h 静脉滴注,如果耐受性良好,尤其血压无明显下降时,可增至 1 mg/h,连用 7～10 天后改为口服。该药规格为尼莫同注射液 50 mL 含尼莫地平 10 mg,一般每天静脉滴注 10 mg。不良反应比较轻微,口服时可有一过性消化道不适、头晕、嗜睡和皮肤瘙痒等。静脉给药可有血压下降(尤其是治疗前有高血压者)、头痛、头晕、皮肤潮红、多汗、心率减慢或心率加快等。

2.尼卡地平

尼卡地平对脑血管的扩张作用强于外周血管的作用。每次口服 20 mg,每天 3～4 次,连用 1～2 个月。可有胃肠道不适、皮肤潮红等不良反应。

3.氟桂利嗪

氟桂利嗪又名西比灵,每次 5～10 mg,睡前服。有嗜睡、乏力等不良反应。

4.桂利嗪

桂利嗪又名脑益嗪,每次口服 25 mg,每天 3 次。有嗜睡、乏力等不良反应。

(六)防治脑水肿

大面积脑梗死、出血性梗死的患者多有脑水肿,应给予降低颅压处理,如床头抬高 30°角、避免有害刺激、解除疼痛、适当吸氧和恢复正常体温等基本处理;有条件行颅内压测定者,脑灌注压应保持在 9.3 kPa(70 mmHg)以上;避免使用低渗和含糖溶液,如脑水肿明显者应快速给予降颅压处理。

1.甘露醇

甘露醇对缩小脑梗死面积与减轻病残有一定的作用。甘露醇除降低颅内压外,还可降低血液黏度、增加红细胞变形性、减少红细胞聚集、减少脑血管阻力、增加灌注压、提高灌注量、改善脑的微循环。同时,还可提高心输出量。每次 125～250 mL 静脉滴注,6 小时 1 次,连用 7～10 天。甘露醇治疗脑水肿疗效快、效果好。不良反应:降颅压有反跳现象,可能引起心力衰竭、肾功能损害、电解质紊乱等。

2.复方甘油注射液

能选择性脱出脑组织中的水分,可减轻脑水肿;在体内参加三羧酸循环代谢后转换成能量,供给脑组织,增加脑血流量,改善脑循环,因而有利于脑缺血病灶的恢复。每天 500 mL 静脉滴注,每天2次,可连用 15～30 天。静脉滴注速度应控制在 2 mL/min,以免发生溶血反应。由于要控制静脉滴速,并不能用于急救。有大面积脑梗死的患者,有明显脑水肿甚至发生脑疝,一定要应用足量的甘露醇,或甘露醇与复方甘油同时或交替用药,这样可以维持恒定的降颅压作用和减少甘露醇的用量,从而减少甘露醇的不良反应。

3.七叶皂苷钠注射液

有抗渗出、消水肿、增加静脉张力、改善微循环和促进脑功能恢复的作用。每次 25 mg 加入 5%葡萄糖注射液或 0.9%氯化钠注射液 250～500 mL 中静脉滴注,每天 1 次,连用 10～14 天。

4.手术减压治疗

主要适用于恶性大脑中动脉(MCA)梗死和小脑梗死。

(七)提高血氧和辅助循环

高压氧是有价值的辅助疗法,在脑梗死的急性期和恢复期都有治疗作用。最近研究提示,脑广泛缺血后,纠正脑的乳酸中毒或脑代谢产物积聚,可恢复神经功能。高压氧向脑缺血区域弥散,可使这些区域的细胞在恢复正常灌注前得以生存,从而减轻缺血缺氧后引起的病理改变,保护受损的脑组织。

(八)神经细胞活化剂

据一些药物实验研究报告,这类药物有一定的营养神经细胞和促进神经细胞活化的作用,但确切的效果,尚待进一步大宗临床验证和评价。

1.胞磷胆碱

参与体内卵磷脂的合成,有改善脑细胞代谢的作用和促进意识的恢复。每次 750 mg 加入 5%葡萄糖注射液 250 mL 中静脉滴注,每天 1 次,连用 15～30 天。

2.三磷酸胞苷二钠

主要药效成分是三磷酸胞苷,该物质不仅能直接参与磷脂与核酸的合成,而且还间接参与磷脂与核酸合成过程中的能量代谢,有神经营养、调节物质代谢和抗血管硬化的作用。每次 60～120 mg 加入 5%葡萄糖注射液 250 mL 中静脉滴注,每天 1 次,可连用10～14 天。

3.小牛血去蛋白提取物

又名爱维治,是一种小分子肽、核苷酸和寡糖类物质,不含蛋白质和致热原。爱维治可促进细胞对氧和葡萄糖的摄取和利用,使葡萄糖的无氧代谢转向为有氧代谢,使能量物质生成增多,延长细胞生存时间,促进组织细胞代谢、功能恢复和组织修复。每次 1 200～1 600 mg 加入 5%葡萄糖注射液 500 mL 中静脉滴注,每天1次,可连用 15～30 天。

4.依达拉奉

依达拉奉是一种自由基清除剂,有抑制脂自由基的生成、抑制细胞膜脂质过氧化连锁反应及抑制自由基介导的蛋白质、核酸不可逆的破坏作用,是一种脑保护药物。每次 30 mg 加入 5%葡萄糖注射液250 mL 中静脉滴注,每天 2 次,连用 14 天。

(九)其他内科治疗

1.调节和稳定血压

急性脑梗死患者的血压检测和治疗是一个存在争议的领域。因为血压偏低会减少脑血流灌注,加重脑梗死。在急性期,患者会出现不同程度的血压升高。原因是多方面的,如脑卒中后的应激反应、膀胱充盈、疼痛及机体对脑缺氧和颅内压升高的代偿反应等,且其升高的程度与脑梗死病灶大小和部位、疾病前是否患高血压有关。脑梗死早期的高血压处理取决于血压升高的程度及患者的整体情况。美国脑卒中学会(ASA)和欧洲脑卒中促进会(EUSI)都赞同:收缩压超过29.3 kPa(220 mmHg)或舒张压超过16.0 kPa(120 mmHg)以上,则应给予谨慎缓慢降压治疗,并严密观察血压变化,防止血压降得过低。然而有一些脑血管治疗中心,主张只有在出现下列情况才考虑降压治疗,如合并夹层动脉瘤、肾衰竭、心脏衰竭及高血压脑病时。但在溶栓治疗时,需及时降压治疗,应避免收缩压>24.7 kPa(185 mmHg),以防止继发性出血。降压推荐使用微输液泵静脉注射硝普钠,可迅速、平稳地降低血压至所需水平,也可用利喜定(压宁定)、卡维地洛等。血压过低对脑梗死不利,应适当提高血压。

2.控制血糖

糖尿病是脑卒中的危险因素之一,并可加重急性脑梗死和局灶性缺血再灌注损伤。欧洲脑卒中组织(ESO)《缺血性脑卒中和短暂性脑缺血发作处理指南》[欧洲脑卒中促进会(EUSI),2008年]指出,已证实急性脑卒中后高血糖与大面积脑梗死、皮质受累及其功能转归不良有关,但积极降低血糖能否改善患者的临床转归,尚缺乏足够证据。如果过去没有糖尿病史,只是急性脑卒中后血糖应激性升高,则不必应用降糖措施,只需输液中尽量不用葡萄糖注射液似可降低血糖水平;有糖尿病史的患者必须同时应用降糖药适当控制高血糖;血糖超过10 mmol/L(180 mg/dL)时需降糖处理。

3.心脏疾病的防治

对并发心脏疾病的患者要采取相应防治措施,如果要应用甘露醇脱水治疗,则必须加用呋塞米以减少心脏负荷。

4.防治感染

对有吞咽困难或意识障碍的脑梗死患者,常常容易合并肺部感染,应给予相应抗生素和止咳化痰药物,必要时行气管切开,有利吸痰。

5.保证营养和水、电解质的平衡

特别是对有吞咽困难和意识障碍的患者,应采用鼻饲,保证营养、水与电解质的补充。

6.体温管理

在实验室脑卒中模型中,发热与脑梗死体积增大和转归不良有关。体温升高可能是中枢性高热或继发感染的结果,均与临床转归不良有关。应积极迅速找出感染灶并予以适当治疗,并可使用乙酰氨基酚进行退热治疗。

(十)康复治疗

脑梗死患者只要生命体征稳定,应尽早开始康复治疗,主要目的是促进神经功能的恢复。早期进行瘫痪肢体的功能锻炼和语言训练,防止关节挛缩和足下垂,可采用针灸、按摩、理疗和被动运动等措施。

七、预后与预防

(一)预后

(1)如果得到及时的治疗,特别是能及时在卒中单元获得早期溶栓疗法等系统规范的中西医结合治疗,可提高疗效,减少致残率,30%以上的患者能自理生活,甚至恢复工作能力。

(2)脑梗死国外病死率为 $6.9\%\sim20\%$,其中颈内动脉系梗死为 17%,椎-基底动脉系梗死为 18%。秦震等观察随访经 CT 证实的脑梗死 $1\sim7$ 年的预后,发现:① 累计生存率,6 个月为 96.8%,12 个月为 91%,2 年为 81.7%,3 年为 81.7%,4 年为 76.5%,5 年为 76.5%,6 年为 71%,7 年为 71%。急性期病死率为 22.3%,其中颈内动脉系 22%,椎-基底动脉系 25%。意识障碍、肢体瘫痪和继发肺部感染是影响预后的主要因素。② 累计病死率在开始半年内迅速上升,一年半达高峰。说明发病后一年半不能恢复自理者,继续恢复的可能性较小。

(二)预防

1.一级预防

一级预防是指发病前的预防,即通过早期改变不健康的生活方式,积极主动地控制危险因素,从而达到使脑血管疾病不发生或发病年龄推迟的目的。从流行病学角度看,只有一级预防才能降低人群发病率,所以对于病死率及致残率很高的脑血管疾病来说,重视并加强开展一级预防的意义远远大于二级预防。

对血栓形成性脑梗死的危险因素及其干预管理有下述几方面:服用降血压药物,有效控制高血压,防治心脏病,冠心病患者应服用小剂量阿司匹林,定期监测血糖和血脂,合理饮食和应用降糖药物和降脂药物,不抽烟、不酗酒,对动脉狭窄患者及无症状颈内动脉狭窄患者一般不推荐手术治疗或血管内介入治疗,对重度颈动脉狭窄($\geqslant70\%$)的患者在有条件的医院可以考虑行颈动脉内膜切除术或血管内介入治疗。

2.二级预防

脑卒中首次发病后应尽早开展二级预防工作,可预防或降低再次发生率。二级预防有下述几个方面:首先要对第 1 次发病机制正确评估,管理和控制血压、血糖、血脂和心脏病,应用抗血小板聚集药物,颈内动脉狭窄的干预同一级预防,有效降低同型半胱氨酸水平等。

(王 宇)

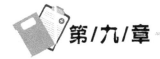

第九章

循环系统急危重症

第一节　急性心肌梗死

急性心肌梗死(acute myocardial infarction,AMI)是在冠状动脉病变的基础上,发生冠状动脉血供急剧减少或中断,使相应的心肌严重而持久地急性缺血所致。其特点为持久的胸骨后剧烈疼痛、发热、白细胞计数和血清心肌酶增高及心电图进行性改变,可发生心律失常、休克或心力衰竭,属冠心病的严重类型。

AMI是冠心病的主要死亡原因之一。据统计,美国每年大约有110万急性心肌梗死患者,其中60%为首次出现AMI,40%为再发心梗。心梗的年死亡人数为20万,其中18%的男性和35%的女性心梗患者在1年内死亡;18%的男性和35%的女性心梗患者6年内还会发生再次心肌梗死;22%的男性和35%的女性心梗患者6年进展为慢性心力衰竭;65岁以上的心肌梗死患者近半数在8年内死亡。目前,多数资料显示,AMI患者住院期间的病死率在10%以下,但据苏格兰和加拿大的统计资料显示,心肌梗死住院患者的病死率在男性为18.6%,女性为27.2%。心肌梗死患者一旦出现心力衰竭的症状和体征,其住院病死率升高3~4倍,而且远期病死率更高。因此,防治AMI始终是冠心病防治的重要内容。

一、急性心肌梗死的分型

有学者提出,AMI早期应根据心电图有无ST段抬高分为ST段抬高型心肌梗死(STEMI)和非ST段抬高型心肌梗死(NSTEMI)。

此种分类方法有较大的优越性。①可行性强:由于AMI早期只出现ST段变化,病理性Q波一般于发病8~12小时才出现,14%的病例于发病72小时才出现;40%左右的STEMI演变过程中不出现病理性Q波,成功的溶栓治疗可防止Q波出现。因此,根据ST段抬高或压低预测Q波型或非Q波型心肌梗死并不可靠,也不便于AMI早期诊断。②对治疗有指导作用:STEMI反映冠状动脉有血栓性闭塞,应采用积极的溶栓治疗以达到早期再灌注的目的;而NSTEMI反映以血小板为主的白色血栓形成导致冠状动脉不完全闭塞,应采用抗血小板药物和抗凝药物治疗。2001年中华医学会心血管病学分会参照ACC/AHA和ESC的指南,制定了中国的《急性心肌梗死诊断和治疗指南》，正式将 AMI 按照临床实用的原则分为 STEMI 和 NSTEMI 两类。2003 年 ESC 和 2004 年 ACC/AHA 先后几经修订急性心肌梗死诊断和治疗指南，仍一直沿用上述急性心肌梗死的分类方法。

另外，还可以根据梗死范围将 AMI 分为显微镜下梗死（局灶性坏死）、小面积梗死（＜左心室的 10％）、中面积梗死（左心室的 10％～30％）或大面积梗死（＞左心室的 30％）；或根据部位对梗死进行分类：前壁、侧壁、下壁、后壁或室间隔部，或前述部位的组合梗死。

二、病因及发病机制

（一）病因

冠脉内血栓形成是 AMI 的主要发病原因。

冠状动脉内血栓形成是由于冠状动脉粥样硬化斑块的破裂，一些足够数量的致血栓形成的物质暴露，冠状动脉腔就可能被纤维蛋白、血小板凝聚物和红细胞集合而堵塞。如果有丰富的侧支循环可以防止心肌坏死发生，使冠脉闭塞不出现症状。如果冠脉完全闭合而无充足的侧支循环的支持，最终发展到冠状动脉相关的心肌完全或几乎完全坏死（所谓透壁性心肌梗死），在心电图上表现为 ST 段抬高，往往有 Q 波产生。使管腔不完全闭塞的血栓和（或）那些由较少比例的稳定纤维蛋白和较大比例的血小板组成的血栓产生不稳定型心绞痛和非 Q 波 AMI，后者在心电图上典型表现为 ST 段压低和 T 波倒置。

虽然绝大多数 AMI 与冠脉粥样硬化有关，但 AMI 与冠脉粥样硬化所致管腔的狭窄程度之间常无恒定关系。多支较大冠脉及其分支有严重粥样硬化阻塞性病变的患者可长期不发生 AMI；相反，有些患者冠脉粥样硬化程度较轻，因粥样斑块出血、破溃和（或）新鲜血栓形成致使管腔急性阻塞，或者冠脉无明显器质性狭窄，可因发生严重痉挛而发生 AMI。前者可能是由于粥样硬化的斑块性质不同所造成的，这种轻度狭窄的粥样硬化斑块可能为软斑块或脆性斑块容易破裂、出血引发血栓形成。

（二）发病机制

冠状动脉粥样硬化造成管腔严重狭窄和心肌血供不足，而侧支循环未充分建立，在此基础上，一旦血供进一步急剧减少或中断，使心肌严重而持久地急性缺血达 1 小时以上，即可发生心肌梗死。如：管腔内血栓形成、粥样斑块破溃、粥样斑块内或其下发生出血或血管持续痉挛，使冠状动脉完全闭塞；休克、脱水、失血、外科手术或严重心律失常，致心排出量骤降，冠状动脉灌流量锐减；重体力活动、情绪过分激动或血压剧升，致左心室负荷明显加重，儿茶酚胺分泌增多，心肌需氧量猛增，冠状动脉供血明显不足。心肌梗死发生常有一些诱因，包括过劳、情绪激动、大出血、休克、脱水、外科手术或严重心律失常等。

三、病理生理

（一）收缩功能

急性心肌梗死因心肌严重缺血坏死，常导致左心室功能不全，心肌功能下降与左心室肌损伤程度直接相关。局部心肌血液灌注受阻，可出现四种异常形式的心肌收缩运动：①心肌运动同步性失调，即相邻心肌节段收缩时相不一致；②心肌收缩力减弱，即心肌缩短幅度减小；③心肌无收缩；④心肌反常收缩，即矛盾运动，收缩期膨出。梗死部位发生功能异常同时，残余正常心肌受交感神经系统活力增加和 Frank-Starling 机制的影响，在早期出现收缩增强。由于非梗死区与梗死区节段收缩呈矛盾运动,部分梗死区的代偿性收缩力增强也可为无效做功。

（二）舒张功能

梗死与缺血的心肌可改变左心室舒张功能,左心室舒张末压最初上升,经过几周后,舒张末期容积增加而舒张末压开始下降且趋于正常。与心肌坏死伴随收缩功能损害一样,舒张功能异常也与梗死范围大小有关。

（三）心力衰竭

心脏收缩和舒张功能的下降使心排血量显著下降,心室壁顺应性降低,左心室容量增多,舒张末期压增高,进而肺静脉和肺动脉压升高,导致肺淤血、肺水肿,出现心力衰竭。发生于急性心肌梗死的心力衰竭称为泵衰竭,按 Kilip 分级法可分为:Ⅰ级尚无明显心力衰竭;Ⅱ级有左心衰竭;Ⅲ级有急性肺水肿;Ⅳ级有心源性休克,是泵衰竭的严重阶段。如兼有肺水肿和心源性休克,则情况最为严重。右心室心肌梗死时出现右心衰竭,严重者发生低血压和休克。

（四）左心室重塑

心肌梗死发病后,或轻或重,必然引起左心室重塑,包括梗死区室壁变薄伸展重者膨出,心肌细胞动力传送受损,心室构型改变如左心室扩张及非梗死段心肌肥厚。其发生旨在维持正常的心排血量和室壁张力,但左心室重塑若进行性发展,导致心肌过度延长,在维持心排血量的同时引起进行性心肌细胞坏死、左心室扩张、心功能损害,预后不良。

（五）对心电生理的影响

急性心肌梗死后缺血心肌膜电位降低,促使慢反应自律性动作电位出现,并随膜电位减少而不断加强,形成异位性节律起搏点,产生各种心律失常,最常见的是室性期前收缩,可发展为致命性室性心动过速或室颤。

四、临床表现

（一）诱因

（1）过于剧烈的运动是诱发 AMI 的一个因素,尤其是情绪激动的患者,过于剧烈的运动以及高度紧张等可以触发斑块破裂,导致 AMI。

（2）不稳定型心绞痛可发展而导致 AMI。

（3）急性失血的外科手术也是 AMI 的诱因。

（4）休克、主动脉瓣狭窄、发热、心动过速和焦虑不安等也可能是心肌梗死的诱因。AMI 的发生也有昼夜周期性,上午 6～12 点是 AMI 发生的高峰。可能与清晨数小时有血浆儿茶酚胺、皮质醇浓度升高和血小板聚集性增加有关。

不稳定型心绞痛可能是 AMI 的前驱症状。在 AMI 前常有全身不适或显著疲倦。

（二）先兆症状

20％～60％的急性心肌梗死患者中,可于发病之初出现先兆症状,常见的先兆症状表现为:突发严重的心绞痛;原有的心绞痛性质改变(加频、加剧、持续时间延长超过 20 分钟),胸骨后呈压榨样疼痛,有濒死感或诱因不明显,多在安静休息时发作,含服硝酸甘油不缓解;疼痛时伴有大汗、恶心、呕吐、心悸或有低血压甚至意识丧失等,常称之为梗死前状态;心绞痛发作时,出现心功能不全症状如喘憋或原有心功能不全症状加重;心绞痛发作时心电图出现 ST 段一过性抬高或明显压低,T 波倒置或高耸,或出现心律失常。对上述先兆表现若能及时辨认,早期收入院积极治疗,将能使部分患者避免心肌梗死的发生。

（三）胸痛

胸痛是最先出现症状，疼痛部位和性质与心绞痛相同，但常无诱因，且程度重，持续时间长＞30分钟，休息或含服硝酸甘油不缓解，伴出汗、恐惧、濒死感。

与一般心绞痛相比其特征为：①疼痛持续时间长达半小时，或几个小时不缓解；②疼痛的程度较心绞痛更剧烈，一般常用的扩冠药物不能缓解；③疼痛的性质更严重，大多数患者有明显的窒息感或压榨感，对疼痛常不能耐受，可伴有濒死感或极度的恐惧感；④疼痛多发生在安静或睡眠状态中；⑤疼痛的部位更广泛，有明显的放射痛，部分患者甚至以上腹部等非典型部位疼痛为首发表现。

不明原因肺水肿者是 AMI 常见的不典型表现，可能是由于严重的呼吸窘迫掩盖了胸痛的感觉。极度的焦虑和不安是部分 AMI 患者的主要症状，有时尚可掩盖 AMI 的胸部不适。有些患者表现为疲乏，伴或不伴有晕厥，可能与严重的室性心律失常或房室传导阻滞或低血压有关。有脑栓塞者（来自左心室壁的血栓）可出现卒中。恶心、呕吐是常见症状，系由急性下壁心肌梗死所致。低血压可见于寂静型梗死，此型更常见于老年人、糖尿病患者以及全身麻醉的手术患者；无痛性 AMI 约占 25％，患者无症状，但有新近或远期穿壁性梗死的心电图依据。

（四）全身症状

由坏死物质吸收所引起的发热、心动过速、白细胞数增高和血沉增快等。一般在疼痛后24～48 小时出现，程度与梗死范围成正相关，体温在 38 ℃左右，很少超过 39 ℃，持续约一周。

（五）心律失常

心律失常见于 80％以上的患者，多发生于起病后 1～2 周内，尤其以 24 小时内最多见。各种心律失常均可出现，其中以室性期前收缩最多。室性期前收缩频发（每分钟 5 次以上），成对出现或呈短阵室性心动过速，多源性或落在前一心搏的易损期时（R 波在 T 波上），常为心室颤动先兆。心室颤动是患者住院前死亡的主要原因。前壁心肌梗死易发生室性心律失常，下壁心肌梗死则常发生房室传导阻滞。患者收入 CCU，通过心电监护及时发现和治疗各种心律失常，至关重要。

（六）低血压和休克

除极早期血压可增高外，几乎所有患者都有血压降低。起病前有高血压病者，血压可降至正常。起病前无高血压病者，血压可有明显降低，且可能不再恢复到发病前的水平。急性期疼痛时血压下降，未必是休克。

如疼痛缓解而收缩压仍低于 10.7 kPa（80 mmHg），或原有高血压者收缩压较原水平下降 30％以上，有烦躁不安、面色苍白、皮肤湿冷、脉细而快、大汗淋漓、尿量减少（＜20 mL/h）、神志模糊甚至昏厥者，则为休克表现。急性心肌梗死时心源性休克发生率为 4.6％～16.1％，多发生于心肌梗死面积≥40％时，约 80％的病例在发病 24 小时内发生，部分患者在发病后立即出现休克。迟发的心源性休克发生慢，在血压下降前有心排血量降低和外周阻力增加的临床证据，如窦性心动过速、尿量减少和血压升高、脉压减小等，必须引起注意。心肌收缩力减弱、心排血量急剧下降是休克的主要原因，但严重心律失常，由大量出汗、呕吐、利尿等引起的血容量不足，反射性周围血管舒缩功能障碍等因素，常参与休克的发生。

休克常与心力衰竭同时存在，病死率达 50％～100％。

（七）心力衰竭

主要为急性左心衰竭，在急性心肌梗死早期发生者约 20％，常在起病后数小时至数天内发生。左心室心肌 20％～25％严重受损时，心脏收缩力显著减弱，顺应性降低，导致血流动力学改变,左心室前壁、心尖部梗死者更为明显。患者出现呼吸困难、咳嗽、咯泡沫痰、发绀、烦躁等症状,严重者可发生肺水肿,随后可出现颈静脉怒张、肝大、水肿等右心衰竭表现。右心室心肌梗死者可一开始即出现右心衰竭表现。

(八)胃肠道症状

部分患者在发病早期疼痛时伴有恶心、呕吐、腹泻和上腹胀痛,与迷走神经受坏死心肌刺激、心排血量降低和组织灌注不足等有关。少数患者以胃肠症状为突出表现,易误诊为急性胃炎或急性胃肠炎等。

(九)体征

心率多增快,心尖区第一心音减弱,可出现第3心音、第4心音奔马律,肺部啰音或原先的啰音加重,严重者发生急性肺水肿。10%～20%患者在起病第2～3天出现心包摩擦音,心尖区出现粗糙的收缩期杂音或原有的返流性杂音加重,血压降低,心律失常(心动过缓或心动过速)、休克或心力衰竭的有关体征。

五、诊断

AMI早期诊断,及时治疗可提高患者存活率改善左心室收缩功能。医师对送达的急性缺血性胸痛和疑诊AMI的患者,应迅速、准确做出诊断。询问缺血性胸痛史和描记心电图是急诊科医师迅速筛查心肌缺血和AMI的主要方法。

(一)临床表现

患者突然发生较重而持续较久的胸闷或胸痛,持续时间长>30分钟;胃肠道症状,心律失常,低血压和休克,心力衰竭及有关体征。

(二)心电图

相邻2个或更多导联ST段抬高(肢体导联>0.1 mV,胸导联>0.2 mV),或出现新的左束支传导阻滞。心电图上明显抬高、弓背向上的ST段与直立的T波相连形成单向曲线,抬高的ST段逐渐下降;随后大部分患者可出现病理性Q波,同时R波减低;T波呈V形倒置,两肢对称,波谷尖锐等动态演变过程。

部分AMI患者心电图表现为相应导联ST段压低,常伴有T波改变,可伴有R波减低,但最终多无Q波出现。

(三)心肌的血清标志物

患者CK-MB≥正常上限2倍或肌钙蛋白(T_nT或T_nI)增高。

对老年患者,突然发生严重心律失常、休克、心力衰竭而原因未明,或突然发生较重而持续较久的胸闷或胸痛者,都应考虑本病的可能,应及时进行动态心电图观察和心肌酶、肌钙蛋白检查以确定诊断。

六、鉴别诊断

心电图表现为ST段抬高的临床情况还很多,如早期复极综合征、急性重症心肌炎等,有些还可伴随缺血性胸痛症状,如变异型心绞痛,或伴随心肌坏死标志物的增高,如急性重症心肌炎等,由于上述疾病的预后及诊治与ST抬高的AMI相差甚远,因此需注意鉴别诊断。

(一)心绞痛

疼痛发作时间短,含服硝酸甘油有效,心电图无特征性和动态性变化,心肌酶正常。

（二）心肌炎

心肌炎常见于青年，多有感染病史。心肌炎时血清标志物水平呈较长时间的持续性升高，与AMI的释放动力学曲线不一致。

（三）主动脉夹层动脉瘤

典型急主动脉性夹层与AMI相比，症状发作更突然而且症状严重（AMI为逐渐加重）。疼痛为难以忍受和最为严重的剧烈性疼痛，其性质常为撕裂性；疼痛可以放射，放射部位取决于撕裂的部位和管腔受压的程度，如放射至颈、背、躯干、腿部，当撕裂累及脑血管时可出现晕厥和神经症状。绝大部分患者有长期严重高血压病史。本病常发生于马方综合征、特发性囊性坏死；女性常发生于妊娠期。Ⅰ型主动脉撕裂导致冠状动脉管腔阻塞可并发AMI。

（四）急性心包炎

可出现剧烈而持久的心前区疼痛，有时疼痛性质是尖锐的或切割样的；该病疼痛的诊断性标志是：疼痛可随体位、咳嗽、呼吸、偶尔随吞咽动作而变化。心前区痛可放射到肩部、上背和颈部，这是由于膈神经丛受刺激所致。患者常伴发热，早期可有心包摩擦音，心电图除aVR外，其余导联均有ST段弓背向下的抬高，T波倒置，无异常Q波出现。

由于AMI和主动脉夹层常伴有心包炎，故正确的诊断依赖于对病史、体检、心电图及超声心动图检查综合分析。

七、治疗

（一）院前急救

院前急救的主要任务是将AMI患者安全、迅速地转运到医院，以便尽早开始再灌注治疗。应使有AMI高危因素的患者提高识别AMI的能力，以便自己一旦发病立即采取以下急救措施：①停止任何活动，立即卧位或坐位休息；②立即舌下含服硝酸甘油1片（0.5 mg），每5分钟可重复含服。如含服3片仍无效，应拨打急救电话。由急诊专业医护人员用救护车运送至有条件的医院进行急救治疗。在此过程中专业医护人员应根据患者的病史、查体和心电图结果做出初步诊断和急救处理。AMI患者被送达急诊室后，应迅速做出诊断并尽早给予再灌注治疗。力争在10～20分钟内完成病史采集、临床检查和记录18导联心电图以明确诊断。对ST段抬高的AMI患者，应在30分钟内收住CCU开始溶栓，或90分钟内开始行急诊PTCA治疗。

（二）一般治疗

1.吸氧

为了缓解心肌坏死引起的疼痛，及时给予吸氧是非常重要的措施，无论有否并发症存在都应在有条件的医院、诊所给予患者氧疗，在患者能耐受的情况下，给氧浓度在3～6 L/min，持续24～48小时。

2.卧床休息

对无并发症的患者一般卧床休息1～3天，对病情不稳定及高危患者卧床时间适量延长。

3.镇痛与镇静

剧烈的疼痛可引起交感神经兴奋，释放大量儿茶酚胺类物质，从而引起外周血管阻力增高及心动过速加重患者的心肌耗氧。另外，由于患者的焦虑、濒死感造成患者进一步的烦躁不安，更易加大梗塞面积，诱发心律失常，因此早期使用镇痛、镇静药物是非常必要的措施，常用的药物如下。

（1）吗啡 3～5 mg 静脉注射或 5～10 mg 皮下注射,必要时可间隔 15～30 分钟一次,直至疼痛基本缓解。吗啡止痛特别适用于伴有急性左心功能不全或急性肺水肿者,但对伴有低血压、休克、老年慢性阻塞性肺部疾病及有呼吸抑制者应列为禁忌。另外,心动过缓、下壁 AMI、房室传导阻滞者应慎用。必要时可同时加用阿托品 0.5～1.0 mg。

（2）哌替啶（度冷丁）每次 50～100 mg 肌内注射,由于其具有解除迷走神经兴奋的作用,故适用于伴窦性心动过缓或传导阻滞者。

（3）地西泮（安定）每次 10 mg 肌内注射或 5～10 mg 静脉注射,轻症者亦可给予 5 mg 口服。舒乐安定:1～2 mg 口服。

（4）也可根据诊所或医院条件及药品情况给予利眠宁、眠尔通、苯巴比妥等安定催眠药物。

4.扩张冠脉

（1）硝酸甘油:药效发挥快,半衰期短,容易定量给药,因此对出现的不良反应可以很快进行调整,该药是目前临床 AMI 早期建议使用的药物。舌下含硝酸甘油 0.3～0.6 mg,继之静脉滴注给药。

（2）硝酸异山梨醇酯（消心痛）:作用及半衰期均较硝酸甘油长,可以 5～10 mg 舌下紧急含服或每天三次口服,也可静脉滴注,一般有效剂量为每小时 2～7 mg,并应根据患者情况调整,静脉滴注开始剂量 60 $\mu g/min$,如无不适反应可逐渐调整为 60～120 $\mu g/min$。

（3）单硝酸异山梨醇酯:静脉给药作用较快,用法与硝酸异山梨醇酯相同。

硝酸酯类药物一般无特殊禁忌证,其主要的不良反应为头痛与低血压,在静脉使用时应注意随时调整剂量,以达到下列目的:①患者胸痛等临床症状得以改善或控制;②平时血压正常者治疗后平均动脉压下降不超过 10%;③高血压患者治疗后平均动脉压下降不超过原血压的 30%;④用药后心率增加不宜超过 110 次/分。另外,用药需注意的是:①不要单以此类药物作为 AMI 时的强止痛药物的代替品;②右心室梗死时不宜使用;③收缩压<12.0 kPa（90 mmHg）或心率<50 次/分者不宜使用;④剂量>200 $\mu g/min$,用药时间较长者,则应停用一段时间,以改善患者对药物的耐受。

5.血管紧张素转换酶抑制剂（ACEI）

ACEI 在 AMI 治疗中的价值已受到肯定,其主要的优点表现为降低心肌耗氧量,增加缺血区心肌血流量,预防 AMI 早期梗死面积扩展和急性左心室扩张,对并发的充血性心力衰竭有治疗作用,同时可减轻再灌注心律失常。常用的药物有:①卡托普利:6.25～25 mg,3 次/日,口服。②依那普利:2.5 mg,1 次/日,口服。③赖诺普利:2.5～5 mg,1 次/日,口服。④雷米普利:1.25 mg,1 次/日,口服。

6.β受体阻滞剂

β受体阻滞剂在 AMI 中的治疗作用越来越得到肯定和重视。在梗死最初几小时,β受体阻滞剂可通过减慢心率、降低体循环动脉压和减低心肌收缩力来减少心肌耗氧。此外,心率减慢导致的舒张期延长可以增加受损心肌尤其是心内膜下心肌的灌注。因此,即刻β受体阻滞剂治疗可以降低溶栓患者的再梗死率,在未做溶栓治疗的患者可以减小梗死范围和降低相关并发症的发生率,这对老年患者益处更大。①选择性:美托洛尔（如倍他乐克）、阿替洛尔。②非选择性:普萘洛尔。③血管扩张性:拉贝洛尔。提倡早期使用,适用于无心力衰竭、无低血压、无心动过缓、无传导阻滞的 AMI。用法:倍他乐克 5 mg 静脉推注,可每隔5分钟反复用药,连续 3 次,用药时注意观察心率、血压。静脉给药15分钟后,开始口服倍他乐克 25 mg,6 小时/次,连续 2 天,以后

25 mg,1 天 2 次维持。β受体阻滞剂的有效剂量,因人而异,差别比较大,从小剂量开始逐渐增加剂量,增量的终点为静息心率 55~60 次/分,运动心率 100~110 次/分,因为可以引起撤药综合征,应避免突然停药。

7 抗血小板治疗

血管损伤后,在血栓形成过程中血小板起着关键的作用。阿司匹林仅能抑制血小板激活的一条通路,即花生四烯酸通路。目前已经证实,血小板膜上的纤维蛋白原受体糖蛋白Ⅱb/Ⅲa(GPⅡb/Ⅲa)是从血小板聚集到成熟血栓形成过程中的一个关键因素,它的激活是血小板聚集的最后通路。单用阿司匹林不能够阻断胶原、ADP 及凝血酶原同时对凝血酶的激活作用,抑制导致 GPⅡb/Ⅲa 激活的最终共同通路将会更有效。新问世的阻断血小板 GPⅡb/Ⅲa 受体的药物如阿昔单抗、integrilin、reopro 等将应用于临床发挥更有效的抗血小板聚集作用;阿司匹林常规为即刻口服 300 mg,以后每天 300 mg,连续 3 天后 50 mg/d 维持。

8 抗凝疗法

在肝素的使用上有以下几个观点:①使用重组组织型纤溶酶原激活剂(rtPA)作溶栓时,由于其半衰期短,对循环血中纤维蛋白原影响小,对肝素具有更大的依赖性。加用静脉肝素治疗,使梗死相关动脉的再灌注率增高。因此,rtPA 加静脉肝素已成为 AMI 常规的标准治疗方案。②使用尿激酶(SK)和链激酶(UK)溶栓时一般不主张合用肝素,但如果是大面积和前壁 AMI 或左心室功能不全,既往有房颤等体循环动脉血栓的高危患者,仍主张使用肝素治疗。③在所有未做溶栓治疗且无肝素禁忌的患者,如为大面积或前壁 AMI,心房颤动等血栓高危症,应选静脉肝素治疗。

9.消除心律失常

对伴有的心律失常应分析原因及时控制或消除,特别对致命性室性期前收缩及严重房室传导阻滞更应及时处理,以防引起猝死。

(1)各种可能导致室颤的室性期前收缩及室颤者可以利多卡因 50~100 mg 静脉推注,必要时每 5 分钟重复一次,直至期前收缩消失(一般总量不宜超过 300 mg),然后以 1~4 mg/min 的速度静脉滴注以巩固疗效,一般在病情稳定 48~72 小时后停药或者改为美西律 450~600 毫克/日,分次口服。

(2)缓慢性心律失常,特别是房室传导阻滞可用阿托品 0.5~2 mg 或异丙肾上腺素 0.5~1 mg 加入 5%葡萄糖 250~500 mL 中静脉滴注。

(3)室上性快速型心律失常可使用:①心律平 35~70 mg 静脉推注;②维拉帕米 5~10 mg 静脉推注;③对发病 24 小时以上,伴有心力衰竭者可考虑应用洋地黄类药物。

(4)除颤与临时起搏:在基层医院或社区诊所有时很难进行。但具有设备者可对发生的室颤、药物治疗效果不好的室性心动过速或室上性心动过速可予以同步或非同步直流电复律。对Ⅱ度Ⅱ型或高度、Ⅲ度房室传导阻滞者可安装临时心脏起搏器以帮助患者度过危险期。

10.纠正休克和控制心力衰竭

AMI 所致休克属于心源性休克,在处理上与其他类型休克略有不同,即使存在容量不足,补液总量也要适当限制,但右心室梗死者除外,血管活性药物以多巴胺为主,必要时可合用间羟胺。AMI 所致心力衰竭绝大多数为急性左心功能不全,而右心室梗死所致的急性右心功能不全很少见。特别是 AMI 早期出现的急性左心衰竭主要是由于缺血性心肌坏死造成的心脏顺应性下降,因此,急性期的前 24~48 小时内尽量避免使用洋地黄类强心剂,但出现室上性快速型心律失常可用。可以多巴胺合用多巴酚丁胺,正性肌力药物氨力农、米力农静脉滴注或选用硝酸甘油、利尿剂及血管扩张剂治疗为主。

八、预后

急性心肌梗死是一种危险性极大的危重病,其自然病死率高达30%～40%,中医学对此严重预后曾有"旦发夕死,夕发旦死"的记载。心肌梗死患者的转归、预后与病情程度、诊断是否准确、监护是否严密、抢救是否及时等直接相关。

目前随着院前急救措施的改进,已显示可降低其病死率。此后随着冠心病监护病房(CCU)的广泛建立,能够及时发现和救治高危患者,使病死率下降至15%。但是大面积心肌梗死患者的严重并发症,如心功能衰竭、心源性休克、严重心律失常、室壁瘤等,病死率和致残率仍很高,心源性休克的病死率可达80%。近20年来溶栓治疗和介入治疗应用于临床后,使平均住院病死率下降至8%左右,接受积极再灌注治疗的患者短期病死率为6.5%,而未接受再灌注治疗患者的短期病死率为13%。但仍存在尚待解决的问题,溶栓后还存在斑块造成的狭窄,1年内急性心肌梗死复发率约20%;而PTCA术后再狭窄率为25%～50%。无Q波心肌梗死与有Q波心肌梗死比较,心肌存活数量较多,急性期病情相对较轻,病死率较低,但梗死后心绞痛和再梗死发生率较高,梗死的部位常与首次梗死的部位相同。

对急性心肌梗死患者进行准确的病情评估和采取积极治疗措施可改善预后。①低危:单壁心肌梗死或单支冠脉病变狭窄<75%,左心室功能基本正常,无严重并发症。对此类患者可给予β阻滞剂、血管紧张素转换酶抑制剂、抗血小板药、降脂药等治疗,定期复查。②中危:两壁心肌梗死,单支或二支冠脉病变狭窄>75%,心脏B超EF低于正常值,左心室广泛前壁和高侧壁心肌梗死合并室壁瘤,右冠脉合左旋支病变,心肌梗死合并心功能不全、严重心律失常。对此类患者除常规药物治疗外,根据病情考虑PTCA、冠状动脉搭桥术、安置起搏器等。③高危:三支冠脉狭窄>75%,左主干狭窄>75%,急性心肌梗死后出现心绞痛、新的心肌缺血,心律失常,心功能不全。对此类患者治疗措施同②类。

(苏红军)

第二节　急性左心衰竭

急性心力衰竭(AHF)是临床医师面临的最常见的心脏急症之一。许多国家随着人口老龄化及急性心肌梗死患者存活率的升高,慢性心力衰竭患者的数量快速增长,同时也增加了心功能失代偿的患者的数量。AHF 60%～70%是由冠心病所致,尤其是在老年人。在年轻患者,AHF的原因更多见于扩张型心肌病、心律失常、先天性或瓣膜性心脏病、心肌炎等。

AHF患者预后不良。急性心肌梗死伴有严重心力衰竭患者病死率非常高,12个月的病死率30%。据报道:急性肺水肿院内病死率为12%,1年病死率40%。

2008年欧洲心脏病学会更新了急性和慢性心力衰竭指南。2010年中华医学会心血管病分会公布了我国急性心力衰竭诊断和治疗指南。

一、急性心力衰竭的临床表现

AHF是指由于心脏功能异常而出现的急性临床发作。无论既往有无心脏病病史，均可发生。心功能异常可以是收缩功能异常，亦可为舒张功能异常，还可以是心律失常或心脏前负荷和后负荷失调。它通常是致命的，需要紧急治疗。

急性心力衰竭可以在既往没有心功能异常者首次发病，也可以是慢性心力衰竭（CHF）的急性失代偿。急性心力衰竭患者的临床表现如下。

（一）基础心血管疾病的病史和表现

大多数患者有各种心脏病的病史，存在引起急性心力衰竭的各种病因。老年人中的主要病因为冠心病、高血压和老年性退行性心瓣膜病，而在年轻人中多由风湿性心瓣膜病、扩张型心肌病、急性重症心肌炎等所致。

（二）诱发因素

常见的诱因有：①慢性心力衰竭药物治疗缺乏依从性。②心脏容量超负荷。③严重感染，尤其肺炎和败血症。④严重颅脑损害或剧烈的精神心理紧张与波动。⑤大手术后。⑥肾功能减退。⑦急性心律失常如室性心动过速（室速）、心室颤动（室颤）、心房颤动（房颤）或心房扑动（房扑）伴快速心室率、室上性心动过速及严重的心动过缓等。⑧支气管哮喘发作。⑨肺栓塞。⑩高心输出量综合征，如甲状腺功能亢进危象、严重贫血等。⑪应用负性肌力药物如维拉帕米、地尔硫䓬、β受体阻滞剂等。⑫应用非甾体抗炎药。⑬心肌缺血。⑭老年急性舒张功能减退。⑮吸毒。⑯酗酒。⑰嗜铬细胞瘤。这些诱因使心功能原来尚可代偿的患者骤发心源性休克，或者使已有心力衰竭的患者病情加重。

（三）早期表现

原来心功能正常的患者出现急性失代偿的心力衰竭（首发或慢性心力衰竭急性失代偿）伴有急性心力衰竭的症状和体征，出现原因不明的疲乏或运动耐力明显降低及心率增加 $15 \sim 20$ 次/分，可能是左心功能降低的最早期征兆。继续发展可出现劳力性呼吸困难、夜间阵发性呼吸困难、睡觉需用枕头抬高头部等，检查可发现左心室增大、闻及舒张早期或中期奔马律、肺动脉第二音亢进、两肺尤其肺底部有细湿啰音，还可有干性啰音和哮鸣音，提示已有左心功能障碍。

（四）急性肺水肿

起病急骤，病情可迅速发展至危重状态。突发的严重呼吸困难、端坐呼吸、喘息不止、烦躁不安并有恐惧感，呼吸频率可达 $30 \sim 50$ 次/分；频繁咳嗽并咯出大量粉红色泡沫样血痰；听诊心率快，心尖部常可闻及奔马律；双肺满布湿啰音和哮鸣音。

（五）心源性休克

心源性休克主要表现为以下。

（1）持续低血压，收缩压降至 $12.0 \text{ kPa}(90 \text{ mmHg})$ 以下，或原有高血压的患者收缩压降幅 $\geqslant 8.0 \text{ kPa}(60 \text{ mmHg})$，且持续 30 分钟以上。

（2）组织低灌注状态，可有：①皮肤湿冷、苍白和发绀，出现紫色条纹；②心动过速 >110 次/分；③尿量显著减少（$<20 \text{ mL/h}$），甚至无尿；④意识障碍，常有烦躁不安、激动焦虑、恐惧和濒死感；收缩压低于 $9.3 \text{ kPa}(70 \text{ mmHg})$，可出现抑制症状如神志恍惚、表情淡漠、反应迟钝，逐渐发展至意识模糊甚至昏迷。

（3）血流动力学障碍：肺毛细血管楔压（PCWP）$\geqslant 2.4 \text{ kPa}(18 \text{ mmHg})$，心排血指数（CI）

≤36.7 mL/(s • m²)[≤2.2 L/(min • m²)]。

(4)低氧血症和代谢性酸中毒。

二、急性左心衰竭严重程度分级

主要分级有 Killip 法(表 9-1)、Forrester 法(表 9-2)和临床程度分级(表 9-3)三种。Killip 法主要用于急性心肌梗死患者,分级依据临床表现和胸部 X 线的结果。

表 9-1　急性心肌梗死的 Killip 法分级

分级	症状与体征
Ⅰ级	无心力衰竭
Ⅱ级	有心力衰竭,两肺中下部有湿啰音,占肺野下 1/2,可闻及奔马律。X 线胸片有肺淤血
Ⅲ级	严重心力衰竭,有肺水肿,细湿啰音遍布两肺(超过肺野下 1/2)
Ⅳ级	心源性休克、低血压(收缩压<12.0 kPa(90 mmHg))、发绀、出汗、少尿

注:1 mmHg=0.133 kPa

表 9-2　急性左心衰竭的 Forrester 法分级

分级	PCWP(mmHg)	CI[mL/(s • m²)]	组织灌注状态
Ⅰ级	≤18	>36.7	无肺淤血,无组织灌注不良
Ⅱ级	>18	>36.7	有肺淤血
Ⅲ级	<18	≤36.7	无肺淤血,有组织灌注不良
Ⅳ级	>18	≤36.7	有肺淤血,有组织灌注不良

注:PCWP,肺毛细血管楔压;CI,心排血指数,其法定单位[mL/(s • m²)]与旧制单位[L/(min • m²)]的换算因数为 16.67。1 mmHg=0.133 kPa

表 9-3　急性左心衰竭的临床程度分级

分级	皮肤	肺部啰音
Ⅰ级	干、暖	无
Ⅱ级	湿、暖	有
Ⅲ级	干、冷	无/有
Ⅳ级	湿、冷	有

Forrester 分级依据临床表现和血流动力学指标,可用于急性心肌梗死后 AHF,最适用于首次发作的急性心力衰竭。临床程度的分类法适用于心肌病患者,它主要依据临床发现,最适用于慢性失代偿性心力衰竭。

三、急性心力衰竭的诊断

AHF 的诊断主要依据症状和临床表现,同时辅以相应的实验室检查,例如 ECG、胸片、生化标志物、多普勒超声心动图等,诊断的流程见图 9-1。

在急性心力衰竭患者,需要系统地评估外周循环、静脉充盈、肢端体温。

在心力衰竭失代偿时,右心室充盈压通常可通过中心静脉压评估。AHF 时中心静脉压升高应谨慎分析,因为在静脉顺应性下降合并右心室顺应性下降时,即便右心室充盈压很低也会出现中心静脉压的升高。

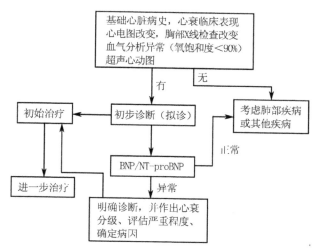

图 9-1 急性左心衰竭的诊断流程

左心室充盈压可通过肺部听诊评估,肺部存在湿啰音常提示左心室充盈压升高。进一步的确诊、严重程度的分级及随后可出现的肺淤血、胸腔积液应进行胸片检查。左心室充盈压的临床评估常被迅速变化的临床征象所误导。应进行心脏的触诊和听诊,了解有无室性和房性奔马律(S_3,S_4)。

四、实验室检查及辅助检查

(一)心电图(ECG)检查

急性心力衰竭时 ECG 多有异常改变。ECG 可以辨别节律,可以帮助确定 AHF 的病因及了解心室的负荷情况。这在急性冠脉综合征中尤为重要。ECG 还可了解左右心室/心房的劳损情况、有无心包炎及既往存在的病变如左右心室的肥大。心律失常时应分析 12 导联心电图,同时应进行连续的 ECG 监测。

(二)胸片及影像学检查

对于所有 AHF 的患者,胸片和其他影像学检查宜尽早完成,以便及时评估已经存在的肺部和心脏病变(心脏的大小及形状)及肺淤血的程度。它不但可以用于明确诊断,还可用于了解随后的治疗效果。胸片还可用作左心力衰竭的鉴别诊断,除外肺部炎症或感染性疾病。胸部 CT 或放射性核素扫描可用于判断肺部疾病和诊断大的肺栓塞。CT、经食管超声心动图可用于诊断主动脉夹层。

(三)实验室检查

AHF 时应进行一些实验室检查。动脉血气分析可以评估氧合情况(氧分压 PaO_2)、通气情况(二氧化碳分压 $PaCO_2$)、酸碱平衡(pH)和碱缺失,在所有严重 AHF 患者应进行此项检查。脉搏血氧测定及潮气末 CO_2 测定等无创性检测方法可以替代动脉血气分析,但不适用于低心输出量及血管收缩性休克状态。静脉血氧饱和度(如颈静脉内)的测定对于评价全身的氧供需平衡很有价值。

血浆脑钠尿肽(B 型钠尿肽,BNP)是在心室室壁张力增加和容量负荷过重时由心室释放的,现在已用于急诊室呼吸困难的患者作为排除或确立心力衰竭诊断的指标。BNP 对于排除心力衰竭有着很高的阴性预测价值。如果心力衰竭的诊断已经明确,升高的血浆 BNP 和 N 末端脑钠尿肽前体(NT-proBNP)可以预测预后。

(四)超声心动图检查

超声心动图对于评价基础心脏病变及与 AHF 相关的心脏结构和功能改变是极其重要的,同时对急性冠脉综合征也有重要的评估值。

多普勒超声心动图应用于评估左右心室的局部或全心功能改变、瓣膜结构和功能、心包病变、急性心肌梗死的机械性并发症和比较少见的占位性病变。通过多普勒超声心动图测定主动脉或肺动脉的血流时速曲线可以估测心输出量。多普勒超声心动图还可估计肺动脉压力(三尖瓣反流射速),同时可监测左心室前负荷。

(五)其他检查

在涉及与冠状动脉相关的病变,如不稳定性心绞痛或心肌梗死时,血管造影是非常重要的,现已明确血运重建能够改善预后。

五、急性心力衰竭患者的监护

急性心力衰竭患者应在进入急诊室后就尽快地开始监护,同时给予相应的诊断性检查以明确基础病因。

(一)无创性监护

在所有的危重患者,必须监测的项目有血压、体温、心率、呼吸、心电图。有些实验室检查应重复做,例如电解质、肌酐、血糖及有关感染和代谢障碍的指标。必须纠正低钾或高钾血症。如果患者情况恶化,这些指标的监测频率也应增加。

1.心电监测

在急性失代偿阶段 ECG 的监测是必需的(监测心律失常和 ST 段变化),尤其是心肌缺血或心律失常是导致急性心力衰竭的主要原因时。

2.血压监测

开始治疗时维持正常的血压很重要,其后也应定时测量(例如每 5 分钟测量一次),直到血管活性药、利尿药、正性肌力药剂量稳定时。在并无强烈的血管收缩和不伴有极快心率时,无创性自动袖带血压测量是可靠的。

3.血氧饱和度监测

脉搏血氧计是测量动脉氧与血红蛋白结合饱和度的无创性装置(SaO_2)。通常从联合血氧计测得的 SaO_2 的误差在 2% 之内,除非患者处于心源性休克状态。

4.心输出量和前负荷

可应用多普勒超声的方法监测。

(二)有创性监测

1.动脉置管

置入动脉导管的指征是因血流动力学不稳定需要连续监测动脉血压或需进行多次动脉血气分析。

2.中心静脉置管

中心静脉置管联通了中心静脉循环,所以可用于输注液体和药物,也可监测中心静脉压

(CVP)及静脉氧饱和度(SvO_2)(上腔静脉或右心房处),后者用以评估氧的运输情况。

在分析右心房压力时应谨慎,避免过分注重右心房压力,因为右心房压力几乎与左心房压力无关,因此也与 AHF 时的左心室充盈压无关。CVP 也会受到重度三尖瓣关闭不全及呼气末正压通气(PEEP)的影响。

3.肺动脉导管

肺动脉导管(PAC)是一种漂浮导管,用于测量上腔静脉(SVC)、右心房、右心室、肺动脉压力、肺毛细血管楔压及心输出量。现代导管能够半连续性地测量心输出量及混合静脉血氧饱和度、右心室舒张末容积和射血分数。

虽然置入肺动脉导管用于急性左心衰竭的诊断通常不是必需的,但对于伴发有复杂心肺疾病的患者,它可以用来鉴别是心源性机制还是非心源性机制。对于二尖瓣狭窄、主动脉关闭不全、高气道压或左心室僵硬(如左心室肥厚、糖尿病、纤维化、使用正性肌力药、肥胖、缺血)的患者,肺毛细血管楔压并不能真实反映左心室舒张末压。

建议 PAC 用于对传统治疗未产生预期疗效的血流动力学不稳定的患者,及合并淤血和低灌注的患者。在这些情况下,置入肺动脉导管以保证左心室最恰当的液体负荷量,并指导血管活性药物和正性肌力药的使用。

六、急性心力衰竭的治疗

(一)临床评估

对患者均应根据上述各种检查方法及病情变化作出临床评估,包括:①基础心血管疾病;②急性心力衰竭发生的诱因;③病情的严重程度和分级,并估计预后;④治疗的效果。此种评估应多次和动态进行,以调整治疗方案。

(二)治疗目标

(1)控制基础病因和矫治引起心力衰竭的诱因:应用静脉和(或)口服降压药物以控制高血压;选择有效抗生素控制感染;积极治疗各种影响血流动力学的快速性或缓慢性心律失常;应用硝酸酯类药物改善心肌缺血。糖尿病伴血糖升高者应有效控制血糖水平,又要防止出现低血糖。对血红蛋白低于 60 g/L 的严重贫血者,可输注浓缩红细胞悬液或全血。

(2)缓解各种严重症状。①低氧血症和呼吸困难:采用不同方式的吸氧,包括鼻导管吸氧、面罩吸氧及无创或气管插管的呼吸机辅助通气治疗。②胸痛和焦虑:应用吗啡。③呼吸道痉挛:应用支气管解痉药物。④淤血症状:利尿药有助于减轻肺淤血和肺水肿,亦可缓解呼吸困难。

(3)稳定血流动力学状态,维持收缩压≥12.0 kPa(90 mmHg),纠正和防止低血压可应用各种正性肌力药物。血压过高者的降压治疗可选择血管扩张药物。

(4)纠正水、电解质紊乱和维持酸碱平衡。

(5)保护重要脏器如肺、肾、肝和大脑,防止功能损害。

(6)降低死亡危险,改善近期和远期预后。

(三)急性左心衰竭的处理流程

急性左心衰竭确诊后,即按图 9-2 的流程处理。初始治疗后症状未获明显改善或病情严重者应行进一步治疗。

1.急性左心衰竭的一般处理

(1)体位:静息时明显呼吸困难者应半卧位或端坐位,双腿下垂以减少回心血量,降低心脏前负荷。

（2）四肢交换加压：四肢轮流绑扎止血带或血压计袖带，通常同一时间只绑扎三肢，每隔15～20分钟轮流放松一肢。血压计袖带的充气压力应较舒张压低 1.3 kPa（10 mmHg），使动脉血流仍可顺利通过，而静脉血回流受阻。此法可降低前负荷，减轻肺淤血和肺水肿。

（3）吸氧：适用于低氧血症和呼吸困难明显（尤其指端血氧饱和度<90%）的患者。应尽早采用，使患者 $SaO_2 \geqslant 95\%$（伴 COPD 者 $SaO_2 > 90\%$）。可采用不同的方式。①鼻导管吸氧：低氧流量（1～2 L/min）开始，如仅为低氧血症，动脉血气分析未见 CO_2 潴留，可采用高流量给氧 6～8 L/min。酒精吸氧可使肺泡内的泡沫表面张力降低而破裂，改善肺泡的通气。方法是在氧气通过的湿化瓶中加 50%～70%乙醇或有机硅消泡剂，用于肺水肿患者。②面罩吸氧：适用于伴呼吸性碱中毒患者。必要时还可采用无创性或气管插管呼吸机辅助通气治疗。

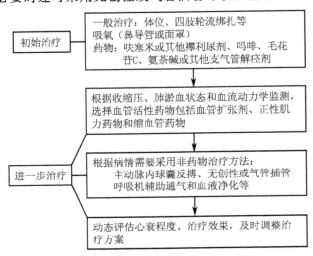

图 9-2　急性左心衰竭的处理流程

（4）做好救治的准备工作：至少开放 2 条静脉通道，并保持通畅。必要时可采用深静脉穿刺置管，以随时满足用药的需要。血管活性药物一般应用微量泵泵入，以维持稳定的速度和正确的剂量。固定和维护好漂浮导管、深静脉置管、心电监护的电极和导联线、鼻导管或面罩、导尿管及指端无创血氧仪测定电极等。保持室内适宜的温度、湿度、灯光柔和，环境幽静。

（5）饮食：进易消化食物，避免一次大量进食，在总量控制下，可少量多餐（6～8 次/天）。应用祥利尿药情况下不要过分限制钠盐摄入量，以避免低钠血症，导致低血压。利尿药应用时间较长的患者要补充多种维生素和微量元素。

（6）出入量管理：肺淤血、体循环淤血及水肿明显者应严格限制饮水量和静脉输液速度，对无明显低血容量因素（大出血、严重脱水、大汗淋漓等）者的每天摄入液体量一般宜在 1 500 mL 以内，不要超过 2 000 mL。保持每天水出入量负平衡约 500 mL/d，严重肺水肿者的水负平衡为 1 000～2 000 mL/d，甚至可达 3 000～5 000 mL/d，以减少水钠潴留和缓解症状。3～5 天后，如淤血、水肿明显消退，应减少水负平衡量，逐渐过渡到出入水量大体平衡。在水负平衡下应注意防止发生低血容量、低血钾和低血钠等。

2.AHF 时吗啡及其类似物的使用

吗啡一般用于严重 AHF 的早期阶段，特别是患者不安和呼吸困难时。吗啡能够使静脉扩张,也能使动脉轻度扩张,并降低心率。应密切观察疗效和呼吸抑制的不良反应。伴明显和持续低血压、休克、意识障碍、COPD 等患者禁忌使用。老年患者慎用或减量。也可应用哌替啶 50～100 mg 肌内注射。

3.AHF 治疗中血管扩张药的使用

对大多数 AHF 患者,血管扩张药常作为一线药,它可以用来开放外周循环,降低前及或后负荷。

(1)酸酯类药物:急性心力衰竭时此类药在不减少每搏心输出量和不增加心肌氧耗情况下能减轻肺淤血,特别适用于急性冠状动脉综合征伴心力衰竭的患者。临床研究已证实,硝酸酯类静脉制剂与呋塞米合用治疗急性心力衰竭有效;应用大剂量硝酸酯类药物联合小剂量呋塞米的疗效优于单纯大剂量的利尿药。静脉应用硝酸酯类药物应十分小心滴定剂量,经常测量血压,防止血压过度下降。硝酸甘油静脉滴注起始剂量5～10 μg/min,每 5～10 分钟递增 5～10 μg/min,最大剂量100～200 μg/min;亦可每 10～15 分钟喷雾一次(400 μg),或舌下含服 0.3～0.6 mg/次。硝酸异山梨酯静脉滴注剂量 5～10 mg/h,亦可舌下含服2.5 mg/次。

(2)硝普钠(SNP):适用于严重心力衰竭。临床应用宜从小剂量 10 μg/min 开始,可酌情逐渐增加剂量至 50～250 μg/min。由于其强效降压作用,应用过程中要密切监测血压,根据血压调整合适的维持剂量。长期使用时其代谢产物(硫代氰化物和氰化物)会产生毒性反应,特别是在严重肝肾衰竭的患者应避免使用。减量时,硝普钠应该缓慢减量,并加用口服血管扩张药,以避免反跳。AHF 时硝普钠的使用尚缺乏对照试验,而且在 AMI 时使用,病死率增高。在急性冠脉综合征所致的心力衰竭患者,因为 SNP 可引起冠脉窃血,故在此类患者中硝酸酯类的使用优于硝普钠。

(3)奈西立肽:这是一类新的血管扩张药肽类,近期被用以治疗 AHF。它是人脑钠尿肽(BNP)的重组体,是一种内源性激素物质。它能够扩张静脉、动脉、冠状动脉,由此降低前负荷和后负荷,在无直接正性肌力的情况下增加心输出量。慢性心力衰竭患者输注奈西立肽对血流动力学产生有益的作用,可以增加钠排泄,抑制肾素-血管紧张素-醛固酮和交感神经系统。它和静脉使用硝酸甘油相比,能更有效地促进血流动力学改善,并且不良反应更少。该药临床试验的结果尚不一致。近期的两项研究(VMAC和PROACTION)表明,该药的应用可以带来临床和血流动力学的改善,推荐应用于急性失代偿性心力衰竭。国内一项 II 期临床研究提示,该药较硝酸甘油静脉制剂能够更显著降低 PCWP,缓解患者的呼吸困难。应用方法:先给予负荷剂量1.500 μg/kg,静脉缓慢推注,继以 0.0 075～0.0 150 μg/(kg · min)静脉滴注;也可不用负荷剂量而直接静脉滴注。疗程一般 3 天,不建议超过 7 天。

(4)乌拉地尔:该药具有外周和中枢双重扩血管作用,可有效降低血管阻力,降低后负荷,增加心输出量,但不影响心率,从而减少心肌耗氧量。适用于高血压心脏病、缺血性心肌病(包括急性心肌梗死)和扩张型心肌病引起的急性左心衰竭;可用于 CO 降低、PCWP＞2.4 kPa(18 mmHg)的患者。通常静脉滴注 100～400 μg/min,可逐渐增加剂量,并根据血压和临床状况予以调整。伴严重高血压者可缓慢静脉注射12.5～25.0 mg。

应用血管扩张药的注意事项:下列情况下禁用血管扩张药物。①收缩压＜12.0 kPa(90 mmHg),或持续低血压并伴症状尤其有肾功能不全的患者,以避免重要脏器灌注减少;②严重阻塞性心瓣膜疾病患者,例如主动脉瓣狭窄、二尖瓣狭窄患者,有可能出现显著的低血压,应慎用;③梗阻性肥厚型心肌病。

4.急性心力衰竭时血管紧张素转化酶抑制剂(ACEI)的使用

ACEI 在急性心力衰竭中的应用仍存在诸多争议。急性心力衰竭的急性期、病情尚未稳定的患者不宜应用。急性心肌梗死后的急性心力衰竭可以试用,但须避免静脉应用,口服起始剂量宜小。在急性期病情稳定 48 小时后逐渐加量,疗程至少 6 周,不能耐受 ACEI 者可以应用 ARB。

在心输出量处于边缘状况时,ACE 抑制剂应谨慎使用,因为它可以明显降低肾小球滤过率。当联合使用非甾体抗炎药,及出现双侧肾动脉狭窄时,不能耐受 ACE 抑制剂的风险增加。

5.利尿药的应用

(1)适应证:AHF 和失代偿心力衰竭的急性发作,伴有液体潴留的情况是应用利尿药的指征。利尿药缓解症状的益处及其在临床上被广泛认可,无须再进行大规模的随机临床试验来评估。

(2)作用效应:静脉使用袢利尿药也有扩张血管效应,在使用早期(5～30 分钟)它降低肺阻抗的同时也降低右心房压和肺毛细血管楔压。如果快速静脉注射大剂量(＞1 mg/kg)时,就有反射性血管收缩的可能。它与慢性心力衰竭时使用利尿药不同,在严重失代偿性心力衰竭使用利尿药能使容量负荷恢复正常,可以在短期内减少神经内分泌系统的激活。特别是在急性冠脉综合征的患者,应使用低剂量的利尿药,最好已给予扩血管治疗。

(3)实际应用:静脉使用袢利尿药(呋塞米、托拉塞米),它有强效快速的利尿效果,在 AHF 患者优先考虑使用。在入院以前就可安全使用,应根据利尿效果和淤血症状的缓解情况来选择剂量。开始使用负荷剂量,然后继续静脉滴注呋塞米或托拉塞米,静脉滴注比一次性静脉注射更有效。噻嗪类和螺内酯可以联合袢利尿药使用,低剂量联合使用比高剂量使用一种药更有效,而且继发反应也更少。将袢利尿药和多巴酚丁胺、多巴胺或硝酸盐联合使用也是一种治疗方法,它比仅仅增加利尿药更有效,不良反应也更少。

(4)不良反应、药物的相互作用:虽然利尿药可安全地用于大多数患者,但它的不良反应也很常见,甚至可威胁生命。它们包括:神经内分泌系统的激活,特别是肾素-血管紧张素-醛固酮系统和交感神经系统的激活;低血钾、低血镁和低氯性碱中毒可能导致严重的心律失常;可以产生肾毒性及加剧肾衰竭。过度利尿可过分降低静脉压、肺毛细血管楔压及舒张期灌注,由此导致每搏输出量和心输出量下降,特别见于严重心力衰竭和以舒张功能不全为主的心力衰竭或缺血所致的右心室功能障碍。

6.β受体阻滞剂

(1)适应证和基本原理:目前尚无应用β受体阻滞剂治疗 AHF,改善症状的研究。相反,在 AHF 时是禁止使用β受体阻滞剂的。急性心肌梗死后早期肺部啰音超过基底部的患者,及低血压患者均被排除在应用β受体阻滞剂的临床试验之外。急性心肌梗死患者没有明显心力衰竭或低血压,使用β受体阻滞剂能限制心肌梗死范围,减少致命性心律失常,并缓解疼痛。

当患者出现缺血性胸痛对阿片制剂无效、反复发生缺血、高血压、心动过速或心律失常时,可考虑静脉使用β受体阻滞剂。在 Gothenburg 美托洛尔研究中,急性心肌梗死后早期静脉使用美托洛尔或安慰剂,接着口服治疗 3 个月。美托洛尔组发展为心力衰竭的患者明显减少。如果患者有肺底部啰音的肺淤血征象,联合使用呋塞米,美托洛尔治疗可产生更好的疗效,降低病死率和并发症。

(2)实际应用:当患者伴有明显急性心力衰竭,肺部啰音超过基底部时,应慎用β受体阻滞剂。对出现进行性心肌缺血和心动过速的患者,可以考虑静脉使用美托洛尔。

但是,对急性心肌梗死伴发急性心力衰竭患者,病情稳定后,应早期使用 β 受体阻滞剂。对于慢性心力衰竭患者,在急性发作稳定后(通常 4 天后),应早期使用 β 受体阻滞剂。

在大规模临床试验中,比索洛尔、卡维地洛或美托洛尔的初始剂量很小,然后逐渐缓慢增加到目标剂量。应个体化增加剂量。β 受体阻滞剂可能过度降低血压,减慢心率。一般原则是,在服用 β 受体阻滞剂的患者由于心力衰竭加重而住院,除非必须用正性肌力药物维持,否则应继续服用 β 受体阻滞剂。但如果疑为 β 受体阻滞剂剂量过大(如有心动过缓和低血压)时,可减量继续用药。

7.正性肌力药

此类药物适用于低心输出量综合征,如伴症状性低血压或 CO 降低伴有循环淤血的患者,可缓解组织低灌注所致的症状,保证重要脏器的血液供应。血压较低和对血管扩张药物及利尿药不耐受或反应不佳的患者尤其有效。使用正性肌力药有潜在的危害性,因为它能增加耗氧量、增加钙负荷,所以应谨慎使用。

对于失代偿的慢性心力衰竭患者,其症状、临床过程和预后很大程度上取决于血流动力学。所以,改善血流动力学参数成为治疗的目的。在这种情况下,正性肌力药可能有效,甚至挽救生命。但它改善血流动力学参数的益处,部分被它增加心律失常的危险抵消了。而且在某些病例,由于过度增加能量消耗引起心肌缺血和心力衰竭的慢性进展。但正性肌力药的利弊比率,不同的药并不相同。对于那些兴奋 β_1 受体的药物,可以增加心肌细胞内钙的浓度,可能有更高的危险性。有关正性肌力药用于急性心力衰竭治疗的对照试验研究较少,特别对预后的远期效应的评估更少。

(1)洋地黄类:此类药物能轻度增加 CO 和降低左心室充盈压;对急性左心衰竭患者的治疗有一定帮助。一般应用毛花苷 C 0.2～0.4 mg 缓慢静脉注射,2～4 小时后可以再用 0.2 mg,伴快速心室率的房颤患者可酌情适当增加剂量。

(2)多巴胺:小剂量<2 $\mu g/(kg \cdot min)$ 的多巴胺仅作用于外周多巴胺受体,直接或间接降低外周阻力。在此剂量下,对于肾脏低灌注和肾衰竭的患者,它能增加肾血流量、肾小球滤过率、利尿和增加钠的排泄,并增强对利尿药的反应。大剂量>2 $\mu g/(kg \cdot min)$ 的多巴胺直接或间接刺激 β 受体,增加心肌的收缩力和心输出量。当剂量>5 $\mu g/(kg \cdot min)$ 时,它作用于 α 受体,增加外周血管阻力。此时,虽然它对低血压患者很有效,但它对 AHF 患者可能有害,因为它增加左心室后负荷,增加肺动脉压和肺阻力。

多巴胺可以作为正性肌力药[>2 $\mu g/(kg \cdot min)$]用于 AHF 伴有低血压的患者。当静脉滴注低剂量≤3 $\mu g/(kg \cdot min)$ 时,它可以使失代偿性心力衰竭伴有低血压和尿量减少的患者增加肾血流量,增加尿量。但如果无反应,则应停止使用。

(3)多巴酚丁胺:多巴酚丁胺的主要作用在于,通过刺激 β_1 受体和 β_2 受体产生剂量依赖性的正性变时、正性变力作用,并反射性地降低交感张力和血管阻力,其最终结果依个体而不同。小剂量时,多巴酚丁胺能产生轻度的血管扩张反应,通过降低后负荷而增加射血量。大剂量时,它可以引起血管收缩。心率通常呈剂量依赖性增加,但增加的程度弱于其他儿茶酚胺类药物。但在房颤的患者,心率可能增加到难以预料的水平,因为它可以加速房室传导。全身收缩压通常轻度增加,但也可能不变或降低。心力衰竭患者静脉滴注多巴酚丁胺后,观察到尿量增多,这可能是它提高心输出量而增加肾血流量的结果。

多巴酚丁胺用于外周低灌注(低血压,肾功能下降)伴或不伴有淤血或肺水肿、使用最佳剂量的利尿药和扩血管剂无效时。

多巴酚丁胺常用来增加心输出量。它的起始静脉滴注速度为 $2\sim3\ \mu g/(kg\cdot min)$，可以逐渐增加到 $20\ \mu g/(kg\cdot min)$。无须负荷量。静脉滴注速度根据症状、尿量反应或血流动力学监测结果来调整。它的血流动力学作用和剂量成正比，在静脉滴注停止后，它的清除也很快。

在接受 β 受体阻滞剂治疗的患者，需要增加多巴酚丁胺的剂量，才能恢复它的正性肌力作用。

单从血流动力学看，多巴酚丁胺的正性肌力作用增加了磷酸二酯酶抑制剂（PDEI）作用。PDEI 和多巴酚丁胺的联合使用能产生比单一用药更强的正性肌力作用。

长时间地持续静脉滴注多巴酚丁胺（24 小时以上）会出现耐药，部分血流动力学效应消失。长时间应用应逐渐减量。

静脉滴注多巴酚丁胺常伴有心律失常发生率的增加，可来源于心室和心房。这种影响呈剂量依赖性，可能比使用 PDEI 时更明显。在使用利尿药时应及时补钾。心动过速时使用多巴酚丁胺要慎重，多巴酚丁胺静脉滴注可以促发冠心病患者的胸痛。现在还没有关于 AHF 患者使用多巴酚丁胺的对照试验，一些试验显示它增加不利的心血管事件。

（4）磷酸二酯酶抑制剂：米力农和依诺昔酮是两种临床上使用的 Ⅲ 型磷酸二酯酶抑制剂（PDEI）。在 AHF 时，它们能产生明显的正性肌力、松弛性及外周扩血管效应，由此增加心输出量和搏出量，同时伴随有肺动脉压、肺毛细血管楔压的下降，全身和肺血管阻力下降。它在血流动力学方面，介于纯粹的扩血管剂（如硝普钠）和正性肌力药（如多巴酚丁胺）之间。因为它们的作用部位远离 β-受体，所以在使用 β 受体阻滞剂的同时，PDEI 仍能够保留其效应。

Ⅲ 型 PDEI 用于低灌注伴或不伴有淤血，使用最佳剂量的利尿药和扩血管剂无效时应用。

当患者在使用 β 受体阻滞剂时，和（或）对多巴酚丁胺没有足够的反应时，Ⅲ 型 PDEIs 可能优于多巴酚丁胺。

由于其过度的外周扩血管效应可引起的低血压，静脉推注较静脉滴注时更常见。有关 PDEI 治疗对 AHF 患者的远期疗效目前数据尚不充分，但人们已提高了对其安全性的重视，特别是在缺血性心脏病心力衰竭患者。

（5）左西孟旦：这是一种钙增敏剂，通过结合于心肌细胞上的肌钙蛋白 C 促进心肌收缩，还通过介导 ATP 敏感的钾通道而发挥血管舒张作用和轻度抑制磷酸二酯酶的效应。其正性肌力作用独立于 β 肾上腺素能刺激，可用于正接受 β 受体阻滞剂治疗的患者。左西孟旦的乙酰化代谢产物，仍然具有药理活性，半衰期约 80 小时，停药后作用可持续 48 小时。

临床研究表明，急性心力衰竭患者应用本药静脉滴注可明显增加 CO 和每搏输出量，降低 PCWP、全身血管阻力和肺血管阻力；冠心病患者不会增加病死率。用法：首剂 $12\sim24\ \mu g/kg$ 静脉注射（大于 10 分钟），继以 $0.1\ \mu g/(kg\cdot min)$ 静脉滴注，可酌情减半或加倍。对于收缩压 $<13.3\ kPa(100\ mmHg)$ 的患者，不需要负荷剂量，可直接用维持剂量，以防止发生低血压。

在比较左西孟旦和多巴酚丁胺的随机对照试验中，已显示左西孟旦能改善呼吸困难和疲劳等症状，并产生很好的结果。不同于多巴酚丁胺的是，当联合使用 β 受体阻滞剂时，左西孟旦的血流动力学效应不会减弱，甚至会更强。

在大剂量使用左西孟旦静脉滴注时，可能会出现心动过速、低血压，对收缩压低于 $11.3\ kPa$（85 mmHg）的患者不推荐使用。在与其他安慰剂或多巴酚丁胺比较的对照试验中显示，左西孟旦并没有增加恶性心律失常的发生率。

8.IABP

临床研究表明,这是一种有效改善心肌灌注同时又降低心肌耗氧量和增加CO的治疗手段。

IABP的适应证:①急性心肌梗死或严重心肌缺血并发心源性休克,且不能由药物治疗纠正;②伴血流动力学障碍的严重冠心病(如急性心肌梗死伴机械并发症);③心肌缺血伴顽固性肺水肿。

IABP的禁忌证:①存在严重的外周血管疾病;②主动脉瘤;③主动脉瓣关闭不全;④活动性出血或其他抗凝禁忌证;⑤严重血小板缺乏。

9.机械通气

急性心力衰竭者行机械通气的指征:①出现心跳呼吸骤停而进行心肺复苏时;②合并Ⅰ型或Ⅱ型呼吸衰竭。机械通气的方式有下列两种。

(1)无创呼吸机辅助通气:这是一种无须气管插管、经口/鼻面罩给患者供氧、由患者自主呼吸触发的机械通气治疗。分为持续气道正压通气(CPAP)和双相间歇气道正压通气(BiPAP)两种模式。

作用机制:通过气道正压通气可改善患者的通气状况,减轻肺水肿,纠正缺氧和CO_2潴留,从而缓解Ⅰ型或Ⅱ型呼吸衰竭。

适用对象:Ⅰ型或Ⅱ型呼吸衰竭患者经常规吸氧和药物治疗仍不能纠正时应及早应用。主要用于呼吸频率≤25次/分、能配合呼吸机通气的早期呼吸衰竭患者。在下列情况下应用受限:不能耐受和合作的患者、有严重认知障碍和焦虑的患者、呼吸急促(频率>25次/分)、呼吸微弱和呼吸道分泌物多的患者。

(2)气道插管和人工机械通气:应用指征为心肺复苏时、严重呼吸衰竭经常规治疗不能改善者,尤其是出现明显的呼吸性和代谢性酸中毒并影响到意识状态的患者。

10.血液净化治疗

(1)机制:此法不仅可维持水、电解质和酸碱平衡,稳定内环境,还可清除尿毒症毒素(肌酐、尿素、尿酸等)、细胞因子、炎症介质及心脏抑制因子等。治疗中的物质交换可通过血液滤过(超滤)、血液透析、连续血液净化和血液灌流等来完成。

(2)适应证:本法对急性心力衰竭有益,但并非常规应用的手段。出现下列情况之一时可以考虑采用:①高容量负荷如肺水肿或严重的外周组织水肿,且对袢利尿药和噻嗪类利尿药抵抗;②低钠血症(血钠<110 mmol/L)且有相应的临床症状,如神志障碍、肌张力减退、腱反射减弱或消失、呕吐及肺水肿等,在上述两种情况应用单纯血液滤过即可;③肾功能进行性减退,血肌酐>500 μmol/L或符合急性血液透析指征的其他情况。

(3)不良反应和处理:建立体外循环的血液净化均存在与体外循环相关的不良反应,如生物不相容、出血、凝血、血管通路相关并发症、感染、机器相关并发症等。应避免出现新的内环境紊乱,连续血液净化治疗时应注意热量及蛋白的丢失。

11.心室机械辅助装置

急性心力衰竭经常规药物治疗无明显改善时,有条件的可应用此种技术。此类装置有体外膜式氧合(ECMO)、心室辅助泵(如可置入式电动左心辅助泵、全人工心脏)。根据急性心力衰竭的不同类型,可选择应用心室辅助装置,在积极纠治基础心脏病的前提下,短期辅助心脏功能,可作为心脏移植或心肺移植的过渡。ECMO可以部分或全部代替心肺功能。临床研究表明,短期循环呼吸支持(如应用ECMO)可以明显改善预后。

(苏红军)

第三节　急性右心衰竭

急性右心衰竭是由于某些原因使患者的心脏在短时间内发生急性功能障碍,同时其代偿功能不能满足实际需要而导致的以急性右心输出量减低和体循环淤血为主要表现的临床综合征。该病很少单独出现,多见于急性大面积肺栓塞、急性右心室心肌梗死等,或继发于急性左心衰竭及慢性右心功能不全者由于各种诱因病情加重所致。因临床较为多见,若处理不及时也可威胁生命,故需引起临床医师特别是心血管病专科医师的足够重视。

一、病因

(一)急性肺栓塞

在急性右心功能不全的病因中,急性肺栓塞占有十分重要的地位。患者由于下肢静脉曲张、长时间卧床、机体高凝状态及手术、创伤、肿瘤甚至矛盾性栓塞等原因,使右心或周围静脉系统内栓子(矛盾性栓塞除外)脱落,回心后突然阻塞主肺动脉或左右肺动脉主干,造成肺循环阻力急剧升高,心输出量显著降低,引起右心室迅速扩张,一般认为栓塞造成肺血流减少>50%时临床上即可发生急性右心衰竭。

(二)急性右心室心肌梗死

在急性心肌梗死累及右心室时,可造成右心输出量下降,右心室充盈压升高,容量负荷增大。上述变化发生迅速,右心室尚无代偿能力,易出现急性右心衰竭。

(三)特发性肺动脉高压

特发性肺动脉高压的基本病变是致丛性肺动脉病,即由动脉中层肥厚、细胞性内膜增生、向心性板层性内膜纤维化、扩张性病变、类纤维素坏死和丛样病变形成等构成的疾病,迄今其病因不明。该病存在广泛的肺肌型动脉和细动脉管腔狭窄和阻塞,导致肺循环阻力明显增加,可超过正常的12～18倍,由于右心室后负荷增加,右心室肥厚和扩张,当心室代偿功能低下时,右心室舒张末期压和右心房压明显升高,心输出量逐渐下降,病情加重时即可出现急性右心功能不全。

(四)慢性肺源性心脏病急性加重

慢性阻塞性肺疾病(COPD)由于低氧性肺血管收缩、继发性红细胞增多、肺血管慢性炎症重构及血管床的破坏等原因可造成肺动脉高压,加重右心室后负荷,造成右心室肥大及扩张,形成肺源性心脏病。当存在感染、右心室容量负荷过重等诱因时,即可出现急性右心功能不全。

(五)瓣膜性心脏病

肺动脉瓣狭窄等造成右心室流出道受阻的疾病可增加右心室收缩阻力;三尖瓣大量反流增加右心室前负荷并造成体循环淤血;二尖瓣或主动脉病变使肺静脉压增高,间接增加肺血管阻力,加重右心后负荷。上述原因均可导致右心功能不全,严重时出现急性右心衰竭。

(六)继发于左心系统疾病

如冠心病急性心肌梗死、扩张型心肌病、急性心肌炎等这些疾病由于左心室收缩功能障碍,造成不同程度的肺淤血,使肺静脉压升高,晚期可引起不同程度的肺动脉高压,形成急性右心功能不全。

(七)心脏移植术后急性右心衰竭

急性右心衰竭是当前困扰心脏移植手术的一大难题。据报道,移植术前肺动脉高压是移植的高危因素,因此术前需常规经 Swan-Ganz 导管测定血流动力学参数。肺血管阻力大于 4 wu(32×10³ Pa·s/L),肺血管阻力指数大于 6 wu/m²([48×10³ Pa·s/(L·m²)]),肺动脉峰压值大于 8.0 kPa(60 mmHg)或跨肺压力差大于 2.0 kPa(15 mmHg)均是肯定的高危人群,而有不可逆肺血管阻力升高者其术后病死率较可逆者高 4 倍。术前正常的肺血管阻力并不绝对预示术后不发生右心衰竭。因为离体心脏的损伤,体外循环对心肌、肺血管的影响等,也可引起植入心脏不适应绝对或相对的肺动脉高压、肺血管高阻力而发生右心衰竭。右心衰竭所致心腔扩大,心肌缺血、肺循环血量减少及向左偏移的室间隔等又能干扰左心回血,从而诱发全心力衰竭。

二、病理生理

正常肺循环包括右心室、肺动脉、毛细血管及肺静脉,其主要功能是进行气体交换,血流动力学有以下 4 个特点:第一,压力低,肺动脉压力为正常主动脉压力的 1/7~1/10;第二,阻力小,正常人肺血管阻力为体循环阻力的 1/5~1/10;第三,流速快,肺脏接受心脏搏出的全部血液,但其流程远较体循环为短,故流速快;第四,容量大,肺血管床面积大,可容纳 900 mL 血液,约占全血量的 9%。由于肺血管有适应其生理需要的不同于体循环的自身特点,所以其血管的组织结构功能也与体循环血管不同。此外,右心室室壁较薄,心腔较小,心室顺应性良好,其解剖结构特点有利于右心室射血,适应高容量及低压力的肺循环系统,却不耐受高压力。同时右心室与左心室拥有共同的室间隔和心包,其过度扩张会改变室间隔的位置及心腔构形,影响左心室的容积和压力,从而使左心室回心血量及射血能力发生变化,因此左、右心室在功能上是相互依赖的。

当各种原因造成体循环重度淤血,右心室前/后负荷迅速增加,或原有的异常负荷在某种诱因下突然加重,及右心室急性缺血功能障碍时,均可出现急性右心功能不全。临床常见如前负荷增加的急性钠水潴留、三尖瓣大量反流,后负荷增加的急性肺栓塞、慢性肺动脉高压急性加重,急性左心衰竭致肺循环阻力明显升高,及右心功能受损的急性右心室心肌梗死等。急性右心衰竭发生时肺毛细血管楔压和左心房压可正常或升高,多数出现右心室肥厚和扩张,当超出心室代偿功能时(右心室心肌梗死则为右心室本身功能下降),右心室舒张末期压和右心房压明显升高,表现为体循环淤血的体征,扩大的右心室还可压迫左心室造成心输出量逐渐下降,重症患者常低于正常的 50% 以下,同时体循环血压下降,收缩压常降至 12.0~13.3 kPa(90~100 mmHg)或更低,脉压变窄,组织灌注不良,甚至会出现周围性发绀。对于心脏移植的患者,术前均存在严重的心力衰竭,肺动脉压力可有一定程度的升高,受体心脏(尤其是右心室)已对其产生了部分代偿能力,而供体是一个完全正常的心脏,当开始工作时右心室对增加的后负荷无任何适应性,加之离体心脏的损伤,体外循环对心肌、肺血管的影响等,也可引起植入心脏不适应绝对或相对的肺动脉高压、肺血管高阻力而发生右心衰竭。

三、临床表现

(一)症状

1.胸闷气短,活动耐量下降

可由于肺通气/血流比例失调,低氧血症造成,多见于急性肺栓塞、肺心病等。

2.上腹部胀痛

上腹部胀痛是右心衰竭较早的症状。常伴有食欲缺乏、恶心、呕吐,此多由于肝、脾及胃肠道淤血所引起,腹痛严重时可被误诊为急腹症。

3.周围性水肿

右心衰竭早期,由于体内先有钠、水潴留,故在水肿出现前先有体重的增加,随后可出现双下肢、会阴及腰骶部等下垂部位的凹陷性水肿,重症者可波及全身。

4.胸腔积液

急性右心衰竭时,由于静脉压的急剧升高,常出现胸腔积液及腹水,一般为漏出液。胸腔积液可同时见于左、右两侧胸腔,但以右侧较多,其原因不甚明了。由于壁层胸膜静脉回流至腔静脉,脏层胸膜静脉回流至肺静脉,因而胸腔积液多见于全心力衰竭者。腹水大多发生于晚期,由于心源性肝硬化所致。

5.发绀

右心衰竭者可有不同程度的发绀,最早见于指端、口唇和耳郭,较左心衰竭者为明显。其原因除血液中血红蛋白在肺部氧合不全外,常因血流缓慢,组织从毛细血管中摄取较多的氧而使血液中还原血红蛋白增加有关(周围型发绀)。严重贫血者发绀可不明显。

6.神经系统症状

可有神经过敏、失眠、嗜睡等症状,重者可发生精神错乱。此可能由于脑淤血、缺氧或电解质紊乱等原因引起。

7.不同原发病各自的症状

如急性肺栓塞可有呼吸困难、胸痛、咯血、血压下降;右心室心肌梗死可有胸痛;慢性肺心病可有咳嗽、咳痰、发热;瓣膜病可有活动耐力下降等。

(二)体征

1.皮肤及巩膜黄染

长期慢性肝淤血缺氧,可引起肝细胞变性、坏死、最终发展为心源性肝硬化,肝功能呈现不正常,胆红素异常升高并出现黄疸。

2.颈静脉怒张

颈静脉怒张是右心衰竭的一个较明显征象。其出现常较皮下水肿或肝大为早,同时可见舌下、手臂等浅表静脉异常充盈,压迫充血肿大的肝脏时,颈静脉怒张更加明显,此称肝-颈静脉回流征阳性。

3.心脏体征

主要为原有心脏病表现,由于右心衰竭常继发于左心衰竭,因而左、右心均可扩大。右心室扩大引起三尖瓣关闭不全时,在三尖瓣听诊可听到吹风性收缩期杂音,剑突下可有收缩期抬举性搏动。在肺动脉压升高时可出现肺动脉瓣区第二心音增强及分裂,有响亮收缩期喷射性杂音伴震颤,可有舒张期杂音,心前区可有奔马律,可有阵发性心动过速,心房扑动或颤动等心律失常。由左心衰竭引起的肺淤血症状和肺动脉瓣区第二心音亢进,可因右心衰竭的出现而减轻。

4.胸腹水

可有单侧或双侧下肺呼吸音减低,叩诊呈浊音;腹水征可为阳性。

5.肝脾肿大

肝脏肿大、质硬并有压痛。若有三尖瓣关闭不全并存,触诊肝脏可感到有扩张性搏动。

6.外周水肿

由于体内钠、水潴留,可于下垂部位如双下肢、会阴及腰骶部等出现凹陷性水肿。

7.发绀

慢性右心功能不全急性加重时常因基础病的不同存在发绀,甚至可有杵状指。

四、实验室检查

（一）血常规

缺乏特异性。长期缺氧者可有红细胞、血红蛋白的升高,白细胞计数可正常或增高。

（二）血生化

血清丙氨酸氨基转移酶及胆红素常升高,乳酸脱氢酶、肌酸激酶亦可增高,常伴有低蛋白血症、电解质紊乱等。

（三）凝血指标

血液多处于高凝状态,国际标准化比值（INR）可正常或缩短,急性肺栓塞时 D-二聚体明显升高。

（四）血气分析

动脉血氧分压、氧饱和度多降低,二氧化碳分压在急性肺栓塞时降低,在肺心病、先天性心脏病时可升高。

五、辅助检查

（一）心电图检查

多显示右心房、室的增大或肥厚。此外还可见肺型 P 波、电轴右偏、右束支传导阻滞和Ⅱ、Ⅲ、aVF 及右胸前导联 ST-T 改变。急性肺栓塞时心电图变化由急性右心室扩张所致,常示电轴显著右偏,极度顺钟向转位。Ⅰ导联 S 波深、ST 段呈 J 点压低,Ⅲ导联 Q 波显著和 T 波倒置,呈 $S_I Q_{III} T_{III}$ 波形。aVF 和Ⅲ导联相似,aVR 导联 R 波常增高,右胸导联 R 波增高、T 波倒置。可出现房性或室性心律失常。急性右心室心肌梗死时右胸导联可有 ST 段抬高。

（二）胸部 X 线检查

急性右心功能不全 X 线表现的特异性不强,可具有各自基础病的特征。肺动脉高压时可有肺动脉段突出（>3 mm）,右下肺动脉横径增宽（>15 mm）,肺门动脉扩张与外围纹理纤细形成鲜明的对比或呈"残根状";右心房、室扩大,心胸比率增加,右心回流障碍致奇静脉和上腔静脉扩张。肺栓塞在起病 12～36 小时后肺部可出现肺下叶卵圆形或三角形浸润阴影,底部常与胸膜相连;也可有肋膈角模糊或胸腔积液阴影;膈肌提升及呼吸幅度减弱。

（三）超声心动图检查

急性右心功能不全时,UCG 检查可发现右心室收缩期和舒张期超负荷,表现为右心室壁增厚及运动异常,右心输出量减少,右心室增大（右心室舒张末面积/左心室舒张末面积比值>0.6）,室间隔运动障碍,三尖瓣反流和肺动脉高压。常见的肺动脉高压征象有:右心室肥厚和扩大,中心肺动脉扩张,肺动脉壁顺应性随压力的增加而下降,三尖瓣和肺动脉瓣反流。右心室心肌梗死除右心室腔增大外,常出现左心室后壁或下壁运动异常。心脏瓣膜病或扩张型心肌病引起慢性左心室扩张时,不能通过测定心室舒张面积比率评价右心室扩张程度。某些基础心脏病,如先心病、瓣膜病等心脏结构的异常,也可经超声心动图明确诊断。

（四）其他检查

肺部放射性核素通气/灌注扫描显示不匹配及肺血管增强 CT 对肺栓塞的诊断有指导意义。CT 检查亦可帮助鉴别心肌炎、心肌病、COPD 等疾病，是临床常用的检查方法。做选择性肺动脉造影可准确地了解栓塞所在部位和范围，但此检查属有创伤性，存在一定的危险，只宜在有条件的医院及考虑手术治疗的患者中做术前检查。

六、鉴别诊断

急性右心功能不全是一组较为常见的临床综合征，包括腹胀、肝脾肿大、胸腹水、下肢水肿等。由于病因的不同，其主要表现存在一定的差异。除急性右心衰竭表现外，如突然发病、呼吸困难、窒息、心悸、发绀、剧烈胸痛、晕厥和休克，尤其是发生于长期卧床或手术后的患者，应考虑大块肺动脉栓塞引起急性肺源性心脏病的可能；如胸骨后呈压榨性或窒息性疼痛并放射至左肩、臂，一般无咯血，心电图有右心导联 ST-T 特征性改变，伴心肌酶学或特异性标志物的升高，应考虑急性右心室心肌梗死；如既往有慢性支气管炎、肺气肿病史，此次为各种诱因病情加重，应考虑慢性肺心病急性发作；如结合体格检查及超声心动图资料，发现有先天性心脏病或瓣膜病证据，应考虑为原有基础心脏病所致。限制型心肌病或缩窄性心包炎等疾病由于心室舒张功能下降或心室充盈受限，使得静脉回流障碍，在肺静脉压升高的同时体循环重度淤血，某些诱因下（如入量过多或出量不足）即出现肝脾大、下肢水肿等症状，也应与急性右心功能不全相鉴别。

七、治疗

（一）一般治疗

应卧床休息及吸氧，并严格限制入液量。若急性心肌梗死或肺栓塞剧烈胸痛时，可给予吗啡 3～5 mg 静脉推注或罂粟碱 30～60 mg 皮下或肌内注射以止痛及解痉。存在低蛋白血症时应静脉输入清蛋白治疗，同时注意纠正电解质及酸碱平衡紊乱。

（二）强心治疗

心力衰竭时应使用直接加强心肌收缩力的洋地黄类药物，如快速作用的去乙酰毛花苷注射液 0.4 mg 加入 5%的葡萄糖溶液 20 mL 中，缓慢静脉注射，必要时 2～4 小时再给 0.2～0.4 mg；同时可给予地高辛 0.125～0.25 mg，每天 1 次治疗。

（三）抗休克治疗

出现心源性休克症状时可应用直接兴奋心脏 β-肾上腺素受体，增强心肌收缩力和心搏量的药物，如多巴胺 20～40 mg 加入 200 mL 5%葡萄糖溶液中静脉滴注，或 2～10 μg/(kg·min) 以微量泵静脉维持输入，依血压情况逐渐调整剂量；也可用多巴酚丁胺 2.5～15 μg/(kg·min) 微量泵静脉输入或滴注。

（四）利尿治疗

急性期多应用袢利尿药，如呋塞米（速尿）20～80 mg、布美他尼（丁尿胺）1～3 mg、托拉塞米（特苏尼）20～60 mg 等静脉推注以减轻前负荷，并每天口服上述药物辅助利尿。同时可服用有醛固酮拮抗作用的保钾利尿药，如螺内酯（安体舒通）20 mg，每天 3 次，以加强利尿效果，减少电解质紊乱。症状稳定后可应用噻嗪类利尿药，如氢氯噻嗪 50～100 mg 与上述袢利尿药隔天交替口服，减少耐药性。

（五）扩血管治疗

应从小剂量起谨慎应用，以免引起低血压。若合并左心衰竭可应用硝普钠 6.25 $\mu g/min$ 起微量泵静脉维持输入，依病情及血压数值逐渐调整剂量，起到同时扩张小动脉和静脉的作用，有效地减低心室前、后负荷；合并急性心肌梗死可应用硝酸甘油 5～10 $\mu g/min$ 或硝酸异山梨酯 50～100 $\mu g/min$ 静脉滴注或微量泵维持输入，以扩张静脉系统，降低心脏前负荷。口服硝酸酯类或 ACEI 类等药物也可根据病情适当加用，剂量依个体调整。

（六）保肝治疗

对于肝脏淤血肿大，肝功能异常伴黄疸或腹水的患者，可应用还原型谷胱甘肽 600 mg 加入 250 mL 5％葡萄糖溶液中每天 2 次静脉滴注，或多烯磷脂酰胆碱（易善复）465 mg（10 mL）加入 250 mL 5％葡萄糖溶液中每天 1～2 次静脉滴注，可同时静脉注射维生素 C 5～10 g，每天 1 次，并辅以口服葡醛内酯（肝太乐）、肌苷等药物，加强肝脏保护作用，逆传肝细胞损害。

（七）针对原发病的治疗

由于引起急性右心功能不全的原发疾病各不相同，治疗时需有一定的针对性。如急性肺栓塞应考虑 rt-PA 或尿激酶溶栓及抗凝治疗，必要时行急诊介入或外科手术；特发性肺动脉高压应考虑前列环素、内皮素-1 受体拮抗剂、磷酸二酯酶抑制剂、一氧化氮吸入等针对性降低肺动脉压及扩血管治疗；急性右心室心肌梗死应考虑急诊介入或 rt-PA、尿激酶溶栓治疗；慢性肺源性心脏病急性发作应考虑抗感染及改善通气、稀释痰液等治疗；先心病、瓣膜性心脏病应考虑在心力衰竭症状改善后进一步外科手术治疗；心脏移植患者，术前应严格评价血流的动力学参数，判断肺血管阻力及经扩血管治疗的可逆性，并要求术前肺血管处于最大限度的舒张状态，术后长时间应用血管活性药物，如前列环素等。

总之，随着诊断及治疗水平的提高，急性右心功能不全已在临床工作中得到广泛认识，且治疗效果明显改善，对患者整体病情的控制起到了一定的帮助。

（苏红军）

第四节　舒张性心力衰竭

心力衰竭是一个包括多种病因和发病机制的临床综合征。其中，舒张性心力衰竭（diastolic heart failure，DHF）是近 20 年才得到研究和认识的一类心力衰竭。其主要特点是，有典型的心力衰竭的临床症状、体征和实验室检查证据（如胸部 X 线检查肺淤血表现），而超声心动图等影像检查显示左心室射血分数（LVEF）正常，并除外了瓣膜病和单纯右心衰竭。研究发现，DHF 患者约占所有心力衰竭患者的 50％。与收缩性心力衰竭（SHF）比较，DHF 有更长的生存期，而且两者的治疗措施不尽相同。

一、舒张性心力衰竭的临床特点

（一）病因特点

DHF 通常发生于年龄较大的患者，女性比男性发病率和患病率更高。最常发生于高血压患者，特别是有严重心肌肥厚的患者。冠心病也是常见病因，特别是由一过性缺血发作造成的可逆性损伤及急性心肌梗死早期,心肌顺应性急剧下降,左心室舒张功能损害。DHF还见于肥厚型心肌病、糖尿病性心肌病、心内膜弹力纤维增生症、浸润型心肌病(如心肌淀粉样变性)等。DHF急性发生常由血压短期内急性升高和快速心率的心房颤动发作引起。DHF与SHF可以合并存在,这种情况见于冠心病心力衰竭,既可以因心肌梗死造成的心肌丧失或急性缺血发作导致心肌收缩力急剧下降而致SHF,也可以由非扩张性的纤维瘢痕替代了正常的可舒张心肌组织,心室的顺应性下降而引起DHF。长期慢性DHF的患者,如同SHF患者一样,逐渐出现劳动耐力、生活质量下降。瓣膜性心脏病同样会引起左心室舒张功能异常,特别是在瓣膜病的早期,表现为舒张时间延长,心肌僵硬度增加,甚至换瓣术后的部分患者,舒张功能不全也会持续数年之久,即使此刻患者的收缩功能正常。通常所说的DHF是不包括瓣膜性心脏病等的单纯DHF。

(二)病理生理特点

心脏的舒张功能取决于心室肌的主动松弛和被动舒张的特性。被动舒张特性的异常通常是由心脏的质量增加和心肌内的胶原网络变化共同导致的,心肌主动松弛性的异常与各种原因造成的细胞内钙离子调节异常有关。其结果是心肌的顺应性下降,左心室充盈时间变化,左心室舒张末压增加,表现为左心室舒张末压力与容量的关系曲线变得更加陡直。在这种情况下,中心血容量、静脉张力或心房僵硬度的轻度增加,或它们共同增加即可导致左心房或肺静脉压力骤然增加,甚至引起急性肺水肿。

心率对舒张功能有明显影响,心率增快时心肌耗氧量增加,同时使冠状动脉灌注时间缩短,即使在没有冠心病的情况下,也可引起缺血性舒张功能不全。心率过快时舒张期缩短,使心肌松弛不完全,心室充盈压升高,产生舒张功能不全。

舒张功能不全时的血流动力学改变和代偿机制:舒张功能不全时舒张中晚期左心室内压力升高,左心室充盈受限,虽然射血分数正常,但每搏输出量降低,心输出量减少。左心房代偿性收缩增强,以增加左心室充盈。长期代偿结果是左心房内压力增加,左心房逐渐扩大,到一定程度时发生心房颤动。在前、后负荷突然增加,急性应激,快速房颤等使左心室充盈压突然升高时,发生急性失代偿心力衰竭,出现急性肺淤血、水肿,表现出急性心力衰竭的症状和体征。

舒张功能不全的患者,不论有无严重的心力衰竭临床表现,其劳动耐力均是下降的,主要有两个原因:一是左心室舒张压和肺静脉压升高,导致肺的顺应性下降,这可引起呼吸做功增加或呼吸困难的症状;二是运动时心输出量不能充分代偿性增加,结果导致下肢和辅助呼吸肌的显著乏力。这一机制解释了较低的运动耐力和肺毛细血管楔压(PCWP)变化之间的关系。

(三)临床表现

舒张性心力衰竭的临床表现与收缩性心力衰竭近似,主要为肺循环淤血和体循环淤血的症状和体征,如劳动耐力下降,劳力性呼吸困难,夜间阵发性呼吸困难,颈静脉怒张,淤血性肝大和下肢水肿等。X线胸片可显示肺淤血,甚至肺水肿的改变。超声心动图显示LVEF大于50%和左心室舒张功能减低的证据。

(四)诊断

对于有典型的心力衰竭的临床表现,而超声心动图显示左心室射血分数正常(LVEF>50%)或近乎正常(LVEF 40%~50%)的患者,在除外了瓣膜性心脏病、各种先天性心脏病、各种原因的肺心病、高动力状态的心力衰竭(严重贫血、甲状腺功能亢进、动静脉瘘等)、心脏肿瘤、心包缩窄或压塞等疾病后,可初步诊断为舒张性心力衰竭,并在进一步检查获得左心室舒张功能不全的证据后,确定舒张性心力衰竭的诊断。

超声心动图在心力衰竭的诊断中起着重要的作用,因为物理检查、心电图、X线胸片等都不能够提供用于鉴别收缩或舒张功能不全的证据。超声心动图所测的左心室射血分数正常(LVEF>50%)或近乎正常(LVEF 40%~50%)是诊断DHF的必需条件。超声心动图能够简便、快速地用于鉴别诊断,如明确是否有急性二尖瓣、主动脉瓣反流或缩窄性心包炎等。

多普勒超声能够测量心内的血流速度,这有助于评价心脏的舒张功能。在正常窦性心律条件下,穿过二尖瓣的血流频谱从左心房到左心室有两个波形,E波:反映左心室舒张早期充盈;A波:反映舒张晚期心房的收缩。因为跨二尖瓣的血流速度有赖于二尖瓣的跨瓣压差,E波的速率受到左心室早期舒张和左心房压力的影响。而且,研究发现,仅在轻度舒张功能不全时可以看出E/A<1,一旦患者的舒张功能达到中度或严重损害,则由于左心房压的显著升高,其超声的表现仍为E/A>1,近似于正常的图像。由此也可以看出,二尖瓣标准的血流模式对容量状态(特别是左心房压)极度敏感,但是这一速率的变化图像还是能够部分反映左心室的舒张功能(特别是在轻度左心室舒张功能减低时)。其他评价舒张功能的无创检测方法有:多普勒超声评价由肺静脉到左心房的血流状态,组织多普勒显像能够直接测定心肌长度的变化速率。而对于缺血性心脏病患者,心导管技术则可以反映左心室充盈压的增高,在实际应用中,更适合于由心绞痛发作诱发的心力衰竭患者的评价。

DHF的诊断标准目前还不完全统一。美国心脏病学会和美国心脏病协会(ACC/AHA)建议的诊断标准是:有典型的心力衰竭症状和体征,同时超声心动图显示患者没有心脏瓣膜异常,左心室射血分数正常。欧洲心脏病学会建议DHF的诊断应当符合下面3个条件:①有心力衰竭的证据;②左心室收缩功能正常或轻度异常;③左心室松弛、充盈、舒张性或舒张僵硬度异常的证据。欧洲心力衰竭工作组和ACC/AHA使用的术语"舒张性心力衰竭"有别于广义的"有正常射血分数的心力衰竭",后者包括了急性二尖瓣反流和其他原因的循环充血状态。

在实际工作中,临床医师诊断DHF时常常面临挑战。主要是要取得心力衰竭的临床证据,其中,胸片在肺水肿的诊断中有很高的价值。血浆BNP和NT-proBNP的检测也有重要诊断价值,心源性呼吸困难患者的血浆BNP水平升高,尽管有资料显示,DHF患者的BNP水平增加不如SHF患者的增加显著。

二、舒张性心力衰竭的治疗

DHF的治疗目的同其他各种心力衰竭,即缓解心力衰竭的症状,减少住院次数,增加运动耐量,改善生活质量和预后。治疗措施也同其他心力衰竭,包括三方面的内容:①对症治疗,缓解肺循环和体循环淤血的症状和体征。②针对病因和诱因的治疗,即积极治疗导致DHF的危险因素或原发病,如高血压、左心室肥厚、冠心病、心肌缺血、糖尿病等,及心动过速等,对阻止或延缓DHF的进展至关重要。③针对病理生理机制的治疗。在具体的治疗方法上DHF有其自己的特点。

(一)急性期治疗的特点

在急性肺水肿时,可以给予氧疗(鼻导管或面罩吸氧)、吗啡、静脉用利尿药和硝酸甘油。需要注意的是,对于DHF患者过度利尿可能会导致严重的低血压,因为DHF时左心室舒张压与容量的关系呈一个陡直的曲线。如果有严重的高血压,则有必要使用硝普钠等血管活性药物。如果有缺血发作,则使用硝酸甘油和相关的药物治疗。心动过速能够导致心肌耗氧量增加和降低冠状动脉的灌注时间,容易导致心肌缺血,即使在非冠心病患者;还可因缩短了舒张时间而使左心室的充盈受损,所以,在舒张功能不全的患者,快心室率的心房颤动常常会导致肺水肿和低血压,在一些病例中需要进行紧急心脏电复律。预防心动过速的发生或降低患者的心率,可以积极应用β受体阻滞剂(如比索洛尔、美托洛尔和卡维地洛)或非二氢吡啶类钙通道阻滞剂(如地尔硫䓬),剂量依据患者的心率和血压调整,这点与SHF时不同,因为SHF时β受体阻滞剂要谨慎应用、逐渐加量,并禁用非二氢吡啶类钙通道阻滞剂。对大多数DHF患者,无论在急性期与慢性期都不能从正性肌力药物治疗中获益。重组人脑钠尿肽(rh-BNP)是近年来用于治疗急性心力衰竭疗效显著的药物,它具有排钠利尿和扩展血管的作用,对那些急性发作或加重的SHF的临床应用收到了肯定的疗效。但对DHF的临床研究尚不多。从药理作用上看,它有促进心肌早期舒张的作用,加上排钠利尿、减轻肺淤血的作用,对DHF的急性发作可收到显著效果。

(二)长期药物治疗的特点

1.血管紧张素转化酶抑制剂(ACEI)和血管紧张素Ⅱ受体阻断药(ARB)

不但可降低血压,而且对心肌局部的RAAS也有直接的作用,可减轻左心室肥厚,改善心肌松弛性。非常适合用于治疗高血压合并的DHF,在血压降低程度相同时,ACEI和ARB减轻心肌肥厚的程度优于其他抗高血压药物。

2.β受体阻滞剂

具有降低心率和负性肌力作用。对左心室舒张功能障碍有益的机制可能是:①降低心率可使舒张期延长,改善左心室充盈,增加舒张期末容积。②负性肌力作用可降低耗氧量,改善心肌缺血及心肌活动的异常非均一性。③抑制交感神经的血管收缩作用,降低心脏后负荷,也可改善冠状动脉的灌注。④能阻止通过儿茶酚胺引起的心肌损害和灶性坏死。已有研究证明,此类药物可使左心室容积-压力曲线下移,具有改善左心室舒张功能的作用。

目前认为,β受体阻滞剂对改善舒张功能最主要的作用来自减慢心率和延长舒张期。在具体应用时可以根据患者的具体情况选择较大的初始剂量和较快地增加剂量。这与SHF有明显的不同。在SHF患者,β-受体阻断药的机制是长期应用后上调β-受体,改善心肌重塑,应从小剂量开始,剂量调整常需要2~4周。应用β受体阻滞剂时一般将基础心率维持在60~70次/分。

3.钙通道阻滞剂

可减低细胞质内钙浓度,改善心肌的舒张和舒张期充盈,并能减轻后负荷和心肌肥厚,在扩张血管降低血压的同时可改善心肌缺血,维拉帕米和地尔硫䓬等还可通过减慢心率而改善心肌的舒张功能。因此在DHF的治疗中,钙通道阻滞剂发挥着重要的作用。这与SHF不同,由于钙通道阻滞剂有一定程度的负性肌力作用而不宜应用于SHF的治疗。

4.利尿药

通过利尿能减轻水钠潴留,减少循环血量,降低肺及体循环静脉压力,改善心力衰竭症状。当舒张性心力衰竭为代偿期时,左心房及肺静脉压增高虽为舒张功能障碍的结果,但同时也是其重要的代偿机制,可以缓解因心室舒张期充盈不足所致的舒张期末容积不足和心输出量的减少,从而保证全身各组织的基本血液供应。如此时过量使用利尿药,可能加重已存在的舒张功能不全,使其由代偿转为失代偿。当DHF患者出现明显充血性心力衰竭的临床表现并发生肺水肿时,利尿药则可通过减少部分血容量使症状得以缓解。

5.血管扩张药

由于静脉血管扩张药能扩张静脉,使回心血量及左心室舒张期末容积减小,故对代偿期DHF可能进一步降低心输出量;而对容量负荷显著增加的失代偿期患者,可减轻肺循环、体循环压力,缓解充血症状。动脉血管扩张药能有效地降低心脏后负荷,对周围血管阻力增加的患者(如高血压心脏病)可能有效改善心室舒张功能,但对左心室流出道梗阻的肥厚型心肌病患者可能加重梗阻,使心输出量进一步减少。因此,扩张剂的应用应结合实际病情并慎重应用。

6.正性肌力药物

由于单纯 DHF 患者的左心室射血分数通常正常,因而正性肌力药物没有应用的指征,而且有使舒张性心功能不全恶化的危险,尤其是在老年急性失代偿 DHF 患者中。例如,洋地黄类药物通过抑制 Na^+-K^+-ATP 酶,并通过 Na^+-Ca^{2+} 交换的机制增加细胞内钙离子浓度,在心脏收缩期增加能量需求,而在心脏舒张期增加钙负荷,可能会促进舒张功能不全的恶化。DIG(digitalis investigators group)研究的数据也显示,在使用地高辛过程中,与心肌缺血及室性心律失常相关的终点事件增加。对于那些伴有快室率房颤的 DHF 患者,应用洋地黄是有指征也有益处的。因为可以通过控制心室率改善肺充血及心输出量。

7.抗心律失常药物

心律失常,特别是快速性心律失常对 DHF 患者的血流动力学常产生很大影响,故预防心律失常的发生对 DHF 患者有重要意义:①快速心律失常增加心肌氧耗,减少冠状动脉供血时间,从而可诱发心肌缺血,加重 DHF,在左心室肥厚者尤为重要;②舒张期缩短使心肌舒张不完全,导致舒张期心室内容量相对增加;③DHF 患者,左心室舒张速度和心率呈相对平坦甚至负性关系,当心率增加时,舒张速度不增加甚至减慢,从而引起舒张末期压力增加。因此当 DHF 患者伴有心律失常时,应根据其不同的病因和病情特点来选用抗心律失常药物。

8.其他药物

抑制心肌收缩的药物如丙吡胺,具有较强的负性肌力作用,可用于左心室流出道梗阻的肥厚型心肌病。此药缩短射血时间,增加心输出量,降低左心室舒张期末压。多数患者长期服用此药有效。丙吡胺的另一个作用是抗心律失常,而严重肥厚型心肌病患者,尤其是静息时有流出道梗阻者,常有心律失常,此时用丙吡胺可达到一举两得的效果。

目前,我们尚无充分的随机临床试验来评价不同药物对 CHF 或其他心血管事件的疗效,也没有充分的证据说明某一单药或某一组药物比其他的优越。已经建议,将那些有生物学效应的药物用于 DHF 的治疗,治疗心动过速和心肌缺血,如 β 受体阻滞剂或非二氢吡啶类钙通道阻滞剂;逆转左心室重塑,如利尿药和血管紧张素转化酶抑制剂;减轻心肌纤维化,如螺内酯;阻断肾素-血管紧张素-醛固酮系统的药物能够产生这样一些生物学效应,还需要更多的资料来说明这些生物学效应能够降低心力衰竭的危险。

总之,在现阶段,对于 DHF 的发病机制、病理生理、直到诊断和治疗还需要有更多的临床试验和实验证据来不断完善。

(苏红军)

第五节　收缩性心力衰竭

心力衰竭是指心脏由于收缩和舒张功能严重低下或负荷过重,使泵血明显减少,不能满足全身代谢需要而产生的临床综合征,出现动脉系统供血不足和静脉系统淤血甚至水肿,伴有神经内分泌系统激活的表现。心力衰竭根据其产生机制可分为收缩功能(心室泵血功能)衰竭和舒张功能(心室充盈功能)衰竭两大类;根据病变的解剖部位可分为左心衰竭、右心衰竭和全心力衰竭;根据心输出量(CO)高低可分为低心输出量心力衰竭和高心输出量心力衰竭;根据发病情况可分为急性心力衰竭和慢性心力衰竭。临床上为了评价心力衰竭的程度和疗效,将心功能分为4级,即纽约心脏病协会(NYHA)心功能分级。

Ⅰ级:体力活动不受限制。日常活动不引起过度乏力、呼吸困难和心悸。

Ⅱ级:体力活动轻度受限。休息时无症状,日常活动即引起乏力、心悸、呼吸困难。

Ⅲ级:体力活动明显受限。休息时无症状,轻于日常活动即可引起上述症状。

Ⅳ级:体力活动完全受限。不能从事任何体力活动,休息时亦有症状,稍有体力活动即加重。

其中,心功能Ⅱ、Ⅲ、Ⅳ级临床上分别代表轻、中、重度心力衰竭,而心功能Ⅰ级可见于心脏疾病所致左心室收缩功能低下(LVEF≤40%)而临床无症状者,也可以是心功能完全正常的健康人。

一、左心衰竭

左心衰竭是指由于左心室心肌病变或负荷增加引起的心力衰竭。通常是由于大面积心肌急慢性损伤、缺血和(或)梗死产生心室重塑致左心室进行性扩张伴收缩功能进行性(或急性)降低所致,临床以动脉系统供血不足和肺淤血甚至肺水肿为主要表现。心功能代偿时,症状较轻,可慢性起病,急性失代偿时症状明显加重,通常起病急骤,在有(或无)慢性心力衰竭基础上突发急性左心衰竭肺水肿。病理生理和血流动力学特点为每搏输出量(SV)和心输出量(CO)明显降低,肺毛细血管楔压(PCWP)或左心室舒张末压(LVEDP)异常升高(≥3.3 kPa(25 mmHg)),伴交感神经系统和肾素-血管紧张素-醛固酮系统(RAAS)为代表的神经内分泌系统的激活。高心输出量心力衰竭时SV、CO不降低。

(一)病因

(1)冠状动脉粥样硬化性心脏病(简称冠心病),大面积心肌缺血、梗死或顿抑,或反复多次小面积缺血、梗死或顿抑,或慢性心肌缺血冬眠时。

(2)高血压心脏病。

(3)中、晚期心肌病。

(4)重症心肌炎。

(5)中、重度心脏瓣膜病如主动脉瓣或(和)二尖瓣的狭窄或(和)关闭不全。

(6)中、大量心室或大动脉水平分流的先天性或后天性心脏病如室间隔缺损、破裂、穿孔、主肺动脉间隔缺损、动脉导管未闭(PDA)和主动脉窦瘤破裂。

(7)高动力性心脏病,如甲亢、贫血、脚气病和动静脉瘘。

(8)急性肾小球肾炎和输液过量等。

(9)大量心包积液心脏压塞时(属"极度"的舒张性心力衰竭范畴)。

(10)严重肺动脉高压或合并急性肺栓塞,右心室压迫左心室致左心室充盈受阻时(也属"极度"舒张性心力衰竭范畴)。

(二)临床表现

1.症状

呼吸困难是左心衰竭的主要症状,是由于肺淤血或肺水肿所致。程度由轻至重表现为:轻度时活动中气短乏力、不能平卧或平卧后咳嗽,咳白色泡沫痰,坐起可减轻或缓解;重度时夜间阵发性呼吸困难、端坐呼吸、心源性哮喘和急性肺水肿。急性肺水肿时多伴咳粉红色泡沫痰或咯血(二尖瓣狭窄时),易致低氧血症和 CO_2 潴留而并发呼衰,同时伴随心悸、头晕、嗜睡(CO_2 潴留时)或烦躁等体循环动脉供血不足的症状,严重时可发生休克、晕厥甚至猝死。

2.体征

轻中度时,高枕卧位。出汗多、面色苍白、呼吸增快、血压升高、心率增快(≥100 次/分)、心脏扩大,第一心音减弱、心尖部可闻及 S_3 奔马律,肺动脉瓣区第二心音亢进,若有瓣膜病变可闻及二尖瓣、主动脉瓣和三尖瓣区的收缩期或舒张期杂音。两肺底或满肺野可闻及细湿啰音或水泡音;吸气时明显,呼气时可伴哮鸣音(心源性哮喘时)。慢性左心衰竭患者可伴有单侧或双侧胸腔积液和双下肢水肿。脉细速,可有交替脉,严重缺氧时肢端可有发绀。严重急性失代偿左心衰竭时端坐呼吸、大汗淋漓、焦虑不安、呼吸急促(>30 次/分);两肺满布粗湿啰音或水泡音(肺水肿时)伴口吐鼻喷粉红色泡沫痰,初起时常伴有哮鸣音,甚至有哮喘(心源性哮喘时)存在。血压升高或降低甚至休克,此时病情非常危重,只有紧急抢救才有望成功。稍有耽搁,患者就可能随时死亡。

(三)实验室检查

1.心电图(ECG)检查

窦性心动过速,可见二尖瓣 P 波、V_1 导联 P 波终末电势增大和左心室肥大劳损等反映左心房、室肥厚,扩大及与所患心脏病相应的变化;可有左、右束支阻滞和室内阻滞;急性、陈旧性梗死或心肌大面积严重缺血,及多种室性或室上性心律失常等表现。少数情况下,上述 ECG 表现可不特异。

2.X 线胸片检查

心影增大,心胸比例增加,左心房、室或全心扩大,尤其是肺淤血、间质性肺水肿(Kerley B 线、叶间裂积液)和肺泡性肺水肿,是诊断左心衰竭的重要依据。慢性心力衰竭时可有上、下腔静脉影增宽,及胸腔积液等表现。

3.超声多普勒心动图检查

可见左心房、室扩大或全心扩大,或有左心室室壁瘤存在;左心室整体或节段性收缩运动严重低下,左心室射血分数(LVEF)严重降低(≤40%);左心室壁厚度可变薄或增厚。有病因诊断价值;重度心力衰竭时,反映 SV 的主动脉瓣区的血流频谱也降低;也可发现二尖瓣或主动脉瓣严重狭窄或反流,或在心室或大动脉水平的心内分流,或大量心包积液,或严重肺动脉高压巨大右心室压迫左心室等左心衰竭时的解剖和病理生理基础,对左心衰竭有重要的诊断和鉴别诊断价值。

4.血气分析

早期可有低氧血症伴呼吸性碱中毒(过度通气),后期可伴呼吸性酸中毒(CO_2 潴留)。血常规、生化全套和心肌酶学可有明显异常,或正常范围。

(四)诊断和鉴别诊断

依据临床症状、体征、结合 X 线胸片有典型肺淤血和肺水肿的征象伴心影增大,及超声心动图左心室扩大(内径≥55 mm)和 LVEF 降低(<40%)典型改变,诊断慢性左心衰竭和急性左心衰竭肺水肿并不难;难的是对慢性左心衰竭的病因诊断,特别是对"扩张型"心肌病的病因诊断,需确定原发性、缺血性、高血压性、酒精性、围生期、心动过速性、药物性、应激性、心肌致密化不全和右心室致心律失常性心肌病等病因。通过结合病史、ECG、超声心动图、核素心肌显像、心脏

CT 和磁共振成像(MRI)等影像检查综合分析和判断,多能够鉴别。心内膜心肌活检对此帮助不大。同时,也可确定或除外"肥厚型"和"限制型"心肌病的诊断。

心源性哮喘与肺源性哮喘的鉴别十分重要,不可回避。根据肺内"水"与"气"的差别,可在肺部叩诊、X 线胸片和湿啰音"有或无"上充分显现,加上病史不同,可得以鉴别。

(五)治疗

急性左心衰竭通常起病急骤,病情危重而变化迅速,需给予紧急处理。治疗目标是迅速纠正低氧和异常血流动力学状态;消除肺淤血、肺水肿;增加 SV、CO,从而增加动脉系统供血。治疗原则为加压给纯氧、静脉给予吗啡、利尿、扩血管(包括连续舌下含服硝酸甘油 2～3 次)和强心。

经过急救处理,多数患者病情能迅速有效控制,并在半小时左右渐渐平稳,呼吸困难减轻,增快心率渐减慢,升高的血压缓缓降至正常范围,两肺湿啰音渐减少或消失,血气分析恢复正常范围,直到 30 分钟左右可排尿 500～1 000 mL。病情平稳后,治疗诱因,防止反弹,继续维持上述治疗并调整口服药(参照慢性左心衰竭的治疗方案),继续心电、血压和血氧饱和度监测,必要时选用抗生素预防肺部感染。最终应治疗基础心脏病。

慢性左心衰竭的治疗参见全心力衰竭治疗。

二、右心衰竭

右心衰竭是由于右心室病变或负荷增加引起的心力衰竭。以肺动脉血流减少和体循环淤血或水肿为表现。大多数右心衰竭是由左侧心力衰竭发展而来,两者共同形成全心力衰竭。其病理生理和血流动力学特点为右心室心输出量降低,右心室舒张末压或右心房压异常升高。

(一)病因

(1)各种原因的左心衰竭。

(2)急、慢性肺动脉栓塞。

(3)慢性支气管炎、肺气肿并发慢性肺源性心脏病。

(4)原发性肺动脉高压。

(5)先天性心脏病包括肺动脉狭窄(PS)、法洛四联症、三尖瓣下移畸形、房室间隔缺损和艾森门格综合征。

(6)右心室扩张型、肥厚型和限制型或闭塞型心肌病。

(7)右心室心肌梗死。

(8)三尖瓣狭窄或关闭不全。

(9)大量心包积液。

(10)缩窄性心包炎。

(二)临床表现

1.症状

主要是由于体循环和腹部脏器淤血引起的症状,如食欲缺乏、恶心、呕吐、腹胀、腹泻、右上腹痛等,伴有心悸、气短、乏力等心脏病和原发病的症状。

2.体检

颈静脉充盈、怒张,肝脏肿大伴压痛、肝颈静脉反流征(+),双下肢或腰骶部水肿、腹水或胸腔积液,可有周围性发绀和黄疸。心率快、可闻及与原发病有关的心脏杂音,P_2 可亢进或降低(如肺动脉狭窄或法洛四联症),若不伴左心衰竭和慢性阻塞性肺疾病合并肺部感染时,通常两肺呼吸音清晰或无干、湿啰音。

（三）实验室检查

1.ECG检查

显示P波高尖、电轴右偏、aVR导联R波为主、V_1导联R/S>1、右束支阻滞等右心房、室肥厚扩大及与所患心脏病相应的变化，可有多种形式的房、室性心律失常，传导阻滞和室内阻滞，可有QRS波群低电压。有肺气肿时可出现顺钟向转位。

2.胸部X线检查

显示右心房、室扩大和肺动脉段凸（有肺动脉高压时）或凹（如肺动脉狭窄或法洛四联症）等与所患心脏病相关的形态变化；可见上、下腔静脉增宽和胸腔积液征；若无左心衰竭存在，则无肺淤血或肺水肿征象。

3.超声多普勒心动图检查

可见右心房、室扩大或增厚，肺动脉增宽和高压，心内解剖异常，三尖瓣和肺动脉瓣狭窄或关闭不全及心包积液等与所患心脏病有关的解剖和病理生理的变化。

4.心导管检查

必要时做心导管检查，显示中心静脉压增高（>15 cmH_2O）。

（四）诊断与鉴别诊断

依据体循环淤血的临床表现，结合胸片肺血正常或减少伴右心房室影增大和超声心动图右心房室扩张或右心室肥厚伴或不伴肺动脉压升高的典型征象，诊断不难。病因诊断的鉴别需要结合临床和多种影像学检查综合判断而定。

（五）治疗

（1）右心衰竭的治疗关键是原发病和基础心脏病的治疗。

（2）抗心力衰竭的治疗参见全心力衰竭部分。

三、全心力衰竭

全心力衰竭是指左、右心衰竭同时存在的心力衰竭，传统被称之为充血性心力衰竭。全心力衰竭几乎都是由左心衰竭缓慢发展而来，即先有左心衰竭，然后出现右心衰竭；也不除外极少数情况下是由于左、右心室病变同时或先后导致左、右心衰竭并存之可能。一般来说，全心力衰竭的病程多属慢性。其病理生理和血流动力学特点为左、右心室心输出量均降低、体、肺循环均淤血或水肿伴神经内分泌系统激活。

（一）病因

（1）同左心衰竭（参见左心衰竭）。

（2）不除外极少数情况下有右心衰竭的病因（参见右心衰竭）并存。

（二）临床表现

1.症状

先有左心衰竭的症状（见左心衰竭），随后逐渐出现右心衰竭的症状（见右心衰竭）；由于右心衰竭时，右心输出量下降能减轻肺淤血或肺水肿，故左心衰竭症状可随右心衰竭症状的出现而减轻。

2.体检

既有左心衰竭的体征（见左心衰竭），又有右心衰竭的体征（见右心衰竭）。全心力衰竭时，由于右心衰竭存在,左心衰竭的体征可因肺淤血或水肿的减轻而减轻。

(三)检查

1.ECG 检查

显示反映左心房、室肥厚扩大为主或左右房室均肥厚扩大(见左、右心衰竭)和所患心脏病的相应变化,及多种形式的房、室性心律失常,房室传导阻滞、束支阻滞和室内阻滞图形。可有QRS波群低电压。

2.胸部 X 线检查

心影普大或以左心房、室增大为主,及与所患心脏病相关的形态变化;可见肺淤血、肺水肿(左心衰竭),上、下腔静脉增宽和胸腔积液(右心衰竭)。

3.超声多普勒心动图检查

可见左、右心房、室均增大或以左心房、室扩大为主,左心室整体和节段收缩功能低下,LVEF 降低(<40%),并可显示与所患心肌、瓣膜和心包疾病相关的解剖和病理生理的特征性改变。

4.心导管检查(必要时)

肺毛细血管楔压(左心衰竭时)和中心静脉压(右心衰竭)均增高,分别大于 2.4 kPa(18 mmHg)和 2.0 kPa(15 cmH_2O)。

(四)诊断和鉴别诊断

同左、右心衰竭。

(五)治疗

和左心衰竭一样,全心力衰竭治疗的基本目标是减轻或消除体、肺循环淤血或水肿,增加SV 和 CO,改善心功能;最终目标不仅要改善症状,提高生活质量,而且要阻止心室重塑和心力衰竭进展,提高生存率。这不仅需要改善心力衰竭的血流动力学,而且也要阻断神经内分泌异常激活不良效应。治疗原则为利尿、扩血管、强心并使用神经内分泌阻滞药。治疗措施如下。

(1)去除心力衰竭诱因。

(2)体力和精神休息。

(3)严格控制静脉和口服液体入量,适当(无须严格)限制钠盐摄入(应用利尿药者可放宽限制),低钠患者还应给予适量咸菜或直接补充氯化钠治疗纠正。

(4)急性失代偿时,给予呼吸机加压吸纯氧和静脉缓慢推注吗啡 3 mg(必要时可重复 1～2 次)。

(5)利尿药:能减轻或消除体、肺循环淤血或水肿,同时可降低心脏前负荷,改善心功能。可选用噻嗪类如氢氯噻嗪 25～50 mg,每天 1 次;袢利尿药,如呋塞米 20～40 mg,每天 1 次;利尿效果不好者可选用布美他尼(丁尿胺)1～2 mg,每天 1 次;或托拉塞米(伊迈格)20～40 mg,每天 1 次;也可选择以上两种利尿药,每两天交替使用,待心力衰竭完全纠正后,可酌情减量并维持。利尿必须补钾,可给缓释钾 1.0 g,每天 2～3 次,与传统保钾利尿药合用,如螺内酯 20～40 mg,每天 1 次;或氨苯蝶啶 25～50 mg,每天 1 次;也应注意低钠低氯血症的预防(不必过分严格限盐),利尿期间仍应严格控制入量直至心力衰竭得到纠正时。螺内酯 20～40 mg,每天 1 次,作为醛固酮拮抗剂,除有上述保钾作用外,更有拮抗肾素-血管紧张素-醛固酮系统(RAS)的心脏毒性和间质增生作用,能作为神经内分泌拮抗剂阻滞心室重塑,延缓心力衰竭进展。RALES 研究显示,螺内酯能使中重度心力衰竭患者的病死率在血管紧张素转化酶抑制剂(ACEI)和 β 受体阻滞剂基础上再降低 27%，因此，已成为心力衰竭治疗的必用药。需特别注意的是，螺内酯若与 ACEI 合用时，潴钾作用较强，为预防高钾血症发生，口服补钾量应酌减或减半，并监测血钾水平和肾功能。螺内酯特有的不良反应是男性乳房发育症，伴有疼痛感，停药后可消失。

（6）血管扩张药：首选血管紧张素转化酶抑制剂（ACEI），除扩血管作用外，还能拮抗心力衰竭时肾素-血管紧张素-醛固酮系统（RAS）激活的心脏毒性作用，从而延缓心室重塑和心力衰竭的进展，降低了心力衰竭患者的病死率 27%，是慢性心力衰竭患者的首选用药，可选用卡托普利、依那普利、贝那普利、赖那普利和雷米普利等，从小剂量开始渐加至目标剂量，如：卡托普利 6.25～50 mg，每天 3 次；依那普利 2.5～10 mg，每天 2 次。不良反应除降低血压外，还有剧烈咳嗽。若因咳嗽不能耐受时，可换用血管紧张素Ⅱ-受体（AT-1）拮抗剂，如氯沙坦 12.5～50 mg，每天 2 次，或缬沙坦 40～160 mg，每天 1 次。若缺血性心力衰竭有心肌缺血发作时，可加用硝酸酯类如亚硝酸异山梨酯 10～20 mg，6 小时 1 次，或单硝酸异山梨醇 10～20 mg，每天 2～3 次；若合并高血压和脑卒中史可加用钙通道阻滞剂如氨氯地平 2.5～10 mg，每天 1 次。历史上使用的小动脉扩张剂，如肼屈嗪，α_1 受体阻断药，如哌唑嗪不再用于治疗心力衰竭。服药期间，应密切观察血压变化，并根据血压水平来调整用药剂量。

中、重度心力衰竭时可同时应用硝普钠或酚妥拉明或乌拉地尔静脉滴注（见左心衰竭），心力衰竭好转后停用并酌情增加口服血管扩张药的用量。

（7）正性肌力药：轻度心力衰竭患者，可给予地高辛 0.125～0.25 mg，每天 1 次，口服维持，对中、重度心力衰竭患者，可短期加用正性肌力药物，如静脉内给去乙酰毛花苷注射液、多巴酚丁胺、多巴胺和磷酸二酯酶抑制剂，如氨力农或米力农（见左心衰竭）等。

（8）β 受体阻滞剂：能拮抗和阻断心力衰竭时的交感神经系统异常激活的心脏毒性作用，从而延缓心室重塑和心力衰竭的进展。大规模临床试验显示，β 受体阻滞剂能使心力衰竭患者的病死率降低 35%～65%，故也是治疗心力衰竭之必选，只是应在心力衰竭血流动力学异常得到纠正并稳定后使用，应从小剂量开始，渐渐（每周或每 2 周加量 1 次）加量至所能耐受的最大剂量，即目标剂量。可选用卡维地洛 3.125～25 mg，每天 2 次，或美托洛尔 6.25～50 mg，每天 2 次，或比索洛尔 1.25～10 mg，每天 1 次。不良反应有低血压、窦性心动过缓、房室传导阻滞和心功能恶化，故用药期间应密切观察血压、心率、节律和病情变化。

（9）支气管解痉：对伴有支气管痉挛或喘鸣的患者，应用酚间羟异丙肾上腺素（喘啶）或氨茶碱 0.1 g，每天 3 次。

（10）经过上述治疗一段时间（1～2 周）后，临床效果不明显甚至出现恶化者，应按难治性心力衰竭处理。

四、难治性心力衰竭

严重的慢性心力衰竭患者，经上述常规利尿药、血管扩张药、血管紧张素转化酶抑制剂和正性肌力药物积极治疗后，心力衰竭症状和体征无明显改善甚至恶化，称为难治性心力衰竭。其血流动力学特征是严重的肺和体循环的淤血、水肿和 SV、CO 的降低。难治性心力衰竭的处理重点如下。

（一）纠治引起难治性心力衰竭的原因

（1）重新评价并确定引起心力衰竭的心脏病病因，给予纠治。如甲状腺功能亢进或减退、贫血、脚气病、先天性心脏病、瓣膜病、心内膜炎、风湿热等。可通过特殊的内科或外科治疗而得以纠治。

（2）重新评价并确定引起心力衰竭的病理生理机制，有针对性地治疗。如确定以收缩性心力衰竭抑或舒张性心力衰竭为主，前负荷过重抑或后负荷过重为主，有无严重心律失常等。

（3）寻找使心力衰竭加重或恶化的诱因，并加以纠治。如肺部感染、肺栓塞、泌尿道感染、电解质平衡失调、药物的不良反应等。

（4）重新评价已用的治疗措施到位与否，给予加强治疗。如洋地黄剂量是否不足或过量；积极利尿和过分限盐引起了低血钾、低血钠和低血氯使利尿更加困难；是否应用了抑制心肌的或使液体潴留的药物；是否患者饮水或入量过多或未按医嘱服药等。极个别患者出现高血钠高血氯，机制不明，可能还是摄入或补充氯化钠过多所导致。

（二）加强治疗措施

1.严格控制液体入量，并加强利尿

24 小时总入量宜控制在＜1 500 mL，尿量＞1 500 mL，并使 24 小时出、入量呈负平衡（出＞入）并维持3～5 天，将体内潴留的钠和水充分排出体外，以逐渐消除严重的肺水肿和组织水肿。每天出、入量负平衡的程度应依据临床和床旁 X 线胸片所示肺水肿的程度而定，间质性肺水肿应负 500～1 000 mL，肺泡性肺水肿应负1 000～1 500 mL，极重度肺泡性肺水肿（大白肺）时24 小时负平衡1 500～2 000 mL 也不为过。经过 3～5 天的加强利尿治疗，临床上肺水肿或组织水肿均能明显地减轻或消失，以床旁 X 线胸片显示肺水肿渐渐减轻或消退的影像为治疗目标和评价标准。加强利尿期间，尿量多时应补钾，可给缓释钾 1.0 g，每天 3 次，也可以 0.3％左右浓度静脉补钾；尤其特别注意低钠和低氯的预防（不必过分限盐）。若出现低钠（＜130 mmol/L）和低氯（＜90 mmol/L）血症，则利尿效果不好，可使心力衰竭加重，故必须先给予纠正（3％ NaCl 100 mL静脉内缓慢输注），再同时加强利尿，既要纠正低氯和低钠血症，又要排出体内潴留的水和钠。需要强调的是，严格控制液体总入量，比出＞入量的负平衡对于难治性心力衰竭患者的心功能保护更重要。因为患者保持负 500 mL 液体平衡不变，若入量严格控制在 24 小时内＜1 500 mL（出量＞2 000 mL）和控制入量＞3 000 mL（出量＞3 500 mL）对心功能的容量负荷完全不同，前者可使心脏去前负荷减轻，而后者则会大大加重心脏前负荷。

2.给予合理足量的血管扩张药治疗

以静脉扩张剂（硝酸酯类）和动脉扩张剂（硝普钠、基因重组脑钠尿肽（BNP）、ACEI 和 α 受体阻断药，如酚妥拉明和乌拉地尔）联合应用并给予足量治疗[将血压控制在 13.3～14.7/8.0～9.3 kPa（100～110/60～70 mmHg）]，才能充分降低心室前、后负荷，既能大大降低 PCWP 和 LVEDP，又能明显增加 SV 和 CO，达到最佳血流动力学效果。多数患者的心力衰竭会明显好转。

3.加用正性肌力药物

适用于左心室功能严重低下，上述治疗效果差的严重的心力衰竭患者。可使用多巴酚丁胺[5～10 μg/（kg·min）]＋硝普钠（10～50 μg/min）或 α-受体阻断药酚妥拉明或乌拉地尔持续静脉滴注，通过正性肌力和降低外周阻力的作用能显著增加 SV 和 CO，同时降低 PCWP 和 LVEDP，明显改善心功能，使心力衰竭明显好转。对于尿量偏少（非低钠和低氯血症所致）或血压偏低[≤12.0/8.0 kPa（90/60 mmHg）]的重症心力衰竭伴心源性休克患者，应改用多巴胺[3～15 μg/（kg·min）]＋小剂量硝普钠（5～30 μg/min）或 α 受体阻断药联合持续静脉滴注，除能改善心功能外，还可升压、增加肾血流量并改善组织灌注。

4.血流动力学监测指导治疗

适用上述积极治疗依然反应差的重症心力衰竭患者。依据 PCWP、CO 和外周阻力等重要血流动力学指标调整用药方案。若 PCWP 高[＞2.4 kPa(18 mmHg)]，应加强利尿并使用静脉扩张剂如硝酸酯类，降低左心室充盈压，减轻肺水肿；若 CO 低(＜5.0 L/min)且外周阻力高(＞1 400 dyn·s/cm⁵)应用动脉扩张剂，如硝普钠、重组 BNP 或 α-受体阻断药(酚妥拉明或乌拉地尔)，降低外周阻力，增加 CO，改善心功能；若 CO 低(＜5.0 L/min)，而外周阻力正常(1 000～1 200 dyn·s/cm⁵)，则应使用正性肌力药物，如多巴酚丁胺或多巴胺，增加心肌收缩力，增加CO；若 PCWP 高，CO 低，外周阻力高和动脉血压低[＜10.7 kPa(80 mmHg)]，已是心源性休克时，则应在多巴胺升压和正性肌力作用的基础上，联合应用动、静脉血管扩张药和利尿药。必要时应考虑插入主动脉内球囊泵(IABP)给予循环支持。

5.纠正低钠、低氯血症

对于严重肺水肿或外周组织水肿而利尿效果不佳者，若是由于严重稀释性低钠血症(＜130 mmol/L)和低氯血症(＜90 mmol/L)所致，则应在补充氯化钠(每天 3 g 口服或严重时静脉内给予)的基础上应用大剂量的袢利尿药(呋塞米 100～200 mg，布美他尼 1～3 mg)静脉注射或静脉滴注，边纠正稀释性低钠、低氯血症，边加强利尿效果，可望排出过量水潴留，使心力衰竭改善。对出现少尿或无尿伴有急性肾衰竭，药物治疗难以见效者，可考虑用血液超滤或血液透析或腹膜透析治疗。

6.气管插管和呼吸机辅助呼吸

对严重肺水肿伴严重低氧血症[吸氧状态下 PO₂＜6.7 kPa(50 mmHg)]和(或)CO₂ 潴留[PCO₂＞6.7 kPa(50 mmHg)]，药物治疗不能纠正者，应尽早使用，既可纠正呼吸衰竭，又有利于肺水肿的治疗与消退。

7.纠正快速心律失常

对伴有快速心律失常如心房颤动、心房扑动心室率快者，可用胺碘酮治疗。

8.左心辅助治疗

对左心室心功能严重低下，心力衰竭反复发作，药物治疗难以好转的患者，有条件可考虑行体外膜式氧合(ECMO)、左心辅助治疗，为心脏移植术做准备。

（苏红军）

第六节 急性病毒性心肌炎

急性病毒性心肌炎是指嗜心性病毒感染引起的，以心肌非特异性间质性炎症为主，伴有心肌细胞变性、溶解或坏死病变的心肌炎。病变可累及心脏传导和起搏系统，亦可累及心包膜。临床上以肠道病毒(如柯萨奇病毒 B 组 2、4 两型最多见，其次为 5、3、1 型及 A 组的 1、4、9、16、23 型，艾柯病毒和脊髓灰质炎病毒等)和流感病毒较为常见。此外，麻疹、腮腺炎、乙型脑炎、肝炎和巨细胞病毒等也可引起心肌炎。

一、发病机制

病毒如何引起心肌损伤的机制迄今尚未阐明，可能途径包括以下几种。

（一）病毒直接侵犯心肌

病毒感染后可引起病毒血症,经血流直接侵犯心肌,导致心肌纤维溶解、坏死、水肿及炎性细胞浸润。有人认为,急性暴发性病毒性心肌炎和病毒感染后 1～4 周内猝死者,病毒直接侵犯心肌可能是主要的发病机制。

（二）免疫变态反应

对于大多数病毒性心肌炎,尤其是慢性心肌炎,目前认为主要是通过免疫变态反应而致病。参与免疫反应可能是病毒本身,也可能是病毒-心肌抗体复合物。既有体液免疫参与,又有细胞免疫参与。此外,患者免疫功能低下在发病中也起重要作用。

二、诊断

（一）临床表现特点

(1)起病前 1～3 周内常有上呼吸道或消化道感染史。

(2)心脏受累表现:心悸、气促、心前区疼痛等。体检,轻者心界不扩大,重者心浊音界扩大,心率增快且与体温升高不相称,可出现舒张期奔马律,心律失常以频发期前收缩多见,亦可表现为房室传导阻滞,以至出现心动过缓、心尖区第一心音低钝。可闻及收缩期吹风样杂音。重症患者可短期内出现心力衰竭或心源性休克,少数因严重心律失常而猝死。

(3)老幼均可发病,但以儿童和年轻人较易发病。

（二）实验室检查及其他辅助检查特点

(1)心电图常有各种心律失常表现,以室性期前收缩最常见,其次为房室传导阻滞、束支及室内阻滞、心动过速等。心肌损害可表现为 ST 段降低、T 波低平或倒置、Q-T 间期延长等。暴发性病毒性心肌炎可有异常 Q 波、阵发性室性心动过速、高度房室传导阻滞,甚至心室颤动等。心电图改变对心肌炎的诊断并无特异性。

(2)血清酶学检查可有 CK 及其同工酶(CK-MB)、AST 或 LDH 及其同工酶(LDH1)增高。

(3)X 线、超声心动图检查示心脏轻至中度增大,搏动减弱,有时可伴有心包积液,此时称心肌心包炎。

(4)血白细胞可轻至中度增多,血沉加速。

(5)从咽拭、尿、粪、血液及心包穿刺液中分离出病毒,且在恢复期血清中同型病毒抗体滴度较初期或急性期(第一份)血清升高或下降 4 倍以上,可认为是新近有病毒感染。

诊断病毒性心肌炎必须排除可能引起心肌损害的其他疾病,常见的如风湿性心肌炎、中毒性心肌炎、结缔组织和代谢性疾病所致心肌损害,以及原发性心肌病等。

三、治疗

目前对急性病毒性心肌炎尚缺乏特异性治疗方法,但多数患者经过一段时间休息及对症治疗后能自行痊愈,少数可演变为慢性心肌炎或遗留不同程度心律失常表现,个别暴发型重症病例可导致死亡。本病主要治疗措施如下。

（一）充分休息,防止过劳

本病一旦确诊,应卧床休息,进食易消化和富含维生素、蛋白质的食物。充分休息在急性期应列为主要治疗措施之一。早期不重视卧床休息,可能会导致心脏进行性增大和带来较多的后遗症,一般需休息 3 个月左右。心脏已经扩大或曾出现过心功能不全者应延长至半年,直至心脏不再缩小、心功能不全症状消失后,在密切观察下逐渐增加活动量,恢复期仍应适当限制活动3～6个月。

（二）酌情应用改善心肌细胞营养与代谢的药物

（1）辅酶 A 50～100 U 或肌苷 200～400 mg,每天 1～2 次,肌内注射或静脉注射。

（2）细胞色素 C 15～30 mg,每天 1～2 次,静脉注射,该药应先皮试,无过敏者才能注射。

（3）ATP 或三磷酸胞苷（CTP）20～40 mg,每天 1～2 次,肌内注射,前者尚有口服或静脉制剂,剂量相同。

（4）辅酶 Q_{10}：每天 30～60 mg,口服;或 10 mg,每天 2 次,肌内注射及静脉注射。

（5）FDPY 5～10 g,每天 1～2 次,静脉滴注,对重症病毒性心肌炎可能有效。

一般情况下,上述药物视病情可适当搭配或联合应用 2 或 3 种即可,10～14 天为 1 个疗程。

此外,极化液疗法:氯化钾 1～1.5 g,普通胰岛素 8～12 U,加入 10% 葡萄糖液 500 mL 内,每天 1 次,静脉滴注,尤适用于频发室性期前收缩者。在极化液基础上再加入 25% 硫酸镁 5～10 mL,对快速型心律失常疗效更佳,7～14 天为 1 个疗程。大剂量维生素 C,每天 5～10 g 静脉滴注,以及丹参酮注射液 40～80 mg,分 2 次加入 50% 葡萄糖液 20 mL 内静脉注射或稀释后静脉滴注,连用 2 周,也有一定疗效。

（三）肾上腺皮质激素

激素有抑制炎性反应、降低血管通透性、减轻组织水肿及抗过敏作用,但可抑制免疫反应和干扰素的合成、促进病毒繁殖和炎症扩散、加重心肌损害,因此应用激素有利有弊。为此,多数学者主张病毒性心肌炎急性期,尤其是最初 2 周内,病情并非危重者不用激素。但短期内心脏急剧增大、高热不退、急性心力衰竭、严重心律失常、休克、全身中毒症状严重合并多脏器损害或高度房室传导阻滞者,可试用地塞米松,每天 10～30 mg,分次静脉注射,或用氢化可的松,每天 200～300 mg,静脉滴注,连用 3～7 天,待病情改善后改口服,并迅速减量至停,一般疗程不宜超过 2 周。若用药 1 周仍无效,则停用。激素对重症病毒性心肌炎有效,其可能原因与抑制了心肌炎症、水肿,消除过度、强烈的免疫反应和减轻毒素作用有关。

（四）抗生素

急性病毒性心肌炎可使用广谱抗生素,如氨苄西林、头孢菌素等,以防止继发性细菌感染,因后者常是诱发病毒感染的条件,特别是流感、柯萨奇及腮腺炎病毒感染,且可加重病毒性心肌炎的病情。

（五）抗病毒药物

疗效不肯定,因为病毒性心肌炎主要是免疫反应的结果。即使是由于病毒直接侵犯所致,但抗病毒药物能否进入心肌细胞内杀灭病毒也尚有疑问。流感病毒所致心肌炎可试用吗啉胍（ABOB）100～200 mg,每天 3 次;金刚胺 100 mg,每天 2 次。疱疹病毒性心肌炎可试用阿糖胞苷和利巴韦林（三氮唑核苷）,前者剂量为每天 50～100 mg,静脉滴注,连用 1 周;后者为 100 mg,每天 3 次,视病情连用数天至 1 周,必要时亦可静脉滴注,剂量为每天 300 mg。此外,中草药如板蓝根、连翘、大青叶、黄连、黄芩、虎杖等也具抗病毒作用。

（六）免疫调节剂

（1）人白细胞干扰素 1.5 万～2.5 万 U,每天 1 次,肌内注射,7～10 天为 1 个疗程,间隔 2～3 天,视病情可再用 1～2 个疗程。

（2）应用基因工程制成的干扰素 100 万 U,每天 1 次,肌内注射,2 周为 1 个疗程。

(3)聚肌胞,每天 1～2 mg,每 2～3 天 1 次,肌内注射,2～3 个月为 1 个疗程。

(4)简化胸腺素 10 mg,每天肌内注射 1 次,共 3 个月,以后改为 10 mg,隔天肌内注射 1 次,共半年。

(5)免疫核糖核酸(IRNA)3 mg,每 2 周 1 次,皮下注射或肌内注射,共 3 个月,以后每月肌内注射 3 mg,连续 6～12 个月。

(6)转移因子(TF)1 mg,加注射水 2 mL,每周 1～2 次,于上臂内侧或两侧腋部皮下或臀部肌内注射。

(7)黄芪有抗病毒及调节免疫功能,对干扰素系统有激活作用,在淋巴细胞中可诱生 γ 干扰素,还能改善内皮细胞生长及正性肌力作用,可口服、肌内注射或静脉内给药。用量为黄芪口服液(每支含生黄芪 15 g)1 支,每天 2 次,口服;或黄芪注射液(每支含生黄芪 4 g/2 mL)2 支,每天 1～2 次,肌内注射;或在 5% 葡萄糖液 500 mL 内加黄芪注射液 4～5 支,每天 1 次,3 周为 1 个疗程。

(七)纠正心律失常

基本上按一般心律失常治疗。对于室性期前收缩、快速型心房颤动可用胺碘酮 0.2 g,每天 3 次,1～2 周后或有效后改为每天 0.1～0.2 g 维持。阵发性室性心动过速、心室扑动或颤动,应尽早采用直流电电击复律,亦可迅速静脉注射利多卡因 50～100 mg,必要时隔 5～10 分钟后再注,有效后静脉滴注维持 24～72 小时。心动过缓可用阿托品治疗,也可加用激素。对于莫氏 Ⅱ 型和 Ⅲ 度房室传导阻滞,尤其有脑供血不足表现或有阿-斯综合征发作者,应及时安置人工心脏起搏器。

(八)心力衰竭和休克的防治

重症急性病毒性心肌炎可并发心力衰竭或休克。有心力衰竭者应给予低盐饮食、供氧,视病情缓急可选用口服或静脉注射洋地黄类制剂,但剂量应控制在常规负荷量的 1/2～2/3,必要时可并用利尿剂、血管扩张剂和非洋地黄类正性肌力药物,同时注意水、电解质平衡。

(苏红军)

第七节　心包积液与心脏压塞

一、心包积液

心包积液可出现于所有急性心包炎中,为壁层心包受损的反应。临床上可无症状,但如果液体积聚导致心包腔内压升高而产生心脏压迫则可出现心脏压塞。继发于心包积液的心包腔内压力升高与以下几个因素有关:①绝对的积液量。②积液产生的速度。③心包本身的特性。正常人心包腔容纳 15～50 mL 液体,如液体积聚缓慢,心包伸展,心包腔内可适应多达 2 L 液体而不出现心包腔内压升高。然而,正常未伸展的心包腔能适应液体快速增长而仍能维持心包腔内压力-容量曲线在平坦部分的液量仅 80～200 mL。如液体迅速增加超过 150～200 mL,则心包内压力会显著上升。如心包因纤维化或肿瘤浸润而异常僵硬则很少量的积液也会使心包腔内压力显著升高。

（一）无心脏压塞的心包积液

无论何种心包积液，它的临床重要性依赖于：①是否出现因心包腔内压力升高而致的血流动力学障碍。②全身性病变的存在及其性质。对疑有急性心包炎患者使用超声心动图来确定心包积液是相当可靠的，因为存在心包积液即使不能诊断也提示心包有炎症。除非有心脏压塞或因诊断需要分析心包积液如急性细菌性心包炎，否则无指征行心包穿刺术。

（二）慢性心包积液

为积液存在 6 个月以上，可出现在各类型的心包疾病中。通常患者可有惊人的耐受力而无心脏受压的症状，常在常规胸部 X 线片检查中发现心影异常增大。慢性心包积液尤好发于以往有特发性病毒性心包炎、尿毒性心包炎和继发于黏液水肿或肿瘤的心包炎患者中。慢性心包积液也可发生在慢性心力衰竭、肾病综合征和肝硬化等各种原因引起的水、钠潴留时且可与腹水、胸腔积液同时出现。有报道，3%原发性心包疾病患者的初始表现为大量特发性慢性心包积液，其中女性更多见。慢性心包积液的处理，部分依赖于其病因且必须除外隐匿性甲状腺功能减退。无症状、稳定的且是特发性积液的患者除避免抗凝外常不需要特异性治疗。

二、心脏压塞

心脏压塞是由于心包腔内液体积聚引起心包内压力增加所造成。其特征有：①心腔内压力升高。②进行性限制了心室舒张期充盈。③每搏量和心排血量降低。

（一）心导管检查

心导管检查在确定心包积液时血流动力学变化的重要性中是非常有价值的。除非患者处于垂危的紧急状况，有学者喜欢在右心及结合心包穿刺术在心包腔内插入导管。心导管检查可以：①提供心脏压塞绝对肯定的诊断。②测定血流动力学的受损情况。③通过心包抽液血流动力学改善的证据来指导心包穿刺抽液。④可以测定同时并存的血流动力学异常，包括左心衰竭、渗出-缩窄性心包炎和在恶性积液的患者中未料到的肺动脉高压。

心导管检查一般均显示，右心房压升高伴特征性的保持收缩期 X 倾斜而无或仅有一小的舒张期 Y 倾斜。若同步记录心包内压力和右心房压力，显示二者压力几乎一致升高。吸气时二者压力同时下降，在 X 倾斜的收缩期射血时间里，心包内压力略低于右心房压力。如果心包内的压力不高或右心房和心包内压力不一致，则心脏压塞的诊断必须重新考虑。

右心室舒张中期压力是升高的，与右心房和心包内压力相等，但没有缩窄性心包炎的"下陷-高平原"的特征性表现。因为右心室和肺动脉的收缩压等于右心室和心包内压力之和，故右心室和肺动脉收缩压常有中等度升高，其范围为 4.7～6.7 kPa（35～50 mmHg）。在心脏严重受压的病例中，右心室收缩压可以下降，仅略高于右心室舒张压。

通常肺嵌压和左心室舒张压是升高的，若同步记录心包内压力则三者压力相等。呼气时肺嵌压常略高于心包内压力，所形成的压力阶差可促进左心充盈。呼气时肺嵌压暂时的降低超出心包内压力的下降，则肺静脉循环和左心之间的压力阶差降低或消失。在严重左心室功能减退或左心室肥厚和左心室舒张压升高的患者中，在心包内和右心房压力相等但低于左心室舒张压时即可发生心脏压塞。根据心脏受压的严重程度，左心室收缩压和主动脉压力可以正常或降低。

通过动脉内插管和压力测定可以很容易地证明有奇脉。同步记录体动脉和右心室压力显示，二者在吸气的变化是超出时相范围之外的。每搏量通常有明显降低，由于心动过速的代偿作用，心排血量可以正常，但在严重心脏压塞时可以明显降低。体循环阻力常常是升高的。

如果在心导管检查前,超声心动图已显示心脏压塞的图像,则心血管造影检查对诊断无特殊意义。在心脏不很正常的病例中,右心室和左心室的舒张末期容量通常是降低的,而射血分数是正常或升高的。

心包抽液后的最初结果是心包内、右心房、右心室和左心室舒张压一致降低,然后心包内压力再低于右心房压。右心房压力波形重新出现 Y 倾斜,继续抽液可以使心包内压力降至零点水平并随胸腔内压力的变化而波动。由于心包的压力容量曲线很陡直,心包液体只要抽取 50～100 mL 就可使心包内压力直线下降且体动脉压力和心排血量改善,奇脉消失。随心包内压力下降通常伴尿量增多,这与增加心排血量和心房钠尿肽的释放有关。

如果心包内压力降至零或负值而右心房压力仍升高,则应高度考虑到渗出-缩窄性心包炎,尤其是肿瘤或曾放疗过的患者。在成功的心包穿刺抽液后右心房压持续升高的其他原因依次为心脏压塞伴以往有左心室功能减退、肺高压和右心房高压、三尖瓣病变及限制型心肌病。在怀疑有恶性病变的患者中,源于肺微血管肿瘤的肺动脉高压是右心房压持续升高的一个重要原因,并且在心包积液完全引流后气急症状亦不能缓解。在肿瘤病变的患者中,必须对心脏压塞和上腔静脉综合征加以区别。因为在肿瘤患者中,以上病变可单独存在亦可并存在上腔静脉梗阻的患者中,由于存在颈静脉压力升高和由呼吸窘迫造成的奇脉可能疑有心脏压塞。在这种情况(不伴有心脏压塞)下,上腔静脉压显著升高,超过右心房和下腔静脉压伴搏动减弱。由于心脏压塞及其他引起中心静脉压升高的原因同样可以改变呼吸对腔静脉内血流的波动,故二维和多普勒超声心动图不能鉴别这些情况。如果肿瘤患者心脏压塞缓解后颈静脉压力持续升高,反映出上腔静脉和右心房之间有压力阶差,应考虑上腔静脉梗阻,用放射治疗可能有效。

(二)心包穿刺术

当为患者做心包穿刺或心包切开术时,所做的血流动力学支持准备中应包括静脉内补充血液、血浆或盐水。已证明,扩容的理论基础是能延缓右心室舒张塌陷和血流动力学恶化的出现。在实验性心脏压塞中给予去甲肾上腺素和多巴酚丁胺能显著促使心排血量和氧的传递大量增加,从而延缓组织缺氧的出现。也曾在实验性心脏压塞中使用过血管扩张药、肼屈嗪和硝普钠,通过降低增高的体循环阻力来促使心排血量增加。给心脏压塞患者应用血管扩张药的同时给予扩容必须非常谨慎,因为对处于临界或明显低血压的患者可能有危险。β受体阻滞剂应避免使用,因为提高肾上腺素活性能帮助维持心排血量。正压通气尽可能避免,因已证实它能进一步降低心脏压塞患者的心排血量。

已达压塞压力的心包渗液可采用以下方法清除之:①用针头或导管经皮心包穿刺。②经剑突下切开心包。③部分或广泛的外科心包切除。自 1840 年维也纳内科医师 Franz Schuh 首次演示了心包穿刺术以来,该手术虽已普遍运用,但有关其确切的指征尚存在相当大的争议。心包穿刺术的益处在于能迅速缓解心脏压塞和有机会获得在心包抽液前后准确的血流动力学测量。经皮心包穿刺术的主要危险是可戳破心脏、动脉或肺。20 世纪 70 年代以前,心包穿刺通常是在床边用尖针盲目进行的,没有血流动力学或超声心动图的监测,死亡或危及生命的并发症发生率高达 20%。

(三)心包穿刺术的危险性和并发症

目前心包穿刺术远较 10 年前安全,由有经验的手术者完成时,产生危及生命并发症的危险性一般<5%。当患者有大量渗液时,超声心动图显示轮廓清晰,前心包有 10 mm 以上的清晰腔隙,穿刺极易成功,且无并发症。近年来的一些心包穿刺经验指出,操作通常应在有血流动力学

监测下进行,包括右心及心包腔内压力。由此可:①提供在试图做心包穿刺术前存在心脏压塞的生理改变证据。②排除其他能同时引起颈静脉压力升高的重要原因,诸如渗出-缩窄改变、上腔静脉梗阻、左心室衰竭。在缺乏理想的血流动力学监测或术前超声心动图证实存在大量前后心包渗液的情况下,很少有理由可在床边盲目地用针头行心包穿刺术。

心包穿刺术在下列患者中看来不能改善血流动力学或可使病情恶化:①急性创伤性心包出血,血液流进心包腔与被抽吸出的速度相同。②少量心包渗出,估计积液量<20 mL。③超声心动图示前心包无渗液。④包裹性渗液。⑤手术后除液体外血凝块和纤维蛋白充满了纵隔或心包腔。继发于撕裂、心脏刺伤、左心室壁或主动脉瘤裂缝所致的急性心包出血,在心包放液后是会迅速复发的。这种操作应仅作为对需做心脏或主动脉修补的外科心包探查术之前急诊拖延时间的方法。对由化脓性心包炎引起的压塞患者常可采用外科引流,以便能大量的引流,另可用于怀疑或已确认的结核性心包炎患者,以便能将心包活检标本做细菌学和组织学检查。在缓解心脏压塞后一个可能很少发生但又重要的并发症是突然发生心室扩张和急性肺水肿,其机制可能是在心室功能障碍的情况下,随着心包压缩的缓解,突然增加了肺静脉血流所致。

(四)心包扩开术和心包切除术

1.经皮球囊心包扩开

经皮球囊心包扩开技术由 Palacios 等提出,且对在多中心登记这一操作的最初 50 例经验作了报道,这一组病例或是大量心包积液或是心脏压塞,大部分(88%)有恶性肿瘤史。球囊心包扩开术作为经皮心包穿刺抽液术的一部分与之同时进行,在做心包积液测量和取样做细胞学检查,以及其他研究之后,留约 200 mL 的液体在心包腔内。在将进入心包的通道进一步扩张后,将一直径 20 mm、长 3 cm 的扩张球囊沿导引钢丝送入,骑跨在心包壁层,手动扩张球囊,造成心包撕裂("开窗")。有时候另做一心包穿刺行球囊撕裂。在心包扩开后,心包导管重新沿着导引钢丝插入,引流所有剩余液体。应在手术24 小时做超声心动图和胸部 X 线片监测左侧胸腔积液情况,并每月随访 1 次。

对 46 例(92%)心包扩开术后压塞缓解成功的患者作了 3 个月的短期随访,由于压塞复发,2 例需要早期手术,2 例需后期手术。并发症包括冠状动脉撕裂,占 2%;发热,占 12%;以及产生胸腔积液(推测是与心包引流有关的)在 30 天内需要胸前穿刺或放置胸管者,占 16%。因此,认为这是一种对大量心包渗出伴有压塞的新颖而有前途的处理方法。然而,心包扩开术后早期的发病率明显高于前面所述的前瞻性观察 50 例做心包穿刺抽液辅以真空吸引完全引流的方法。对处理伴有血流动力学损害的大量心包渗出,经皮导管心包穿刺术、球囊心包扩开术及外科剑突下心包切开术三者之间的长期疗效尚未在前瞻性实验中进行过比较。

经皮导管心包穿刺术、球囊心包扩开术及外科剑突下心包切开术三者之间的长期疗效尚未在前瞻性实验中进行过比较。

2.外科心包切开术

对不需要做广泛心包切除的患者可在剑突下做一小的心包切口,在加压下完成外科心包排液。剑突下心包切开常可在局麻下完成。在并非窘迫的患者中,手术通常在事先未做过姑息性心包抽液下进行,因此时心包腔是扩张的。在剑突下由腹白线做一纵行小切口后,将横膈和心包与胸骨分离,横膈向下回缩使前心包直接暴露。可看到具张力的壁层心包,在心包上做一小切口,切除一小片心包以便引流,将管子插入心包腔做胸腔外引流,随重力流入无菌容器中。

对以上描述的手术应避免剑突下心包开窗这个名词,因为它易与小块心包切除术相混淆,它常是指胸膜心包窗或心包窗。经左胸腔做小块心包切除术使心包腔向左侧胸腔引流,不切除所有接触到的心包组织。完全心包切除术是从右侧膈神经到左侧肺静脉(剩下左侧膈神经),再从大血管到纵隔的心包全部被切除,而部分心包切除术则是限于大血管部分。

(苏红军)

第八节 重症心律失常

心律失常是指心脏冲动的频率、节律、起源部位、传导速度或激动次序的异常。正常心脏冲动起源于窦房结,先后经结间束、房室结、希氏束、左和右束支及普肯耶纤维至心室。心律失常的发生是由于多种原因引起心肌细胞的自律性、兴奋性、传导性改变,导致心脏冲动形成和(或)传导异常。临床上根据发作时心率的快慢,可将心律失常分为快速心律失常和缓慢心律失常。前者包括期前收缩、心动过速、心房颤动、心室颤动等,后者包括窦性缓慢心律失常、房室传导阻滞等。心律失常发生在无器质性心脏病者,大多病程短,可自行恢复,对血流动力学无明显影响,一般不增加心血管死亡危险性。发生于严重器质性心脏病或离子通道病的心律失常,病程较长,常有严重血流动力学障碍,可诱发心绞痛、休克、心力衰竭、昏厥甚至猝死,称重症心律失常。常见的病因为急性冠脉综合征、陈旧性心肌梗死、慢性充血性心力衰竭(射血分数<40%)、各类心肌病、长 Q-T 间期综合征、预激综合征等。

心律失常的诊断应从详尽采集病史入手,病史通常能提供对诊断有用的线索。心电图检查是诊断心律失常最重要的一项无创性检查技术,应记录 12 导联心电图,并记录清楚显示 P 波导联的心电图长条以备分析,通常选择 V_1 或 Ⅱ 导联。系统分析应包括:心房与心室节律是否规则,频率各为若干? P-R 间期是否恒定? P 波与 QRS 波群是否正常? P 波与 QRS 波群的相互关系等。在确定心律失常类型后,对重症心律失常患者,在院前和院内对其进行急救时首先要判断有无严重血流动力学障碍,并建立静脉通道,给予吸氧、心电监护,使用电击复律和(或)抗心律失常药物迅速纠正心律失常。在血流动力学稳定、心律失常已纠正的情况下再分析、判断导致心律失常的病因和诱因,并给予相应的处理。

一、阵发性室上性心动过速

阵发性室上性心动过速,简称室上速,是一种阵发性、规则而快速的异位心律。根据起搏点部位及发生机制的不同,包括窦房折返性心动过速、心房折返性心动过速、自律性房性心动过速、房室结内折返性心动过速等。此外,利用隐匿性房室旁路逆行传导的房室折返性心动过速习惯上也归属于室上性心动过速的范畴。由于心动过速发作时频率很快,P 波往往埋伏于前一个 T 波中,不易判定起搏点的部位,故常统称为阵发性室上性心动过速。在全部室上速病例中,房室结内折返性心动过速和房室折返性心动过速占 90% 以上。

（一）病因

阵发性室上性心动过速常见于正常的青年,情绪激动、疲劳或烟酒过量常可诱发。亦可见于各种心脏病患者,如冠心病、风湿性心脏病、慢性肺源性心脏病、甲状腺功能亢进性心脏病等。

（二）发病机制

折返是阵发性室上性心动过速发生的主要机制。由触发活动、自律性增高引起者为数甚少。在房室结存在双径路、房室间存在隐匿性房室旁路、窦房结细胞群之间存在功能性差异、心房内三条结间束或心房肌的传导性能不均衡或中断的情况下，两条传导性和不应期不一致的传导通路如形成折返环，其中一条传导通路出现单向传导阻滞时，适时的期前收缩或程序刺激在非阻滞通路上传导的时间使单向传导阻滞的通路脱离不应期，冲动在折返环中沿着一定的方向在折返环中运行，即可形成阵发性室上性心动过速。

（三）临床表现

心动过速发作突然起始与终止，持续时间长短不一。症状包括心悸、胸闷、焦虑不安、头晕，少数患者可出现晕厥、心绞痛、心力衰竭、休克。症状轻重取决于发作时心室率快速的程度、持续时间以及有无血流动力学障碍，亦与原发病的严重程度有关。体检心尖区第一心音强度恒定，心律绝对规则。

（四）诊断

1.心电图特征

（1）心率 150～250 次/分，节律规则。

（2）QRS 波群形态与时限正常，发生室内差异性传导或原有束支传导阻滞时，QRS 波群形态异常。

（3）P 波形态与窦性心律时不同，且常与前一个心动周期的 T 波重叠而不易辨认。

（4）ST 段轻度下移，T 波平坦或倒置（图 9-3）。

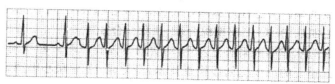

图 9-3　阵发性室上性心动过速

2.评估

（1）判断有无严重的血流动力学障碍、缺氧、二氧化碳潴留和电解质紊乱。

（2）判断有无器质性心脏病、心功能状态和发作的诱因。

（3）询问既往有无阵发性心动过速发作，每次发作的持续时间、主要症状及诊治情况。

（五）急诊处理

在吸氧、心电监护、建立静脉通路后，根据患者基础的心脏状况、既往发作的情况、有无血流动力学障碍以及对心动过速的耐受程度做出处理。

1.同步直流电复律

当患者有严重的血流动力学障碍时，需要紧急电击复律。抗心律失常药物治疗无效亦应施行电击复律。能量一般选择 100～150 J。电击复律时如患者意识清楚，应给予地西泮 10～30 mg 静脉注射。应用洋地黄者不应电复律治疗。

2.刺激迷走神经

如患者心功能与血压正常，可先尝试刺激迷走神经的方法。颈动脉窦按摩（患者取仰卧位，先行右侧，每次 5～10 秒，切不可两侧同时按摩，以免引起脑缺血）、ValsalVa 动作（深吸气后屏气、再用力作呼气)、诱导恶心、将面部浸没于冰水中等方法可使心动过速终止。

3.腺苷与钙通道阻滞剂

首选治疗药物为腺苷,6～12 mg 静脉注射,时间 1～2 秒。腺苷起效迅速,不良反应有胸部压迫感、呼吸困难、面部潮红、窦性心动过缓、房室传导阻滞等。由于其半衰期短于 6 秒,不良反应即使发生亦很快消失。如腺苷无效可改用维拉帕米,首次 5 mg 稀释后静脉注射,时间 3～5 分钟,无效间隔 10 分钟再静脉注射 5 mg。亦可使用地尔硫䓬0.25～0.35 mg/kg。上述药物疗效达 90%以上。如患者合并心力衰竭、低血压或为宽 QRS 波心动过速,尚未明确室上性心动过速的诊断时,不应选用钙通道阻滞剂,宜选用腺苷静脉注射。

4.洋地黄与β受体阻断药

毛花苷 C(西地兰)0.4～0.8 mg 稀释后静脉缓慢注射,以后每 2～4 小时静脉注射 0.2～0.4 mg,24 小时总量在 1.6 mg 以内。目前洋地黄已较少应用,但对伴有心功能不全患者仍为首选。

β受体阻断药也能有效终止心动过速,但应避免用于失代偿的心力衰竭患者,并以选用短效β受体阻断药(如艾司洛尔)较为合适,剂量 50～200 μg/(kg·min)。

5.普罗帕酮

1～2 mg/kg(常用 70 mg)稀释后静脉注射,无效间隔 10～20 分钟再静脉注射 1 次,一般静脉注射总量不超过 280 mg。由于普罗帕酮有负性肌力作用及抑制传导系统作用,且个体间存在较大差异,对有心功能不全者禁用,对有器质性心脏病、低血压、休克、心动过缓者等慎用或禁用。

6.其他

合并低血压者可应用升压药物,通过升高血压反射性地兴奋迷走神经、终止心动过速。可选用间羟胺 10～20 mg 或甲氧明 10～20 mg,稀释后缓慢静脉注射。有器质性心脏病或高血压者不宜使用。

二、室性心动过速

室性心动过速简称室速,是指连续 3 个或 3 个以上的室性期前收缩,频率＞100 次/分所构成的快速心律失常。

(一)病因

室速常发生于各种器质性心脏病,以缺血性心脏病为最常见;其次为心肌病、心力衰竭、二尖瓣脱垂、瓣膜性心脏病等;其他病因包括代谢紊乱、电解质紊乱、长 Q-T 间期综合征、Brugada 综合征、药物中毒等。少数室速可发生于无器质性心脏病者,称为特发性室速。

(二)发病机制

1.折返

折返形成必须具备两条解剖或功能上相互分离的传导通路、部分传导途径的单向阻滞和另一部分传导缓慢这三个条件。心室内的折返可为大折返、微折返。前者具有明确的解剖途径;后者为发生于小块心肌甚至于细胞水平的折返,是心室内的折返最常见的形式。心肌的缺血、低血钾及代谢障碍等引起心室肌细胞膜电位改变,动作电位时间、不应期、传导性的非均质性,使心肌电活动不稳定而诱发室速。

2.自律性增高

心肌缺血、缺氧、牵张过度均可使心室异位起搏点 4 相舒张期除极坡度增加、降低阈电位或提高静息电位的水平,使心室肌自律性增高而诱发室速。

3.触发活动

由后除极引起的异常冲动的发放。常由前一次除极活动的早期后除极或延迟后除极所诱发。它可见于局部儿茶酚胺浓度增高、心肌缺血-再灌注、低血钾、高血钙及洋地黄中毒时。

(三)临床表现

室速临床症状的轻重视发作时心脏基础病变、心功能状态、频率及持续时间等不同而异,而有很大差别。非持续性室速的患者通常无症状。持续性室速常伴有明显的血流动力学障碍与心肌缺血。临床症状包括心悸、气促、低血压、心绞痛、少尿、晕厥等。听诊心律轻度不规则,第一、二心音分裂。室速发生房室分离时,颈静脉搏动出现间歇性a波,第1心音响度及血压随每次心搏而变化;室速伴有房颤时,则第一心音响度变化和颈静脉搏动间歇性a波消失。部分室速蜕变为心室颤动而引起患者猝死。

(四)诊断与鉴别诊断

1.心电图特征

(1)3个或3个以上的室性期前收缩连续出现。

(2)QRS波群宽大、畸形,时间>0.12秒,ST-T波方向与QRS波群主波方向相反。

(3)心室率通常为100~250次/分,心律规则,但亦可不规则。

(4)心房独立活动与QRS波群无固定关系,形成房室分离;偶尔个别或所有心室激动逆传夺获心房。

(5)通常发作突然开始。

(6)心室夺获与室性融合波:室速发作时少数室上性冲动可下传心室,产生心室夺获,表现为在P波之后提前发生一次正常的QRS波群。室性融合波的QRS波群形态介于窦性与异位心室搏动之间,其意义为部分夺获心室。心室夺获与室性融合波的存在对确立室速的诊断有重要价值(图9-4)。

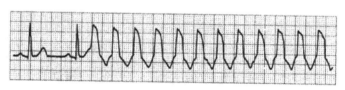

图9-4 室性心动过速

2.室速的分类

(1)按室速发作持续时间的长短分为:①持续性室速,发作时间30秒以上,或室速发作时间未达30秒,但出现严重的血流动力学异常,需药物或电复律始能终止。②非持续性室速,发作时间短于30秒,能自行终止。

(2)按室速发作时QRS波群形态不同分为:①单形性室速,室速发作时,QRS波群形态一致。②多形性室速,室速发作时,QRS波群呈2种或2种以上形态。

(3)按室速发作时血流动力学的改变分为:①血流动力学稳定性室速。②血流动力学不稳定性室速。

(4)按室速持续时间和形态的不同分为:①单形性持续性室速。②单形性非持续性室速。③多形性持续性室速。④多形性非持续性室速。

3.鉴别诊断

室速与阵发性室上性心动过速伴束支传导阻滞或室内差异性传导或合并预激综合征的心电图十分相似,但各自的临床意义及治疗完全不同,因此应进行鉴别。

(1)阵发性室上性心动过速伴室内差异性传导:室速与阵发性室上性心动过速伴室内差异性传导酷似,均为宽 QRS 波群心动过速,二者应仔细鉴别。下述诸点有助于阵发性室上性心动过速伴室内差异性传导的诊断:①每次心动过速均由期前发生的 P 波开始。②P 波与 QRS 波群相关,通常呈 1∶1 房室比例。③刺激迷走神经可减慢或终止心动过速。

(2)预激综合征伴心房颤动:预激综合征患者发生心房颤动,冲动沿旁道下传预激心室表现为宽 QRS 波,沿房室结下传表现为窄 QRS 波,有时二者融合 QRS 波介于二者之间。当室率较快时易与室速混淆。下述诸点有助于预激综合征伴心房颤动的诊断:①心房颤动发作前后有预激综合征的心电图形。②QRS 时限>0.20 秒,且由于预激心室程度不同 QRS 时限可有差异。③心律明显不齐,心率多>200 次/分。④心动过速 QRS 波中有预激综合征心电图形时有利于预激综合征伴心房颤动的诊断。

4.评估

(1)判断血流动力学状态、有无脉搏:当心电图显示为室性心动过速或宽 QRS 波心动过速时,首先要判断患者血流动力学是否稳定、有无脉搏。

(2)确定室速的类型、持续时间。

(3)判断有无器质性心脏病、心功能状态和发作的诱因。

(4)判断 Q-T 间期有无延长、是否合并低血钾和洋地黄中毒等。

(五)急诊处理

室速的急诊处理原则是:对非持续性的室速,无症状、无晕厥史、无器质性心脏病者无须治疗;对持续性室速发作,无论有无器质性心脏病均应迅速终止发作,积极治疗原发病;对非持续性室速,有器质性心脏病患者亦应积极治疗。

1.吸氧

室性心动过速的患者,常有器质性心脏病,发作时间长时即有明显缺氧,应该注意氧气吸入。

2.直流电复律

无脉性室速、多形性室速应视同心室颤动,立即进行复苏抢救和非同步直流电复律,首次单相波能量为 360 J,双相波能量为 150 J 或 200 J。伴有低血压、休克、呼吸困难、肺水肿、心绞痛、晕厥或意识丧失等严重血流动力学障碍的单形性持续性室性心动过速者,首选同步直流电复律;药物治疗无效的单形性持续性室性心动过速者,也应行同步直流电复律。首次单相波能量为100 J,如不成功,可增加能量。如血流动力学情况允许应予短时麻醉。洋地黄中毒引起的室性心动过速者,不宜用电复律,应给予药物治疗。

3.抗心律失常药物的使用

(1)胺碘酮:静脉注射胺碘酮基本不诱发尖端扭转性室速,也不加重或诱发心力衰竭。适用于血流动力学稳定的单形性室速、不伴 Q-T 间期延长的多形性室速、未能明确诊断的宽 QRS 心动过速、电复律无效或电复律后复发的室速、普鲁卡因胺或其他药物治疗无效的室速。在合并严重心功能受损或缺血的患者,胺碘酮优于其他抗心律失常药,疗效较好,促心律失常作用低。首剂静脉用药 150 mg,用 5%葡萄糖溶液稀释后,于 10 分钟注入。首剂用药 10~15 分钟后仍不能转复,可重复静脉注射 150 mg。室速终止后以 1 mg/min 速度静脉滴注 6 小时,随后以

0.5 mg/min速度维持给药,原则上第一个 24 小时不超过 1.2 g,最大可达 2.2 g。第二个 24 小时及以后的维持量一般推荐 720 mg/24 h。静脉胺碘酮的使用剂量和方法要因人而异,使用时间最好不要超过3～4 天。静脉使用胺碘酮的主要不良反应是低血压和心动过缓,减慢静脉注射速度、补充血容量、使用升压药或正性肌力药物可以预防,必要时采用临时起搏。

(2)利多卡因:近年来发现利多卡因对起源自正常心肌的室速终止有效率低;终止器质性心脏病或心力衰竭中室速的有效率不及胺碘酮和普鲁卡因胺;急性心肌梗死中预防性应用利多卡因,室颤发生率降低,但死亡率上升;此外终止室速、室颤复发率高;因此利多卡因已不再是终止室速、室颤的首选药物。首剂用药 50～100 mg,稀释后 3～5 分钟内静脉注射,必要时间隔 5～10 分钟后可重复 1 次,至室速消失或总量达 300 mg,继以 1～4 mg/min 的速度维持给药。主要不良反应有嗜睡、感觉迟钝、耳鸣、抽搐、一过性低血压等。禁忌证有高度房室传导阻滞、严重心力衰竭、休克、肝功能严重受损等。

(3)苯妥英钠:它能有效地消除由洋地黄过量引起的延迟性后除极触发活动,主要用于洋地黄中毒引起的室性和房性快速心律失常。也可用于长 Q-T 间期综合征所诱发的尖端扭转性室速。首剂用药100～250 mg,以注射用水 20～40 mL 稀释后 5～10 分钟内静脉注射,必要时每隔 5～10 分钟重复静脉注射 100 mg,但 2 小时内不宜超过 500 mg,1 天不宜超过 1 000 mg。治疗有效后改口服维持,第二、三天维持量 100 mg,5 次/天;以后改为每 6 小时 1 次。主要不良反应有头晕、低血压、呼吸抑制、粒细胞减少等。禁忌证有低血压、高度房室传导阻滞(洋地黄中毒例外)、严重心动过缓等。

(4)普罗帕酮:1～2 mg/kg(常用 70 mg)稀释后以 10 mg/min 静脉注射,无效间隔 10～20 分钟再静脉注射 1 次,一般静脉注射总量不超过 280 mg。由于普罗帕酮有负性肌力作用及抑制传导系统作用,且个体间存在较大差异,对有心功能不全者禁用,对有器质性心脏病、低血压、休克、心动过缓者等慎用或禁用。

(5)普鲁卡因胺:100 mg 稀释后 3～5 分钟内静脉注射,每隔 5～10 分钟重复 1 次,直至心律失常被控制或总量达 1～2 g,然后以 1～4 mg/min 的速度维持给药。为避免普鲁卡因胺产生的低血压反应,用药时应有另外一个静脉通路,可随时滴入多巴胺,保持在推注普鲁卡因胺过程中血压不降。用药时应有心电图监测。应用普鲁卡因胺负荷量时可产生 QRS 增宽,如超过用药前 50％则提示已达最大耐受量,不可继续使用。

(六)特殊类型的室性心动过速

1.尖端扭转性室速

尖端扭转性室速是多形性室速的一个特殊类型,因发作时 QRS 波群的振幅与波峰呈周期性改变,宛如围绕等电位线连续扭转而得名。往往连续发作 3～20 个冲动,间以窦性冲动,反复出现,频率 200～250 次/分(图 9-5)。在非发作期可有 Q-T 间期延长。当室性期前收缩发生在舒张晚期、落在前面 T 波的终末部分可诱发室速。由于发作时频率过快可伴有血流动力学不稳定的症状,甚至心脑缺血表现,持续发作控制不满意可恶化为心室颤动和猝死。临床见于先天性长 Q-T 间期综合征、严重的心肌损害和代谢异常、电解质紊乱(如低血钾或低血镁)、吩噻嗪和三环类抗抑郁药及抗心律失常药物(如奎尼丁、普鲁卡因胺或丙吡胺)的使用时。

药物终止尖端扭转性室速时,首选硫酸镁,首剂 2 g,用 5％葡萄糖溶液稀释至 40 mL 缓慢静脉注射,时间 3～5 分钟,然后以 8 mg/min 的速度静脉滴注。Ⅰ A 类和Ⅲ类抗心律失常药物可使 Q-T 间期更加延长,故不宜应用。先天性长 Q-T 间期综合征治疗应选用 B 受体阻断药。对于基础心室率明显缓慢者,可起搏治疗,联合应用β受体阻断药。药物治疗无效者,可考虑左颈胸交感神经切断术,或置入埋藏式心脏复律除颤器。

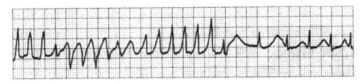

图 9-5　尖端扭转性室速

2.加速性室性自主心律

加速性室性自主心律又称非阵发性室速、缓慢型室速。心电图常表现为连续发生 3～10 个起源于心室的 QRS 波群,心室率通常为 60～110 次/分。心动过速的开始与终止呈渐进性,跟随于一个室性期前收缩之后,或当心室异位起搏点自律性高于窦性频率时发生。由于心室与窦房结两个起搏点轮流控制心室节律,融合波常出现于心律失常的开始与终止时,心室夺获亦很常见。

加速性室性自主心律常发生于心脏病患者,特别是急性心肌梗死再灌注期间、心脏手术、心肌病、风湿热与洋地黄中毒。发作短暂或间歇。患者一般无症状,亦不影响预后。通常无需治疗。

三、心房扑动

心房扑动简称房扑,是一种快速而规则、药物难以控制的心房异位心律,较心房颤动少见。

(一)病因

心房扑动常发生于器质性心脏病,如风湿性心脏病、冠心病、高血压性心脏病、心肌病等。此外,肺栓塞、慢性充血性心力衰竭、二/三尖瓣狭窄与反流导致心房扩大,亦可出现心房扑动。其他病因有甲状腺功能亢进症、酒精中毒、心包炎等,亦可见于一些无器质性心脏病的患者。

(二)发病机制

心脏电生理研究表明,房扑系折返所致。因这些折返环占领了心房的大部分区域,故称之为"大折返"。下腔静脉至三尖瓣环间的峡部常为典型房扑折返环的关键部位。围绕三尖瓣环呈逆钟向折返的房扑最常见,称典型房扑(Ⅰ型);围绕三尖瓣环呈顺钟向折返的房扑较少见,称非典型房扑(Ⅱ型)。

(三)临床表现

心房扑动往往有不稳定的倾向,可恢复为窦性心律或进展为心房颤动,亦可持续数月或数年。按摩颈动脉窦能突然成比例减慢心房扑动者的心室率,停止按摩后又恢复至原先心室率水平。令患者运动、施行增加交感神经张力或降低迷走神经张力的方法,可促进房室传导,使心房扑动的心室率成倍数增加。

房扑患者常有心悸、呼吸困难、乏力或胸痛等症状。有些房扑患者症状较为隐匿,仅表现为活动时乏力。如房扑伴有极快的心室率,可诱发心绞痛、心力衰竭。体检可见快速的颈静脉扑动。房室传导比例发生改变时,第一心音强度也随之变化。未得到控制且心室率极快的房扑,长期发展会导致心动过速性心肌病。

(四)诊断

1.心电图特征

(1)反映心房电活动的窦性 P 波消失,代之以规律的锯齿状扑动波称为 F 波,扑动波之间的等电位线消失,在Ⅱ、Ⅲ、aVF 或 V₁ 导联最为明显,典型房扑在Ⅱ、Ⅲ、aVF 导联上的扑动波呈负向,V₁ 导联上的扑动波呈正向,移行至 V₆ 导联时则扑动波演变成负向波。心房率为 250～350 次/分。非典型房扑,表现为Ⅱ、Ⅲ、aVF 导联上的正向扑动波和 V₁ 导联上的负向扑动波,移行至 V₆ 导联时则扑动波演变正向扑动波,心房率为 340～430 次/分。

(2)心室率规则或不规则,取决于房室传导比例是否恒定。当心房率为 300 次/分,未经药物治疗时,心室率通常为 150 次/分(2∶1 房室传导)。使用奎尼丁、普罗帕酮等药物,心房率减慢至 200 次/分以下,房室传导比例可恢复 1∶1,导致心室率显著加速。预激综合征和甲状腺功能亢进症并发房扑,房室传导比例如为 1∶1,可产生极快的心室率。不规则的心室率是由于房室传导比例发生变化,如 2∶1 与 4∶1 传导交替所致。

(3)QRS 波群呈室上性,时限正常。当合并预激综合征、室内差异性传导和束支传导阻滞时,QRS 波增宽、畸形(图 9-6)。

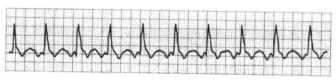

图 9-6　心房扑动

2.评估

(1)有无严重的血流动力学障碍。

(2)判断有无器质性心脏病、心功能状态和发作的诱因。

(3)判断房扑的持续时间。

(五)急诊处理

心房扑动常发生于器质性心脏病,在吸氧、心电监护、建立静脉通路后,根据患者基础的心脏状况、有无血流动力学障碍做出处理。房扑急诊处理的目的是在对原发病进行治疗的基础上将其转复为窦性心律,预防复发或单纯减慢心率以缓解临床症状。

1.心律转复

(1)直流电同步复律:是终止房扑最有效的方法。房扑发作时有严重的血流动力学障碍或出现心力衰竭,应首选直流电复律;对持续性房扑药物治疗无效者,亦宜用电复律。大多数房扑仅需 50 J 的单相波或更小的双相波电击,即能成功地将房扑转复为窦性心律。成功率为95%～100%。

(2)心房快速起搏:适用于电复律无效者,或已应用大剂量洋地黄不适宜复律者。成功率为70%～80%。对典型房扑(Ⅰ型)效果较好而非典型房扑(Ⅱ型)无效。对于房扑伴 1∶1 传导或旁路前向传导,由于快速心房起搏可诱发快速心室率甚至心室颤动,故为心房快速起搏禁忌。将电极导管插至食管的心房水平,或经静脉穿刺插入电极导管至右心房处,以快于心房率 10～20 次/分开始,当起搏至心房夺获后突然终止起搏,常可有效地转复房扑为窦性心律。当初始频率不能终止房扑时,在原来起搏频率基础上增加 10～20 次/分,必要时重复上述步骤。终止房扑最有效的起搏频率一般为房扑频率的120%～130%。

(3)药物复律:对房扑复律有效的药物有以下几种。①伊布利特:转复房扑的有效率为38%～76%,转复时间平均为 30 分钟。研究证实,其复律成功与否与房扑持续时间无关。严重的器质性心脏病、Q-T 间期延长或有窦房结病变的患者,不应给予伊布利特治疗。②普罗帕酮:

急诊转复房扑的成功率为 40%。③索他洛尔:1.5 mg/kg 转复房扑成功率远不如伊布利特。

2.药物控制心室率

对血流动力学稳定的患者,首先以降低心室率为治疗目的。

(1)洋地黄制剂:是房扑伴心功能不全患者的首选药物。可用毛花苷 C(西地兰)0.4～0.6 mg 稀释后缓慢静脉注射,必要时于 2 小时后再给 0.2～0.4 mg,使心率控制在 100 次/分以下后改为口服地高辛维持。房扑大多数先转为房颤,如继续使用或停用洋地黄过程中,可能恢复窦性心律;少数从心房扑动转为窦性心律。

(2)钙通道阻滞剂:首选维拉帕米,5～10 mg 稀释后缓慢静脉注射,偶可直接复律,或经房颤转为窦性心律,口服疗效差。静脉应用地尔硫䓬亦能有效控制房扑的心室率。主要不良反应为低血压。

(3)β 受体阻断药:可减慢房扑之心室率。

(4)对于房扑伴 1:1 房室传导,多为旁道快速前向传导。可选用延缓旁道传导的普罗帕酮、胺碘酮、普鲁卡因胺等,禁用延缓房室传导、增加旁道传导而加快室率的洋地黄和维拉帕米等。

3.药物预防发作

多非利特、氟卡尼、胺碘酮均可用于预防发作。但 I C 类抗心律失常药物治疗房扑时必须与 β 受体阻断药或钙通道阻滞剂合用,原因是 I C 类抗心律失常药物可减慢房扑频率,并引起 1:1 房室传导。

4.抗凝治疗

新近观察显示,房扑复律过程中栓塞的发生率为 1.7%～7.0%,未经充分抗凝的房扑患者直流电复律后栓塞风险为 2.2%。房扑持续时间超过 48 小时的患者,在采用任何方式的复律之前均应抗凝治疗。只有在下列情况下才考虑心律转复:患者抗凝治疗达标(INR 值为 2.0～3.0)、房扑持续时间少于 48 小时或经食管超声未发现心房血栓。食管超声阴性者,也应给予抗凝治疗。

四、心房颤动

心房颤动亦称心房纤颤,简称房颤,指心房丧失了正常的、规则的、协调的、有效的收缩功能而代之以 350～600 次/分的不规则颤动,是一种十分常见的心律失常。绝大多数见于器质性心脏病患者,可呈阵发性或呈持续性。在人群中的总发病率约为 0.4%,65 岁以上老年人发病率为 3%～5%,80 岁后发病率可达 8%～10%。合并房颤后心脏病病死率增加 2 倍,如无适当抗凝,脑卒中增加 5 倍。

(一)病因

房颤常发生于原有心血管疾病者,常见于风湿性心脏病、冠心病、高血压性心脏病、甲状腺功能亢进、缩窄性心包炎、心肌病、感染性心内膜炎以及慢性肺源性心脏病等。房颤发生在无心脏病变的中青年,称为孤立性房颤。老年房颤患者中部分是心动过缓-心动过速综合征的心动过速期表现。

(二)发病机制

目前得到公认的是多发微波折返学说和快速发放冲动学说。多发微波折返学说认为:多发微波以紊乱方式经过心房,互相碰撞、再启动和再形成,并有足够的心房组织块来维持折返。快速发放冲动学说认为:左右心房、肺静脉、腔静脉、冠状静脉窦等开口部位,或其内一定距离处(存在心房肌袖)有快速发放冲动灶,驱使周围心房组织产生心房颤动,由多发微波折返机制维持,快速发放冲动停止后心房颤动仍会持续。

（三）临床表现

房颤时心房有效收缩消失，心排血量比窦性心律时减少 25％或更多。症状的轻重与患者心功能和心室率的快慢有关。轻者可仅有心悸、气促、乏力、胸闷；重者可致急性肺水肿、心绞痛、心源性休克甚至昏厥。阵发性房颤者自觉症状常较明显。房颤伴心房内附壁血栓者，可引起栓塞症状。房颤的典型体征是第一心音强弱不等，心律绝对不规则，脉搏短绌。

（四）诊断

1.心电图特点

（1）各导联中正常 P 波消失，代之以形态、间距及振幅均绝对不规则的心房颤动波（f 波），频率350～600 次/分，通常在 Ⅱ、Ⅲ、aVF 或 V1 导联较为明显。

（2）R-R 间期绝对不规则，心室率较快；但在并发完全性房室传导阻滞或非阵发性交界性心动过速时，R-R 规则，此时诊断依靠 f 波的存在。

（3）QRS 波群呈室上性，时限正常。当合并预激综合征、室内差异性传导和束支传导阻滞时，QRS 波群增宽、畸形，此时心室率又很快时，极易误诊为室速，食管导联心电图对诊断很有帮助。

（4）在长 R-R 间期后出现的短 R-R 间期，其 QRS 波群呈室内差异性传导（常为右束支传导阻滞型）称为 Ashman 现象；差异传导连续发生时称为蝉联现象（图 9-7）。

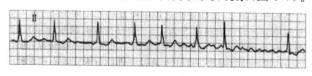

图 9-7　心房颤动

2.房颤的分类

（1）阵发性房颤：持续时间＜7 天（通常在 48 小时内），能自行终止，反复发作。

（2）持续性房颤：持续时间＞7 天，或以前转复过，非自限性，反复发作。

（3）永久性房颤：终止后又复发，或患者无转复愿望，持久发作。

3.评估

（1）根据病史和体格检查确定患者有无器质性心脏病、心功能不全、电解质紊乱，是否正在使用洋地黄制剂。

（2）心电图中是否间歇出现或持续存在 δ 波？如存在则表明为 WPW，洋地黄制剂和维拉帕米为禁忌药物。

（3）紧急复律是否有益处？如快速心室率所致的心肌缺血、肺水肿、血流动力学不稳定。

（4）复律后是否可维持窦律？如甲状腺疾病、左心房增大、二尖瓣疾病。

（5）发生栓塞并发症的危险因素有哪些？即是否需要抗凝治疗。

（五）急诊处理

房颤急诊处理的原则及目的：①恢复并维持窦性心律。②控制心室率。③抗凝治疗预防栓塞并发症。

1.复律治疗

（1）直流电同步复律：急性心肌梗死、难治性心绞痛、预激综合征等伴房颤患者，如有严重血流动力学障碍,首选直流电同步复律,初始能量 200 J。初始电复律失败,保持血钾在 4.5～5.0 mmol/L,30 分钟静脉注射胺碘酮 300 mg(随后 24 小时静脉滴注 900～1 200 mg),尝试进一步除颤。血流动力学稳定、房颤时心室率快(>100 次/分),用洋地黄难以控制,或房颤反复诱发心力衰竭或心绞痛,药物治疗无效,也需尽快电复律。

(2)药物复律:房颤发作在 7 天内的患者药物复律的效果最好。大多数这样的患者房颤是第一次发作,不少患者发作后 24～48 小时可自行复律。房颤时间较长的患者(>7 天)很少能自行复律,药物复律的成功率也大大减少。复律成功与否与房颤的持续时间的长短、左心房大小和年龄有关。已证实有效的房颤复律药物有:胺碘酮、普罗帕酮、氟卡尼、伊布利特、多非利特、奎尼丁。

普罗帕酮:用于≤7 天的房颤患者,单剂口服 450～600 mg,转复有效率可达 60％左右。但不能用于 75 岁以上的老年患者、心力衰竭、病态窦房结综合征、束支传导阻滞、QRS≥0.12 秒、不稳定心绞痛、6 个月内有过心肌梗死、二度以上房室传导阻滞者等。

胺碘酮:可静脉或口服应用。口服用药住院患者 1.2～1.8 g/d,分次服,直至总量达 10 g,然后 0.2～0.4 g/d 维持;门诊患者 0.6～0.8 g/d,分次服,直至总量达 10 g 后 0.2～0.4 g/d 维持。静脉用药者为 30～60 分钟内静脉注射 5～7 mg/kg,然后 1.2～1.8 g/d 持续静脉滴注或分次口,直至总量达 10 g 后 0.2～0.4 g/d 维持。转复有效率为 20％～70％。

伊布利特:适用于 7 天左右的房颤。1 mg 静脉注射 10 分钟,若 10 分钟后未能转复可重复 1 mg。应用时必须心电监护 4 小时。转复有效率为 20％～75％。

2.控制心室率

(1)短期迅速控制心室率:血流动力学稳定的患者最初治疗目标是迅速控制心室率,使患者心室率≤100 次/分,保持血流动力学稳定,减轻患者症状,以便赢得时间,进一步选择最佳治疗方案。初次发作且在 24～48 小时的急性房颤或部分阵发性患者心室率控制后,可能自行恢复为窦性心律。

毛花苷 C(西地兰):是伴有心力衰竭、肺水肿患者的首选药物。0.2～0.4 mg 稀释后缓慢静脉注射,必要时于 2～6 小时后可重复使用,24 小时内总量一般不超过 1.2 mg。若近期曾口服洋地黄制剂者,可在密切观察下给毛花苷 C 0.2 mg。

钙通道阻滞剂:地尔硫草 15 mg,稀释后静脉注射,时间 2 分钟,必要时 15 分钟后重复 1 次,继以 15 mg/h 维持,调整静脉滴注速度,使心室率达到满意控制。维拉帕米 5～10 mg,稀释后静脉注射,时间 10 分钟,必要时 30～60 分钟后重复 1 次。应注意这两种药物均有一定的负性肌力作用,可导致低血压,维拉帕米更明显,伴有明显心力衰竭者不用维拉帕米。

β 受体阻断药:普萘洛尔 1 mg 静脉注射,时间 5 分钟,必要时每 5 分钟重复 1 次,最大剂量至 5 mg,维持剂量为每 4 小时 1～3 mg;或美托洛尔 5 mg 静脉注射,时间 5 分钟,必要时每 5 分钟重复 1 次,最大剂量 10～15 mg;艾司洛尔 0.25～0.5 mg/kg 静脉注射,时间>1 分钟,继以 50 μg/(kg·min)静脉滴注维持。低血压与心力衰竭者忌用 β 受体阻断药。

上述药物应在心电监护下使用,心室率控制后应继续口服该药进行维持。地尔硫草或 β 受体阻断药与毛花苷 C 联合治疗能更快控制心室率,且毛花苷 C 的正性肌力作用可减轻地尔硫草和 β 受体阻断药的负性肌力作用。

特殊情况下房颤的药物治疗:①预激综合征伴房颤。控制心室率避免使用 β 受体阻断药、钙通道阻滞剂、洋地黄制剂和腺苷等,因这些药物延缓房室结传导、房颤通过旁路下传使心室率反而增快。对心功能正常者,可选用胺碘酮、普罗帕酮、普鲁卡因胺或伊布利特等抗心律失常药物,使旁路传导减慢从而降低心室率,恢复窦律。胺碘酮用法:150 mg(3~5 mg/kg),用5%葡萄糖溶液稀释,于10分钟注入。首剂用药10~15分钟后仍不能转复,可重复150 mg静脉注射。继以1.0~1.5 mg/min速度静脉滴注1小时,以后根据病情逐渐减量,24小时总量不超过1.2 g。②急性心肌梗死伴房颤。提示左心功能不全,可静脉注射毛花苷C或胺碘酮以减慢心室率,改善心功能。③甲状腺功能亢进症伴房颤。首先予积极的抗甲状腺药物治疗。应选用非选择性β受体阻断药(如卡维地洛)。④急性肺疾患或慢性肺部疾病伴房颤。应纠正低氧血症和酸中毒,尽量选择钙拮抗药控制心室率。

(2)长期控制心室率:持久性房颤的治疗目的为控制房颤过快的心室率,可选用β受体阻断药、钙通道阻滞剂或地高辛。但应注意这些药物的禁忌证。

3.维持窦性心律

房颤心律转复后要用药维持窦性心律。除伊布利特外,用于复律的药物也用于转复后维持窦律,因此常用普罗帕酮、胺碘酮和多非利特,还可使用阿奇利特、索他洛尔。

4.预防栓塞并发症

慢性房颤(永久性房颤)患者有较高的栓塞发生率。过去有栓塞病史、瓣膜病、高血压、糖尿病、老年患者、左心房扩大、冠心病等使发生栓塞的危险性增大。存在以上任何一种情况,均应接受长期抗凝治疗。口服华法林,使凝血酶原时间国际标准化比率(INR)维持在2.0~3.0,能安全而有效的预防脑卒中的发生。不宜应用华法林的患者以及无以上危险因素的患者,可改用阿司匹林(每天100~300 mg)。房颤持续时间不超过2天,复律前无需做抗凝治疗。否则应在复律前接受3周的华法林治疗,待心律转复后继续治疗4周。紧急复律治疗可选用静脉注射肝素或皮下注射低分子肝素,复律后仍给予4周的抗凝治疗。在采取上述治疗的同时,要积极寻找房颤的原发疾病和诱发因素,给予相应处理。对房颤发作频繁、心室率很快、药物治疗无效者可施行射频消融、外科手术等。

五、心室扑动与心室颤动

心室扑动和心室颤动是最严重的心律失常,简称室扑和室颤。前者心室有快而微弱的收缩,后者心室各部分肌纤维发生快而不协调的颤动,对血流动力学的影响等同于心室停搏。室扑常为室颤的先兆,很快即转为室颤。而室颤则是导致心脏性猝死的常见心律失常,也是临终前循环衰竭的心律改变。原发性室颤为无循环衰竭基础上的室颤,常见于冠心病,及时电除颤可逆转。在各种心脏病的终末期发生的室扑和室颤,为继发性室扑和室颤,预后极差。

(一)病因

各种器质性心脏病及许多心外因素均可导致室扑和室颤,以冠心病、原发性心肌病、瓣膜性心脏病、高血压性心脏病为最常见。原发性室颤则好发于急性心肌梗死、心肌梗死溶栓再灌注后、原发性心肌病、病态窦房结综合征、心肌炎、触电、低温、麻醉、低血钾、高血钾、酸碱平衡失调、奎尼丁、普鲁卡因胺、锑剂和洋地黄等药物中毒、长Q-T间期综合征、Brugada综合征、预激综合征合并房颤等。

(二)发病机制

室颤可以被发生于心室易损期的期前收缩所诱发,即"R-on-T"现象。然而,室颤也可在没有"R-on-T"的情况下发生,故有理论认为当一个行进的波正面碰到解剖障碍时可碎裂产生多个子波,后者可以单独存在并作为高频率的兴奋起源点触发室颤。多数学者认为心室肌结构的不均一是形成自律性增高和折返的基质,而多个研究都提示起源于普肯耶系统的触发活动在室颤发生起始阶段的重要作用。

(三)诊断

1.临床特点

典型的表现为阿-斯(Adams-Stokes)综合征:患者突然抽搐,意识丧失,面色苍白,几次断续的叹息样呼吸之后呼吸停止;此时心音、脉搏、血压消失、瞳孔散大。部分患者阿-斯综合征表现不明显即已猝然死亡。

2.心电图

(1)心室扑动:正常的 QRS-T 波群消失,代之以连续、快速、匀齐的大振幅波动,频率150～250 次/分,一般在发生心室扑动后,常迅速转变为心室颤动,但也可转变为室性心动过速,极少数恢复窦性心律。室扑与室性心动过速的区别在于后者 QRS 与 T 波能分开,波间有等电位线,且 ORS 时限不如室扑宽。

(2)心室颤动:QRS-T 波群完全消失,代之以形状不同、大小各异、极不均匀的波动,频率250～500 次/分,开始时波幅尚较大,以后逐渐变小,终于消失。室颤与室扑的区别在于前者波形及节律完全不规则,且电压极小(图 9-8)。

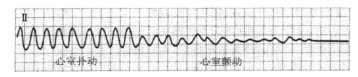

图 9-8　心室扑动与颤动

3.临床分型

(1)据室颤波振幅分型。①粗颤型:室颤波振幅＞0.5 mV,多见于心肌收缩功能较好的患者,心肌蠕动幅度相对粗大有力,张力较好,对电除颤效果好。②细颤型:室颤波振幅＜0.5 mV,多见于心肌收缩功能较差的情况。对电除颤疗效差。

(2)据室颤前心功能分型。①原发性室颤:又称非循环衰竭型室颤。室颤前无低血压、心力衰竭或呼吸衰竭,循环功能相对较好。室颤的发生与心肌梗死等急性病变有关。除颤成功率约为80％。②继发性室颤:又称循环衰竭型室颤。室颤前常有低血压、心力衰竭或呼吸衰竭,常同时存在药物、电解质紊乱等综合因素,除颤成功率低(＜20％)。③特发性室颤:室颤发生前后均未发现器质性心脏病,室颤常突然发生,多数来不及复苏而猝死,部分自然终止而幸存。室颤幸存者常有复发倾向,属于单纯的心电疾病。④无力型室颤:又称临终前室颤。临终患者约有50％可出现室颤,室颤波频率慢,振幅低。

(四)急诊处理

1.非同步直流电击除颤

心室扑动或心室颤动一旦发生,紧急给予非同步直流电击除颤 1 次,单相波能量选择 360 J,双相波选择 150～200 J。电击除颤后不应检查脉搏、心律,应立即进行胸外心脏按压,2 分钟或5 个30∶2 按压/通气周期后如仍然是室颤,再予除颤 1 次。

2.药物除颤

2～3 次电击后仍为室颤首选胺碘酮静脉注射,无胺碘酮或有 Q-T 间期延长,可使用利多卡因,并重复电除颤。

3.病因处理

由严重低血钾引起的室颤反复发作,应静脉滴注大量氯化钾,一般用2～3 g 氯化钾溶于 5% 葡萄糖溶液 500 mL 内,在监护下静脉滴注,最初 24 小时内常需给氯化钾 10 g 左右,持续到心电图低血钾表现消失为止。由锑剂中毒引起的室颤反复发作,可反复用阿托品 1～2 mg 静脉注射或肌内注射,同时亦需补钾。由奎尼丁或普鲁卡因胺引起的室颤不宜用利多卡因,需用阿托品或异丙肾上腺素治疗。

4.复苏后处理

若经以上治疗心脏复跳,但仍有再次骤停的危险,并可能继发脑、心、肾损害,从而发生严重并发症和后遗症。因此应积极的防治发生心室颤动的原发疾患,维持有效的循环和呼吸功能及水、电解质和酸碱平衡,防治脑水肿、急性肾衰竭和继发感染。

（李　莹）

第九节　主动脉夹层

主动脉夹层指主动脉腔内的血液通过内膜的破口进入主动脉壁中层而形成的血肿。急性主动脉夹层是一种不常见、但有潜在生命危险的疾病,如不予以治疗,早期死亡率很高。及时进行适当的药物和(或)手术治疗,可明显提高生存率。

一、病因与发病机制

任何破坏中层弹性或肌肉成分完整性的疾病都可使主动脉易患夹层分离。中层胶原及弹性硬蛋白变性所致的中层退行性变是首要的易患因素。囊性中层退行病变是多种遗传性结缔组织缺陷(马凡和 Ehlers Danlos 综合征)的内在特点。年龄增长和高血压可能是中层退行病变两个重要因素。主动脉夹层的好发年龄为 60～70 岁,男性为女性发病率的 2 倍。某些其他先天性心血管畸形,如主动脉瓣单瓣畸形和主动脉缩窄也易并发主动脉夹层。另外,动脉内导管术及主动脉球囊反搏等诊疗操作也可能引起主动脉夹层。

主动脉夹层开始于主动脉内膜撕裂,血液穿透病变中层,将中层平面一分为二,主动脉壁即出现夹层。由于管腔压力不断推动,分离过程沿主动脉壁推进,典型的为顺行推进,即被主动脉血流向前的力推动,有时也可见从内膜撕裂处逆向推进。主动脉壁分离层之间被血液充盈的空间成为一个假腔,剪切力可能导致内膜进一步撕裂,为假腔内的血流提供出口或额外的进口。假腔可由于血液充盈而扩张,引起内膜突入真腔内,使血管腔狭窄变形。

二、分类

绝大多数主动脉夹层起源于升主动脉和/或降主动脉。主动脉夹层有三种主要的分类方法,对累及的主动脉的部位及范围进行定义(表 9-4,图 9-9)。考虑预后及治疗的不同,所有这三种分类方法都是基于主动脉夹层是否累及升主动脉而定。一般而言,夹层分离累及升主动脉有外科手术指征,而对那些未累及升主动脉的夹层分离可考虑药物保留治疗。

表 9-4　常用的主动脉夹层分类方法

分类	起源和累及的主动脉范围
DeBakey 分类法	
Ⅰ 型	起源于升主动脉,扩展至主动脉弓或其远端
Ⅱ 型	起源并局限于升主动脉
Ⅲ 型	起源于降主动脉沿主动脉向远端扩展
Stanford 分类法	
A 型	所有累及升主动脉的夹层分离
B 型	所有不累及升主动脉的夹层分离
解剖描述分类法	
近端	包括 DeBakey Ⅰ 型和 Ⅱ 型,Stanford 法 A 型
远端	包括 DeBakey Ⅲ 型,Stanford 法 B 型

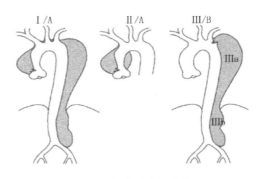

图 9-9　主动脉夹层分类

Ⅰ/A:DeBakey Ⅰ 型/StanfordA 型;Ⅱ/A:DeBakey Ⅱ 型/StanfordA 型;Ⅲ/B:DeBakey Ⅲ 型/StanfordB 型

三、诊断

(一)临床表现特点

1.症状

急性主动脉夹层最常见的症状是剧烈疼痛,而慢性夹层分离多数可能并无疼痛。典型的疼痛突然发生,开始时即为剧痛。患者主诉疼痛呈撕裂、撕扯或刀刺样。当夹层分离沿主动脉伸展时,疼痛可沿着夹层分离的走向逐步向其他部位转移。疼痛部位对判断主动脉夹层的部位有帮助,因为局部的症状通常反应累及的主动脉。如胸痛只在前胸部,或最痛之处在前胸部,提示夹层绝大多数累及升主动脉。如胸痛只在肩胛之间,或最痛之处在肩胛之间,则绝大部分累及降主动脉。颈、喉、颌、面部的疼痛强烈提示夹层累及升主动脉。另外,疼痛在背部的任何部位,或腹部和下肢,强烈提示累及降主动脉。

其他一些不常见情况包括充血性心力衰竭、晕厥、脑血管意外、缺血性周围神经病变、截瘫、猝死等。急性充血性心力衰竭几乎均由近端主动脉夹层所致的严重主动脉瓣反流引起。无神经定位体征的晕厥占主动脉夹层的 $4\%\sim5\%$,一般需紧急外科手术。

2.体征

在一些病例中,单纯的体检结果就足以提示诊断,而在另外一些情况下,即使存在广泛的主动脉夹层,相应的体征也不明显。远端主动脉夹层患者 $80\%\sim90\%$ 以上存在高血压,但在近端主动脉夹层患者中高血压较少见。近端主动脉夹层患者与远端主动脉夹层患者相比更易发生低血压。低血压通常是由于心脏压塞、胸腔或腹腔内动脉破裂所致。与主动脉夹层相关的最典型体征如脉搏短缺、主动脉反流杂音、神经系统表现更多见于近端夹层分离。急性胸痛伴脉搏短缺(减弱或缺如)强烈提示主动脉夹层。近端主动脉夹层分离中约 50% 有脉搏短缺,而远端主动脉夹层中只占 15%。

主动脉瓣反流是近端主动脉夹层的重要并发症,一些病例可听到主动脉瓣反流杂音。与近端主动脉夹层相关的主动脉瓣膜反流杂音常呈乐音样,胸骨右缘比胸骨左缘听诊更清晰。根据反流的严重程度不同,可能存在其他主动脉瓣关闭不全的周围血管征象,如水冲脉和脉压增宽。

许多疾病的表现可酷似主动脉夹层,包括急性心肌梗死或严重心肌缺血,非主动脉夹层引起的急性主动脉反流,非夹层分离引起的胸主动脉瘤、腹主动脉瘤、心包炎、肌肉骨骼痛或纵隔肿瘤。

(二)实验室和其他辅助检查特点

临床上,一旦诊断上已怀疑主动脉夹层,必须迅速并准确地确定诊断。目前可用的诊断方法包括主动脉造影、造影增强 CT 扫描、磁共振成像(MRI)、经胸或经食管的心脏超声。

1.胸片

最常见的异常是主动脉影变宽,占病例的 $80\%\sim90\%$,局限性的膨出往往出现于病变起源部位。一些病例可出现上纵隔影变宽。如见主动脉内膜钙化影,则可估测主动脉壁的厚度,正常为 $2\sim3$ mm,如主动脉壁厚度增加到 10 mm 以上,高度提示主动脉夹层(图 9-10)。虽然绝大多数患者有一种或多种胸片的异常表现,但相当部分患者胸片改变不明显。因此,正常的 X 线胸片绝不能排除主动脉夹层。

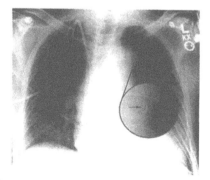

图 9-10　主动脉夹层,胸片可见主动脉内膜
钙化影与主动脉影外侧缘相距 10 mm 以上

2.主动脉造影

逆行主动脉造影是主动脉夹层的最可靠诊断技术,如考虑行手术治疗或血管内支架治疗,术前须行主动脉造影。血管造影诊断主动脉夹层的直接征象包括主动脉双腔或分离内膜片,提示夹层分离的间接征象包括主动脉腔变形、主动脉壁变厚、分支血管异常,以及主动脉瓣反流。主动脉造影的主要优点在于能明确主动脉夹层和累及的分支血管范围,也能显示主动脉夹层的一些主要并发症,如假腔内血栓和主动脉瓣反流。

3.计算机体层摄影(CT)

增强 CT 扫描时,如发现内膜片分割或以造影剂密度差来区分的两个明显的主动脉腔时即可诊断主动脉夹层。与主动脉造影不同,CT 扫描的优点在于它是无创的,但需要使用静脉内造影剂。CT 还有助于识别假腔内的血栓,发现心包积液。但 CT 扫描不能可靠地发现有无主动脉瓣反流和分支血管病变。

4.磁共振成像(MRI)

MRI 特别适用于诊断主动脉夹层,能显示主动脉夹层的真假腔、内膜的撕裂位置、剥离的内膜片和可能存在的血栓等。MRI 是无创性检查,也不需使用静脉内造影剂从而避免了离子辐射。虽然 MRI 以其高度的准确性成为目前无创性诊断主动脉夹层的主要标准,但它存在一些缺点,如对已植入起搏器、血管夹、人工金属心脏瓣膜和人工关节患者禁忌。MRI 也仅提供有限的分支血管图像,不能可靠地识别主动脉瓣反流的存在。另外,由于显影所需时间较长,急性主动脉夹层患者行 MRI 有风险。

5.超声心动图(UCG)

对诊断升主动脉夹层具有重要意义,且易识别并发症(如心包积血、主动脉瓣关闭不全和胸腔积血等)。在 M 型超声中可见主动脉根部扩大,夹层分离处主动脉壁由正常的单条回声带变成两条分离的回声带。在二维超声中可见主动内分离的内膜片呈内膜摆动征,主动脉夹层形成主动脉真假双腔征。有时可见心包或胸腔积液。多普勒超声不仅能检出主动脉夹层管壁双重回声之间的异常血流,而且对主动脉夹层的分型、破口定位及主动脉瓣反流的定量分析都具有重要的诊断价值。经食管超声心动图(TEE)克服了经胸廓 UCG 的一些局限性。它可以采用更高频率的超声检查,从而提供更好的解剖细节。

几种影像方法都各有其特定的优缺点。在选择时,必须考虑各种检查的准确性、安全性和可行性(表 9-5)。

表 9-5　几种影像学方法诊断主动脉夹层的性能

诊断性能	ANGIO	CT	MRI	TEE
敏感性	++	++	+++	+++
特异性	+++	+++	+++	++/+++
内膜撕裂部位	++	+	+++	+
有无血栓	+++	++	+++	+
有无主动脉关闭不全	+++	−	+	+++
心包积液	−	++	+++	+++
分支血管累积	+++	+	++	+
冠状动脉累及	++	−	−	++

注:+++极好,++好,+一般,−无法检测。ANGLO:主动脉造影;CT:计算机体层摄影;MRI:磁共振成像 TEE:经食管超声心动图

四、治疗

治疗主动脉夹层的主要目的在于阻止夹层分离的进展。那些致命的并发症并不是内膜撕裂

本身,而是随之而来的主动脉夹层的并发症,如分离主动脉破裂、急性主动脉瓣关闭不全、急性心脏压塞等。如果不进行及时、适当的治疗,主动脉夹层有很高的死亡率。

(一)紧急内科处理

所有高度怀疑有急性主动脉夹层的患者必须予以监护。首要的治疗目的在于解除疼痛并将收缩压降至 $13.3\sim14.7$ kPa($100\sim110$ mmHg)［平均动脉压为 $8.0\sim9.3$ kPa($60\sim70$ mmHg)］。无论是否存在疼痛和高血压,均应使用 β 受体阻滞剂以降低 dp/dt。对可能要进行手术的患者要避免使用长效降压药物,以免使术中血压控制变得复杂。疼痛本身可以加重高血压和心动过速,可静脉注射吗啡以缓解疼痛。

硝普钠对紧急降低动脉血压十分有效。开始滴速 $20~\mu g/min$,然后根据血压反应调整滴速,最高可达 $800~\mu g/min$。当单独使用时,硝普钠可能升高 dp/dt,这一作用可能潜在地促进夹层分离的扩展。因此,同时使用足够剂量的 β 受体阻滞剂十分必要。

为了迅速降低 dp/dt,应静脉内剂量递增地使用 β 受体阻滞剂,直至出现满意的 β 受体阻滞效应(心率 $60\sim70$ 次/分)。超短效 β 受体阻滞剂艾司洛尔对动脉血压不稳定准备行手术治疗的患者十分有用,因为如果需要可随时停用。当存在使用 β 受体阻滞剂的禁忌证,如窦缓,二度或三度房室传导阻滞,充血性心力衰竭,气管痉挛,应当考虑使用其他降低动脉压和 dp/dt 的药物,如钙离子通道阻滞剂。

当分离的内膜片损害一侧或双侧肾动脉时,可引起肾素大量释放,导致顽固性高血压。在这种情况下可静脉内注射血管紧张素转化酶(ACE)抑制剂。

如果患者血压正常而非高血压,可单独使用 β 受体阻滞剂降低 dp/dt,如果存在禁忌证,可选择使用非二氢吡啶类钙阻滞剂,如地尔硫章或维拉帕米。

如果可疑主动脉夹层的患者表现为严重低血压,提示可能存在心脏压塞或主动脉破裂,应快速扩容。如果迫切需要升压药治疗顽固性低血压,可使用去甲肾上腺素。

治疗后一旦患者情况稳定,应立即进行诊断检查。如果病情不稳定,优先使用 TEE,因为它能在急诊室或重症监护病房床边操作而不需停止监护和治疗。如果一个高度可疑夹层分离的患者病情变得极不稳定,很可能发生了主动脉破裂或心脏压塞,患者应立即送往手术室而不是进行影像学诊断。在这种情况下可使用术中 TEE 确定诊断,同时指导手术修补。

(二)心脏压塞的处理

急性近端主动脉夹层经常伴有心脏压塞,这是患者死亡的最常见原因之一。心脏压塞往往是主动脉夹层患者低血压的常见原因。在这种情况下,在等待外科手术修补时通常应进行心包穿刺以稳定病情。

(三)外科手术治疗

主动脉夹层的手术指征见表 9-6。应该尽可能在患者就诊之初决定是否手术,因为这将帮助选择何种诊断检查方法。手术目的包括切除最严重的主动脉病变节段,切除内膜撕裂部分,通过缝合夹层分离动脉的近端和远端以闭塞假腔的入口。下列因素增加患者的手术风险:高龄、伴随其他严重疾病(特别是肺气肿)、动脉瘤破裂、心脏压塞、休克、心肌梗死、脑血管意外等。

(四)血管内支架技术

使用血管内介入技术可治疗主动脉夹层的高危患者。例如,夹层分离累及肾动脉或内脏动脉时手术死亡率超过 50%,血管内支架置入可降低死亡率。带膜支架植入血管隔绝术主要适用于 stanford B 型夹层。

表 9-6　主动脉夹层外科手术和药物治疗的指征

手术指征	药物治疗指征
1.急性近端夹层分离	1.无并发症的远端夹层分离
2.急性远端夹层分离伴下列情况之一	2.稳定的孤立的主动脉弓夹层分离
·重要脏器进行性损害	3.稳定的慢性夹层分离
·主动脉破裂或接近破裂	
·主动脉瓣反流	
·夹层逆行进展至升主动脉	
·马方综合征并发夹层分离	

五、长期治疗和随访

主动脉夹层患者晚期并发症包括主动脉反流、夹层分离复发、动脉瘤形成或破裂。无论住院期间采用手术还是药物治疗,长期药物治疗以控制血压和 dp/dt 对所有主动脉夹层存活患者都适用。主动脉夹层患者随访评估包括反复认真的体格检查,定期胸片检查和一系列影像学检查包括 TEE,CT 扫描或 MRI。患者刚出院的 2 年内危险性最高,后危险性逐步降低。因此,早期经常的随访十分重要。

（徐杰长）

第十节　高血压急症

高血压急症是指短时间内(数小时或数天)血压明显升高,舒张压＞16 kPa(120 mmHg)和(或)收缩压＞24 kPa(180 mmHg),伴有重要器官组织,如心脏、脑、肾、眼底、大动脉的严重功能障碍或不可逆性损害。高血压急症可以发生在高血压患者,表现为高血压危象或高血压脑病;也可发生在其他许多疾病过程中,主要在心、脑血管病急性阶段,如脑出血、蛛网膜下腔出血、缺血性脑卒中、急性左侧心力衰竭伴肺水肿、不稳定型心绞痛、急性主动脉夹层和急、慢性肾衰竭等情况时。

单纯的血压升高并不构成高血压急症,血压的高低也不代表患者的危重程度;是否出现靶器官损害以及哪个靶器官受累不仅是高血压急症诊断的关键,也直接决定治疗方案的选择。及时正确处理高血压急症,可在短时间内使病情缓解,预防进行性或不可逆性靶器官损害,降低死亡率。根据降压治疗的紧迫程度,高血压急症可分为紧急和次急两类。前者需要采用静脉途径给药在几分钟到 1 小时内迅速降低血压;后者需要在几小时到 24 小时内降低血压,可使用快速起效的口服降压药。

一、发病机制

长期高血压及伴随的危险因素引起小动脉中层平滑肌细胞增殖和纤维化,中动脉、大动脉粥样硬化,管壁增厚和管腔狭窄,导致重要靶器官,如心、脑、肾缺血。在此基础上或在其他许多疾病过程中,因紧张、疲劳、情绪激动、突然停服降压药、嗜铬细胞瘤阵发性高血压发作等诱因,小动脉发生强烈痉挛,血压急剧上升,使重要靶器官缺血加重而产生严重功能障碍或不可逆性损害;或由于过高的血压突破了脑血流自动调节范围,脑组织血流灌注过多引起脑水肿、脑功能障碍。

妊娠时子宫胎盘血流灌注减少,使前列腺素在子宫合成减少,从而促使肾素分泌增加,通过血管紧张素系统使血压升高。

二、临床表现

(一)高血压脑病

高血压脑病常见于急性肾小球肾炎,亦可见于其他原因高血压,但在醛固酮增多症和嗜铬细胞瘤者少见。常表现为剧烈头痛、烦躁、恶心、呕吐、抽搐、昏迷、暂时局部神经体征。舒张压常≥18.7 kPa(130 mmHg),眼底几乎均能见到视网膜动脉强烈痉挛,脑脊液压力可高达 3.9 kPa(400 mmH$_2$O),蛋白增加。经有效的降压治疗,症状可迅速缓解,否则将导致不可逆脑损害。

(二)急进型或恶性高血压

急进型或恶性高血压多见于中青年,血压显著升高,舒张压持续≥18.7 kPa(130 mmHg),并有头痛、视力减退、眼底出血、渗出和视盘水肿;肾损害突出,持续蛋白尿、血尿与管型尿;若不积极降压治疗,预后很差,常死于肾衰竭、脑卒中、心力衰竭。病理上以肾小球纤维样坏死为特征。

(三)急性脑血管病

急性脑血管病包括脑出血、脑血栓形成和蛛网膜下腔出血。

(四)慢性肾疾病合并严重高血压

原发性高血压可以导致肾小球硬化,肾功能损害,在各种原发或继发性肾实质疾病中,包括各种肾小球肾炎、糖尿病肾病、红斑狼疮肾炎、梗阻性肾病等,出现肾性高血压者可达 80%～90%,是继发性高血压的主要原因。随着肾功能损害加重,高血压的出现率、严重程度和难治程度也加重。

(五)急性左侧心力衰竭

高血压是急性心力衰竭最常见的原因之一。

(六)急性冠脉综合征(ACS)

血压升高引起内膜受损而诱发血栓形成致 ACS。

(七)主动脉夹层

主动脉内的血液经内膜撕裂口流入囊样变性的中层,形成血肿,随血流压力的驱动,逐渐在主动脉中层内扩展。临床特点为急性起病,突发剧烈胸、背部疼痛、休克和血肿压迫相应的主动脉分支血管时出现的脏器缺血症状。多见于中老年患者,约 3/4 的患者有高血压。超高速 CT和 MRI 能明确诊断,必要时主动脉造影。一旦诊断明确,立即进行解除疼痛、降低血压、减慢心率的治疗。

(八)子痫

先兆子痫是指以下三项中有两项者:血压＞21.3/14.7 kPa(160/110 mmHg);尿蛋白≥3 g/24 h;伴水肿、头痛、头晕、视物不清、恶心、呕吐等自觉症状。子痫指妊娠高血压综合征的孕产妇发生抽搐。辅助检查:血液浓缩、血黏度升高、重者肌酐升高、凝血机制异常,眼底可见视网膜痉挛、水肿、出血。

（九）嗜铬细胞瘤

嗜铬细胞瘤可产生和释放大量去甲肾上腺素和肾上腺素,常见的肿瘤部位在肾上腺髓质,也可在其他具有嗜铬组织的部位,如主动脉分叉、胸腹部交感神经节等。临床表现为血压急剧升高,伴心动过速、头痛、苍白、大汗、麻木、手足发冷。发作持续数分钟至数小时。通过发作时尿儿茶酚胺代谢产物香草基杏仁酸(VMA)和血儿茶酚胺的测定可以确诊。

高血压次急症,也称为高血压紧迫状态,指血压急剧升高而尚无靶器官损害。允许在数小时内将血压降低,不一定需要静脉用药。包括急进型或恶性高血压无心、肾和眼底损害,先兆子痫,围手术期高血压等。

三、诊断与评估

（一）诊断依据

(1)原发性高血压病史。

(2)血压突然急剧升高。

(3)伴有心功能不全、高血压脑病、肾功能不全、视盘水肿、渗出、出血等靶器官严重损害。

（二）评估

发生高血压急症的患者基础条件不同,临床表现形式各异,要决定合适的治疗方案,有必要早期对患者进行评估,做出危险分层,针对患者的具体情况制订个体化的血压控制目标和用药方案。

在病情诊断及评估中,简洁但完整的病史收集有助于了解高血压的持续时间和严重性、并发症情况以及药物使用情况;需要明确患者是否有心血管、肾、神经系统疾病病史,检查是否有靶器官损害的相关征象;进行必要的辅助检查:血电解质、尿常规、ECG、检眼镜等。根据早期评估选择适当的急诊检查,如X线胸部平片、脑CT等。一旦发现患者有靶器官急性受损的迹象,就应该进行紧急治疗,绝不能一味等待检查结果。

四、治疗原则

（一）迅速降低血压

选择适宜有效的降压药物静脉滴注,在监测下将血压迅速降至安全水平,以预防进行性或不可逆性靶器官损害,避免使血压下降过快或过低,导致局部或全身灌注不足。

（二）降压目标

高血压急症降压治疗的第一个目标是在30～60分钟将血压降到一个安全水平。由于患者基础血压水平各异,合并的靶器官损害不一,这一安全水平必须根据患者的具体情况决定。指南建议:①1小时内使平均动脉血压迅速下降但不超过25%。一般掌握在近期血压升高值的2/3左右。但注意对于临床的一些特殊情况,如主动脉夹层和急性脑血管病患者等,血压控制另有要求。②在达到第一个目标后,应放慢降压速度,加用口服降压药,逐步减慢静脉给药的速度,逐渐将血压降低到第二个目标。在以后的2～6小时将血压降至21.3/13.3～14.7 kPa(160/100～110 mmHg),根据患者的具体病情适当调整。③如果这样的血压水平可耐受和临床情况稳定,在以后24～48小时逐步降低血压达到正常水平,即高血压急症血压控制的第三步。

五、常见高血压急症的急诊处理

(一)高血压脑病

高血压脑病临床处理的关键一方面要考虑将血压降低到目标范围内,另一方面要保证脑血流灌注,尽量减少颅内压的波动。脑动脉阻力在一定范围内直接随血压变化而变化,慢性高血压时,该设定点也相应升高,迅速、过度降低血压可能降低脑血流量,造成不利影响。因而降压治疗以静脉给药为主,1 小时内将收缩压降低 20%～25%,血压下降幅度不可超过 50%,舒张压一般不低于 14.7 kPa(110 mmHg)。在治疗时要同时兼顾减轻脑水肿、降颅压,避免使用降低脑血流量的药物。迅速降压过去首选硝普钠,起始量 20 μg/min,视血压和病情可逐渐增至 200～300 μg/min。但硝普钠可能引起颅内压增高,并影响脑血流灌注,以及可能产生蓄积中毒,在用药时需对患者进行密切监护。现多用尼卡地平、拉贝洛尔等。其中由于尼卡地平不仅能够安全平稳地控制血压,同时还能较好的保证脑部、心脏、肾等重要脏器的血供。尼卡地平急诊应用于高血压急症时,以静脉泵入为主,剂量为每分钟 0.5～6 μg/kg,起始量每分钟 0.5 μg/kg,达到目标血压后,根据血压调节点滴速度。拉贝洛尔 50 mg 缓慢静脉注射,以后每隔 15 分钟重复注射,总剂量不超过 300 mg,或给初始量后以 0.5～2 mg/min 的速度静脉点滴。对合并有冠心病、心功能不全者可选用硝酸甘油。颅压明显升高者应加用甘露醇、利尿药。一般禁用单纯受体阻断药、可乐定和甲基多巴等。二氮嗪可反射性地使心率增快,并可增加心搏量和升高血糖,故有冠心病、心绞痛、糖尿病者慎用。

(二)急性脑血管病

高血压患者在出现急性脑血管病时,脑部血流的调节机制进一步紊乱,特别是急性缺血性脑卒中患者,几乎完全依靠平均动脉血压的增高来维持脑组织的血液灌注。因而在严重高血压合并急性脑血管病的治疗中,需首先把握的一个原则就是"无害原则",避免血流灌注不足。急性卒中期间迅速降低血压的风险和好处并不清楚,因此一般不主张对急性脑卒中患者采用积极的降压治疗,在病情尚未稳定或改善的情况下,宜将血压控制在中等水平[约 21.3/13.3 kPa(160/100 mmHg)],血压下降不要超过 20%。治疗时避免使用减少脑血流灌注的药物,可选用尼卡地平、拉贝洛尔、卡托普利等。联合使用血管紧张素转换酶抑制药(ACEI)和噻嗪类利尿药有利于减少卒中发生率。

1.脑梗死

许多脑梗死患者在发病早期,其血压均有不同程度的升高,且其升高的程度与脑梗死病灶大小及是否患有高血压有关。脑梗死早期的高血压处理取决于血压升高的程度及患者的整体情况和基础血压来定。如收缩压在 24～29.3 kPa(180～220 mmHg)或舒张压在 14.7～16 kPa(110～120 mmHg),一般不急于降压治疗,但应严密观察血压变化;如血压>29.3/16 kPa(220/120 mmHg),或伴有心肌缺血、心力衰竭、肾功能不全及主动脉夹层等,或考虑溶栓治疗的患者,则应给予降压治疗。根据患者的具体情况选择合适的药物及合适剂量。如尼卡地平 5 mg/h 作为起始量静脉点滴,每 5 分钟增加 2.5 mg/h 至满意效果,最大 15 mg/h。拉贝洛尔 50 mg 缓慢静脉注射,以后每隔 15 分钟重复注射,总剂量不超过 300 mg,或给初始量后以 0.5～2 mg/min 的速度静脉点滴。效果不满意者可谨慎使用硝普钠。β 受体阻断药可使脑血流量降低,急性期不宜用。

2.脑出血

脑出血时血压升高是颅内压增高情况下保持正常脑血流的脑血管自动调节机制,脑出血患者合并严重高血压的治疗方案目前仍有争论,降压可能影响脑血流量,导致低灌注或脑梗死,但持续高血压可使脑水肿恶化。一般认为,在保持呼吸道通畅,纠正缺氧,降低颅内压后,如血压≥26.7/14.7 kPa(200/110 mmHg)时,才考虑在严密血压监测下使用经静脉降压药物进行治疗,使血压维持在略高于发病前水平或24/14 kPa(180/105 mmHg)左右;收缩压在22.7～26.7 kPa(170～200 mmHg)或舒张压在13.3～14.7 kPa(100～110 mmHg),暂不必使用降压药,先脱水降颅压,并严密观察血压情况,必要时再用降压药。可选择ACEI、利尿药、拉贝洛尔等。钙通道阻滞剂能扩张脑血管、增加脑血流,但可能增高颅内压,应慎重使用。α受体阻断药往往出现明显的降压作用及明显的直立性低血压,应避免使用。在调整血压的同时,防止继续出血、保护脑组织、防治并发症,需要时采取手术治疗。

(三)急性冠脉综合征

急性冠脉综合征包括不稳定性心绞痛和心肌梗死,其治疗目标在于降低血压、减少心肌耗氧量,但不可影响到冠脉灌注压,从而减少冠脉血流量。血压控制的目标是使其收缩压下降10%～15%。治疗时首选硝酸酯类药物,如硝酸甘油,开始时以5～10 $\mu g/min$ 速率静脉滴注,逐渐增加剂量,每5～10分钟增加5～10 $\mu g/min$。早期联合使用其他降血压药物治疗,如β受体阻断药、ACEI、α_1 受体阻断药,必要时还可配合使用利尿药和钙通道阻滞剂。另外配合使用镇痛、镇静药等。特别是尼卡地平能增加冠状动脉血流、保护缺血心肌,静脉点滴能发挥降压和保护心脏的双重效果。拉贝洛尔能同时阻断 α_1 和β受体,在降压的同时能减少心肌耗氧量,也可选用。心肌梗死后的患者可选用ACEI、β受体阻断药和醛固酮拮抗药。此外,原发病的治疗如溶栓、抗凝、血管再通等也非常重要,对ST段抬高的患者溶栓前应将血压控制在20/12 kPa(150/90 mmHg)以下。

(四)急性左侧心力衰竭

急性左侧心力衰竭主要是由收缩期高血压和缺血性心脏病导致的。严重高血压伴急性左侧心力衰竭治疗的主要手段是通过静脉用药,迅速降低心脏的前后负荷。在应用血管扩张药迅速降低血压的同时,配合使用强效利尿药,尽快缓解患者的缺氧和高度呼吸困难。就心脏功能而言,应力求将血压降到正常水平。血压被控制的同时,心力衰竭亦常得到控制。血管扩张药可选用硝普钠、硝酸甘油、酚妥拉明等,广泛心肌缺血引起的急性左侧心力衰竭,首选硝酸甘油。在降压的同时以吗啡3～5 mg静脉缓注,必要时每隔15分钟重复1次,共2～3次,老年患者酌减剂量或改为肌内注射;呋塞米20～40 mg静脉注射,2分钟内推完,4小时后可重复1次;并予吸氧、氨茶碱等。洋地黄仅在心脏扩大或心房颤动伴快速心室率时应用。

(五)急性主动脉夹层

3/4的主动脉夹层患者有高血压,血压增高是病情进展的重要诱因。治疗目标为通过扩张血管、减缓心动过速、抑制心脏收缩、降低血压及左心室射血速度、降低血流对动脉的剪切力,从而阻止夹层血肿的扩展。主动脉夹层在升主动脉及有并发症者尽快手术治疗;主动脉夹层病变局限在降主动脉者应积极内科治疗。患者应绝对卧床休息,严密监测生命体征和血管受累征象,给予有效止痛、迅速降压、镇静和吸氧,忌用抗凝或溶栓治疗。疼痛剧烈患者立即静脉使用较大剂量的吗啡或哌替啶。不论患者有无收缩期高血压,都应首先静脉应用β受体阻断药来减弱心肌收缩力,减慢心率,降低左心室射血速度。如普萘洛尔0.5 mg静脉注射,随后每3～5分钟注射

1～2 mg,直至心率降至 60～70 次/分。心率控制后,如血压仍然很高,应加用血管扩张药。降压的原则是在保证脏器足够灌注的前提下,迅速将血压降低并维持在尽可能低的水平。一般要求在 30 分钟内将收缩降至 13.3 kPa(100 mmHg)左右。如果患者不能耐受或有心、脑、肾缺血情况,也应尽量将血压维持在 16/10.7 kPa(120/80 mmHg)以下。治疗首选硝普钠或尼卡地平静脉点滴。其他常用药物有乌拉地尔、艾司洛尔、拉贝洛尔等。必要时加用血管紧张素Ⅱ受体拮抗药、ACEI 或小剂量利尿药,但要注意 ACEI 类药物可引起刺激性咳嗽,可能加重病情。肼苯达嗪和二氮嗪因有反射性增快心率,增加心排血量作用,不宜应用。主动脉大分支阻塞患者,因降压后使缺血加重,不宜采用降压治疗。

(六)子痫和先兆子痫

妊娠急诊患者的处理需非常小心,因为要同时顾及母亲和胎儿的安全。在加强母儿监测的同时,治疗时需把握三项原则:镇静防抽搐、止抽搐;积极降压;终止妊娠。

(1)镇静防抽搐、止抽搐:常用药物为硫酸镁,肌内注射或静脉给药,用药时监测患者血压、尿量、腱反射、呼吸,避免发生中毒反应。镇静药可选用冬眠 1 号或地西泮。

(2)积极降压:当血压升高>22.7/14.7 kPa(170/110 mmHg)时,宜静脉给予降压药物,控制血压,以防脑卒中及子痫发生。究竟血压应降至多少合适,目前尚无一致意见。注意避免血压下降过快、幅度过大,影响胎儿血供。保证分娩前舒张压在 12 kPa(90 mmHg)以上,否则会增加胎儿死亡风险。紧急降压时可静脉滴注尼卡地平、拉贝洛尔或肼苯达嗪。尼卡地平是欧洲妊娠血压综合征治疗的首选药,它的胎盘转移率低,长时间使用对胎儿也无不良影响,能在有效降压的同时,延长妊娠,有利于改善胎儿结局,尤其适用于先兆子痫患者使用。另外,尼卡地平有针剂和口服两种剂型,适合孕产妇灵活应用。但应注意其可能抑制子宫收缩而影响分娩,在与硫酸镁合用时应小心产生协同作用。肼苯达嗪常用剂量为 40 mg 加于 5%葡萄糖溶液 500 mL 静脉滴注,0.5～10 mg/h。血压稳定后改为口服药物维持。ACEI、血管紧张素Ⅱ受体拮抗药可能对胎儿产生不利影响,禁用;利尿药可进一步减少血容量,加重胎儿缺氧,除非存在少尿情况,否则不宜使用利尿药;硝普钠可致胎儿氰化物中毒亦为禁忌。

(3)结合患者病情和产科情况,适时终止妊娠。

(七)特殊人群高血压急症的处理

1.老年性高血压急症

老年人患高血压比例较高,容易出现靶器官损害,甚至是多个靶器官损害,高血压急症的发展速度较快,危险度更高。降压治疗可减少老年患者的心脑血管病及死亡率。但是老年高血压患者血压波动大,控制效果差。另外,老年患者多有危险因素和复杂的基础疾病,因而在遵循一般处理原则的同时,需格外注意以下几点:①降压不要太快,尤其是对于体质较弱者。②脏器的低灌注对老年患者的危害更大,建议血压控制目标为收缩压降至 20 kPa(150 mmHg),如能耐受可进一步降低。舒张压若<9.3 kPa(70 mmHg)可能产生不利影响。③大多数患者的药物初始剂量宜降低,注意药物不良反应。④常需要两种或更多药物控制血压。由于尼卡地平具有脏器保护功能的优势,对于老年人高血压急症,建议优先使用。⑤注意原有的和药物治疗后出现的直立性低血压。

2.肾功能不全患者

治疗原则为在强效控制血压的同时,避免对肾功能的进一步损害,通常需要联合用药,根据患者的具体情况选择合适的降压药物。血压一般以降至 20～21.3/12～13.3 kPa(150～

160/90～100 mmHg)为宜,第 1 小时使平均动脉压下降 10％,第 2 小时下降 10％～15％,在 12 小时内使平均动脉压下降约 25％。选用增加或不减少肾血流量的降压药,首选 ACEI 和血管紧张素Ⅱ受体拮抗药,常与钙通道阻滞剂、小剂量利尿药、β受体阻断药联合应用;避免使用有肾毒性的药物;经肾排泄或代谢的降压药,剂量应控制在常规用量的 1/3～1/2。病情稳定后建议长期联合使用降压药,将血压控制在＜17.3/10.7 kPa(130/80 mmHg)。

六、常用于高血压急症的药物评价

高血压急症的降压治疗除了选择起效迅速、作用持续时间短、停药后作用消失较快、不良反应小的静脉用药外,为增强降压作用、减少不良反应、保护重要脏器血流,以及出于特殊人群的需要,常需联合使用口服降压药,并且在血压控制后逐步减少静脉用药,转而用口服降压药物长期维持治疗。选择药物时应充分权衡血压与组织灌注、心脏负荷、血管损害、出凝血等的关系,合理控制降压的幅度与速度,考虑各种降压药物的作用和不良反应。

临床上用于降低血压的药物主要分为钙通道阻滞剂、ACEI、血管紧张素Ⅱ受体拮抗药、α受体阻断药、β受体阻断药、利尿药及其他降压药 7 类,其中常用于高血压急症的静脉注射药物为:硝普钠、尼卡地平、乌拉地尔、二氮嗪、肼苯达嗪、拉贝洛尔、艾司洛尔、酚妥拉明等。其他药物则根据患者的具体情况酌情配合使用,如紧急处理时可选用硝酸甘油、卡托普利等舌下含服;ACEI、血管紧张素Ⅱ受体拮抗药对肾功能不全的患者有很好的肾保护作用;α受体阻断药可用于前列腺增生的患者;在预防卒中和改善左心室肥厚方面,血管紧张素Ⅱ受体拮抗药均优于β受体阻断药;心力衰竭时需采用利尿药联合使用 ACEI、β受体阻断药、血管紧张素Ⅱ受体拮抗药等药物。

(一)硝普钠

能直接扩张动脉和静脉,降压作用迅速,停药后效果持续时间短,可用于各种高血压急症。但是由于快速降低血压的同时也带来一系列不良反应,从而使硝普钠在临床的应用具有一定的局限性。例如其控制血压呈剂量依赖性,同时还可以降低脑血流量,增加颅内压;对心肌供血的影响可引起冠脉缺血,增加急性心肌梗死早期的死亡率。静脉滴注时需密切观察血压,以免过度降压,造成器官组织血流灌注不足。长期或大剂量应用时可导致血中氰化物蓄积中毒,引起急性精神病和甲状腺功能低下等。小儿、冠状动脉或脑血管供血不足、肝肾或甲状腺功能不全者禁用;代偿性高血压、动静脉并联、主动脉狭窄和孕妇禁用。高血压急症伴急性冠状动脉综合征、高血压脑病、急性脑血管病或严重肾功能不全者使用时应谨慎。

(二)尼卡地平

尼卡地平为二氢吡啶类钙通道阻滞剂,是世界上第一个取得抗高血压适应证的钙通道阻滞剂。尼卡地平主要扩张动脉,降低心脏后负荷,对椎动脉、冠状动脉、肾动脉和末梢小动脉的选择性远高于心肌,在降低血压的同时,能改善脑、心脏、肾的血流量,并对缺血心肌具有保护作用。另外,它还具有利尿作用,也不影响肺部的气体交换。基于以上机制,尼卡地平在治疗高血压急症时具有以下特点:降压作用起效迅速、效果显著、血压控制过程平稳、血压波动性小;能有效保护靶器官;不易引起血压的过度降低,用量调节简单、方便;不良反应少且症状轻微,停药后不易出现反跳,长期用药也不会产生耐药性,安全性很好。与硝普钠相比降压效果上近似,而其安全性及对靶器官的保护作用明显优于硝普钠,因而尼卡地平不仅是治疗高血压的一线药物,也是急诊科在处理大多数高血压急症的理想选择。

（三）乌拉地尔

选择性 α_1 受体阻断药,具有外周和中枢双重降压作用,起效快,效果显著,不影响心率,无反跳现象,对嗜铬细胞瘤引起的高血压危象有特效。暂不提倡与 ACEI 类药物合用;主动脉峡部狭窄、哺乳期妇女禁用;妊娠妇女仅在绝对必要的情况下方可使用;老年患者需慎用,初始剂量宜小,在脏器供血维持方面欠佳。

（四）拉贝洛尔

对 α_1 和 β 受体均有阻断作用,能减慢心率,减少心排血量,减小外周血管阻力。其降压作用温和,效果持续时间较长。特别适用于妊娠高血压。充血性心力衰竭、房室传导阻滞、心率过缓或心源性休克、肺气肿、支气管哮喘、脑出血禁用;肝、肾功能不全、甲状腺功能低下等慎用。

（五）艾司洛尔

选择性 β_1 受体阻断药,起效快,作用时间短。能减慢心率,减少心排血量,降低血压,特别是收缩压。支气管哮喘、严重慢性阻塞性肺病、窦性心动过缓、二至三度房室传导阻滞、难治性心功能不全、心源性休克及对本品过敏者禁用。

（毛和飞）

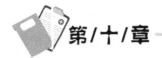

第/十/章

呼吸系统急危重症

第一节　自发性气胸

气胸是指气体进入胸膜腔，造成胸腔积气的一种状态。气胸可以自发的发生，也可由于疾病、外伤、手术、诊断或治疗性操作不当等引起。临床上自发性气胸较为常见，自发性气胸是指不明原因或因肺部疾病导致的胸腔脏层胸膜破裂，使肺和支气管内空气进入胸膜腔（并非外伤或人工导致壁层胸膜破裂）而产生的气胸。可分为原发性和继发性自发性气胸。

一、自发性气胸的病因和病理机制

自发性气胸按病因和发病机制可分为以下几点。

（一）原发性自发性气胸

原发性自发性气胸又称为特发性气胸，是指肺部常规 X 线影像检查未能发现原发病变的健康者所发生的气胸，多见于年龄 20～30 岁瘦高体型的青年男性。气胸发生的原因和病理机制尚未十分明确，多数学者认为与胸膜下微小疱和肺大疱破裂有关。

（二）继发性自发性气胸

继发性自发性气胸是指在原有其他肺部疾病的基础上所产生的气胸，其发生的机制是通过形成肺大疱或直接损伤胸膜所致。基础的肺部疾病最常见者为慢性阻塞性肺疾病和肺结核。此外，肺癌、肺脓肿、尘肺、肺间质纤维化、结节病等也可导致气胸。

（三）特殊类型的自发性气胸

1.月经性气胸

鉴于极少数妇女（多见于 20～40 岁），在月经来潮 48 小时内发生的特殊类型自发性气胸，特点是与月经周期有关的反复发作的气胸，在非月经期不发病。气胸以右胸多见，发生机制与脏层胸膜有子宫内膜异位有关，在月经期因内膜充血肿胀、前列腺素分泌增多，使细支气管收缩导致远端肺泡张力增高而发病。

2.妊娠合并气胸

生育年龄女性在妊娠时发生的气胸。

二、自发性气胸的临床评估和诊断

(一)病史

急骤发病,可能诱因有咳嗽、喷嚏、屏气、抬举重物、大笑、航空和潜水减压、剧烈运动等,多呈一侧出现胸痛,呈刀割样或针刺样,同时伴有胸闷、气短、呼吸困难、刺激性干咳。症状的轻重取决于气胸类型及肺萎陷程度。

1.闭合性气胸的患者

在一侧肺萎陷<30%时,多无自觉症状或仅感活动后胸闷气短。当一侧肺萎陷>60%时,在静止状态下即感到胸闷、气短。

2.开放性气胸患者

除胸闷、气短外,有反射性干咳。

3.张力性气胸患者

呈渐进性呼吸困难和胸闷胀感,当胸腔内压达 3.0 kPa(30 cmH$_2$O)以上时,出现发绀、烦躁不安、休克等症状。

(二)体征

视积气量的多少以及是否伴有胸膜腔积液而有所不同,肺萎缩>30%以上时,才有典型的气胸体征。常见体征有:呼吸频率和心率增快,患侧肺部触诊语颤减弱,叩诊呈过清音或鼓音,听诊呼吸音减弱或消失。右侧气胸可有肝浊音界下移,左侧气胸则心浊音界缩小或消失。当肺萎缩>60%时,除上述体征外尚可见鼻翼翕动、出汗、发绀,气管向健侧移位,胸廓运动度明显减弱。张力性气胸严重者可伴有纵隔移位,颈前及胸部皮下气肿,血压下降甚至休克。部分气胸病例在发生气胸 24 小时后,患侧胸部可有少量胸腔积液体征。

(三)辅助检查

1.胸部 X 线检查

胸部 X 线检查是诊断气胸最可靠的方法,可显示肺萎缩程度、肺部情况、有无胸膜粘连、胸腔积液以及纵隔移位等。气胸的典型 X 线表现为:肺组织向肺门方向压缩,气体常聚集于胸腔外侧或肺尖,其内透亮度增加,肺纹理消失。萎陷肺边沿的脏层胸膜呈纤细的发线影,随呼吸内外移动。气胸量大时可见纵隔、气管、心脏向健侧移位。

2.胸部 CT 检查

无影像重叠的缺点,诊断非常容易,不易漏诊。气胸的 CT 表现为胸膜腔内出现极低密度的气体影,伴有肺组织不同程度的压缩萎陷改变。

三、自发性气胸的治疗

(一)一般治疗

应卧床休息,减少活动量,尽量少讲话,使肺活动减少,有利于气体吸收。同时给予持续高浓度氧疗,流量 3 L/min,可提高气体吸收速率达 3 倍。有胸痛、咳嗽等症状时给予对症治疗。

(二)排气治疗

1.胸膜腔穿刺抽气法

中等量以下闭合性气胸最常用的治疗方法。局麻下以穿刺针经胸壁进入胸腔,抽出胸腔内的积气而达到治疗目的。胸膜腔穿刺抽气可重复进行,一般一次抽气不宜超过 1 000 mL。

2.胸膜腔闭式引流术

胸膜腔闭式引流术适用于各种类型大量气胸的治疗。分为水封瓶正压引流法和持续负压引流法两种,其中水封瓶正压引流对闭合性和张力性气胸效果好,持续负压引流对开放性气胸效果更好。胸膜腔闭式引流术的优点是可连续排气,避免了胸膜腔穿刺抽气法反复操作的损伤和并发症,同时可引流胸腔积液,促进肺早日复张,破口提前愈合,迅速消灭无效腔,减少感染。缺点是可能因引流气体过快偶有发生急性肺水肿,同时胸腔与外界连通,增加了胸腔内感染的危险。

(三)胸膜粘连术

胸膜粘连术适用于持续性或复发性自发性气胸患者,以及有两侧气胸史者、合并肺大疱者。可经胸腔引流管或经胸腔镜,向胸腔内注入高渗糖溶液、维生素C、滑石粉、盐酸四环素、自身静脉血等,引起脏层和壁层胸膜间无菌性炎症,使两层胸膜粘连而消除气胸。

(四)外科手术治疗

外科手术的目的首先是控制肺漏气,其次是处理肺部病变,第三是使脏层和壁层胸膜粘连以预防气胸复发。适用于经内科治疗无效或反复发作的患者。外科手术可通过开胸或经外科胸腔镜完成,常见的手术方法有肺大疱缝扎术、肺大疱切开缝合术、肺叶切除术、胸膜剥脱术等。

(五)并发症的治疗

气胸发生及治疗过程中会出现一些并发症,如血气胸、脓气胸、纵隔气肿、皮下气肿等,需要进行相应处理。如给予开胸止血、抗感染、高频射流通气给氧、皮下气肿切开引流等。

(周亚楠)

第二节　急性脓胸

一、病因

脓性渗出液积聚于胸膜腔内的化脓性感染,称为脓胸。按照病理发展过程可以分为急性脓胸和慢性脓胸,病程在 4～6 周以内为急性脓胸。

(一)急性脓胸

主要是由于胸膜腔的继发性感染所致。常见的原因有以下几种。

(1)肺部感染:约 50% 的急性脓胸继发于肺部炎性病变之后。肺脓肿可直接侵及胸膜或破溃产生急性脓胸。

(2)邻近组织化脓性病灶:纵隔脓肿、膈下脓肿或肝脓肿,致病菌经淋巴组织或直接穿破侵入胸膜腔,可形成单侧或双侧脓胸。

(3)胸部手术:术后脓胸多与支气管胸膜瘘或食管吻合口瘘合并发生。有较少一部分是由于术中污染或术后切口感染穿入胸腔所致。

(4)胸部创伤:胸部穿透伤后,由于弹片、衣服碎屑等异物可将致病菌带入胸膜腔,加之常有血胸,易形成化脓性感染。

(5)败血症或脓毒血症:细菌可经血循环到达胸腔产生脓胸,此类多见于婴幼儿或体弱的患者。

(6)其他:如自发性气胸或其他原因所致的胸腔积液,经反复穿刺或引流后并发感染;自发性食管破裂,纵隔畸胎瘤感染,穿入胸腔均可形成脓胸。

（二）慢性脓胸

(1)急性脓胸治疗不及时或处理不适当:急性脓胸期间选用抗生素不恰当,或治疗过程中未能及时调整剂量及更换敏感抗生素,脓液生成仍较多,如果此时引流管的位置高低、深浅不合适,管径过细。或者引流管有扭曲及堵塞,引流不畅,均可形成慢性脓胸。

(2)胸腔内异物残留:外伤后如果有异物,如金属碎片、骨片、衣服碎条等残留在胸腔内,或手术后异物等残留,则脓胸很难治愈,即使引流通畅彻底也因异物残留而不能清除致病菌的来源而不能治愈。

(3)引起脓胸的原发疾病未能治愈:如果脓胸是继发于肺脓肿、支气管瘘、食管瘘、肝脓肿、膈下脓肿、脊椎骨髓炎等疾病,在原发病变未治愈之前,脓胸也很难治愈,易形成慢性脓胸。

(4)特异性感染:结核性感染、真菌性感染、阿米巴性脓胸均容易形成慢性脓胸。

二、临床表现

急性脓胸患者常有胸痛、发热、呼吸急促、脉快、周身不适、食欲缺乏等症状,如为肺炎后急性脓胸,多有肺炎后1～2周出现胸痛、持续高热的病史。查体可见发热面容,有时不能平卧,患侧胸部语颤减弱,叩诊呈浊音并有叩击痛,听诊呼吸音减弱或消失。白细胞计数增高,中性粒细胞增至80%以上,有核左移。胸部X线检查因胸膜腔积液的量和部位不同表现各异。少量胸腔积液可见肋膈窦消失的模糊阴影;积液量多时可见肺组织受压萎陷,积液呈外高内低的弧形阴影;大量积液使患侧胸部呈一片均匀模糊阴影,纵隔向健侧移位;脓液局限于肺叶间,或位于肺与纵隔、横膈或胸壁之间时,局限性阴影不随体位改变而变动,边缘光滑,有时与肺不张不易鉴别。有支气管胸膜瘘或食管吻合口瘘者可见气液平面。

继发于肺部感染的急性脓胸往往是在肺部感染症状好转以后,又再次出现高热、胸痛、呼吸困难、咳嗽、全身乏力、食欲缺乏等症状,患者常呈急性病容,不能平卧或改变体位时咳嗽,严重时可出现发绀。患侧呼吸运动减弱、肋间隙饱满、增宽,叩患侧呈实音并有叩击痛,如为左侧积液心浊音界不清、如为右侧积液则肺肝界不清,纵隔心脏向健侧移位,气管偏向健侧,听诊患侧呼吸音减弱或消失或呈管性呼吸音,语颤减弱。

三、诊断要点

(1)患者常有胸痛、高热、呼吸急促、脉快、周身不适、食欲缺乏。

(2)积脓较多者多有胸闷、咳嗽、咳痰等症状。如为肺炎后急性脓胸,多有肺炎后1～2周出现胸痛、持续高热的病史。

(3)发热面容,有时不能平卧,患侧胸部语颤减弱,叩诊呈浊音并有叩击痛,听诊呼吸音减弱或消失,严重者可伴有发绀或者休克。

(4)白细胞计数增高,中性粒细胞增多,有核左移。

(5)X线检查:少量胸腔积液(100～300 mL)时,可见肋膈窦消失的模糊阴影,中等量积液(300～1 000 mL)时,可见肺组织受压萎陷,积液呈外高内低的弧形阴影;大量积液(大于1 000 mL)时,患侧胸部呈一片均匀模糊阴影,纵隔向健侧移位;脓液局限于肺叶间,或位于肺与纵隔、横膈或胸壁之间时,局限性阴影不随体位改变而变动,边缘光滑,此时应与肺不张相鉴别。

（6）超声波检查可见积液反射波，能明确积液范围并可作出准确定位，并且有助于脓胸的诊断和确定穿刺部位。

（7）胸腔穿刺抽得脓液，可诊断为脓胸。首先，要观察脓液的外观性状，质地，味道。其次，做涂片镜检、细菌培养及抗生素敏感试验，以此指导临床用药。

四、治疗要点

（一）排除脓液

此为治疗脓胸的关键。及早反复的胸腔穿刺抽得脓液，并向胸腔内注入抗生素，如果胸腔内脓液稠厚不易抽出，或者经过治疗脓液量不见减少，患者临床症状无明显改善，或者发现有大量液体，怀疑伴有气管食管瘘或者腐败性脓胸，均宜及早施行胸膜腔闭式引流术，排尽脓液，使肺早日复张。

闭式引流方式有两种：肋间引流术和肋床引流术。

（二）控制感染

根据病原菌及药敏试验选用有效足量的抗生素，以静脉给药为好，观察疗效并及时调整药物和剂量。

（三）全身支持治疗

可给予患者高蛋白、高热量、高维生素饮食，注意水和电解质的平衡，纠正贫血。必要时静脉补液和输血。

脓液排出后，肺逐渐膨胀，两层胸膜靠拢，空腔逐渐闭合，如果空腔闭合缓慢或者不够满意，可早行胸腔扩清及纤维剥除术，若脓腔长期不能闭合，则成为慢性脓胸。

五、药物治疗

（1）对血源性感染脓胸，致病菌主要是葡萄球菌，可考虑头孢唑林（2 g，每 8 小时 1 次，静脉滴注）＋阿米卡星（0.2 g，肌内注射，每天 2～3 次）或庆大霉素（8 万 U，每 8 小时 1 次，静脉或肌内注射）。

（2）如果继发于肺内感染，参考各种肺内感染情况用药，一般可以选用头孢曲松（2 g，每天 1 次，静脉滴注）＋克林霉素（600 mg，每 8 小时 1 次，静脉滴注），抗菌药物疗程为 3～6 周。

六、预后及注意事项

（一）预后
（1）根据血细菌学检查结果和药敏试验结果，指导抗生素选择，处理得当预后良好。
（2）急性脓胸是严重感染，需要积极救治，以免迁延为慢性，影响患者的生活和工作。
（二）注意事项
（1）穿刺引流脓液应做微生物检查，包括培养和细菌涂片检查。
（2）抗菌药物治疗需要根据细菌培养结果进行调整。

（周亚楠）

第三节　急性肺脓肿

一、诊疗流程

见图 10-1。

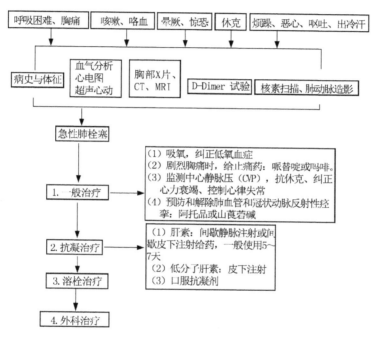

图 10-1　急性肺脓肿的诊断流程

二、病因及发病机制

肺脓肿是由于各种病原菌感染产生肺部化脓性炎症、组织坏死、破坏、液化而形成。

正常人呼吸道的鼻腔、口咽部有大量细菌寄殖,据报道每毫升唾液中含有 10^8 个厌氧菌,比需氧菌含量(10^7/mL)高出 10 倍,齿缝中有更多的厌氧菌存在,牙周炎部位厌氧菌含量则更高。肺脓肿的致病菌与口咽部的寄殖菌之间密切相关,且常为多种细菌混合感染,其中厌氧菌感染占重要地位,常见的厌氧菌为产黑色素类杆菌、口腔类杆菌、核酸杆菌、消化球菌、消化链球菌、韦荣球菌、微需氧链球菌等。脆弱类杆菌亦占一定比例,坏死梭杆菌已较少见。需氧菌、兼性厌氧菌主要为金葡菌、化脓链球菌(A 组溶血性链球菌)、肺炎杆菌、铜绿假单胞菌等,由于它们的毒力强、生长繁殖快,容易产生肺组织坏死,形成脓肿。其他如大肠埃希菌、变形杆菌、不动杆菌属、军团菌等亦偶可引起肺脓肿。

肺脓肿的发生途径主要为吸入性感染,占 60% 以上,其次为肺外化脓性感染通过血道产生血源性肺脓肿和继发于其他肺部疾病的感染所致继发性肺脓肿。

（一）吸入性肺脓肿

深睡时约50％正常人可将口咽部分泌物吸入肺部，但借咳嗽反射和其他呼吸道正常防御机制，如支气管纤毛活动、肺泡巨噬细胞对细菌的吞噬作用而不致引起疾患。神志改变患者吸入的机会则更多，约占75％，当咳嗽反射受到抑制和机体免疫功能减退时，若吸入含有大量细菌的上呼吸道分泌物，细菌就可能在肺部生长繁殖，产生化脓性肺炎引起组织坏死，脓肿形成，特别是口腔卫生不良、齿龈炎、牙周炎，齿槽脓溢、上呼吸道手术、全身麻醉、神志不清、食管病变、置鼻饲管、酗酒、体弱有基础疾病的老年人等更易于发病。少数病例可无明显吸入史。医院外感染的吸入性肺脓肿中，厌氧菌感染占重要比例，为85％～93％，单纯厌氧菌感染占1/3～3/4；而院内获得性感染肺脓肿中，厌氧菌占25％左右。

（二）血源性肺脓肿

它是由于肺外部位感染病灶的细菌或脓毒性栓子经血道播散至肺部引起小血管梗塞，产生化脓性炎症、组织坏死导致肺脓肿。病原菌以金葡菌最为常见，往往来源于皮肤感染如痈疖，伤口感染、骨髓炎等。泌尿道、腹腔或盆腔感染产生败血症所致肺脓肿的致病菌常为革兰氏阴性杆菌，厌氧菌血行播散引起肺脓肿相对较少发生，其多起源于腹腔和盆腔感染，主要为脆弱类杆菌等类杆菌和厌氧性球菌等。

（三）继发性肺脓肿

其是在某些肺部疾病基础上继发感染所致，常见为支气管囊肿，支气管扩张、癌性空洞、肺结核空洞，支气管肿瘤或异物吸入阻塞支气管引起的远端肺化脓炎症等产生的脓肿。

（四）阿米巴肺脓肿

多继发于阿米巴肝脓肿。由于肝脓肿好发于肝右叶的顶部，易穿破膈肌至右肺下叶，形成阿米巴肺脓肿。

三、临床表现及特征

急性肺脓肿起病急骤、高热、畏寒，部分患者有寒战、咳嗽、咳黏液痰或粘脓性痰，可伴患侧胸痛、气促。1～2周后有大量脓性痰咳出，每天量数百毫升，约60％痰带臭味，提示厌氧菌感染。咯血常见，约占80％，常有吸入史。单纯厌氧菌感染肺脓肿的症状有时发病较隐袭，病史常超过2周，开始仅出现乏力、低热、咳嗽，继而有明显中毒症状及咳脓性臭痰或有体重减轻、贫血等表现。血源性肺脓肿常有肺外感染史，先出现畏寒、高热，1～2周后始有咳嗽、咳少量黏痰、胸闷不适等呼吸道症状，少有咳脓臭痰或咯血。继发性肺脓肿起病缓慢，咳脓性痰量相对较少，一般少带臭味，发病前常伴有原发疾病的相应临床表现。初始肺部可无阳性体征发现，或于患侧出现湿啰音。随后出现实变体征，可闻及支气管呼吸音，肺脓腔较大时，支气管呼吸音更为明显，可能有空瓮声。病变累及胸膜可闻及摩擦音，产生脓胸或脓气胸则出现相应体征。

X线表现：早期胸片显示大片边缘模糊的致密阴影，约75％位于右上叶后段或下叶尖段；少数亦可在基底段。病灶多紧贴胸膜或叶间裂。形成脓腔后，于立位可见带有液平的空洞，其周围有炎性浸润阴影；亦可于开始见到多个小透亮区的炎症浸润，而后再融合成一较大空洞，多房空洞则出现多个液平、引流支气管阻塞可产生薄壁、张力性空洞，经治疗空洞缩小、关闭，炎症吸收、消散不留痕迹或仅留少许纤维条索状影，如伴脓胸即出现胸腔积液征象。

血源性肺脓肿开始见两肺多发性片状炎症阴影，边缘模糊，大小不一，主要位于两肺周围部位，以后逐渐边缘清楚呈圆形或椭圆形致密影，并形成含有液平的多个脓腔，治疗后炎症吸收，局部纤维化或形成气囊,以后逐渐消失。经常伴有胸腔积液或液气胸征象。

四、诊断及鉴别诊断

发病急、高热、畏寒、咳嗽、咳大量脓性臭痰为肺脓肿典型症状,有吸入史者对诊断更有帮助,周围血白细胞计数及中性粒细胞增多,胸部 X 线片显示脓肿或脓腔伴液平为诊断肺脓肿的重要依据。细菌学诊断可作痰或血培养鉴定致病菌,然而痰液检查往往受到口咽部寄居菌的污染,培养结果不能真正代表肺部感染的病原菌,为尽量减少污染,自下呼吸道直接采样的方法最为理想,尤其对厌氧菌感染的诊断更为必要。常用方法为经气管吸引或经纤支镜以防污染标本刷采样并作细菌定量培养,可获较为可靠的结果。

肺脓肿应与下列疾病相鉴别。

(一)细菌性肺炎

早期肺脓肿与细菌性肺炎在症状及 X 线表现上很相似。细菌性肺炎中肺炎球菌肺炎最常见,常有口唇疱疹、铁锈色痰而无大量黄脓痰。胸部 X 线片示肺叶或段实变或呈片状淡薄炎性病变,边缘模糊不清,但无脓腔形成。其他有化脓性倾向的葡萄球菌、肺炎杆菌肺炎等。痰或血的细菌分离可作出鉴别。

(二)空洞性肺结核

发病缓慢,病程长,常伴有结核毒性症状,如午后低热、乏力、盗汗、长期咳嗽、咯血等。胸部 X 线片示空洞壁较厚,其周围可见结核浸润病灶,或伴有斑点、结节状病变,空洞内一般无液平面,有时伴有同侧或对侧的结核播散病灶。痰中可找到结核杆菌。继发感染时,亦可有多量黄脓痰,应结合过去史,在治疗继发感染的同时,反复查痰可确诊。

(三)支气管肺癌

肿瘤阻塞支气管引起远端肺部阻塞性炎症,呈肺叶、段分布。癌灶坏死液化形成癌性空洞。发病较慢,常无或仅有低度毒性症状。胸部 X 线片示空洞常呈偏心、壁较厚、内壁凹凸不平,一般无液平面,空洞周围无炎症反应。由于癌肿经常发生转移,故常见到肺门淋巴结肿大。通过 X 线体层摄片、胸部 CT 扫描、痰脱落细胞检查和纤维支气管镜检查可确诊。

(四)肺囊肿继发感染

肺囊肿呈圆形、腔壁薄而光滑,常伴有液平面,周围无炎性反应。患者常无明显的毒性症状或咳嗽。若有感染前的 X 线片相比较,则更易鉴别。

五、急救处理

上呼吸道、口腔的感染灶必须加以根治。口腔手术时,应将分泌物尽量吸出。昏迷或全身麻醉患者,应加强护理,预防肺部感染。早期和彻底治疗是根治肺脓肿的关键。

治疗原则为抗炎和引流。

(一)抗生素治疗

急性肺脓肿的感染细菌包括绝大多数的厌氧菌都对青霉素敏感,疗效较佳,故最常用。剂量根据病情,严重者静脉滴注 240 万~1 000 万 U/d,一般可用 160 万~240 万 U,每天分 2~3 次肌内注射。在有效抗生素治疗下,体温 3~10 天可下降至正常,一般急性肺脓肿经青霉素治疗均可获痊愈。脆性类杆菌对青霉素不敏感,可用林可霉素 0.5 g,每天 3~4 次口服;或 0.6 g 每天 2~3 次肌内注射;病情严重者可用1.8 g加于 5‰葡萄糖溶液 500 mL 内静脉滴注,每天一次。或氯林可霉素 0.15～0.3 g,每天 4 次口服。或甲硝唑 0.4 g,每天 3 次口服。嗜肺军团杆菌所致的肺脓肿,红霉素治疗有良效。抗生素疗程一般为8～12 周,或直至临床症状完全消失,X 线片显示脓腔及炎性病变完全消散,仅残留条索状纤维阴影为止。在全身用药的基础上,加用局部治疗,如环甲膜穿刺、鼻导管气管内或经纤维支气管镜滴药,常用青霉素 80 万 U(稀释 2～5 mL),滴药后按脓肿部位采取适当体位,静卧 1 小时。

血源性肺脓肿为脓毒血症的并发症,应按脓毒血症治疗。

(二)痰液引流

祛痰药如氯化铵 0.3 g、沐舒痰 30 mg、化痰片 500 mg、祛痰灵 10 mL,每天 3 次口服,可使痰液易咳出。痰浓稠者,可用气道湿化如蒸气吸入、超声雾化吸入等以利痰液的引流。患者一般情况较好,发热不高者,体位引流可助脓液的排出。使脓肿部位处于高位,在患部轻拍,2～3 次/天,每次 10～15 分钟。有明显痰液阻塞征象,可经纤维支气管镜冲洗并吸引。

(周亚楠)

第四节　急性呼吸衰竭

一、病因和发病机制

急性呼吸衰竭(acute respiratory failure,ARF)简称急性呼吸衰竭,是指患者既往无呼吸系统疾病,由于突发因素,在数秒或数小时内迅速发生呼吸抑制或呼吸功能突然衰竭,在海平面大气压、静息状态下呼吸空气时,由于通气和(或)换气功能障碍,导致缺氧伴或不伴二氧化碳潴留,产生一系列病理生理改变的紧急综合征。

病情危重时,因机体难以得到代偿,如不及时诊断,尽早抢救,会发生多器官功能损害,乃至危及生命。必须注意在实际临床工作中,经常会遇到在慢性呼吸衰竭的基础上,由于某些诱发因素而发生急性呼吸衰竭。

(一)急性呼吸衰竭分类

一般呼吸衰竭分为通气和换气功能衰竭两大类,亦有人分为 3 类,即再加上一个混合型呼吸衰竭。其标准如下。

换气功能衰竭(Ⅰ型呼吸衰竭)以低氧血症为主,$PaO_2 < 8.0$ kPa(60 mmHg),$PaCO_2 < 6.7$ kPa(50 mmHg),$P_{(A-a)}O_2 > 3.3$ kPa(25 mmHg),$PaO_2/PaO_2 < 0.6$。

通气功能衰竭(Ⅱ型呼吸衰竭)以高碳酸血症为主,$PaCO_2 > 6.7$ kPa(50 mmHg),PaO_2 正常,$P_{(A-a)}O_2 < 3.3$ kPa(25 mmHg),$PaO_2/PaO_2 > 0.6$。

混合性呼吸衰竭(Ⅲ型呼吸衰竭):$PaCO_2 < 8.0$ kPa(60 mmHg),$PaCO_2 > 6.7$ kPa(50 mmHg),$P_{(A-a)}O_2 > 3.3$ kPa(25 mmHg)。

急性肺损伤和急性呼吸窘迫综合征属于Ⅰ型呼吸衰竭。

(二)急性呼吸衰竭的病因

可以引起急性呼吸衰竭的疾病很多,多数是呼吸系统的疾患。

1.各种导致气道阻塞的疾病

急性病毒或细菌性感染,或烧伤等物理化学性因子所引起的黏膜充血、水肿,造成上气道(指隆突以上至鼻的呼吸道)急性梗阻。异物阻塞也可以引起急性呼吸衰竭。

2.引起肺实质病变的疾患

感染性因子引起的肺炎为此类常见疾病,误吸胃内容物,淹溺或化学毒性物质以及某些药物、高浓度长时间吸氧也可引起吸入性肺损伤而发生急性呼吸衰竭。

3.肺水肿

(1)各种严重心脏病、心力衰竭引起的心源性肺水肿。

(2)非心源性肺水肿,有人称之为通透性肺水肿,如急性高山病、复张性肺水肿。急性呼吸窘迫综合征(ARDS)为此种肺水肿的代表。此类疾病可造成严重低氧血症。

4.肺血管疾患

肺血栓栓塞是可引起急性呼吸衰竭的一种重要病因,还包括脂肪栓塞、气体栓塞等。

5.胸部疾患

如胸壁外伤、连枷胸、自发性气胸或创伤性气胸、大量胸腔积液等影响胸廓运动,从而导致通气减少或吸入气体分布不均,均有可能引起急性呼吸衰竭。

6.脑损伤

镇静药和对脑有毒性的药物、电解质平衡紊乱及酸、碱中毒、脑和脑膜感染、脑肿瘤、脑外伤等均可导致急性呼吸衰竭。

7.神经肌肉系统疾患

即便是气体交换的肺本身并无病变,因神经或肌肉系统疾病造成肺泡通气不足也可发生呼吸衰竭。如安眠药物或一氧化碳、有机磷等中毒,颈椎骨折损伤脊髓等直接或间接抑制呼吸中枢。也可因多发性神经炎、脊髓灰质炎等周围神经性病变,多发性肌炎、重症肌无力等肌肉系统疾病,造成肺泡通气不足而呼吸衰竭。

8.睡眠呼吸障碍

睡眠呼吸障碍表现为睡眠中呼吸暂停,频繁发生并且暂停时间显著延长,可引起肺泡通气量降低,导致缺氧和 CO_2 潴留。

二、病理生理

(一)肺泡通气不足

正常成人在静息时有效通气量约为 4 L/min,若单位时间内到达肺泡的新鲜空气量减少到正常值以下,则为肺泡通气不足。

由于每分钟肺泡通气量(VA)的下降,引起缺氧和 CO_2 潴留,PaO_2 下降,$PaCO_2$ 升高。同时,根据肺泡气公式:$PaO_2 = (PB - PH_2O) \cdot FiO_2 - PaCO_2/R$($PaO_2$,PB 和 PH_2O 分别表示肺泡气氧分压、大气压和水蒸气压力,FiO_2 代表吸入气氧浓度,R 代表呼吸商),由已测得的 $PaCO_2$ 值,就可推算出理论的肺泡气氧分压理论值。如 $PaCO_2$ 为 9.3 kPa(70 mmHg),PB 为 101.08 kPa(760 mmHg),37 ℃时 PH_2O 为6.3 kPa(47 mmHg),R 一般为 0.8,则 PaO_2 理论值为 7.2 kPa(54 mmHg)。假若 $PaCO_2$ 的升高单纯因 VA 下降引起,不存在影响气体交换肺实质病变的因素,则说明肺泡气与动脉血的氧分压差($P_{(A-a)}O_2$)应该在正常范围,一般为 0.4~0.7 kPa(3~5 mmHg),均在 1.3 kPa(10 mmHg)以内。所以,当 $PaCO_2$ 为9.3 kPa(70 mmHg)

时,PaO_2 为 7.2 kPa(54 mmHg),动脉血氧分压应当在 6.7 kPa(50 mmHg)左右,则为高碳酸血症型的呼吸衰竭。

通气功能障碍分为阻塞性和限制性功能障碍。阻塞性通气功能障碍多由气道炎症、黏膜充血水肿等因素引起的气道狭窄导致。由于气道阻力与管径大小呈负相关,故管径越小,阻力越大,肺泡通气量越小,此为阻塞性通气功能障碍缺氧和二氧化碳潴留的主要机制。而限制性通气功能障碍主要机制则是胸廓或肺的顺应性降低导致的肺泡通气量不足,进而导致缺氧或合并二氧化碳潴留。

(二)通气/血流灌流(V/Q)失调

肺泡的通气与其灌注周围的毛细血管血流的比例必须协调,才能保证有效的气体交换。正常肺泡每分通气量为 4 L,肺毛细血管血流量为 5 L,两者之比是 0.8。如肺泡通气量与血流量的比率>0.8,示肺泡灌注不足,形成无效腔,此种无效腔效应多见于肺泡通气功能正常或增加,而肺血流减少的疾病(如换气功能障碍或肺血管疾病等),临床以缺氧为主。肺泡通气量与血流量的比率<0.8,使肺动脉的混合静脉血未经充分氧合进入肺静脉,则形成肺内静脉样分流,多见于通气功能障碍,肺泡通气不足,临床以缺氧或伴二氧化碳潴留为主。通气/血流比例失调,是引起低氧血症最常见的病理生理学改变。

(三)肺内分流量增加(右到左的肺内分流)

在肺部疾病如肺水肿、急性呼吸窘迫综合征(ARDS)中,肺泡无气所致肺毛细血管混合静脉血未经气体交换,流入肺静脉引起右至左的分流增加。动-静脉分流使静脉血失去在肺泡内进行气体交换的机会,故 PaO_2 可明显降低,但不伴有 $PaCO_2$ 的升高,甚至因过度通气反而降低,至病程晚期才出现二氧化碳蓄积。另外用提高吸入氧气浓度的办法(氧疗)不能有效地纠正此种低氧血症。

(四)弥散功能障碍

肺在肺泡-毛细血管膜完成气体交换。它由六层组织构成,由内向外依次为:肺泡表面活性物质、肺泡上皮细胞、肺泡上皮细胞基膜、肺间质、毛细血管内皮细胞基膜和毛细血管内皮细胞。弥散面积减少(肺气肿、肺实变、肺不张)和弥散膜增厚(肺间质纤维化、肺水肿)是引起弥散量降低的最常见原因。因 O_2 的弥散能力仅为 CO_2 的 1/20,故弥散功能障碍只产生单纯缺氧。由于正常人肺泡毛细血管膜的面积大约为 70 m^2,相当于人体表面积的 40 倍,故人体弥散功能的储备巨大,虽是发生呼吸衰竭病理生理改变的原因之一,但常需与其他 3 种主要的病理生理学变化同时发生、参与作用使低氧血症出现。吸氧可使 PaO_2 升高,提高肺泡膜两侧的氧分压时,弥散量随之增加,可以改善低氧血症。

(五)氧耗量增加

氧耗量增加是加重缺氧的原因之一,发热、寒战、呼吸困难和抽搐均将增加氧耗量。寒战耗氧量可达 500 mL,健康者耗氧量为 250 mL/min。氧耗量增加,肺泡氧分压下降,健康者借助增加肺泡通气量代偿缺氧。氧耗量增加的通气功能障碍患者,肺泡氧分压得不到提高,故缺氧也难以缓解。

总之,不同的疾病发生呼吸衰竭的途径不全相同,经常是一种以上的病理生理学改变的综合作用。

（六）缺氧、二氧化碳潴留对机体的影响

1.对中枢神经的影响

脑组织耗氧量占全身耗量的 $1/5\sim1/4$。中枢皮质神经元细胞对缺氧最为敏感，缺 O_2 程度和发生的急缓对中枢神经的影响也不同。如突然中断供氧，改吸纯氮 20 秒可出现深昏迷和全身抽搐。逐渐降低吸氧的浓度，症状出现缓慢，轻度缺氧可引起注意力不集中、智力减退、定向障碍；随缺氧加重，PaO_2 低于 6.7 kPa(50 mmHg)可致烦躁不安、意识恍惚、谵妄；低于 4.0 kPa(30 mmHg)时，会使意识消失、昏迷；低于 2.7 kPa(20 mmHg)则会发生不可逆转的脑细胞损伤。

二氧化碳潴留使脑脊液氢离子浓度增加，影响脑细胞代谢，降低脑细胞兴奋性，抑制皮质活动；随着二氧化碳的增加，对皮质下层刺激加强，引起皮质兴奋；若二氧化碳继续升高，皮质下层受抑制，使中枢神经处于麻醉状态。在出现麻醉前的患者，往往有失眠、精神兴奋、烦躁不安的先兆兴奋症状。

缺氧和二氧化碳潴留均会使脑血管扩张，血流阻力减小，血流量增加以代偿之。严重缺氧会发生脑细胞内水肿，血管通透性增加，引起脑间质水肿，导致颅内压增高，挤压脑组织，压迫血管，进而加重脑组织缺氧，形成恶性循环。

2.对心脏、循环的影响

缺氧可刺激心脏，使心率加快和心搏量增加，血压上升。冠状动脉血流量在缺氧时明显增加，心脏的血流量远超过脑和其他脏器。心肌对缺氧非常敏感，早期轻度缺氧即在心电图上有变化，急性严重缺氧可导致心室颤动或心脏骤停。缺氧和二氧化碳潴留均能引起肺动脉小血管收缩而增加肺循环阻力，导致肺动脉高压和增加右心负荷。

吸入气中二氧化碳浓度增加，可使心率加快，心搏量增加，使脑、冠状血管舒张，皮下浅表毛细血管和静脉扩张，而使脾和肌肉的血管收缩，再加心搏量增加，故血压仍升高。

3.对呼吸影响

缺氧对呼吸的影响远较二氧化碳潴留的影响为小。缺氧主要通过颈动脉窦和主动脉体化学感受器的反射作用刺激通气，如缺氧程度逐渐加重，这种反射迟钝。

二氧化碳是强有力的呼吸中枢兴奋剂，吸入二氧化碳浓度增加，通气量成倍增加，急性二氧化碳潴留出现深大快速的呼吸；但当吸入二氧化碳浓度超过 12% 时，通气量不再增加，呼吸中枢处于被抑制状态。而慢性高碳酸血症，并无通气量相应增加，反而有所下降，这与呼吸中枢反应性迟钝；通过肾脏对碳酸氢盐再吸收和 H^+ 排出，使血 pH 无明显下降；还与患者气道阻力增加、肺组织损害严重、胸廓运动的通气功能减退有关。

4.对肝、肾和造血系统的影响

缺氧可直接或间接损害肝功能使谷丙转氨酶上升，但随着缺氧的纠正，肝功能逐渐恢复正常。动脉血氧降低时，肾血流量、肾小球滤过量、尿排出量和钠的排出量均有增加；但当 PaO_2 <5.3 kPa(40 mmHg)时，肾血流量减少，肾功能受到抑制。

组织低氧分压可增加红细胞生成素促使红细胞增生。肾脏和肝脏产生一种酶，将血液中非活性红细胞生成素的前身物质激活成生成素，刺激骨髓引起继发性红细胞增多。有利于增加血液携氧量，但亦增加血液黏稠度，加重肺循环和右心负担。

轻度二氧化碳潴留会扩张肾血管，增加肾血流量，尿量增加；当 $PaCO_2$ 超过 8.7 kPa(65 mmHg)，血 pH 明显下降，则肾血管痉挛，血流减少，HCO_3^- 和 Na^+ 再吸收增加，尿量减少。

5.对酸碱平衡和电解质的影响

严重缺氧可抑制细胞能量代谢的中间过程,如三羧酸循环、氧化磷酸化作用和有关酶的活动。这不但降低产生能量效率,还因产生乳酸和无机磷引起代谢性酸中毒。由于能量不足,体内离子转运的钠泵遭损害,使细胞内钾离子转移至血液,而 Na^+ 和 H^+ 进入细胞内,造成细胞内酸中毒和高钾血症。代谢性酸中毒产生的固定酸与缓冲系统中碳酸氢盐起作用,产生碳酸,使组织二氧化碳分压增高。

pH 取决于碳酸氢盐与碳酸的比值,前者靠肾脏调节(1~3 天),而碳酸调节靠肺(数小时)。健康人每天由肺排出碳酸达 15 000 mmol 之多,故急性呼吸衰竭二氧化碳潴留对 pH 影响十分迅速,往往与代谢性酸中毒同时存在时,因严重酸中毒引起血压下降,心律失常,乃至心脏停搏。而慢性呼吸衰竭因二氧化碳潴留发展缓慢,肾碳酸氢根排出减少,不致使 pH 明显降低。因血中主要阴离子 HCO_3^- 和 Cl^- 之和为一常数,当 HCO_3^- 增加,则 Cl^- 相应降低,产生低氯血症。

三、临床表现

因低氧血症和高碳酸血症所引起的症状和体征是急性呼吸衰竭时最主要的临床表现。由于造成呼吸衰竭的基础病因不同,各种基础疾病的临床表现自然十分重要,需要注意。

(一)呼吸困难

呼吸困难是呼吸衰竭最早出现的症状。可表现为频率、节律和幅度的改变。早期表现为呼吸困难,呼吸频率可增加,深大呼吸、鼻翼翕动,进而辅助呼吸肌肉运动增强(三凹征),呼吸节律紊乱,失去正常规则的节律。呼吸频率增加(30~40 次/分)。中枢性呼吸衰竭,可使呼吸频率改变,如陈-施呼吸、比奥呼吸等。

(二)低氧血症

当动脉血氧饱和度低于 90%,PaO_2 低于 6.7 kPa(50 mmHg)时,可在口唇或指甲出现发绀,这是缺氧的典型表现。但患者的发绀程度与体内血红蛋白含量、皮肤色素和心脏功能相关,所以发绀是一项可靠但不特异的诊断体征。因神经与心肌组织对缺氧均十分敏感,在机体出现低氧血症时常出现中枢神经系统和心血管系统功能异常的临床征象。如判断力障碍、运动功能失常、烦躁不安等中枢神经系统症状。缺氧严重时,可表现为谵妄、癫痫样抽搐、意志丧失以致昏迷、死亡。肺泡缺氧时,肺血管收缩,肺动脉压升高,使肺循环阻力增加,右心负荷增加,乃是低氧血症时血流动力学的一项重要变化。在心、血管方面常表现为心率增快、血压升高。缺氧严重时则可出现各种类型的心律失常,进而心率减慢,周围循环衰竭,甚至心搏停止。

(三)高碳酸血症

由于急性呼吸衰竭时,二氧化碳蓄积进展很快,因此产生严重的中枢神经系统和心血管功能障碍。高碳酸血症出现中枢抑制之前的兴奋状态,如失眠,躁动,但禁忌给予镇静或安眠药。严重者可出现肺性脑病("CO_2 麻醉"),临床表现为头痛、反应迟钝、嗜睡、以至神志不清、昏迷。急性高碳酸血症主要通过降低脑脊液 pH 而抑制中枢神经系统的活动。扑翼样震颤也是二氧化碳蓄积的一项体征。二氧化碳蓄积引起的心血管系统的临床表现因血管扩张或收缩程度而异。如多汗,球结膜充血水肿,颈静脉充盈,周围血压下降等。

(四)其他重要脏器的功能障碍

严重的缺氧和二氧化碳蓄积损伤肝、肾功能,出现血清转氨酶增高,碳酸酐酶活性增加,胃壁细胞分泌增多,出现消化道溃疡、出血。当 $PaO_2 < 5.3$ kPa(40 mmHg)时,肾血流减少,肾功能抑

制,尿中可出现蛋白、血细胞或管型,血液中尿素氮、肌酐含量增高。

（五）水、电解质和酸碱平衡的失调

严重低氧血症和高碳酸血症常有酸碱平衡的失调,如缺氧而通气过度可发生急性呼吸性碱中毒;急性二氧化碳潴留可表现为呼吸性酸中毒。严重缺氧时无氧代谢引起乳酸堆积,肾脏功能障碍使酸性物质不能排出体外,二者均可导致代谢性酸中毒。代谢性和呼吸性酸碱失衡又可同时存在,表现为混合性酸碱失衡。

酸碱平衡失调的同时,将会发生体液和电解质的代谢障碍。酸中毒时钾从细胞内逸出,导致高血钾,pH 每降低 0.1 血清钾大约升高 0.7 mmol/L。酸中毒时发生高血钾,如同时伴有肾衰（代谢性酸中毒）,易发生致命性高血钾症。在诊断和处理急性呼吸衰竭时均应予以足够的重视。

又如当测得的 PaO_2 的下降明显超过理论上因肺泡通气不足所引起的结果时,则应考虑存着除肺泡通气不足以外的其他病理生理学变化,因在实际临床工作中,单纯因肺泡通气不足引起呼吸衰竭并不多见。

四、诊断

一般说来,根据急慢性呼吸衰竭基础病史,如胸部外伤或手术后、严重肺部感染或重症革兰氏阴性杆菌败血症等,结合其呼吸、循环和中枢神经系统的有关体征,及时做出呼吸衰竭的诊断是可能的。但对某些急性呼吸衰竭早期的患者或缺氧、二氧化碳蓄积程度不十分严重时,单依据上述临床表现做出诊断有一定困难。动脉血气分析的结果直接提供动脉血氧和二氧化碳分压水平,可作为诊断呼吸衰竭的直接依据。而且,它还有助于我们了解呼吸衰竭的性质和程度,指导氧疗,呼吸兴奋剂和机械通气的参数调节,以及纠正电解质、酸碱平衡失调有重要价值故血气分析在呼吸衰竭诊断和治疗上具有重要地位。

急性呼吸衰竭患者,只要动脉血气证实 $PaO_2 < 8.0$ kPa（60 mmHg）,常伴 $PaCO_2$ 正常或 < 4.7 kPa（35 mmHg）,则诊断为 Ⅰ 型呼吸衰竭,若伴 $PaCO_2 > 6.7$ kPa（50 mmHg）,即可诊断为 Ⅱ 型呼吸衰竭。若缺氧程度超过肺泡通气不足所致的高碳酸血症,则诊断为混合型或 Ⅲ 型呼吸衰竭。

应当强调的是不但要诊断呼吸衰竭的存在与否,尚需要判断呼吸衰竭的性质,是急性呼吸衰竭还是慢性呼吸衰竭基础上的急性加重,更应当判别产生呼吸衰竭的病理生理学过程,明确为 Ⅰ 型或 Ⅱ 型呼吸衰竭,以利采取恰当的抢救措施。

此外还应注意在诊治过程中,应当尽快去除产生呼吸衰竭的基础病因,否则患者经氧疗或机械通气后因得到足够的通气量维持氧和二氧化碳分压在相对正常的水平后可再次发生呼吸衰竭。

五、治疗

急性呼吸衰竭是需要抢救的急症。对它的处理要求迅速、果断。数小时或更短时间的犹豫、观望或拖延,可以造成脑、肾、心、肝等重要脏器因严重缺氧发生不可逆性的损害。同时及时、合宜的抢救和处置才有可能为去除或治疗诱发呼吸衰竭的基础病因争取到必要的时间。治疗措施集中于立即纠正低氧血症,急诊插管或辅助通气、足够的循环支持。

（一）氧疗

通过鼻导管或面罩吸氧,提高肺泡氧分压,增加肺泡膜两侧氧分压差,增加氧弥散能力,以提高动脉氧分压和血氧饱和度,是纠正低氧血症的一种有效措施。氧疗作为一种治疗手段使用时,要选择适宜的吸入氧流量,应以脉搏血氧饱和度＞90％为标准,并了解机体对氧的摄取与代谢以及它在体内的分布,注意可能产生的氧毒性作用。

由于高浓度(FiO_2＞21％)氧的吸入可以使肺泡气氧分压提高。若因 PaO_2 降低造成低氧血症或主因通气/血流失调引起的 PaO_2 下降,氧疗可以改善。氧疗可以治疗低氧血症,降低呼吸功和减少心血管系统低氧血症。

根据肺泡通气和 PaO_2 的关系曲线,在低肺泡通气量时,吸入低浓度的氧气,即可显著提高 PaO_2,纠正缺氧。所以通气与血流比例失调的患者吸低浓度氧气就能纠正缺氧。

弥散功能障碍患者,因二氧化碳的弥散能力为氧的弥散能力20倍,需要更大的肺泡膜分压差才足以增强氧的弥散能力,所以应吸入更高浓度的氧(＞35％)才能改善缺氧。

由肺内静脉分流增加的疾病导致的缺氧,因肺泡内充满水肿液,肺萎陷,尤在肺炎症血流增多的患者,肺内分流更多,所以需要增加外源性呼气末正压(PEEP),才可使萎陷肺泡复张,增加功能残气量和气体交换面积,提高 PaO_2,SaO_2,改善低氧血症。

(二)保持呼吸道通畅

进行各种呼吸支持治疗的首要条件是通畅呼吸道。呼吸道黏膜水肿、充血,以及胃内容物误吸或异物吸入都可使呼吸道梗阻。保证呼吸道的畅通才能保证正常通气,所以是急性呼吸衰竭处理的第一步。

1.开放呼吸道

首先要注意清除口咽部分泌物或胃内反流物,预防呕吐物反流至气管,使呼吸衰竭加重。口咽部护理和鼓励患者咳痰很重要,可用多孔导管经鼻孔或经口腔负压吸引法,清除口咽部潴留物。吸引前短时间给患者吸高浓度氧,吸引后立即重新通气。无论是直接吸引或是经人工气道(见下节)吸引均需注意操作技术,管径应适当选择,尽量避免损伤气管黏膜,在气道内一次负压吸引时间不宜超过 10～15 秒,以免引起低氧血症、心律失常或肺不张等因负压吸引造成的并发症。此法亦能刺激咳嗽,有利于气道内痰液的咳出。对于痰多、黏稠难咳出者,要经常鼓励患者咳痰。多翻身拍背,协助痰液排出;给予祛痰药使痰液稀释。对于有严重排痰障碍者可考虑用纤支镜吸痰。同时应重视无菌操作,使用一次性吸引管,或更换灭菌后的吸引管。吸痰时可同时作深部痰培养以分离病原菌。

2.建立人工气道

当以上措施仍不能使呼吸道通畅时,则需建立人工气道。所谓人工气道就是进行气管插管,于是吸入气体就可通过导管直接抵达下呼吸道,进入肺泡。其目的是为了解除上呼吸道梗阻,保护无正常咽喉反射患者不致误吸,和进行充分有效的气管内吸引,以及为了提供机械通气时必要的通道。临床上常用的人工气道为气管插管和气管造口术后置入气管导管两种。

气管插管有经口和经鼻插管两种。前者借喉镜直视下经声门插入气管,容易成功,较为安全。后者分盲插或借喉镜、纤维支气管镜等的帮助,经鼻沿后鼻道插入气管。与经口插管比较需要一定的技巧,但经鼻插管容易固定,负压吸引较为满意,与机械通气等装置衔接比较可靠,给患者带来的不适也较经口者轻,神志清醒患者常也能耐受。唯需注意勿压伤鼻翼组织或堵塞咽鼓管、鼻窦开口等,造成急性中耳炎或鼻窦炎等并发症。

近年来已有许多组织相容性较理想的高分子材料制成的导管与插管,为密封气道用的气囊也有低压、大容量的气囊问世,鼻插管可保留的时间也在延长。具体对人工气道方法的选择,各单位常有不同意见,应当根据病情的需要,手术医师和护理条件的可能,以及人工气道的材料性能来考虑。肯定在 3 天(72 小时)以内可以拔管时,应选用鼻或口插管,需要超过 3 周时当行气管造口置入气管导管,3～21 天之间的情况则当酌情灵活掌握。

使用人工气道后,气道的正常防御机制被破坏,细菌可直接进入下呼吸道;声门由于插管或因气流根本不通过声门而影响咳嗽动作的完成,不能正常排痰,必须依赖气管负压吸引来清除气道内的分泌物;由于不能发音,失去语言交流的功能,影响患者的心理精神状态;再加上人工气道本身存在着可能发生的并发症。因此人工气道的建立常是抢救急性呼吸衰竭所不可少的,但必须充分认识其弊端,慎重选择,尽力避免可能的并发症,及时撤管。

3.气道湿化

无论是经过患者自身气道或通过人工气道进行氧化治疗或机械通气,均必须充分注意到呼吸道黏膜的湿化。因为过分干燥的气体长期吸入将损伤呼吸道上皮细胞和支气管表面的黏液层,使黏膜纤毛清除能力下降,痰液不易咳出,肺不张,容易发生呼吸道或肺部感染。

保证患者足够液体摄入是保持呼吸道湿化最有效的措施。目前已有多种提供气道湿化用的温化器或雾化器装置,可以直接使用或与机械通气机连接应用。

湿化是否充分最好的标志,就是观察痰液是否容易咳出或吸出。应用湿化装置后应当记录每天通过湿化器消耗的液体量,以免湿化过量。

(三)改善 CO_2 的潴留

高碳酸血症主要是由于肺泡通气不足引起,只有增加通气量才能更好的排出二氧化碳,改善高碳酸血症。现多采用呼吸兴奋剂和机械通气支持,以改善通气功能。

1.呼吸兴奋剂的合理应用

呼吸兴奋剂能刺激呼吸中枢或周围化学感受器,增强呼吸驱动、呼吸频率,潮气量,改善通气,同时氧耗量和二氧化碳的产出也随之增加。故临床上应用呼吸兴奋剂时要严格掌握适应证。

常用的药物有尼可刹米(可拉明)和洛贝林,用量过大可引起不良反应,近年来在西方国家几乎被淘汰。取而代之的有多沙普仑,对末梢化学感受器和延脑呼吸中枢均有作用,增加呼吸驱动和通气,对原发性肺泡低通气、肥胖低通气综合征有良好疗效,可防止 COPD 呼吸衰竭氧疗不当所致的 CO_2 麻醉。其治疗量和中毒量有较大差距故安全性大,一般用 $0.5～2$ mg/kg 静脉滴注,开始滴速 1.5 mg/min,以后酌情加快,其可致心律失常,长期用有肝毒性及并发消化性溃疡。阿米三嗪通过刺激颈动脉体和主动脉体的化学感受器兴奋呼吸,无中枢兴奋作用,对肺泡通气不良部位的血流重新分配而改善 PaO_2,阿米三嗪不用于哺乳、孕妇和严重肝病,也不主张长期应用以防止发生外周神经病变。

COPD 并意识障碍的呼吸衰竭患者　临床常见大多数 COPD 患者的呼吸衰竭与意识障碍程度呈正相关,患者意识障碍后自主翻身、咳痰动作、对呼吸兴奋剂的反应均迟钝,并易于吸入感染,对此种病情,可明显改善通气外,并有改善中枢神经兴奋和神志作用,因而患者的防御功能增强,呼吸衰竭的病情亦随之好转。

间质性肺疾病、肺水肿、ARDS 等疾病　无气道阻塞但有呼吸中枢驱动增强,这种患者 PaO_2、$PaCO_2$ 常均降低,由于患者呼吸功能已增强,故无应用呼吸兴奋剂的指征,且呼吸兴奋剂可加重呼吸性碱中毒的程度而影响组织获氧,故主要应给予氧疗。

COPD 并膈肌疲劳、无心功能不全、无心律失常、心率≤100 次/分的呼吸衰竭　可选用氨茶碱,其有舒张支气管、改善小气道通气、减少闭合气量,抑制炎性介质和增强膈肌、提高潮气量作用,已观察到血药浓度达 13 mg/L 时对膈神经刺激则膈肌力量明显增强,且可加速膈肌疲劳的恢复。以上的茶碱综合作用使呼吸功减少、呼吸困难程度减轻,同时由于呼吸肌能力的提高对咳嗽、排痰等气道清除功能加强,还有助于药物吸入治疗,以及对呼吸机撤离的辅助作用;剂量以 5 mg/kg 于 30 分钟静脉滴注使达有效血浓度,继以 $0.5 \sim 0.6$ mg/(kg·h)静脉滴注维持有效剂量,在应用中注意对心率、心律的影响,及时酌情减量和停用。

COPD、肺心病呼吸衰竭合并左心功能不全、肺水肿的患者,应先用强心利尿剂使肺水肿消退以改善肺顺应性,用抗生素控制感染以改善气道阻力,再使用呼吸兴奋剂才可取得改善呼吸功能的较好疗效。否则,呼吸兴奋剂虽可兴奋呼吸,但增加 PaO_2 有限,且呼吸功耗氧和生成 CO_2 量增多,反使呼吸衰竭加重。此种患者亦应不用增加心率和影响心律的茶碱类和较大剂量的阿米三嗪,小剂量阿米三嗪(<1.5 mg/kg)静脉滴注后即可达血药峰值,增强通气不好部位的缺氧性肺血管收缩,和增加通气好的部位肺血流,从而改善换气使 PaO_2 增高,且此种剂量很少发生不良反应,但剂量大于 1.5 mg/kg 可致全部肺血管收缩,且使肺动脉压增高、右心负荷增大。

不宜使用呼吸兴奋剂的情况:①使用肌肉松弛剂维持机械通气者:如破伤风肌强直时、有意识打掉自主呼吸者。②周围性呼吸肌麻痹者:多发性神经根神经炎、严重重症肌无力、高颈髓损伤所致呼吸肌无力、全脊髓麻痹等。③自主呼吸频率>20 次/分,而潮气量不足者:呼吸频率能够增快,说明呼吸中枢对缺 O_2 或 CO_2 潴留的反应性较强,若使用呼吸兴奋剂不但效果不佳,而且加速呼吸肌疲劳。④中枢性呼吸衰竭的早期:如安眠药中毒早期。⑤患者精神兴奋、癫痫频发者。⑥呼吸兴奋剂慎用于缺血性心脏病、哮喘状态、严重高血压及甲亢患者。

2.机械通气

符合下述条件应实施机械通气:①经积极治疗后病情仍继续恶化。②意识障碍。③呼吸形式严重异常,如呼吸频率>35 次/分或<6 次/分,或呼吸节律异常,或自主呼吸微弱或消失。④血气分析提示严重通气和(或)氧合障碍:$PaO_2 < 6.7$ kPa(50 mmHg),尤其是充分氧疗后仍<6.7 kPa(50 mmHg)。⑤$PaCO_2$ 进行性升高,pH 动态下降。

机械通气初始阶段,可给高 FiO_2(100%)以迅速纠正严重缺氧,然后依据目标 PaO_2、PEEP 水平、平均动脉压水平和血流动力学状态,酌情降低 FiO_2 至 50% 以下。设法维持 $SaO_2 > 90\%$,若不能达到上述目标,即可加用 PEEP、增加平均气道压,应用镇静剂或肌松剂。若适当 PEEP 和平均动脉压可以使 $SaO_2 > 90\%$,应保持最低的 FiO_2。

正压通气相关的并发症包括呼吸机相关肺损伤、呼吸机相关肺炎、氧中毒和呼吸机相关的膈肌功能不全。

(四)抗感染治疗

呼吸道感染是呼吸衰竭最常见的诱因。建立人工气道机械通气和免疫功能低下的患者易反复发生感染。如呼吸道分泌物引流通畅,可根据痰细菌培养和药物敏感实验结果,选择有效的抗生素进行治疗。

(五)营养支持

呼吸衰竭患者因摄入能量不足、呼吸做功增加、发热等因素,机体处于负代谢,出现低蛋白血症,降低机体的免疫功能,使感染不宜控制,呼吸肌易疲劳不易恢复。可常规给予高蛋白、高脂肪和低碳水化合物,以及多种维生素和微量元素,必要时静脉内高营养治疗。

(周亚楠)

第五节 慢性呼吸衰竭

一、病因

慢性呼吸衰竭最常见的病因是支气管、肺疾病，如 COPD、重症肺结核、肺间质纤维化等，此外还有胸廓、神经肌肉病变及肺血管疾病，如胸廓、脊椎畸形，广泛胸膜肥厚粘连、肺血管炎等。

二、发病机制和病理生理

(一)缺氧和二氧化碳潴留的发生机制

1.肺通气不足

在 COPD 时，细支气管慢性炎症所致管腔狭窄的基础上，感染使气道炎性分泌物增多，阻塞呼吸道造成阻塞性通气不足，肺泡通气量减少，肺泡氧分压下降，二氧化碳排出障碍，最终导致 PaO_2 下降，$PaCO_2$ 升高。

2.通气/血流比例失调

正常情况下肺泡通气量为 4 L/min，肺血流量 5 L/min，通气/血流比值为 0.8。病理状态下，如慢性阻塞性肺气肿，由于肺内病变分布不均，有些区域有通气，但无血流或血流量不足，使通气/血流＞0.8，吸入的气体不能与血液进行有效的交换，形成无效腔效应。在另一部分区域，虽有血流灌注，但因气道阻塞，肺泡通气不足，使通气/血流＜0.8，静脉血不能充分氧合，形成动脉-静脉样分流。通气/血流比例失调的结果主要是缺氧，而不伴二氧化碳潴留。

3.弥散障碍

由于氧和二氧化碳通透肺泡膜的能力相差很大，氧的弥散力仅为二氧化碳的 1/20。病理状态下，弥散障碍主要影响氧交换产生以缺氧为主的呼吸衰竭。

4.氧耗量增加

发热、寒战、呼吸困难和抽搐等均增加氧耗，正常人此时借助增加通气量以防止缺氧的发生。而 COPD 患者在通气功能障碍基础上，如出现氧耗量增加的因素时，则可出现严重的缺氧。

(二)缺氧对机体的影响

1.对中枢神经系统的影响

缺氧对中枢神经系统影响的程度随缺氧的程度和急缓而不同。轻度缺氧仅有注意力不集中、智力减退、定向力障碍等。随着缺氧的加重可出现烦躁不安、神志恍惚、谵妄，甚至昏迷。各部分脑组织对缺氧的敏感性不一样，以皮质神经元最为敏感，因此临床上缺氧的最早期表现是精神症状。严重缺氧可使血管通透性增加，引起脑间质和脑细胞水肿，颅内压急剧升高，进而加重脑组织缺氧，形成恶性循环。

2.对心脏、循环的影响

缺氧可使心率增加，血压升高，冠状动脉血流量增加以维持心肌活动所必需的氧。心肌对缺氧十分敏感，早期轻度缺氧心电图即有变化，急性严重缺氧可导致心室颤动或心搏骤停。长期慢性缺氧可使心肌纤维化、硬化。肺小动脉可因缺氧收缩而增加肺循环阻力，引起肺动脉高压、右心肥厚,最终导致肺源性心脏病,右心衰竭。

3.对呼吸的影响

轻度缺氧可通过颈动脉窦和主动脉体化学感受器的反射作用刺激通气。但缺氧程度缓慢加重时,这种反射变得迟钝。

4.缺氧对肝、肾功能和造血系统的影响

缺氧直接或间接损害肝细胞,使丙氨酸氨基转移酶升高,缺氧纠正后肝功能可恢复正常。缺氧可使肾血流量减少,肾功能受到抑制。慢性缺氧可引起继发性红细胞增多,在有利于增加血液携氧量的同时,亦增加了血液黏稠度,甚至可加重肺循环阻力和右心负荷。

5.对细胞代谢、酸碱平衡和电解质的影响

严重缺氧使细胞能量代谢的中间过程受到抑制,同时产生大量乳酸和无机磷的积蓄引起代谢性酸中毒。因能量的不足,体内离子转运钠泵受到损害,使钾离子由细胞内转移到血液和组织间液,钠和氢离子进入细胞内,造成细胞内酸中毒及高钾血症。

(三)二氧化碳潴留对人体的影响

1.对中枢神经的影响

轻度二氧化碳潴留,可间接兴奋皮质,引起失眠、精神兴奋、烦躁不安等兴奋症状;随着二氧化碳潴留的加重,皮质下层受到抑制,使中枢神经处于麻醉状态,表现为嗜睡、昏睡,甚至昏迷。二氧化碳潴留可扩张脑血管,严重时引起脑水肿。

2.对心脏和循环的影响

二氧化碳潴留可使心率加快,心排血量增加,脑血管、冠状动脉、皮下浅表毛细血管及静脉扩张,而部分内脏血管收缩,早期引起血压升高,严重时导致血压下降。

3.对呼吸的影响

二氧化碳是强有力的呼吸中枢兴奋剂,随着吸入二氧化碳浓度的增加,通气量逐渐增加。但当其浓度持续升高至12%时通气量不再增加,呼吸中枢处于抑制状态。临床上Ⅱ型呼吸衰竭患者并无通气量的增加原因在于存在气道阻力增高、肺组织严重损害和胸廓运动受限等多种因素。

4.对肾脏的影响

轻度二氧化碳潴留可使肾血管扩张,肾血流量增加,尿量增加。严重二氧化碳潴留时,由于pH的下降,使肾血管痉挛,血流量减少,尿量随之减少。

5.对酸碱平衡的影响

二氧化碳潴留可导致呼吸性酸中毒,血pH取决于碳酸氢盐和碳酸的比值,碳酸排出量的调节靠呼吸,故呼吸在维持酸碱平衡中起着十分重要的作用。慢性呼吸衰竭二氧化碳潴留发展较慢,由于肾脏的调节使血pH维持正常称为代偿性呼吸性酸中毒。急性呼吸衰竭或慢性呼吸衰竭的失代偿期,肾脏尚未发生代偿或代偿不完全,使pH下降称为失代偿性呼吸性酸中毒。若同时有缺氧、摄入不足、感染性休克和肾功能不全等因素使酸性代谢产物增加,pH下降,则与代谢性酸中毒同时存在,即呼吸性酸中毒合并代谢性酸中毒。如在呼吸性酸中毒的基础上大量应用利尿剂,而氯化钾补充不足,则导致低钾低氯性碱中毒,即呼吸性酸中毒合并代谢性碱中毒,此型在呼吸衰竭中很常见。

三、临床表现

除引起慢性呼吸衰竭原发病的症状体征外,主要是缺氧和二氧化碳潴留引起的呼吸衰竭和多脏器功能紊乱的表现。

(一)呼吸困难

呼吸困难是临床最早出现的症状,主要表现在呼吸节律、频率和幅度的改变。COPD所致的呼吸衰竭,开始只表现为呼吸费力伴呼气延长,严重时则为浅快呼吸,因辅助呼吸肌的参与可表现为点头或提肩样呼吸。并发肺性脑病,二氧化碳麻醉时,则出现呼吸浅表、缓慢甚至呼吸停止。

(二)发绀

发绀是缺氧的典型症状。由于缺氧使血红蛋白不能充分氧合,当动脉血氧饱和度<90%时,可在口唇、指端、耳垂、口腔黏膜等血流量较大的部位出现发绀。但因发绀主要取决于血液中还原血红蛋白的含量,故贫血患者即使血氧饱和度明显降低,也可无发绀表现,而COPD患者由于继发红细胞增多,即使血氧饱和度轻度减低也会有发绀出现。此外发绀还受皮肤色素及心功能的影响。

(三)神经精神症状

缺氧和二氧化碳潴留均可引起精神症状。但因缺氧及二氧化碳潴留的程度、发生急缓及机体代偿能力的不同而表现不同。慢性缺氧多表现为记忆力减退,智力或定向力的障碍。急性严重缺氧可出现精神错乱、躁狂、昏迷、抽搐等症状。轻度二氧化碳潴留可表现为兴奋症状,如失眠、烦躁、夜间失眠而白天嗜睡,即昼睡夜醒;严重二氧化碳潴留可导致肺性脑病的发生,表现为神志淡漠、肌肉震颤、抽搐、昏睡甚至昏迷。肺性脑病是典型二氧化碳潴留的表现,在肺性脑病前期,即发生二氧化碳麻醉状态之前,切忌使用镇静、催眠药,以免加重二氧化碳潴留,诱发肺性脑病。

(四)血液循环系统

严重缺氧、酸中毒可引起心律失常、心肌损害、周围循环衰竭、血压下降。二氧化碳潴留可使外周浅表静脉充盈、皮肤红润、潮湿、多汗、血压升高,因脑血管扩张可产生搏动性头痛。COPD因长期缺氧、二氧化碳潴留,可导致肺动脉高压,右心衰竭。严重缺氧可导致循环淤滞,诱发弥漫性血管内凝血(DIC)。

(五)消化和泌尿系统

由于缺氧使胃肠道黏膜充血水肿、糜烂渗血,严重者可发生应激性溃疡引起上消化道出血。严重呼吸衰竭可引起肝、肾功能异常,出现丙氨酸氨基转移酶、血尿素氮升高。

四、诊断

根据患者有慢性肺部疾病史或其他导致呼吸功能障碍的疾病,如COPD、严重肺结核等,新近呼吸道感染史以及缺氧、二氧化碳潴留的临床表现,结合动脉血气分析,不难做出诊断。

血气分析在呼吸衰竭的诊断及治疗中是必不可少的检查项目,不仅可以明确呼吸衰竭的诊断,并有助于了解呼吸衰竭的性质、程度,判断治疗效果,对指导氧疗、机械通气各种参数的调节,纠正酸碱失衡和电解质紊乱均有重要意义。常用血气分析指标如下。

(一)动脉血氧分压(PaO_2)

动脉血氧分压(PaO_2)是物理溶解于血液中的氧分子所产生的分压力,是决定血氧饱和度的重要因素,反映机体氧合状态的重要指标。正常值 12.7~13.3 kPa(95~100 mmHg)。随着年龄增长 PaO_2 逐渐降低。当PaO_2<7.98 kPa(60 mmHg)可诊断为呼吸衰竭。

（二）动脉血氧饱和度（SaO_2）

动脉血氧饱和度（SaO_2）是动脉血中血红蛋白实际结合的氧量与所能结合的最大氧量之比，即血红蛋白含氧的百分数，正常值为96％±3％。SaO_2作为缺氧指标不如PaO_2灵敏。

（三）pH

pH是反映体液氢离子浓度的指标。动脉血pH是酸碱平衡中最重要的指标，它可反映血液的酸碱度，正常值7.35～7.45。pH低于7.35为失代偿性酸中毒，大于7.45为失代偿性碱中毒。但pH的异常并不能说明酸碱失衡的性质，即是代谢性还是呼吸性；pH在正常范围，不能说明没有酸碱失衡。

（四）动脉血二氧化碳分压（$PaCO_2$）

动脉血$PaCO_2$是物理溶解于血液中的二氧化碳气体的分压力。它是判断呼吸性酸碱失衡的重要指标，亦是衡量肺泡通气的可靠指标。正常值为4.7～6.0 kPa（35～45 mmHg），平均5.32 kPa（40 mmHg）。$PaCO_2 > 6.0$ kPa（45 mmHg），提示通气不足。如是原发性的，为呼吸性酸中毒；如是继发性的，可以是由于代偿代谢性碱中毒而引起的改变。如$PaCO_2 < 4.7$ kPa（35 mmHg），提示通气过度，可以是原发性呼吸性碱中毒，也可以是为了代偿代谢性酸中毒而引起的继发性改变。当$PaCO_2 > 6.7$ kPa（50 mmHg）时，可结合$PaO_2 < 8.0$ kPa（60 mmHg）诊断为呼吸衰竭（Ⅱ型呼吸衰竭）。

（五）碳酸氢离子（HCO_3^-）

HCO_3^-是反映代谢方面的指标，但也受呼吸因素的影响，$PaCO_2$增加时HCO_3^-也略有增加。正常值22～27 mmol/L，平均值24 mmol/L。

（六）剩余碱（BE）

只反映代谢的改变，不受呼吸因素影响。正常值为−3～＋3 mmol/L。血液偏碱时为正值，偏酸时为负值，BE＞＋3 mmol/L为代谢性碱中毒，BE＜−3 mmol/L为代谢性酸中毒。

（七）缓冲碱（BB）

指1升全血（以BBb表示）或1升血浆（以BBp表示）中所有具缓冲作用的阴离子总和，正常值：42（40～44）mmol/L。

五、治疗

（一）保持气道通畅

保持气道通畅是纠正呼吸衰竭的重要措施。

1.清除气道分泌物

鼓励患者咳嗽，对于无力咳痰或意识障碍者应加强呼吸道护理，帮助翻身拍背。

2.稀释痰液、化痰祛痰

痰液黏稠不易咳出者给予口服化痰祛痰药（如强利痰灵片1.0每天三次或盐酸氨溴索15 mg，必要时用）或雾化吸入药物治疗。

3.解痉平喘

对有气道痉挛者，可雾化吸入β_2受体激动剂或溴化异丙托品，口服氨茶碱（或静脉点滴）、舒喘灵、特布他林等。

4.建立人工气道

经以上处理无效或病情危重者，应采用气管插管或气管切开，并给予机械通气辅助呼吸。机械通气的适应证:①意识障碍,呼吸不规则。②气道分泌物多而黏稠,不易排出。③严重低氧血症和(或)二氧化碳潴留,危及生命[如 $PaO_2 \leqslant 6.0$ kPa(45 mmHg),$PaCO_2 \geqslant 9.3$ kPa(70 mmHg)]。④合并多器官功能障碍。在机械通气治疗过程中应密切观察病情,监测血压、心率,加强护理,随时吸痰,根据血气分析结果随时调整呼吸机治疗参数,预防并发症的发生。

（二）氧疗

吸氧是治疗呼吸衰竭必需的措施。

1.吸氧浓度

对于Ⅰ型呼吸衰竭,以缺氧为主,不伴有二氧化碳潴留,应吸入较高浓度(＞35%)的氧,使 PaO_2 提高到8.0 kPa(60 mmHg)或 SaO_2 在90%以上。对于既有缺氧又有二氧化碳潴留的Ⅱ型呼吸衰竭,则应持续低浓度吸氧(小于35%)。因慢性呼吸衰竭失代偿者缺氧伴二氧化碳潴留是由通气不足所造成,由于二氧化碳潴留,其呼吸中枢化学感受器对二氧化碳反应性差,呼吸的维持主要靠低氧血症对颈动脉窦、主动脉体化学感受器的驱动作用。若吸入高浓度氧,首先 PaO_2 迅速上升,使外周化学感受器丧失低氧血症的刺激,解除了低氧性呼吸驱动从而抑制呼吸中枢。患者的呼吸变浅变慢,$PaCO_2$ 随之上升,严重时可陷入二氧化碳麻醉状态。

2.吸氧的装置

一般使用双腔鼻管、鼻导管或鼻塞吸氧,吸氧浓度%＝21＋4×吸入氧流量(L/min)。对于慢性Ⅱ型呼吸衰竭患者,长期家庭氧疗(1～2 L/min,每天 16 小时以上),有利于降低肺动脉压,改善呼吸困难和睡眠,增强活动能力和耐力,提高生活质量,延长患者的寿命。

（三）增加通气量、减少二氧化碳潴留

除治疗原发病、积极控制感染、通畅气道等治疗外,增加肺泡通气量是有效排出二氧化碳的关键。根据患者的具体情况,若有明显嗜睡,可给予呼吸兴奋剂,常用药物有尼可刹米与洛贝林[如 5%或 10%葡萄糖液 300 mL＋尼可刹米 0.375×(3～5)支,静脉点滴,每天 1～2 次]。通过刺激呼吸中枢和外周化学感受器,增加呼吸频率和潮气量以改善通气。需注意必须在气道通畅的基础上应用,且患者的呼吸肌功能基本正常,否则治疗无效且增加氧耗量和呼吸功,对脑缺氧、脑水肿、有频繁抽搐者慎用。主要适用于以中枢抑制为主、通气量不足引起的呼吸衰竭,对以肺炎、弥散性肺病变等以肺换气障碍为主的呼吸衰竭患者不宜应用。近年来尼可刹米与洛贝林这两种药物在西方国家几乎被多沙普仑取代,此药对镇静催眠药过量引起的呼吸抑制和 COPD 并发急性呼吸衰竭有显著的呼吸兴奋作用,对于慢性呼吸衰竭患者可口服呼吸兴奋剂,阿米三嗪 50～100 mg,每天 2 次,该药通过刺激颈动脉体和主动脉体的化学感受器而兴奋呼吸中枢,从而增加通气量。

（四）水电解质紊乱和酸碱失衡的处理

多种因素均可导致慢性呼吸衰竭患者发生水、电解质紊乱和酸碱失衡。

（1）应根据患者心功能状态酌情补液。

（2）未经治疗的慢性呼吸衰竭失代偿的患者,常表现为单纯性呼酸或呼酸合并代谢性酸中毒,此时治疗的关键是改善通气,增加通气量,促进二氧化碳的排出,同时积极治疗代酸的病因,补碱不必太积极。如 pH 过低,可适当补碱,先一次给予 5%碳酸氢钠 100～150 mL 静脉点滴,使 pH 升至 7.25 左右即可。因补碱过量有可能加重二氧化碳潴留。

（3）如经利尿剂、糖皮质激素等药物治疗,又未及时补钾、补氯,则易发生呼酸合并代谢性碱中毒,此时除积极改善通气外,应注意补氯化钾,必要时(血 pH 明显增高)可补盐酸精氨酸(10%

葡萄糖液500 mL＋盐酸精氨酸10～20 g),并根据血气分析结果决定是否重复应用。

（五）治疗原发病

呼吸道感染是呼吸衰竭最常见的诱因,故病因治疗首先是根据敏感致病菌选用有效抗生素,积极控制感染。

六、预防

首先应加强慢性胸肺疾病的防治,防止肺功能逐渐恶化和呼吸衰竭的发生。已有慢性呼吸衰竭的患者应注意预防呼吸道感染。

七、预后

取决于慢性呼吸衰竭患者原发病的严重程度及肺功能状态。

（王　涛）

第六节　慢性支气管炎急性发作

一、概述

慢性支气管炎(简称慢支)是指气管、支气管黏膜及其周围组织的慢性非特异性炎症。临床上表现为因感染、过敏及其他理化因素刺激导致的咳嗽、咳痰、或伴有喘息的症状,以及反复发作的慢性过程。它是一种严重危害人民健康的常见病,尤以老年人多见。按病情进展分为3期:急性发作期、慢性迁延期、临床缓解期。

二、致病微生物

感染与慢支的发生、发展关系密切,但尚无足够证据说明感染是慢支的首发病因,一般认为感染是慢支加剧病变发展的重要因素。主要致病微生物为病毒和细菌。病毒包括鼻病毒、流感病毒、副流感病毒、腺病毒和呼吸道合胞病毒等。常见细菌有肺炎链球菌、流感嗜血杆菌、甲型链球菌和奈瑟菌。病毒感染所造成的呼吸道上皮损伤有利于细菌的继发感染,引起本病的发生和发作。慢性阻塞性肺疾病与慢性支气管炎密切相关,当慢性支气管炎患者出现不可逆的气流受限时可诊断为慢性阻塞性肺疾病。对于慢性阻塞性肺疾病急性加重期,轻度(不需住院)患者主要的致病菌为流感嗜血杆菌、肺炎链球菌、卡他莫拉菌、衣原体、病毒。对于中度至重度(需要住院)的患者,除上述致病菌外,常有肠杆菌属(肺炎克雷伯杆菌、大肠埃希菌、变形杆菌等)、铜绿假单胞菌。

三、临床表现

慢性支气管炎多见于中年以上,起病多潜隐缓慢,也有少数患者于急性上呼吸道感染后症状迁延不愈而起病。病程漫长,反复急性发作,逐渐加重。主要症状为慢性咳嗽、咳痰,部分患者可有喘息。长期、反复、逐渐加重的咳嗽是慢支的一个主要特点。疾病初起时咳嗽呈间歇性,尤其是清晨醒后较剧,随着病情发展早晚或整日均可有咳嗽。痰一般为白色黏液或浆液泡沫状痰,合并感染急性发作时,痰液转为黏液脓性或黄色脓痰,且咳嗽加重,痰量随之明显增多,偶带血。可有微热与全身不适。部分患者有支气管痉挛,可引起喘息,常伴哮鸣音,早期常无气短;反复发作,并发慢性阻塞性肺疾病时,可伴有轻重程度不等的气短。本病早期多无异常体征。在急性发作期多在背部及肺底部闻及散在干、湿啰音,咳嗽后可减少或消失,啰音多少和部位不固定。喘息性慢性支气管炎发作时可听到广泛的哮鸣音。并发肺气肿者可有肺气肿体征。出现气流受限而发生慢性阻塞性肺疾病者听诊呼气期延长,一般气道阻塞越严重,呼气期越长。

四、实验室及辅助检查

（一）X线检查

早期往往阴性。随病变进展,支气管壁增厚,细支气管或肺泡间质炎性细胞浸润或纤维化,可见两肺纹理增粗,呈网状或条索状、斑点状阴影,或出现双轨影和袖套征,以双下肺野较明显。这些征象不是特异性的,且与临床症状不尽一致。并发肺气肿时,可见两肺透过度增加,两膈低平。

（二）呼吸功能检查

早期无异常。如有小气道阻塞时,最大呼气流速-容量曲线（MEFV曲线）在75％和50％容量时流量明显降低,闭合气量和闭合容量明显增高。随病情进展,出现典型慢性阻塞性肺疾病肺功能变化及弥散功能减低等。

（三）血液检查

慢支急性发作期可见白细胞计数及中性粒细胞增多。喘息型患者可见嗜酸性粒细胞增多。

（四）痰液检查

痰涂片及培养,可见肺炎链球菌、流感嗜血杆菌、甲型链球菌和奈瑟球菌等。近年来革兰氏阴性菌感染有明显增多趋势,特别时多见于院内感染的老年患者。痰涂片中可见大量中性粒细胞,喘息型者可见较多嗜酸性粒细胞。

五、诊断与鉴别诊断

（一）诊断依据

诊断主要依据病史和症状。根据咳嗽、咳痰或伴喘息,每年发病持续3个月并连续2年以上,排除其他心、肺疾患(如肺结核、尘肺、支气管哮喘、支气管扩张症、肺癌、肺脓肿、心功能不全等)之后,即可作出慢支诊断。如每年发病持续时间虽不足3个月,但有明确的客观检查依据(如X线检查)支持,亦可诊断。患者在1周内出现脓性或黏液脓性痰,痰量明显增加,或伴有发热、白细胞计数增高等炎症表现可诊断慢支急性发作。

（二）鉴别诊断

1.支气管哮喘

常于早年突然发病(通常在儿童期),一般无慢性咳嗽、咳痰史,喘息呈发作性,发作时两肺满布哮鸣音,缓解期可毫无症状,常有个人或家族变应性疾病史。与单纯型慢支易于鉴别。但支气管哮喘在发展到具有不可逆性气道狭窄后难与喘息型慢支相鉴别,有人认为喘息型慢支就是慢支合并哮喘,二者无须再鉴别,且此二者治疗上有很多相同之处。咳嗽变异型支气管哮喘与慢支的鉴别点为:前者多为阵发性干咳、无痰、夜间症状较重,X线胸片无异常改变,支气管激发试验阳性。

2.支气管扩张症(简称支扩)

湿性支扩也有慢性反复咳嗽、咳痰,但痰量常较慢支多,多为脓性痰,合并感染时可有发热、大量脓痰,常反复咯血。肺部听诊为与病灶:位置相吻合的固定性粗湿啰音。病程长者可见消瘦、杵状指(趾)。严重者X线检查可见卷发状或蜂窝状病变,受累肺叶常见容积缩小,易合并肺炎,胸部高分辨率薄层CT多可以明确诊断。

3.肺结核

所有年龄均可发病,活动性肺结核患者多有发热、乏力、盗汗、消瘦、咯血、精神萎靡、食欲减退等结核中毒症状,支气管内膜结核表现为阵发性刺激性咳嗽,有时很难制止,常有哮鸣音,痰中带血,经痰结核菌检查及胸部影像学、支气管镜检查可明确诊断。

4.间质性肺疾病

该病临床表现无特异性,需详细询问病史和职业史,早期可只有咳嗽、咳痰,偶感气短。部分患者肺部听诊可闻及Velero啰音,出现杵状指,肺功能呈限制性通气功能障碍,动脉血氧分压降低;X线胸片和胸部CT可见间质性结节影和(或)间质性网格影等,均有助于鉴别。

5.癌性淋巴管炎

肺癌起病隐袭,发病也多在中年以上,早期没有特异性临床表现,患者可有慢性吸烟史,可有吼哮样刺激性咳嗽,常持续咯血痰,色鲜红或带褐红色,典型影像学改变为串珠样。对已明确诊断为慢支的患者,如咳嗽性质发生改变,或胸部X线检查发现有块状阴影或结节状阴影,或经抗感染治疗后阴影未完全消散,应提高警惕,进一步行胸部CT、纤维支气管镜、痰脱落细胞学检查等明确。

6.充血性心力衰竭

患者多有器质性心脏病史,如冠心病、心肌病、心脏瓣膜病等,可表现为气急、咳嗽、咳痰、咯血,甚至发病甚急的喘息,伴咳粉红色泡沫状痰。听诊肺基底部可闻及细啰音,胸部X线片示心脏扩大、肺水肿,肺功能测定示限制性通气功能障碍。心脏超声左心室射线分数减低及无其他原因解释的心房尿钠肽(BNP)升高可作为诊断依据。

六、治疗

(一)治疗原则

慢性支气管炎急性发作期主要以减少呼吸功、减轻气道炎症、降低下呼吸道细菌负荷和治疗可能伴随的低氧血症等措施解除症状,预防一过性肺功能损害加重,促进康复。

(1)伴痰量增加、脓性痰和气急加重等提示可能存在细菌感染的患者,可应用抗菌药物。

(2)应选用能覆盖流感嗜血杆菌、肺炎链球菌、卡他莫拉菌、肺炎支原体、肺炎衣原体及肺炎克雷白菌等革兰氏阴性杆菌的抗菌药物。肺功能严重受损患者,应覆盖铜绿假单胞菌、鲍曼不动杆菌等非发酵菌,尤其是长期间断不规范应用抗菌药物患者。广谱、长期抗菌药物和糖皮质激素应用患者,应警惕曲霉菌感染。

(3)对疗效不佳的患者可根据痰液培养和药敏试验结果调整用药。

(4)轻症患者给予口服药,病情较重者可用注射剂。

(二)一般治疗

消除诱发因素,避免烟雾、粉尘及刺激性气体对气道的影响,吸烟者须戒烟,气候骤变及寒冷季节注意保暖,适当休息,清淡饮食,必要时吸氧,注意痰液引流,保持气道通畅等。

（三）药物治疗

急性发作期的治疗以控制感染、止咳祛痰、解痉平喘、雾化治疗等为主。

1.抗菌药物

抗生素的选择一般根据临床经验和本地区或本病区病原菌耐药性流行病学监测结果,同时积极进行痰病原菌培养和药敏试验。常用药物有青霉素类、大环内酯类、氟喹诺酮类和头孢菌素类等抗生素。见表 10-1。

表 10-1　慢性支气管炎急性发作的病原治疗

病原	宜选药物	可选药物	备注
流感嗜血杆菌	氨苄西林、阿莫西林	复方磺胺甲噁唑,第一、二代口服头孢菌素,氟喹诺酮类	10%～40%菌株产酶
肺炎链球菌	青霉素	阿莫西林、氨苄西林	青霉素耐药率（中介及耐药）在10%～40%左右
青霉素敏感青霉素中介及耐药	第三代头孢菌素	氟喹诺酮类	
卡他莫拉菌	复方磺胺甲噁唑,第一、二代口服头孢菌素	氟喹诺酮类,阿莫西林、氨苄西林	约90%菌株产酶
肺炎支原体	大环内酯类	多西环素,氟喹诺酮类	
肺炎衣原体	大环内酯类	多西环素,氟喹诺酮类	
肺炎克雷白菌等肠菌科细菌	第二代或第三代头孢菌素	氟喹诺酮类	

2.止咳祛痰药

对急性发作期患者在抗感染治疗的同时可酌情选用溴己新、乙酰半胱氨酸、稀化黏素（桃金娘油）、盐酸氨溴索等。临床上经常使用复方止咳祛痰药,其成分不仅有止咳药、祛痰药,也适当加上支气管扩张剂或抗组胺药等,如复方甲氧那敏胶囊、复方可待因溶液、美敏伪麻溶液等。对于老年体弱无力咳痰或痰量多且黏稠者,应以祛痰为主,不宜选用强镇咳剂。

3.解痉平喘药

对于喘息型慢支者,常选用解痉平喘药。包括 β_2 受体激动剂（特布他林、沙丁胺醇、沙美特罗、福莫特罗）、抗胆碱能药物（异丙托溴铵、噻托溴铵）、茶碱类药物（氨茶碱、多索茶碱）。

4.雾化治疗

常选用祛痰药、支气管扩张药等进行雾化吸入治疗,以加强局部稀释痰液的作用。

（四）抗菌治疗评价与处理

经验性治疗48～72小时后应对病情和诊断进行评价。观察临床症状及体征并复查血常规、红细胞沉降率（ESR）、C反应蛋白（CRP）等炎性指标,只要上述指标好转,无论痰细菌学检查结果如何,一般均应维持原治疗方案不变。如经验性治疗 72 小时后症状无改善或炎性指标无下降,则应对临床资料进行分析,调整治疗方案,并进行相应的检查以明确病原学诊断,必要时考虑采用侵入性检查手段。对于重症患者强调早期有效抗菌药物治疗,初始治疗方案应覆盖前最常见的 3～4 位病原菌。

七、注意事项

慢性支气管炎多见于中年以上患者,老年人居多,由于老年人组织器官呈生理性退行性变,免疫功能也见减退,一旦罹患感染,在应用抗菌药物时需注意以下事项。

(1)老年人肾功能呈生理性减退,按一般常用量接受主要经肾排出的抗菌药物时,由于药物自肾排出减少,导致在体内积蓄,血药浓度增高,容易有药物不良反应的发生。因此老年患者,尤其是高龄患者接受主要自肾排出的抗菌药物时,应按轻度肾功能减退情况减量给药,可用正常治疗量的 1/2～2/3 或根据肌酐清除率给药。青霉素类、头孢菌素类和其他 β-内酰胺类的大多数品种即属此类情况。

(2)老年患者宜选用毒性低并具杀菌作用的抗菌药物,青霉素类、头孢菌素类等 β-内酰胺类为常用药物,毒性大的氨基糖苷类、万古霉素、去甲万古霉素等药物应尽可能避免应用,有明确应用指征时在严密观察下慎用,同时应进行血药浓度监测,据此调整剂量,使给药方案个体化,以达到用药安全、有效的目的。

(3)抗菌治疗应规范,按每种药物的 PK/PD 特点并结合患者基础肝肾功能、合并用药情况制定合理用药方案,保证足剂量、足疗程用药。

(王 涛)

第七节 肺 水 肿

肺内正常的解剖和生理机制保持肺间质水分恒定和肺泡处于理想的湿润状态,以利于完成肺的各种功能。如果某些原因引起肺血管外液体量过度增多甚至渗入肺泡,引起生理功能紊乱,则称之为肺水肿。临床表现主要为呼吸困难、发绀、咳嗽、咳白色或血性泡沫痰,两肺散在湿啰音,影像学呈现为以肺门为中心的蝶状或片状模糊阴影。理解肺液体和溶质转运的基本原理是合理有效治疗肺水肿的基础。

一、肺内液体交换的形态学基础

肺泡表面为上皮细胞,肺泡表面约有 90% 被扁平 I 型肺泡细胞覆盖,其余为 II 型肺泡细胞(图 10-2)。细胞间连接紧密,正常情况下液体不能透过。II 型肺泡细胞含有丰富的磷脂类物质,主要成分是二软脂酰卵磷脂,其分泌物进入肺泡,在肺泡表面形成一薄层减低肺泡表面张力的肺泡表面活性物质,维持肺泡开放,并有防止肺泡周围间质液向肺泡腔渗漏的功能。II 型肺泡细胞除了分泌表面活性物质外,还参与钠运输。钠先通过肺泡腔侧的阿米洛利敏感性钠通道进入细胞内,再由位于基膜侧的 Na^+-K^+-ATP 酶将钠泵入肺间质。肺毛细血管内衬着薄而扁平的内皮细胞,内皮细胞间的连接较为疏松,允许少量液体和某些蛋白质颗粒通过。近来的研究还发现,支气管肺泡上皮还表达 4 种特异性水转运蛋白或称为水通道蛋白(aquaporin,AQP)1、3、4、5,可加速水的转运,参与肺泡液体的交换。

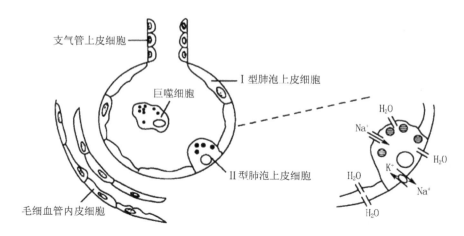

图 10-2 肺泡液体交换形态学基础示意图

电镜观察可见肺泡的上皮与血管的基膜之间不是完全融合,与毛细血管相关的肺泡壁存在一侧较薄和一侧较厚的边(图 10-3)。薄侧上皮与内皮的基膜相融合,即由肺泡上皮、基膜和毛细血管内皮三层所组成,有利于血与肺泡的气体交换。厚侧由肺毛细血管内皮层、基膜、胶原纤维和弹力纤维交织网、肺泡上皮、极薄的液体层和表面活性物质层组成。上皮与内皮基膜之间被间隙(肺间质)分离,该间隙与支气管血管束周围间隙、小叶间隔和脏层胸膜下的间隙相连通,以利液体交换。进入肺间质的液体主要通过淋巴系统回收。在厚侧肺泡隔中,电镜下可看到神经和点状胶原物质组成的感受器。当间质水分增加,胶原纤维肿胀刺激"J"感受器,传至中枢,反射性使呼吸加深加快,引起胸腔负压增加,淋巴管液体引流量增多。

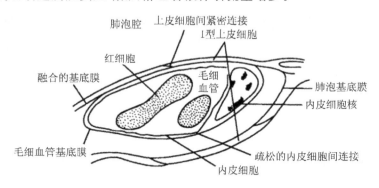

图 10-3 肺泡毛细血管结构示意图

二、发病机制

无肺泡液体清除时,控制水分通过生物半透膜的各种因素可用 Starling 公式概括,若同时考虑到滤过面积和回收液体至血管内的机制,可改写为下面公式:

$$EVLW=\{(SA\times Lp)[(P_{mv}-P_{pmv})-\sigma(\pi_{mv}-\pi_{pmv})]\}-Flymph$$

式中 EVLW 为肺血管外液体含量;SA 为滤过面积;Lp 为水流体静力传导率;P_{mv} 和 P_{pmv} 分别为微血管内和微血管周围静水压;σ 为蛋白反射系数;π_{mv} 和 π_{pmv} 分别为微血管内和微血管周围胶体渗透压;Flymph 为淋巴流量,概括了所有将液体回收到血管内的机制。

这里之所以使用微血管而不是毛细血管这一术语,是因为液体滤出还可发生在小动脉和小静脉处。此外,SA×Lp=K$_f$,是水过系数。虽然很难测定 SA 和 Lp,但其中强调了 SA 对肺内液体全面平衡的重要性。反射系数表示血管对蛋白的通透性。如果半透膜完全阻止可产生渗透压的蛋白通过,σ 值为 1.0,相反,如其对蛋白的滤过没有阻力,σ 值为 0。因此,σ 值可反映血管通透性变化影响渗透压梯度,进而涉及肺血管内外液体流动的作用。肺血管内皮的 σ 值为 0.9,肺泡上皮的 σ 值为 1.0。因此,在某种程度上内皮较肺泡上皮容易滤出液体,导致肺间质水肿发生在肺泡水肿前。

从公式可看出,如果 SA、Lp、P$_{mv}$ 和 π$_{pmv}$ 部分或全部增加,其他因素不变,EVLW 即增多。P$_{pmv}$、σ、π$_{mv}$ 和 Flymph 的减少也产生同样效应。由于重力和肺机械特性的影响,肺内各部位的 P$_{mv}$ 和 P$_{pmv}$ 并不是均匀一致的。在低于右心房水平的肺区域中,虽然 P$_{mv}$ 和 P$_{pmv}$ 均可升高,但前者的升高程度大于后者,这有助于解释为什么肺水肿易首先发生在重力影响最明显的部位。

正常时,尽管肺微血管和间质静水压力受姿势、重力、肺容量乃至循环液体量变化的影响,但肺间质和肺泡均能保持理想的湿润状态。这是由于淋巴系统、肺间质蛋白和顺应性的特征有助于对抗液体潴留并连续不断地清除肺内多余的水分。肺血管静水压力和通透性增加时,淋巴流量可增加 10 倍以上对抗肺水肿的产生。起次要作用的是肺间质内蛋白的稀释效应,它由微血管内静水压力升高后致使液体滤过增多引起,效应是降低 π$_{pmv}$,反过来减少净滤过量,但对血管通透性增加引起的肺水肿不起作用。预防肺水肿的另一因素是顺应性变化效应。肺间质中紧密连接的凝胶结构不易变形,顺应性差,肺间质轻度积液后压力即迅速升高,阻止进一步滤过。但同时由于间质腔扩张范围小,当移除肺间质内水分的速度赶不上微血管滤出的速度时,易发生肺泡水肿。

近来的研究又发现,肺水肿的形成还受肺泡上皮液体清除功能的影响。肺泡Ⅱ型细胞在儿茶酚胺依赖性和非依赖性机制的调节下,可主动清除肺泡内的水分,改善肺水肿。据此,可以推论,肺水肿的发病机制除了 Starling 公式中概括的因素外,还受肺泡上皮主动液体转运功能的左右。只有液体漏出的作用强于回收的作用,并超过了肺泡液体的主动转运能力后才发生肺水肿。而且,肺泡液体转运功能完整也有利于肺水肿的消散。

三、分类

为便于指导临床诊断和治疗,可将肺水肿分为微血管压升高性(高压性肺水肿)、微血管压正常性(常压性肺水肿)和高微血管压合并高肺毛细血管膜通透性肺水肿(混合性肺水肿)3 类(表10-2)。

四、病理和病理生理

肺表面苍白,含水量增多,切面有大量液体渗出。显微镜下观察,可将其分为间质期、肺泡壁期和肺泡期。

间质期是肺水肿的最早表现,液体局限在肺泡外血管和传导气道周围的疏松结缔组织中,支气管、血管周围腔隙和叶间隔增宽,淋巴管扩张。液体进一步潴留时,进入肺泡壁期。液体蓄积在厚的肺泡毛细血管膜一侧,肺泡壁进行性增厚。发展到肺泡期时,充满液体的肺泡壁会丧失其环形结构,出现褶皱。无论是微血管内压力增高还是通透性增加引起的肺水肿,肺泡腔内液体中蛋白与肺间质内相同时,提示表面活性物质破坏,而且上皮丧失了滤网能力。

表 10-2　**肺水肿分类**

Ⅰ	高压性肺水肿
	心源性：左心衰竭、二尖瓣病、左心房黏液瘤
	肺静脉受累：原发性静脉闭塞性疾病、纵隔纤维化或肉芽肿病变
	神经源性：颅脑外伤、颅内压升高、癫痫发作后
Ⅱ	常压性肺水肿
	吸入有毒烟雾和可溶性气溶胶：二氧化氮、二氧化硫、一氧化碳、高浓度氧、臭氧、烟雾烧伤、氨气、氯气、光气、有机磷酸酯
	吸入有毒液体：液体性胃内容物、淹溺、高张性造影剂、乙醇
	高原肺水肿
	新生儿暂时性呼吸急促
	胸穿后肺复张胜肺水肿
	血浆胶体渗透压减少
	淋巴回流障碍
	其他：外伤性脂肪栓塞、肺挫伤急性性放射性反应、循环毒素（四氧嘧啶、蛇毒）、循环的血管活性物质（组胺、激肽、前列腺素、5-羟色胺）
Ⅲ	混合性肺水肿
	吸毒或注射毒品过量
	急性呼吸窘迫综合征（ARDS）

肺水肿可影响肺顺应性、弥散功能、通气/血流比值和呼吸类型。其程度与病理改变有关,间质期最轻,肺泡期最重。肺含水量增加和肺表面活性物质破坏,可降低肺顺应性,增加呼吸功。间质和肺泡壁液体潴留可加宽弥散距离。肺泡内部分或全部充满液体可引起弥散面积减少和通气/血流比值降低,产生肺泡动脉血氧分压差增加和低氧血症。区域性肺顺应性差异易使吸入气体进入顺应性好的肺泡,加重通气/血流比值失调。同时由于肺间质积液刺激 J 感受器,呼吸浅速,进一步增加每分钟无效腔通气量,减少呼吸效率、增加呼吸功耗。当呼吸肌疲劳不能代偿性增加通气和保证肺泡通气量后,即出现二氧化碳潴留和呼吸性酸中毒。

此外,肺水肿间质期即可表现出对血流动力学的影响。间质静水压升高可压迫附近微血管,增加肺循环阻力,升高肺动脉压力。低氧和酸中毒还可直接收缩肺血管,进一步恶化血流动力学,加重右心负荷,引起心功能不全。

五、临床表现

高压性肺水肿体检时可发现心脏病体征。临床表现依病程而变化。在肺水肿间质期,患者可主诉咳嗽、胸闷、呼吸困难,但因为增加的水肿液体大多局限在间质腔内,只表现轻度呼吸浅速,听不到啰音。因弥散功能受影响或通气/血流比值失调而出现动脉血氧分压降低。待肺水肿液体渗入到肺泡后,患者可主诉咳白色或血性泡沫痰,出现严重的呼吸困难和端坐呼吸,体检时可听到两肺满布湿啰音。血气分析指示低氧血症加重,甚至出现二氧化碳潴留和混合性酸中毒。

常压性和混合性肺水肿的临床表现可因病因而异,而且同一病因引起肺水肿的临床表现也可依不同的患者而变化。吸入有毒气体后患者可表现为咳嗽、胸闷、气急,听诊可发现肺内干啰音或哮鸣音。吸入胃内容物后主要表现为气短、咳嗽。通常为干咳,如果经抢救患者得以存活,度过急性肺水肿期,可咳出脓性黏痰,痰培养可鉴定出不同种类的需氧菌和厌氧菌。淹溺后,由于肺泡内的水分吸收需要一定时间,可表现咳嗽、肺内湿啰音,血气分析提示严重的持续性低氧血症,部分病例表现为代谢性酸中毒,呼吸性酸中毒少见。高原肺水肿的症状发生在到达高原的 12 小时至3 天内,主要为咳嗽、呼吸困难、乏力和咯血,常合并胸骨后不适。体检可发现发绀和心动过速,吸氧或回到海平面后迅速改善。对于吸毒或注射毒品患者来讲,最严重的并发症之一即是肺水肿。过量应用海洛因后,肺水肿的发生率为 48%～75%,也有报道应用美沙酮、右丙氧芬、氯氮革和乙氯维诺可诱发肺水肿。患者送到医院时通常已昏迷,鼻腔和口腔喷出粉红色泡沫状水肿液,发生严重的低氧血症、高碳酸血症、呼吸性合并代谢性酸中毒、ARDS(见急性呼吸窘迫综合征)。

六、影像学改变

典型间质期肺水肿的 X 线表现主要为肺血管纹理模糊、增多,肺门阴影不清,肺透光度降低,肺小叶间隔增宽。两下肺肋膈角区可见 Kerley B 线,偶见 Kerley A 线。肺泡水肿主要为腺泡状致密阴影,弥漫分布或局限于一侧或一叶的不规则相互融合的模糊阴影,或呈肺门向外扩展逐渐变淡的蝴蝶状阴影。有时可伴少量胸腔积液。但肺含量增加 30% 以上才可出现上述表现。CT 和磁共振成像术可定量甚至区分肺充血和肺间质水肿,尤其是体位变化前后的对比检查更有意义。

七、诊断和鉴别诊断

根据病史、症状、体检和 X 线表现常可对肺水肿做出明确诊断,但需要肺含水量增多超过30% 时才可出现明显的 X 线变化,必要时可应用 CT 和磁共振成像术帮助早期诊断和鉴别诊断。热传导稀释法和血浆胶体渗透压-肺毛细血管楔压梯度测定可计算肺血管外含水量及判断有无肺水肿,但均需留置肺动脉导管,为创伤性检查。用^{99m}Tc-人血球蛋白微囊或^{113}In-运铁蛋白进行肺灌注扫描时,如果通透性增加可聚集在肺间质中,通透性增加性肺水肿尤其明显。此外,高压性肺水肿与常压性肺水肿在处理上有所不同,二者应加以鉴别(表 10-3)。

表 10-3　高压性肺水肿与常压性肺水肿鉴别

项目	高血压肺水肿	常压性肺水肿
病史	有心脏病史	无心脏病史,但有其他基础疾患病史
体征	有心脏病体征	无心脏异常体征
发热和白细胞升高	较少	相对较多
X 线表现	自肺门向周围蝴蝶状浸润,肺上野血管影增深	肺门不大,两肺周围弥漫性小斑片阴影
水肿液性质	蛋白含量低	蛋白含量高
水肿液胶体渗透压/血浆胶体渗透压	<0.6	>0.7
肺毛细血管楔压	出现充血性心力衰竭时 PCWP>2.4 kPa	≤1.6 kPa
肺动脉舒张压-肺毛细血管楔压差	<0.6 kPa	>0.6 kPa
利尿剂治疗效果	心影迅速缩小	心影无变化,且肺部阴影不能在 1～2 天内消散

八、治疗

(一)病因治疗

输液速度过快者应立即停止或减慢速度。尿毒症患者可用透析治疗。感染诱发者应立即应用恰当抗生素。毒气吸入者应立即脱离现场,给予解毒剂。麻醉剂过量摄入者应立即洗胃及给予对抗药。

(二)氧疗

肺水肿患者通常需要吸入较高浓度氧气才能改善低氧血症,最好用面罩给氧。湿化器内置75%~95%酒精或10%硅酮有助于消除泡沫。

(三)吗啡

每剂5~10 mg皮下或静脉注射可减轻焦虑,并通过中枢性交感神经抑制作用降低周围血管阻力,使血液从肺循环转移到体循环,并可舒张呼吸道平滑肌,改善通气。对心源性肺水肿效果最好,但禁用于休克、呼吸抑制和慢性阻塞性肺疾病合并肺水肿者。

(四)利尿

静脉注射呋塞米(速尿)40~100 mg或布美他尼(丁尿胺)1 mg,可迅速利尿、减少循环血量和升高血浆胶体渗透压,减少微血管滤过液体量。此外静脉注射呋塞米还可扩张静脉,减少静脉回流,在利尿作用发挥前即可产生减轻肺水肿的作用。但不宜用于血容量不足者。

(五)血管舒张剂

血管舒张剂是治疗急性高压性肺水肿的有效药物,通过扩张静脉,促进血液向外周再分配,进而降低肺内促进液体滤出的驱动压。此外,还可扩张动脉、降低系统阻力(心脏后负荷),增加心排出量,其效果可在几分钟内出现。对肺水肿有效的血管舒张剂分别是静脉舒张剂、动脉舒张剂和混合性舒张剂。静脉舒张剂代表为硝酸甘油,以10~15 μg/min的速度静脉给药,每3~5分钟增加5~10 μg的剂量直到平均动脉压下降(通常>2.7 kPa)、肺血管压力达到一定的标准,头痛难以忍受或心绞痛减轻。混合性舒张剂代表为硝普钠,通常以10 μg/min的速度静脉给药,每3~5分钟增加5~10 μg的剂量直到达到理想效果。动脉舒张压不应小于8.0 kPa(60 mmHg),收缩压峰值应该高于12.0 kPa(90 mmHg),多数患者在50~100 μg/min剂量时可以获得理想的效果。

(六)强心剂

强心剂主要适用于快速心房纤颤或扑动诱发的肺水肿。2周内未用过洋地黄类药物者,可用毒毛花苷K 0.25 mg或毛花苷C 0.4~0.8 mg溶于葡萄糖内缓慢静脉注射,也可选用氨力农静脉滴注。

(七)β_2受体激动剂

已有研究表明雾化吸入长效、短效β_2受体激动剂,如特布他林或沙美特罗可能有助于预防肺水肿或加速肺水肿的吸收和消散,但其疗效还有待于进一步验证。

(八)肾上腺糖皮质激素

对肺水肿的治疗价值存在分歧。一些研究表明,它能减轻炎症反应和微血管通透性,促进表面活性物质合成,增强心肌收缩力,降低外周血管阻力和稳定溶酶体膜。可应用于高原肺水肿、中毒性肺水肿和心肌炎合并肺水肿。通常用地塞米松20~40 mg/d或氢化可的松400~

800 mg/d静脉注射,连续2～3天,但不适合长期应用。

(九)减少肺循环血量

患者坐位,双腿下垂或四肢轮流扎缚静脉止血带,每20分钟轮番放松一肢体5分钟,可减少静脉回心血量。适用于输液超负荷或心源性肺水肿,禁用于休克和贫血患者。

(十)机械通气

出现低氧血症和(或)CO_2 潴留时,可经面罩或人工气道机械通气,辅以3～10 cmH_2O 呼气末正压。可迅速改善气体交换和通气功能。但无法用于低血压和休克患者。

(王　涛)

第八节　肺　栓　塞

肺栓塞(pulmonary embolism,PE)是以各种栓子阻塞肺动脉系统为其发病原因的一组疾病或临床综合征的总称。包括肺血栓栓塞症,脂肪栓塞综合征,羊水栓塞,空气栓塞等。肺血栓栓塞症(pulmonary thrombo embolism,PTE)是来自深静脉或右心的血栓堵塞了肺动脉及其分支所致疾病,以肺循环和呼吸功能障碍为其主要临床和病理生理特征。PTE占肺栓塞的绝大部分,通常在临床上所说的肺栓塞即指PTE。引起PTE的血栓主要来源于深静脉血栓形成(deep venous thrombosis,DVT),PTE常为DVT的并发症。PTE与DVT是静脉血栓栓塞症(venous thrombo embolism,VTE)的两种重要的临床表现形式。

PTE-DVT一直是国内外医学界非常关注的医疗保健问题,在世界范围内发病率和病死率都很高,临床上漏诊与误诊情况严重。美国DVT的年发病率为1.0%,而PTE的年发病率为0.5%,未经治疗的PTE病死率高达26%～37%,而如果能够得到早期诊断和及时治疗,其病死率会明显下降。我国目前尚无PTE发病的准确的流行病学资料。但据国内部分医院的初步统计和依临床经验估计,在我国PTE绝非少见病,而且近年来其发病例数有增加趋势。

一、病因

PTE的危险因素包括任何可以导致静脉血液淤滞、静脉内皮损伤和血液高凝状态的因素,即Virchow三要素。这些因素单独存在或者相互作用,对于DVT和PTE的发生具有非常重要的意义。易发生VTE的危险因素包括原发性和继发性两类。

(一)原发性危险因素

由遗传变异引起,包括凝血、抗凝、纤溶在内的各种遗传性缺陷(表10-4)。如40岁以下的年轻患者无明显诱因出现或反复发生VTE,或呈家族遗传倾向,应考虑到有无易栓症的可能性。

(二)继发性危险因素

由后天获得的多种病理生理异常所引起,包括骨折、创伤、手术、妊娠、产褥期、口服避孕药、激素替代治疗、恶性肿瘤和抗磷脂综合征等,其他重要的危险因素还包括神经系统病变或卒中后的肢体瘫痪、长期卧床、制动等。在临床上,可将上述危险因素按照强度分为高危、中危和低危因素(表10-5)。

表 10-4　引起 PTE 的原发性危险因素

抗凝血酶缺乏
先天性异常纤维蛋白原血症
血栓调节因子异常
高同型半胱氨酸血症
抗心脂抗体综合征
纤溶酶原激活物抑制因子过量
凝血酶原 20210A 基因变异
Ⅻ因子缺乏
Ⅴ因子 Leiden 突变（活性蛋白 C 抵抗）
纤溶酶原缺乏
纤溶酶原不良血症
蛋白 S 缺乏
蛋白 C 缺乏

表 10-5　引起静脉血栓的危险因素

高危因素（OR 值＞10）
骨折（髋部或大腿）
髋或膝关节置换
大型普外科手术
大的创伤
脊髓损伤
中危因素（OR 值 2～9）
关节镜膝部手术
中心静脉置管
化疗
慢性心力衰竭或呼吸衰竭
雌激素替代治疗
恶性肿瘤
口服避孕药
瘫痪
妊娠/产后
既往 VTE 病史
易栓倾向
低危因素（OR 值小于 2）

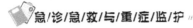

卧床＞3天

长时间旅行静坐不动(如长时间乘坐汽车或飞机旅行)

年龄

腔镜手术(如胆囊切除术)

肥胖

静脉曲张

即使积极地应用较完备的技术手段寻找危险因素,临床上仍有部分病例发病原因不明,称为特发性VTE。这些患者可能存在某些潜在的异常病变(如恶性肿瘤)促进血栓的形成,应注意仔细筛查。

二、病理生理

PTE发生后,一方面通过栓子的机械阻塞作用直接影响肺循环、体循环血流动力学状态和呼吸功能;另一方面,通过心脏和肺的反射效应以及神经体液因素(包括栓塞后的炎症反应)等导致多种功能和代谢变化。以上机制的综合和相互作用加上栓子的大小和数量、多个栓子的递次栓塞间隔时间、是否同时存在其他心肺疾病等对PTE的发病过程和病情的严重程度均有重要影响。

(一)急性PTE后肺循环血流动力学变化

1.肺动脉高压

肺动脉的机械堵塞和神经-体液因素引起的肺血管痉挛是栓塞后形成肺动脉高压的基础。当肺血管床被堵塞20%～30%时,开始出现一定程度的肺动脉高压;随着肺血管床堵塞程度的加重,肺动脉压力会相应增加,当肺血管床堵塞达75%以上时,由于严重的肺动脉高压,可出现右心室功能衰竭甚至休克、猝死。同时,PTE时受损的肺血管内皮细胞、血栓中活化的血小板及中性粒细胞等可以释放血栓素A_2(TXA_2)、5-羟色胺、内皮素、血管紧张素Ⅱ等血管活性物质,这些物质可引起肺血管痉挛,加重肺动脉高压。

2.右心功能障碍

随着肺动脉高压的进展,右心室后负荷增加,导致右心室每搏做功增加,收缩末期压力升高。在栓塞早期,由于心肌收缩力和心率的代偿作用,并不导致心室舒张末期压力升高,不出现右心室扩张,维持血流动力学相对稳定。随着右心室后负荷的进一步增加,心率和心肌收缩力的代偿作用不足以维持有效的心排血量时,心室舒张末期压力开始显著升高,心排血量明显下降,右心室压升高,心房扩大,导致左心回心血量减少,体循环瘀血,出现急性肺源性心脏病。

3.左心功能障碍

肺动脉堵塞后,经肺静脉回流至左心房的血液减少,左心室舒张末期充盈压下降,体循环压力趋于下降,通过兴奋交感神经使心率和心肌收缩力增加,以维持心排血量的相对稳定。当通过心率和心肌收缩力的改变不能代偿回心血量的继续下降时,心排血量明显减少,造成血压下降,内脏血管收缩,外周循环阻力增加,严重时出现休克症状。

上述病理生理改变的严重程度和发展速度受到以下因素影响:肺血管阻力升高的幅度、速度和患者基础心肺功能状态。如果肺血管阻力突然升高,且幅度越大时,右心功能损害就越严重,病情发展就越快;如果肺血管阻力极度升高,心脏射血功能接近丧失,会出现电机械分离现象,即心脏可以产生接近正常的电活动,但是心肌细胞的运动状态接近等长收缩,心室内压力虽可随心动周期而变化,却不能产生有效的肺循环血流,甚至可发生猝死。

(二)急性 PTE 后呼吸功能的变化

栓塞部位肺血流减少或阻断,肺泡无效腔量增大;肺梗死、肺水肿、肺出血、肺萎陷和肺不张等因素均可导致通气/血流(V/Q)比例失调;支气管痉挛及过度通气等因素综合存在可产生气体交换障碍,从而发生低氧血症和代偿性过度通气(低碳酸血症)。

(三)急性 PTE 的临床分型

按照 PTE 后病理生理变化,可以将 PTE 分为急性大面积 PTE 和急性非大面积 PTE。

1.急性大面积 PTE

临床上以休克和低血压为主要表现,即体循环动脉收缩压小于 12 kPa(90 mmHg),或较基础值下降幅度不低于 5.3 kPa(40 mmHg),持续 15 分钟以上。须除外新发生的心律失常、低血容量或感染中毒症所致血压下降。

2.急性非大面积 PTE(non-massive PTE)

不符合以上大面积 PTE 标准的 PTE。此型患者中,一部分人的超声心动图表现有右心功能障碍(right ventricular dysfunction,RVD)或临床上出现右心功能不全表现,归为次大面积 PTE(submassive PTE)亚型。

三、临床表现

PTE 的临床症状多不典型,表现谱广,从完全无症状到猝死,因而极易造成漏诊与误诊。国家"十五"科技攻关课题——肺栓塞规范化诊治方法的研究中,对 516 例 PTE 患者的临床表现进行了分析,其各种临床症状及发生率见表 10-6。

表 10-6　中国 516 例急性 PET 患者的临床表现

症状	发生率(%)
呼吸困难	88.6
胸痛	59.9
心绞痛样胸痛	30.0
胸膜炎性胸痛	45.2
咳嗽	56.2
咯血	26.0
心悸	32.9
发热	24.0
晕厥	13.0
惊恐、濒死感	15.3

PTE 的体征亦无特异性,最常见的体征是呼吸急促,占 51.7%,可部分反映患者病情的严重程度;心动过速的发生率为 28.1%,主要是缺氧、肺循环阻力增高和右心功能不全等因素引起交感神经兴奋所致;由于严重的低氧血症和体循环瘀血可出现周围型发绀。

呼吸系统的体征较少出现,25.4%的患者存在细湿啰音,可能与炎症渗出或肺泡表面活性物质减少导致肺泡内液体量增加有关。另有8.5%的患者存在哮鸣音,程度一般较轻,有的局限于受累部位,也有的波及全肺。如合并胸腔积液,可出现胸膜炎的相应体征,如局部叩诊实音、胸膜摩擦感和摩擦音等。

41.9%的患者在肺动脉瓣听诊区可闻及第二心音亢进。当存在右心室扩大时,可使三尖瓣瓣环扩张,造成三尖瓣相对关闭不全,出现收缩期反流。在胸骨左缘第四肋间可闻及三尖瓣收缩期反流性杂音,吸气时增强,发生率7.8%。另有20.2%的患者可出现颈静脉充盈或怒张,为右心压力增高在体表的反映。如果患者病情危重,出现急性右心功能衰竭时,可出现肝大、肝颈反流征阳性、下肢水肿等表现。

四、诊断

(一)诊断策略

中华医学会呼吸病学分会在《肺血栓栓塞症的诊断与治疗指南(草案)》中提出的诊断步骤分为临床疑似诊断、确定诊断和危险因素的诊断3个步骤。

1.临床疑似诊断(疑诊)

对存在危险因素的病例,如果出现不明原因的呼吸困难、胸痛、晕厥和休克,或伴有单侧或双侧不对称性下肢肿胀、疼痛等对诊断具有重要的提示意义。心电图、X线胸片、动脉血气分析等基本检查,有助于初步诊断,结合 D-二聚体检测(ELISA),可以建立疑似病例诊断。超声检查对于提示PTE诊断和排除其他疾病具有重要价值,若同时发现下肢深静脉血栓的证据则更增加诊断的可能性。

2.PTE的确定诊断(确诊)

对于临床疑诊的患者应尽快合理安排进一步检查以明确PTE诊断。如果没有影像学的客观证据,就不能诊断PTE。PTE的确定诊断主要依靠核素肺通气/灌注扫描、CTPA、MRPA和肺动脉造影等临床影像学技术。如心脏超声发现右心或肺动脉内存在血栓征象,也可确定PTE的诊断。

3.PTE成因和易患因素的诊断(求因)

对于临床疑诊和已经确诊PTE的患者,应注意寻找PTE的成因和易患因素,并据以采取相应的治疗和预防措施。

(二)辅助检查及PTE时的变化

1.动脉血气分析

常表现为低氧血症,低碳酸血症,肺泡-动脉血氧分压差[$P_{(A-a)}O_2$]增大,部分患者的血气结果可以正常。

2.心电图

心电图的改变取决于PTE栓子的大小、堵塞后血流动力学变化以及患者的基础心肺储备状况。当栓塞面积较小时,心电图表现可以正常或仅有窦性心动过速。而当出现急性右心室扩大时,在Ⅰ导联可出现S波,Ⅲ导联出现Q波,Ⅲ导联的T波倒置,即所谓的 $S_I Q_{III} T_{III}$ 征。右心室扩大可以导致右心传导延迟,从而产生完全或不完全右束支传导阻滞。右心房扩大时,可出现肺型P波,在PTE患者心电图演变过程中,出现肺型P波,时间仅为6小时。当出现肺动脉及右心压力升高时可出现 $V_1 \sim V_4$ 的T波倒置和ST段异常,电轴右偏及顺钟向转位等。由于肺栓塞心电图的变化有时是非常短暂的,所需及时、动态观察心电图改变。

3.X线胸片

可显示肺动脉阻塞征(如区域性肺纹理变细、稀疏或消失),肺野透亮度增加;另可表现为右下肺动脉干增宽或伴截断征,肺动脉段膨隆以及右心室扩大等肺动脉高压症及右心扩大征象;部分患者X线胸片可见肺野局部片状阴影,尖端指向肺门的楔形阴影,肺不张或膨胀不全等肺组织继发改变。有肺不张侧可见横膈抬高,有时合并少至中量胸腔积液。X线胸片对鉴别其他胸部疾病有重要帮助。

4.超声心动图

在提示诊断和除外其他心血管疾患方面有重要价值。对于严重的PTE病例,可以发现右心室壁局部运动幅度降低;右心室和(或)右心房扩大;室间隔左移和运动异常;近端肺动脉扩张;三尖瓣反流速度增快;下腔静脉扩张,吸气时不萎陷。若在右心房或右心室发现血栓,同时患者临床表现符合PTE,可以作出诊断。超声检查偶可因发现肺动脉近端的血栓而直接确定诊断。

5.血浆 D-二聚体

酶联免疫吸附法(ELISA)是较为可靠的检测方法。急性PTE时血浆 D-二聚体升高,但 D-二聚体升高对PTE并无确诊的价值,因为在外伤、肿瘤、炎症、手术、心肌梗死、穿刺损伤甚至心理应激时血浆 D-二聚体均可增高。

(三)确诊检查方法及影像学特点

1.核素肺灌注扫描

PTE典型征象呈肺段或肺叶分布的肺灌注缺损。当肺核素显像正常时,可以可靠地排除PTE。根据前瞻性诊断学研究(prospective investigation of pulmonary embolism diagnosis, PIOPED),将肺灌注显像的结果分为四类,正常或接近正常、低度可能性、中间可能性和高度可能性。高度可能时约90%患者有PTE,对PTE诊断的特异性为96%;低度和中间可能性诊断不能确诊PTE,需作进一步检查;正常或接近正常时,如果临床征象不支持PTE,则可以除外PTE诊断。

2.CT肺动脉造影(CTPA)

PIOPED Ⅱ 的结果显示,CTPA对PTE诊断的敏感性为83%,特异性为96%,如果联合CT静脉造影(CTV)检查,则对PTE诊断的敏感性可提高到90%。由于CTPA是无创性检查方法,且可以安排急诊检查,已在临床上广泛应用。PTE的CT直接征象是各种形态的充盈缺损,间接征象包括病变部位肺组织有"马赛克"征、肺出血、肺梗死继发的肺炎改变等。

3.磁共振肺动脉造影(MRPA)

在大血管的PTE,MRPA可以显示栓塞血管的近端扩张,血栓栓子表现为异常信号,但对外周的PTE诊断价值有限。由于扫描速度较慢,故限制其临床应用。

4.肺动脉造影

敏感性和特异性达95%,是诊断PTE的"金标准"。表现为栓塞血管腔内充盈缺损或完全阻塞,外周血管截断或枯枝现象。肺动脉造影为有创性检查,可并发血管损伤、出血、心律失常、咯血、心力衰竭等。致命性或严重并发症的发生率分别为0.1%和1.5%,应严格掌握其适应证。

(四)鉴别诊断

1.肺炎

有部分PTE患者表现为咳嗽、咳少量白痰、低中度发热,同时有活动后气短,伴或不伴胸痛症状,化验血周围白细胞增多,X线胸片有肺部浸润阴影,往往被误诊为上呼吸道感染或肺炎,但经抗感染治疗效果不好,症状迁延甚至加重。肺炎多有明显的受寒病史,急性起病,表现为寒战高热,之后发生胸痛、咳嗽、咳痰,痰量较多,可伴口唇疱疹;查体肺部呼吸音减弱,有湿性啰音及肺实变体征,痰涂片及培养可发现致病菌及抗感染治疗有效有别于PTE。

2.心绞痛

急性PTE患者的主要症状为活动性呼吸困难,心电图可出现Ⅱ、Ⅲ、aVF导联ST段及T波改变,甚至广泛性T波倒置或胸前导联呈"冠状T",同时存在胸痛、气短,疼痛可以向肩背部放射,容易被误诊为冠心病、心绞痛。需要注意询问患者有无高血压、冠心病病史,并注意检查有无下肢静脉血栓的征象。

3.支气管哮喘

急性PTE发作时可表现为呼吸困难、发绀、两肺可闻及哮鸣音。支气管哮喘多有过敏史或慢性哮喘发作史,用支气管扩张药或糖皮质激素症状可缓解,病史和对治疗的反应有助于与PTE鉴别。

4.血管神经性晕厥

部分PTE患者以晕厥为首发症状,容易被误诊为血管神经性晕厥或其他原因所致晕厥而延误治疗,最常见的要与迷走反射性晕厥及心源性晕厥(如严重心律失常、肥厚型心肌病)相鉴别。

5.胸膜炎

PTE患者尤其是周围型PTE,病变可累及胸膜而产生胸腔积液,易被误诊为其他原因性胸膜炎,如结核性、感染性及肿瘤性胸膜炎。PTE患者胸腔积液多为少量、1~2周内自然吸收,常同时存在下肢深静脉血栓形成,呼吸困难,X线胸片有吸收较快的肺部浸润阴影,超声心动图呈一过性右心负荷增重表现,同时血气分析呈低氧血症、低碳酸血症等均可与其他原因性胸膜炎鉴别。

五、治疗

(一)一般治疗

胸痛严重者可以适当使用镇痛药物,但如果存在循环障碍,应避免应用具有血管扩张作用的阿片类制剂,如吗啡等;对于有焦虑和惊恐症状者应予安慰并可以适当使用镇静药;为预防肺内感染和治疗静脉炎可使用抗生素。存在发热、咳嗽等症状时可给予相应的对症治疗。

(二)呼吸循环支持治疗

1.呼吸支持治疗

对有低氧血症患者,可经鼻导管或面罩吸氧。吸氧后多数患者的血氧分压可以达到10.7 kPa(80 mmHg)以上,因而很少需要进行机械通气。当合并严重呼吸衰竭时可使用经鼻(面)罩无创性机械通气或经气管插管机械通气。但注意应避免气管切开,以免在抗凝或溶栓过程中发生局部不易控制的大出血。

2.循环支持治疗

针对急性循环衰竭的治疗方法主要有扩容、应用正性肌力药物和血管活性药物。急性PTE时应用正性肌力药物可以使心排血量增加或体循环血压升高,同时也可增加右心室做功。临床上可以使用多巴胺、多巴酚丁胺和去甲肾上腺素治疗,三者通过不同的作用机制,可以达到升高血压、提高心排血量等作用。

(三)抗凝治疗

抗凝治疗能预防再次形成新的血栓,并通过内源性纤维蛋白溶解作用使已经存在的血栓缩小甚至溶解,但不能直接溶解已经存在的血栓。

抗凝治疗的适应证是不伴血流动力学障碍的急性 PTE 和非近端肢体 DVT;进行溶栓治疗的 PTE,溶栓治疗后仍需序贯抗凝治疗以巩固加强溶栓效果避免栓塞复发;对于临床高度疑诊 PTE 者,如无抗凝治疗禁忌证,均应立即开始抗凝治疗,同时进行 PTE 确诊检查。

抗凝治疗的主要禁忌证:活动性出血(肺梗死引起的咯血不在此范畴)、凝血机制障碍、严重的未控制的高血压、严重肝肾功能不全、近期手术史、妊娠头 3 个月以及产前 6 周、亚急性细菌性心内膜炎、心包渗出、动脉瘤等。当确诊有急性 PTE 时,上述情况大多属于相对禁忌证。

目前抗凝治疗的药物主要有普通肝素、低分子肝素和华法林。

1.普通肝素

用药原则应快速、足量和个体化。推荐采用持续静脉泵入法,首剂负荷量 80 U/kg(或 2 000~5 000 U 静脉推注),继之以 18 U/(kg·h)速度泵入,然后根据 APTT 调整肝素剂量(表 10-7)。也可使用皮下注射的方法,一般先予静脉注射负荷量 2 000~5 000 U,然后按 250 U/kg剂量每 12 小时皮下注射1 次。调节注射剂量使注射后 6~8 小时的 APTT 达到治疗水平。

表 10-7 根据 APTT 监测结果调整静脉肝素用量的方法

APTT	初始剂量及调整剂量	下次 APTT 测定的间隔时间(h)
治疗前测基础 APTT	初始剂量:80 U/kg 静脉推注,然后按 18 U/(kg·h)静脉滴注	4~6
低于 35 秒(大于 1.2 倍正常值)	予 80 U/kg 静脉推注,然后增加静脉滴注剂量 4 U/(kg·h)	6
35~45 秒(1.2~1.5 倍正常值)	予 40 U/kg 静脉推注,然后增加静脉滴注剂量 4 U/(kg·h)	6
46~70 秒(1.5~2.3 倍正常值)	无需调整剂量	6
71~90 秒(2.3~3.0 倍正常值)	减少静脉滴注剂量 2 U/(kg·h)	6
超过 90 秒(大于 3 倍正常值)	停药 1 小时,然后减少剂量 3 U/(kg·h)后恢复静脉滴注	6

肝素抗凝治疗在 APTT 达到正常对照值的 1.5 倍时称为肝素的起效阈值。达到正常对照值1.5~2.5 倍时是肝素抗凝治疗的适当范围,若以减少出血危险为目的,将 APTT 维持在正常对照值1.5 倍的低限治疗范围,将使复发性 VET 的危险性增加。因此,调整肝素剂量应尽量在正常对照值的2.0 倍而不是1.5 倍,特别是在治疗的初期尤应注意。

溶栓治疗后,当 APTT 降至正常对照值的 2 倍时开始应用肝素抗凝,不需使用负荷剂量肝素。

肝素可能会引起血小板减少症(heparin-induced thrombocytopenia,HIT),在使用肝素的第3~5 天必须复查血小板计数。若较长时间使用肝素,尚应在第 7~10 天和第 14 天复查。HIT很少于肝素治疗的2 周后出现。若出现血小板迅速或持续降低达 30% 以上。或血小板计数小于$100×10^9$/L,应停用肝素。一般在停用肝素后 10 天内血小板开始逐渐恢复。

2.低分子肝素(LMWH)

LMWH 应根据体重给药,每天 1~2 次,皮下注射。对于大多数病例,按体重给药是有效的,不需监测 APTT 和调整剂量,但对过度肥胖者或孕妇宜监测血浆抗 X a 因子活性并据以调整剂量。

3.华法林

在肝素治疗的第 1 天应口服维生素 K 拮抗药华法林作为抗凝维持阶段的治疗。因华法林对已活化的凝血因子无效、起效慢,因此不适用于静脉血栓形成的急性期。初始剂量为 3.0～5.0 mg/d。由于华法林需要数天才能发挥全部作用,因此与肝素需至少重叠应用 4～5 天,当连续两天测定的国际标准化比率(INR)达到 2.5(2.0～3.0)时,即可停止使用肝素/低分子肝素,单独口服华法林治疗。应根据 INR 或 PT 调节华法林的剂量。在达到治疗水平前,应每天测定 INR,其后 2 周每周监测 2～3 次,以后根据 INR 的稳定情况每周监测 1 次或更少。若行长期治疗,约每 4 周测定 INR 并调整华法林剂量 1 次。

口服抗凝药的疗程应根据 PTE 的危险因素决定:低危人群指危险因素属一过性的(如手术创伤),在危险因素去除后继续抗凝 3 个月;中危人群指存在手术以外的危险因素或初次发病找不到明确的危险因素者,至少治疗 6 个月;高危人群指反复发生静脉血栓形成者或持续存在危险因素的患者,包括恶性肿瘤、易栓症、抗磷脂抗体综合征、慢性血栓栓塞性肺动脉高压者,应该长期甚至终身抗凝治疗,对放置下腔静脉滤器者终身抗凝。

(四)溶栓治疗

溶栓治疗主要适用于大面积 PTE 病例。对于次大面积 PTE,若无禁忌证可以进行溶栓。

溶栓治疗的绝对禁忌证包括活动性内出血和近 2 个月内自发性颅内出血、颅内或脊柱创伤、手术。

相对禁忌证:10～14 天内的大手术、分娩、器官活检或不能压迫部位的血管穿刺;2 个月之内的缺血性卒中;10 天内的胃肠道出血;15 天内的严重创伤;1 个月内的神经外科或眼科手术;难以控制的重度高血压[收缩压大于 24.0 kPa(180 mmHg),舒张压大于 14.7 kPa(110 mmHg)];近期曾进行心肺复苏;血小板计数小于 $100×10^9$/L;妊娠;细菌性心内膜炎;严重的肝肾功能不全;糖尿病出血性视网膜病变;出血性疾病等。

对于大面积 PTE,因其对生命的威胁极大,上述绝对禁忌证亦应视为相对禁忌证。

溶栓治疗的时间窗为 14 天以内。临床研究表明,症状发生 14 天之内溶栓,其治疗效果好于 14 天以上者,而且溶栓开始时间越早治疗效果越好。

目前临床上用于 PTE 溶栓治疗的药物主要有链激酶(SK)、尿激酶(UK)和重组组织型纤溶酶原激活剂(rt-PA)。

目前推荐短疗程治疗,我国的 PTE 溶栓方案如下。①UK:负荷量 4400 U/kg 静脉注射 10 分钟,继之以 2200 U/(kg·h)持续静脉点滴 12 小时。另可考虑 2 小时溶栓方案,即 20 000 U/kg 持续静脉点滴 2 小时。②SK:负荷量 250 000 U 静脉注射 30 分钟,继之以 1 000 000 U/h 持续静脉点滴 24 小时。SK 具有抗原性,故用药前需肌内注射苯海拉明或地塞米松,以防止变态反应。也可使用 1 500 000 U 静脉点滴 2 小时。③rt-PA:50 mg 持续静脉滴注 2 小时。

出血是溶栓治疗的主要并发症,可以发生在溶栓治疗过程中,也可以发生在溶栓治疗结束之后。因此,治疗期间要严密观察患者神志改变、生命体征变化以及脉搏血氧饱和度变化等,注意检查全身各部位包括皮下、消化道、牙龈、鼻腔等是否有出血征象,尤其需要注意曾经进行深部血管穿刺的部位是否有血肿形成。注意复查血常规、血小板计数,出现不明原因血红蛋白、红细胞下降时,要注意是否有出血并发症。溶栓药物治疗结束后每2～4小时测1次活化的部分凝血激酶时间(APTT),待其将至正常值的2倍以下时,开始使用肝素或LWMH抗凝治疗。

（五）介入治疗

介入治疗主要包括经导管吸栓碎栓术和下腔静脉滤器置入术。导管吸栓碎栓术的适应证为肺动脉主干或主要分支大面积PTE并存以下情况者:溶栓和抗凝治疗禁忌证;经溶栓或积极的内科治疗无效。

为防止下肢深静脉大块血栓再次脱落阻塞肺动脉,可于下腔静脉安装滤器。适用于下肢近端静脉血栓,而抗凝治疗禁忌或有出血并发症;经充分抗凝而仍反复发生PTE;伴血流动力学变化的大面积PTE;近端大块血栓溶栓治疗前;伴有肺动脉高压的慢性反复性PTE;行肺动脉血栓切除术或肺动脉血栓内膜剥脱术的病例。

（六）手术治疗

适用于经积极的非手术治疗无效的紧急情况。适应证包括大面积PTE,肺动脉主干或主要分支次全堵塞,不合并固定性肺动脉高压者(尽可能通过血管造影确诊);有溶栓禁忌证者;经溶栓和其他积极的内科治疗无效者。

六、预防

主要的预防措施包括机械性预防和药物预防。机械性预防方法包括逐步加压弹力袜和间歇充气压缩泵,药物预防可以使用LWMH、低剂量的普通肝素等。机械性预防方法主要用于有高出血风险的患者,也可用于与药物预防共同使用加强预防效果。不推荐单独使用阿司匹林作为静脉血栓的预防方法。

（王　涛）

第九节　肺　不　张

一、定义

肺不张又称肺萎陷,是指全肺或部分肺呈收缩和无气状态。肺不张不是一个独立的疾病,而是支气管、肺、胸膜等疾病较常见的并发症之一。任何原因,凡是能引起气道阻塞、肺组织受压以及肺表面活性物质减少,肺泡表面张力增高的疾病均可引起全肺或肺叶、肺段、亚肺段的肺组织含气量减少、体积缩小,形成肺不张。

二、病因和发病机制

（一）分类

肺不张有多种分类方法,按发病机制可分为阻塞性肺不张(又称吸收性肺不张)、压缩性肺不张、纤维性肺不张(又称瘢痕收缩性肺不张)、反射性肺不张及弥漫性肺泡不张(又称透明膜病);按病因可分为癌性肺不张、结核性肺不张、炎性肺不张、支气管异物所致的肺不张等;按发病时间大致可分为先天性和获得性肺不张;按发病年龄可分为儿童和成年人肺不张。此外,按肺解剖和

X线检查形态学方法可分为一侧性全肺不张、大叶性肺不张、肺段性肺不张、小叶性肺不张、圆形肺不张、线形或盘形肺不张等。

（二）病因

1.阻塞性肺不张

（1）支气管腔内阻塞：成人急性或慢性肺不张的主要原因是支气管腔内阻塞，常见原因为肿瘤、支气管结核、黏液栓、肉芽肿、异物、支气管结石、支气管痉挛、支气管狭窄等。

（2）支气管外压性阻塞：肺癌、血管瘤、肿大的淋巴结（结核、结节病）等外源性因素可压迫支气管造成支气管外压性狭窄或阻塞。

2.压缩性肺不张

压缩性肺不张指由于大量胸腹水或高压性气胸等压迫引起肺组织膨胀不全，肺含气量减少。此型肺不张常属可逆性的，胸液短期内吸收，胸腔内气体被排除，肺即复张，反之，则形成不可逆性肺不张。

3.纤维性肺不张

纤维性肺不张主要指肺部病变好转、纤维瘢痕形成，作为继发性改变，肺组织膨胀不全。最常见的病因为纤维空洞性肺结核、硅沉着病、肺组织胞浆病等。肺囊样纤维化也可引起叶性或肺段性肺不张。

4.反射性肺不张

肺组织的膨胀与收缩是受迷走神经、肋间神经的支配的，当神经感受器受到剧烈刺激时，可反射性引起肺组织强烈收缩而引起肺不张。胸部外伤、膈神经损伤、胸膜受刺激也可引起肺不张。

5.肺泡性肺不张

各种原因引起的肺泡表面活性物质生成障碍，肺泡易于萎陷导致肺泡性肺不张，引起严重的不可逆的低氧血症。

（三）发病机制

正常情况下，肺组织是一个富有弹性的含气的器官，位于胸腔内进行着一定容量与幅度的扩展与收缩交替的、有节律的呼吸运动。有效呼吸运动的进行依赖于以下几个条件：①健全的神经支配与调节。②健全的、顺应性良好的胸廓、膈肌与肺组织。③完整、密闭的胸膜腔。④通畅的呼吸道。⑤侧支通气系统。⑥肺泡表面活性物质。

一旦上述各因素发生障碍，就可能发生不同类型的肺不张，其中气道阻塞是最主要的原因。支气管阻塞后，其远端肺组织由于通气障碍发生一系列变化：肺泡内气体经肺泡毛细血管血液循环吸收，形成肺无气状态和肺组织收缩。在急性肺不张的早期阶段，受累肺区通气、血流比值下降，动脉氧分压（PaO_2）降低，毛细血管和组织缺氧导致液体渗漏和肺水肿，肺泡腔内充满分泌物和细胞成分，使不张的肺不能完全萎陷。虽然未受损害的周围肺组织膨胀可部分代偿肺体积的缩小，但在大面积肺不张时，还有横膈抬高，心脏和纵隔移向患侧，胸廓塌陷。

胸腔积液、气胸等外压性因素，使肺泡被动性萎陷，导致肺体积缩小。肺结核、真菌感染等慢性炎症及其他各种原因引起的纤维增生，都可由于瘢痕收缩导致外围肺组织萎陷。其他原因如肺泡表面活性物质减少所致的肺泡表面张力改变可引起局部或弥漫性微小肺不张，造成轻至重度气体交换障碍。

在肺不张发生的最初24小时或以后，由于缺氧导致的神经反射和介质调节，肺不张部位血管床收缩,通气/血流比值回升,PaO_2可有所改善。

肺组织长期萎陷者,由于肺泡壁持续缺氧,慢性肿胀,肺泡壁网硬蛋白、胶原纤维增生,支气管、血管周围结缔组织增生,胸膜亦有纤维组织增生,肺组织不再复张。

三、临床表现

肺不张的临床表现轻重不一,主要取决于原发病的性质与严重程度、肺不张发生的快慢、肺不张累及的范围以及有无并发症等因素。缓慢发生的肺不张或小面积肺不张,无继发感染及其他并发症者,可无症状或症状轻微,如中央型肺癌、支气管结核、肿大的支气管旁淋巴结压迫所导致的肺不张。急性大范围的肺不张,可有胸闷、气急、口唇发绀、心跳过速等症状。当合并感染时,可引起患侧胸痛,突发呼吸困难和唇绀、咳嗽、喘鸣、脓痰、咯血、发热,甚至血压下降,有时出现休克。例如大咯血时,可因凝血块阻塞引起一侧全肺或全叶肺不张,患者咯血可突然停止,出现胸闷、呼吸困难加重,大气道阻塞时可发生窒息,危及生命。异物误吸,重症患者的黏稠痰液及支气管淋巴瘘形成时,大量干酪样坏死物均可导致支气管阻塞而发生肺不张。此时常起病突然,呈急性经过。胸部体格检查除原发病的体征外,病变范围小或缓慢发病者,可无阳性体征。肺叶或全肺不张者,可见病变部位胸廓活动减弱或消失,气管和心脏移向患侧,叩诊呈浊音至实音,呼吸音减弱或消失。

四、实验室检查

(一)血液检查

肺不张的血液检验结果与引起肺不张的原因及病变肺组织的范围及是否存在并发症等因素有关。缓慢起病的肺不张,病变范围小,且无合并感染的患者,血常规检查可以完全正常。合并细菌感染者常有白细胞总数及中性粒细胞分类计数升高,中性粒细胞核左移。由肺结核及气管、支气管结核引起的肺不张,血沉常增快,血清结核抗体可呈阳性。由肺癌压迫或阻塞支气管引起的肺不张,血液肿瘤标志物浓度常升高。

(二)血气分析

肺不张患者血气分析结果与病变肺组织的范围及肺部基础疾病状态有关,青壮年无慢性疾病史者,肺功能代偿能力强,此时小范围的肺不张如肺段范围以内的肺不张患者,血气分析指标可以正常。病变肺组织范围较大的肺不张患者,常出现肺通气和换气功能异常,通常表现为限制性通气障碍,患者出现肺容量减少,肺顺应性下降,通气/血流比值异常,以及程度轻重不等的动静脉分流,低氧血症等。动脉血气分析出现PaO_2降低,如果病变范围大,亦可以出现$PaCO_2$升高。如果患者合并慢性阻塞性肺病、肺结核、哮喘等基础疾病,则PaO_2降低,$PaCO_2$升高。

五、影像学表现

(一)X线表现

肺不张的基本X线表现为:患区透亮度降低,均匀性密度增高,不同程度的体积缩小;叶间裂向患区移位,局部支气管与血管纹理聚拢,肺门向不张的肺叶移位,纵隔、心脏、气管向患侧移位;横膈升高,胸廓缩小,肋间隙变窄。各叶肺不张的表现如下。

1.右上叶肺不张

表现为正位呈扇形或三角形致密影,其尖端指向肺门基底部与胸壁接触,个别萎缩程度较重者则完全紧贴纵隔呈纵隔肿瘤样改变。右上肺容积缩小可致胸廓下陷,肋间隙变窄,气管向右侧移位,肺门上提,右中下肺代偿性肺气肿。侧位片于气管前后出现边缘较清晰的扇形影。"横S征"为肺门区占位性病变引起右上叶肺不张时出现的水平裂移位征象。

2.左上叶肺不张

表现为后前位片上肺野内中带密度增高,而上肺野外带和下肺野相对较为透亮,为所谓"新月征"的X线征象。侧位片上整个斜裂向前移位并稍向前弯曲紧贴于胸骨后,形成"垂帘征"。下叶可出现代偿性肺气肿。

3.右中叶肺不张

表现为后前位胸片上心缘模糊,侧位片显示自后心缘向前胸壁走行的三角形或矩形阴影。

4.右下叶肺不张

后前位片示中下肺野近椎旁,自肺门向下呈三角形致密影,右肺门、右肺动脉、上叶支气管影随之下移,下腔静脉影消失,部分膈影消失,下叶不张时中叶代偿性膨胀可于膈上不张阴影内显示透亮区,称之为"膈上透亮区"。侧位片显示上斜裂向下,下斜裂向后移位,右肺门至后肋膈角间呈境界不清的三角形阴影。

5.左下叶肺不张

后前位片示尖端指向肺门、以膈面为基底的三角形致密影,由于左下叶体积缩小,此阴影可隐藏于心影后,即"心后三角征",易被忽略。此时降主动脉影常消失,左下叶体积缩小,心脏向左移位,致使心脏左缘平直,出现"平腰征"。同时左上纵隔呈现垂直的锐利边缘,将主动脉顶缘轮廓覆盖,称"主动脉结顶征"。此垂直线上界于或超过左锁骨水平,下端可连于左心缘。

弥漫性肺不张早期X线胸片常无阳性发现,随病情进展,逐渐发展为斑片状或弥漫性网状结节状阴影,并进一步发展为肺水肿样阴影,中晚期病例仅表现为双侧肺透亮度降低。圆形肺不张又称"褶皱肺",系较少见的外周型肺叶萎陷,X线胸片表现为肺部阴影呈圆形,直接位于胸膜下,与胸膜之间呈锐角形成特征性的彗星尾征,可能系进入肺不张区的受压血管和支气管影。

(二)胸部CT表现

与X线胸片相比,胸部CT可以准确地发现肺不张的部位和范围,能提高诊断可靠性,并且在鉴别肺不张的病因方面,胸部CT优于X线胸片。

(1)支气管腔内阻塞引起的肺不张在CT影像上能看到支气管影中断现象,由肺癌向支气管内生长导致的支气管阻塞,不仅具有肺不张的图像,还能显示肿块的部位、大小、生长方式,并通过注射造影剂的成像技术,比较前后CT值的变化初步鉴别肿块的良恶性,通过气道重建技术更能发现支气管狭窄部位、程度和范围。

(2)支气管外压性狭窄引起的肺不张通过CT检查能够鉴别压迫的原因是肿块压迫还是大量胸腔积液或气胸所致。

(3)由肺结核或慢性炎症引起的瘢痕收缩性肺不张,在胸部CT图像上能发现纤维条索性病灶的特征性阴影,以及结核病转归产生的钙化病灶。

六、支气管镜检查

支气管镜检查是肺不张病因诊断的一种重要手段。除右肺中叶不张外,引起各叶肺不张的病因以肿瘤占首位,其次为急慢性炎症和肺结核,其他少见病因有支气管异物、支气管结石、白血病肺浸润、良性肿瘤等。通过支气管镜检查,不仅可以直接观察各支气管黏膜状况、分泌物性状、有无新生物、溃疡、肉芽肿、瘢痕等,还可通过支气管镜进行细菌学、细胞学、免疫学等检查。

七、诊断及鉴别诊断

肺不张通常根据病史、临床表现、胸部 X 线摄片及 CT 检查作诊断。肺不张是多种支气管、肺、胸膜疾病的并发症,病因学诊断尤为重要。临床上结核病、肿瘤、炎症是最常见的病因,治疗方案及预后均不同,鉴别诊断十分重要。

（一）结核性肺不张

在结核性肺不张中,支气管淋巴结结核是主要原因,尤其儿童支气管内径较细、分支角度较大也是重要的诱因。支气管结核也是导致肺不张的主要原因。支气管结核支气管镜下表现为支气管黏膜充血、水肿,分泌物增加,重者则糜烂、溃疡、肉芽组织增生,纤维瘢痕形成,支气管管腔狭窄或阻塞。当淋巴支气管瘘形成,干酪样坏死物排出过程中可阻塞管腔形成肺不张。发生咯血时,凝血块也可引起肺不张,如不及时咳出或清除,则可形成难以复张的肺不张。肺结核的纤维化等造成结核性肺硬变,可引起非阻塞性肺不张。

临床表现可有咳嗽、咳痰、咯血或痰血、胸痛及呼吸困难等,常伴有发热、盗汗、乏力等全身中毒症状。

X 线胸片示肺不张体积缩小明显,尤其纤维收缩性肺不张其萎陷肺组织可明显缩小如带状;具有明显的胸膜肥厚粘连;其他肺野可见结核病灶;阻塞部位多发生在 2～4 级支气管;肺硬化为非阻塞性肺不张,常伴有支气管扩张和陈旧性空洞以及支气管播散灶。

痰涂片可找到抗酸杆菌,痰培养结核分枝杆菌可生长。

支气管镜检查:结核性病变多数表现为炎症性改变或管壁浸润,病变区域支气管扭曲、转位,管腔也可以呈漏斗状狭窄或新生物样向支气管腔内突出。在直视下观察到支气管腔内的阻塞性病变后,常规活检可发现结核结节或呈慢性炎症,刷片、灌洗液可检出抗酸杆菌。

（二）癌性肺不张

多发生于中央型肺癌,尤其多发生于管内生长以及沿管壁生长者。相应引流区域的肿大淋巴结的外在压迫也可引起管腔狭窄乃至阻塞。在支气管管腔完全阻塞发生肺不张前,首先是支气管狭窄,因活瓣机制而引起局限性阻塞性肺气肿及阻塞性肺炎,呈渐进性发展过程,此阶段易被患者和医师所忽视。

临床表现:其呼吸道症状比肺结核更明显,且呈进行性加重。癌肿造成较大支气管不同程度阻塞时,可出现胸闷、喘鸣、气促等症状。并发阻塞性肺炎或形成癌性空洞的病例,可有发热、脓痰。肺癌晚期可出现各种转移症状,并可呈现恶病质。

X 线胸片示肺不张区域体积缩小常不显著,叶间裂移位幅度较小,甚至体积增大,叶间裂饱满,呈现"肺叶膨隆征""波浪征""横 S 征"。胸部 CT 在诊断肺癌方面优于 X 线胸片,并可通过增强扫描区分不张的肺组织与肿块病灶。

痰细胞学及细菌学检查对明确病因有重要意义。

支气管镜检查:镜下所见的肺癌组织学类型以鳞癌居多,病变外观常呈菜花样,突向管腔,表面常有灰白色坏死物覆盖。小细胞性肺癌也较常见,其病变大多沿支气管壁浸润性生长,支气管黏膜呈纵行皱襞,表面粗糙不平,或有颗粒状隆起。腺癌的外观与未分化癌难以区别。常规活检做细胞学、免疫学检查。

(三)急性炎症性肺不张

各种病原体所致的支气管肺部病变,如麻疹、百日咳、肺炎、支气管扩张等亦可引起肺不张。炎症导致支气管壁黏膜的炎性肿胀及炎性刺激,引起支气管痉挛。感染时,气道的分泌物增加,特别是浓稠的分泌物引流不畅,阻塞支气管腔引起支气管阻塞。同时,感染损伤导致肺泡表面张力的降低和丧失均可引起肺不张。

临床表现:起病急,通常有高热,胸部刺痛,随呼吸和咳嗽加剧。咳嗽,有铁锈色痰或脓痰。常伴有恶心、呕吐,全身不适和肌酸痛。肺部听诊可闻及啰音。抗感染治疗多有效。

血常规检查白细胞总数和中性粒细胞多有升高。

X线胸片可显示为肺实变伴有不同程度的体积缩小,并伴有呼吸系急性感染的表现。

痰及经支气管镜采集标本可检出致病菌。

八、治疗

肺不张的治疗应根据导致肺不张的原因、气道阻塞的急缓程度以及肺功能情况而定。急性肺不张,应积极消除病因。缓慢形成或存在时间较久的肺不张,即使气道阻塞解除,也难以复张。肺不张并发支气管扩张并有反复咯血或感染者,可作全肺或肺叶切除。确诊为肺不张的患者应采取使患侧处于最高位的体位,以利于体位引流;进行适当物理治疗;以及鼓励患者翻身、咳嗽和深呼吸。如果肺不张发生于医院外以及怀疑有感染,则开始时即应经验性给予广谱抗生素治疗。如系住院患者,且病情严重,则应根据该医院常见病原菌和药敏检测给予抗生素治疗。

由于血块或分泌物滞留所引起的肺不张,通常可借支气管镜清除黏液栓、凝血块,使不张的肺得以重新充气。如疑为异物吸入,应立即作支气管镜检查,而摘取异物可能需采用硬质支气管镜。

支气管结核、支气管淋巴结结核导致的肺不张,除全身抗结核治疗外,局部药物雾化吸入可促使支气管黏膜水肿消退、溃疡好转,争取早日复张,经支气管镜直接给药也常可取得明显疗效。如系瘢痕狭窄则创造条件手术治疗。因胸液或气胸、胸膜腔内压增高引起的压缩性肺不张,积极排液排气可复张。

癌性肺不张宜尽早手术治疗,如无手术条件,放疗及化疗后瘤体及相应引流区淋巴结缩小后,支气管引流改善可使肺复张。

九、预后

肺不张的转归取决于致病原因是否持续存在以及所并发的感染。如果致病因素消除,气体重新进入病变部位,并发的感染消散,肺组织最终可恢复正常。如果致病因素持续存在且并发感染,则局部无气和无血流可导致纤维化和支气管扩张。

(王　涛)

第十节　恶性胸腔积液

恶性胸腔积液又称癌性胸膜炎,按病因可分为胸膜的原发肿瘤和转移性肿瘤两大类。恶性胸腔积液占胸腔积液的 25%～39%,胸腔积液中渗出液的 77% 为恶性肿瘤所致。估计约有

50％的癌症患者在其病程中可发生恶性胸腔积液,老年患者的胸腔积液约有90％为恶性胸腔积液,中年人约为60％,青年人仅为2％左右。

恶性胸腔积液常为晚期恶性肿瘤的并发症,有时是患者的首发症状。引起恶性胸腔积液最常见的肿瘤是肺癌、乳腺癌和淋巴瘤,三者共占75％,其次是卵巢癌、胃癌、肉瘤、结肠癌。肺癌患者有50％以上的患者可发生恶性胸腔积液,有7％～15％的恶性胸腔积液患者无法明确原发病灶。

胸膜腔是胸膜脏层和壁层之间的密闭间隙。在正常情况下,胸腔中可含有10～20 mL液体,起润滑作用,然而每天进入胸腔的液体总量多达5～10 L,其中80％～90％被肺静脉毛细血管和胸膜表面重吸收,余下的10％～20％被淋巴系统吸收,其产生与吸收处于动态平衡。任何病理因素的产生过多和吸收减少,都会引起胸腔积液。恶性胸腔积液的原因较多,主要有三方面:①肿瘤累及胸膜表面可引起通透性增加,进入胸腔的液体和蛋白增加,则产生渗出性胸腔积液。②纵隔淋巴结转移、肿瘤转移造成胸膜淋巴管阻塞,使胸膜淋巴引流减少,也可形成胸腔积液。③肿瘤分泌的调节物质使血管通透性增高。

恶性肿瘤发生的胸腔积液也可能与肿瘤胸膜转移无直接关系,如支气管阻塞和肺不张,可导致胸腔内负压增加,使液体渗出增加而形成胸腔积液;恶性肿瘤阻塞胸导管,引起胸腔淋巴回流障碍,产生乳糜胸腔积液;肺栓塞、上腔静脉压迫综合征以及手术、化疗、放疗并发症等均可导致胸腔积液;恶性肿瘤慢性消耗导致低蛋白血症,可引起漏出性胸腔积液。

一、临床表现

由于恶性胸腔积液的病因及积液速度不同,其发病症状可呈隐匿或暴发性表现,约有25％的患者无症状,只有通过影像学检查才能被发现。

(一)咳嗽气喘

临床症状主要为呼吸系统症状,呼吸困难和干咳是最常见的两类症状。

(二)胸痛胸闷

某些患者可有胸部钝性酸痛、胸膜炎样疼痛、胸闷、疲乏等。

(三)呼吸困难

少量胸腔积液可以无明显症状,胸腔积液量产生愈多愈快则症状愈重,甚则出现呼吸困难、端坐呼吸、发绀。

(四)血性胸腔积液

恶性胸腔积液绝大多数为血性,血性胸腔积液中80％以上为恶性,多数生长迅速。

(五)全身症状

疾病后期可出现虚弱、汗出、胸痛、全身不适或伴有发热等症状。

(六)影像检查

X线检查后前位和侧位胸片可证实胸腔有无积液,卧位片有助于明确胸腔积液是否移动或有无分隔。若怀疑存在分隔,可进行胸部CT扫描或B超检查以明确分隔部位。胸片检查可能无法检测出少于30 mL的积液,但胸腔积液量＞50 mL时则敏感性可达100％。对于少量或存在分隔的胸腔积液实施B超检查可提高检出率和胸腔穿刺成功率。而与胸片、B超相比较,CT扫描可对胸膜增厚与胸腔积液进行鉴别。

恶性胸腔积液判定标准:积液在X线平片上低于第5前肋水平为少量积液;在第2～5前肋

水平为中等量积液；第 2 前肋水平以上为大量积液。

二、治疗原则

恶性胸腔积液一旦确诊，应积极采用局部治疗和全身治疗。

（一）局部治疗

恶性胸腔积液一旦诊断明确，应积极对症治疗，尤其是对胸腔积液增长迅速、积液量较大的患者，如不及时治疗，可造成患者呼吸困难，危及生命。

（二）全身治疗

对恶性胸腔积液的治疗，既要考虑原发肿瘤的病理特点，又要结合转移癌的状况来选择全身化疗、抽放胸腔积液以及局部化疗。如是恶性淋巴瘤、小细胞肺癌则对全身化疗敏感，应首选全身化疗；对其他恶性肿瘤引起的恶性胸腔积液，多采用胸腔局部化疗或双路径化疗。临床上经常见到，首发病症为胸腔积液，原发灶不明而又高度怀疑为恶性胸腔积液，但又尚未找到肿瘤细胞的情况，对此类患者也应进行有效的胸腔局部治疗。

三、治疗措施

（一）结合原发癌治疗

一旦确诊为恶性胸腔积液，即应采用全身化疗或局部化疗，恶性淋巴瘤、小细胞肺癌对全身化疗敏感，应首选全身化疗；对其他恶性肿瘤引起恶性胸腔积液，多采用胸腔局部化疗或双路化疗。

（二）胸穿抽液

胸腔穿刺放液是临床最常使用的局部治疗手段，既可暂时缓解症状，同时也是恶性胸腔积液明确诊断的常用方法，还可同时进行胸腔局部化疗或生物治疗。一般每次抽液 750～1 000 mL，可使症状缓解，但是 3～7 天后胸腔积液又复重聚，97％的患者在一个月内胸腔积液重聚又回复到以前水平，反复抽放胸腔积液可使蛋白大量丢失，每 100 mL 胸腔积液中含有 4 g 蛋白，所以抽放胸腔积液要注意掌握节奏，补充人体清蛋白，重视全面综合治疗，尽量延缓胸腔积液的发展。反复胸腔穿刺抽放胸腔积液，易并发感染、气胸、支气管胸膜瘘及包裹性积液等，目前临床不主张采用单纯的胸腔穿刺抽液的方法治疗恶性胸腔积液。

胸腔置管闭式引流是目前临床常用，也是推荐治疗恶性胸腔积液的方法。一般在置管引流 24～48 小时后可将积液排尽。当 24 小时引流总量＜250 mL 时才予停止引流。

（三）胸腔内局部化疗

胸腔积液引流后，胸腔内注入化疗药物，以达到抑制胸腔积液生长的效果，其客观有效率可达 50％～60％，常用化疗药物为 5-FU（750～1 000 mg）、MMC（8～10 mg）、DDP（40～80 mg）、PYM（40～60 mg）、ADM（30～60 mg）、TSPA（30 mg）、HCPT（10～20 mg）等。

博来霉素 30～40 mg/m² 胸腔内注射。

如第 1 次给药后 5～7 天胸腔积液未控制，可再次抽胸腔积液并注入药物。

博来霉素是治疗恶性胸腔积液最有效的药物之一，有效率 63％～85％。注入药物之前，先实施胸腔置管引流，尽量排净胸腔积液，然后注入药物。博来霉素治疗恶性胸腔积液的优点：①无骨髓抑制及免疫抑制作用。②缓解期较长，局部刺激轻。③腔内给药对肺组织几乎无毒性。④不影响患者同时接受联合化疗。

不良反应有发热,发生率 4%~20%,通常体温不超过 38 ℃,数小时很可自行消失,个别患者需要口服解热镇痛药。2%~16%的患者药后出现胸痛。个别患者出现皮疹及胃肠道反应,无需特殊处理。

(四)生物效应调节剂治疗

胸腔内给予生物反应调节剂,如白细胞介素-2、干扰素、香菇多糖、短小棒状杆菌、胞必佳等,临床效果也较满意。

1.白细胞介素-2(IL-2)

100 万~300 万 IU/次胸腔内注射每周注射 1 次,连用 2~4 次。

注入药物之前,先实施胸腔穿刺抽水或胸腔引流排水,应尽量将胸腔积液排放干净,将白细胞介素-2 溶解于 10~20 mL 生理盐水中,然后将药物注入胸腔。胸腔内给药前半小时可给予异丙嗪 25 mg 肌内注射、解热镇痛药物如吲哚美辛 25 mg 口服,以减轻胸腔给药后引起的寒战、发热等不良反应。原则上不使用地塞米松,以避免降低白介素-2 的疗效。

2.干扰素 α-2b(IFNα-2b)

50×10^6 IU/次胸腔内注射每周注射 1 次,连用 2~4 次。

干扰素胸腔内给药前可给予对乙酰氨基酚 650 mg,腔内给药后 6 小时再口服 1 次。干扰素的不良反应主要见流感样症状、胸痛,偶见低血压。其他的不良反应有肝功能损害和骨髓抑制。干扰素局部给药较全身给药耐受性好,不良反应一般不严重。

3.胞必佳(N2CWS)

600 μg 溶于生理盐水 20 mL/次胸腔内注射。每 2 天 1 次,连用 4 周。

胞必佳(红色诺卡菌细胞壁骨架,N2CWS)是一种由红色诺卡菌提取的含有调节免疫功能的物质,经临床证实对恶性胸腔积液具有较好的疗效。不良反应轻,对照组的有效率为 53%,不良反应较重。

(五)粘连剂治疗

胸腔内注入粘连剂可使脏层和壁层胸膜粘连,达到姑息治疗的目的。粘连剂主要有以下几类:①生物制剂,包括细菌制剂,如链球菌制剂,此类药物见效快,疗效高,可达 80%,但患者的反应大,常伴发热症状,因此须与地塞米松联合应用。短小棒状杆菌,其安全性相对较好。②抗生素类,如四环素。③化疗药物,包括 PDD、ADM 等。如果肿瘤对化疗敏感,化疗处理胸腔积液的疗效会更好。④其他如米帕林、滑石粉等。参见表 10-8。

化学硬化剂中疗效较好的是医用滑石粉,治疗有效率为 80%~93%,发热和疼痛发生率分别为 16%和 7%。临床上可通过胸管给予滑石粉浆或胸腔镜喷洒滑石粉,两种方法的有效率无显著差别,但后者导致的痛苦感更小,患者易耐受,也较安全;对原发性肺癌和乳腺癌的治疗有效率较高。

多西环素治疗有效率为 72%,疼痛发生率 40%。博来霉素治疗有效率为 64%,疼痛、发热和恶心发生率分别为 28%、24%和 11%,治疗费用较高。

(六)重组人血管内皮抑素治疗

恩度 40~60 mg/次胸腔内注射,每周注射 1 次,连用 4 次。

恶性浆膜腔积液的形成,与 VEGF 有着密切的联系,因此通过抑制 VEGF 来治疗恶性浆膜腔积液,具有坚实的理论基础。恩度腔内给药的剂量、频率和疗程,目前尚无明确的标准,临床报道多为小样本,剂量为 15~60 mg/次,以 60 mg/次居多;频率为 1 次/3 周至 2 次/周不等。但以每周 1 次居多;疗程基本为 2～4 周期;当与化疗药物联合腔内给药时,有序贯应用,也有同时给药,各自依据有限的临床经验使用,还缺乏高级别的循证医学证据。

表 10-8　化疗药物和生物反应调节剂作为胸膜粘连剂的疗效评价

药物	有效率(%)	不良反应
博来霉素	64	发热、恶心、呕吐,偶见全身反应
多柔比星(阿霉素)	47	恶心、疼痛、发热
米托蒽醌	62	骨髓抑制
顺铂	27	骨髓抑制
阿糖胞苷	27	骨髓抑制
足叶乙苷	???	骨髓抑制
氟尿嘧啶	66	骨髓抑制
丝裂霉素	41	疼痛、发热
白细胞介素-2(IL-2)	48	发热
肿瘤坏死因子	87	流感样症状

（七）放射治疗

如纵隔肿瘤或淋巴结肿大引起的中心性胸腔积液,尤其是对放疗敏感的恶性淋巴瘤或中央型肺癌,可获得较好疗效,有报道纵隔放疗能使 68％恶性淋巴瘤患者及 50％转移患者的乳糜胸受到控制。

放射性同位素为 ^{198}Au、^{32}P 等也可行胸腔内放射治疗,可使胸膜间皮细胞和小血管硬化,尚可杀死恶性肿瘤细胞,但存在衰减剂量不容易掌握和放射防护等问题,临床应用不普遍。

四、预后

恶性胸腔积液的预后较差,存活时间一般在 4～12 个月之间,3 个月病死率为 65％,6 个月为 84％。以恶性胸腔积液为首发症状患者平均存活时间约为 10 个月。其具体预后与患者全身状况、原发肿瘤类型、肿瘤负荷及胸腔积液生长速度有关。如乳腺癌伴有恶性胸腔积液,生存期平均可在一年以上;肺癌伴发恶性胸腔积液生存期很少超过 3～6 个月;卵巢癌和胃肠道肿瘤伴有恶性胸腔积液,平均生存期为 6 个月到 1 年;非霍奇金淋巴瘤伴恶性胸腔积液,平均生存期为 40 个月,而有持续性恶性胸腔积液,则生存期较短,为 6 个月。

（王　涛）

第十一节　重症肺炎

肺炎是指终末气道、肺泡和肺间质的炎症,可由病原微生物、理化因素、免疫损伤、过敏及药物所致。细菌性肺炎是最常见的肺炎,也是最常见的感染性疾病之一。

目前肺炎按患病环境分成社区获得性肺炎(community-acquired pneumonia,CAP)和医院获得性肺炎(hospital-acquired pneumonia,HAP),CAP 是指在医院外罹患的感染性肺实质炎症,包括具有明确潜伏期的病原体感染而在入院后平均潜伏期内发病的肺炎。HAP 亦称医院内肺炎(nosocomial pneumonia,NP),是指患者入院时不存在,也不处于潜伏期,而于入院 48 小时后在医院(包括老年护理院、康复院等)内发生的肺炎。HAP 还包括呼吸机相关性肺炎(ventilator associated pneumonia,VAP)和卫生保健相关性肺炎(healthcare associated pneumonia,HCAP)。CAP 和 HAP 年发病率分别约为 12/1 000 人口和 5/1 000~10/1 000 住院患者,近年发病率有增加的趋势。肺炎病死率门诊肺炎患者<5%,住院患者平均为 12%,入住重症监护病房(ICU)者约 40%。发病率和病死率高的原因与社会人口老龄化、吸烟、伴有基础疾病和免疫功能低下有关,如慢性阻塞性肺病、心力衰竭、肿瘤、糖尿病、尿毒症、神经疾病、药瘾、嗜酒、艾滋病、久病体衰、大型手术、应用免疫抑制剂和器官移植等。此外,亦与病原体变迁、耐药菌增加、HAP 发病率增加、病原学诊断困难、不合理使用抗生素和部分人群贫困化加剧等有关。

重症肺炎至今仍无普遍认同的定义,需入住 ICU 者可认为是重症肺炎。目前一般认为,如果肺炎患者的病情严重到需要通气支持(急性呼吸衰竭、严重气体交换障碍伴高碳酸血症或持续低氧血症)、循环支持(血流动力学障碍、外周低灌注)及加强监护治疗(肺炎引起的脓毒症或基础疾病所致的其他器官功能障碍)时可称为重症肺炎。

一、病因和发病机制

正常的呼吸道免疫防御机制(支气管内黏液-纤毛运载系统、肺泡巨噬细胞等细胞防御的完整性等)使气管隆凸以下的呼吸道保持无菌。是否发生肺炎决定于两个因素:病原体和宿主因素。如果病原体数量多,毒力强和(或)宿主呼吸道局部和全身免疫防御系统损害,即可发生肺炎。病原体可通过下列途径引起社区获得性肺炎:①空气吸入。②血行播散。③邻近感染部位蔓延。④上呼吸道定植菌的误吸。医院获得性肺炎还可通过误吸胃肠道的定植菌(胃食管反流)和通过人工气道吸入环境中的致病菌引起。病原体直接抵达下呼吸道后,滋生繁殖,引起肺泡毛细血管充血、水肿,肺泡内纤维蛋白渗出及细胞浸润。

二、诊断

(一)临床表现特点

1.社区获得性肺炎

(1)新近出现的咳嗽、咳痰或原有呼吸道疾病症状加重,并出现脓性痰,伴或不伴胸痛。

(2)发热。

(3)肺实变体征和(或)闻及湿性啰音。

(4)白细胞>$10×10^9$/L 或<$4×10^9$/L,伴或不伴细胞核左移。

(5)胸部 X 线检查显示片状、斑片状浸润性阴影或间质性改变,伴或不伴胸腔积液。

以上 1~4 项中任何 1 项加第 5 项,除外非感染性疾病可做出诊断。CAP 常见病原体为肺炎链球菌、支原体、衣原体、流感嗜血杆菌和呼吸病毒(甲、乙型流感病毒,腺病毒、呼吸道合胞病毒和副流感病毒)等。

2.医院获得性肺炎

住院患者 X 线检查出现新的或进展的肺部浸润影加上下列 3 个临床症候中的 2 个或以上可以诊断为肺炎:①发热超过 38 ℃。②血白细胞增多或减少。③脓性气道分泌物。

HAP 的临床表现、实验室和影像学检查特异性低,应注意与肺不张、心力衰竭和肺水肿、基

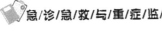

础疾病肺侵犯、药物性肺损伤、肺栓塞和急性呼吸窘迫综合征等相鉴别。无感染高危因素患者的常见病原体依次为肺炎链球菌、流感嗜血杆菌、金黄色葡萄球菌、大肠埃希菌、肺炎克雷伯杆菌等;有感染高危因素患者为金黄色葡萄球菌、铜绿假单胞菌、肠杆菌属、肺炎克雷伯杆菌等。

（二）重症肺炎的诊断标准

不同国家制订的重症肺炎的诊断标准有所不同,各有优缺点,但一般均注重对客观生命体征、肺部病变范围、器官灌注和氧合状态的评估,临床医师可根据具体情况选用。以下列出目前常用的几项诊断标准。

1.中华医学会呼吸病学分会 2006 年颁布的重症肺炎诊断标准

（1）意识障碍。

（2）呼吸频率≥30 次/分。

（3）PaO_2<8.0 kPa(60 mmHg)、氧合指数(PaO_2/FiO_2)<39.90 kPa(300 mmHg),需行机械通气治疗。

（4）动脉收缩压<12.0 kPa(90 mmHg)。

（5）并发脓毒性休克。

（6）X 线胸片显示双侧或多肺叶受累,或入院 48 小时内病变扩大≥50%。

（7）少尿:尿量<20 mL/h,或<80 mL/4 h,或急性肾衰竭需要透析治疗。

符合 1 项或以上者可诊断为重症肺炎。

2.美国感染病学会(IDSA)和美国胸科学会(ATS)2007 年新修订的诊断标准

具有 1 项主要标准或 3 项或以上次要标准可认为是重症肺炎,需要入住 ICU。

（1）主要标准:①需要有创通气治疗。②脓毒性休克需要血管收缩剂。

（2）次要标准:①呼吸频率≥30 次/分。②PaO_2/FiO_2≤250。③多叶肺浸润。④意识障碍/定向障碍;⑤尿毒症(BUN≥7.14 mmol/L)。⑥白细胞减少(白细胞<4×10^9/L)。⑦血小板减少(血小板<10×10^9/L)。⑧低体温(<36 ℃)。⑨低血压需要紧急的液体复苏。

说明:①其他指标也可认为是次要标准,包括低血糖(非糖尿病患者)、急性酒精中毒/酒精戒断、低钠血症、不能解释的代谢性酸中毒或乳酸升高、肝硬化或无脾。②需要无创通气也可等同于次要标准的①和②。③白细胞减少仅系感染引起。

（三）严重度评价

评价肺炎病情的严重程度对于决定在门诊或入院治疗甚或 ICU 治疗至关重要。肺炎临床的严重性决定于 3 个主要因素:局部炎症程度,肺部炎症的播散和全身炎症反应。除此之外,患者如有下列其他危险因素会增加肺炎的严重度和死亡危险。

1.病史

年龄>65 岁;存在基础疾病或相关因素,如慢性阻塞性肺疾病(COPD)、糖尿病、充血性心力衰竭、慢性肾功能不全、慢性肝病、一年内住过院、疑有误吸、神志异常、脾切除术后状态、长期嗜酒或营养不良。

2.体征

呼吸频率>30 次/分;脉搏≥120 次/分;血压<12.0/8.0 kPa(90/60 mmHg);体温≥40 ℃或≤35 ℃;意识障碍;存在肺外感染病灶如败血症、脑膜炎。

3.实验室和影像学异常

白细胞>20×10^9/L 或<4×10^9/L,或中性粒细胞计数<1×10^9/L;呼吸空气时 PaO_2

<8.0 kPa(60 mmHg)、$PaO_2/FiO_2<39.9$ kPa(300 mmHg),或 $PaCO_2>6.7$ kPa(50 mmHg);血肌酐>106 $\mu mol/L$或 BUN>7.1 mmol/L;血红蛋白<90 g/L 或血细胞比容$<30\%$;血浆清蛋白<25 g/L;败血症或弥漫性血管内凝血(DIC)的证据,如血培养阳性、代谢性酸中毒、凝血酶原时间和部分凝血活酶时间延长、血小板减少;X 线胸片病变累及一个肺叶以上、出现空洞、病灶迅速扩散或出现胸腔积液。

为使临床医师更精确地做出入院或门诊治疗的决策,近几年用评分方法作为定量的方法在临床上得到了广泛的应用。肺炎患者预后研究小组(pneumonia outcomes research team,PORT)评分系统(表 10-9)是目前常用的评价社区获得性肺炎(community acquired pneumonia,CAP)严重度以及判断是否必须住院的评价方法,其也可用于预测 CAP 患者的病死率。其预测死亡风险分级如下:1~2 级,$\leqslant70$ 分,病死率 0.1%~0.6%;3 级,71~90 分,病死率 0.9%;4 级,91~130 分,病死率 9.3%;5 级,>130 分,病死率27.0%。PORT 评分系统因可以避免过度评价肺炎的严重度而被推荐使用,即其可保证一些没必要住院的患者在院外治疗。

表 10-9 PORT 评分系统

患者特征	分值	患者特征	分值	患者特征	分值
年龄		脑血管疾病	10	实验室和放射学检查	
男性	−10	肾脏疾病	10	pH<7.35	30
女性	+10	体格检查		BUN>11 mmol/L(>30 mg/dL)	20
住护理院		神志改变	20	$Na^+<130$ mmol/L	20
并存疾病		呼吸频率>30 次/分	20	葡萄糖>14 mmol/L(>250 mg/dL)	10
肿瘤性疾病	30	收缩血压<12.0 kPa(90 mmHg)	20	血细胞比容$<30\%$	10
肝脏疾病	20	体温<35 ℃或>40 ℃	15	$PaO_2<8.0$ kPa(60 mmHg)	10
充血性心力衰竭	10	脉率>12 次/分	10	胸腔积液	10

为避免评价 CAP 肺炎患者的严重度不足,可使用改良的 BTS 重症肺炎标准:呼吸频率$\geqslant30$ 次/分,舒张压$\leqslant8.0$ kPa(60 mmHg),BUN>6.8 mmol/L,意识障碍。四个因素中存在两个可确定患者的死亡风险更高。此标准因简单易用,且能较准确地确定 CAP 的预后而被广泛应用。

临床肺部感染积分(clinical pulmonary infection score,CPIS)(表 10-10)则主要用于医院获得性肺炎(hospital acquired pneumonia,HAP)包括呼吸机相关性肺炎(ventilator-associated pneumonia,VAP)的诊断和严重度判断,也可用于监测治疗效果。此积分从 0~12 分,积分 6 分时一般认为有肺炎。

三、治疗

(一)临床监测

1.体征监测

监测重症肺炎的体征是一项简单、易行和有效的方法,患者往往有呼吸频率和心率加快、发绀、肺部病变部位湿啰音等。目前多数指南都把呼吸频率加快($\geqslant30$ 次/分)作为重症肺炎诊断的主要或次要标准。意识状态也是监测的重点,神志模糊、意识不清或昏迷提示重症肺炎可能性。

表 10-10　临床肺部感染积分评分表

参数	标准	分值
体温	≥36.5 ℃,≤38.4 ℃	0
	≥38.5 ℃	1
	≥39 ℃,或≤36 ℃	2
白细胞计数(×10^9)	≥4.0,≤11.0	0
	<4.0,>11.0	1
	杆状核白细胞	2
气管分泌物	<14+吸引	0
	≥14+吸引	1
	脓性分泌物	2
氧合指数(PaO_2/FiO_2)	>240 或急性呼吸窘迫综合征	0
	≤240	2
胸部 X 线	无渗出	0
	弥漫性渗出	1
	局部渗出	2
半定量气管吸出物培养 (0,1+,2+,3+)	病原菌≤1+或无生长	0
	病原菌≥1+	1
	革兰氏染色发现与培养相同的病原菌	2

2.氧合状态和代谢监测

PaO_2、PaO_2/FiO_2、pH、混合静脉血氧分压(PvO_2)、胃张力测定、血乳酸测定等都可对患者的氧合状态进行评估。单次的动脉血气分析一般仅反映患者瞬间的氧合情况;重症患者或有病情明显变化者应进行系列血气分析或持续动脉血气监测。

3.胸部影像学监测

重症肺炎患者应进行系列 X 线胸片监测,主要目的是及时了解患者的肺部病变是进展还是好转,是否合并有胸腔积液、气胸,是否发展为肺脓肿、急性呼吸窘迫综合征(acute respiratory distress syndrome,ARDS)等。检查的频度应根据患者的病情而定,如要了解病变短期内是否增大,一般每 48 小时进行一次检查评价;如患者临床情况突然恶化(呼吸窘迫、严重低氧血症等),在不能除外合并气胸或进展至 ARDS 时,应短期内复查;而当患者病情明显好转及稳定时,一般可 10~14 天后复查。

4.血流动力学监测

重症肺炎患者常伴有脓毒症,可引起血流动力学的改变,故应密切监测患者的血压和尿量。这 2 项指标比较简单、易行,且非常可靠,应作为常规监测的指标。中心静脉压的监测可用于指导临床补液量和补液速度。部分重症肺炎患者可并发中毒性心肌炎或 ARDS,如临床上难于区分时应考虑行漂浮导管检查。

5.器官功能监测

包括脑功能、心功能、肾功能、胃肠功能、血液系统功能等,进行相应的血液生化和功能检查。一旦发现异常,要积极处理,注意防止多器官功能障碍综合征(multiple organ dysfunction syndrome,MODS)的发生。

6.血液监测

包括外周血白细胞计数、C-反应蛋白、降钙素原、血培养等。

(二)抗生素治疗

经验性联合应用抗生素治疗重症肺炎的理论依据是联合应用能够覆盖可能的微生物并预防耐药的发生。对于铜绿假单胞菌肺炎,联用β内酰胺类和氨基糖苷类具有潜在的协同作用,优于单药治疗;然而氨基糖苷类抗生素的抗菌谱窄,毒性大,特别是对于老年患者,其肾损害的发生率比较高。临床应用氨基糖苷类时要注意其为浓度依赖性抗生素,一般要用足够剂量、提高峰药浓度以提高疗效,同时也应避免与毒性相关的谷浓度的升高。在监测药物的峰浓度时,庆大霉素和妥布霉素>7 μg/mL,或阿米卡星>28 μg/mL的效果较好。氨基糖苷类的另一个不足是对支气管分泌物的渗透性较差,仅能达到血药浓度的40%。此外,肺炎患者的支气管分泌物 pH 较低,在这种环境下许多抗生素活性都降低。因此,有时联合应用氨基糖苷类抗生素并不能增加疗效,反而增加了肾毒性。

目前对于重症肺炎,抗生素的单药治疗也已得到临床医师的重视。新的头孢菌素、碳青霉烯类、其他β内酰胺类和氟喹诺酮类抗生素由于抗菌效力强、广谱,并且耐细菌β内酰胺酶,故可用于单药治疗。即使对于重症 HAP,只要不是耐多药的病原体,如铜绿假单胞菌、不动杆菌和耐甲氧西林金黄色葡萄球菌(MRSA)等,仍可考虑抗生素的单药治疗。对重症 VAP 有效的抗生素一般包括亚胺培南、美罗培南、头孢吡肟和哌拉西林/他唑巴坦。对于重症肺炎患者来说,临床上的初始治疗常联用多种抗生素,在获得细菌培养结果后,如果没有高度耐药的病原体就可以考虑转为针对性的单药治疗。

临床上一般认为不适合单药治疗的情况包括:①可能感染革兰氏阳性、革兰氏阴性菌和非典型病原体的重症 CAP。②怀疑铜绿假单胞菌或肺炎克雷伯杆菌的菌血症。③可能是金黄色葡萄球菌和铜绿假单胞菌感染的 HAP。三代头孢菌素不应用于单药治疗,因其在治疗中易诱导肠杆菌属细菌产生β内酰胺酶而导致耐药发生。

对于重症 VAP 患者,如果为高度耐药病原体所致的感染则联合治疗是必要的。目前有3种联合用药方案。①β内酰胺类联合氨基糖苷类:在抗铜绿假单胞菌上有协同作用,但也应注意前面提到的氨基糖苷类的毒性作用。②2个β内酰胺类联合使用:因这种用法会诱导出对两种药同时耐药的细菌,故虽然有过成功治疗的报道,仍不推荐使用。③β内酰胺类联合氟喹诺酮类:虽然没有抗菌协同作用,但也没有潜在的拮抗作用;氟喹诺酮类对呼吸道分泌物穿透性很好,对其疗效有潜在的正面影响。

对于铜绿假单胞菌所致的重症肺炎,联合治疗往往是必要的。抗假单胞菌的β内酰胺类抗生素包括青霉素类的哌拉西林、阿洛西林、氨苄西林、替卡西林、阿莫西林;第三代头孢菌素类的头孢他啶、头孢哌酮;第四代头孢菌素类的头孢吡肟;碳青霉烯类的亚胺培南、美罗培南;单酰胺类的氨曲南(可用于青霉素类过敏的患者);β内酰胺类/β内酰胺酶抑制剂复合剂的替卡西林/克拉维酸钾、哌拉西林/他唑巴坦。其他的抗假单胞菌抗生素还有氟喹诺酮类和氨基糖苷类。

1.重症 CAP 的抗生素治疗

重症 CAP 患者的初始治疗应针对肺炎链球菌(包括耐药肺炎链球菌)、流感嗜血杆菌、军团菌和其他非典型病原体,在某些有危险因素的患者还有可能为肠道革兰氏阴性菌属包括铜绿假单胞菌的感染。无铜绿假单胞菌感染危险因素的 CAP 患者可使用β内酰胺类联合大环内酯类或氟喹诺酮类(如左氧氟沙星、加替沙星、莫西沙星等)。因目前为止还没有确立单药治疗重症 CAP 的方法,所以很难确定其安全性、有效性(特别是并发脑膜炎的肺炎)或用药剂量。可用于重症 CAP 并经验性覆盖耐药肺炎链球菌的 β 内酰胺类抗生素有头孢曲松、头孢噻肟、亚胺培南、美罗培南、头孢吡肟、氨苄西林/舒巴坦或哌拉西林/他唑巴坦。目前高达 40% 的肺炎链球菌对青霉素或其他抗生素耐药,其机制不是 β 内酰胺酶介导而是青霉素结合蛋白的改变。虽然不少 β 内酰胺类和氟喹诺酮类抗生素对这些病原体有效,但对耐药肺炎链球菌肺炎并发脑膜炎的患者应使用万古霉素治疗。如果患者有假单胞菌感染的危险因素(如支气管扩张、长期使用抗生素、长期使用糖皮质激素)应联合使用抗假单胞菌抗生素并应覆盖非典型病原体,如环丙沙星加抗假单胞菌 β 内酰胺类,或抗假胞菌 β 内酰胺类加氨基糖苷类加大环内酯类或氟喹诺酮类。

临床上选取任何治疗方案都应根据当地抗生素耐药的情况、流行病学和细菌培养及实验室结果进行调整。关于抗生素的治疗疗程目前也很少有资料可供参考,应考虑感染的严重程度,菌血症、多器官功能衰竭、持续性全身炎症反应和损伤等。一般来说,根据疾病的严重程度和宿主免疫抑制的状态,肺炎链球菌肺炎疗程为 7~10 天,军团菌肺炎的疗程需要 14~21 天。ICU 的大多数治疗都是通过静脉途径的,但近期的研究表明只要病情稳定、没有发热,即使在危重患者,3 天静脉给药后亦可转为口服治疗,即序贯或转换治疗。转换为口服治疗的药物可选择氟喹诺酮类,因其生物利用度高,口服治疗也可达到同静脉给药一样的血药浓度。

由于嗜肺军团菌在重症 CAP 的相对重要性,应特别注意其的治疗方案。虽然目前有很多体外有抗军团菌活性的药物,但在治疗效果上仍缺少前瞻性、随机对照研究的资料。回顾性的资料和长期临床经验支持使用红霉素 4 g/d 治疗住院的军团菌肺炎患者。在多肺叶病变、器官功能衰竭或严重免疫抑制的患者,在治疗的前 3~5 天应加用利福平。其他大环内酯类(克拉霉素和阿奇霉素)也有效。除上述之外可供选择的药物有氟喹诺酮类(环丙沙星、左氧氟沙星、加替沙星、莫西沙星)或多西环素。氟喹诺酮类在治疗军团菌肺炎的动物模型中特别有效。

2.重症 HAP 的抗生素治疗

HAP 应根据患者的情况和最可能的病原体而采取个体化治疗。对于早发的(住院 4 天内起病者)重症肺炎患者而没有特殊病原体感染危险因素者,应针对"常见病原体"治疗。这些病原体包括肺炎链球菌、流感嗜血杆菌、甲氧西林敏感的金黄色葡萄球菌和非耐药的革兰氏阴性细菌。抗生素可选择第二代、第三代、第四代头孢菌素、β 内酰胺类/β 内酰胺酶抑制剂复合剂、氟喹诺酮类或联用克林霉素和氨曲南。

对于任何时间起病、有特殊病原体感染危险因素的轻中症肺炎患者,有感染"常见病原体"和其他病原体危险者,应评估危险因素来指导治疗:如果有近期腹部手术或明确的误吸史,应注意厌氧菌,可在主要抗生素基础上加用克林霉素或单用 β 内酰胺类/β 内酰胺酶抑制剂复合剂;如果患者有昏迷或有头部创伤、肾衰竭或糖尿病史,应注意金黄色葡萄球菌感染,需针对性选择有效的抗生素;如果患者起病前使用过大剂量的糖皮质激素、或近期有抗生素使用史、或长期 ICU 住院史,即使患者的 HAP 并不严重,也应经验性治疗耐药病原体。治疗方法是联用两种抗假单胞菌抗生素,如果气管抽吸物革兰氏染色见阳性球菌还需加用万古霉素(或可使用利奈唑胺或奎奴普丁/达福普汀)。所有的患者,特别是气管插管的 ICU 患者,经验性用药必须持续到痰培养结果出来之后。如果无铜绿假单胞菌或其他耐药革兰氏阴性细菌感染,则可根据药敏情况使用单一药物治疗。非耐药病原体的重症 HAP 患者可用任何以下单一药物治疗:亚胺培南、美罗培南、哌拉西林/他唑巴坦或头孢吡肟。

ICU 中 HAP 的治疗也应根据当地抗生素敏感情况,以及当地经验和对某些抗生素的偏爱而调整。每个 ICU 都有它自己的微生物药敏情况,而且这种情况随时间而变化,因而有必要经常更新经验用药的策略。经验用药中另一个需要考虑的是"抗生素轮换"策略,它是指标准经验治疗过程中有意更改抗生素使细菌暴露于不同的抗生素从而减少抗生素耐药的选择性压力,达到减少耐药病原体感染发生率的目的。"抗生素轮换"策略目前仍在研究之中,还有不少问题未能明确,包括每个用药循环应该持续多久?应用什么药物进行循环?这种方法在内科和外科患者的有效性分别有多高?循环药物是否应该针对革兰氏阳性细菌同时也针对革兰氏阴性细菌等。

在某些患者中,雾化吸入这种局部治疗可用以弥补全身用药的不足。氨基糖苷类雾化吸入可能有一定的益处,但只用于革兰氏阴性细菌肺炎全身治疗无效者。多黏菌素雾化吸入也可用于耐药铜绿假单胞菌的感染。

对于初始经验治疗失败的患者,应该考虑其他感染性或非感染性的诊断,包括肺曲霉感染。对持续发热并有持续或进展性肺部浸润的患者可经验性使用两性霉素 B。虽然传统上应使用开放肺活检来确定其最终诊断,但临床上是否活检仍应个体化。临床上还应注意其他的非感染性肺部浸润的可能性。

（三）支持治疗

支持治疗主要包括液体补充、血流动力学、通气和营养支持,起到稳定患者状态的作用,而更直接的治疗仍需要针对患者的基础病因。流行病学证据显示营养不良影响肺炎的发病和危重患者的预后。同样,临床资料也支持肠内营养可以预防肺炎的发生,特别是对于创伤的患者。对于严重脓毒症和多器官功能衰竭的分解代谢旺盛的重症肺炎患者,在起病 48 小时后应开始经肠内途径进行营养支持,一般把导管插入到空肠进行喂养以避免误吸;如果使用胃内喂养,最好是维持患者半卧体位以减少误吸的风险。

（四）胸部理疗

拍背、体位引流和振动可以促进黏痰排出的效果尚未被证实。胸部理疗广泛应用的局限在于:①其有效性未被证实,特别是不能减少患者的住院时间。②费用高,需要专人使用。③有时引起 PaO_2 的下降。目前的经验是胸部理疗对于脓痰过多（>30 mL/d）或严重呼吸肌疲劳不能有效咳嗽的患者是最为有用的,例如对囊性纤维化、COPD 和支气管扩张的患者。

使用自动化病床的侧翻疗法,有时加以振动叩击,是一种有效地预防外科创伤及内科患者肺炎的方法,但其地位仍不确切。

（五）促进痰液排出

雾化和湿化可降低痰的黏度,因而可改善不能有效咳嗽患者的排痰,然而雾化产生的大多水蒸气都沉积在上呼吸道并引起咳嗽,一般并不影响痰的流体特性。目前很少有数据支持湿化能特异性地促进细菌清除或肺炎吸收的观点。乙酰半胱氨酸能破坏痰液的二硫键,有时也用于肺炎患者的治疗,但由于其刺激性因而在临床应用上受到一定限制。痰中的 DNA 增加了痰液黏度,重组的 DNA 酶能裂解 DNA,已证实在囊性纤维化患者中有助于改善症状和肺功能,但对肺炎患者其价值尚未被证实。支气管舒张药也能促进黏液排出和纤毛运动频率,对 COPD 合并肺炎的患者有效。

（段会发）

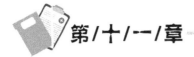

第十一章

消化系统急危重症

第一节　上消化道出血

一、概论

上消化道出血是指屈氏韧带以上的消化道包括食管、胃、十二指肠、胆管及胰管的出血,胃空肠吻合术后的空肠上段出血也包括在内。大量出血是指短时间内出血量超过 1 000 mL 或达血容量 20％的出血。上消化道出血为临床常见急症,以呕血、黑便为主要症状,常伴有血容量不足的临床表现。

（一）病因

上消化道疾病和全身性疾病均可引起上消化道出血,临床上最常见的病因是消化性溃疡、食管胃底静脉曲张破裂、急性胃黏膜损害及胃癌。糜烂性食管炎、食管贲门黏膜撕裂综合征引起的出血也不少见。其他原因见表 11-1。

表 11-1　上消化道出血的常见病因

食管疾病	食管静脉曲张、食管贲门黏膜撕裂症（Mallory-Weiss 综合征）、糜烂性食管炎、食管癌
胃部疾病	胃溃疡、急性胃黏膜损害、胃底静脉曲张、门脉高压性胃黏膜损害、胃癌、胃息肉
十二指肠疾病	溃疡、十二指肠炎、憩室
邻近器官疾病	胆管出血（胆石症、肝胆肿瘤等）、胰腺疾病（假性囊肿、胰腺癌等）、主动脉瘤破裂入上消化道
全身性疾病	血液病（白血病、血小板减少性紫癜等）、尿毒症、血管性疾病（遗传性出血性毛细血管扩张症等）

（二）诊断

1.临床表现特点

（1）呕血与黑便:是上消化道出血的直接证据。幽门以上出血且出血量大者常表现为呕血。呕出鲜红色血液或血块者表明出血量大、速度快,血液在胃内停留时间短。若出血速度较慢,血液在胃内经胃酸作用后变性,则呕吐物可呈咖啡样。幽门以下出血表现为黑便,但如出血量大而迅速,幽门以下出血也可以反流到胃腔而引起恶心、呕吐,表现为呕血。黑便的颜色取决于出血的速度与肠道蠕动的快慢。粪便在肠道内停留的时间短,可排出暗红色的粪便。反之,空肠、回肠,甚至右半结肠出血,如在肠道中停留时间长,也可表现为黑便。

(2)失血性外周循环衰竭:急性外周循环衰竭是急性失血的后果,其程度的轻重与出血量及速度有关。少量出血可因机体的代偿机制而不出现临床症状。中等量以上出血常表现为头晕、心悸、口渴、冷汗、烦躁及昏厥。体检可发现面色苍白、皮肤湿冷、心率加快、血压下降。大量出血者可在黑便排出前出现晕厥与休克,应与其他原因引起的休克鉴别。老年人大量出血可引起心、脑方面的并发症,应引起重视。

(3)氮质血症:上消化道出血后常出现血中尿素氮浓度升高,24~28 小时达高峰,一般不超过14.3 mmol/L(40 mg/dL),3~4 天降至正常。若出血前肾功能正常,出血后尿素氮浓度持续升高或下降后又再升高,应警惕继续出血或止血后再出血的可能。

(4)发热:上消化道出血后,多数患者在 24 小时内出现低热,但一般不超过 38 ℃,持续 3~5 天降至正常。引起发热的原因尚不清楚,可能与出血后循环血容量减少,周围循环障碍,导致体温调节中枢的功能紊乱,再加以贫血的影响等因素有关。

2.实验室及其他辅助检查特点

(1)血常规:红细胞及血红蛋白在急性出血后 3~4 小时开始下降,血细胞比容也下降。白细胞稍有反应性升高。

(2)隐血试验:呕吐物或黑便隐血反应呈强阳性。

(3)血尿素氮:出血后数小时内开始升高,24~28 小时内达高峰,3~4 天降至正常。

3.诊断与鉴别诊断

根据呕血、黑便和血容量不足的临床表现,以及呕吐物、黑便隐血反应呈强阳性,红细胞计数和血红蛋白浓度下降的实验室证据,可做出消化道出血的诊断。下面几点在临床工作中值得注意。

(1)上消化道出血的早期识别:呕血及黑便是上消化道出血的特征性表现,但应注意部分患者在呕血及黑便前即出现急性周围循环衰竭的征象,应与其他原因引起的休克或内出血鉴别。及时进行直肠指检可较早发现尚未排出体外的血液,有助于早期诊断。

呕血和黑便应和鼻出血、拔牙或扁桃体切除术后吞下血液鉴别,通过询问发病过程与手术史不难加以排除。进食动物血液、口服铁剂、铋剂及某些中药,也可引起黑色粪便,但均无血容量不足的表现与红细胞、血红蛋白降低的证据,可以借此加以区别。呕血有时尚需与咯血鉴别,支持咯血的要点是:①患者有肺结核、支气管扩张、肺癌、二尖瓣狭窄等病史。②出血方式为咯出,咯出物呈鲜红色,有气泡与痰液,呈碱性。③咯血前有咳嗽、喉痒、胸闷、气促等呼吸道症状。④咯血后通常不伴黑便,但仍有血丝痰。⑤胸部X线片通常可发现肺部病灶。

(2)出血严重程度的估计:由于出血大部分积存于胃肠道,单凭呕出或排出量估计实际出血量是不准确的。根据临床实践经验,下列指标有助于估计出血量。出血量每天超过 5 mL 时,粪便隐血试验则可呈阳性;当出血量超过 60 mL,可表现为黑便;呕血则表示出血量较大或出血速度快。若出血量在 500 mL 以内,由于周围血管及内脏血管的代偿性收缩,可使重要器官获得足够的血液供应,因而症状轻微或者不引起症状。若出血量超过 500 mL,可出现全身症状,如头晕、心悸、乏力、出冷汗等。若短时间内出血量>1 000 mL,或达全身血容量的 20% 时,可出现循环衰竭表现,如四肢厥冷、少尿、晕厥等,此时收缩压可<12.0 kPa(90 mmHg)或较基础血压下降 25%,心率>120 次/分,血红蛋白<70 g/L。事实上,当患者体位改变时出现血压下降及心率

加快,说明患者血容量明显不足、出血量较大。因此,仔细测量患者卧位与直立位的血压与心率,对估计出血量很有帮助。另外,应注意不同年龄与体质的患者对出血后血容量不足的代偿功能相差很大,因而相同出血量在不同患者引起的症状也有很大差别。

(3)出血是否停止的判断:上消化道出血经过恰当的治疗,可于短时间内停止出血。但由于肠道内积血需经数天(约3天)才能排尽,因此不能以黑便作为判断继续出血的指征。临床上出现以下情况应考虑继续出血的可能:①反复呕血,或黑便次数增多,粪质转为稀烂或暗红。②周围循环衰竭经积极补液输血后未见明显改善。③红细胞计数、血红蛋白测定与血细胞比容继续下降,网织红细胞持续增高。④在补液与尿量足够的情况下,血尿素氮持续或再次增高。

一般来讲,一次出血后48小时以上未再出血,再出血的可能性较小。而过去有多次出血史,本次出血量大或伴呕血,24小时内反复大出血,出血原因为食管胃底静脉曲张破裂、有高血压病史或有明显动脉硬化者,再出血的可能性较大。

(4)出血的病因诊断:过去病史、症状与体征可为出血的病因诊断提供重要线索,但确诊出血原因与部位需靠器械检查。①内镜检查:是诊断上消化道出血最常用与准确的方法。出血后24~48小时内的紧急内镜检查价值更大,可发现十二指肠降部以上的出血灶,尤其对急性胃黏膜损害的诊断更具意义,因为该类损害可在几日内愈合而不留下痕迹。有报道,紧急内镜检查可发现约90%的出血原因。在紧急内镜检查前需先补充血容量,纠正休克。一般认为患者收缩压≥12.0 kPa(90 mmHg)、心率<110次/分、血红蛋白浓度≥70 g/L时,进行内镜检查较为安全。若有活动性出血,内镜检查前应先插鼻胃管,抽吸胃内积血,并用生理盐水灌洗至抽吸物清亮,然后拔管行胃镜检查,以免积血影响观察。②X线钡餐检查:上消化道出血患者何时行钡餐检查较合适,各家有争论。早期活动性出血期间胃内积血或血块影响观察,且患者处于危急状态,需要进行输血、补液等抢救措施而难以配合检查。早期行X线钡餐检查还有引起再出血之虞,因此目前主张X线钡餐检查最好的出血停止和病情稳定数天后进行。③选择性腹腔动脉造影:若上述检查未能发现出血部位与原因,可行选择性肠系膜上动脉造影。若有活动性出血,且出血速度≥0.5 mL/min时,可发现出血病灶。可同时行栓塞治疗而达到止血的目的。④胶囊内镜:用于常规胃、肠镜检查无法找到出血灶的原因未明消化道出血患者,是近年来主要用于小肠疾病检查的新技术。国内外已有较多胶囊内镜用于不明原因消化道出血检查的报道,病灶检出率为50%~75%,显性出血者病变检出率高于隐性出血者。胶囊内镜检查的优点是无创、患者容易接受,可提示活动性出血的部位。缺点是胶囊内镜不能操控,对病灶的暴露有时不理想,也不能取病理活检。⑤小肠镜:推进式小肠镜可窥见Treitz韧带远端约100 cm的空肠,对不明原因消化道出血的病因诊断率可达40%~65%。该检查需用专用外套管,患者较痛苦,有一定的并发症发生率。近年应用于临床的双气囊小肠镜可检查全小肠,大大提高了不明原因消化道出血的病因诊断率。据国内外报道双气囊全小肠镜对不明原因消化道出血的病因诊断率在60%~77%。双气囊全小肠镜的优势在于能够对可疑病灶进行仔细观察、取活检,且可进行内镜下止血治疗,如氩离子凝固术、注射止血术或息肉切除术等。对原因未明的消化道出血患者有条件的医院应尽早行全小肠镜检查。⑥放射性核素^{99m}Tc:标记红细胞扫描注射^{99m}Tc标记红细胞后,连续扫描10~60分钟,如发现腹腔内异常放射性浓聚区则视为阳性。可依据放射性浓聚区所在部位及其在胃肠道的移动来判断消化道出血的可能部位,适用于怀疑小肠出血的患者,也可作为选择性腹腔动脉造影的初筛方法,为选择性动脉造影提供依据。

（三）治疗

上消化道出血病情急，变化快，严重时可危及患者生命，应采取积极措施进行抢救。这里叙述各种病因引起的上消化道出血的治疗的共同原则，其不同点在随后各节中分别叙述。

1.抗休克

上消化道出血的初步诊断一经确立，则抗休克、迅速补充血容量应放在一切医疗措施的首位，不应忙于进行各种检查。可选用生理盐水、林格液、右旋糖酐或其他血浆代用品。出血量较大者，特别是出现循环衰竭者，应尽快输入足量同型浓缩红细胞或全血。出现下列情况时有紧急输血指征：①患者改变体位时出现晕厥。②收缩压＜12.0 kPa(90 mmHg)。③血红蛋白浓度＜70 g/L。对于肝硬化食管胃底静脉曲张破裂出血者应尽量输入新鲜血，且输血量适中，以免门静脉压力增高导致再出血。

2.迅速提高胃内酸碱度(pH)

当胃内 pH 提高至 5 时，胃内胃蛋白酶原的激活明显减少，活性降低。而 pH 升高至 7 时，则胃内的消化酶活性基本消失，对出血部位凝血块的消化作用消失，起到协助止血的作用。自身消化作用的减弱或消失，对溃疡或破损部位的修复也起促进作用，有利于出血病灶的愈合。

3.止血

根据不同的病因与具体情况，因地制宜选用最有效的止血措施。

4.监护

严密监测病情变化，患者应卧床休息，保持安静，保持呼吸道通畅，避免呕血时血阻塞呼吸道而引起窒息。严密监测患者的生命体征，如血压、脉搏、呼吸、尿量及神志变化。观察呕血及黑便情况，定期复查红细胞数、血红蛋白浓度、血细胞比容。必要时行中心静脉压测定。对老年患者根据具体情况进行心电监护。

留置鼻胃管可根据抽吸物颜色监测胃内出血情况，也可通过胃管注入局部止血药物，有助于止血。

二、消化性溃疡出血

胃及十二指肠溃疡出血占全部上消化道出血病因的 50％左右。

（一）诊断

(1)根据本病的慢性过程、周期性发作及节律性上腹痛，一般可做出初步诊断。出血前上腹部疼痛常加重，出血后可减轻或缓解。应注意约 15％患者可无上腹痛病史，而以上消化道出血为首发症状。也有部分患者虽有上腹部疼痛症状，但规律性并不明显。

(2)胃镜检查常可发现溃疡灶。对无明显病史、诊断疑难或有助于治疗时，应争取行紧急胃镜检查。若有胃镜检查禁忌证或无条件行胃镜检查，可于出血停止后数天行 X 线钡餐检查。

（二）治疗

治疗原则与上述相同。一般少量出血经适当内科治疗后可于短期内止血，大量出血则应引起高度重视，宜采取综合治疗措施。

1.饮食

目前不主张过分严格的禁食。若患者无呕血或明显活动性出血的征象，可予流质饮食，并逐渐过渡到半流质饮食。但若患者有频繁呕血或解稀烂黑便，甚至暗红色血便，则主张暂时禁食，直至活动性出血停止才予进食。

2.提高胃内 pH 的措施

主要措施是静脉内使用抑制胃酸分泌的药物。静脉使用质子泵抑制剂如奥美拉唑首剂 80 mg,然后每 12 小时 40 mg 维持。国外有报道首剂注射 80 mg 后以每小时 8 mg 的速度持续静脉滴注,认为可稳定提高胃内 pH,提高止血效果。当活动性出血停止后,可改口服治疗。

3.内镜下止血

内镜下止血是溃疡出血止血的首选方法,疗效肯定。常用方法包括注射疗法,在出血部位附近注射 1:10 000 肾上腺素溶液,热凝固方法(电极、热探头、氩离子凝固术等)。目前主张首选热凝固疗法或联合治疗,即注射疗法加热凝固方法,或止血类加注射疗法。可根据条件及医师经验选用。

4.手术治疗

经积极内科治疗仍有活动性出血者,应及时邀请外科医师会诊。手术治疗仍是消化性溃疡出血治疗的有效手段,其指征为:①严重出血经内科积极治疗仍不止血,血压难以维持正常,或血压虽已正常,但又再次大出血的。②以往曾有多次严重出血,间隔时间较短后又再次出血的。③合并幽门梗阻、穿孔,或疑有癌患者。

三、食管胃底静脉曲张破裂出血

为上消化道出血常见病因,出血量往往较大,病情凶险,病死率较高。

(一)诊断

(1)起病急,出血量往往较大,常有呕血。

(2)有慢性肝病史。若发现黄疸、蜘蛛痣、肝掌、腹壁静脉曲张、脾脏肿大、腹水等有助于诊断。

(3)实验室检查可发肝功能异常,特别是白/球蛋白比例倒置、凝血酶原时间延长、血清胆红素增高。血常规检查有红细胞、白细胞及血小板减少等脾功能亢进表现。

(4)胃镜检查或食管吞钡检查发现食管静脉曲张。

值得注意的是,有不少的肝硬化消化道出血原因不是食管胃底静脉曲张破裂出血所致,而是急性胃黏膜糜烂或消化性溃疡。急诊胃镜检查对出血原因部位的诊断具有重要意义。

(二)治疗

除按前述紧急治疗、输液及输血抗休克、使用抑制胃酸分泌药物外,下列方法可根据具体情况选用。

1.药物治疗

药物治疗是各种止血治疗措施的基础,在建立静脉通路后即可使用,为后续的各种治疗措施创造条件。

(1)生长抑素及其类似品:可降低门静脉压力。国内外临床试验表明,该类药物对控制食管胃底曲张静脉出血有效,止血有效率在 70%~90%,与气囊压迫相似。目前供应临床使用的有 14 肽生长抑素,用法是首剂 250 μg 静脉注射,继而 3 mg 加入 5%葡萄糖液 500 mL 中,250 μg/h 连续静脉滴注,连用 3~5 天。因该药半减期短,若输液中断超过 3 分钟,需追加 250 μg 静脉注射,以维持有效的血药浓度。奥曲肽是一种合成的 8 肽生长抑素类似物,具有与 14 肽相似的生物学活性,半减期较长。其用法是奥曲肽首剂 100 μg 静脉注射,继而 600 μg,加入 5%葡萄糖液 500 mL 中,以 25~50 μg/h 速度静脉滴注,连用 3~5 天。生长抑素治疗食管静脉曲张破裂出血止血率与气囊压迫相似,其最大的优点是无明显的不良反应。在硬化治疗前使用有利于减少活动性出血,使视野清晰,便于治疗。硬化治疗后再静脉滴注一段时间可减少再出血的机会。

(2)血管加压素:作用机制是通过对内脏血管的收缩作用,减少门静脉血流量,降低门静脉及其侧支的压力,从而控制食管、胃底静脉曲张破裂出血。目前推荐的疗法是 0.2 U/min,持续静脉滴注,视治疗反应,可逐渐增加剂量,至 0.4 U/min。如出血得到控制,应继续用药 8～12 小时,然后停药。如果治疗 4～6 小时后仍不能控制出血,或出血一度中止而后又复发,应及时改用其他疗法。由于血管加压素具有收缩全身血管的作用,其不良反应包括血压升高、心动过缓、心律失常、心绞痛、心肌梗死、缺血性腹痛等。

目前主张在使用血管加压素同时使用硝酸甘油,以减少前者引起的全身不良反应,取得良好效果,尤以有冠心病、高血压病史者效果更好。具体用法是在应用血管加压素后,舌下含服硝酸甘油 0.6 mg,每30分钟 1 次。也有主张使用硝酸甘油 40～400 μg/min 静脉滴注,根据患者血压调整剂量。

2.内镜治疗

(1)硬化栓塞疗法(EVS):在有条件的医疗单位,EVS 为当今控制食管静脉曲张破裂出血的首选疗法。多数报道 EVS 紧急止血成功率超过 90%,EVS 治疗组出血致死率较其他疗法明显降低。

适应证:一般来说,不论什么原因引起的食管静脉曲张破裂出血,均可考虑行 EVS,下列情况下更是 EVS 的指征:重度肝功能不全、储备功能低下如 Child C 级、低血浆蛋白质、血清胆红素升高的病例;合并有心、肺、脑、肾等重要器官疾病而不宜手术者;合有预后不良或无法切除之恶性肿瘤者,尤以肝癌为常见;已行手术治疗而再度出血,不可再次手术治疗,而常规治疗无效者;经保守治疗(包括三腔二囊管压迫)无效者。

禁忌证:有效血容量不足,血循环状态尚不稳定者;正在不断大量呕血者,因为行 EVS 可造成呼吸道误吸,加上视野不清也无法进行治疗操作;已濒临呼吸衰竭者,由于插管可加重呼吸困难,甚至呼吸停止;肝性脑病或其他原因意识不清无法合作者;严重心律失常或新近发生心肌梗死者;出血倾向严重,虽然内科纠正治疗,但仍远未接近正常者;长期用三腔二囊管压迫,可能造成较广泛的溃疡及坏死者,EVS 疗效常不满意。

硬化剂的选择:常用的硬化剂有下列几种:乙氧硬化醇(AS):主要成分为表面麻醉剂 polidocanol 与乙醇;AS 的特点是对组织损伤作用小,有较强的致组织纤维作用,黏度低,可用较细的注射针注入,是一种比较安全的硬化剂;AS 可用于血管旁与血管内注射,血管旁每点 2～3 mL,每条静脉内 4～5 mL,每次总量不超过 30 mL;乙醇胺油酸酯(EO):以血管内注射为主,因可引起较明显的组织损害,每条静脉内不超过 5 mL,血管旁每点不超过 3 mL,每次总量不超过20 mL;十四羟基硫酸钠(TSS):据报道硬化作用较强,止血效果好,用于血管内注射;纯乙醇:以血管内注射为主,每条静脉不超过 1 mL,血管外每点不超过0.6 mL;鱼肝油酸钠:以血管内注射为主,每条静脉 2～5 mL,总量不超过 20 mL。

术前准备:补充血容量,纠正休克;配血备用;带静脉补液进入操作室;注射针充分消毒,检查内镜、注射针、吸引器性能良好;最好使用药物先控制出血,使视野清晰,便于选择注射点。

操作方法:按常规插入胃镜,观察曲张静脉情况,确定注射部位。在齿状线上 2～3 cm 穿刺出血征象和出血最明显的血管,注入适量(根据不同硬化剂决定注射量)硬化剂。每次可同时注射 1～3 条血管,但应在不同平面注射(相隔 3 cm),以免引起术后吞咽困难。也有人同时在出血静脉或曲张最明显的静脉旁注射硬化剂,以达到直接压迫作用,继而化学性炎症、血管旁纤维结缔组织增生,使曲张静脉硬化。每次静脉注射完毕后退出注射针,用附在镜身弯曲部的止血气囊或直接用镜头压迫穿刺点1分钟,以达到止血的目的。若有渗血,可局部喷洒凝血酶或25%孟氏液,仔细观察无活动性出血后出镜。

术后治疗:术后应继续卧床休息,密切注意出血情况,监测血压等生命指征,禁食24小时,补液,酌情使用抗生素,根据病情继续使用降低门静脉压力的药物(后述)。首次治疗止血成功后,应在1~2周后进行重复治疗,直至曲张静脉完全消失或只留白色硬索状血管,多数病例施行3~5次治疗后可达到此目的。

并发症:较常见的并发症有出血:在穿刺部位出现渗血或喷血,可在出血处再补注1~2针,可达到止血作用;胸痛、胸腔积液和发热:可能与硬化剂引起曲张静脉周围炎症、管溃疡、纵隔炎、胸膜炎的发生有关;食管溃疡和狭窄;胃溃疡及出血性胃炎:可能与EVS后胃血流淤滞加重、应激、从穿刺点溢出的硬化剂对胃黏膜的直接损害有关。

(2)食管静脉曲张套扎术(EVL):适应证、禁忌证与EVS大致相同。其操作要点是在内镜直视下把曲张静脉用负压吸引入附加在内镜前端特制的内套管中,然后通过牵拉引线,使内套管沿外套管回缩,把原放置在内套管上的特制橡皮圈套入已被吸入内套管内的静脉上,阻断曲张静脉的血流,起到与硬化剂栓塞相同的效果。每次可套扎5~10个部位。和EVS相比,两者止血率相近,可达90%左右。其优点是EVL不引起注射部位出血和系统并发症,值得进一步推广。

3.三腔二囊管

三腔二囊管压迫是传统的有效止血方法,其止血成功率在44%~90%,由于存在一定的并发症,目前大医院已较少使用。主要用于药物效果不佳,暂时无法进行内镜治疗者,也适用于基层单位不具备内镜治疗的技术或条件者。

(1)插管前准备:①向患者说明插管的必要性与重要性,取得其合作。②仔细检查三腔管各通道是否通畅,气囊充气后作水下检查有无漏气,同时测量气囊充气量,一般胃囊注气200~300 mL[用血压计测定内压,以5.3~6.7 kPa(40~50 mmHg)为宜],食管囊注气150~200 mL[压力以4.0~5.3 kPa(30~40 mmHg)为宜],同时要求注气后气囊膨胀均匀,大小、张力适中,并作好各管刻度标记。③插管时若患者能忍受,最好不用咽部麻醉剂,以保存喉头反射,防止吸入性肺炎。

(2)正确的气囊压迫:插管前先测知胃囊上端至管前端的距离,然后将气囊完全抽空,气囊与导管均外涂石蜡油,通过鼻孔或口腔缓缓插入。当至50~60 cm刻度时,套上50 mL注射器从胃管作回抽。如抽出血性液体,表示已到达胃腔,并有活动性出血。先将胃内积血抽空,用生理盐水冲洗。然后用注射器注气,将胃气囊充气200~300 mL,再将管轻轻提拉,直到感到管子有弹性阻力时,表示胃气囊已压于胃底贲门部,此时可用宽胶布将管子固定于上唇一侧,并用滑车加重量500 g(如500 mL生理盐水瓶加水250 mL)牵引止血。定时抽吸胃管,若不再抽出血性液体,说明压迫有效,此时可继续观察,不用再向食管囊注气。否则应向食管囊充气150~200 mL,使压力维持在4.0~5.3 kPa(30~40 mmHg),压迫出血的食管曲张静脉。

(3)气囊压迫时间:第一个24小时可持续压迫,定时监测气囊压力,及时补充气体。每1~2小时从胃管抽吸胃内容物,观察出血情况,并可同时监测胃内pH。压迫24小时后每间隔6小时放气1次,放气前宜让患者吞入石蜡油15 mL,润滑食管黏膜,以防止囊壁与黏膜黏附。先解除牵拉的重力,抽出食管囊气体,再放胃囊气体,也有人主张可不放胃囊气体,只需把三腔管向胃腔内推入少许则可解除胃底黏膜压迫。每次放气观察15～30分钟后再注气压迫。间歇放气的目的在于改善局部血循环,避免发生黏膜坏死糜烂。出血停止24小时后可完全放气,但仍将三腔管保留于胃内,再观察24小时,如仍无再出血方可拔出。一般三腔二囊管放置时间以不超过72小时为宜,也有报告长达7天而未见黏膜糜烂者。

(4)拔管前后注意事项:拔管前先给患者服用石蜡油15～30 mL,然后抽空2个气囊中的气体,慢慢拔出三腔二囊管。拔管后仍需禁食1天,然后给予温流质饮食,视具体情况再逐渐过渡到半流质和软食。

三腔二囊管如使用不当,可出现以下并发症:①曲张静脉糜烂破裂。②气囊脱出阻塞呼吸道引起窒息。③胃气囊进入食管导致食管破裂。④食管和(或)胃底黏膜因受压发生糜烂。⑤呕吐反流引起吸入性肺炎。⑥气囊漏气使止血失败,若不注意观察可继续出血引起休克。

4.经皮经颈静脉肝穿刺肝内门体分流术(TIPS)

TIPS是影像学X线监视下的介入治疗技术。通过颈静脉插管到达肝静脉,用特制穿刺针穿过肝实质,进入门静脉。放置导线后反复扩张,最后在这个人工隧道内置入1个可扩张的金属支架,建立人工瘘管,实施门体分流,降低门静脉压力,达到治疗食管胃底曲张静脉破裂出血的目的。TIPS要求有相当的设备与技术,费用昂贵,推广普及尚有困难。

5.手术治疗

大出血时有效循环血量骤降,肝供血量减少,可导致肝功能进一步的恶化,患者对手术的耐受性低,急症分流术死亡率达15%～30%,断流术死亡率达7.7%～43.3%。因此,在大出血期间应尽量采用各种非手术治疗,若不能止血才考虑行外科手术治疗。急症手术原则上采取并发症少、止血效果确切及简易的方法,如食管胃底曲张静脉缝扎术、门-奇静脉断流术等。待出血控制后再行择期手术,如远端脾-肾静脉分流术等,以解决门静脉高压问题,预防再出血。

四、其他原因引起的上消化道出血

(一)急性胃黏膜损害

本病是以一组胃黏膜糜烂或急性溃疡为特征的急性胃黏膜表浅性损害,常引起急性出血。主要包括急性出血性糜烂性胃炎和应激性溃疡,是上消化道出血的常见病因。

1.病因

(1)服用非甾体抗炎药(阿司匹林、吲哚美辛等)。

(2)喝大量烈性酒。

(3)应激状态(大面积烧伤、严重创伤、脑血管意外、休克、败血症、心肺功能不全等)。

2.诊断

(1)具备上述病因之一者。

(2)出血后24～48小时内急诊胃镜检查发现胃黏膜(以胃体为主)多发性糜烂或急性浅表小溃疡;有时可见活动性出血。

3.治疗

本病以内科治疗为主。一般急救措施及补充血容量、抗休克与前述相同。本病的治疗要点是。

(1)迅速提高胃内pH,以减少H^+反弥散,降低胃蛋白酶活力,防止胃黏膜自身消化,帮助凝血。可选用质子泵抑制剂如奥美拉唑或潘妥拉唑,具体用法见"消化性溃疡出血"。

（2）内镜下直视止血：包括出血部位的注射疗法、电凝止血或局部喷洒止血药（凝血酶或去甲肾上腺素溶液等）。

（3）手术治疗：应慎重考虑，因本病病变范围广泛，加上手术本身也是一种应激。对经内科积极治疗无效、出血量大者可考虑手术治疗。

（二）胃癌出血

胃癌一般为持续小量出血，急性大量出血者占20%～25%，对中年以上男性患者，近期内出现上腹部疼痛或原有疼痛规律消失，食欲下降，消瘦，贫血程度与出血量不符者，应警惕胃癌出血的可能。内镜、活检或X线钡餐检查可明确诊断。治疗方法是补充血容量后及早手术治疗。

（三）食管贲门黏膜撕裂综合征

由于剧烈干呕、呕吐或可致腹腔内压力骤增的其他原因，造成食管贲门部黏膜及黏膜下层撕裂并出血。为上消化道出血的常见病因之一，约占上消化道出血病因的10%，部分患者可致严重出血。急诊内镜检查是确诊的最重要方法，镜下可见纵形撕裂，长3～20 mm，宽2～3 mm，大多为单个裂伤，以右侧壁最多，左侧壁次之，可见到病灶渗血或有血痂附着。

治疗上除按一般上消化道出血原则治疗外，可在内镜下使用钛夹、电凝、注射疗法等。使用抑制胃酸分泌药物可减少胃酸反流，促进止血与损伤组织的修复。

（四）胆管出血

本病是指胆管或流入胆管的出血，可分为肝内型和肝外型出血。肝内型出血多为肝外伤、肝脏活检、PTC、感染和中毒后肝坏死、血管瘤、恶性肿瘤、肝动脉栓塞等病因所致。肝外型出血多为胆结石、胆管蛔虫、胆管感染、胆管肿瘤、经内镜胆管逆行造影下十二指肠乳头括约肌切开术后、T管引流等引起。

1.诊断

（1）有上述致病因素存在，临床上出现三大症状：消化道出血、胆绞痛及黄疸。

（2）经内镜检查未发现食管和胃内的出血病变，而十二指肠乳头部有血液或血块排出，即可确认胆管出血。必要时可行ERCP、PTC、选择性动脉造影、腹部探查中的胆管造影、术中胆管镜直视检查等，均有助于确诊。

2.治疗

首先要查明原发疾病，只有原发病查明后才能制定正确的治疗方案。轻度的胆管出血，一般可用保守疗法止血，急性胆管大出血则应及时手术治疗。除按上述一般紧急治疗、输液及输血、止血药物使用外，以下措施应着重进行。

（1）病因治疗。①控制感染：由于肝内或胆管内化脓性感染所引起的出血，控制感染至关重要，可选用肝胆管系统内浓度较高的抗生素，如头孢菌素类、喹诺酮类等抗生素静脉滴注，可联合两种以上抗生素。②驱蛔治疗：由胆管蛔虫引起者，主要措施是驱蛔、防治感染、解痉镇痛。在内镜直视下钳取嵌顿在壶腹内的蛔虫是一种有效措施。

（2）手术治疗：有下列情况可考虑手术治疗。①持续胆管大出血，经各种治疗仍血压不稳，休克未能有效控制者。②反复的胆管出血，经内科积极治疗无效者。③肝内或肝外有需要处科手术治疗的病变存在者。

（王　宇）

第二节　消化性溃疡急性穿孔

急性穿孔是胃十二指肠溃疡的严重并发症,也是外科常见的急腹症之一。起病急、病情重、变化快是其特点,常需紧急处理,若诊治不当,可危及患者生命。

一、流行病学调查

近几十年来,胃十二指肠溃疡的发生率下降,住院治疗的胃十二指肠溃疡患者数量明显减少,特别是胃十二指肠溃疡的选择性手术治疗数量尤为减少,但溃疡的急性并发症(穿孔、出血和梗阻)的发生率和需要手术率近 20 年并无明显改变。

溃疡穿孔每年的发病率为 0.7/万～1/万;穿孔病住院患者占溃疡病住院患者的 7%;穿孔多发生在30～60岁人群,占 75%。约 2%十二指肠溃疡患者中穿孔为首发症状。估计在诊断十二指肠溃疡后,在第 1 个 10 年中,每年约 0.3%患者发生穿孔。十二指肠溃疡穿孔多位于前壁,"前壁溃疡穿孔,后壁溃疡出血"。胃溃疡急性穿孔大多发生在近幽门的胃前壁,偏小弯侧,胃溃疡的穿孔一般较十二指肠溃疡略大。

二、病因及发病机制

胃十二指肠溃疡穿孔发生在慢性溃疡的基础上,患者有长期溃疡病史,但在少数情况下,急性溃疡也可以发生穿孔。下列因素可促进穿孔的发生。

(1)精神过度紧张或劳累,增加迷走神经兴奋程度,溃疡加重而穿孔。

(2)饮食过量,胃内压力增加,使溃疡穿孔。

(3)应用非甾体抗炎药(nonsteroidal anti-inflammtary durgs,NSAIDs)和十二指肠溃疡、胃溃疡的穿孔密切相关,现在研究显示,治疗患者时应用这类药物是主要的促进因素。

(4)免疫抑制,尤其在器官移植患者中应用激素治疗。

(5)其他因素包括患者年龄增加、慢性阻塞性肺疾病、创伤、大面积烧伤和多器官功能障碍。

三、病理生理

急性穿孔后,有强烈刺激性的胃酸、胆汁、胰液等消化液和食物溢入腹腔,引起化学性腹膜炎,导致剧烈的腹痛和大量腹腔渗出液,甚至可致血容量下降,低血容量性休克。6～8 小时后,细菌开始繁殖,并逐渐转变为化脓性腹膜炎,病原菌以大肠埃希菌及链球菌多见。在强烈的化学刺激,细胞外液丢失的基础上,大量毒素被吸收,可导致感染中毒性休克的发生。胃、十二指肠后壁溃疡可穿透全层,并与周围组织包裹,形成慢性穿透性溃疡。

四、临床表现

(一)症状

患者以往多有溃疡病症状或肯定溃疡病史,而且近期常有溃疡病活动的症状。可在饮食不当后或在清晨空腹时发作。典型的溃疡急性穿孔表现为骤发腹痛,十分剧烈,如刀割或烧灼样,为持续性,但也可有阵发加重。由于腹痛发作突然而猛烈,患者甚至有一时性昏厥感。疼痛初起部位多在上腹或心窝部,迅即延及全腹面,以上腹为重。由于腹后壁及膈肌腹膜受到刺激,有时可引起肩部或肩胛部牵涉性疼痛,可有恶心感及反射性呕吐,但一般不重。

(二)体征

患者仰卧拒动,急性痛苦病容,由于腹痛严重而致面色苍白、四肢凉、出冷汗、脉率快、呼吸浅。腹式呼吸因腹肌紧张而消失。在发病初期,血压仍正常,腹部有明显腹膜炎体征,全腹压痛明显,上腹更重,腹肌高度强直,即所谓板样强直。肠鸣音消失。如腹腔内有较多游离气体,则叩诊时肝浊音界不清楚或消失。随着腹腔内细菌感染的发展,患者的体温、脉搏、血压、血常规等周身感染中毒症状以及肠麻痹、腹胀、腹水等腹膜炎症也越来越重。

溃疡穿孔后,临床表现的轻重与漏出至游离腹腔内的胃肠内容物的量有直接关系,亦即与穿孔的大小,穿孔时胃内容物的多少(空腹或饱餐后)以及孔洞是否很快被邻近器官或组织粘连堵塞等因素有关。穿孔小或漏出的胃肠内容物少或孔洞很快即被堵塞,则漏出的胃肠液可限于上腹,或顺小肠系膜根部及升结肠旁沟流至右下腹,腹痛程度可以较轻,腹膜刺激征也限于上腹及右侧腹部。

五、辅助检查

如考虑为穿孔,应做必要的实验室检查,检查项目包括血常规、血清电解质和淀粉酶,穿孔时间较长的需检查肾功能、血清肌酐、肺功能并进行动脉血气分析、监测酸碱平衡。常见白细胞升高及核左移,但在免疫抑制和老年患者中有时没有。血清淀粉酶一般是正常的,但有时升高,通常小于正常的3倍。肝功能一般是正常的。除非就诊延迟,血清电解质和肾功能是正常的。

胸部X线片和立位及卧位腹部X线片是必需的。约70%的患者有腹腔游离气体,因此无游离气体的不能排除穿孔。当疑为穿孔但无气腹者,可做水溶性造影剂上消化道造影检查,确立诊断腹膜炎体征者,这种X线造影是不需要的。

诊断性腹腔穿刺在部分患者是有意义的,若抽出液中含有胆汁或食物残渣常提示有消化道穿孔。

六、诊断及鉴别诊断

(一)诊断标准

胃十二指肠溃疡急性穿孔后表现为急剧上腹痛,并迅速扩展为全腹痛,伴有显著的腹膜刺激征,结合X线检查发现腹部膈下游离气体,诊断性腹腔穿刺抽出液含有胆汁或食物残渣等特点,正确诊断一般不困难。在既往无典型溃疡病者,位于十二指肠及幽门后壁的溃疡小穿孔,胃后壁溃疡向小网膜腔内穿孔,老年体弱反应性差者的溃疡穿孔及空腹时发生的小穿孔等情况下,症状、体征不太典型,较难诊断。另需注意的是,X线检查未发现膈下游离气体并不能排除溃疡穿孔的可能,因约有20%患者穿孔后可以无气腹表现。

(二)鉴别诊断

1.急性胰腺炎

溃疡急性穿孔和急性胰腺炎都是上腹部突然受到强烈化学性刺激而引起的急腹症,因而在临床表现上有很多相似之处,在鉴别诊断上可能造成困难。急性胰腺炎的腹痛发作虽然也较突然,但多不如溃疡穿孔者急骤,腹痛开始时有由轻而重的过程,疼痛部位趋向于上腹偏左及背部,腹肌紧张程度也略轻。血清及腹腔渗液的淀粉酶含量在溃疡穿孔时可以有所增高,但其增高的数值尚不足以诊断。急性胰腺炎 X 线检查无膈下游离气体,B 超及 CT 提示胰腺肿胀。

2.胆石症、急性胆囊炎

胆绞痛发作以阵发性为主,压痛较局限于右上腹,而且压痛程度也较轻,腹肌紧张远不如溃疡穿孔者显著。腹膜炎体征多局限在右上腹,有时可触及肿大的胆囊,Murphy 征阳性,X 线检查无膈下游离气体,B 超提示有胆囊结石,胆囊炎,如血清胆红素有增高,则可明确诊断。

3.急性阑尾炎

溃疡穿孔后胃、十二指肠内容物可顺升结肠旁沟或小肠系膜根部流至右下腹,引起右下腹腹膜炎症状和体征,易被误诊为急性阑尾炎穿孔。仔细询问病史当能发现急性阑尾炎开始发病时的上腹痛一般不十分剧烈,阑尾穿孔时腹痛的加重也不以上腹为主,腹膜炎体征则右下腹较上腹明显。

4.胃癌穿孔

胃癌急性穿孔所引起的腹内病理变化与溃疡穿孔相同,因而症状和体征也相似,术前难以鉴别。老年患者,特别是无溃疡病既往史而近期内有胃部不适或消化不良及消瘦、体力差等症状者,当出现溃疡急性穿孔的症状和体征时,应考虑到胃肠穿孔的可能。

七、治疗

对胃十二指肠溃疡急性穿孔的治疗原则首先是终止胃肠内容物继续漏入腹腔,使急性腹膜炎好转,以挽救患者的生命。经常述及的 3 个高危因素是:①术前存在休克。②穿孔时间超过 24 小时。③伴随严重内科疾病。这 3 类患者病死率高,可达 5％～20％;而无上述高危因素者病死率<1％。故对此三类患者的处理更要积极、慎重。具体治疗方法有 3 种,即非手术治疗、手术修补穿孔以及急症胃部分切除和迷走神经切断术,现在认为后者(胃部分切除术和迷走神经切断术)不是溃疡病的合理手术方式,已很少采用。术式选择主要依赖于患者一般状况、术中所见、局部解剖和穿孔损伤的严重程度。

(一)非手术治疗

近年来,特别是在我国,对溃疡急性穿孔采用非手术治疗累积了丰富经验,大量临床实践经验表明,连续胃肠吸引减压可以防止胃肠内容物继续漏向腹腔,有利于穿孔自行闭合及急性腹膜炎好转,从而使患者免遭手术痛苦。其病死率与手术缝合穿孔者无显著差别。为了能够得到满意的吸引减压,鼻胃管在胃内的位置要恰当,应处于最低位。非手术疗法的缺点是不能去除已漏入腹腔内的污染物,因此只适用于腹腔污染较轻的患者。其适应证:①患者无明显中毒症状,急性腹膜炎体征较轻,或范围较局限,或已趋向好转,表明漏出的胃肠内容物较少,穿孔已趋于自行闭合。②穿孔是在空腹情况下发生的,估计漏至腹腔内的胃肠内容物有限。③溃疡病本身不是根治性治疗的适应证。④有较重的心肺等重要脏器并存病,致使麻醉及手术有较大风险。但在 70 岁以上、诊断不能肯定、应用类固醇激素和正在进行溃疡治疗的患者,不能采取非手术治疗方法。

因为手术治疗的效果确切,非手术治疗的风险并不低(腹内感染、脓毒症等),一般认为非手术治疗要极慎重。在非手术治疗期间,需动态观察患者的全身情况和腹部体征,若病情无好转或有所加重,即需及时改用手术治疗。

（二）手术治疗

手术治疗包括单纯穿孔缝合术和确定性溃疡手术。

1.单纯穿孔缝合术

单纯穿孔缝合术是目前治疗溃疡病穿孔主要的手术方式.只要闭合穿孔不至引起胃出口梗阻,就应首先考虑。缝闭瘘口、中止胃肠内容物继续外漏后,彻底清除腹腔内的污染物及渗出液。术后须经过一时期内科治疗,溃疡可以愈合。缝合术的优点是操作简便,手术时间短,安全性高,一般认为,以下为单纯穿孔缝合术的适应证。穿孔时间超过 8 小时,腹腔内感染及炎症水肿较重,有大量脓性渗出液;以往无溃疡病史或有溃疡病史未经正规内科治疗,无出血、梗阻并发症,特别是十二指肠溃疡;有其他系统器质性疾病而不能耐受彻底性溃疡手术。单纯穿孔缝合术通常采用经腹手术,穿孔以丝线间断横向缝合,再用大网膜覆盖,或以网膜补片修补;也可经腹腔镜行穿孔缝合大网膜覆盖修补。一定吸净腹腔内渗液,特别是膈下及盆腔内。吸除干净后,腹腔引流并非必须。对所有的胃溃疡穿孔患者,需做活检或术中快速病理学检查,若为恶性,应行根治性手术。单纯溃疡穿孔缝合术后仍需内科治疗,Hp 感染者需根除 Hp,以减少复发的机会,部分患者因溃疡未愈合仍需行彻底性溃疡手术。

利用腹腔镜技术缝合十二指肠溃疡穿孔为 Nathanson 等于 1990 年首先报道。后来 Mouret 等描述一种无缝合穿孔修补技术:以大网膜片和纤维蛋白胶封闭穿孔。以后相继报道了吸收性明胶海绵填塞、胃镜引导下肝圆韧带填塞等技术。无缝合技术效果不确切,其术后再漏的机会很大（10%左右）,尤其在穿孔>5 mm者,因此应用要慎重。缝合技术有单纯穿孔缝合、缝合加大网膜补片加强和以大网膜补片缝合修补等。虽然腔镜手术具有微创特点,而且据报道术后切口的感染发生率较开腹手术低,但并未被广大外科医师普遍接受,原因是手术效果与开腹手术比较仍有争议,术后发生再漏需要手术处理者不少见,手术时间较长和花费高。以下情况不宜选择腹腔镜手术:①存在前述高危因素（术前存在休克、穿孔时间>24 小时和伴随内科疾病）。②有其他溃疡并发症如出血和梗阻。③较大的穿孔（>10 mm）。④腹腔镜实施技术上有困难（上腹部手术史等）。

2.部分胃切除和迷走神经切断术

随着对溃疡病病因学的深入理解和内科治疗的良好效果,以往所谓的"确定"性手术方法——部分胃切除和迷走神经切断手术已经很少采用。尤其在急性穿孔有腹膜炎的情况下进行手术,其风险显然较穿孔修补术为大,因此需要严格掌握适应证。仅在以下情况时考虑所谓"确定性"手术:①需切除溃疡本身以治愈疾病。如急性穿孔并发出血;已有幽门瘢痕性狭窄等,在切除溃疡时可根据情况考虑做胃部分切除手术。②较大的胃溃疡穿孔,有癌可能,做胃部分切除。③Hp 感染阴性、联合药物治疗无效或胃溃疡复发时,仍有做迷走神经切断术的报道。

（王　宇）

第三节　急性胰腺炎

一、概述

急性胰腺炎是指多种病因导致胰酶在胰腺内被激活后引起胰腺自身消化的炎症反应。临床上以急性腹痛及血、尿淀粉酶的升高为特点,病情轻重不等。按临床表现和病理改变,可分为轻症急性胰腺炎(MAP)和重症急性胰腺炎(SAP)。前者多见,临床上占急性胰腺炎的90%,预后良好;后者病情严重,常并发感染、腹膜炎和休克等,死亡率高。

二、病因和发病机制

(一)胆管疾病

胆石、蛔虫或感染致使壶腹部出口处梗阻,使胆汁排出障碍,当胆管内压超过胰管内压时,胆汁、胆红素和溶血磷脂酰胆碱及细菌毒素可逆流入胰管,或通过胆胰间淋巴系统扩散至胰腺,损害胰管黏膜屏障,进而激活胰酶引起胰腺自身消化。

(二)十二指肠疾病与十二指肠液反流

一些伴有十二指肠内压增高的疾病,如肠系膜上动脉压迫、环状胰腺、胃肠吻合术后输入段梗阻、邻近十二指肠乳头的憩室炎等,常有十二指肠内容物反流入胰管,激活胰酶,引起胰腺炎。

(三)大量饮酒和暴饮暴食

可增加胆汁和胰液分泌、引起十二指肠乳头水肿和Oddi括约肌痉挛;乙醇还可使胰液形成蛋白"栓子",使胰液排泄受阻,引发胰腺炎。

(四)胰管梗阻

胰管结石或蛔虫、狭窄、肿瘤、胰腺分裂症等均可引起胰管阻塞,管内压力增高,胰液渗入间质,导致急性胰腺炎。

(五)手术与外伤

腹部手术可能直接损伤胰腺或影响其血供。ERCP检查时可因重复注射造影剂或注射压力过高,引起急性胰腺炎(约3%)。腹部钝挫伤可直接挤压胰腺组织引起胰腺炎。

(六)内分泌与代谢障碍

甲状旁腺功能亢进症、甲状旁腺肿瘤、维生素D过量等均可引起高钙血症,产生胰管钙化、结石形成,进而刺激胰液分泌和促进胰蛋白酶原激活而引起急性胰腺炎。高脂血症可使胰液内脂质沉着,引起血管的微血栓或损坏微血管壁而伴发胰腺炎。

(七)感染

腮腺炎病毒、柯萨奇病毒B、埃可病毒、肝炎病毒感染均可伴急性胰腺炎,特别是急性重型肝炎患者可并发急性胰腺炎。

(八)药物

与胰腺炎有关的药物有硫唑嘌呤、肾上腺糖皮质激素、噻嗪类利尿药、四环素、磺胺类、甲硝唑、阿糖胞苷等,使胰液分泌或黏稠度增加。

另外,有5%～25%的急性胰腺炎病因不明,称之为特发性胰腺炎。

急性胰腺炎的发病机制尚未完全阐明。相同的病理生理过程是胰腺消化酶被激活而造成胰腺自身消化。胰腺分泌的消化酶有两种形式:一种是有活性的酶,如淀粉酶、脂肪酶等;另一种是以前体或酶原形式存在的无活性酶,如胰蛋白酶原、糜蛋白酶原、弹性蛋白酶原、磷脂酶A、激肽酶原等。胰液进入十二指肠后被肠酶激活,使胰蛋白酶原转变为胰蛋白酶,胰蛋白酶又引起一连串其他酶原的激活,将磷脂酶原A、弹性蛋白酶原、激肽酶原分别激活为磷脂酶A、弹性蛋白酶、激肽酶。磷脂酶A使磷脂酰胆碱转变为溶血磷脂酰胆碱,破坏胰腺细胞和红细胞膜磷脂层、使胰腺组织坏死与溶血;弹性蛋白酶溶解血管壁弹性纤维而致出血;激肽酶将血中激肽原分解为激肽和缓激肽,从而使血管扩张和通透性增加,引起水肿和休克。脂肪酶分解中性脂肪引起脂肪坏死。激活的胰酶并可通过血行与淋巴途径到达全身,引起全身多脏器(如肺、肾、脑、心、肝)损害和出血坏死性胰腺炎。研究提示,胰腺组织损伤过程中一系列炎性介质(如氧自由基、血小板活化因子、前列腺素、白三烯、补体、肿瘤坏死因子等)起着重要介导作用,促进急性胰腺炎的发生和发展。

三、临床特点

（一）症状

1.腹痛

为本病最主要表现。95％急性胰腺炎患者腹痛是首发症状,常在大量饮酒或饱餐后突然发作,程度轻重不一,可以是钝痛、钻顶或刀割样痛,呈持续性,也可阵发性加剧,不能为一般解痉药所缓解。多数位于上腹部、脐区,也可位于左右上腹部,并向腰背部放射。弯腰或起坐前倾位可减轻疼痛。轻症者在 3～5 天即缓解;重症腹痛剧烈、且持续时间长。由于腹腔渗液扩散,可弥漫呈全腹痛。

2.恶心、呕吐

大多数起病后即伴恶心、呕吐,呕吐常较频繁。呕吐出食物或胆汁,呕吐后腹痛不能缓解。

3.发热

大多数为中等度以上发热。一般持续 3～5 天,如发热持续不退或逐日升高,则提示为出血坏死性胰腺炎或继发感染。

4.黄疸

常于起病后 1～2 天出现,多为胆管结石或感染所致,随着炎症消退逐渐消失,如病后 5～7 天出现黄疸,应考虑并发胰腺假性囊肿压迫胆总管的可能,或由于肝损害而引起肝细胞性黄疸。

5.低血压或休克

重症常发生低血压或休克,患者烦躁不安、皮肤苍白湿冷、脉搏细弱、血压下降,极少数可突然发生休克,甚至猝死。

（二）体征

轻症急性胰腺炎腹部体征较轻,上腹有中度压痛,无或轻度腹肌紧张和反跳痛,均有腹胀,一般无移动性浊音。

重症急性胰腺炎上腹压痛明显,并有腹肌紧张及反跳痛,出现腹膜炎时则全腹明显压痛、腹肌紧张,重者有板样强直。伴肠麻痹者有明显腹胀、肠鸣音减弱或消失,可叩出移动性浊音。腹水为少量至中等量,常为血性渗液。少数重症患者两侧胁腹部皮肤出现蓝-棕色瘀斑,称为 Grey-Turner 征;脐周皮肤呈蓝-棕色瘀斑,称为 Cullen 征,系因血液、胰酶、坏死组织穿过筋膜和肌层进入皮下组织所致。起病2～4周后因假性囊肿或胰及其周围脓肿,于上腹可扪及包块。

（三）并发症

1.局部并发症

(1)胰腺脓肿:一般在起病后 2～3 周,因胰腺或胰周坏死组织继发细菌感染而形成脓肿。

(2)假性囊肿:多在起病后 3～4 周形成。由于胰液和坏死组织在胰腺本身或胰周围被包裹而形成囊肿,囊壁无上皮,仅为坏死、肉芽、纤维组织。囊肿常位于胰腺体、尾部,数目不等、大小不一。

2.全身并发症

重症急性胰腺炎常并发不同程度的多脏器功能衰竭(MOF)。

(1)急性呼吸衰竭(呼吸窘迫综合征):呼吸衰竭可在胰腺炎发病48小时即出现。早期表现为呼吸急促,过度换气,可呈呼吸性碱中毒。动脉血氧饱和度下降,即使高流量吸氧,呼吸困难及缺氧也不易改善,乳酸血症逐渐加重。晚期CO_2排出受阻,呈呼吸性及代谢性酸中毒。

(2)急性肾衰竭:少尿、无尿、尿素氮增高,可迅速发展成为急性肾衰竭,多发生于病程的前5天,常伴有高尿酸血症。

(3)心律失常与心功能不全:胰腺坏死可释放心肌抑制因子,抑制心肌收缩,降低血压,导致心力衰竭。心电图可有各种改变,如ST-T改变、传导阻滞、期前收缩、心房颤动或心室颤动等。

(4)脑病:表现为意识障碍、定向力丧失、幻觉、躁动、抽搐等,多在起病后3~5天出现。若有精神症状者,预后差,死亡率高。

(5)其他:如弥散性血管内凝血(DIC)、糖尿病、败血症及真菌感染、消化道出血、血栓性静脉炎等。

(四)辅助检查

1.白细胞计数

多有白细胞增多及中性粒细胞核左移。

2.淀粉酶测定

淀粉酶升高对诊断急性胰腺炎有价值,但无助于水肿型和出血坏死型胰腺炎的鉴别。

(1)血淀粉酶:在起病后6~12小时开始升高,24小时达高峰,常超过正常值3倍以上,维持48~72小时后逐渐下降。若淀粉酶反复升高,提示复发;若持续升高,提示有并发症可能。需注意:淀粉酶升高程度与病情严重性并不一致。在重症急性胰腺炎,如腺泡破坏过甚,血清淀粉酶可不高,甚或明显下降。某些胰外疾病也可引起淀粉酶升高,如胆囊炎、胆石症、溃疡穿孔、腹部创伤、急性阑尾炎、肾功能不全、急性妇科疾病、肠梗阻或肠系膜血管栓塞等,均可有轻度淀粉酶升高。

(2)尿淀粉酶:尿淀粉酶升高较血淀粉酶稍迟,发病后12~24小时开始升高,下降缓慢,可持续1~2周,急性胰腺炎并发肾衰竭者尿中可测不到淀粉酶。

3.血清脂肪酶测定

急性胰腺炎时,血清脂肪酶的增高较晚于血清淀粉酶,于起病后24~72小时开始升高,持续7~10天,对起病后就诊较晚的急性胰腺炎患者有诊断价值,而且特异性也较高。

4.血钙测定

急性胰腺炎时常发生低钙血症。低血钙程度和临床病情严重程度相平行。若血钙低于1.75 mmol/L,仅见于重症胰腺炎患者,为预后不良征兆。

5.其他生化检查

急性胰腺炎时,暂时性血糖升高常见,与胰岛素释放减少和胰高糖素释放增加有关。持久性的血糖升高(>10 mmol/L)反映胰腺坏死。部分患者可出现高三酰甘油血症、高胆红素血症。胸腔积液或腹水中淀粉酶可明显升高。如出现低氧血症、低蛋白血症、血尿素氮升高等,均提示预后不良。

6.影像学检查

超声与 CT 显像对急性胰腺炎及其局部并发症有重要的诊断价值。急性胰腺炎时,超声与 CT 检查可见胰腺弥漫性增大,其轮廓及其与周围边界模糊不清,胰腺实质不均,坏死区呈低回声或低密度图像,并清晰显示胰内、外组织坏死的范围与扩展方向,对并发腹膜炎、胰腺囊肿或脓肿诊断也有帮助。肾衰竭或因过敏而不能接受造影剂者可行磁共振检查。

X 线胸片可显示与胰腺炎有关的肺部表现,如胸腔积液、肺不张、急性肺水肿等。腹部平片可发现肠麻痹或麻痹性肠梗阻征象。

四、诊断和鉴别诊断

急性上腹痛,血、尿淀粉酶显著升高时,应想到急性胰腺炎的可能,但重症胰腺炎淀粉酶可能正常,故诊断必须结合临床表现、必要的实验室检查和影像检查结果,并排除其他急腹症者方能确立诊断。具有以下临床表现者有助于重症胰腺炎的诊断。①症状:烦躁不安、四肢厥冷、皮肤呈斑点状等休克征象。②腹肌强直,腹膜刺激征阳性,Grey-Turner 征或 Cullen 征出现。③实验室检查:血钙降至 2 mmol/L 以下,空腹血糖＞11.2 mmol/L(无糖尿病史),血尿淀粉酶突然下降。④腹腔穿刺有高淀粉酶活性的腹水。

前已述及,胰腺外疾病也可出现淀粉酶升高,许多胸腹部疾病也会出现腹痛,故在诊断急性胰腺炎时,应结合病史、体征、心电图、有关的实验室检查和影像学检查加以鉴别。

五、急诊处理

(一)一般处理

1.监护

严密观察体温、脉搏、呼吸、血压与尿量。密切观察腹部体征变化,不定期检测血、尿淀粉酶和电解质(K^+、Na^+、Cl^-、Ca^{2+})、血气分析、肾功能等。

2.维持血容量及水、电解质平衡

因呕吐、禁食、胃肠减压而丢失大量水分和电解质,需给予补充。尤其是重症急性胰腺炎,胰周大量渗出,有效血容量下降将导致低血容量性休克。每天补充 3 000～4 000 mL 液体,包括晶体溶液和胶体溶液,如输新鲜血、血浆或清蛋白,注意电解质与酸碱平衡,尤其要注意低钾和酸中毒。

3.营养支持

对重症胰腺炎尤为重要。早期给予全胃肠外营养(TPN),如无肠梗阻,应尽早进行空肠插管,过渡到肠内营养(EN)。可增强肠道黏膜屏障,防止肠内细菌移位。

4.止痛

可用哌替啶 50～100 mg 肌内注射,必要时可 6～8 小时重复注射。禁用吗啡,因吗啡对 Oddi 括约肌有收缩作用。

(二)抑制或减少胰液分泌

1.禁食和胃肠减压

以减少胃酸和胰液的分泌,减轻呕吐与腹胀。

2.抗胆碱能药物

如阿托品 0.5 mg,每 6 小时肌内注射 1 次,能抑制胰液分泌,并改善胰腺微循环,有肠麻痹者不宜使用。

3.制酸药

如 H_2 受体拮抗药法莫替丁静脉滴注,或质子泵抑制剂奥美拉唑 $20\sim40$ mg 静脉注射,可以减少胃酸分泌以间接减少胰液分泌。

4.生长抑素及其类似物奥曲肽

可抑制缩胆囊素、促胰液素和促胃液素释放,减少胰酶分泌,并抑制胰酶和磷脂酶活性。

（三）抑制胰酶活性

可抑制胰酶分泌及已释放的胰酶活性,适用于重症胰腺炎早期治疗。

1.抑肽酶

（1）抑制胰蛋白酶。

（2）抑制纤溶酶和纤溶酶原的激活因子,从而阻止纤溶酶原的活化,可以防治纤维蛋白溶解引起的出血。

2.加贝酯

加贝酯是一种合成胰酶抑制药,具有强力抑制胰蛋白酶、激肽酶、纤溶酶、凝血酶等活性作用,从而阻止胰酶对胰腺的自身消化作用。

（四）抗生素

因胆管感染、急性胰腺炎继发感染及肠道细菌移位,故可给予广谱抗生素。

（五）并发症的处理

急性呼吸窘迫综合征除用地塞米松、利尿药外,还应做气管切开,并使用呼吸终末正压人工呼吸器。有高血糖或糖尿病时,使用胰岛素治疗;有急性肾衰竭者采用透析治疗。

（六）内镜下 Oddi 括约肌切开术（EST）

适用于胆源性胰腺炎合并胆管梗阻或胆管感染者,行 Oddi 括约肌切开术和（或）放置鼻胆管引流。

（七）手术治疗

适应证有:①急性胰腺炎诊断尚未肯定,而又不能排除内脏穿孔、肠梗阻等急腹症时,应进行剖腹探查。②合并腹膜炎经抗生素治疗无好转者。③胆源性胰腺炎处于急性状态,需外科手术解除梗阻。④并发胰腺脓肿、感染性假性囊肿或结肠坏死,应及时手术。

（王　宇）

第四节　急性重症胆管炎

急性重症胆管炎（ACST）过去称为急性梗阻性化脓性胆管炎（AOSC）,是由于胆管梗阻和细菌感染,胆管内压升高,肝脏胆血屏障受损,大量细菌和毒素进入血液循环,造成以肝胆系统病损为主,合并多器官损害的全身严重感染性疾病,是急性胆管炎的严重形式。

一、病因及发病机制

其病因及发病机制主要与以下因素有关。

（一）胆管内细菌感染

正常人胆汁中无细菌。当胆管系统发生病变时（如结石、蛔虫、狭窄、肿瘤和胆管造影等），可引起胆汁含菌数剧增，并在胆管内过度繁殖，形成持续菌胆症。细菌的种类绝大多数为肠源性细菌，以需氧革兰氏阴性杆菌阳性率最高，其中以大肠埃希菌最多见，也可见大肠埃希菌、副大肠埃希菌、产气杆菌、铜绿假单胞菌、变形杆菌和克雷伯杆菌属等。需氧和厌氧多菌种混合感染是ACST细菌学特点。细菌产生大量强毒性毒素是引起本病全身严重感染综合征、休克和多器官衰竭的重要原因。

（二）胆管梗阻和胆压升高

导致胆管梗阻的原因有多种，常见的病因依次为：结石、寄生虫感染（蛔虫、中华分支睾吸虫）、纤维性狭窄。较少见的梗阻病因有胆肠吻合术后吻合口狭窄、医源性胆管损伤狭窄、先天性肝内外胆管囊性扩张症、先天性胰胆管汇合畸形、十二指肠乳头旁憩室、原发性硬化性胆管炎、各种胆管器械检查操作等。胆管梗阻所致的管内高压是ACST发生、发展和恶化的首要因素。

（三）内毒素血症和细胞因子的作用

内毒素是革兰氏阴性菌细胞壁的一种脂多糖成分，其毒性存在于类脂A中。内毒素具有复杂的生理活性，在ACST的发病机制中发挥重要作用。

（四）高胆红素血症

当胆管压力超过3.43 kPa(25.7 mmHg)时，肝毛细胆管上皮细胞坏死、破裂，胆汁经肝窦或淋巴管逆流入血，即胆小管静脉反流，胆汁内结合和非结合胆红素大量进入血液循环，引起以结合胆红素升高为主的高胆红素血症。

（五）机体应答反应

1.机体应答反应异常

各种损伤因所触发的体内多种内源性介质反应，在脓毒症和多器官功能障碍的发病中所起的介导作用也非常重要。

2.免疫防御功能减弱

本病所造成的全身和局部免疫防御系统的损害是感染恶化的重要影响因素。

二、分型

（一）病理分型

1.胆总管梗阻型胆管炎

主要由于胆总管的梗阻而发生的ACST，此型占80％以上。病理范围波及整个胆管系统，较早出现胆管高压和梗阻性黄疸，病情发展迅速，很快成为全胆管胆管炎。

2.肝内胆管梗阻型胆管炎

主要是肝内胆管结石合并胆管狭窄发生的胆管炎。因病变常局限于肝内的一叶或一段，虽然有严重感染存在，可无明显腹部疼痛，黄疸也往往较少发生。此型胆管炎的临床症状比较隐蔽，同时由于肝内感染灶因胆管梗阻，得不到通畅引流，局部胆管扩张，很快出现胆管高压，胆血屏障被破坏，大量细菌内毒素进入血内，发生败血症。

3.胰源性胆管炎

胆管急性感染时，可发生急性胰腺炎。反之，胰腺炎时，胰液反流入胆管引起胰源性胆管炎或胆囊炎。此型患者往往是胰腺炎与胆管炎同时存在，增加了病理的复杂性与严重性。

4.胆管反流性胆管炎

在胆管肠道瘘或胆肠内引流术后,特别是胆总管十二指肠吻合术后,由于肠道内容物和细菌进入胆管,尤其当胆管有梗阻时,可引起复发性反流性胆管炎。

5.寄生虫性胆管炎

临床上常见的寄生虫性胆管炎,多由胆管蛔虫所引起,占胆管疾病的8%～12%。中华分支睾吸虫被人体摄入,寄生于肝胆管和胆囊内。如引起胆管梗阻和感染,可发生急性胆管炎,严重病例可出现梗阻性黄疸和肝脓肿。肝包囊虫破入胆管后,也可发生急性胆管炎。严重的胆管感染可引起中毒性休克。

6.医源性胆管炎

内镜技术和介入治疗的发展,相应一些操作如 PTC、PTCD、ERCP、EST、经"T"形管进行胆管造影、经"T"形管窦道胆管镜取石等,术后发生急性胆管炎的概率越来越多,特别是在胆管梗阻或感染的情况下更易发生。

(二)临床分型

1.暴发型

有些 ACST 可迅速发展为感染性休克和胆源性败血症,进而转变为弥散性血管内凝血(DIC)或多器官系统衰竭(MODS)。肝胆系统的病理改变呈急性蜂窝织炎,患者很快发展为致命的并发症。

2.复发型

若胆管由结石或蛔虫形成活塞样梗阻或不完全梗阻,感染胆汁引流不畅,肝胆系统的急性、亚急性和慢性病理改变可交替出现并持续发展。胆管高压使毛细胆管和胆管周围发生炎症、局灶性坏死和弥漫性胆源性肝脓肿。感染也可扩散到较大的肝内、外胆管壁,引起胆管壁溃疡以及全层坏死穿孔,形成膈下或肝周脓肿。肝内或肝周脓肿可能是化脓性细菌的潜在病灶,使急性胆管炎呈多次复发的病理过程。感染灶内血管胆管瘘,可导致胆管感染和周期性大出血。

3.迁延型

在胆管不全性梗阻和慢性炎症情况下,胆管壁发生炎性肉芽肿和纤维性愈合,继而发展为瘢痕性胆管狭窄、胆汁性肝硬化和局灶性肝萎缩等病理改变。这些改变又常合并肝内隐匿性化脓性病灶,在肝功能逐渐失代偿情况下,致使急性化脓性胆管炎的临床经过呈迁延性,最终发展为整个肝胆系统多种不可逆性病理损害,预后不良。

4.弥漫型

ACST 的感染成为全身性脓毒血症。由于感染的血液播散,引起肝、肺、肾、脾、脑膜等器官的急性化脓性炎症或脓肿形成。在急性化脓性胆管炎反复发作的同时,出现多器官和系统的功能衰竭。

三、临床表现

(一)原发胆管疾病

多数患者有长期胆管感染病史,部分患者有过 1 次以上胆管手术史。原发胆管疾病不同,临床表现也有所不同。

1.胆管蛔虫病和先天性胆管病

多见于儿童和青年,胆管蛔虫症多为剑突下阵发性钻头顶样绞痛,症状与体征分离。

2.胆管结石

多于青壮年起病,持续而呈阵发性加剧的剑突下或右上腹绞痛,可伴不同程度的发热和黄疸。

3.胆管肿瘤

以中老年最为常见,多表现为持续性上腹胀痛,放射至同侧肩背部,常伴有进行性重度梗阻性黄疸。可在胆管造影或介入治疗后出现腹痛加剧、寒战发热和全身中毒症状。接受过胆管手术治疗的患者,多在反复发作急性胆管炎后出现 AOSC。

(二)急性胆管感染和全身脓毒性反应

急性胆管感染的症状为各类胆管炎所共有。典型表现为右上腹痛、发热和黄疸的 Charcot 三联征,临床表现因原发病不同而异。根据梗阻部位不同,将其分为肝内梗阻和肝外梗阻两型。

1.肝外胆管梗阻型

肝外胆管梗阻型一般起病较急骤,腹上区较剧烈疼痛、畏寒发热及黄疸,即 Charcot 三联征,这是肝外梗阻型 AOSC 的典型临床表现。腹痛多为持续性,并有阵发性加剧。高热是此症的特点,热型多为弛张热,常是多峰型,体温一般持续在 39℃ 以上,不少患者可达 41℃。发热前常有畏寒或寒战,有时每天可能有多次寒战及弛张高热。①恶性胆管梗阻:多有深度黄疸和高胆红素血症,尿黄如茶、大便秘结,少数患者胆管完全阻塞,黄疸在不断加深的同时粪便变成灰白色,常伴恶心、呕吐。腹部检查时发现腹上区饱满,腹式呼吸减弱,右上腹及剑突下有明显压痛及肌紧张,肝呈一致性增大,并有明显的压痛和叩击痛,肋下触及肿大的胆囊。②合并肝脓肿时:该处的肋间饱满,凹陷性水肿,并有定点压痛。炎症波及周围者,腹上区压痛及肌紧张更明显。胆管、胆囊发生坏疽穿孔后,则表现局限性或弥漫性腹膜炎刺激征,即有明显压痛、反跳痛和肌紧张。

2.肝内胆管梗阻型

肝内胆管梗阻型指左右肝胆管汇合以上的梗阻,在我国最常见。其主要特点是阻塞部位越高腹痛越轻,甚至可无疼痛,仅以寒热为主诉而就诊者并不罕见。若非双侧一级胆管同时受阻,则无黄疸或轻度黄疸。缺乏上腹压痛和腹膜刺激征,肝脏常呈不均匀的肿大,以患侧肿大为著,并有明显压痛和叩击痛,胆囊一般不肿大。病变侧肝脏可因长期或反复梗阻致肝纤维化、萎缩。由于梗阻部位高而局限,胆管内高压缺乏缓冲余地,更易发生胆管周围炎以及败血症,故全身感染症状常更突出。由于临床症状不典型,易延误诊治。

(三)感染性休克和多器官功能衰竭(MODS)

ACST 常起病急骤,多在腹痛和寒战之后出现低血压,病情严重者可发生于发病后数小时内。出现低血压之前,患者常烦躁不安,脉搏增快,呼吸急促,血压可短暂上升,随后迅速下降,脉搏细弱。随着病情加重发生神志障碍,以反应迟钝、神志恍惚、烦躁不安、谵妄、嗜睡多见,重者可发展至昏迷状态。过去曾认为,低血压和肝性脑病是主要表现,事实上脓毒性反应可累及、循环、呼吸、中枢神经系统及肝脏、肾脏等全身各重要系统及器官而出现相应的症状,因而其临床表现是复杂多样的。

四、辅助检查

(一)实验室检查

除年老体弱和机体抵抗力很差者外,多有血白细胞计数显著增高,其上升程度与感染严重程度成正比,分类可见核左移;胆管梗阻和肝细胞坏死可引起血清胆红素、尿胆红素、尿胆素、碱性磷酸酶、血清转氨酶、γ-谷氨酰转肽酶、乳酸脱氢酶等升高。如同时有血清淀粉酶升高,表示伴有胰腺炎。血小板计数降低和凝血酶原时间延长,提示有 DIC 倾向。此外,常可有低氧血症、代谢性酸中毒、低血钾、低血糖等。血细菌培养阳性,细菌种类与胆汁中培养所得一致。

（二）B 超检查

B 超检查是最常应用的简便、快捷、无创伤性辅助诊断方法,可显示胆管扩大范围和程度以估计梗阻部位,可发现结石、蛔虫、直径大于 1 cm 的肝脓肿、膈下脓肿等。可见胆总管甚至肝内胆管均有明显扩大(一般直径在 1.5~2.5 cm 之间),胆管内有阻塞因子存在(主要是胆石和胆管蛔虫,偶可为胆管癌或壶腹部癌),肝脏或胆囊也常有增大。

（三）胸、腹部 X 线检查

胸、腹部 X 线检查有助于诊断脓胸、肺炎、肺脓肿、心包积脓、膈下脓肿、胸膜炎等。胆肠吻合手术后反流性胆管炎的患者,腹部 X 线平片可见胆管积气。上消化道钡餐示肠胆反流。腹部 X 线平片还可同时提供鉴别诊断,可排除肠梗阻和消化道穿孔等。

（四）CT 检查

ACST 的 CT 图像,不仅可以看到肝胆管扩张、结石、肿瘤、肝脏增大、萎缩等的征象,有时尚可发现肝脓肿。若怀疑急性重症胰腺炎,可做 CT 检查。

（五）经内镜逆行胆管引流（ERBD）、经皮肝穿刺引流（PTCD）

ERBD、PTCD 既可确定胆管阻塞的原因和部位,又可做应急的减压引流,但有加重胆管感染或使感染淤积的胆汁漏入腹腔的危险。如果 B 超检查发现肝内胆管有扩张,进一步做经皮胆管穿刺（PTC）,更可以明确真相,抽出的胆汁常呈脓性,细菌培养结果阳性者往往达 90% 以上;胆管内压也明显增高,一般均在 2.45 kPa（250 mmH$_2$O）以上,有时可高达 3.92 kPa（400 mmH$_2$O）。

（六）磁共振胆胰管成像（MRCP）

MRCP 可以详尽地显示肝内胆管树的全貌、阻塞部位和范围。图像不受梗阻部位的限制,是一种无创伤性的胆管显像技术,已成为目前较理想的影像学检查手段。MRCP 比 PTC 更清晰,它可通过三维胆管成像（3DMRC）进行多方位不同角度扫描观察,弥补平面图上由于组织影像重叠遮盖所造成的不足,对梗阻部位的确诊率达 100%,对梗阻原因确诊率达 95.8%。

五、诊断

（一）诊断标准

除根据病史、体征和辅助检查外,可参照全国座谈会制订的标准诊断,即有胆管梗阻,出现休克(动脉收缩压低于 9.3 kPa)或有以下两项者,即可诊断为重症急性胆管炎:①精神症状。②脉搏大于 120 次/分。③白细胞计数 20×10^9/L。④体温 39℃ 或低于 36℃。⑤胆汁为脓性伴有胆管压力明显增高。⑥血培养阳性或内毒素升高。

ACST 可因胆管穿孔、肝脓肿溃破引起脓毒败血症、胆管出血、邻近体腔脓肿及多脏器化脓性损害和功能障碍,故可出现相应的多种症状,须密切观察,及时检查确诊。但是,重症急性胆管炎的病理情况复杂,不能待所有症状全部出现。肝外胆管梗阻型患者,术中探查见胆总管压力较高,内有脓性胆汁,常伴有结石和蛔虫等,胆汁细菌培养常为阳性。肝内胆管梗阻型,则手术中可见肝外胆管内压不高,胆汁也可无脓性改变,但当松动肝内胆管的梗阻后,即有脓性胆汁涌出,便可确定哪侧肝胆管梗阻。

（二）临床分期

ACST 的病理情况复杂，临床过程也不一致，根据疾病发展的基本规律，按"华西分级标准"可以归纳为四级。

Ⅰ级（单纯 ACST）：胆管有梗阻和感染的因素，并出现急性胆管炎的症状，病变局限于胆管范围内。

Ⅱ级（ACST 伴感染性休克）：胆管梗阻和感染发展，产生胆管高压，胆管积脓，出现内毒素血症、败血症和感染性休克。

Ⅲ级（ACST 伴胆源性肝脓肿）：胆管压力进一步增高，肝脏的病理损伤加重，继发肝脓肿，患者表现为顽固性败血症、脓毒血症和感染性休克，内环境紊乱难以纠正。

Ⅳ级（ACST 伴多器官衰竭）：患者休克进一步发展，引起多器官系统衰竭，危及患者生命。

分级是病情程度的划分，但病情恶化并不一定按顺序逐级加重，患者可因暴发性休克而迅速死亡，也可不经休克或肝脓肿而发生多器官功能衰竭。经有效的治疗后，病情又可出现不同程度的缓解，甚至痊愈。

六、治疗

（一）处理原则

ACST 一经诊断，应迅速采用强有力的非手术治疗措施。根据患者对治疗的早期反应来决定进一步采取何种治疗对策。如经过数小时的非手术治疗和观察，病情趋于稳定，全身脓毒症表现减轻，腹部症状和体征开始缓解，则继续采用非手术疗法。一旦非手术治疗反应不佳，即使病情没有明显恶化或病情一度好转后再度加重，则应积极地进行胆管减压引流。早期有效地解除胆管梗阻、降低胆压是急性重症胆管炎治疗的基本着眼点和关键环节。长期实践证明，外科手术是最迅速、最确切的胆管减压方法。但急症手术也存在一些不足之处。

首先，患者处于严重感染中毒状态下，对手术和麻醉的耐受能力均差，手术死亡率和并发症发生率较择期手术高。

其次，局部组织因急性炎症，有时合并凝血功能障碍甚至伴有肝硬化、门静脉高压，加上过去胆管手术所形成的瘢痕性粘连等，常给手术带来很大困难，少数极困难者亦有由于渗血不止或找不到胆管而被迫终止手术的。

最后，由于此症常发生在合并有复杂胆管病理改变的基础上，如广泛的肝内胆管结石或肝胆管狭窄，在全身和局部恶劣条件下，不允许较详细探查和处理肝内胆管和肝脏病变，常需再次手术解决。

近年来，非手术胆管减压术已成为急性重症胆管炎急症处理方法之一，对胆管起到一定的减压作用，使患者度过急性期，经充分检查和准备后，行计划性择期手术，从而避免因紧急手术时可能遗留的病变而需二期手术处理。但是，各种非手术胆管减压方法的治疗价值是有限的，有其特定的适应证，并且存在一定的并发症，不能完全取代传统的手术引流。因此，外科医师应根据患者的具体病情、梗阻病因及可能的肝胆系统病变范围来选择有利的胆管减压方式和时机，并处理好全身治疗和局部治疗、手术与非手术治疗的关系。

（二）全身治疗

全身治疗的目的是有效的控制感染、恢复内环境稳定、纠正全身急性生理紊乱、积极的防治休克以及维护重要器官功能，为患者创造良好的手术时机，是急性重症胆管炎治疗的基本措施，也是胆管减压术围手术期处理的重要内容。

1.一般处理措施

(1)全面检查,了解患者的主要脏器功能。

(2)改善全身状态。

(3)禁食及胃肠减压;保持呼吸道通畅,给予吸氧;高热者采取物理降温,因应用药物降温常对肝脏不利,故应慎用;解痉止痛。

2.纠正全身急性生理紊乱

(1)补充血容量和纠正脱水应在动脉压、中心静脉压、尿量、血气和电解质、心肺功能等监测下补充血容量,纠正脱水。

(2)纠正电解质紊乱和代谢性酸中毒。

(3)营养和代谢支持急性重症胆管炎患者处于全身高代谢状态,同时由于肝脏首先受累而易于发生代谢危机。因此,当循环稳定后,应即经胃肠外途径给予营养和代谢支持。

3.抗菌药物治疗合理的选择

抗菌药物是有效的控制感染的重要环节之一。急性重症胆管炎的细菌大多来自肠道,最常见的是混合细菌感染。在选用药物时,应首先选用对细菌敏感的广谱抗菌药物,既要注意能控制需氧菌,又要注意控制厌氧菌,同时强调要足量和联合用药,这既可扩大抗菌谱、增强抗菌效果,又可降低和延缓耐药性的产生。

4.防治休克

出现休克时,要严密监护,做好中心静脉压的测定、监护和动态分析。留置导尿管,记录每小时的尿量和密度。防治休克主要包括以下几个方面。

(1)扩充血容量:维持每小时尿量在 30 mL 以上。

(2)纠正酸中毒:纠正酸中毒可以改善微循环,防止弥散性血管内凝血的发生和发展,并可使心肌收缩力加强和提高血管对血管活性药物的效应。

(3)血管活性药物的应用:血管活性药物包括扩血管和缩血管两类药物。无论应用何种血管活性药物,必须补足有效血容量,纠正酸中毒,这对扩血管药物来讲尤为重要。除早期轻型休克或高排低阻型可单独应用缩血管药物外,晚期病例或低排高阻型宜应用扩血管药物,如山莨菪碱、阿托品、苄胺唑啉等。也可将扩血管药物和缩血管药物联合应用,常用的药物为多巴胺或多巴酚丁胺与间羟胺联用,既可增加心排血量,又不增加外围血管阻力,并扩张肾动脉,以维护肾功能。缩血管药物单独应用时以选用间羟胺或新福林为宜。

(4)肾上腺糖皮质激素:能抑制脓毒症时活化巨噬细胞合成、释放促炎性细胞因子,以及改善肝脏代谢,因而有助于控制急性重症胆管炎时肝内及全身炎症反应。能使血管扩张以改善微循环,增强对血管活性药物的反应,在一定程度上具有稳定细胞溶酶体膜的作用,减轻毒血症症状。强调早期、大剂量、短程使用。常用剂量为氢化可的松每天 200～400 mg,地塞米松每天 10～20 mg,待休克纠正后即应停用。

(5)防治弥散性血管内凝血:可用复方丹参注射液 20～40 mL 加入 10% 葡萄糖液 250 mL 中静脉滴注,每天 1～2 次。亦可用短程小量肝素治疗,剂量为 0.5～1.0 mg/kg,每 4～6 小时静脉滴注 1 次,使凝血时间(试管法)延长至正常的 2～3 倍。

(6)强心剂的应用:急性重症胆管炎时,多为低排高阻型休克,故宜早期使用毛花苷 C 0.4 mg 加入 5% 葡萄糖溶液 40 mL 中静脉滴注,以增强心肌功能,使肺循环及体循环得以改善。

如发生心功能衰竭,4～6小时可重复1次。

5.积极支持各器官系统功能和预防多器官功能衰竭

(1)注意肝脏功能变化:ACST往往引起肝脏功能的严重损害,目前监测方法尚不能及早发现肝功能衰竭,多在出现精神症状、肝昏迷后做出诊断,因此必须高度重视肝脏功能的保护。

(2)防止肾衰竭:肾衰竭的临床判定指标虽然明确,多能及早发现,但肾脏不像肝脏那样具有较大储备力,一旦发生衰竭,救治亦比较困难,因此应注意预防肾衰竭和对肾脏的监护。应在充分补足液体量的同时间断应用利尿剂,以利于排除毒性物质、"冲洗"沉积于肾小管内的胆栓。当少尿或无尿时,应给予大剂量呋塞米(400～500 mg/d)以及苄胺唑啉、普萘洛尔,也可用微量泵持续静脉泵入多巴胺。

(3)预防呼吸功能衰竭:呼吸功能衰竭早期临床上也无简便易行的观察指标,一旦症状明显,肺功能障碍处于不可逆状态,往往缺乏有效治疗措施。必要时可用呼吸道持续加压呼吸(PEEP),以提高组织的氧供应。

(三)非手术胆管减压

胆管梗阻所致的胆管内高压是炎性病变发展和病情加重的基本原因,不失时机的有效胆管减压,是缓解病情和降低死亡率的关键。近年来,非手术性胆管减压术已用于ACST的治疗,并获得了一定的疗效。

1.内镜鼻胆管引流(ENBD)

ENBD是通过纤维十二指肠镜,经十二指肠乳头向胆管内置入7F鼻胆管引流管,由十二指肠、胃、食管、鼻引出体外。此法具有快捷、简便、经济、创伤小、患者痛苦小、并发症少、恢复快、不用手术和麻醉等特点,是一种安全可靠的非手术引流减压方法。ENBD可重复行胆管造影,具有诊断价值,能明确胆管梗阻的原因和程度,可抽取胆汁进行细菌培养、取出胆管蛔虫,对于泥沙样结石、胆泥或结石小碎片,可经鼻胆管冲洗引流。通过胆管口括约肌切开,用气囊导管或取石篮将结石取出,如胆管内的结石太大,取出困难,可用特制的碎石篮先将结石夹碎。部分病例经单用此法可得到治愈。但这一积极措施只适用于部分胆管病变,如胆总管下端结石的病例,而在高位胆管阻塞时引流常难达到目的。对于胆总管多发结石包括需机械碎石的大结石,在紧急情况下完全清除胆管病变,建立满意胆管减压并非必要,并具有潜在的危险性。通过胆管口括约肌切开还有利于胰液的引流,降低胰管压力,减少胰腺炎的发生。影响其治疗效果的主要因素是鼻导管管径较细,易为黏稠脓性胆汁、色素性结石沉渣和胆泥所堵塞。

因此,泥沙样胆结石引起者,不宜采用ENBD。最常见的并发症是咽部不适、咽炎及导管脱出。导管反复插入胰管,也有感染扩散,可诱发胰腺炎,甚至发生急性重症胰腺炎。ENBD前后应用生长抑素以及直视下低压微量注射造影剂可降低胰腺炎的发生。

2.内镜下乳头切开术(EST)

这是一项在ERCP基础上发展而来的治疗性新技术,随着该项技术的不断改良,其安全性和成功率也在提高,乳头括约肌切开以后,胆管内的结石可以随即松动、排出,胆管内的高压脓性胆汁也可以向下引流而达到胆管减压的目的。

3.内镜胆管内支撑管引流

经纤维内镜置入胆管内支撑管引流,它不仅可以解除胆管梗阻,通畅胆汁引流,排出淤滞的胆汁,而且保证了胆肠的正常循环,是一种比较理想的、符合生理的非手术引流方法。内支撑管分别由聚乙烯、聚四氟乙烯制成。现多采用一种有许多侧孔且两端各有侧瓣的直的内支撑管

（5～9F）。最常见的并发症是胆汁引流不通畅引起胆管炎。缺点是不能重复造影,支撑管堵塞时不能冲洗,只有在内镜下换管。

4.经皮经肝穿刺胆管引流(PTCD)

PTCD 是在 PTC 的基础上,经 X 线透视引导将 4～6F 导管置入阻塞以上胆管的适当位置,可获得满意的引流效果。它既可以引流肝外胆管,也可以引流单侧梗阻的肝内胆管。本法适用于肝内胆管扩张者,特别适用于肝内阻塞型。具有操作方便、成功率高、疗效显著等特点。可常规作为此症的初期治疗措施,为明确胆管病变的诊断及制订确定性治疗对策赢得时间。

PTCD 内引流是使用导丝通过梗阻部位进入梗阻下方,再将有多个侧孔的引流管沿导丝送入梗阻下方,使胆汁经梗阻部位进入十二指肠。若肝门部梗阻,需要在左、右肝管分别穿刺置管。PTCD 本身固有的并发症包括出血、胆瘘、诱发加重胆管感染及脓毒症。进行完善的造影,应在PTCD 后数天病情确已稳定后进行。当肝内结石致肝内胆管系统多处梗阻,或肝内不同区域呈分隔现象,以及色素性结石沉渣和胆泥易堵塞引流管时,引流出来的胆汁量常不能达到理想程度。

因此,应选择管径足够大的导管,在超声引导下有目的的做选择性肝内胆管穿刺。PTCD 后每天以抗菌药物溶液常规在低压下冲洗导管和胆管 1～2 次。引流过程中,一旦发现 PTCD 引流不畅或引流后病情不能改善时,应争取中转手术。经皮肝穿刺后,高压脓性胆汁可经穿刺孔或导管脱落后的窦道发生胆管腹腔漏,形成局限性或弥漫性腹膜炎,还可在肝内形成胆管血管漏而导致脓毒败血症、胆管出血等并发症,故仍须谨慎选用,不能代替剖腹手术引流。在老年、病情危重不能耐受手术者,可作为首选对象。对于凝血机制严重障碍、有出血倾向或肝、肾功能接近衰竭者,应视为禁忌证。

以上几种非手术的胆管引流法各有其适应证:①对于胆管结石已引起肝内胆管明显扩张者,一般以 PTCD 最为相宜。②对嵌顿在壶腹部的胆石,可考虑做内镜括约肌切开。③对壶腹部癌或胆管癌估计不可能根治者,可通过内镜做内引流术作为一种姑息疗法。总之,胆石症患者一旦急性发作后引起急性胆管炎,宜在患者情况尚未恶化以前及时做手术治疗,切开胆管、取尽胆石并设法使胆管通畅引流,这是防止病变转化为 AOSC 的关键措施。

（四）手术治疗

近年来由于强有力的抗菌药物治疗和非手术胆管减压措施的应用,使需要急症手术处理的ACST 病例有减少趋势。然而,各种非手术措施并不能完全代替必要的手术处理,急症手术胆管减压仍是降低此病死亡率的基本措施。目前,摆在外科医师面前的是手术的适应证和时机的选择。因此,应密切观察病情变化,以及对全身支持治疗和非手术胆管减压的反应,在各器官功能发生不可逆损害病变之前,不失时机的手术行胆管引流。

1.手术治疗的目的

手术治疗的目的是解除梗阻,祛除病灶,胆管减压,通畅引流。

2.手术适应证

手术时机应掌握在 Charcot 三联征至 Reynold 五联征之间,如在已发生感染性休克或发生多器官功能衰竭时手术,往往为时过晚。恰当的掌握手术时机是提高疗效的关键,延误手术时机则是患者最主要的死亡因素。若出现下列情况时应及时手术。

（1）经积极非手术治疗,感染不易控制,病情无明显好转,黄疸加深、腹痛加剧、体温在 39℃以上,胆囊胀大并有持续压痛。

（2）出现精神症状或预示出现脓毒性休克。

（3）肝脓肿破裂、胆管穿孔引起弥漫性腹膜炎。对于年老体弱或有全身重要脏器疾病者，因代偿功能差，易引起脏器损害，一旦发生，难以逆转，故应放宽适应证，尽早手术。

3.手术方法

手术方法主要根据患者的具体情况而定，其基本原则是以抢救生命为主，关键是行胆管减压，解除梗阻，通畅引流。手术方法应力求简单、快捷、有效，达到充分减压和引流的目的即可。有时为了避免再次手术而追求一次性彻底解决所有问题，在急症手术时做了过多的操作和过于复杂的手术，如术中胆管造影、胆囊切除、胆肠内引流术等，对患者创伤大，手术时间延长，反而加重病情。对于复杂的胆管病变，难以在急症情况下解决者，可留做二期手术处理。分期分阶段处理，适应病情的需要，也是正常、合理的治疗过程。强调应根据患者具体情况采用个体化的手术方法。

（1）急诊手术：急诊手术并非立即施行手术、在实施手术前，需要 4～8 小时的快速准备，以控制感染、稳定血压及微循环的灌注，保护重要器官，使患者更好地承受麻醉和手术，以免发生顽固性低血压及心搏骤停，更有利于手术后恢复。①胆总管切开减压、解除梗阻及"T"形管引流是最直接而有效的术式，可以清除结石和蛔虫，但必须探查肝内胆管有无梗阻，尽力去除肝胆管主干即 1～2 级分支内的阻塞因素，以达到真正有效的减压目的。胆管狭窄所致梗阻常不允许在急症术中解除或附加更复杂的术式，但引流管必须置于狭窄以上的胆管内。遗漏肝内病灶是急诊手术时容易发生的错误。怎样在手术中快速和简便了解胆系病变和梗阻是否完全解除，应引起足够重视。术中胆管造影时，高压注入造影剂会使有细菌感染的胆汁逆流进入血液循环而使感染扩散，因而不适宜于急诊手术时应用。术中 B 超受人员和设备的限制，术中纤维胆管镜检查快捷安全，图像清晰，熟练者 5～10 分钟即可全面观察了解肝内外胆管系统，尚有助于肝内外胆管取石及病灶活组织检查，值得推广。若病情允许，必要时可劈开少量肝组织，寻找扩大的胆管置管引流。失败者可在术中经肝穿刺近侧胆管并置管引流，也可考虑"U"形管引流。术后仍可用胆管镜经"T"形管窦道取出残留结石，以减少梗阻与感染的发生。②胆囊造瘘：胆囊管细而弯曲还可有炎性狭窄或阻塞因素，故一般不宜以胆囊造瘘代替胆管引流，在肝内胆管梗阻更属禁忌。肝外胆管梗阻者，若寻找胆管非常艰难，病情又不允许手术延续下去，亦可切开肿大的胆囊，证实其与胆管相通后行胆囊造瘘术。③胆囊切除术：胆管减压引流后可否同时切除胆囊，须慎重考虑。对一般继发性急性胆囊炎，当胆管问题解决后，可恢复其形态及正常功能，故不应随意切除。严重急性胆囊炎症如坏疽、穿孔或合并明显慢性病变，可行胆囊切除术。有时也要根据当时病情具体对待，如全身感染征象严重、休克或生命体征虽有好转但尚不稳定者，均不宜切除胆囊，以行胆囊造瘘更恰当。④胆肠内引流术：胆肠内引流术应慎重，我国肝内胆管结石、狭窄多见，在不了解肝内病变情况下，即使术中病情允许，加做胆肠内引流术也带有相当盲目性，可因肝内梗阻存在而发生术后反复发作的反流性化脓性胆管炎，给患者带来更多痛苦及危险。但是，对于部分无全身严重并发症，主要是由于胆管高压所致神经反射性休克，在解除梗阻，大量脓性胆汁涌出后，病情有明显好转，血压等重要生命体征趋于平稳。梗阻病变易于一次彻底解决的年轻患者，可适当扩大手术范围，包括对高位胆管狭窄及梗阻的探查如狭窄胆管切开整形和胆肠内引流术。

胆肠内引流术除能彻底解除梗阻外，还有以下优点：①内引流术使胆汁中的胆盐、胆酸直接进入肠道，可迅速将肠道内细菌产生的内毒素灭活并分解成无毒的亚单位或微聚物，降低血中内毒素浓度，减轻内毒素对心、肺、肝、肾及全身免疫系统的损害，起到阻断病情发展的作用。②有益于营养物质消化吸收,胆汁进入肠道有利于脂肪及脂溶性维生素消化吸收,改善患者营养状况。③避免水、盐、电解质及蛋白质的丢失,有益于内环境稳定。④缩短住院时间。⑤避免再次手术。

(2)择期手术:ACST 患者急性炎症消退后,为了去除胆管内结石及建立良好的胆汁引流通道,需要进行择期手术疗。①胆总管切开后取结石"T"形管引流是最常用的方法,术中运用纤维胆管镜有助于发现及取出结石。②胆总管十二指肠侧侧吻合术是简单、快速和有效的胆肠内引流术,但因术后容易产生反流性胆管炎和"漏斗综合征"等并发症,已很少被采用。③胆肠Rouxen-Y式吻合术有肝内胆管狭窄及结石存在时,可经肝膈面或脏面剖开狭窄胆管,取除肝内结石。胆管整形后与空肠做 Rouxen-Y 式吻合术。该手术被认为是较少引起胆内容物反流的可靠内引流手术方法。有人提出,将空肠袢的盲端置入皮下,术后如有复发结石或残留结石,可在局麻下切开皮肤,以空肠袢盲端为进路,用手指或胆管镜取石。④间置空肠胆管十二指肠的吻合术既能预防反流性胆管炎和十二指肠溃疡,又能保证肠道的正常吸收功能,是目前较为理想的胆肠内引流方法。⑤肝叶切除手术病变局限于一叶、段肝脏或因长期胆管梗阻而导致局限性肝叶萎缩及纤维化者,可做病变肝叶切除术。

(王 宇)

第五节 重型病毒性肝炎

大多数病毒性肝炎预后良好,少部分人出现肝功能衰竭,我国定名为重型肝炎,预后较差。起病10天内出现急性肝功能衰竭现象称急性重症型;起病 10 天以上出现肝功能衰竭现象称亚急性重症型;在有慢性肝炎、肝硬化或慢性病毒携带状态病史的患者,出现肝功能衰竭表现称慢性重型肝炎。

一、诊断

(一)病因
本病病原体为各型肝炎病毒。肝炎病毒与机体的免疫反应都与本病的发病有关。发病多有诱因,如急性肝炎起病后,未适当休息、治疗,嗜酒或服用损害肝脏药物、妊娠或合并感染等。

(二)诊断要点
1.病史

急、慢性肝炎患者有明显的恶心、呕吐、腹胀等消化道症状。肝功能严重损害,特别是黄疸急骤加深,血清总胆红素$>171\ \mu mol/L$ 或每天上升幅度$>17\ \mu mol/L$。在胆红素增高的同时,血清转氨酶活性反而相对较低,呈"胆-酶分离"现象。凝血酶原活动$\leqslant40\%$,有肝性脑病、出血、腹水等表现。要注意区别急性、亚急性、慢性重型肝炎的不同点,发病10天以内出现的重型肝炎是急性重型肝炎,其特点为肝性脑病出现早、肝浊音界缩小较明显。发病 10 天~8 周出现的重型肝炎为亚急性重型肝炎,临床表现主要为严重消化道症状、重度黄疸、浮肿及腹水,可有肝性脑病。慢性重型肝炎是在原有慢性肝炎或肝炎后肝硬化基础上出现的亚急性重型肝炎的临床表现,肝浊音界缩小不明显,病程一般较长。

2.危重指标

(1)突然出现精神、神志改变,即肝性脑病变化,从轻微的情绪与言行改变至严重的肝昏迷。

(2)短期内黄疸急剧加重,胆固醇或胆碱酯酶明显降低。

(3)腹胀明显加重,出现"胃型";腹水大量增加、尿量急剧减少等表现。

(4)凝血酶原活动度极度减低,出血现象明显,或有 DIC 表现。

(5)出现严重并发症如感染、肝肾综合征等。

3.辅助检查

(1)血象:急性重型肝炎可有白细胞升高及核左移。慢性重型肝炎由于脾功能亢进,故白细胞总数升高不明显,血小板多有减少。

(2)肝功能明显异常:尤以胆红素升高明显,胆固醇(酯)与胆碱酯酶明显降低。慢性重型肝炎多有清蛋白明显减少,球蛋白升高,A/G 比值倒置。

(3)凝血酶原时间延长:凝血酶原活动度降低至 40% 以下。可有血小板减少、纤维蛋白原减少、纤维蛋白降解产物(FDP)增加等 DIC 的表现。

(4)血氨升高:正常血氨静脉血中应<58 μmol/L(100 μg/dL),动脉血氨更能反映肝性脑病的轻重。

(5)氨基酸谱的测定:支链氨基酸正常或轻度减少,而芳香氨基酸增多,故支/芳比值下降。

(6)脑电图:可有高电压及阵发性慢波。脑电图检查有助于肝性脑病的早期诊断及判断预后。

(7)肾功能检查:有肝肾综合征时常有尿素及血清肌酐升高。

(8)各种肝炎病毒标记物检查:可确定病原及发现多型病毒重叠感染病例。

(9)肝活检:对不易确诊的病例应考虑做肝穿刺活检。但术前、术后应做好纠正出血倾向的治疗。如注射维生素 K_1、凝血酶原复合物、新鲜血浆,以改善凝血酶原活动度。术前、术后还可注射止血药。加强监护以防意外。

(三)鉴别诊断

1.药物及肝毒性毒物引起的急性中毒性重型肝炎

应有服药史及毒物史,如抗结核药、磺胺类药、抗真菌药(酮康唑)等,中草药中的川楝子、雷公藤、黄药子也可引起,毒物中有毒蕈中毒、蛇毒等。

2.妊娠急性脂肪肝

多发生于第 1 胎,妊娠后期,急性上腹痛,频繁呕吐,黄疸深重,出血,很快出现昏迷、抽搐 B 超检查可见肝脏回声衰减。

二、治疗

(一)治疗原则

主要是综合治疗,包括支持疗法,防止肝坏死,改善肝功能,促进肝细胞再生,防止出血、肝性脑病、肝肾综合征、合并感染等并发症。

(二)常规治疗

1.一般支持疗法

(1)绝对卧床休息,记 24 小时出入量,密切观察病情变化。

(2)保证必要的热量供应,尽可能减少饮食中的蛋白质,以控制肠内氨的来源。补充足量维生素 C、维生素 K_1 及 B 族维生素。

（3）静脉输液，以 10％葡萄糖液 1 500～2 000 mL/d,内加水飞蓟素、促肝细胞生长素、维生素 C 2.0～5.0 g,静脉滴注。大量维生素 E 静脉滴注,有助于消除氧自由基的中毒性损害。

（4）输新鲜血浆或全血,2～3 次/天,人血清蛋白 5～10 g,1 次/天。

（5）支链氨基酸 250 mL,1 或 2 次/天。

（6）根据尿量及血中钠、钾、氯化物检测结果,调整补充电解质,以维持电解质平衡,防止低血钾。

2.防止肝细胞坏死,促进肝细胞再生

（1）肝细胞再生因子（HGF）80～120 mg 溶于 10％葡萄糖液 250 mL,静脉滴注,1 次/天。

（2）胸腺肽 15～20 mg/d,溶于 10％葡萄糖液内静脉滴注。

（3）10％葡萄糖液 500 mL 加甘利欣 150 mg 或加强力宁注射液 80～120 mL,静脉滴注,1 次/天。10％门冬氨酸钾镁 30～40 mL,溶于 10％葡萄糖液中静脉滴注,1 次/天。长期大量应用注意观察血钾。复方丹参注射液 8～16 mL 加入 500 mL 右旋糖酐-40 内静脉滴注,1 次/天。改善微循环,防止 DIC 形成。

（4）前列腺素 E_1（PGE1）,开始为 100 $\mu g/d$,以后可逐渐增加至 200 $\mu g/d$,加于 10％葡萄糖液 500 mL 中缓慢静脉滴注,半个月为 1 个疗程。

（5）胰高血糖素-胰岛素（GI）疗法,方法为胰高血糖素 1 mg,普通胰岛素 10 U 共同加入 10％葡萄糖液 500 mL 内,缓慢静脉滴注,1 或 2 次/天。

3.防治肝性脑病

（1）严格低蛋白饮食,病情严重时可进无蛋白饮食,待病情好转后再逐渐增加。

（2）口服乳果糖糖浆 10～30 mL,3 次/天以使粪便 pH 降到 5 为宜,从而达到抑制肠道细菌繁殖、减轻内毒素血症。选用大黄煎剂、小量硫酸镁、20％甘露醇 20～50 mL 口服、口服新霉素、食醋保留灌肠等。

（3）防止低血钾与碱血症,用支链氨基酸或六合氨基酸 250 mL 静脉滴注,1 或 2 次/天。

（4）消除脑水肿,有脑水肿倾向者用 20％甘露醇 250 mL.加压快速静脉滴注。

4.防治出血

（1）观测血小板计数、凝血酶原时间、纤维蛋白原等,以便及早发现 DIC 征兆,尽早采取相应措施。早期应给改善微循环、防止血小板聚集的药物,如川芎嗪 160～240 mg,复方丹参注射液 8～18 mL,双嘧达莫 400～600 mg 等,加入葡萄糖液内静脉滴注。500 mL 右旋糖酐 40 加山莨菪碱注射液 10～20 mg,静脉滴注,如确已发生 DIC,应按 DIC 治疗。

（2）凝血因子的应用,纤维蛋白原 1.5 g 溶于 100 mL 注射用水中,缓慢静脉滴注,1 次/天。输新鲜血浆或新鲜全血。

（3）大剂量维生素 K_1 应早应用,有人认为大剂量维生素 K_1、维生素 C、维生素 E 合用,可使垂死的肝细胞复苏。

（4）止血敏 500 mg,静脉注射,1 或 2 次/天。

（5）对有消化道大出血者,除输血及全身用止血药外,应进行局部相应处理。消化道出血,可口服凝血酶,每次 2 000 U;洛赛克 40 mg 静脉注射,1 次/6 h,西咪替丁,每晚 0.4～0.8 g,可防治胃黏膜糜烂出血。对门静脉高压引起的上消化道出血,在血压许可的条件下,持续静脉滴注酚妥拉明以降低门脉压,可起到理想的止血效果。酚妥拉明 20～30 mg 加入 10％葡萄糖液 1 000～1 500 mL 缓慢静脉滴注 8～12 小时,注意观察血压。

5.防治肾衰竭

(1)尽量避免用有肾毒性的药物。

(2)选用川芎嗪、复方丹参、山莨菪碱、右旋糖酐 40 等。如已有肾功能不全、尿少者,应按急性肾衰竭处理。注意水电解质平衡,防止高血钾。

(3)适当用利尿药,可用呋塞米 20～100 mg 稀释后静脉注射。

(4)经用药不能缓解高血钾与氮质血症,应行腹膜透析。

6.防感染

(1)注意口腔护理,保持病室空气清新,防止交叉感染。及早发现感染征兆,要特别注意腹腔、消化道、呼吸道、口腔、泌尿系感染。可用乳酸菌制剂,以＜50 ℃的低温水冲服,以预防肠道感染。

(2)及早用抗生素,在没有找到致病菌前,一般首先考虑革兰氏阴性菌感染,全面考虑选用抗生素。要特别注意避免使用肾毒性与肝毒性抗生素。

（夏晓露）

第六节　中毒型细菌性痢疾

中毒型细菌性痢疾又称暴发型细菌性痢疾,是一种病情极为严重的细菌性痢疾临床类型。多见于 2～7 岁儿童,好发于夏秋季节,起病急骤,以高热、反复惊厥、昏迷、呼吸衰竭、休克为其临床特征。

一、病因及发病机制

(一)病因

本病的病原为志贺菌,又称痢疾杆菌,属肠杆菌科志贺菌属,革兰氏染色阴性,无鞭毛,不能运动,在培养基上易生长。按其抗原结构,目前分为 4 群、47 个血清型,各群型痢疾杆菌均可产生内毒素,但志贺菌还可产生外毒素,具有神经毒、细胞毒和肠毒素作用。因此,志贺菌感染时,临床症状较重。

(二)发病机制

志贺菌属释放内毒素是引起全身毒血症的主要因素,此外还可以产生外毒素,具有神经毒、细胞毒和肠毒素作用。由于特异性体质对内毒素产生极其强烈的反应,血中儿茶酚胺等多种血管活性物质释放,引起全身微小血管痉挛收缩,导致微循环障碍,全身组织血流灌注骤减,使小血管内活性物质和酸性物质增加,缺氧进一步加重,可使微小血管扩张,大量血液聚集在小血管内,使休克进一步加重,导致 DIC 发生;如以脑血管痉挛为主可使脑组织缺氧而发生脑水肿,甚至脑疝,引起呼吸衰竭,成为中毒性菌痢死亡的主要原因。

二、诊断要点

（一）流行病学

本病多发生在夏秋季节,有饮食不洁史,2～7 岁体质较好儿童多见。

（二）临床表现

大多突然起病,高热伴寒战,体温达 40 ℃,可伴有惊厥、嗜睡或昏迷,迅速发生休克和呼吸衰竭,而肠道症状往往较轻,甚至无腹痛与腹泻,常需直肠拭子或生理盐水灌肠采集大便确诊。根据临床表现分为三型。

1.休克型（周围循环衰竭型）

主要表现为周围循环衰竭,早期由血管痉挛引起,表现为面色苍白、四肢厥冷、谵妄、皮肤花斑、心音低钝及心率增快、脉搏细弱、血压正常或稍低,稍晚则见口唇青紫、血压明显下降或测不到,可有意识障碍,甚至 ARDS、消化道、呼吸道及皮肤出血。

2.脑型（呼吸衰竭型）

以严重脑部症状为主。脑水肿、颅内压增高,严重可发生脑疝。早期表现为烦躁不安或嗜睡、肌张力增高、惊厥、血压正常或稍高。晚期则出现昏迷、反复或持续惊厥,血压明显升高后下降,瞳孔忽大忽小,大小不一,光反射迟钝或消失,眼球呈落日样。严重患者表现为潮式呼吸、抽泣样呼吸、叹息样呼吸及呼吸暂停等,多数患者因脑疝而死亡。

3.混合型

最为严重,既有循环衰竭又有呼吸衰竭表现,其病死率极高。

（三）辅助检查

1.血象

白细胞总数和中性粒细胞均增高,可见中毒颗粒,严重患者可有血小板降低,出凝血时间延长,凝血酶原时间延长。

2.粪便检查

（1）大便常规:肛拭子或生理盐水灌肠取粪便镜检可见大量脓细胞及红细胞,并可见吞噬细胞。

（2）大便培养:有志贺菌生长。

3.免疫学检查

国内已建立单克隆抗体检测福氏痢疾菌的特异性抗原以及应用 PCR 技术与 DNA 探针杂交法检测病原菌的特异性基因片段,明显增加了早期诊断的敏感率和特异性。

三、病情判断

（1）若休克超过 6 小时,抢救后如无变化或少尿及无尿超过 24 小时,预后较差。

（2）惊厥频繁,持续时间长,预后较差。

（3）发生 DIC 预后差。

（4）抢救不及时或治疗不当病死率高。

（5）有脑水肿或脑疝时预后差,可留后遗症。

（6）婴幼儿、年老体弱、营养不良及免疫功能低下者,并发症多,病死率高。

四、治疗

本型病病势凶险,应早期诊断,及时针对病情采取综合性措施抢救。

（一）一般治疗

应隔离住院治疗,病室保持安静,通风良好。应给予生命体征监护,注意生命体征的变化。休克的患者应注意尿量,对于昏迷患者要保持呼吸道通畅。

（二）抗菌治疗

给予足量高效的抗生素是治疗的关键,宜两种或两种以上抗生素联合静脉给药。以下几种可选用。

1.氨基苷类

本类药物毒副作用较大,特别是对耳神经毒性,因此应用受到一定限制,60 岁以上老年人及 6 岁以下儿童禁用,目前常用有庆大霉素、卡那霉素和妥布霉素等。

2.氯霉素

不良反应较大,毒性大,特别是对骨髓的抑制作用,临床上应用受到一定的限制,目前较少应用。剂量:25～50 mg/(kg·d)。应经常检查血象。

3.青霉素类

其不良反应较少,有部分耐药现象,如应用 2～3 次无效时可换用其他抗生素,常用的有:氨苄西林、阿莫西林、阿洛西林、美洛西林及哌拉西林等。其用法一般为 50～100 mg/(kg·d)。

4.头孢菌素类

抗菌作用强,不良反应较少,临床疗效较好,但价格较贵。其用法如下:①头孢唑啉 50～75 mg/(kg·d)。②头孢三嗪（菌必治）50～75 mg/(kg·d)。③头孢他定（复达欣）50～75 mg/(kg·d)。头孢哌酮（先锋必素）50～75 mg/(kg·d)。以上药物均分为 3～4 次应用。

5.喹诺酮类

对痢疾杆菌作用较好,不良反应少,特别是第三代药物疗效更好,可适当选用。环丙沙星（希普欣）:成人 0.2～0.4 g/d,分 2 次静脉滴注。培氟沙星（培福新）:成人 400～800 mg/d,分 2 次静脉滴注。氧氟沙星（氟嗪酸）:成人 400～600 mg/d,分 2 次静脉滴注。氟罗沙星 200～400 mg/d,分次或一次静脉滴注。

6.其他

如亚胺培南（泰宁、泰能）系硫霉素类抗生素,常与西司他汀联用,按 1∶1 比例配合可增强抗菌活性。本药抗菌作用强,但价格昂贵,主要用于危重病例。成人 1～2 g/d,分 2～4 次静脉滴注,儿童 60～100 mg/(kg·d)分 3～4 次静脉滴注。

中毒症状好转后,可按一般菌痢治疗,改用口服抗菌药物,总疗程 7～10 天。

（三）降温止惊

1.高热

应给予物理降温,如温盐水灌肠、33%酒精擦浴、头部枕冰袋、应用冰毯等,必要时给予安乃近、吲哚美辛栓等解热剂,幼儿可用安乃近滴鼻,也可用肾上腺皮质激素。中药可用紫雪丹或安宫牛黄丸。

2.躁动不安、惊厥

可给予地西泮或水合氯醛,如高热者可给予亚冬眠疗法,体温控制在 36 ℃左右,时间一般不超过 24 小时。

（四）抗休克治疗

1.扩充血容量

在休克早期往往血液重新分布,引起组织灌注不足。补液原则:先快后慢,先浓后淡,见尿补钾。如无脱水可先用低分子右旋糖酐或 706 代血浆 500～1 000 mL/d,可改善微循环和扩容,以后成人补液 2 500～3 000 mL/d,儿童 60～80 mL/(kg·d),有脱水者按脱水程度计算补液量。

2.纠正酸中毒

先给 5%碳酸氢钠 250 mL,儿童 5 mL/kg,然后根据血气分析情况决定。

3.血管活性药物

选用血管活性药物时早期应选用血管扩张药物如山莨菪碱、异丙肾上腺素、酚妥拉明等。根据国内大量资料证实,山莨菪碱临床疗效较好,不良反应少,使用方便,成人 10～20 mg/次,儿童 0.3～0.5 mg/kg 静脉注射,10～15 分钟一次,待面色红润,循环呼吸好转,四肢温暖,脉搏有力,血压好转,即逐渐减量至停药。亦可用阿托品或东莨菪碱。若用莨菪类药物不见好转,可应用多巴胺或间羟胺,或两者联用。

4.强心药物

由于大量输液、毒素对心肌的作用,故中毒性休克的患者应常规给予快速洋地黄制剂如毒毛花苷 K 或毛花苷丙等静脉注射。

5.激素的应用

肾上腺皮质激素可有抗炎、抗毒、抗休克作用,在上述综合治疗的基础上可用地塞米松成人 20～40 mg/d,儿童 2.5～10 mg/d,一般应用 3～5 天。

6.肝素的应用

可早期应用,重度休克不必等化验结果。用法:肝素 0.5～1 mg/kg 加入 5%～10%葡萄糖液 100～250 mL 静脉滴注,4～6 小时一次,多数 1～2 次即可见效。

（五）呼吸衰竭的治疗

(1)保持呼吸道通畅,吸氧,吸痰,必要时气管插管或气管切开,并人工辅助呼吸。

(2)呼吸兴奋剂,如洛贝林 6～9 mg 或尼可刹米 0.375～0.75 g 肌内注射或静脉注射,也可用回苏灵等呼吸兴奋剂治疗。

(3)莨菪类药物:可改善脑部的微循环。可用山莨菪碱或东莨菪碱治疗,用法同上。

(4)脱水剂的应用:20%甘露醇每次 1～2 g/kg,快速静脉滴注或静脉注射,4～6 小时一次,也可用呋塞米 20～60 mg 静脉注射,也可加用地塞米松 20～40 mg/d 静脉注射加强脱水疗法。

（夏晓露）

第七节　疟　　疾

疟疾是人体疟原虫经按蚊媒介传播的地方性传染病。疟原虫经血液侵入肝细胞内寄生、繁殖,成熟后又侵入红细胞内繁殖,使红细胞成批破裂而发病。临床上以间歇性、定时性、发作性的寒战、高热、出汗以及脾肿大和贫血为特征。WHO 统计表明,全球每年有近 2 亿疟疾患者,死亡人数达 100 万。我国有 24 个省、市及自治区不同程度地存在疟疾流行,多见间日疟、恶性疟,三日疟少见,卵形疟已罕见。间日疟常有复发,恶性疟的发热不规则,可引起脑型疟。

一、病因与发病机制

（一）病因

人类疟疾由 4 种不同疟原虫引起,即间日疟原虫、卵形疟原虫、三日疟原虫和恶性疟原虫。疟原虫的发育过程分两个阶段,有两个宿主。蚊为终末宿主,人为中间宿主,在人体内主要为无性繁殖,在蚊体内为有性和孢子生殖。传播途径以雌性按蚊叮蜇为主。

（二）发病机制

疟原虫在肝细胞内与红细胞内增生时并不引起症状,当红细胞被裂殖子胀破,大量裂殖子、疟色素和代谢产物进入血液后,才引起寒战、高热,继以大汗。大部分裂殖子被吞噬细胞吞噬,一部分裂殖子侵入其他红细胞,又进行裂殖而引起间歇性疟疾发作,疟疾反复发作或重复感染获得一定免疫力后,虽血中仍有疟原虫增生,但可不出现疟疾发作,而成为带疟原虫者。

疟原虫在人体内增生引起强烈的吞噬反应,以致全身单核-巨噬细胞系统显著增生、肝脾肿大、骨髓增生、周围血中单核细胞增多、血浆球蛋白增高。

疟原虫寄生在红细胞内,并大量破坏红细胞,故病程中可有进行性贫血。间日疟与卵形疟仅侵袭幼稚红细胞,每毫升血中带原虫的红细胞不超过 25 000 个,三日疟原虫侵袭的红细胞,每毫升血中带原虫的细胞不超过 10 000 个,而恶性疟原虫能侵袭各年龄的红细胞,每毫升血中带原虫的红细胞可达 100 万个以上（≥20％的循环细胞）,故其危害最大。

凶险型疟疾发作是由于含有疟原虫的红细胞黏附于血管内壁,使血管内皮细胞损伤,从而激活内在凝血系统,引起 DIC。在脑型疟疾,脑部微血管内广泛血栓形成,引起阻塞、出血、局部缺氧,产生脑水肿,以致呼吸衰竭,其他器官如心、肺、胃肠和肾上腺也可产生同样变化。间日疟与三日疟的疟原虫的红细胞内裂殖体增生多在周围血中进行,其病变主要在单核-巨噬细胞系统。恶性疟原虫的红细胞内裂殖体增生,多在内脏微血管内进行,易致内脏损害。

二、诊断要点

（一）临床表现

蚊传疟疾的潜伏期,间日疟为 10～20 天,三日疟为 20～28 天,恶性疟为 10～14 天。

1.典型发作

（1）间日疟:常呈间日疟的发作即隔天发作一次。

发冷期:突起畏寒、寒战、面色苍白、唇指发绀、脉细速。甚至谵妄、面色潮红、皮肤干热、脉搏有力。此期初发患者持续 10～15 分钟,反复发作后可达 30～45 分钟,后体温迅速上升。

发热期:寒战停止后继发高热,体温可达 39～41 ℃。患者面色潮红,脉搏洪速,头痛如裂,呼吸急促,此期一般持续 2～6 小时。

出汗期:高热后患者全身大汗淋漓,大汗后体温骤降至正常或正常以下。自觉症状明显缓解,但仍感疲乏。本期历时 2～3 小时。

间日疟未经治疗者,在疟疾发作 5～7 次后,因产生了一定的免疫力,发作可自停,但红细胞内尚可找到疟原虫,其免疫力短暂,可在 2～3 个月后再次发作,称为近期复发（复燃）。

（2）三日疟:其寒热发作与间日疟相同,但隔 2 天发作 1 次。周期常较规则,每次发作时间较间日疟稍长。

（3）卵形疟：与间日疟相似,多较轻,隔天发作1次。

（4）恶性疟：起病急缓不一,热型多不规则,常先出现间歇性低热,继以弛张热或持续高热,也可每天或隔天发作。但常无明显缓解间歇,严重者可致脑型疟疾。

有的疟疾患者的发作可以不典型。有的病初混合感染时发作间隔可不规则。高热时常头痛、全身肌肉关节酸痛和显著乏力。

2.其他症状与体征

（1）脾大：脾轻度肿大质软,反复多次发作后脾明显肿大,程度与病程相关。

（2）肝大：肝轻度肿大,压痛,血清ALT可增高。

（3）贫血：疟疾反复发作多次后,常有贫血,恶性疟疾的贫血较明显。

3.凶险发作

凶险发作为疟疾患者死亡的主要原因。临床表现有脑型疟、肺型疟、胃肠型疟等。在我国主要为脑型疟。脑型疟90％以上由恶性疟原虫引起,故多发生于我国亚热带恶性疟流行区,如海南、广东、广西、云南、贵州、福建等省区。在高疟区与暴发流行区占恶性疟的2％～8％,偶见于间日疟和三日疟。多见于缺乏免疫力的小儿与初进入疟区的外来人口,病后又未及时诊治者。

（1）脑型：起病急,高热、剧烈头痛、烦躁不安、抽搐、呕吐、意识障碍,进而谵妄昏迷,最后可致脑水肿、呼吸衰竭。血涂片中易查见疟原虫。脑脊液压力增高,白细胞大多正常或轻度增多,蛋白质轻度增高,糖与氯化物正常。

（2）肺型：表现为急性肺水肿而致急性呼吸衰竭,可出现昏迷、抽搐、尿毒症等表现。

（3）胃肠型：寒战高热、恶心呕吐、腹痛、腹泻,严重者可致休克。

4.复发或远期复发

间日疟与卵形疟距初发病半年以后,由肝细胞内的疟原虫再次侵入红细胞内而引起的发作者称为复发或远期复发。三日疟与恶性疟无远期复发。

5.其他疟疾

（1）输血疟疾：由输入带疟原虫的血液而引起,潜伏期7～10天(可长达1个月左右),临床发作与蚊传疟疾相同。因只有红细胞内期疟原虫,治疗后一般无复发。

（2）婴幼儿疟疾：发热多不规则,可为弛张热或高热。常有呕吐、腹泻以至感染性休克或惊厥等。脾肿大显著、贫血,血片中可查见大量疟原虫,病死率较高。

6.并发症

（1）黑尿热：是疟疾患者的一种急性血管内溶血,临床表现为急起寒战、高热与腰痛、酱油样尿(血红蛋白尿)、急性贫血与黄疸,严重者可发生急性肾衰竭。其发生原因可能由于：①患者红细胞中缺乏葡萄糖-6-磷酸脱氢酶(G6PD)；②抗疟药,特别是奎宁与伯氨喹(伯氨喹啉等)抗疟药治疗；③疟原虫释出的毒素；④人体的变态反应。

（2）肾损害：有两种类型。①急性肾小球肾炎：见于恶性疟和间日疟反复发作而未经有效治疗者,表现为水肿、少尿、血压升高、尿中有蛋白质、红细胞及管型。抗疟治疗有效。②肾病综合征：主要见于三日疟长期反复发作后,也见于恶性疟,表现为进行性蛋白尿、贫血与水肿,为疟疾的抗原抗体复合物沉积于肾小球毛细血管的基底膜与血管间质所致。抗疟药治疗无效,对肾上腺皮质激素的反应也不好。

（二）实验室检查

1.血象

红细胞与血红蛋白在疟疾多次发作后可以下降，恶性疟贫血较明显。白细胞总数一般正常或减低，但初发时白细胞可稍高。在分类中，大单核细胞可增多。

2.疟原虫检查

传统镜检法仍是疟疾诊断的"金标准"。

（1）血液涂片（薄片或厚片）：染色后检查疟原虫，并可鉴别疟原虫和种类。在疟疾发作时查，虫数较多，容易检出，而间歇期采血，虫数虽见减少，但疟原虫已发育成大滋养体，容易辨别，有利于鉴定虫种。

（2）骨髓穿刺涂片：染色检查疟原虫，其阳性率较周围血涂片者高，但操作复杂，患者痛苦，骨穿法已很少采用。

3.血清学检查

近年来疟原虫体外培养成功，疟疾免疫学诊断已广泛应用。抗疟抗体一般在感染后 2～3 周便可出现，4～8 周达高峰，以后逐渐下降。人群中抗体阳性率和抗体水平能反映该地区的疟疾传播情况，故可用于流行病调查。有时与血检法配合，有助于疟疾的回顾性诊断和筛选供血对象。其方法有免疫荧光试验、间接血凝试验和酶联免疫吸附试验，快速免疫色谱法，PCR 等阳性率可达 90%。

三、病情判断

间日疟与三日疟预后良好。恶性疟易有凶险发作，尤其是脑型疟，若不早期及时治疗，病死率高。幼儿、老年患者预后较差。脑型疟昏迷程度深且时间长，外周血疟原虫密度越高，预后越严重，病死率越高。

四、治疗

（一）一般治疗和对症治疗

（1）发作期宜卧床休息，发作间歇期亦应注意休息，不可过劳，多饮水，进流质或半流质饮食，宜给予高营养饮食，补充铁质及维生素。

（2）对严重贫血的体弱患者可输血，病情重者可酌情输液，补充营养。

（3）寒战时注意保暖，高热、头痛时可头部冷敷，行温水或乙醇浴，必要时服阿司匹林。

（4）脑型疟疾：①高热或昏迷可输液并给氢化可的松静脉滴注，注意诊治低血糖；②抽搐可用苯巴比妥、水合氯醛、地西泮等药物或用氯丙嗪肌内注射或静脉滴注；③脑水肿与呼吸衰竭用脱水剂 20%甘露醇静脉注射，每天 2～3 次；④改善脑微循环：可用低分子右旋糖酐 500 mL 静脉滴注，每天 1 次，有利于减低血液黏稠度，疏散凝集的红细胞和血小板，改善微循环，并有利于 DIC 的治疗和预防。

（5）黑尿热：①立即停用可疑药物如奎宁与伯氨喹（伯氨喹啉）；②如血片中仍查到疟原虫需抗疟治疗时，则可改用氯喹、乙胺嘧啶或青蒿素等；③控制溶血反应：输液，可用氢化可的松静脉滴注，碳酸氢钠口服或静脉滴注，贫血严重者可输同型血，少尿或无尿则按急性肾衰竭处理。

（二）抗疟原虫治疗

1.一般疟疾的治疗

常用氯喹和伯氨喹联合疗法。

（1）磷酸氯喹：每片 0.25 g（含基质 0.15 g）口服 1.0 g（4 片），6～8 小时后 0.5 g（2 片），第 2～3 天各 1 次，0.5 g（2 片），共 10 片。

（2）磷酸伯氨喹：每片 13.2 mg（含基质 7.5 mg）每天 1 次 3 片，连服 8 天，恶性疟只服 2～4 天杀配子体防传播，因其无远期复发。一般与氯喹同时服用。

2.耐药性疟疾

可酌选下列一种药物代替氯喹，同时仍需加服伯氨喹（剂量同前）。①磷酸咯萘啶：每片 0.1 g（基质），成人 0.4 g（基质）即 4 片，日服一次，连服 3 天，总剂量 1.2 g（基质），共 12 片。②盐酸甲氟喹：一次顿服 0.75 g。③硫酸奎宁：每片 0.12 g。第一日口服 0.48 g，3 次，以后 0.36 g，每天 3 次，连服 6 天，（共 7 天）。④青蒿素：口服首剂 1.0 g，6～8 小时后 0.5 g，第 2～3 天各 1 次 0.5 g，共 2.5 g。直肠给药，首次 0.6 g，4 小时后 0.6 g，第 2、3 天各 0.4 g。⑤蒿甲醚：口服首剂 160 mg，第 2 天起每天 1 次，每次 80 mg，连服 5～7 天。肌内注射首剂 160 mg，第 2 天起每天 1 次，每次 80 mg，连用 5 天。⑥乙胺嘧啶＋磺胺多辛：口服 3 片（共乙胺嘧啶 75 mg＋磺胺多辛 1.5 g）1 次。⑦青蒿琥酯：成人首剂口服 100 mg，第 2～5 天，50 mg 日服 2 次，总量 600 mg。

3.凶险型发作

（1）磷酸咯萘啶：基质成人 160～320 mg（3～6 mg/kg）加入生理盐水葡萄糖液 500 mL 静脉滴注，于 3 小时滴完，每 6～8 小时 1 次，酌用 2～3 次。

（2）磷酸氯喹注射液：用于不抗氯喹者，首剂基质成人 0.3～0.6 g（5～10 mg/kg），加于生理盐水或 5％葡萄糖液 500 mL 静脉滴注，4～8 小时滴完，以后 0.3 g，每 6 小时 1 次，到总量 1.5 g，患者清醒后即改为口服氯喹。

（3）盐酸甲氟喹：一次顿服 1.0～1.5 g，可鼻饲给药。

（4）盐酸奎宁注射液：用于抗氯喹者，首剂成人 0.6 g（10 mg/kg）加于生理盐水或 5％葡萄糖液 300～500 mL 静脉滴注，于 4 小时滴完，维持量为 0.6 kg，4～8 小时滴完，1 次/8 小时，酌用 4～5 次。清醒后即改为口服奎宁。

（5）青蒿琥酯：每支 60 mg，用 5％碳酸氢钠 1 mL 溶解，再用 5％葡萄糖溶液稀释到 6 mL，配置后的青蒿琥酯为 10 mg/mL，缓慢静脉推注。首剂后 2、24、48 小时各再注射一次。

用以上各药者清醒后均须加服伯氨喹每天 3 片，恶性疟连服 2～4 天，非恶性疟连服 8 天。

4.根治带疟原虫者（抗复发治疗）

即休止期服药，常在春季或流行高峰前 1 个月进行，采取集体治疗的方式。治疗对象为 1～2 年内有疟疾史者、血中查到疟原虫者。常采用乙胺嘧啶与伯氨喹联合治疗。乙胺嘧啶 8 片（基质 50 mg），连服 2 天，加伯氨喹 2 片（基质 15 mg），连服 8 天。

（夏晓露）

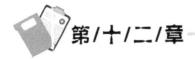

内分泌系统急危重症

第一节 垂体危象

垂体危象是指垂体功能减退症的应激危象,又称为垂体卒中。遇到应激状态(感染、创伤、手术等)而未经正规治疗或治疗不当,则可能诱发代谢紊乱和器官功能障碍。

临床表现多样。垂体分为腺垂体、神经垂体或前叶后叶,分泌多种激素,调节神经内分泌网络,故影响是全身性的,因受损部位和程度不同而产生多种类型。腺垂体分泌多种促激素,如促甲状腺素(TSH)、促肾上腺皮质激素(ACTH)、促性腺激素(GnH),及生长激素(GH)。神经垂体贮存和释放神经内分泌激素如抗利尿激素(ADH)、催产素(OXT)。以上激素的减少则影响应激反应、生长生殖、身心发育、物质与能量代谢。

一、病因

主要病因依次为垂体肿瘤、席汉综合征、颅咽管肿瘤、松果体瘤,以及脑瘤手术或放疗以后。

(一)垂体肿瘤

垂体肿瘤占颅内肿瘤的 10% 以上,多为良性,但瘤体生长、浸润损伤正常脑组织。垂体瘤多位于腺垂体部分,可分为功能性、非功能性两大类,功能性者如嗜酸细胞瘤,因生长激素增多而引起巨人症、肢端肥大症,泌乳素腺瘤引起闭经泌乳症或男性阳痿,促肾上腺皮质激素腺瘤引起库欣综合征,促甲状腺激素腺瘤引起垂体性甲亢。当垂体腺瘤破坏、挤压正常垂体腺或手术、出血、坏死时则致垂体危象或垂体卒中。无功能垂体瘤压迫正常脑组织产生多种功能低下症,如垂体性侏儒症、尿崩症、视交叉损害的偏盲、癫痫、脑积水等。

(二)颅咽管瘤

颅咽管瘤为较常见的先天性肿瘤,好发于蝶鞍之上,囊性,压迫视神经交叉而发生偏盲,压迫下丘脑或第三脑室引起脑积水、尿崩症或其他垂体功能障碍,是儿童期垂体危象的常见原因。

(三)席汉综合征

席汉综合征见于产科大出血、DIC。产科大出血常因胎盘前置、胎盘残留、羊水栓塞、产后宫缩无力、产褥热(感染)所致,此时继发垂体门脉系统缺血、血管痉挛,从而使得孕期增大的垂体梗死,功能减退,表现为乏力、怕冷、低血压、性器官和乳房萎缩等,若遇诱因则可能出现急性垂体卒中(垂体危象)或典型席汉综合征。本症常有基础病或伴发病如糖尿病、系统性红斑狼疮、某些贫血、高凝状态、下丘脑-垂体发育异常,也见于甲状腺炎,萎缩性胃炎等自身免疫疾病。

（四）其他病因

如中枢神经系统感染,颅脑外伤、脑卒中等疾病引起垂体功能减退或衰竭。

二、临床表现

患者在发病前多已有性腺、甲状腺、肾上腺皮质功能减退的症状与体征,如面色苍白,皮肤色素减少,消瘦。产后缺乳,头发及阴毛、腋毛脱落,闭经,性欲减退,生殖器及乳房萎缩,怕冷,反应迟钝,虚弱乏力,厌食、恶心,血压降低等。本病起病急骤,大多数患者则在应激或服用安眠镇静药情况下发病,少数患者则可由于使用甲状腺激素治疗先于肾上腺皮质激素,代谢率增加使肾上腺皮质功能减退进一步加重。在诱发因素作用下,患者易于发生意识不清和昏迷。临床表现有多种类型,其中以低血糖型为多见,患者每于清晨空腹时发病,感头晕、出汗、心慌,精神失常,癫痫样发作,最后进入昏迷。感染引起者,患者高热,瞬即显现神志不清、昏迷,多伴有血压降低甚至休克。低体温型,多发生于冬季,严重者体温可低于 30 ℃,系由于甲状腺功能减退所致。患者皮质醇不足,对水负荷后的利尿反应较差,因此在饮水过多或进行水试验时容易引起水中毒,表现恶心、呕吐、烦躁不安、抽搐、昏迷等。垂体卒中起病突然,患者感剧烈头痛,恶心、呕吐,视力减退以至失明,继而意识障碍以至昏迷,多有脑膜刺激征,脑脊液检查可发现红细胞、含铁血黄素、蛋白质增高等;患者在起病前已有肢端肥大症、库欣综合征、纳尔逊综合征等临床表现与体征,但在无功能的垂体肿瘤则可缺如。垂体肿瘤或糖尿病视网膜病变等需作垂体切除治疗的患者,术后可因局部损伤、出血和垂体前叶功能急剧减退以致昏迷不醒,患者可有大小便失禁,对疼痛刺激仍可有反应,血压可以正常或偏低,如术前已有垂体前叶功能不全和(或)手术前后有水、电解质平衡紊乱者则更易发生。

三、实验室检查

本病涉及多种内分泌功能改变,个体临床表现不同,故实验室检查也因人因病而异,但总以血液检验和影像检查为主。颅脑 CT、MRI 可见垂直肿瘤或其他占位性病变,席汉综合征者可见垂体坏死、萎缩,以蝶鞍部明显(表 12-1)。

表 12-1　垂体危象综合征鉴别简表

激素缺乏类型	临床特点	实验室检查
促甲状腺激素 TSH	怕冷、呆滞、黏液水肿	血 TSH↓,CRH 负荷试验无反应
促肾上腺皮质激素 ACTH	低血糖、低血压、乏力	血 ACTH、皮质醇、尿 17-OH、17-KS
促性腺激素 GnH	性器官萎缩、性功能低下	血酮、雌二醇、孕酮↓、PRL↓、FSH、LH↓、PRL↓
生长激素 GH	低血糖、发育迟滞	血 GH↓
抗利尿激素 ADH	烦渴、多饮、多尿、低比重尿,继发脱水、电解质紊乱	血 ADH↓,血、尿的渗透压↓

注:17-OH:17-羟皮质醇;17-KS 酮皮质醇;PRL:泌乳素;LH:黄体生成素;FSH:卵泡刺激素;CRH:促肾上腺皮质素释放激素。

四、治疗

(一)一般治疗

防治感染、创伤,心理调节,劳逸适度,饮食平衡、二便通畅,防治并发症,处理相关疾病。

(二)垂体功能不足的替代疗法

酌情补充靶组织激素,尤其注意防止肾上腺皮质功能减退或肾上腺危象。①肾上腺皮质激素替代:常用氢化可的松:5 mg/d,一般于早晨 8 时口服,并注意昼夜曲线,应激状态时加量,严重低血压者可加用醋酸去氧皮质酮(DOCA)1 mg/d;②甲状腺激素替代:选用干甲状腺片,小量开始,首日 4～10 mg,逐渐增至最佳量 60～120 mg/d;③性激素替代,育龄妇女可用雌激素-孕素人工周期疗法,男性用丙睾酮 25 mg 每周 1～2 次,或 11 酸睾酮(长效)250 mg,每月肌内注射一次,促性腺释放激素戈那瑞林(促黄体生成素释放激素 LRH),每次 0.1～0.2 mg,静脉滴注或喷鼻;④其他激素替代,儿童生长激素缺乏,可用基因重组生长素 0.10 U/kg 皮下注射,治疗持续 1 年左右。尿崩症则要补充抗利尿激素,长效尿崩停 0.2～0.5 mL,每周肌内注射一次。

(三)垂体危象的抢救

常用肾上腺皮质激素和甲状腺素,经 1 周病情稳定,继续激素维持治疗,同时治疗原发病(如脑瘤)、诱因(如感染)、相关病(贫血、风湿性疾病、甲状腺炎、糖尿病、下丘脑-垂体发育异常)。垂体危象一般勿用加重病情的药物如中枢神经抑制药、胰岛素、降糖药。因感染诱发者,于抗感染同时加大肾上腺皮质激素用量。具体措施:①静脉注射高渗葡萄糖,以纠正低血糖。50%葡萄糖溶液 40～60 mL 静脉注射,继以 10%葡萄糖盐水静脉滴注维持,并依病情调整滴速;②静脉滴注氢化可的松或其他肾上腺皮质激素,氢化可的松用量可达 300 mg 以上,适用于肾上腺皮质功能不足、水中毒、体温过低等多种类型;③甲状腺素口服、鼻饲或保留灌肠,尤适于水中毒型、低温型、低钠型或混合型。常用甲状腺干片每天 3～5 片。左甲状腺素(L-T$_4$)为人工合成品,可供口服或静脉滴注,首剂 200～500 mg;④维持水与电解质平衡,失钠型常用生理盐水纠正脱水、补充钠盐;水中毒型补充甲状腺素、利尿、脱水,同时酌情补充糖和多种激素;⑤高热型,常有感染、创伤等诱因,或在激素替代时发生,应紧急处理,包括物理降温,正确补充多种激素等综合措施。

(杜德鹏)

第二节　甲状腺功能减退危象

甲状腺功能减退危象,又叫甲减危象、黏液性水肿昏迷,是甲状腺功能减退失代偿期的严重表现。病情重笃,危及生命,且症状复杂多变。

一、病因

常见病因来自甲状腺病变(慢性淋巴细胞性甲状腺炎等)和垂体-下丘脑病变,多种诱因促发危象。

(一)甲状腺病变

成人自身免疫性甲状腺炎常见慢性淋巴细胞性甲状腺炎(桥本甲状腺炎),血中存在大量自身抗体,攻击、破坏甲状腺组织,可经历甲状腺炎、甲亢、甲状腺功能正常,后期出现甲状腺功能减退,甚至黏液性水肿,或合并恶性贫血。此外,甲状腺肿瘤切除或放射性碘治疗后,颈部肿瘤放疗后,先天性甲状腺发育障碍或缺如,或硫脲类药物过量等因素也促发甲减。

（二）垂体下丘脑病变

引起继发性甲减,垂体病变,使得促甲状腺激素（TSH）分泌不足,下丘脑病变可使甲状腺激素释放激素（TBH）分泌不足,均可影响甲状腺素分泌。

（三）诱因

甲减可能是一漫长的病理过程,在诱因作用下,甲状腺功能衰竭出现危象,常见诱因有受寒、用药不当（镇静药促发）、手术、感染、创伤等。

二、临床表现

患者多为老年女性,好发于冬季,表现为嗜睡、昏迷,体温过低（<33 ℃）,生命体征微弱。多种反射消失。一般表现为精神神经异常、代谢和体温调节障碍,以及诱因和甲减表现。患者有面色苍黄、皮肤粗糙、唇厚鼻宽、舌大外置、表情呆滞、反应迟钝等甲减表现,可有肺炎、传染病、卒中、外伤等相关病症。

三、实验室检查

（1）甲状腺功能检查:检测血清甲状腺素（TT_3、TT_4、FT_3、FT_4、rT_3）明显减低。血清促甲状腺素（TSH）低下提示垂体下丘脑病变引起继发性甲减,而 TSH 升高提示原发性甲减。放射核素检查具有诊断价值,但可影响甲状腺功能,故应少用于甲减,如甲状腺吸碘（I）率、甲状腺扫描均可能影响甲状腺功能。

（2）血液一般检查和生化检查:红细胞和血细胞比积下降,白细胞计数减少、核右移。低血糖、低血钠,血清酶可升高,血气分析显示二氧化碳潴留低氧血症。

（3）心电图示心动过缓、低电压、QT 延长、ST-T 改变,超声心动图显示心脏增大或心包积液。

四、治疗

宜早诊早治,争取一两日内好转。若 24 小时后不能逆转病情,则预后较差,病死率颇高。

（1）补充甲状腺素:选用快速作用的甲状腺素制剂三碘甲状腺原氨酸 100 μg 静脉注射,然后静脉滴注维持,每 6 小时 5～15 g,直至患者清醒后改为口服,但其药源紧张。也可选用左旋甲状腺素,首剂 200～500 μg 静脉注射,以后间歇给药,用量减少。甲状腺片口服也有效,但因甲减危象时 T_4 转化为 T_3 较为缓慢,延缓了生效时间。

（2）控制感染、消除诱因:多选用广谱抗生素,并注意心、肝、肾功能监测。

（3）其他抢救措施:①氧气疗法,保持气道通畅,危重者采用机械通气;②补充肾上腺皮质激素,氢化可的松 50～100 mg 静脉注射,每 4～6 小时一次,患者清醒后递减或停用;③纠正低血压可用少量间羟胺、去甲肾上腺素或多巴胺,同时心电监护,及时防治心律失常;④补充营养、调节水电解质和酸碱平衡,适当补充葡萄糖、维生素 B 族、氯化钠或能量合剂。

（杜德鹏）

第三节 甲状腺毒症危象

甲状腺功能亢进症(简称甲亢)的患者由于某些诱因,以致原有症状急性加重,常达到有生命危急的程度,称甲状腺毒症危象(简称甲亢危象)。绝大部分患者表现为异常烦躁或昏迷、高热、大汗、极度心动过速和呕吐、腹泻等,如不及时抢救,可导致死亡。

一、诱因及发病机制

(1)内科所见的甲亢危象最多为感染所诱发,其次为情绪激动、精神创伤等应激情况所致。这两个因素,一方面可使甲状腺激素分泌骤然增多,另一方面由于身体处于应激状态,可引起儿茶酚胺释放增多,组织对甲状腺激素的反应增加,导致甲亢症状突然增重。危象多出现于感染或精神刺激的高峰阶段。另外,甲亢治疗过程中,症状未缓解,就突然停用抗甲状腺药物,也可使甲状腺激素释放增多,引起危象。

(2)外科所见的甲亢危象几乎都是甲状腺手术后或其他手术所诱发,其中多数是在术前甲亢没有得到很好控制的情况下,也有的是在进行其他手术前,忽视了甲亢的存在。手术的刺激,以及术中过分挤压甲状腺,而使大量甲状腺激素急剧地排入血液中去,使血清甲状腺激素格外升高,同时由于应激,组织对甲状腺激素的敏感性增加,所以容易使甲亢症状突然增重,而引起危象。手术因素诱发的危象多出现在术后第1~2天内。

(3)在进行放射性同位素碘(^{131}I)治疗过程中发生的甲亢危象,多系甲状腺显著肿大或病情较重,在治疗前未预用抗甲状腺药物者,用^{131}I治疗后,可发生放射性甲状腺炎,致甲状腺激素释放增多入血,而引起危象。危象多出现在治疗后1~2周中。

(4)妊娠期甲亢控制不好,而处于分娩时,由于身体处于应激状态,可引起儿茶酚胺释放增多,组织对甲状腺激素的反应增加,导致甲亢症状突然增重。而引起危象。

近年来,许多学者观察到,甲亢危象患者血清T_3及T_4并不比一般的甲亢(没有危象)者为高,所以不支持甲亢危象是由于过多T_4或T_3生成所引起的这一学说。甲亢患者体内组织中儿茶酚胺的受体数目增多,因而心脏及神经系统对血循环中的儿茶酚胺过度敏感。甲亢患者血清T_4及T_3与TBG结合的能力降低,游离T_4(FT_4)及T_3(FT_3)增多。故目前认为甲亢危象的发生是各种因素综合作用引起的。

二、临床表现及特征

甲亢危象的临床表现是原有的甲亢症状突然加重。特征性的是代谢率高度增高及过度肾上腺素能反应症状:高热同时有大汗。这一特征有别于退热时才出汗的感染性疾病的高热患者。甲亢危象的临床表现如下。

(一)高代谢率及高肾上腺素能反应症状

(1)高热,体温升高一般都在40 ℃上下,常规退热措施难以收效。

(2)心悸,气短,心率显著加快,一般在160 次/分以上,脉压显著增宽,常有心律紊乱(房颤、心动过速)发生,抗心律失常的药物往往不奏效。有的可出现心力衰竭。

（3）全身多汗、面色潮红、皮肤潮热。

（二）消化系统症状

消化系统症状常见于食欲减退，恶心，呕吐，腹泻，严重时可出现黄疸，多以直接胆红素增高为主。

（三）神经系统症状

极度乏力，烦躁不安，最后可导致脑细胞代谢障碍而陷入谵妄、甚至昏迷。

（四）不典型表现

不典型的甲亢患者发生甲亢危象，不具备以上症状和体征，如淡漠型甲亢发生甲亢危象的表现如下。

（1）表情淡漠、迟钝、嗜睡，甚至呈木僵状态，体质虚弱、无力，消瘦甚或恶病质，体温一般仅中度升高，出汗不多，心率不太快，脉压小。

（2）一些患者仅以某一系统症状加重为突出表现。①以神经系统症状为主：烦躁不安、谵妄，甚至昏迷；②以循环系统症状为主：心率极度增快、心力衰竭；③以消化系统症状为主：食欲减退、恶心、呕吐、腹泻。死亡原因多为高热脱水，休克，严重的水、电解质紊乱以及心力衰竭等。

三、诊断及鉴别诊断

（一）诊断

（1）有明确甲亢病史或典型甲亢表现的患者，在有诱因的情况下，突然出现下列症状和体征，就可诊为甲亢危象：①烦躁不安、谵妄或昏迷；②高热同时有大汗，一般退热措施难以收效；③心率极度增快、超过 160 次/分，常伴有房颤或心动过速，抗心律失常的药物常不奏效；④恶心，呕吐，腹泻。甲亢危象中的绝大多数患者靠病史、症状和体征即可作出诊断，只有极少数不典型的甲亢患者需要进一步作甲状腺功能检查才可肯定诊断。

（2）实验室检查主要为 TT_4、TT_3、FT_4、FT_3、TSH 等甲状腺激素的测定。甲状腺摄[131]I 率、甲状腺B超和甲状腺核素扫描在甲亢危象时不作为一线检查指标。检测血、尿、便常规、血生化、电解质、心电图等相关项目。

（二）鉴别诊断

因甲亢危象有明确的甲亢病史、明显的症状和体征，较少有其他疾病被误诊为甲亢危象的，但常被误诊为其他疾病。误诊的大部都是以某一系统表现为主的或淡漠型的甲亢患者中，既未问出甲亢病史，甲状腺肿大和眼征也不明显者。

（1）以高热、大汗和白细胞计数增高为主要表现者，常被当成重症感染。这时应注意到高热为持续性，一般退热措施不显，高热同时有大汗，心率异常增快，脉压加大以及起病即有烦躁等与重症感染一般规律不同的征象，就会想到甲亢危象的可能。

（2）以快速型心律失常、心力衰竭和烦躁为主要表现者，有的因患者年龄较大、脉压大和心肌缺血的心电图改变，而被当成冠心病合并心力衰竭。这时应注意到第一心音增强，胆固醇偏低，扩冠药、强心苷和抗心律失常的药物疗效不佳等与冠心病一般规律不符的情况，多能考虑到甲亢危象。

（3）以食欲减退，恶心，呕吐，腹泻为主要表现者，常被误为急性胃肠炎。危象的吐泻多不伴腹痛，溏便居多，便中无红、白细胞，吐泻的同时有高热，大汗，脉压增大，一般能与急性胃肠炎鉴别。

(4)以昏睡、显著消瘦、黄疸为主要表现者,有时被误为肝脏病引起的昏迷。如果检查未发现常见的肝硬化的皮肤改变、门脉高压的表现,黄疸指数、谷丙转氨酶升高和清蛋白降低的程度和肝脏大小又不符合爆发性肝炎,甲胎球、转肽酶和肝脏触诊又不支持肝癌,这时应进一步查甲状腺激素,以免将甲亢危象漏诊。

目前也经常用积分法来诊断甲亢危象。如表 12-2。

表 12-2　甲亢危象的诊断标准

观察项目	分数	观察项目	分数
体温(℃)		心率(次/分)	
37.2	5		
37.8	10	99～109	5
38.3	15	110～119	10
38.9	20	120～129	15
39.4	25	130～139	20
≥40	30	≥140	25
中枢神经系统症状		充血性心力衰竭	
无	0	无	0
轻(焦虑)	10	轻度(脚肿)	5
中度(谵妄、精神病、昏睡)	20	中度(双侧肺底湿润)	10
重度(癫痫、昏迷)	30	重度(肺水肿)	15
消化系统症状		心房纤颤	
无	0	无	0
中度(腹泻、恶心/呕吐、腹痛)	10	有	10
重度(不能解释的黄疸)	20	诱因	
		无	0
		有	10

注:分数≥45 甲亢危象;分数 25～44 危象前期;分数<25 无危象

四、甲亢危象预防

甲亢危象是可危及患者生命的急重病症,对甲亢患者应注意预防危象的发生。有效地、满意地控制甲亢是防止甲亢危象发生的最主要措施。

(1)积极进行合理的抗甲亢治疗,向患者说明治疗的必要性和重要性,坚持定期服药,避免产生以为症状缓解,而自行停药或怕麻烦不坚持用药的现象,避免因突然停药后出现"反跳"现象而诱发甲亢危象。

(2)指导患者了解有关药物治疗常见的不良反应及药物性甲减,以便及时发现及时得到处理,并嘱患者定期门诊复查血象、肝功能、甲状腺激素水平,在医师指导下调整服药剂量,避免并发症发生,促进早日康复。

(3)在高代谢状态未能改善以前,患者可采用高蛋白、高热量饮食,除糖类外,可使用牛奶、豆浆、瘦肉、鸡蛋、鱼、肝等食物,在两餐基本饮食之间可加牛奶、豆浆、甜食品。禁食含碘食物,如海带。患者出汗多,丢失水分多,应保证足够的饮料,平时不宜喝浓茶、咖啡等刺激性饮料。

（4）预防并积极治疗感染。如已发生,应在积极抗感染治疗中,严格注意危象的征兆。

（5）指导患者了解加重甲亢的有关因素,尤其是精神愉快与身心疾病的关系,避免一切诱发甲亢危象的因素,如感染、劳累、精神创伤,以及未经准备或准备不充分而手术等。

（6）指导患者学会进行自我心理调节,增强应对能力,并注意合理休息,劳逸结合;同时也向患者家属提供有关甲亢的知识,让家属理解患者的现状,多关心、爱护和支持患者。

（7）行甲状腺次全切除术治疗者术前准备要充分,严格掌握手术时机。术后两天之内,应严密观察病情变化,可遵医嘱补充适量的糖皮质激素,并做好甲亢危象的急救准备。

（8）对于甲亢病情较重或甲状腺肿大明显患者在给予同位素治疗前,应先应用抗甲状腺药物,待病情较平稳后再给同位素治疗,治疗后的 1～2 周中需注意观察危象征兆,并勿挤压甲状腺,防止大量甲状腺激素,突然释放入血,从而引起甲亢危象。

五、急诊处理

一旦发生危象则需积极抢救。

（一）抑制甲状腺激素合成

此项措施应在甲亢危象确诊后立即并最先进行。首选丙基硫氧嘧啶（PTU）,首次剂量 600 mg 口服或经胃管注入。如无 PTU 时可用等量他巴唑（MM）60 mg。继用 PTU 200 mg 或 MM 20 mg,1 次/6～8 小时每天 3～4 次,口服,待症状减轻后改用一般治疗剂量（在北京协和医院用抗甲状腺药物,PTU 用量一般不超过 600 mg/d 或 MM 60 mg/d）。还可用 PTU 或 MM 与心得安和琥珀酸氢化可的松（50 mg）,三者合用,每 6 小时一次,可加强抑制 T_4 转变为 T_3。

（二）抑制甲状腺激素释放

服 PTU 后 1～2 小时再加用口服复方碘溶液（即卢戈氏液,含碘 5%）,首剂 2～3 mL（30～45 滴）,以后每 6～8 小时 2 mL（30 滴）,至危象消失为止。不能口服者由直肠注入,紧急时以注射用复方碘溶液4～12 mL（溶于 1 000 mL 0.9% 的盐水中）,24 小时内,或用 12.5% 的碘化钠 0.5～1.0 g 加入 5% 的葡萄糖生理盐水500 mL中静脉滴注 12～24 小时,以后视病情逐渐减量,一般使用 3～7 天停药。如患者对碘剂过敏,可改用碳酸锂0.5～1.5 g/日,分 3 次口服,连服数天。

（三）抑制组织中 T_4 转换为 T_3 和（或）抑制 T_3 与细胞受体结合

PTU、碘剂、β 受体阻滞剂和糖皮质激素均可抑制组织中 T_4 转换为 T_3。

（1）碘剂:如甲亢危象是由于甲状腺炎或应用过量甲状腺激素制剂所致,用碘剂迅速抑制 T_4 转换为 T_3 比抑制甲状腺激素合成更重要。而且,大剂量碘剂还可抑制 T_3 与细胞受体结合。

（2）β 受体阻滞剂:如无哮喘或心功能不全,应加用普萘洛尔 30～50 mg,每 6～8 小时口服一次,对控制心血管症状的效果显著,必要时可用 1～2 mg 经稀释后缓慢静脉注射,视需要可间歇给 3～5 次。可在心电图监护下给药。

（3）氢化可的松:此药除抑制 T_4 转换为 T_3、阻滞甲状腺激素释放、降低周围组织对甲状腺激素的反应外,还可增强机体的应激能力。用 200～400 mg 氢化可的松加入 5%～10% 葡萄糖盐水中静脉滴注,以后100 mg每 6～8 小时一次。

（四）降低血甲状腺激素浓度

在上述常规治疗效果不满意时,可选用血液透析、腹膜透析或血浆置换等措施迅速降低血甲状腺激素浓度;一般说来,患者血清甲状腺激素水平不太高。极个别患者需用血液透析术或腹膜透析法以去除过高的血清甲状腺激素。

（五）抗交感神经药物

如有严重的心力衰竭及哮喘时不宜用心得安,可用利血平1～2.5 mg肌内注射,每6～8小时一次。

（六）支持治疗

（1）应监护心、肾、脑功能,迅速纠正水、电解质和酸碱平衡紊乱,静脉输液,补充足够的葡萄糖、热量和多种维生素等,维持水与电解质平衡。

（2）积极治疗诱发因素,必要时给予抗生素、抗过敏药物及加强手术后的护理等。去除诱因,防治基础疾患是预防危象发生的关键。尤其要注意积极防治感染和作好充分的术前准备。出现心力衰竭时,应给予吸氧,使用利尿剂及洋地黄制剂。

（七）对症治疗

（1）高热者给予物理降温;必要时,可用中枢性解热药,如对乙酰氨基酚（扑热息痛）等,但应注意避免应用乙酰水杨酸类解热剂（因可使 FT_3、FT_4 升高）。必要时可试用异丙嗪、哌替啶各50 mg 静脉滴注。

（2）镇静剂:安定口服或肌内注射;亦可用冬眠药物。苯巴比妥钠是最好的镇静剂,它使 T_4及 T_3 分解代谢增快,使其活性降低,最终使血清 T_4 及 T_3 水平降低。

（3）降温:乙醇擦浴或冰袋冷敷,必要时冰水灌肠,与冬眠药物合用。

（八）预防再发

待危象控制后,应根据具体病情,选择适当的甲亢治疗方案,并防止危象再次发生之可能。

（九）护理

（1）严密观察病情变化,注意血压、脉搏、呼吸、心率的改变,观察神志、精神状态、腹泻、呕吐、脱水的改善情况。

（2）保持环境的安静、安全,嘱患者绝对卧床休息,室内光线不宜太强,以免影响患者休息。

（3）加强精神心理护理,解除患者精神紧张,给予安慰解释。应指导患者家属避免紧张情况,多给予患者情绪上的支持。

（4）手术后密切注意脉搏、血压、呼吸和体温改变,警惕发生危象,一旦出现,应立即采取措施,并报告有关医师。

（5）高热患者应迅速降温:①降低室内温度;②头敷冰帽;③大血管处放置冰袋;④遵医嘱采用人工冬眠。

（6）迅速建立静脉输液途径,并按医嘱完成治疗任务。

（7）给予高热量饮食,鼓励患者多饮水,饮水量每天不少于3 000 mL,昏迷者给予鼻饲饮食,注意水电解质平衡。

（8）呼吸困难,发绀者给予半卧位、吸氧（2～4升/分）。

（9）对谵妄、躁动者注意安全护理,使用床挡,防止坠床。

（10）昏迷者防止吸入性肺炎,防止各种并发症的发生。

（杜德鹏）

第四节　肾上腺危象

　　肾上腺危象亦称急性肾上腺皮质功能不全,是由于肾上腺皮质功能急性衰竭,皮质醇和醛固酮绝对或相对缺乏所致的内科急症。临床表现主要为高热(或无发热)、恶心、呕吐、失水、低血压、意识障碍以至昏迷,如能及时抢救,可挽救患者生命,否则多以死亡告终。肾上腺危象可发生于原有肾上腺皮质功能不全的基础上,亦可发生于肾上腺皮质功能良好的情况下。

一、分类

　　(一)发生于肾上腺皮质功能减退基础上

　　(1)慢性原发性肾上腺皮质功能不全,或一些先天性肾上腺皮质疾病如先天性肾上腺皮质发育不全等所致的肾上腺皮质功能不全,在感染、手术、创伤、过劳、大汗、呕吐、腹泻等应激状态下,机体需要肾上腺皮质激素的量增加,或在肾上腺皮质激素替代治疗过程中药物中断,均可使体内肾上腺皮质激素不能适应机体需要,从而诱发危象。

　　(2)垂体前叶减退症所导致的继发性肾上腺皮质功能不全在应激状态下未能及时补充肾上腺皮质激素,部分患者可能由于在皮质激素治疗之前使用甲状腺激素,或甲状腺激素剂量过大,从而使肾上腺皮质激素转换及代谢增速,以致体内肾上腺皮质激素不足。

　　(3)双侧肾上腺全切除、次全切除或一侧切除但对侧明显萎缩者,术后如未能及时予以合理的皮质激素替代治疗,易于在感染或劳累等应激状态下诱发危象。

　　(4)长期使用大剂量肾上腺皮质激素治疗的患者,在药物突然中断或撤退过速时,由于垂体-肾上腺皮质轴受外源性皮质激素长期反馈抑制,以致不能分泌足够的肾上腺皮质激素而导致危象。

　　(二)发生于肾上腺皮质功能良好基础上

　　(1)败血症:严重败血症可引起肾上腺危象,称华-弗综合征,系由于双侧肾上腺皮质出血、坏死所致。常见的致病菌为脑膜炎球菌,其次为流感杆菌、A族溶血性链球菌、金黄色葡萄球菌等。败血症所致的双侧肾上腺坏死可能为过度的促肾上腺皮质激素刺激和血液供应不足的结果,另一方向可能与弥散性血管内凝血(DIC)所致的肾上腺皮质出血和坏死有关。

　　(2)抗凝治疗:在肝素、双香豆素及其衍生物的治疗过程中,可引起双侧肾上腺皮质出血,多见于老年人。

　　(3)肾上腺静脉血栓形成:临床较少见,可发生于产后和严重烧伤患者。

　　(4)其他:白血病、癌转移、肾上腺静脉造影和癫痫持续状态,均可导致双侧肾上腺出血及坏死。

二、诊断

　　(一)临床表现特点

　　肾上腺危象大多起病急骤,表现出明显的疲乏、头痛、恶心、呕吐,常伴腹泻、腹痛,肋脊角疼痛及压痛(Rogoff 征)。由抗凝剂治疗所致者多于用药 7～10 天后发病,开始时感腹部不适、腹胀,继而剧烈腹痛伴腹肌紧张。肾上腺静脉血栓形成所致者,常突然剧烈腹痛,疼痛位于患侧脐旁肋缘下约 7 cm 处,腹部柔软。体温可达 40 ℃以上,为病情严重征象,但少数亦可体温不升。除继发于垂体功能减退者外,患者失水,皮肤干燥、弹性差,舌干;严重者机体失水总量达 3 L 以上,以至循环衰竭、血压下降、少尿、无尿、肾功能减退、血尿素氮增高。血糖降低,患者常因此而导致抽搐。由于神经中枢代谢和功能受损,患者表现极度软弱、烦躁,进而淡漠、嗜睡,最后进入昏迷。严重败血症所致者,病情进展迅速,很快进入休克状态,常有皮肤瘀斑和出血点。少数肾上腺危象患者呈亚急性经过,开始时患者感疲乏、神志淡漠或烦躁不安,逐渐进入极度虚弱状态,最后出现虚脱和昏迷。

（二）实验室检查特点

大多数肾上腺危象患者可有电解质紊乱和低血糖。由于皮质醇和醛固酮不足使肾脏储钠功能和自由水排出障碍,远端小管排钾、氢和铵功能降低,出现低血钠、高血钾和轻度酸中毒,血清钠和钾比值可由正常的30：1降至25：1以下。部分患者可出现轻度血钙升高;脱水和肾小球滤过功能降低可出现肾前性氮质血症,血尿素氮升高。嗜酸粒细胞直接计数常大于 $0.3×10^9/L$,提示肾上腺皮质激素不足。血皮质醇测定低于 275.9 nmol/L（10 μg/dL）或人工合成 ACTH 试验血浆皮质醇较治疗前升高少于193.1 nmol/L（7 μg/dL）,或绝对值低于 496.6 nmol/L（18 μg/dL）,24 小时尿 17-羟皮质醇低于 10 mg,提示肾上腺皮质储备功能低下。

（三）诊断要点和鉴别诊断

根据病史、临床表现以及有低血糖、低血钠、高血钾、嗜酸粒细胞增多和皮质醇、醛固酮不足的实验室依据,可考虑本病,如血皮质醇浓度水平降低、肾上腺皮质储备功能低下则诊断可以成立。本病应注意与尿毒症昏迷、肝昏迷、糖尿病酮症酸中毒昏迷和糖尿病非酮症高渗性昏迷等鉴别。根据病史、临床特点和实验室检查,鉴别诊断多无困难,且它们血皮质醇多升高,而肾上腺危象血皮质醇则降低。使用抗凝剂治疗的心肌梗死患者,由于双侧肾上腺皮质出血所致肾上腺危象需与心肌梗死所致的病情恶化鉴别。后者多无剧烈腹痛,腹肌不紧张,而且有血清天冬氨酸氨基转移酶增高和心电图异常等表现,血皮质醇不降低。

三、治疗

本病为内科严重急症,一经临床诊断即需进行抢救,不必等待血皮质醇等检验结果才开始。治疗包括纠正水、电解质紊乱,补充足够的皮质激素,治疗诱发因素和抗休克。

（1）抽取血标本测定皮质醇、醛固酮、钾、钠、钙、尿素氮、肌酐、血糖以及嗜酸粒细胞直接计数后,立即给予 5％葡萄糖氯化钠液或生理盐水静脉滴注。开始第 1 小时可给予 1 000 mL,第 2～4 小时给予1 000 mL,以后可根据尿量、血细胞比容、血电解质情况适当调整滴注速度。第 1 天的补液量需 3 000～5 000 mL。对老年及伴有心肺功能不全的患者进行补液时宜监测中心静脉压。如体重增加,皮肤有可陷性压痕,纠正血容量后尿量不增加,血清钠显著降低,中心静脉压升高,应警惕水中毒。此时应注意输入液量,必要时要限制水分输入。肾上腺危象的低血钠经补充生理盐水和皮质激素后多可纠正,不宜输入高渗盐水和高渗溶液,以免加重细胞脱水。

（2）有条件可于开始治疗的同时做人工合成 ACTH 试验。方法是于第 1 个 1 000 mL 液体中加入人工合成 $ACTH_2$50 μg、地塞米松 10 mg,在 60 分钟内均匀滴入,于治疗前及滴注后 30、60 分钟分别取血测定皮质醇浓度。

（3）如不做人工合成 ACTH 试验者,可给予氢化可的松治疗。开始用琥珀酸氢化可的松

100 mg 静脉注射,继以氢化可的松 200~400 mg 加入补液中(浓度为 1 000 mL 液体中加入氢化可的松 100 mg)静脉滴注 24 小时。盐皮质激素一般不必应用。

(4)血压下降,主要为纠正血容量,必要时可输注全血、血浆、人血清清蛋白等。如补充血容量后收缩血压仍低于 9.3 kPa(70 mmHg),可使用间羟胺或去甲肾上腺素。

(5)每 2 小时监测血钾、钠、血糖、CO_2 结合力等。治疗前的轻至中等度的低血钠、高血钾等给予 5% 葡萄糖生理盐水、皮质激素等治疗后多能纠正。如血钾高于 6.5 mmol/L,可给予 1.25% 或 2.5% 碳酸氢钠 50~100 mmol(4.2~8.4 g),多能有效地降低血钾和改善心律失常。于迅速纠正血容量和应用皮质激素后,患者有足够的尿量排出时,可发生低血钾,应密切注意和及时补充。低血糖者静脉注射 50% 葡萄糖液 40~60 mL,随后以 5% 葡萄糖氯化钠液维持。

(6)有条件时可做血气分析以了解酸碱平衡紊乱情况后进行治疗。轻度至中等度的酸中毒经上述治疗后能很快得以纠正,如血 pH 小于 7.2 或 HCO_3^- 低于 10~12 mmol/L,可给予碳酸氢钠纠正。

(7)有感染者使用有效抗生素。体温达 40 ℃ 或以上者,应予物理降温,使体温降至 39 ℃ 左右。使用抗凝剂治疗所致者可用鱼精蛋白。华-弗综合征的发病与 DIC 有关,除使用抗生素外,可根据 DIC 情况给予肝素治疗。

(8)肾上腺危象多于治疗后 24 小时病情趋向稳定。治疗第 2 天以后的液体入量可根据患者失水情况、尿量、血压等予以调整,一般仍可给予 2 000~3 000 mL。如患者开始清醒,呕吐停止,可予牛奶、肉汁、糖水、果汁等流质饮食,少量多餐,每 4 小时 1 次,可减少补液量。氢化可的松使用可按前 1 天的总量每天减少 30%~50% 给予,或根据病情改为肌内注射或口服,逐渐减至氢化可的松每天 20~30 mg 或可的松每天 25~37.5 mg 的维持剂量以替代治疗。根据病情需要,必要时还需补充盐皮质激素。

(杜德鹏)

第五节　低血糖危象

低血糖危象是由多种原因引起的糖代谢紊乱,致血糖水平降低的一种反应。因血糖下降速度过快、血糖水平过低或个体对低血糖的耐受性较差,患者可突然出现神经系统和心血管系统异常,严重者可造成死亡。

一、病因与发病机制

(一)病因

凡有食物摄入不足,肝糖原贮存减少,糖原异生障碍或胰岛素分泌过多,拮抗胰岛素的激素分泌相对或绝对减少等原发病者。遇有延长进食时间、饮酒、剧烈运动、寒冷、月经来潮、发热等促发因素,均可导致低血糖危象的发生。

产生低血糖危象的原因很多,最常见的是功能性胰岛 β 细胞瘤分泌过多的胰岛素所致。少数是由于非胰腺的中胚叶肿瘤(如某些纤维瘤、纤维肉瘤、平滑肌瘤等,约 80% 发生于腹腔内)产生有胰岛素活性的物质如胰岛素生长因子(IGF-Ⅰ、Ⅱ)过多。也有因应用岛素或口服降糖药物过量或酒精中毒引起。

（二）发病机制

正常人血浆葡萄糖维持在一个较恒定的水平，24 小时内波动范围很少超过 2.2～2.8 mmol/L（40～50 mg/dL）。这种葡萄糖内环境的稳定是通过多种激素及酶来维持的。血循环中的葡萄糖是细胞、特别是脑细胞能量的主要来源，而脑细胞贮存葡萄糖较少，主要依靠血中葡萄糖随时供给。中枢神经系统每分钟大约需要葡萄糖 100 mg，即每小时 6 mg 或每天 144 g，超过了肝脏可动员的糖原贮存量。如果血中完全没有葡萄糖时，脑内贮备的葡萄糖只需 10～15 分钟即被消耗完。当低血糖症状反复发作并历时较久时，可使脑细胞变性、脑组织充血、坏死。大脑皮层、中脑、延脑活动受抑制，皮层下中枢包括基底节、下丘脑及植物神经中枢相继受累而发生躁动不安、神志不清、痉挛及舞蹈样动作，患者有心动过速、脉搏细弱、瞳孔散大、呼吸浅快、血压下降，甚至发生强直性惊厥，最后进入昏迷。

二、诊断

（一）临床表现

临床症状与血糖下降速度、持续时间长短、个体反应性及基础疾病有关。通常血糖下降越明显、持续时间越久、下降速度越快、器质性疾病越严重，临床症状越明显。

（1）交感神经兴奋及肾上腺素分泌增多的症状：在低血糖发生早期或血糖下降速度较快时，可出现面色苍白、腹痛、晕厥、震颤等交感神经兴奋症状群。

（2）中枢神经系统症状群：轻者仅有烦躁不安、焦虑，重者出现语无伦次，视力障碍，精神失常，定向力丧失，痉挛、癫痫样小发作，偶可偏瘫。如低血糖严重而持久时则进入昏迷，各种反射均消失，最后死亡。新生儿及婴儿低血糖表现以惊厥为重。上述两组症状可先后发生，也可同时出现，但往往以某一组症状较为突出。也可以第一组症状不明显，而很快出现第二组症状发生昏迷。

（二）辅助检查

（1）血糖危象发作时血糖多低于 2.8～1.12 mmol/L（50～20 mg/dL），甚至更低，个别情况下可测不出。

（2）血浆胰岛素：血浆胰岛素水平高低与血糖水平有关。正常人空腹血浆胰岛素值不超过 24 mU/L，当空腹血糖低于 2.8 mmol/L（50 mg/dL）时血浆胰岛素值常低于 10 mU/L，空腹血糖低于 2.2 mmol/L（40 mg/dL）时，空腹血浆胰岛素值常低于 5 mU/L（5 μU/mL）。血浆胰岛素与血糖比值[血胰岛素（mU/L）/血糖（mg/dL）]正常人小于 0.3，比值大于 0.3 疑高胰岛素血症，比值大于 0.4 提示胰岛 β-细胞瘤。而在胰岛 β-细胞瘤、异位胰岛素分泌瘤患者，血浆胰岛素水平高，即在低血糖危象发作时其胰岛素水平也不降低。有人提出[血浆胰岛素（μU/mL）×100/血浆葡萄糖（mg/dL）-30]之比值，正常情况下小于 50；如果大于 50 为可疑；如比值大于 150，则对胰岛β细胞瘤有诊断意义。

（3）口服葡萄糖耐量试验：将该试验延长至 4～5 小时，有可能出现低血糖，对诊断有意义。

（4）激发试验：胰岛素释放试验中胰岛素高峰超过 150 μU/mL；胰高血糖素试验血浆胰岛素水平超过 260 μU/mL；亮氨酸试验血浆胰岛素水平上升超过 40 μU/mL，对低血糖诊断有意义。但上述这些激发试验均有假阳性和假阴性出现，仅能做为辅助诊断。

三、急救措施

一经确诊低血糖危象,应立即静脉给予葡萄糖,以尽量减少低血糖对神经系统的损害。其具体措施如下。

（1）患者意识尚清楚者,可口服糖水或含糖饮料,如严重而持久的意识丧失或有抽搐者,应立即静脉注射 50％葡萄糖 60～100 mL,若仍未改善,可重复注射。然后给 10％葡萄糖 500～1 000 mL,持续静脉点滴,直到患者清醒为止。若心肺肝肾功能减退者,可鼻饲糖水。

（2）严重低血糖危象发作,若无肝脏疾患可给予 0.1％肾上腺素 0.5 mL 皮下注射,以促进糖原分解,减少肌肉利用葡萄糖,提高血糖浓度。也可给予胰高血糖素 1～2 mg 肌内注射,以加强糖原分解,刺激肾上腺素分泌。如因肾上腺皮质功能低下引起的低血糖危象,经上述处理仍不清醒者,可给予氢化可的松 100～300 mg 静脉滴注,抑制胰岛素分泌,增加糖原异生。如因垂体危象、甲状腺危象、肾上腺危象所致低血糖危象,除补充葡萄糖外,还应给予相应激素的替代治疗。

（3）针对病因治疗,如行肿瘤切除手术,不能手术者行药物或放射治疗等。

（杜德鹏）

第六节　糖尿病酮症酸中毒

糖尿病酮症酸中毒（DKA）为最常见的糖尿病急症,是由于体内胰岛素缺乏引起的以高血糖、高血酮和代谢性酸中毒为主要表现的临床综合征。当代谢紊乱发展至脂肪分解加速、血清酮体积聚超过正常水平时称为酮血症,尿酮体排出增多称为酮尿,临床上统称为酮症。当酮酸积聚而发生代谢性酸中毒时称为酮症酸中毒,常见于 1 型糖尿病患者或 B 细胞功能较差的 2 型糖尿病患者伴应激时。

一、病因

DKA 发生在有糖尿病基础,在某些诱因作用下发病。DKA 多见于年轻人,1 型糖尿病易发,2 型糖尿病可在某些应激情况下发生。发病过程大致可分为代偿性酮症酸中毒与失代偿性酮症酸中毒两个阶段。诱发 DKA 的原因如下。

（一）急性感染

以呼吸、泌尿、胃肠道和皮肤的感染最为常见。伴有呕吐的感染更易诱发。

（二）胰岛素和药物治疗中断

这是诱发 DKA 的重要因素,特别是胰岛素治疗中断。有时也可因体内产生胰岛素抗体致使胰岛素的作用降低而诱发。

（三）应激状态

糖尿病患者出现精神创伤、紧张或过度劳累、外伤、手术、麻醉、分娩、脑血管意外、急性心肌梗死等。

（四）饮食失调或胃肠疾患

严重呕吐、腹泻、厌食、高热等导致严重失水,过量进食含糖或脂肪多的食物,酗酒,或每天糖类摄入过少(<100 g)时。

(五)不明病因

发生 DKA 时往往有几种诱因同时存在,但部分患者可能找不到明显诱因。

二、发病机制

主要病理基础是胰岛素相对或绝对不足、拮抗胰岛素的激素(胰高血糖素、皮质醇、儿茶酚胺类、生长激素)增加以及严重失水等,因此产生糖代谢紊乱,血糖不能正常利用,导致血糖增高、脂肪分解增加、血酮增高和继发性酸中毒与水、电解质平衡失调等一系列改变。本病发病机制中各种胰岛素拮抗激素相对或绝对增多起重要作用。

(一)脂肪分解增加、血酮增高与代谢性酸中毒的出现

DAK 患者脂肪分解的主要原因有:①胰岛素的严重缺乏,不能抑制脂肪分解。②糖利用障碍,机体代偿性脂肪动员增加。③生长激素、胰高血糖素和糖皮质激素的作用增强,促进脂肪的分解。此时因脂肪动员和分解加速,大量脂肪酸在肝经 B 氧化生成乙酰辅酶 A。正常状态下的乙酰辅酶 A 主要与草酰乙酸结合后进入三羧酸循环。DAK 时,由于草酰乙酸的不足,使大量堆积的乙酰辅酶 A 不能进入三羧酸循环,加上脂肪合成受抑制,使之缩合为乙酰乙酸,再转化为 β-羟丁酸、丙酮,三者总称为酮体。与此同时,胰岛素的拮抗激素作用增强,也成为加速脂肪分解和酮体生成的另一个主要方面。在糖、脂肪代谢紊乱的同时,蛋白质的分解过程加强,出现负氮平衡,血中生酮氨基酸增加,生糖氨基酸减少,这在促进酮血症的发展中也起了重要作用。当肝内产生的酮体量超过了周围组织的氧化能力时,便引起高酮血症。

病情进一步恶化将引起:①组织分解加速。②毛细血管扩张和通透性增加,影响循环的正常灌注。③抑制组织的氧利用。④先出现代偿性通气增强,继而 pH 下降,当 pH<7.2 时,刺激呼吸中枢引起深快呼吸(Kussmaul 呼吸),pH<7.0 时,可导致呼吸中枢麻痹,呼吸减慢。

(二)胰岛素严重缺乏、拮抗激素增高及严重脱水

当胰岛素严重缺乏和拮抗激素增高情况下,糖利用障碍,糖原分解和异生作用加强,血糖显著增高,可超过 19.25 mmol/L,继而引起细胞外高渗状态,使细胞内水分外移,引起稀释性低钠。一般来说,血糖每升高 5.6 mmol/L,血浆渗量增加 5.5 mmol/L,血钠下降 2.7 mOsm/L。此时,增高的血糖由肾小球滤过时,可比正常的滤过率[5.8～11 mmol/(L・min)]高出 5～10 倍,大大超过了近端肾小管回吸收糖[16.7～27.8 mmol/(L・min)]的能力,多余的糖由肾排出,带走大量水分和电解质,这种渗透性利尿作用必然使有效血容量下降,机体处于脱水状态。此外,由此而引起的机体蛋白质、脂肪过度分解产物(如尿素氮、酮体、硫酸、磷酸)从肺、肾排出,同时厌食、呕吐等症状,都可加重脱水的进程。在脱水状态下的机体,胰岛素利用下降与反调节激素效应增强的趋势又必将进一步发展。这种恶性循环若不能有效控制,必然引起内环境的严重紊乱。

(三)电解质失衡

因渗透性利尿作用,从肾排出大量水分的同时也丢失 K^+、Na^+ 和 Cl^- 等离子。血钠在初期可由于细胞内液外移和排出增多而引起稀释性低钠,但若失水超过失钠程度,血钠也可增高。血钾降低多不明显,有时由于 DKA 时组织分解增加使大量细胞内 K^+ 外移而使测定的血钾不低,但总体上仍以低钾多见。

三、临床表现

绝大多数 DKA 见于 1 型糖尿病患者,有使用胰岛素治疗史,且有明显诱因,小儿则多以

DKA 为首先症状出现。一般起病急骤,但也有逐渐起病者。早期患者常感软弱、乏力、肌肉酸痛,是为 DKA 的前驱表现,同时糖尿病本身症状也加重,常因大量尿糖及酮尿使尿量明显增加,体内水分丢失,多饮、多尿更为突出,此时食欲缺乏、恶心、呕吐、腹痛等消化道症状及胸痛也很常见。老年有冠心病者可并发心绞痛,甚而心肌梗死及心律失常或心力衰竭等。由于 DKA 时心肌收缩力减低,每搏量减少,加以周围血管扩张,血压常下降,导致周围循环衰竭。

（一）严重脱水

皮肤黏膜干燥、弹性差,舌干而红,口唇樱桃红色,眼球下陷,心率增快,心音减弱,血压下降;并可出现休克及中枢神经系统功能障碍,如头痛、神志淡漠、恍惚,甚至昏迷。少数患者尚可在脱水时出现上腹部剧痛、腹肌紧张并压痛,酷似急性胰腺炎或外科急腹症,胰淀粉酶亦可升高,但非胰腺炎所致,系与严重脱水和糖代谢紊乱有关,一般在治疗 2～3 天后可降至正常。

（二）酸中毒

可见深而快的 Kussmaul 呼吸,呼出气体呈酮味(烂苹果味),但患者常无呼吸困难感觉,少数患者可并发呼吸窘迫综合征。酸中毒可导致心肌收缩力下降,诱发心力衰竭。当 pH<7.2 时中枢神经系统受抑制则出现倦怠、嗜睡、头痛、全身痛、意识模糊和昏迷。

（三）电解质失衡

早期低血钾常因病情发展而进一步加重,可出现胃肠胀气、腱反射消失和四肢麻痹,甚至有麻痹性肠梗阻的表现。当同时合并肾功能损害,或因酸中毒致使细胞内大量钾进入细胞外液时,血钾也可增高。

（四）其他

肾衰竭时少尿或无尿,尿检出现蛋白、管型;部分患者可有发热,病情严重者体温下降,甚至降至 35 ℃以下,这可能与酸血症时血管扩张和循环衰竭有关;尚有少数患者可因 6-磷酸葡萄糖脱氢酶缺乏而产生溶血性贫血或黄疸。

四、实验室检查

（一）尿糖、尿酮检查

尿糖、尿酮强阳性,但当有严重肾功能损害时由于肾小球滤过率减少而导致肾糖阈增高时,尿糖和尿酮亦可减少或消失。

（二）血糖、血酮检查

血糖明显增高,多高达 16.7～33.3 mmol/L,有时可达 55.5 mmol/L 以上;血酮体增高,正常 <0.6 mmol/L,>1.0 mmol/L 为高血酮,>3.0 mmol/L 提示酸中毒。

（三）血气分析

代偿期 pH 可在正常范围,HCO_3^- 降低;失代偿期 pH<7.35,HCO_3^- 进一步下降,BE 负值增大。

（四）电解质测定

血钾正常或偏低,尿量减少后可偏高,血钠、血氯多偏低,血磷低。

（五）其他

肾衰竭时,尿素氮、肌酐增高,尿常规可见蛋白、管型,白细胞计数多增加。

五、诊断及鉴别诊断

DKA 的诊断基于如下条件:①尿糖强阳性。②尿酮体阳性,但在肾功能严重损伤或尿中以

β-羟丁酸为主时尿酮可减少甚至消失。③血糖升高,多为 16.7～33.3 mmol/L,若＞33.3 mmol/L,要注意有无高血糖高渗状态。④血 pH 常＜7.35,HCO_3^-＜15 mmol/L。在早期代偿阶段血 pH 可正常,但 BE 负值增大。关键在于对临床病因不明的脱水、酸中毒、休克、意识改变进而昏迷的患者应考虑到 DKA 的可能。若尿糖、尿酮体阳性,血糖明显增高,无论有无糖尿病史,都可结合临床特征而确立诊断。

DKA 可有昏迷,但在确立是否为 DKA 所致时,除需与高血糖高渗状态、低血糖昏迷和乳酸性酸中毒进行鉴别外,还应注意脑血管意外的出现,应详查神经系统体征,特别要急查头颅 CT,以资鉴别,必须注意二者同时存在的可能性。

六、急诊处理

治疗原则为尽快纠正代谢紊乱,去除诱因,防止各种并发症。补液和胰岛素治疗是纠正代谢紊乱的关键。

(一)补液

输入液体的量及速度应根据患者脱水程度、年龄及心脏功能状态而定。一般每天总需量按患者原体重的 10% 估算。首剂生理盐水 1 000～2 000 mL,1～2 小时静脉滴注完毕,以后每 6～8 小时输 1 000 mL 左右。补液后尿量应在每小时 100 mL 以上,如仍尿少,表示补液不足或心、肾功能不佳,应加强监护,酌情调整。昏迷者在苏醒后,要鼓励口服液体,逐渐减少输液,较为安全。

(二)胰岛素治疗

常规以小剂量胰岛素为宜,这种用法简单易行,不必等血糖结果;无迟发低血糖和低血钾反应,经济、有效。实施时可分两个阶段进行。

1.第 1 阶段

患者诊断确定后(或血糖＞16.7 mmol/L),开始先静脉点滴生理盐水,并在其中加入短效胰岛素,每小时给予每千克体重 0.1 U 胰岛素,使血清胰岛素浓度恒定达到 100～200 μU/mL,每 1～2 小时复查血糖,如血糖下降＜30%,可将胰岛素加量;对有休克和(或)严重酸中毒和(或)昏迷的重症患者,应酌情静脉注射首次负荷剂量 10～20 U 胰岛素;如下降＞30%,则按原剂量继续静脉滴注,直至血糖下降为≤13.9 mmol/L 后,转第 2 阶段治疗;当血糖≤8.33 mmol/L 时,应减量使用胰岛素。

2.第 2 阶段

当患者血糖下降至≤13.9 mmol/L 时,将生理盐水改为 5% 葡萄糖(或糖盐水),胰岛素的用量则按葡萄糖与胰岛素之比为(3～4):1(即每 3～4 g 糖给胰岛素 1 U)继续点滴,使血糖维持在 11.1 mmol/L 左右,酮体阴性时,可过渡到平日治疗剂量,但在停止静脉滴注胰岛素前 1 小时酌情皮下注射胰岛素 1 次,以防血糖的回升。

(三)补钾

DKA 者从尿中丢失钾,加上呕吐与摄入减少,必须补充。但测定的血钾可因细胞内钾转移至细胞外而在正常范围内,因此,除非患者有肾功能障碍或无尿,一般在开始治疗即进行补钾。补钾应根据血钾和尿量:治疗前血钾低于正常,立即开始补钾,头 2～4 小时通过静脉输液每小时补钾为 13～20 mmol/L(相当于氯化钾 1.0～1.5 g);血钾正常、尿量＞40 mL/h,也立即开始补钾;血钾正常、尿量＜30 mL/h,暂缓补钾,待尿量增加后再开始补钾;血钾高于正常,暂缓补钾。

使用时应随时进行血钾测定和心电图监护。如能口服,用肠溶性氯化钾 $1\sim2$ g,3 次/d。用碳酸氢钠时,鉴于它有促使钾离子进入细胞内的作用,故在滴入 5% 碳酸氢钠 $150\sim200$ mL 时,应加氯化钾 1 g。

(四)纠正酸中毒

患者酸中毒系因酮体过多所致,而非 HCO_3^- 缺乏,一般情况下不必用碳酸氢钠治疗,大多可在输注胰岛素及补液后得到纠正。反之,易引起低血钾、脑水肿、反常性脑脊液 pH 下降和因抑制氧合血红蛋白解离而导致组织缺氧。只有 pH$<$7.1 或 $CO_2CP<6.7$ mmol/L、HCO_3^- <5 mmol/L 时给予碳酸氢钠 50 mmol/L。

(五)消除诱因,积极治疗并发症

并发症是关系到患者预后的重要方面,也是酮症酸中毒病情加重的诱因,如心力衰竭、心律失常、严重感染等,都须积极治疗。此外,对患者应用鼻导管供氧,严密监测神志、血糖、尿糖、尿量、血压、心电图、血气、血浆渗量、尿素氮、电解质及出入量等,以便及时发现病情变化,及时予以处理。

(杜德鹏)

第七节　高渗性非酮症糖尿病昏迷

非酮症性高血糖高渗性糖尿病昏迷(NKHDC)是糖尿病的严重急性并发症。特点是血糖极高,没有明显的酮症酸中毒,因高血糖引起血浆高渗性脱水和进行性意识障碍的临床综合征。

一、病因及发病机制

诱发因素常见的有:大量口服或静脉输注糖液,使用糖皮质激素、利尿剂(如呋塞米、噻嗪类、山梨醇)、免疫抑制剂、氯丙嗪、苯妥英钠、普萘洛尔等药物,急性感染,手术,以及脑血管意外、急性心肌梗死、心力衰竭等应激状态,腹膜透析和血液透析等。详细的发病机制还有待于进一步阐明。可能由于本病患者体内仍有一定数量的胰岛素,虽然由于各种不同原因而使其生物效应不足,但其数量足以抑制脂肪细胞脂肪分解,而不能抑制肝糖原分解和糖原异生,肝脏产生葡萄糖增加释入血流,同时葡萄糖因胰岛素不足不能透过细胞膜而为脂肪、肌肉摄取与利用,导致血糖上升。脂肪分解受抑制,游离脂肪酸增加不多,使肝脏没有足够的底物形成较多的酮体。加以本病患者抗胰岛素激素(如生长激素、糖皮质激素等)水平虽然升高,但其出现时间较酮症酸中毒患者为迟,且其上升程度不足以引起生酮作用。血糖升高,大量尿糖从肾排出,引起高渗性利尿,从而导致脱水和血容量减少。

二、临床表现

(一)前驱期表现

NKHDC 起病多隐蔽,在出现神经系统症状和进入昏迷前常有一段过程,即前驱期,表现为糖尿病症状如口渴、多尿和倦怠、无力等症状的加重,反应迟钝,表情淡漠,引起这些症状的基本原因是由于渗透性利尿失水。这一期可由几天到数周不等,发展比糖尿病酮症酸中毒慢,如能对

NKHDC 提高警惕,在前驱期及时发现并诊断,则对患者的治疗和预后大有好处,但可惜往往由于前驱期症状不明显,一则易被患者本人和医师所忽视,再者常易被其他合并症症状所掩盖和混淆,而使诊断困难和延误。

(二)典型期的临床表现

如前驱期得不到及时治疗,则病情继续发展,由于严重的失水引起血浆高渗和血容量减少,患者主要表现为严重的脱水和神经系统两组症状和体征,我们观察的全部患者都有明显的脱水表现,外观患者的唇舌干裂、眼窝塌陷、皮肤失去弹性,由于血容量不足,大部分患者有血压减低、心跳加速,少数患者呈休克状态,有的由于严重脱水而无尿,神经系统方则表现为不同程度的意识障碍,从意识模糊、嗜睡直至昏迷,可以有一过性偏瘫。病理反射和癫痫样发作,出现神经系统症状常是促使患者前来就诊的原因,因此常误诊为一般的脑血管意外而导致误诊、误治,后果严重。和酮症酸中毒不一样,NKHDC 没有典型的酸中毒呼吸,如患者出现中枢性过度换气现象时,则应考虑是否合并有败血症和脑血管意外。

三、实验室及其他检查

(1)血常规。由于脱水血液浓缩,血红蛋白增高,白细胞计数多$>10×10^9/L$。

(2)血糖极高>33.3 mmol/L(多数>44.4 mmol/L)。

(3)血电解质改变不明显。

(4)尿糖强阳性,尿酮体阴性或弱阳性。

(5)血浆渗透压增高血浆渗透压可按下面公式计算:

$$血浆渗透压(mOsm/L)=2(Na^+ +K^+)+\frac{血糖\ mg/dL}{18}+\frac{BUN mg/dL}{2.8}$$

正常范围 280~300 mOsm/L,NKHDC 多>340 mOms。

其他血肌酐和尿素氮多增高,原因可由于肾脏本身因素,但大部分患者是由于高度脱水肾前因素所致,因而血肌酐和尿素氮一般随急性期补液治疗后而下降,如仍不下降或特别高者预后不良。

四、诊断

NKHDC 的死亡率极高,能否及时诊断直接关系到患者的治疗和预后。从上述 NKHDC 的临床表现看,对本症的诊断并不困难,关键是所有的临床医师要提高对本症的警惕和认识,特别是对中、老年患者有以下临床症状者,无论有无糖尿病历史,均提示有 NKHDC 的可能,应立即作实验室检查:①进行性意识障碍和明显脱水表现者。②中枢神经系统症状和体征,如癫痫样抽搐和病理反射征阳性者。③合并感染、心肌梗死、手术等应激情况下出现多尿者。④大量摄糖、静脉输糖或应用激素、苯妥因钠、心得安等可致血糖增高的药物时出现多尿和意识改变者。⑤水入量不足、失水和用利尿药、脱水治疗与透析治疗等。

实验室检查和诊断指标:对上述可疑 NKHDC 者应立即取血查血糖、血电解质(钠、钾、氯)、尿素氮和肌酐、CO_2CP,有条件做血酮和血气分析,查尿糖和酮体,做心电图。NKHDC 实验室诊断指标:①血糖>33.3 mmol/L。②有效血浆渗透压>320 mOsm/L,有效血浆渗透压指不计算血尿素氮提供的渗透压。③尿糖强阳性,尿酮体阴性或弱阳性。

五、鉴别诊断

首先,需与非糖尿病脑血管意外患者相鉴别,这种患者血糖多不高,或有轻度应激性血糖增高,但不可能>33.3 mmol/L。需与其他原因的糖尿病性昏迷相鉴别。

六、危重指标

所有的 NKHDC 患者均为危重患者,但有下列表现者大多预后不良。①昏迷持续 48 小时尚未恢复者。②高血浆渗透压于 48 小时内未能纠正者。③昏迷伴癫痫样抽搐和病理反射征阳性者。④血肌酐和尿素氮增高而持续不降低者。⑤患者合并有革兰氏阴性细菌性感染者。

七、治疗

尽快补液以恢复血容量,纠正脱水及高渗状态,降低血糖,纠正代谢紊乱,积极查询并清除诱因,治疗各种并发症,降低死亡率。

（一）补液

迅速补液,扩充血容量,纠正血浆高渗状态,是本症治疗中的关键。

1.补液的种类和浓度

具体用法可按以下 3 种情况。①有低血容量休克者,应先静脉滴注等渗盐水,以较快地提高血容量,升高血压,但因其含钠高,有时可造成血钠及血浆渗透压进一步升高而加重昏迷,故应在血容量恢复,血压回升至正常且稳定而血浆渗透压仍高时,改用低张液（4.5 g/L 氯化钠或 6 g/L 氯化钠）。②血压正常,血钠>150 mmol/L,应首先静脉滴注 4.5～6 g/L 氯化钠溶液,使血浆渗透压迅速下降。因其含钠量低,输入后可有 1/3 进入细胞内,大量使用易发生溶血或导致继发性脑水肿及低血容量休克危险,故当血浆渗透压降至 330 mmol/L 以下,血钠在 140～150 mmol/L 时,应改输等渗氯化钠溶液。若血糖降至13.8～16.5 mmol/时,改用 50 g/L 有萄糖液或葡萄糖盐水。③休克患者或收缩压持续>10.6 kPa 者,除补等渗液外,应间断输血浆或全血。

2.补液量估计

补液总量可按体重的 10% 估算。

3.补液速度

一般按先快后慢的原则,头 4 小时补总量的 1/3,1.5～2 L,头 8、12 小时补总量的 1/2 加尿量,其余在 24～48 小时内补足。但在估计输液量及速度时,应根据病情随时调整仔细观察并记录尿量,血压和脉率,应注意监测中心静脉压和心电图等。

4.鼻饲管内补给部分液体

可减少静脉补液量,减轻心肺负荷,对部分无胃肠道症状患者可试用,但不能以此代替输液,以防失去抢救良机。

（二）胰岛素治疗

本症患者一般对胰岛素较敏感,有的患者尚能分泌一定量的胰岛素,故患者对胰岛素的需要量比酮症酸中毒者少。目前多采用小剂量静脉滴注,一般 5～6 U/h 与补液同时进行,大多数患者在4～8 小时后血糖降至 14 mmol/L 左右时,改用 50 g/L 葡萄糖液或葡萄糖盐水静脉注射,病情稳定后改为皮下注射胰岛素。应 1～2 小时监测血糖 1 次,对胰岛素却有抵抗者,在治疗 2～4 小时内血糖下降不到 30% 者应加大剂量。

（三）补钾

尿量充分,宜早期补钾。用量根据尿量、血钾值、心电监护灵活掌握。

（四）补充碱剂

无需补充碱剂。

（五）治疗各种诱因与合并症

1.控制感染

感染是本症最常见的诱因,也是引起患者后期死亡的主要因素,必须积极控制各种感染合并症。强调诊断一经确立,即应选用强有力抗生素。

2.维持重要脏器功能

合并心脏疾患者,如心里衰竭,应控制输液量及速度:避免引起低血钾和高血钾;保持血渗透压,血糖下降速度,以免引起脑水肿;加强支持疗法等。

（杜德鹏）

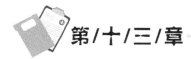

第十三章

泌尿系统急危重症

第一节　急性尿路感染

尿路感染（urinary tract infection，UTI）简称尿感，是指各种病原微生物在尿路（包括肾脏、肾盂、输尿管、膀胱、尿道及前列腺）中生长、繁殖而引起的尿路感染性疾病。多见于育龄期妇女、老年人、免疫力低下及尿路畸形者。UTI 是最常见的感染性疾病，发病率为 $1\% \sim 2\%$，特别是女性，约 1/3 的女性在 65 岁前至少有过一次泌尿系统感染。

引起尿路感染的病原体主要为细菌，也可为真菌、病毒、支原体和寄生虫等。因此，根据引起尿路感染的病原体种类可分为细菌性 UTI、真菌性 UTI 及病毒性 UTI 等，本章主要叙述由细菌感染所引起的 UTI。

根据感染部位可分为上尿路感染和下尿路感染。上尿路感染主要指肾盂肾炎、肾脓肿及肾周脓肿；下尿路感染主要指膀胱炎、尿道炎及前列腺炎。急性肾盂肾炎是指致病菌侵犯肾盂及肾实质，引起急性间质性肾炎及肾小管细胞坏死。当存在尿路结构或功能异常时，反复的尿路感染常可导致肾脏萎缩及肾小盏变形，发展为慢性肾盂肾炎。肾脓肿及肾周脓肿是严重的急性泌尿系统感染，常发生于：①尿路梗阻；②免疫缺陷；③糖尿病；④败血症，尤其是金黄色葡萄球菌败血症。膀胱炎指感染局限于膀胱的浅表黏膜。

根据临床有无症状可分为有症状 UTI 和无症状 UTI 等。还可分为复杂性 UTI 和非复杂性 UTI，这对于 UTI 的诊断和治疗十分重要，因为两者的治疗和预后有明显的不同。复杂性 UTI 是在下列情况下出现的 UTI：①存在尿路结构异常（如梗阻、多囊肾、结石及保留导尿管等）；②存在尿路功能异常（如脊髓损伤、糖尿病或多发性硬化引起的神经性膀胱）；③肾实质性损害；④系统性疾病导致患者免疫力低下（如糖尿病、艾滋病等）。而非复杂性 UTI 则无上述情况。

UTI 还可分为初发感染和反复感染，后者又可分为复发和重新感染。复发指治疗后症状消失，尿菌阴转后在 6 周内再出现菌尿，菌种与上次相同（菌种相同且为同一血清型）。重新感染约占反复感染的 80%，指治疗后症状消失，尿菌阴性，但在停药 6 周后再次出现真性细菌尿，菌株与上次不同。

菌尿指尿中有细菌生长。真性菌尿指清洁中段尿培养菌落计数 $\geqslant 10^5$，表明为尿路感染而不是采集标本时造成的污染。急性尿道综合征指有尿频、尿急、尿痛但无真性菌尿。急性尿道综合征中有 70% 为尿路感染，常伴有脓尿，一般为沙眼衣原体（多见于生育期女性）、真菌、结核菌等感染，也可能是尿路周围邻近组织的感染；其余 30% 无明确的致病微生物，常不伴有脓尿，可能与局部刺激有关。

急性 UTI 可以是复杂性 UTI，也可以是非复杂性 UTI；可以是初发感染，也可以是反复感染。某些慢性 UTI 在其病程的某一阶段也可以急性发作。

一、病因

UTI 最常见的致病菌是革兰氏阴性杆菌，其中以大肠埃希菌最常见，约占全部 UTI 的 85%，其次为克雷伯杆菌、变形杆菌、柠檬酸杆菌属等。5%～15% 的 UTI 由革兰氏阳性菌引起，主要为肠球菌和凝固酶阴性的葡萄球菌。大肠埃希菌最常见于无症状性菌尿、非复杂性 UTI 和初发 UTI。医院内感染、复杂性或复发性 UTI、尿路器械检查后发生的 UTI，则多为肠球菌、变形杆菌、克雷伯杆菌和铜绿假单胞菌属所致。其中变形杆菌常见于伴有尿路结石者，铜绿假单胞菌多见于尿路器械检查后，金黄色葡萄球菌则常见于血源性 UTI。真菌感染（主要为念珠菌属）多发生于留置导尿管、糖尿病、使用广谱抗生素或免疫抑制剂的患者。多种病原体混合感染仅见于长期放置导尿管、尿道异物（结石或肿瘤）、尿潴留伴反复器械检查，以及尿道-阴道（肠道）瘘等患者。

二、发病机制

在生理情况下，尿道口附近可有少量细菌生长，尿道的远端可有少量的链球菌、乳酸菌、葡萄球菌和类白喉杆菌等，而泌尿系统的其他部分则应是无菌的。

（一）感染途径

1.上行感染

95% 以上的 UTI 是上行感染（逆行感染），即寄生于肠道的致病菌首先附着于阴道、尿道口周围和远端尿道的黏膜，并沿尿道逆行至膀胱、输尿管、肾盂，并可通过肾乳头的 Belini 管上行至集合管系统。肾脏的髓质是易感部位，因为这里的渗透压高，血供少，影响了抗体及吞噬细胞的活力。某些因素如性生活、尿路梗阻、医源性操作、生殖器感染等可导致上行感染的发生。

2.血行感染

血行感染指致病菌通过血运到达肾脏和尿路其他部位引起的感染。少见，不足 2%。多发生于患有慢性疾病或接受免疫抑制剂治疗的患者。常见的病原菌有金黄色葡萄球菌、沙门菌属、假单胞菌属和白念珠菌属等。

3.直接感染

泌尿系统周围器官、组织发生感染时，病原菌偶可直接侵入到泌尿系统导致感染。

4.淋巴道感染

盆腔和下腹部的器官感染时，病原菌可从淋巴道感染泌尿系统，但罕见。人体对 UTI 有一定的防御能力。

（二）机体的防御功能

机体的防御机制包括：①排尿的冲刷作用；②尿道和膀胱黏膜的抗菌能力；③尿液中高浓度尿素、高渗透压和低 pH 等；④前列腺分泌物中含有的抗菌成分；⑤感染出现后，白细胞很快进入膀胱上皮组织和尿液中,起清除细菌的作用;⑥输尿管膀胱连接处的活瓣,具有防止尿液、细菌进入输尿管的功能。

（三）易感因素

（1）尿路梗阻:如结石、前列腺增生、狭窄、肿瘤等均可导致尿液积聚,细菌不易被冲洗清除,而在局部大量繁殖引起感染。

（2）膀胱输尿管反流:输尿管壁内段及膀胱开口处的黏膜形成阻止尿液从膀胱输尿管口反流至输尿管的屏障,当其功能或结构异常时可使尿液从膀胱逆流到输尿管,甚至肾盂,导致细菌在局部定植,发生感染。

（3）机体免疫力低下如长期使用免疫抑制剂、糖尿病、长期卧床、严重的慢性病等。

（4）神经源性膀胱:支配膀胱的神经功能障碍,如脊髓损伤、糖尿病、多发性硬化等疾病,因长时间的尿液潴留和(或)应用导尿管引流尿液导致感染。

（5）妊娠:2%～8%的妊娠妇女可发生 UTI,与孕期输尿管蠕动减弱、暂时性膀胱输尿管活瓣关闭不全及妊娠后期子宫增大致尿液引流不畅有关。

（6）性别和性生活:女性尿道较短(约 4 cm)而宽,距离肛门较近,开口于阴唇下方是女性易发生 UTI 的重要因素。性生活时可将尿道口周围的细菌挤压于膀胱引起 UTI。包茎、包皮过长是男性 UTI 的诱因。

（7）医源性因素:导尿或留置导尿管、膀胱镜或输尿管镜检查、逆行性尿路造影等可致尿路黏膜损伤、将细菌带入尿路,致 UTI。

（8）泌尿系统结构异常:如肾发育不良、肾盂及输尿管畸形、移植肾、多囊肾等。

（9）遗传因素。

（四）细菌的致病力

以大肠埃希菌属为例,并不是所有种类的大肠埃希菌属均可以引起 UTI,可以引起正常结构与功能的泌尿系统发生 UTI 的尿路致病大肠埃希菌的种类是有限的。但是,当存在尿路梗阻、反流、异物时,非致尿路致病性大肠埃希菌也可以引起 UTI。人们发现从有症状的 UTI 的患者尿中培养出的大肠埃希菌比从无症状性菌尿的患者尿中培养的大肠埃希菌有较多的 K(荚膜)抗原和 P(菌毛)抗原,有更强的黏附力。因此,不同的致病菌的毒力是不同的。变异杆菌、克雷伯杆菌因其有尿素酶,可以将尿素分解为氨,增加了尿液的碱性,因而不易被清除。

三、诊断

（一）临床表现特点

典型的急性下尿路感染的症状为尿频、尿急、尿痛及排尿不适,尿镜检可以发现白细胞增多,血尿可以是镜下血尿,也可以是肉眼血尿。一般无发热及肾区疼痛。

典型的急性上尿路感染(主要为急性肾盂肾炎)的症状为寒战、高热、腰痛,可以伴尿频、尿急、尿痛及排尿不适等下尿路感染的症状。肾区叩击痛明显,血白细胞计数增高,有血尿及脓尿,尿中可以发现白细胞管型。急性肾盂肾炎起病急,除上述表现外,常有恶心、呕吐,部分患者可有夜尿增多。在复杂性急性肾盂肾炎时常可发生脓毒症,如糖尿病患者可以出现急性肾乳头坏死,脱落的肾乳头阻塞输尿管,常导致严重脓毒症。

但是临床中遇到许多患者症状不典型,很难区分上、下尿路感染。急性肾盂肾炎可以没有发热及肾区疼痛,而下尿路感染可以没有尿频、尿痛及排尿不适等尿路刺激症状。在有下尿路刺激症状并有真性菌尿的患者中只有 50％～70％感染局限于膀胱，其余 30％～50％存在隐匿性的上尿路感染。因此在急诊工作中对于单纯表现为下尿路感染的患者也应警惕隐匿性上尿路感染的存在。有时，UTI 不表现出任何尿路感染的症状，只有乏力、发热、全身不适等症状，易误诊和漏诊。

（二）实验室检查

1.尿常规检查

白细胞增多，常伴有红细胞；如发现白细胞管型，有助于肾盂肾炎的诊断。尿蛋白常为阴性或微量。

2.尿细菌学检查

UTI 诊断的确立，主要依靠尿细菌学检查。

（1）尿沉渣镜检细菌：清洁中段尿的没有染色的沉渣用高倍镜找细菌，检出率达 80％～90％，可初步确定是杆菌或球菌、是革兰氏阴性还是革兰氏阳性细菌，对及时选择有效抗生素有重要参考价值。

（2）尿细菌定量培养：可采用清洁中段尿、导尿及膀胱穿刺尿做细菌培养，其中膀胱穿刺尿培养结果最可靠。中段尿细菌定量培养菌落计数 $\geqslant 10^5/mL$，如临床上无尿感症状，则要求做两次中段尿培养，细菌数均 $\geqslant 10^5/mL$，且为同一菌种，称为真性菌尿，可确诊尿路感染；$10^4 \sim 10^5/mL$ 为可疑阳性，需复查；如 $<10^4/mL$，可能为污染。耻骨上膀胱穿刺采集标本培养有菌落生长，即为真性菌尿。

3.血常规检查

急性肾盂肾炎时血白细胞常升高，中性粒细胞增多，核左移。

4.超声检查

可以发现尿路的结构异常，如梗阻、肾盂积水、多囊肾等，应作为儿童和成人 UTI 的常规检查。

5.影像学检查

X 线尿路检查包括尿路平片、静脉肾盂造影、逆行尿路造影、排尿时的膀胱输尿管造影等，其目的为了解尿路情况，及时发现有无尿路结石、梗阻、反流、畸形等导致 UTI 反复发作的因素。UTI 急性期不宜做静脉肾盂造影。对于反复发作的 UTI 或急性 UTI 治疗 7～10 天无效的女性应行静脉肾盂造影。男性患者无论首发还是复发，在排除前列腺炎和前列腺肥大之后均应行尿路 X 线检查以排除尿路解剖和功能上的异常。对于较复杂的病倒可以考虑进一步做核素显影、CT 或 MRI 检查。

（三）诊断注意事项

1.UTI 的诊断

典型的 UTI 有尿路刺激征、感染中毒症状、腰部不适等，结合尿液改变和尿液细菌学检查，容易诊断。凡是有真性细菌尿者，均可诊断为 UTI。无症状性细菌尿的诊断主要依靠尿液细菌学检查，要求两次细菌培养均为同一菌种的真性菌尿。当女性有明显尿频、尿急、尿痛，尿白细胞增多，尿细菌定量培养菌落计数 $\geqslant 10^2/mL$，并为常见致病菌时，可拟诊为 UTI。

2.UTI 的定位诊断

（1）上尿路感染常有发热、寒战、甚至出现毒血症症状，伴明显腰痛，输尿管点和（或）肋脊点压痛、肾区叩击痛等。而下尿路感染，常以膀胱刺激征为突出表现，一般少有发热、腰痛等。

（2）根据实验室检查定位：根据临床表现特点定位：出现下列情况提示上尿路感染。①膀胱冲洗后尿培养阳性；②尿沉渣镜检有白细胞管型，并排除间质性肾炎、狼疮性肾炎等疾病；③尿N-乙酰-β-D-氨基葡萄糖苷酶升高、β_2-微球蛋白（β_2-MG）升高；④尿渗透压降低。

四、治疗

（一）一般治疗

急性期休息，多饮水，勤排尿。膀胱刺激征和血尿明显者，可口服碳酸氢钠片 1 g，每天 3 次，以碱化尿液、缓解症状、抑制细菌生长、避免形成血凝块，对应用磺胺类药物者还可增强药物的抗菌活性并避免结晶形成。尿路感染反复发作者应积极寻找病因，及时祛除诱因。

（二）抗感染治疗

抗感染治疗的用药原则是：①选用致病菌敏感的抗生素。在无药敏结果时，应选用对革兰氏阴性杆菌有效的抗菌药物，尤其是首发尿路感染。治疗 3 天症状无改善，应按药敏结果调整用药。②抗生素在尿和肾内的浓度要高。③选用肾毒性小、不良反应少的抗生素。④应根据 UTI 的部位和类型分别给予不同的治疗。⑤单一药物治疗失败、严重感染、混合感染、耐药菌株出现时应联合用药。

1.急性膀胱炎

（1）单剂量疗法：常用复方磺胺甲基异恶唑（SMZ-TMP，复方新诺明）4 片，碳酸氢钠 1.0 g，1 次顿服（简称 STS 单剂）；氧氟沙星 0.4 g，1 次顿服；阿莫西林 3.0 g，1 次顿服。

（2）短疗程疗法：目前更推荐此法，即口服抗生素 3 天。可选下述任一种药物：磺胺类（如SMZ-TMP2 片，2 次/天）、喹诺酮类（如氧氟沙星 0.2 g，2 次/天，或环丙沙星 0.25 g，2 次/天）、半合成青霉素类（如阿莫西林 0.5 g，3 次/天）或头孢类（如头孢呋辛 0.25 g，2 次/天）。用药 3 天，约 90% UTI 可治愈。用药前可不作尿细菌培养，但为了明确细菌尿是否被清除，应嘱患者于3 天疗程结束后 1 周复查尿细菌定量培养，如结果阴性表示急性细菌性膀胱炎已治愈，如仍为真性菌尿，应继续给予 2 周抗生素治疗。

对于妊娠妇女、老年患者、糖尿病患者、男性患者、机体免疫力低下和其他复杂性 UTI，均不宜用单剂量及短程疗法，应采用较长疗程。

2.急性肾盂肾炎

治疗前应常规做清洁中段尿细菌定量培养和尿常规，首选对革兰氏阴性杆菌有效的抗生素。72 小时显效者无须换药，否则应按药敏结果更换抗生素。

病情较轻者可在门诊口服药物治疗，疗程 10～14 天。常用药物有喹诺酮类、半合成青霉素类、头孢菌素类等。治疗 14 天后，通常 90% 可治愈。如尿菌仍阳性，应参考药敏试验选用有效抗生素继续治疗 4～6 周。需住院治疗，静脉用药。常用药物有：氨苄西林 1.0～2.0 g，每 4 小时1 次；头孢噻肟钠 2.0 g，每 8 小时 1 次；头孢曲松钠 1.0～2.0 g，每 12 小时 1 次；左氧氟沙星0.2 g，每 12 小时 1 次。必要时联合用药。经过上述治疗若好转，可于热退后继续用药 3 天再改为口服抗生素，完成 2 周（14 天）疗程。治疗 72 小时无好转，应按药敏结果更换抗生素，疗程不少于 2 周。经此治疗仍有持续发热者，应注意肾盂肾炎并发症如肾盂积脓、肾周脓肿、感染中毒症等。慢性肾盂肾炎急性发作时治疗同急性肾盂肾炎。

3.再发性（反复性）UTI

再发性（反复性）UTI 包括重新感染和复发。

(1)重新感染:治疗方法与首次发作相同。对半年内发生 2 次以上者,可用长疗程低剂量抑菌疗法,即在每晚临睡前排尿后服用小剂量抗生素 1 次,如 SMZ-TMP1～2 片或氧氟沙星 0.2 g 或呋喃妥因 50～100 mg,每 7～10 天更换药物一次,连用半年。

(2)复发:复发且为肾盂肾炎者,尤其是复杂性肾盂肾炎,在去除诱因(如结石、梗阻、尿路异常等)的基础上,应按药敏选用有效的强力的杀菌剂,疗程不少于 6 周。反复发作者,给予长程低剂量抑菌疗法。

4.孕期的急性 UTI

宜选用毒性较小的抗菌药物,如阿莫西林、呋喃妥因或头孢菌素类等。孕期的急性膀胱炎,可用阿莫西林 0.25 g,每 8 小时 1 次;或头孢拉定 0.25 g,每 6 小时 1 次,共口服 3～7 天。治疗后要复查以确证治愈。以后每个月行尿细菌培养,直至分娩。孕期的急性肾盂肾炎应静脉应用半合成广谱青霉素或第三代头孢菌素,疗程 2 周。孕期反复发生 UTI 者,可用呋喃妥因作长疗程低剂量抑菌疗法。

5.男性急性 UTI

年龄<50 岁的男性很少发生 UTI,但有尿路结构或功能异常者、同性恋、艾滋病患者(CD4＋淋巴细胞<0.2×10^9/L 时)则 UTI 较为常见。50 岁以后,由于前列腺增生,易发生 UTI。男性 UTI 不适合 3 天疗法,一般采用喹诺酮类或 SMZTMP 治疗 2 周(14 天)。对于常规治疗后反复感染的病例,应高度警惕前列腺炎。对于急性前列腺炎多先静脉使用抗生素,1～2 周症状缓解后,可改为口服治疗 4～6 周,部分病例则需治疗 12 周以上。慢性细菌性前列腺炎常需口服治疗 12 周以上。治疗后仍有不少患者会再发,再发者给予上述同样的治疗;常再发者可用长疗程低剂量抑菌疗法。

6.复杂性 UTI

除了抗生素治疗外,关键在于外科手术解除梗阻,或去除异物。治疗前一定要作尿细菌培养和药敏。在结果出来前使用广谱抗生素静脉滴注,待培养结果出来后根据药敏调整抗生素,急性期过后改为口服治疗 2 周,若同时行手术治疗疗程则延长至 4～6 周。对于反复发作的 UTI 可考虑长期口服小剂量抗生素预防性治疗。

7.无症状性菌尿

一般认为有下述情况者应予治疗:①妊娠期无症状性菌尿;②学龄前儿童;③曾出现有症状感染者;④肾移植、尿路梗阻及其他尿路有复杂情况者。依药敏选择有效抗生素,主张短疗程用药,如治疗后复发,可选长疗程低剂量抑菌疗法。

(郭彦新)

第二节　急性肾小球肾炎

急性肾小球肾炎简称急性肾炎,是以急性肾炎综合征为主要临床表现的一组疾病。其特点为急性起病,患者出现血尿、蛋白尿、水肿、高血压和短暂肾功能损害等。多见于链球菌感染后,故在临床上多称为链球菌感染后肾小球肾炎。少数急性肾炎患者并非由链球菌感染引起的,而是由其他细菌、病毒、原虫等感染引起的,故本病又称急性感染后肾小球肾炎。任何年龄均可发病,但以学龄儿童多见,约占 90%。5~14 岁少年儿童最容易患急性肾炎,男孩患病机会是女孩的 2 倍。成人及老年人较少见。冬春季是咽炎、扁桃体炎的好发季节,因此急性肾炎往往发生在这两个季节。

一、病因与发病机制

(一)病因

链球菌感染是最常见的病因,但并非所有链球菌感染都能引起肾炎,只有致肾炎菌株甲族乙型溶血性链球菌致肾炎菌株(β-溶血性链球菌)(常见为 A 组 12 型和 49 型等)才能引起本病。常见于上呼吸道感染(多为扁桃体炎)、猩红热、皮肤感染(多为脓疱疮)等链球菌感染后。非链球菌的其他细菌(如葡萄球菌、肺炎双球菌、伤寒杆菌等)、病毒(各型肝炎病毒、麻疹等)、寄生虫(如疟原虫、血吸虫等)和梅毒螺旋体等也可患本病。

(二)发病机制

本病主要是由感染所诱发的免疫反应引起,链球菌的致病抗原以前认为是胞壁上的 M 蛋白,而目前认为胞质成分(内链素)或分泌蛋白(外毒素 B 及其酶原前体)可能是主要致病抗原,导致免疫反应后可通过循环免疫复合物沉积于肾小球致病,或种植于肾小球的抗原与循环中的特异性抗体相结合形成原位免疫复合物而致病。自身免疫反应也可能参与了发病机制。肾小球内的免疫复合物激活补体,导致肾小球内皮及系膜细胞增生,并可吸引中性粒细胞及单核细胞浸润,导致肾脏病变。

二、诊断

(一)临床表现特点

急性肾小球肾炎起病较急,通常于前驱感染(如上呼吸道感染、猩红热、皮肤感染等)后 1~3 周发病。病情轻重不一,轻者呈亚临床型(仅有尿常规及血清 C3 异常);典型者呈急性肾炎综合征表现,重症者可发生急性肾衰竭。大多预后良好,常可在数月内临床自愈,但部分患者也可遗留慢性肾脏病。

1.尿异常

几乎均有肾小球源性血尿,约 30% 患者可有肉眼血尿,常为首发症状和就诊原因。可伴有轻、中度蛋白尿,少数患者(<20%)可呈肾病综合征范围的大量蛋白尿。尿沉渣除红细胞外,早期尚可见白细胞和上皮细胞稍增多,可有红细胞管型等。

2.水肿

80% 以上患者出现水肿,轻者为晨起眼睑水肿,严重时波及全身,多为不可凹性水肿,指压无凹痕,但若患者蛋白尿严重,也可出现低蛋白水肿,即为可凹性水肿。

3.高血压

约 80% 患者出现一过性轻、中度高血压,利尿后血压可逐渐恢复正常。少数患者可出现严重高血压,甚至高血压脑病。

4.肾功能异常

大部分患者起病时尿量减少(常在 400~700 mL/d),少数甚至少尿(<400 mL/d)。肾功能可一过性受损,表现为血肌酐轻度升高。多于 1~2 周后尿量渐增,肾功能于利尿后数天可逐渐恢复正常。仅少数患者可表现为急性肾衰竭,易与急进性肾炎混淆。

5.急性心力衰竭

老年患者发生率较高(可达 40%),儿童患者少见(＜5%),但在儿童急性左心衰竭可成为急性肾小球肾炎的首发症状,如不及时识别,可迅速致死。

6.其他表现

儿童患者常有疲乏、厌食、恶心、呕吐、头痛、腰部钝痛等全身非特异性症状,若感染未控制,患者可表现发热。成人全身症状相对较少。

(二)实验室检查

绝大多数患者起病初期血中总补体及 C3 都明显降低,8 周内渐恢复正常,对诊断本病意义很大。如血清补体持续降低,可作为病情仍在进展的指标。50%～80%患者抗"O"增高,表明近期内曾有链球菌感染,但滴度高低与肾炎的严重程度及预后无关。部分患者起病早期循环免疫复合物及血清冷球蛋白可呈阳性。

1.免疫学检查

肾活检的指征为:①少尿 1 周以上或进行性尿量减少伴肾功能恶化者;②病程超过 2 个月而无好转趋势者;③急性肾炎综合征伴肾病综合征者。

2.肾活检

在临床上一般情况下,典型的急性肾小球肾炎患者不需要常规进行肾穿刺活检术。

(三)诊断注意事项

于链球菌感染后 1～3 周发生血尿、蛋白尿、水肿和高血压,甚至少尿及氮质血症等急性肾炎综合征表现,伴血清 C3 下降,病情于 8 周内逐渐减轻到完全恢复正常者,即可临床诊断为急性肾炎。如血清抗"O"滴度在 1:400 以上,咽拭子培养或皮肤脓液培养找到 β-溶血型链球菌,有助于判断链球菌感染后肾炎。症状不典型时需多次查尿常规,根据尿的典型改变及补体下降也可作出诊断,但如果病情的发展不像急性肾炎那样经过休息治疗逐渐好转,血清补体 C3 持续下降超过 8 周,则应考虑有其他类型肾小球肾炎的可能性,必须作肾穿刺明确诊断。

(四)鉴别诊断

本病尚应与下列疾病鉴别:在某些急性感染发热期间(如扁桃体炎、丹毒、肺炎、骨髓炎等),部分患者往往出现蛋白尿及管型尿,有时镜下血尿,易与不典型急性肾炎相混淆,此可能与肾血流量增加、肾小球通透性增加及肾小管上皮细胞浊肿有关。急性感染期蛋白尿时出现尿的改变发生于感染、高热的极期,不伴高血压及水肿等肾脏疾病的临床表现,热退后尿异常迅速消失。

1.发热性蛋白尿

发热性蛋白尿见于系统性红斑狼疮、过敏性紫癜、结节性多动脉炎或其他弥漫性血管炎等。其中部分患者肾脏受损方面的临床表现与急性肾炎相似,但具有其他系统病变的临床表现及特殊检查所见。

2.全身系统性疾病引起急性肾炎综合征

少数病例临床起病和典型急性肾炎相似,但病情急剧恶化,出现进行性肾衰竭。凡病程 1 个月以上,肾功能不好转反而恶化者,应考虑本病,需及时肾穿刺活检以利早期诊断和治疗。

3.急进性肾炎

既往病史不明确的慢性肾炎患者,若有急性发作时,易与急性肾炎相混淆。除认真询问既往史外,潜伏期短于 3～5 天,中重度贫血,血浆蛋白浓度降低,肾功能持续性减退,长期高血压引起心脏和眼底改变,肾脏影像学检查(超声、CT 等)发现双肾已缩小,均有利于慢性肾炎的诊断。

三、治疗

本病治疗以休息和对症治疗为主。ARF 病例应予血液透析,待其自然恢复。急性肾小球肾炎为自限性疾病,不宜用糖皮质激素和细胞毒药物。急性期应卧床休息,直至肉眼血尿消失、水肿消退及血压恢复正常后逐步增加活动量。一般需要卧床休息 2 周;其后继续限制活动 1～2 个月,3 个月内避免体力劳动,学生则需要休学。急性期应予低盐(<3 g/d)饮食。肾功能正常者不需限制蛋白质入量,但肾功能不全时可考虑限制蛋白质入量。

(一)一般治疗

制蛋白质摄入,并以优质动物蛋白(牛奶、鸡蛋、瘦肉等)为主。明显少尿者应控制液体入量。病初常规注射青霉素 10～14 天(过敏者可用大环内酯类抗生素)的必要性现有争议。反复发作的慢性扁桃体炎,待病情稳定后(尿蛋白少于＋,尿沉渣红细胞少于 10 个/每高倍视野)可考虑做扁桃体摘除,术前、术后 2 周需注射青霉素以防止因细菌活跃而导致肾炎复发。

(二)治疗感染灶

治疗感染灶包括利尿消肿、降血压,预防心脑并发症的发生。

(1)利尿消肿是对症治疗的重点措施。轻中度水肿者,卧床休息、限制钠盐及水的摄入即可。高度水肿应使用利尿剂。常用噻嗪类利尿剂如氢氯噻嗪,每次剂量 1～2 mg/kg,1～2 次/天,口服;无效时用袢利尿剂如呋塞米,40～200 mg 静脉注射,最大可达 400～1 000 mg/d。应注意如无效,则不应反复使用,因在无尿的情况下,大剂量呋塞米可能引起听力及肾功能的严重损害。

(2)降压:经休息、控制水盐、利尿等措施而血压仍高者,应给予降压药。首选 ACEI 或 ARB 类降压药,如卡托普利每次 12.5～25 mg,口服,3 次/天;氯沙坦 25～50 mg/d 口服。

(3)防治心力衰竭:急性肾炎所致心力衰竭实质上是继发于水、钠潴留高血容量所致的循环充血,与因心肌衰竭的充血性心力衰竭虽症状相似,但病理生理基础不同,故治疗重点应放在限制水、钠摄入,利尿,降压,以矫正水、钠潴留。洋地黄类药物对于急性肾炎合并心力衰竭效果不肯定,不作常规应用,仅于必要时试用。经保守治疗仍难控制的循环充血状态,可用腹膜透析或血液滤过治疗。

(三)对症治疗

少数发生 ARF 者有透析指征时应及时予以透析治疗以帮助患者渡过急性期。

(四)透析治疗

发生急性肾衰竭且有透析指征时,应及时给予透析治疗有助于度过急性期。由于本病具有自愈倾向,肾功能多可逐渐恢复,一般不需要长期维持透析。

四、预后

急性肾炎是一个自限性疾病,一般预后良好,只要及时去除病因,辅以适当的治疗,在儿童 85％～90％,在成人 60％～75％可完全恢复。老年人患急性肾炎的机会不多,但其预后在急性肾炎患者中最差。多数病例尿常规改变在 3～6 个月内恢复,少数患者急性期后临床表现消失,肾功能良好,但尿液中红细胞和少量蛋白可迁延 1～2 年才逐渐消失。少数病例病程迁延或转为慢性肾炎,个别病例急性期可发生严重并发症而死亡。近年来由于防治工作的改进,死亡率已降至 1％～2％,甚或无死亡。

(林泰民)

第三节　急性间质性肾炎

急性间质性肾炎又称急性肾小管-间质肾炎,是一组以肾间质炎性细胞浸润及肾小管变性为主要病理表现的急性肾脏病。依病因可分为药物过敏性急性间质性肾炎、感染相关性急性间质性肾炎及病因不明的特发性急性间质性肾炎。本章主要讨论药物过敏性急性间质性肾炎。

一、病因与发病机制

迄今为止药物仍是急性间质性肾炎最主要的病因,其次是感染,尤其在儿童中。能引起急性间质性肾炎的药物很多,以抗生素、磺胺、非甾体抗炎药和抗惊厥药最常见。药物(半抗原)与机体组织蛋白(载体)结合,诱发机体超敏反应(包括细胞及体液免疫反应),导致肾小管-间质炎症。某些头孢菌素类抗生素可抑制肾小管上皮细胞内线粒体功能,造成细胞"呼吸窘迫"。由非甾体抗炎药引起者,还能同时导致肾小球微小病变病。

二、诊断

能引起急性间质性肾炎的药物很多,以抗生素、非甾体抗炎药和抗惊厥药最常见。

(一)近期用药史

1.抗生素

青霉素类及头孢菌素类,大环内酯类如阿奇霉素、红霉素,抗结核药物如利福平、乙胺丁醇、异烟肼,其他种类抗生素如林可霉素、氯霉素、多黏菌素 B、四环素、万古霉素和磺胺类等。

2.非甾体抗炎药及解热镇痛药

如阿司匹林、布洛芬、萘普生、柳氮磺胺吡啶、吲哚美辛、双氯芬酸、美洛昔康等,其他解热镇痛药如氨基比林、安乃近、安曲非宁等。

3.治疗消化性溃疡药

H_2受体阻断剂如西咪替丁、法莫替丁、雷尼替丁,质子泵抑制剂如奥美拉唑、兰索拉唑、泮托拉唑以及铋剂等。

4.利尿剂

如呋塞米、氢氯噻嗪、吲达帕胺、氨苯蝶啶。

5.其他药物

如别嘌醇、硫唑嘌呤、青霉胺、丙硫氧嘧啶、环孢素、卡托普利、甲基多巴、去甲基麻黄素、丙磺舒、磺吡酮、华法林等。

(二)全身过敏表现

常见药疹、药物热及外周血嗜酸性粒细胞增多,还可有关节痛或淋巴结肿大。由非甾体抗炎药引起者全身过敏表现常不明显。常出现无菌性白细胞尿、血尿及蛋白尿。蛋白尿多为轻度,但由非甾体抗炎药引起肾小球微小病变病时却可出现大量蛋白尿($>3.5\ g/d$),乃至肾病综合征。

(三)尿异常

常出现急性肾衰竭,肾小管功能损害出现肾性糖尿、低比重及低渗透压尿。

有上述表现中前两条,再加上后两条中任何一条,即可临床诊断本病。非典型病例(尤其由非甾体抗炎药致病者)常无第二条,必须依靠肾穿刺活检确诊。

三、治疗

(一)停用致敏药物

多数轻症病例即可自行缓解。重症病例宜口服泼尼松 30～40 mg/d,病情好转后逐渐减量,共服 2～3 个月。

(二)免疫抑制治疗

在应用糖皮质激素两周后,如果仍然没有缓解的迹象,或者肾衰竭的情况进行性恶化,并且肾活检显示并没有或者仅有轻度的间质纤维化,考虑可以用应用免疫抑制药物。

(三)血液净化治疗

急性肾衰竭病例应及时行血液净化治疗。

(林泰民)

第四节　肾病综合征

肾病综合征是以大量蛋白尿(>3.5 g/d)、低白蛋白血症(血浆清蛋白<30 g/L)、水肿和高脂血症为典型表现的临床综合征,其中大量蛋白尿和低蛋白血症为诊断必需。肾病综合征是由多种病因和多种病理类型引起的肾小球疾病中的一组临床综合征,其中,约75%为原发性肾小球疾病引起,约25%由继发性肾小球疾病引起。

一、病因与发病机制

(一)病因与临床特征

肾病综合征可分为原发性及继发性两大类,可由多种不同病理类型的肾小球病所引起。引起原发性肾病综合征的肾小球病主要病理类型有:占儿童原发性肾病综合征的80%～90%,成人原发性肾病综合征的10%～20%。男性多见。典型临床表现为肾病综合征,仅15%左右患者伴有镜下血尿,一般无持续性高血压及肾功能减退。30%～40%病例可能在发病后数月内自发缓解,90%病例对激素治疗敏感,治疗2周左右开始利尿,尿蛋白可在数周内迅速减少至阴性,血清清蛋白逐渐恢复正常水平,最终可达临床完全缓解。但本病复发率高达60%。若反复发作或长期大量蛋白尿未得到控制,本病可能转变为系膜增生性肾小球肾炎,进而转变为局灶性节段性肾小球硬化。

1.微小病变型肾病

微小病变型,多见于儿童,光镜下可见肾小球基本正常,电镜下见足突融合。

2.系膜增生性肾小球肾炎

免疫病理检查可将本组疾病分为 IgA 肾病及非 IgA 系膜增生性肾小球肾炎。本病在原发性肾病综合征中约占30%,好发于青少年,男性多见。约50%患者有前驱感染,可于上呼吸道感染后急性起病,甚至表现为急性肾炎综合征。部分为隐匿起病。本病中,非 IgA 系膜增生性肾

369

小球肾炎者约 50％患者表现为肾病综合征，约 70％伴有血尿，而 IgA 肾病者几乎均有血尿，约 15％出现肾病综合征。

3.系膜毛细血管性肾小球肾炎

系膜毛细血管性肾小球肾炎又称为膜增生性肾小球肾炎，占原发性肾病综合征的 10％～20％，好发于青壮年。1/4～1/3 患者常在上呼吸道感染后，表现为急性肾炎综合征。50％～60％患者表现为肾病综合征，几乎所有患者均伴有血尿，其中少数为发作性肉眼血尿；其余少数患者表现为无症状血尿和蛋白尿。肾功能损害、高血压及贫血出现早，病情多持续进展。50％～70％病例的血清 C3 持续降低，对提示本病有重要意义。药物治疗效较差，发病 10 年后约有 50％病例将进展至慢性肾衰竭。约占原发性肾病综合征的 20％，好发于中老年人，男性多见。通常起病隐匿，约 80％表现为肾病综合征，约 30％伴有镜下血尿，一般无肉眼血尿。有 20％～35％患者的临床表现可自发缓解。常在发病 5～10 年后逐渐出现肾功能损害。60％～70％患者早期激素和细胞毒药物治疗后可临床缓解。本病极易发生血栓栓塞并发症，肾静脉血栓发生率可高达 40％～50％。因此，本病患者如有突发性腰痛或胁腹痛，伴血尿、蛋白尿加重，肾功能损害，应怀疑肾静脉血栓形成。若有突发胸痛、呼吸困难，应怀疑肺栓塞。

4.膜性肾病

膜性肾病多见于中老年男性患者，病理检查可见基底膜增厚，钉突形成。

5.局灶节段性肾小球硬化

局灶节段性肾小球硬化占原发性肾病综合征的 5％～10％，好发于青少年男性。多为隐匿起病。大量蛋白尿及肾病综合征为其主要临床特点。约 3/4 患者伴有血尿，部分可见肉眼血尿。约 50％患者有高血压和约 30％有肾功能减退。约 50％患者对激素治疗有效，但需要较长时间诱导治疗。

继发性肾病综合征的常见病因有过敏性紫癜肾炎（儿童多见）、系统性红斑狼疮肾炎（青少年多见）、糖尿病肾病（中老年人多见）、乙型肝炎病毒相关性肾炎、肾淀粉样变性、骨髓瘤性肾病等。

（二）病理生理

1.大量蛋白尿

大量蛋白尿是指每天从尿液中丢失蛋白质多达 3.5 g/1.73 m²，儿童为 50 mg/kg。大量蛋白尿的产生是由于肾小球滤过膜通透性异常所致。在正常生理情况下，肾小球滤过膜具有分子屏障及电荷屏障作用，当这些屏障作用受损时，致使原尿中蛋白含量增多，当其增多明显超过近曲小管回吸收量时，形成大量蛋白尿。在此基础上，凡增加肾小球内压力及导致高灌注、高滤过的因素（如高血压、高蛋白饮食或大量输注血浆蛋白）均可加重尿蛋白的排出。

2.低白蛋白血症

肾病综合征时大量清蛋白从尿中丢失，促进清蛋白肝脏代偿性合成增加，同时，由于近端肾小管摄取滤过蛋白增多，也使肾小管分解蛋白增加。当肝脏清蛋白合成增加不足以克服丢失和分解时，则出现低白蛋白血症。此外，肾病综合征患者因胃肠道黏膜水肿导致饮食减退、蛋白质摄入不足、吸收不良或丢失，也是加重低白蛋白血症的原因。

3.水肿

除血浆清蛋白减少外，血浆的某些免疫球蛋白和补体、抗凝及纤溶因子、金属结合蛋白及内分泌激素结合蛋白也可减少，患者易产生感染、高凝、微量元素缺乏、内分泌紊乱及免疫功能低下等并发症。肾病综合征时低白蛋白血症、血浆胶体渗透压下降，使水分从血管腔内进入组织间隙,是造成肾病综合征水肿的基本原因。此外,部分患者因有效血容量减少,刺激肾素-血管紧张素-醛固酮活性增加和抗利尿激素分泌增加等,可进一步加重水钠潴留、加重水肿。但近年的研究发现,部分患者血容量正常或增加,血浆肾素水平正常或下降,提示某些原发于肾内钠、水潴留因素在肾病综合征水肿发生机制中起一定作用。

肾病性水肿组织间隙蛋白含量低,水肿多从下肢部位开始,与体位有关,严重者常见头枕部凹陷性水肿、全身水肿、胸腔和腹水,甚至心包积液等。

4.高脂血症

高胆固醇和(或)高甘油三酯血症、血清中低密度脂蛋白、极低密度脂蛋白和脂蛋白浓度增加。其发生机制与肝脏合成脂蛋白增加和脂蛋白分解减弱有关,后者可能是高脂血症更为重要的原因。

二、诊断

肾病综合征诊断包括以下三个方面。肾病综合征诊断标准:①尿蛋白大于 3.5 g/d;②血浆清蛋白低于 30 g/L;③水肿;④血脂升高。其中①、②两项为诊断所必需。

(一)确诊肾病综合征

必须首先除外继发性的病因,才能诊断为原发性肾病综合征,最好能进行肾活检,做出病理诊断。

(二)确认病因

(1)感染:是肾病综合征的常见并发症。常见感染部位顺序为呼吸道、泌尿道和皮肤。感染仍是导致肾病综合征复发和疗效不佳的主要原因之一。

(2)血栓、栓塞并发症:以肾静脉血栓最为常见(发生率 10%～50%,其中 3/4 病例因慢性血栓形成,临床并无症状),肺血管血栓、下肢静脉、下腔静脉、冠状血管血栓和脑血管血栓也不少见。

(3)急性肾损伤:以微小病变型肾病者居多。

(4)蛋白质及脂肪代谢紊乱。

需要进行鉴别诊断的继发性肾病综合征病因主要包括过敏性紫癜肾炎、系统性红斑狼疮肾炎、乙型肝炎病毒相关性肾炎、糖尿病肾病、肾淀粉样变性和骨髓瘤性肾病等。

(三)判定有无并发症

感染、血栓栓塞、急性肾衰竭、肾小管功能损伤。

三、治疗

(一)一般治疗

凡有严重水肿、低蛋白血症者需卧床休息。水肿消失、一般情况好转后,可起床活动。给予正常量 0.8～1.0 g/(kg·d)的优质蛋白(富含必需氨基酸的动物蛋白)饮食。由于高蛋白饮食增加肾小球高滤过,可加重蛋白尿并促进肾脏病变进展,故目前一般不再主张应用。水肿时应低盐(<3 g/d)饮食。为减轻高脂血症,应少进富含饱和脂肪酸(动物油脂)的饮食,而多吃富含多聚不饱和脂肪酸(如植物油、鱼油)及富含可溶性纤维(如燕麦、米糠及豆类)的饮食。

(二)对症治疗

对肾病综合征患者利尿治疗的原则是不宜过快过猛,以免造成血容量不足、加重血液高黏倾向,诱发血栓、栓塞并发症。

1.利尿消肿

利尿消肿用于低钾血症的患者。可与噻嗪类利尿剂合用。常用氨苯蝶啶 50 mg,每天 3 次,或醛固酮拮抗剂螺内酯 20 mg,每天 3 次。③袢利尿剂。常用呋塞米 20～120 mg/d,或布美他尼(丁尿胺)1～5 mg/d,分次口服或静脉注射。在渗透性利尿剂应用后随即给药效果更好。④渗透性利尿剂。常用不含钠的右旋糖酐 40(低分子右旋糖酐)或羟乙基淀粉(706 代血浆)250～500 mL 静脉滴注,隔天 1 次。随后加用袢利尿剂可增强利尿效果。但对少尿(尿量<400 mL/d)患者应慎用此类药物,因其易与肾小管分泌的 Tamm-Horsfall 蛋白和肾小球滤过的清蛋白一起形成管型,阻塞肾小管,并由于其高渗作用导致肾小管上皮细胞变性、坏死,诱发"渗透性肾病",导致急性肾衰竭。⑤提高血浆胶体渗透压:血浆或清蛋白等静脉输注均可提高血浆胶体渗透压,促进组织中水分回吸收并利尿,如继而用呋塞米 60～120 mg 加于葡萄糖溶液中缓慢静脉滴注,有时能获得良好的利尿效果。但不适当输注大量清蛋白,轻者可延迟疾病缓解,重者可损害肾功能。故仅对严重低蛋白血症、高度水肿而又少尿(尿量<400 mL/d)的肾病综合征患者,在必需利尿的情况下方可考虑使用。

2.减少尿蛋白

减少尿蛋白可有效延缓肾功能的恶化。常用血管紧张素转化酶抑制剂如贝那普利每次10～20 mg,每天 1 次;或血管紧张素Ⅱ受体拮抗剂(ARB)如氯沙坦每次 50～100 mg,每天 1 次。用血管紧张素转化酶抑制剂或 ARB 降尿蛋白时,所用剂量一般应比常规降压剂量大,才能获得良好疗效。

(三)主要治疗——抑制免疫与炎症反应

1.糖皮质激素

通过抑制免疫炎症反应,抑制醛固酮和抗利尿激素分泌,影响肾小球基底膜通透性等综合作用而发挥其利尿、消除尿蛋白的疗效。使用原则和方案如下所示。①起始足量:常用药物为泼尼松 1 mg/(kg·d)口服 8 周,必要时可延长至 12 周;②缓慢减药:足量治疗后每 2～3 周减原用量的 10%,当减至 20 mg/d 左右时症状易反复,应更加缓慢减量;③长期维持:最后以最小有效剂量(10 mg/d)再维持半年左右。激素可采用全日量顿服或在维持用药期间两日量隔天一次顿服,以减轻激素的不良反应。水肿严重、有肝功能损害或泼尼松疗效不佳时,可更换为甲泼尼龙(等剂量)口服或静脉滴注。根据患者对激素的治疗反应,可将其分为"激素敏感型"(用药 8～12 周内肾病综合征缓解)、"激素依赖型"(激素减药到一定程度即复发)和"激素抵抗型"(激素治疗无效)三类,其各自的进一步治疗有所区别。应加强监测激素长期使用的不良反应,并及时处理。

2.细胞毒药物

这类药物可用于"激素依赖型"或"激素抵抗型"的患者,协同激素治疗。若无激素禁忌,一般不作为首选或单独治疗用药。①环磷酰胺:最常用,2 mg/(kg·d)分 1～2 次口服;或 200 mg 隔天静脉注射。累积量达 6～8 g 后停药。主要不良反应为骨髓抑制及中毒性肝损害,并可出现性腺抑制、脱发、胃肠道反应及出血性膀胱炎。②苯丁酸氮芥 2 mg,每天 3 次口服,共服用 3 个月。

3.环孢素 A

作为二线药物用于治疗激素和细胞毒药物无效的难治性肾病综合征。常用量为 3～5 mg/(kg·d),分 2 次口服。2～3 个月后缓慢减量,疗程至少 1 年。不良反应有肝肾毒性、高血压、高尿酸血症、多毛及牙龈增生等。停药后易复发,使其广泛运用受限。

4.他克莫司

他克莫司同环孢素 A 一样属钙调神经蛋白抑制剂,但肾毒性不良反应小于环孢素 A。成人起始剂量为 0.05 mg/(kg·d),疗程半年至 1 年。作为二线用药,对部分难治性肾病综合征有效。常用量为 1.5~2 g/d,分 2 次口服,共用 3~6 个月,减量维持半年。

(四)个体化治疗方案

1.微小病变型肾病

常对激素治疗敏感,初治者可单用激素治疗。因感染、劳累而短期复发,去除诱因后仍不缓解者可再使用激素,疗效差或反复发作者应使用细胞毒药物,力争达到完全缓解并减少复发。

2.膜性肾病

(1)单用激素无效,必须激素联合烷化剂(常用环磷酰胺、苯丁酸氮芥)。效果不佳的患者可使用小剂量环孢素,一般用药应在半年以上;也可与激素联合应用。

(2)早期膜性肾病疗效相对较好;若肾功能严重恶化,血肌酐>354 μmol/L 或肾活检示严重间质纤维化则不应给予上述治疗。

(3)激素联合烷化剂治疗的对象主要为有病变进展高危因素的患者,如严重、持续性肾病综合征,肾功能恶化和肾小管间质较重的可逆性病变等,应给予治疗。反之,则提议可先密切观察 6 个月,控制血压和用血管紧张素转化酶抑制剂或(和)ARB 降尿蛋白,病情无好转再接受激素联合烷化剂治疗。另外,膜性肾病易发生血栓、栓塞并发症,应予以积极防治。

3.局灶性节段性肾小球硬化

循证医学表明部分患者(30%~50%)激素有效,但显效较慢,建议足量激素治疗[1 mg/(kg·d)]应延长至 3~4 个月;上述足量激素用至 6 个月后无效,才能称之为激素抵抗。激素效果不佳者可试用环孢素。

4.系膜毛细血管性肾小球肾炎

本病疗效差,长期足量激素治疗可延缓部分儿童患者的肾功能恶化。对于成年患者,目前没有激素和细胞毒药物治疗有效的证据。临床研究仅发现口服 6~12 个月阿司匹林(325 mg/d)和(或)双嘧达莫(50~100 mg,每天 3 次)可以减少尿蛋白,但对延缓肾功能恶化无作用。

(五)中医药治疗

单纯中医、中药治疗肾病综合征疗效出现较缓慢,一般主张与激素及细胞毒药物联合应用。旨在辨证施治、拮抗激素及细胞毒药物的不良反应。雷公藤总苷具有抑制免疫、抑制肾小球系膜细胞增生的作用,并能改善肾小球滤过膜通透性。10~20 mg,每天 3 次口服。主要不良反应为性腺抑制、肝功能损害及外周血白细胞减少等,及时停药后可恢复。

(六)防治并发症

肾病综合征的并发症是影响患者长期预后的重要因素,需积极防治。

1.感染

不主张用抗生素预防感染。一旦发现感染,应及时选用对致病菌敏感强效且无肾毒性的抗生素积极治疗,有明确感染灶者应尽快去除。

2.血栓及栓塞并发症

当血浆清蛋白低于 20 g/L 时,提示存在高凝状态,即应开始预防性抗凝治疗。可用普通肝素或低分子肝素,或口服华法林。对已发生血栓、栓塞者应尽早用尿激酶或 rtPA 溶栓治疗。

3.防治蛋白质与脂肪代谢紊乱

血管紧张素转化酶抑制剂及 ARB 类药物均可减少尿蛋白;中药黄芪(30~60 g/d,煎服)可促进肝脏清蛋白合成,并可能兼有减轻高脂血症的作用;降脂药物可用洛伐他汀等他汀类药物。肾病综合征缓解后高脂血症可自然缓解,则无须再继续药物治疗。

(林泰民)

第五节　溶血性尿毒症综合征

溶血性尿毒症综合征是以微血管病性溶血性贫血、血小板减少和肾功能损害三联征为主要表现的一组临床综合征。溶血性尿毒症综合征在成人及儿童均可发病,但典型溶血性尿毒症综合征主要发生于幼儿,起病急骤,它是导致小儿急性肾衰竭的重要病因。典型的溶血性尿毒症综合征如能及时诊断,予以正确治疗,多数恢复较好;非典型溶血性尿毒症综合征预后较差,有些进入慢性肾衰竭。

溶血性尿毒症综合征广义上可分为典型腹泻相关的溶血性尿毒症综合征及非腹泻相关的溶血性尿毒症综合征。按病因又可将溶血性尿毒症综合征分为感染后溶血性尿毒症综合征、遗传性溶血性尿毒症综合征、药物及治疗相关性溶血性尿毒症综合征、继发性溶血性尿毒症综合征及特发性溶血性尿毒症综合征。

典型腹泻相关的溶血性尿毒症综合征又称为志贺毒素相关性溶血性尿毒症综合征:常与志贺毒素大肠埃希杆菌感染有关,多见于儿童并有急性胃肠炎前驱症状,可有血性腹泻。患者起病急骤,表现为急性溶血性贫血、血小板减少和急性肾衰竭,多数患者肾功能可以恢复。

非腹泻溶血性尿毒症综合征包括各种病因,但与志贺毒素无关,各年龄均可发病,成人多见,可散发性或家族性发病,患者起病隐匿,无腹泻前驱症状,预后较差,有 50%~60%患者进入终末期肾病或不可逆性脑损害。

一、典型腹泻相关的溶血性尿毒症综合征

(一)病因与发病机制

1.病因

溶血性尿毒症综合征的病因与下列因素有关。

(1)感染因素:感染是诱发溶血性尿毒症综合征的首要因素,大肠埃希菌、志贺痢疾杆菌、肺炎链球菌、假单胞菌、伤寒杆菌等细菌以及柯萨奇病毒、埃可病毒、人类免疫缺陷病毒等感染均可诱发溶血性尿毒症综合征。早在 1977 年,Konowalchuk 注意到腹泻患者粪便中分离出来的大肠埃希菌可产生一种外毒素,这种毒素对 vero 肾细胞具有杀伤作用,在结构和作用上与志贺痢疾杆菌 I 型产生的志贺毒素极为相似,所以称为志贺菌样毒素。1983 年 Karmali 最先提出志贺毒素与溶血性尿毒症综合征的关系,他发现溶血性尿毒症综合征患者多有大肠埃希杆菌感染,这些大肠埃希菌均可产生志贺毒素。现在人们普遍认为产生志贺毒素的大肠埃希杆菌与儿童典型溶血性尿毒症综合征密切相关,并已从溶血性尿毒症综合征患者分离到多种产生志贺毒素的大肠埃希杆菌菌株的血清型,其中 $O_{157}:H_7$ 最易引起严重的出血性结肠炎,导致溶血性尿毒症综合

征。北美和西欧患溶血性尿毒症综合征的儿童中,约90%可证实曾感染过产生志贺毒素的大肠埃希杆菌,其中70%感染的是大肠埃希杆菌 $O_{157}:H_7$;在印度等发展中国家,也有由志贺痢疾杆菌Ⅰ型引起志贺毒素相关性溶血性尿毒症综合征。

(2)遗传因素:溶血性尿毒症综合征部分患者有家族性,包括常染色体隐性和显性遗传病例,家族性溶血性尿毒症综合征预后不良,病死率高。

(3)药物及治疗因素:包括抗排异药物环孢素A及他克莫司,化疗药物如丝裂霉素、长春新碱、阿糖胞苷、柔红霉素等。此外口服避孕药物、奎宁、及放射线照射也可诱发溶血性尿毒症综合征。

(4)继发性溶血性尿毒症综合征:可继发于系统性红斑狼疮、系统性硬化症、抗磷脂抗体综合征、干燥综合征、链球菌感染后肾小球肾炎、膜增殖型肾小球肾炎。某些肿瘤与溶血性尿毒症综合征的发生也有关。妊娠、实体器官(肾、心脏及肝)移植及骨髓移植后也可出现溶血性尿毒症综合征。

(5)特发性溶血性尿毒症综合征:病因不明,病变可以复发,有些病例可有补体缺乏。

2.发病机制

(1)志贺毒素大肠埃希菌株(如 $O_{157}:H_7$)感染及志贺毒素的细胞毒作用:志贺毒素导致微血管内皮损伤是引起典型腹泻相关的溶血性尿毒症综合征的主要因素。志贺毒素可分为两类,即志贺毒素1和志贺毒素2, $O_{157}:H_7$ 大肠埃希菌可产生志贺毒素1和志贺毒素2或只产生志贺毒素2。流行病学研究发现,由志贺毒素1大肠埃希菌引起的出血性肠炎的患儿均不发生溶血性尿毒症综合征,因此溶血性尿毒症综合征主要由志贺毒素2所致。志贺毒素(70kD)含有一个A亚单位(32kD)及5个B亚单位(7.7kD),A亚单位具有生物活性,而B亚单位可以和细胞表面特异的糖脂受体Gb3结合。志贺毒素1和Gb3结合后又很快分离,而志贺毒素2和细胞上Gb3结合时间长。动物试验表明,Gb3受体在体内的分布决定了微血管病变的部位,而细胞表面Gb3受体密度又决定了该细胞对志贺毒素的易感性。Gb3受体在人肾皮质、髓质和肾小管上皮上均有表达,尤以肾小球内皮细胞表面的Gb3受体数目为多,这使得肾小球内皮细胞易受志贺毒素侵袭。志贺毒素受体的表达范围决定了微血管内皮损伤的区域。

志贺毒素的作用机制:B亚单位先与细胞表面的受体结合后,A亚单位随之分离出来并进入细胞内,通过高尔基体和内质网后,直接抑制细胞内蛋白质合成,志贺毒素1和志贺毒素2还可引起内皮细胞凋亡。志贺毒素大肠埃希菌和志贺痢疾杆菌感染人体后,与肠黏膜细胞结合及增殖,引起细胞脱落、坏死,临床上出现腹泻;志贺毒素损害肠黏膜血管,引起出血性结肠炎。志贺毒素进入血循环,到达肾脏,通过Gb3受体介导的细胞摄取作用,志贺毒素进入内皮细胞,A亚单位抑制蛋白质的合成,导致靶细胞死亡。

(2)内毒素、细胞因子及炎性因子参与内皮细胞的损伤:细菌内毒素以及一些细胞因子(TNF-α、IL-1等)、化学趋化因子(IL-8、MCP-1)均可以增强志贺毒素的细胞毒作用。尤其是细菌内毒素,本身就有损伤内皮细胞的作用,还可以刺激内皮细胞表达内皮细胞黏附分子(P-selectin、ICAM-1),从而增加粒细胞等炎性细胞对内皮细胞的吸附作用。溶血性尿毒症综合征患者常并存有内毒素血症,表明血管内皮损伤可能是内毒素与志贺毒素累加的毒性作用结果。志贺毒素在细胞因子及炎性因子的协同下能够增强中性粒细胞对内皮细胞(特别是肾小球毛细血管内皮细胞)的黏附作用,从而使中性粒细胞激活、数目增加,并释放弹性蛋白酶等加剧内皮损伤,微血栓形成。内皮细胞在维持血管内凝血/纤溶状态平衡中起重要作用,生理条件下的内皮细胞膜及血小板均带有负电荷,两者相互排斥,内皮细胞还能合成并分泌一些抗凝物质,如前列环素、血管性血友病因子等。内皮损伤时,前列环素浓度增加以抑制血小板聚集,减少血栓形成,在溶血性尿毒症综合征患者血液中前列环素的含量明显低于正常,前列环素对血小板的抑制作用被削弱,有利于血小板聚集和血栓形成。

(3)血小板激活、内皮损伤与溶血性尿毒症综合征:血管性血友病因子是 FⅧ 的载体蛋白,由内皮细胞产生,具有介导血小板黏附于血管壁的功能,正常情况下,血管性血友病因子不进入血循环,而存在于内皮细胞的 Weiber-Palade 小体内,内皮细胞损伤后才会释放入外周血中。有证据表明溶血性尿毒症综合征患者急性期血浆中完整的血管性血友病因子亚基大量减少,血管性血友病因子的异常结构片段增加,而血管性血友病因子巨大多聚体则减少。因此,血管性血友病因子在溶血性尿毒症综合征的发病机制中起很重要的作用,它和血小板上的受体结合,激活血小板,从而促进微血管内血栓的形成。

与内皮损伤密切相关的一氧化氮在溶血性尿毒症综合征中也起重要的作用,一氧化氮由 L-精氨酸经一氧化氮合成酶催化生成,具有多种生物活性。溶血性尿毒症综合征患者血管内皮损伤时,会引起血流切应力的改变,后者通过改变血管性血友病因子对蛋白分解酶的敏感性而影响血管性血友病因子的量;血流切应力的改变还可使内皮细胞一氧化氮生成增加,一氧化氮对内皮细胞可产生毒性作用并影响邻近细胞,使之释放 TNF-α 和 IL-1,促使白细胞激活,活化的白细胞产生氧自由基与一氧化氮相互作用生成毒性极强的过氧亚硝酸根及羟自由基,进一步加重细胞及组织的损伤。血管内皮损伤还可致血管内皮生长因子产生增加,溶血性尿毒症综合征患者急性期血清血管内皮生长因子水平常升高,血管内皮生长因子促进肾脏微血管再生、修复并有保护血管内皮功能,血管内皮生长因子水平升高可能有助于减轻肾小球及肾小管损伤。

总之,血小板的激活和血管内皮细胞受损是溶血性尿毒症综合征发病的重要机制。血管内皮损伤可激活血小板,血小板的聚集又能加重内皮的损伤,导致微血管血栓性病变,并继发红细胞机械性损伤而发生溶血,血小板过度消耗而出现低血小板血症和出血,血栓阻塞血流而导致器官缺血性损伤,最终导致溶血性尿毒症综合征的一系列临床表现。

(二)诊断

1.临床表现特点

(1)消化系统:初期常表现为腹泻,从肠道感染到腹泻的间歇期平均为 3 天(1～8 天),常伴有腹痛、呕吐(30%～60%)、发热(30%),70%的病例呈出血性结肠炎,大便为黏液性或血性,症状持续 1～2 周,经短暂的无症状期,随后出现典型的溶血性尿毒症综合征三联征。大便培养有时可发现志贺毒素大肠埃希菌,血清学实验针对志贺毒素及 O_{157} 细菌内毒素抗体阳性可明确诊断。

志贺毒素相关性溶血性尿毒症综合征的消化系统表现要与阑尾炎、肠套叠等急腹症鉴别。另外患者还可有肝大,血清转氨酶、淀粉酶、脂酶和血糖水平均可升高,提示肝脏、胰腺功能受损,蛋白丢失性肠病可致低蛋白血症。严重病例还可出现肠黏膜下血管栓塞、假膜形成及肠坏疽。

(2)肾脏:急性肾衰为本病的突出表现,半数病例为少尿型急性肾衰,水钠潴留引起水肿、心力衰竭,60%的病例出现高血压,国外 50%患者需透析治疗。尿液检查可有 1～2 g/d 的蛋白尿(偶有肾病综合征),镜下血尿、管型尿,偶有肉眼血尿,重度溶血可有血红蛋白尿。血尿素氮、肌酐升高。溶血、肾小球滤过率下降及代谢性酸中毒可引起高钾血症,同时可有低钠、低钙及继发性高尿酸血症。

病理检查肾脏主要受累部位是肾小球毛细血管袢及肾小动脉。光镜下肾小球病变呈局灶性分布,肾小球毛细血管内皮细胞肿胀,内皮细胞下间隙增宽,结果使毛细血管壁增厚,管腔狭窄,可有微血栓形成,可见纤维样物质及脂质在内皮细胞下聚集。肾小球内系膜区增宽,可见中性粒细胞,偶有新月体形成及坏死表现,肾小球也可呈分叶状。病变的肾小动脉可见内膜下细胞浸润,管壁增厚、坏死,血管腔内血栓形成及管腔闭塞,进而引起局灶或广泛的肾内质坏死。有些病例可有急性肾小管坏死及小管间质病变的表现。免疫荧光可见纤维蛋白、纤维连接蛋白、IgM、C3 沿肾小球毛细血管袢、系膜、内皮下及血管壁沉积。电镜下可见内皮细胞肿胀、脱落、内皮细胞下间隙可见颗粒状电子致密物沉积。

典型儿童腹泻相关的溶血性尿毒症综合征患者以肾小球受累为主,成人患者病变主要位于动脉和小动脉,伴肾小球缺血及肾小球毛细血管袢皱缩。肾小球病变为主的患者预后较好,而动脉受累严重的患者预后较差。

(3)血液系统:急性期即有溶血性贫血和血小板减少,血红蛋白短期内降至 $80\sim100$ g/L,但也可低于 50 g/L。溶血的严重程度与肾衰并不平行,病变最初几周溶血可反复出现。由于微血管病变和过氧化物损伤,末梢血中出现红细胞碎片、棘细胞等异形红细胞。网织红细胞、乳酸脱氢酶及非结合胆红素增加,Coombs 试验常常阴性,急性期可有白细胞升高。

(4)神经系统:由于血小板凝聚、活化、半衰期缩短及破坏增加,致外周血血小板计数减少(通常为 $30\sim100\times10^9$/L),不成熟的血小板增加。血小板功能检查可见血小板聚集功能下降、血小板内 β-血小板球蛋白、血小板因子 4 及血清素水平下降;但血清 β-血小板球蛋白、血小板因子 4 及血清素水平增加。凝血功能检查如凝血酶原时间及部分凝血激酶时间通常正常。25% 患者可有神经系统症状,包括易激惹、失眠、行为异常、共济失调、震颤及眩晕等。约 1/3 患者出现神经系统功能异常,如局灶或全身性癫痫发作,少数患者伴有轻偏瘫、张力性体位、木僵和昏迷等。这些症状可能与志贺毒素、低钠血症、低钙血症、尿毒症脑病及恶性高血压有关。部分患者尸检可发现有脑水肿及微血栓形成。

(5)循环及呼吸系统:有些患者出现循环系统病变,如心肌炎、心源性休克、往往与微血栓形成有关,部分患者可有急性呼吸窘迫综合征。

2.诊断注意事项

临床上具备急性微血管性溶血性贫血、血小板减少和急性肾衰三联征,具有腹泻前驱症状即可诊断典型腹泻相关的溶血性尿毒症综合征。肾活检可帮助确诊及估计预后,但急性期有血小板减少和出血倾向,不宜行此项检查。溶血性尿毒症综合征和血栓性血小板减少性紫癜在临床表现和病因方面有相似之处,同属血栓性微血管病,二者组织学上均有肾小动脉和肾小球内血栓形成。临床上,血栓性血小板减少性紫癜有多系统表现,除上述三联征表现外,还有发热及不同程度的中枢神经系统受累。但发热、神经系统症状在溶血性尿毒症综合征也较常见。有学者认为,溶血性尿毒症综合征和血栓性血小板减少性紫癜是一个疾病谱的连续性表现,某些环孢素 A 相关性及家族性病例同时具有溶血性尿毒症综合征及血栓性血小板减少性紫癜的表现,单凭临床表现有时很难区分。但在成人溶血性尿毒症综合征和血栓性血小板减少性紫癜患者,首选的治疗均是血浆置换,因此,若发生无其他原因解释的微血管性溶血性贫血、血小板减少,伴或不伴有轻重不一的神经系统症状和急性肾衰,均可统称为血栓性血小板减少性紫癜-溶血性尿毒症综合征。唯一的例外是儿童肠出血性大肠埃希菌感染后出现的溶血性尿毒症综合征。一般来说,血栓性血小板减少性紫癜主要见于成人,起病隐匿,极少有前驱症状,神经系统损害的发生率及严重程度均突出于肾脏病变。实验室检查血栓性血小板减少性紫癜患者可有不正常的血管性血友病因子多聚体及血管性血友病因子裂解蛋白酶缺乏,溶血性尿毒症综合征患者血浆中很少有血管性血友病因子裂解蛋白酶活性的下降。

(三)治疗

(1)血浆置换为标准治疗。

(2)出现急性肾衰者,按急性肾衰处理。纠正水电解质平衡,脱水患者应适当补液,但应量出为入,避免补液过量导致肺水肿。纠正低钠、低磷、高钾血症及代谢性酸中毒,对于有明显的尿毒症症状或无尿患者应早期行透析或血液滤过治疗。

(3)应避免输血小板,除非有活动性出血或外科手术需要;如血红蛋白低于 60 g/L,可输新鲜的红细胞,应缓慢输血以免诱发或加重高血压。

(4)控制高血压,高分解代谢者需给予适当的营养支持。

(5)对肠炎无特殊治疗方法,胃肠道休息非常重要。抗生素不能明确改善志贺毒素有关溶血性尿毒症综合征的预后,有些药物(如磺胺)会增加志贺毒素的释放,故推荐当有菌血症时使用抗生素。严重的缺血性肠病和肠穿孔有时需外科手术治疗。

(6)遗留有高血压、慢性肾损害的患者可用血管紧张素转化酶抑制剂药物治疗,有益于降低蛋白尿,保护肾功能。

典型腹泻相关的溶血性尿毒症综合征的预后明显好于成人溶血性尿毒症综合征,多数患者在 2～3 周内完全恢复,再发病例极为罕见。欧洲一组长期随访资料表明:该病急性期死亡率为 9%,完全缓解率 64%,遗留慢性肾功能不全及高血压者有 4%,终末期肾病者有 9%,留有其他后遗症者有 14%。临床上下列指标提示预后不佳:①肾脏病理损害严重者(如广泛皮质坏死型溶血性尿毒症综合征);②腹泻时间长,程度重;③无尿期长;④起病初期中性粒细胞明显升高;⑤有严重的神经系统损害。

二、非典型溶血性尿毒症综合征

非典型溶血性尿毒症综合征与志贺毒素大肠埃希杆菌感染无明确关系,发病无季节倾向,患者起病隐匿,无腹泻前驱症状,病变进行性发展,部分患者可有肾病综合征及重度高血压,并逐渐进展至慢性肾衰竭。有些患者病变反复发作,预后较差,尿毒症肾移植后部分患者可有溶血性尿毒症综合征复发。非典型溶血性尿毒症综合征患者死亡率、复发率及终末期肾病发生率都明显高于腹泻相关的溶血性尿毒症综合征。该型肾脏组织学表现为肾小球缺血、塌陷,肾小动脉内膜增厚,管腔及肾小球内血栓栓塞。

有些家族性和散发性非典型溶血性尿毒症综合征患者有突出的低 C3 补体血症,研究发现这些患者补体 H 因子缺乏,由于 H 因子基因突变而导致补体 H 因子缺乏或功能异常,不能有效地抑制 C3bBb 复合物形成和辅助 I 因子对 C3bBb 进行降解等功能,致使补体通过旁路途径过度激活,是部分非志贺毒素相关性溶血性尿毒症综合征的主要原因。在某些诱因,如病毒、细菌毒素或药物等对内皮细胞具有潜在损害作用因素的诱发下,局部血管内皮损伤和血管内血栓形成,后者又促进 C3bBb 转化酶形成,而启动补体旁路途径,而由于 H 因子的数量不足或功能异常,补体过度活化而导致溶血性尿毒症综合征。

(一)肺炎链球菌引起的溶血性尿毒症综合征

非典型溶血性尿毒症综合征无特殊治疗,除加强支持、积极控制高血压、早期透析外,可早期试用血浆疗法去除致病因子,并补充缺乏的补体 H 因子等。非对照性研究发现儿童及成人患者采用血浆置换和血浆输注疗法可改善肾功能不全,并降低发生终末期肾衰的危险,但血浆疗法不应用于肺炎链球菌感染溶血性尿毒症综合征。肺炎链球菌可产生神经氨酸酶,该酶能暴露红细胞、血小板和肾小球内皮细胞表面的 T-F 抗原,该抗原与血清中的 IgM 抗体反应,造成血细胞聚集、肾小球损伤和广泛的微血栓形成,诱发溶血性尿毒症综合征。临床上除有肺炎中毒症状外,Coombs 试验可呈阳性,无网织红细胞增加。治疗可应用抗生素或输注洗涤红细胞,禁用血浆疗法,因成人血浆中含抗 T-F 抗原的 IgM 抗体,输注后加重血小板聚集和溶血,该病临床表现重,可有呼吸窘迫、神经系统症状,预后不佳。

（二）家族性溶血性尿毒症综合征

包括常染色体显性和隐性遗传,隐性遗传多见,多儿童期发病;而显性遗传成人多见。家族性溶血性尿毒症综合征起病隐匿,有报道 H 因子基因与家族性溶血性尿毒症综合征有关,这些患者有持续的低 C3 补体血症,目前无特异治疗方法,复发率高,可试用血浆置换或血浆输注,预后很差。

（三）移植及环孢素 A 相关性溶血性尿毒症综合征

肾移植患者可发生溶血性尿毒症综合征,部分属复发性,部分为移植肾新发溶血性尿毒症综合征;有些病例与术后服用环孢素 A 及他克莫司有关。国外文献,报告肾移植受者服用环孢素 A 后溶血性尿毒症综合征的发生率为 5％～15％,服用他克莫司的发生率为 1％;但国内报告此类病例极少。溶血性尿毒症综合征常发生于术后最初几周血环孢素 A 浓度较高时,研究发现环孢素 A 可以增加血小板聚集、血栓素 A2 的产生,高浓度环孢素 A 水平还与血栓调理素及血管性血友病因子水平相关。

（四）妊娠相关性溶血性尿毒症综合征

妊娠期溶血性尿毒症综合征常有先兆子痫,除溶血性尿毒症综合征三联征外,可有肝脏受累及凝血异常,出现弥散性血管内凝血,如及时终止妊娠,病变多可恢复。产后也可以出现溶血性尿毒症综合征,多发生于有神经系统异常、严重肾衰及严重高血压的患者;正常分娩后 3 个月内也可发生溶血性尿毒症综合征。产后溶血性尿毒症综合征预后不佳,死亡率达 50％～60％。

（五）化疗药物相关性溶血性尿毒症综合征

化疗药物如丝裂霉素可以诱发溶血性尿毒症综合征,发生率为 2％～3％,溶血性尿毒症综合征的发生与药物的剂量密切相关,剂量小于 30 mg/m² 时很少发生溶血性尿毒症综合征。丝裂霉素与博莱霉素或顺铂合用诱发溶血性尿毒症综合征的危险性增加,这些患者预后差,初步研究发现蛋白 A 免疫吸附治疗有效。

（六）艾滋病感染相关性溶血性尿毒症综合征

艾滋病感染可以并发溶血性尿毒症综合征和血栓性血小板减少性紫癜,文献报道的发病率有上升趋势,多见于男性同性恋及静脉吸毒者。溶血性尿毒症综合征还可是艾滋病感染的首发症状,患者多个脏器可见微血栓形成,目前缺乏特异治疗,预后极差。

（林泰民）

第六节　肾病综合征出血热

肾综合征出血热(HFRS)原称流行性出血热(EHF),是由肾综合征出血热病毒引起的一种自然疫源性传染病。临床上以急性起病、发热、低血压休克、出血及肾损害为主要特征。

一、诊断依据

(一)流行病学资料

鼠是本病主要传染源。本病发生有一定地区性和季节性。一年四季均可发病,但有两个流行高峰,野鼠型主要发生于每年 10 月到次年 1 月,家鼠型发病季节主要在 4～6 月。患者来自疫区或有在潜伏期内进入疫区病史,与鼠类等宿主动物(如猫、狗、猪等)或其污染物有直接或间接接触史(如被鼠咬伤、食用过被鼠排泄物污染的食物等)。

(二)临床表现

潜伏期 4～6 天,以 7～14 天为多见。典型病例常具备三大主要症状(即发热、出血、肾损害)及五期经过(即发热期、低血压休克期、少尿期、多尿期和恢复期)。非典型和轻型病例可以出现跃期现象(越过低血压休克期和/或少尿期),而重型患者则可出现发热期、休克期和少尿期之间相互重叠。

1.发热期

多为急起发热,体温常波动于 39 ～40 ℃,可伴有畏寒或寒战,热程 3～13 天,一般为 4～6 天。伴有头痛、腰痛及眼眶痛("三痛")。多数患者可出现恶心、呕吐、腹痛及腹泻等胃肠道症状。可有毛细血管损害的表现:①颜面、颈部及上胸部皮肤充血潮红("三红")如酒醉貌。咽部、软腭及球结膜也可见充血。②皮肤出血点,多见于腋下、胸背部位,多呈搔抓样、条索状或簇集状分布。软腭部可见针尖样出血点。③眼睑及球结膜水肿,严重者可出现面部浮肿("三肿征")。病后1～2 天即可出现肾脏损害。早期表现以蛋白尿为主,发热末期部分患者有少尿倾向。

2.低血压休克期

多发生于病程 4～6 天。多数患者发热末期或热退同时出现血压下降,少数热退后发生。主要表现为心慌烦躁、面色苍白、四肢厥冷、脉搏细弱、血压下降、脉压缩小及尿量减少等休克症状。同时发热期症状如"三痛"及消化道症状加重,出血、外渗征更明显。此期一般 1～3 天。

3.少尿期

低血压期之后,少尿期接踵而至,或与低血压期重叠,亦有从发热期直接进入少尿期者,也可有发热、休克、少尿三期重叠。本期常发生于 5～8 病日。24 小时尿量少于 1 000 mL 者为少尿倾向,少于 400 mL 者为少尿,少于 50 mL 者为无尿。此期可有尿毒症、高血容量综合征、酸中毒、水与电解质紊乱等一系列症状、体征。消化道症状及出血、渗出现象加重,常有顽固性呃逆、呕吐、腹痛,皮肤瘀斑,并可有便血、呕血、咯血等,颜面及全身可出现浮肿,可有胸、腹水形成。可出现血压增高,心音亢进。本期易出现各种严重并发症如:腔道出血以消化道出血最常见;脑水肿、脑出血引起抽搐、昏迷;心力衰竭、肺水肿表现为呼吸困难,咯粉红色泡沫痰;呼吸窘迫综合征及继发细菌感染等。

4.多尿期

多数患者少尿期过后进入此期,亦有从发热期或低血压期直接进入此期者(无低血压和/或少尿期)。此期多发生于病程第9～14天,持续时间一般1～2周。少尿期末尿量渐增多,每天尿量达3 000 mL以上即为多尿期。通常随尿量增多,患者其他症状随之日见好转。此期主要的并发症是水、电解质紊乱及继发感染。

5.恢复期

尿量逐渐恢复到每天2 000 mL左右,食欲增加,临床症状逐渐消失,体力渐恢复,各种实验室检查指标渐恢复正常。此期一般持续1～3月。

(三)实验室检查

1.血常规

白细胞计数早期可正常,病后3～4天见白细胞总数增高,多有(10～20)×10⁹/L,重症患者可高达50×10⁹/L,少数呈类白血病反应。淋巴细胞增高并可见异形淋巴细胞。血小板减少并可见异形血小板。红细胞及血红蛋白于发热末期及低血压期由于血液浓缩可见明显升高。

2.尿常规

蛋白尿于病程第2天即可出现,随病情加重而重而增加,少尿期达高峰。亦可有血尿及管型尿。部分患者尿中可见膜状物。

3.血液生化检查

血尿素氮及肌酐多在低血压休克期开始增加,少尿期及多尿早期达高峰,以后渐下降。低血压休克期及少尿期二氧化碳结合力下降最明显。血清钾、钠、钙、氯等随病期不同可有增高或降低。

4.凝血功能检查

血小板减少,凝血酶原时间延长,部分患者可有DIC存在的证据。

5.免疫学检查

血清特异性IgM抗体阳性或IgG抗体效价于恢复期较发病早期有4倍以上升高即有确诊价值。另外,从早期患者血清及尿沉渣中检出该病毒抗原或多聚酶链反应检出血清中该病毒RNA均可确定诊断。

二、诊断要点

(1)居住疫区或2月内有疫区旅居史,流行季节有与鼠类及其污染物直接或间接接触史。

(2)临床上急性起病,有发热中毒症状,有毛细血管损害表现(充血、出血及外渗征)及肾损害证据。典型病例有五期经过(发热期、低血压休克期、少尿期、多尿期及恢复期)。

(3)外周血白细胞总数升高,可见异形淋巴细胞,血小板减少,突然出现大量蛋白尿及尿中膜状物均有助于诊断。血清学检查特异性IgM抗体阳性或IgG抗体滴度恢复期较早期有4倍以上增高即可确定诊断。

三、治疗

治疗原则是:早诊断、早休息、早治疗和就近治疗;并针对各期病理生理改变对休克、肾衰竭和出血进行预防性综合性治疗。

（一）发热期

1.一般及对症治疗

卧床休息,给高热量、高维生素及易消化的饮食,高热者以物理降温为主,忌用强烈发汗退热药。中毒症状严重者可选用肾上腺皮质激素(如氢化可的松 100～200 mg 加入葡萄糖液中静脉滴注)。呕吐可给予灭吐灵 10 mg 肌内注射或维生素民 50～100 mg 静脉滴注。对精神紧张、烦躁者可用安定 10 mg 肌内注射。

2.液体疗法

补充足够的液体和电解质。一般每天补液量为前一日出量加 1 000～1 500 mL 为宜,以口服为主,不足者可静脉输入。输液以平衡盐液为主,注意补充电解质(如钾),发热后期根据患者情况必要时适量补充 5％碳酸氢钠等。

3.出血的防治

可选用止血敏、安络血及维生素 K_1、维生素 C 等药。

4.抗病毒治疗

常用病毒利巴韦林(唑)成人 1 000 mg 溶于葡萄糖液中静脉滴注,每天一次,连用 3～5 天。也可应用肾综合征出血热恢复期患者血清或特异性高价免疫球蛋白、干扰素等。

（二）低血压休克期

1.扩充血容量

以早期、快速、适量为原则,争取 4 小时内使血压稳定。常用液体有平衡盐、低分子右旋糖酐、碳酸氢钠、甘露醇、清蛋白、血浆等。晶胶比例以 3∶1 为宜。通常先用平衡盐或 10％低分子右旋糖酐 200～300 mL 快速静脉滴注或静推,使收缩压维持在 13.3 kPa(100 mmHg)左右,以后根据血压、脉压、末梢循环和组织灌注情况及血红蛋白等,选用适当液体,调整输液速度和用量。扩容量要适宜,一般每天补液不超过 2 500～3 000 mL。

2.纠正酸中毒

常用 5％碳酸氢钠,可根据二氧化碳结合力的测定结果酌量给予补充,或按每次 5 mL/kg 给予,每天总量不超过 800 mL。亦可选用 11.2％的乳酸钠。

3.血管活性药

经补液、纠正酸中毒后血红蛋白自己恢复正常,但血压仍不稳定者,可根据休克类型合理选用血管收缩剂(常用阿拉明)或血管扩张剂(常用多巴胺或苄胺唑啉)或两种药物联合应用。

4.其他

包括:①如有心功能不全,应及时应用强心剂。②吸氧。③应用肾上腺皮质激素,如氢化可的松或地塞米松。

（三）少尿期

本期主要矛盾是肾功能不全及其各种并发症。治疗原则是"稳、促、导、透"。即稳定机体内环境、促进利尿、导泻和透析治疗。

1.稳定内环境

给予高热量、低蛋白易消化的食物。补液量应限制为前一日出量(尿、便及呕吐量)＋500～700 mL,以高渗葡萄糖液为主,限制钠盐。注意维持酸碱及电解质平稳、稳定血压及血浆渗透压。

2.促进利尿

常用速尿,从小量开始如每次 20 mg～40 mg,如利尿效果不明显可逐步加大剂量至每次100～200 mg,静脉推注,2～6 小时可重复一次,每天可连用 2～6 次。强效利尿剂还可用利尿酸钠每次25～50 mg或丁尿胺 1～2 mg 加入葡萄糖中,静脉注射。亦可联合应用血管扩张剂如酚妥拉明10～20 mg或山莨菪碱 10～20 mg 加入葡萄糖液中静脉滴注。

3.导泻疗法

常用甘露醇粉 25～50 g 或 20％甘露醇 125 mL 口服,每天 1～2 次。亦可应用硫酸镁口服或大黄30 g泡水后冲服。肠出血者不宜应用。

4.透析疗法

有助于排除血中尿素氮和过多水分,纠正电解质和酸碱平衡失调,缓解尿毒症。有明显氮质血症、高血钾或高血容量综合征患者,均可采用血液透析或腹膜透析。

5.治疗并发症

(1)出血的治疗:应针对出血原因选用药物治疗。凝血因子消耗所致者补充凝血因子或血小板;DIC 纤溶亢进期则应用六氨基己酸或对羧基苄胺;肝素类物质增加所致者宜选用鱼精蛋白;尿毒症所致出血则需透析治疗。消化道出血除上述治疗外,应按消化道溃疡病出血的治疗方法,应用甲氰咪胍及局部应用止血药如凝血酶、云南白药等。

(2)心力衰竭、肺水肿:应停止或控制输液,应用西地兰强心、安定镇静以及扩血管(如酚妥拉明)和利尿药。若无尿或少尿且存在高血容量者,紧急情况下可采用放血疗法。

(3)如合并 ARDS(成人呼吸窘迫综合征),应严格控制补液量,选用大剂量肾上腺皮质激素(如地塞米松)静脉注射,进行高频通气或应用呼吸机进行人工终末正压呼吸等。

(4)继发感染时选用对肾脏无毒性或低毒性的抗生素。

(四)多尿期

主要是维持水和电解质平衡,防治继发感染。补充足量液体和电解质,一般补液量按排出量的 75％计为宜,应尽量口服补液,因过多的静脉补液易使多尿期延长。

(五)恢复期

加强营养,按病情轻重休息 1～3 个月或更长时间,体力活动宜逐步增加。

（夏晓露）

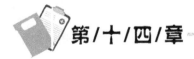

血液系统急危重症

第一节 败 血 症

败血症是病原菌(包括致病菌和条件致病菌)侵入血液循环,持续存在和生长繁殖,产生大量毒素,并诱生多种炎症介质,引起的感染性全身炎症反应综合征(systemic inflammatory response syndrome,SIRS)。若病原微生物进入血液循环后迅速被人体免疫功能所清除,未引起明显的毒血症表现称为菌血症。若病原菌与机体防御系统之间失去平衡,则菌血症可发展为败血症。败血症和菌血症统称为血流感染(bloodstream infections,BSI)。败血症是严重的血流感染,在菌血症基础上出现毒血症即为败血症。当败血症患者存在原发性/迁徙性化脓性病灶则称为脓毒败血症。

1991 年美国胸科医师学会(ACCP)和危重症监护医学学会(SCCM)在芝加哥举行的会议上首次提出 SIRS 的概念,并对脓毒症的内涵重新进行了定义。SIRS 有下列 2 项或 2 项以上表现:①体温超过 38 ℃或<36 ℃。②心率>90 次/分。③呼吸急促,呼吸频率>20 次/分;或通气过度,$PaCO_2$<4.27 kPa(32 mmHg)。④白细胞计数>$12×10^9$/L 或<$4×10^9$/L;或白细胞总数虽正常,但中性杆状核粒细胞(未成熟中性粒细胞)>10%等。SIRS 实质上相当于毒血症,引起SIRS 的原因除病原微生物感染之外,还有机械性创伤、大面积烧伤、急性胰腺炎、恶性肿瘤等多种非感染因素。败血症和脓毒败血症实质上包含于脓毒症范畴。脓毒症的现代定义泛指任何病原体,包括细菌、真菌、病毒、寄生虫等感染引起的 SIRS。现已有倾向以 SIRS 取代毒血症,以脓毒症取代败血症,或以血流感染取代败血症的称谓。在尚未统一确定名称之前,暂按传统写为败血症。

败血症过程中大量炎症介质激活与释放,引起寒战、发热、呼吸急促、心动过速、皮疹、瘀点、出血、淋巴结肿大、肝脾肿大和白细胞数增高等临床表现。败血症导致组织灌流不足或器官功能障碍,引起感染性休克,或出现一个以上器官功能衰竭者称为严重败血症。严重败血症可以发生急性呼吸窘迫综合征(ARDS)、弥散性血管内凝血(DIC)、多器官功能障碍(MODS)甚至多器官功能衰竭(MOF)等严重并发症。

引起败血症的病原微生物通常是细菌、真菌或分枝杆菌等,支原体、衣原体、病毒等感染也可有败血症过程。在某些传染病病程中也可有败血症期或败血症型,但不包括在败血症之内,因已习用其病名,如鼠疫、炭疽、伤寒、副伤寒、流行性脑脊髓膜炎、钩端螺旋体病等。

一、病原学

(一)常见病原菌种类

1.革兰氏阳性球菌

主要是葡萄球菌、肠球菌和链球菌。最常见的是金黄色葡萄球菌(简称金葡菌),尤其是耐甲氧西林金葡菌(methicillin resistant staphylococcus aureus,MRSA),耐万古霉素金葡菌(vancomycin resistant staphylococcus aureus,VRSA)等。凝固酶阴性葡萄球菌(coagulase negative staphylococcus,CNS)包括表皮葡萄球菌、腐生葡萄球菌、人葡萄球菌、溶血葡萄球菌等十余种,其中耐甲氧西林表皮葡萄球菌(methicillin resistant staphylococcus epidermidis,MRSE)感染占败血症总数的10%～15%。肺炎链球菌可引起免疫缺陷及老年人败血症,B组溶血性链球菌可引起婴幼儿败血症。近年来,耐青霉素的肺炎链球菌(penicillin resistant streptococcus pneumoniae,PRSP)、肠球菌属(如粪肠球菌、屎肠球菌等)细菌败血症的报道呈逐年增高趋势。

2.革兰氏阴性杆菌

常见的是肠杆菌科细菌,埃希菌属,如大肠埃希菌败血症约占革兰氏阴性菌败血症的50%;肠杆菌属,如阴沟肠杆菌、产气肠杆菌等;克雷白菌属,如肺炎克雷白菌、产酸克雷白菌等;流感嗜血杆菌;变形杆菌属、摩根菌属、普罗威登斯菌属、柠檬酸杆菌属也可引起菌血症。非发酵革兰氏阴性菌(NFGNB),如假单胞菌属,铜绿假单胞菌、洋葱假单胞菌、腐败假单胞菌等;不动杆菌属,如鲍曼不动杆菌等;嗜麦芽窄食单胞菌、洋葱伯克霍德菌、产碱杆菌属等。NFGNB是需氧或兼性厌氧细菌,具有不发酵葡萄糖、无动力、生长要求低、毒力各异等特点。近年来,产染色体编码的AmpCβ-内酰胺酶(头孢菌素AmpC酶)的革兰氏阴性杆菌,产超广谱β-内酰胺酶(ESBL)或同时产ESBL和AmpC的超广谱β内酰胺酶酶(SSBL)肺炎克雷白菌,多重耐药(multidrug resistant,MDR)或泛耐药(pan-drug resistant,PDR)或极端耐药(extremely drug resistance,XDR)的铜绿假单胞菌、产气杆菌、阴沟肠杆菌、溶血/鲍曼不动杆菌等所致败血症有增多趋势,也有嗜麦芽窄食单胞菌、气单胞菌、腊状芽孢杆菌败血症病例报道。此外携带blaNDM-1基因、产金属β-内酰胺酶-1的细菌,即产碳青霉烯酶-新德里金属β-内酰胺酶-1(New Delhi metallo-beta lactamase 1,NDM-1)的"超级细菌"也可引起败血症。目前发现产NDM-1的肠杆菌科细菌主要是大肠埃希菌、肺炎克雷白菌及阴沟肠杆菌等的某些菌株,所引起的败血症治疗困难。

3.厌氧菌

所致败血症占细菌败血症的5%～7%。主要有脆弱类杆菌、梭状芽孢杆菌属、厌氧性消化链球菌、梭状芽孢杆菌属、产气荚膜杆菌等。多为医院获得性感染,常见于老年患者、外科手术后、疲劳或免疫抑制患者。

4.真菌

以白色假丝酵母菌所致为主,热带假丝酵母菌、光滑假丝酵母菌、毛霉菌等也可引起败血症。肝脏、肾脏等器官移植术后,以及恶性肿瘤患者可发生曲菌或马尔尼菲青霉菌(*Penicillium marneffei* 移植术后,以及恶性肿瘤患者可发生曲菌)败血症。

5.其他细菌

单核细胞增多性李斯特菌、聚团肠杆菌、沙雷菌等致病力低的细菌所致败血症也有报道。炭疽杆菌、红斑丹毒丝菌等也可引起败血症。在 AIDS 或长期使用免疫抑制剂者,偶可发生分枝杆菌或无毒白喉棒状杆菌菌血症。

6.复数菌感染

近年来,需氧菌与厌氧菌、革兰氏阴性与革兰氏阳性菌,以及细菌与真菌等多种病原菌混合感染病例逐渐增加。在排除污染的条件下,同一血标本或 3 天内从同一患者不同血标本培养分离出两种或两种以上病原菌称为复数菌感染(multiplicity of infection,MOI)或复数菌败血症(polymicrobial bacteremia,PMB)。MOI 多见于 ICU 及长期应用广谱抗生素或免疫抑制剂患者。MOI 的细菌种类因不同年龄、性别、感染病灶、原发疾病以及免疫功能状态等有所差异。

(二)常见病原菌的特点

1.多为条件致病菌

条件致病菌是生命力强而致病力弱的细菌。其传染性不强,且不易引起流行。引起败血症的细菌多为条件致病菌,其中最常见的是金葡菌、大肠埃希菌、克雷白菌和铜绿假单胞菌等。

2.多属正常菌群

正常菌群是指存在于人体皮肤、黏膜,并与人呈共生状态的细菌。一般情况下正常菌群对人体无损害,还可能对抗外来细菌的定植。引起败血症的细菌多来自人体皮肤或呼吸道、胃肠道、泌尿生殖道黏膜的正常菌群。

3.多对外环境抵抗力强

多数细菌对营养要求不高,对外界环境抵抗力较强,如铜绿假单胞菌在潮湿处能长期生存;不动杆菌在干燥滤纸上可存活 6 天。长期存活的细菌在广泛使用抗菌药物的压力下,对临床常用抗菌药物的耐药性逐渐增加,耐药菌较多。常见的是 MRSA,对 3 种或 3 种以上作用机制不同的抗菌药物同时耐药的多重耐药铜绿假单胞菌(MDR-PA)、极端耐药鲍曼不动杆菌(XDR-AB)等。

4.菌群可发生失调

正常菌群可由于多种因素影响受到抑制而减少,出现菌群失调,某种细菌过度生长可形成优势菌而致病,容易发生复数菌感染、多部位感染或二重感染。

二、发病机制与病理

(一)发病机制

病原菌经多种途径进入血液循环后是否引起败血症,取决于人体的免疫功能和细菌种类、数量及其毒力等多种因素。

1.人体因素

健康者病原菌即使入侵血流后,常表现为短暂菌血症,细菌可被防御、杀菌系统迅速消灭。防御功能缺陷或降低是发生败血症的高危因素,如老年患者黏附于呼吸道、消化道、泌尿生殖道等处的黏膜上皮细胞的定植菌,可因屏障功能不足而进入血液循环发生败血症。皮肤外伤、针刺、搔抓、蚊虫叮咬、动物咬伤等导致皮肤组织屏障结构破坏是革兰氏阳性细菌败血症的主要诱因。恶性肿瘤等突破局部屏障或局部化脓性病灶的细菌可通过肉芽创面进入血液循环发生败血症。各种原因引起的中性粒细胞缺乏,尤其是中性粒细胞低于 $0.5×10^9/L$ 时败血症的发生率显著增高,常见于急性白血病、骨髓移植后等患者。细胞毒药物、放射治疗、广谱抗菌药物、肾上腺皮质激素的广泛应用,可导致全身免疫防御功能破坏或菌群失调而诱发败血症。肝脏移植、肾脏移植以及重要器官大手术,气管插管、气管切开,静脉导管,内镜检查、插管造影等均可破坏机械防御屏障,有利于病原菌入侵。在严重外伤、大面积烧伤、糖尿病、结缔组织病、肝硬化、尿毒症、慢性阻塞性肺部疾病等基础上发生败血症也十分常见。如同时存在两种或两种以上诱因,则发生败血症的危险性明显增加。

静脉置管、内引流装置或安装起搏器等所引起的葡萄球菌败血症在医院感染败血症中占十分重要的地位,留置导管 3 天以上即可发生静脉炎,进而诱发导管相关性败血症(catheter-related bacteriemia,CRB)。留置静脉导管可诱发革兰氏阴性菌败血症;留置导尿管常诱发大肠埃希菌、铜绿假单胞菌、肺炎克雷白菌败血症。

2.病原菌因素

(1)外毒素:细菌的外毒素有多种,化学成分多为蛋白质,一般在活菌体内合成后再分泌至菌体外,对机体靶细胞产生毒性作用。外毒素主要由金葡菌、链球菌等革兰氏阳性菌产生,痢疾志贺菌、肠产毒型大肠埃希菌(enterotoxigenic,E.coli,ETEC)、铜绿假单胞菌等少数革兰氏阴性细菌也可产生。金葡菌可产生释放多种酶和外毒素,金葡菌中毒性休克综合征毒素 1(Toxic shock syndrome toxin 1,TSST1)、肠毒素(A、B、C、D、E、F,以 A 型多见)、α-溶血素、杀白细胞素(PVL)、剥脱性毒素、红疹毒素等,A 群链球菌致热外毒素(streptococcal pyrogenic exotoxins,SPE)、铜绿假单胞菌外毒素 A、磷脂酶 C、蛋白酶等,均可诱生多种炎症因子而参与败血症的发生与发展。其中,TSST1 和 SPE 等外毒素可充当超抗原,可以不需要经典的抗原处理和呈递过程,就能在与经典抗原结合位点不同的部位和单核-巨噬细胞等抗原呈递细胞的 II 类主要组织相容性复合物(MHC II)以及 T 细胞受体(TCR)不同的部位高亲和性结合,导致单核-巨噬细胞活化、T 细胞多发性激活,大量释放白细胞介素-1(IL-1)、肿瘤坏死因子(TNF-α、TNF-β)、干扰素(IFN-γ)、IL-6、IL-8 等炎性细胞因子,引起剧烈的全身炎症反应。

(2)内毒素:主要由革兰氏阴性杆菌、螺旋体、立克次体等所产生。内毒素的主要活性成分是脂多糖(lipopolysaccharide,LPS),是激发机体免疫反应的主要物质,在细菌死亡崩解后从菌体细胞壁释放入血液,形成内毒素血症。LPS 首先在血液中与 LPS 结合蛋白形成复合物,然后转运至单核-巨噬细胞表面与 CD14 等受体结合,通过髓样分化蛋白(myeloid differentiation protein,MyD88)依赖性途径和非依赖性途径,在一系列衔接分子和激酶转导下,将刺激信号从细胞膜转导入细胞内,使核因子-κB(nuclear factor-κB,NF-κB)等转录因子激活并向核内易位,与细胞因子基因结合,并启动 mRNA 转录,最终引起效应细胞合成 TNF-α、IL-1、IL-8、IL-12、IFN 等大量炎性细胞因子和炎症介质,TNF-α、IL-1 又可进一步引起血栓素、白三烯、血小板活性因子等释放,进一步放大炎症反应,刺激中性粒细胞、血管内皮细胞,以及补体、激肽、凝血、纤溶、交感-肾上腺髓质系统,出现发热、微循环障碍、低血压、心肌损伤、酸中毒、全身组织器官出血坏死(Shwartzman 反应),甚至 DIC 或 MODS 等表现。

肺炎球菌致病主要依赖其荚膜抗吞噬作用,也可能与其产生的溶血素和神经氨酸酶有关。肺炎克雷白菌等也有荚膜,有拮抗吞噬和体液中杀菌物质的作用。

(二)病理改变

病理变化随致病菌种类、病情严重程度及原发感染部位等的不同而呈多样性。病原菌毒素可引起全身组织和细胞变性,出现水肿、脂肪变性和坏死。毛细血管损伤造成皮肤和黏膜瘀点、瘀斑及皮疹。细菌随血流至全身引起肺、肝、肾、脑、脾、骨及皮下等迁徙性脓肿。可并发心内膜炎、脑膜炎、骨髓炎等。单核-巨噬细胞增生活跃,肝、脾均可肿大。全身免疫功能低下或骨髓抑制者,渗出性反应及细胞浸润减弱,病变以充血、坏死为主。并发 ARDS 时肺泡微萎陷,肺微血栓形成,肺组织淤血、出血、水肿,肺泡透明膜形成。并发 DIC 时肾小球广泛微血栓形成,肾实质坏死。可出现心肌纤维变性、坏死、断裂、间质水肿。脑部改变主要是星形细胞、血管内皮细胞肿胀,脑细胞死亡、脑水肿、颅内压增高甚至脑疝等。可出现肠缺血、胃肠应激性溃疡等。

三、临床表现

(一)败血症共同表现

1.毒血症状

常有寒战,高热,多为弛张热或间歇热型,少数为稽留热、不规则热或双峰热,伴全身不适、头痛、肌肉及关节疼痛、软弱无力,脉搏、呼吸加快。约 30% 的脓毒症有明显的胃肠道症状,如恶心、呕吐、腹胀、腹痛、腹泻等。严重时可出现中毒性肠麻痹或脱水、酸中毒;也可有定向力障碍或性格改变,甚至烦躁不安、意识不清等中毒性脑病表现。

2.皮肤损害

部分出现多种皮肤损害,以瘀点最常见,多分布于躯干、四肢、口腔黏膜及眼结膜等处,数量较少。也可为荨麻疹、猩红热样皮疹、脓疱疹、烫伤样皮疹、瘀斑等,瘀斑可融合成片,多见于金葡菌和 A 群链球菌脓毒症。铜绿假单胞菌败血症可出现中心坏死性皮疹。

3.关节病变

多见于革兰氏阳性球菌和产碱杆菌败血症,主要表现为膝关节等大关节红肿、疼痛、活动受限,少数有关节腔积液或积脓。

4.原发感染灶

即原发局部炎症,是病原菌首先侵入处的局部炎症,表现为红、肿、热、痛或相应症状。常见的原发病灶为毛囊炎、痈或脓肿等,皮肤烧伤,压疮,呼吸道、泌尿道、胆管、消化道、生殖系统感染,以及开放性创伤感染等。部分病例可无明确的原发感染性病灶,未发现明确感染灶时也可认为血流感染就是原发感染。原发感染部位可对病原菌作出初步判断。

5.迁徙性病灶

即迁徙性炎症又称转移性炎症病灶,是败血症病程中细菌随血流播散引起的继发性感染。多见于病程较长的革兰氏阳性球菌败血症和厌氧菌败血症。自第 2 周起,可不断出现转移性脓肿。常见转移性病灶有皮下脓肿、肺脓肿、肝脓肿、骨髓炎、化脓性关节炎及心包炎等。少数可发生急性或亚急性感染性心内膜炎,或转移性心肌脓肿。也有产 ESBL 大肠埃希菌败血症并发脑膜炎、骨髓炎的报道。

6.其他症状

肝、脾常仅为轻度肿大,并发中毒性肝炎或肝脓肿时肝脏可显著肿大,伴压痛、叩击痛,也可有黄疸等肝功能损害表现。重症患者可有伴 ARDS、中毒性心肌炎、心力衰竭、昏迷、少尿或无尿、感染性休克或 DIC 等相应表现。

(二)常见败血症的特点

1.革兰氏阳性细菌败血症

以金葡菌败血症为代表。病前身体状况常较好,多见于严重痈、急性蜂窝织炎、骨与关节化脓症,以及大面积烧伤时。主要表现为发病急、寒战、高热,呈弛张热或稽留热型;多形性皮疹、脓点常见,也可有脓疱疹;约 1/4 病例伴有大关节红肿、疼痛;迁徙性感染病灶常见于腰部、背部、四肢,肺脓肿或肺部炎症,以及肝脓肿、骨髓炎等;有心脏瓣膜病或其他基础病的老年人和静脉药瘾者易并发感染性心内膜炎;感染性休克较少见。MRSA败血症多发生于免疫缺陷患者,病情严重。表皮葡萄球菌败血症多为人工瓣膜、人工关节、导管及起搏器安装后的医院内感染,耐药情况严重。肠球菌败血症多为机会性感染,主要见于抵抗力低下、消化道肿瘤、腹腔感染患者,常见入侵途径为泌尿道、生殖道,易并发心内膜炎,对头孢菌素等多种药物耐药。

2.革兰氏阴性杆菌败血症

患者病前一般情况常较差,多有严重的糖尿病或肝胆疾病、恶性肿瘤等原发基础疾病,或伴有影响免疫功能的药物干预。致病菌常为大肠埃希菌、铜绿假单胞菌、肺炎克雷白菌等。原发感染灶包括肺部炎症、泌尿道感染、腹膜炎及胆管感染等。感染中毒症状常较明显,可出现心动过速、血管阻力下降、管壁通透性增加而发生感染性休克。休克发生率达20%～60%,且发生早、持续时间长、纠正较困难;临床常以寒战开始,间歇发热,可以高热持续不退,也可体温不升或低于正常。

3.厌氧菌败血症

80%以上由脆弱类杆菌引起,其次为厌氧链球菌、产气荚膜杆菌等。入侵途径以胃肠道以及女性生殖道为主,其次为压疮溃疡与坏疽。常表现为发热,体温高于38℃;约30%发生感染性休克或DIC;可出现黄疸、感染性血栓性静脉炎以及胸腹腔、心脏、肺部等处转移性化脓感染;局部分泌物常有特殊腐败臭味;病灶常有气体形成,以产气荚膜杆菌为明显;病情轻重不一,可以毒血症状甚轻,未经治疗亦可暂时好转;重者可呈暴发性,部分出现溶血贫血或MOF等。

4.真菌败血症

多见于体弱、久病或老年患者,或有严重基础疾病,或导致免疫屏障受损的诊疗操作史。致病真菌以白色假丝酵母菌及热带假丝酵母菌等为主。常累及肺部、脾脏、心内膜等。临床表现与革兰氏阴性细菌败血症相似,病情较严重,可有寒战、发热、出汗、肝脾肿大等。偶可仅为低热,甚至不发热,毒血症可被合并细菌感染所掩盖,有的病例死后才被确诊。病死率可达20%～40%。

(三)特殊类型败血症

1.老年人败血症

机体免疫功能差,局部感染后容易扩散发生败血症。肺部感染后发生败血症者较多,由压疮侵入者较常见。致病菌以大肠埃希菌、肺炎克雷白菌等革兰氏阴性杆菌,以及厌氧菌、白色假丝酵母菌为主。可高热或低体温(T＜36℃)。病程中易并发感染性心内膜炎。病情严重,预后不良。常因心或肺、脑、肾等重要器官功能障碍而死亡。

2.新生儿败血症

新生儿是指出生后28天以内的婴儿。皮肤、黏膜柔嫩,易受伤感染并扩散;单核细胞和白细胞吞噬功能差,血清免疫球蛋白和补体水平低,易发生败血症。多经母亲产道、吸入羊水、脐带或皮肤感染扩散所致。病原菌以大肠埃希菌、B组溶血性链球菌为主,也有耐药菌感染病例报道。常表现为食欲减退、呕吐、腹胀、精神萎靡、呼吸困难、黄疸、烦躁、惊厥等。部分有发热,新生儿血-脑屏障功能不健全,易并发中枢神经系统感染。

3.烧伤败血症

大面积烧伤后常发生败血症,早期多为单一细菌感染,晚期常为多种细菌混合感染,也可由真菌所致。多发生于烧伤后2周,也可发于烧伤后36小时,创面肉芽肿形成后败血症发生机会减少。常见致病菌为金葡菌、铜绿假单胞菌、大肠埃希菌或变形杆菌。临床表现较一般败血症为重,可为过高热(>42 ℃)或低体温,多为弛张热,心动过速明显,可发生中毒性心肌炎、中毒性肝炎及感染性休克。常出现麻痹性肠梗阻或意识障碍等。

4.医院感染败血症

占败血症的30%～50%。病原菌常源于交叉感染(从患者、医务人员、陪伴等获得);或医院环境中获得感染;或内源性感染即自身感染(约占1/3),即病原菌来自患者体内的感染病灶或细菌的定植部位。以条件致病菌为主,常为 MRSA、MRCNS 等革兰氏阳性球菌,白色假丝酵母菌等真菌,铜绿假单胞菌、鲍曼不动杆菌、大肠埃希菌、克雷白菌等革兰氏阴性耐药细菌,肠杆菌科细菌包括"超级细菌"值得重视。多有严重基础疾病,或近期接受过胸腔、心脏、腹部、盆腔等较大手术或介入性检查,或长期应用免疫抑制剂或广谱抗菌药物等。由血管内导管置入引起的导管相关性血流感染(catheter related bloodstream infection,CRBI)是主要的医院内血流感染(nosocomial BSI)。临床表现常因基础疾病症状的掩盖而不典型,可发热或低温,白细胞增高或正常。病情危重,预后差,包括医院金葡菌血流感染在内均有较高的病死率。

中性粒细胞缺乏时发生败血症很常见,致病菌以耐药葡萄球菌和革兰氏阴性菌为主,原发病灶为肺炎、齿龈炎、肛周炎等,由于炎症反应差,凡是体温超过38 ℃就应做血培养,并及时给予抗菌药物治疗。输液引起的败血症与液体污染和导管置留有关。液体污染以肺炎克雷白菌和聚团肠杆菌多见,高营养液中白色假丝酵母菌等真菌易于生长,全血污染多为大肠埃希菌或铜绿假单胞菌等。

5.免疫功能低下的败血症

免疫功能低下的败血症也可称为免疫功能受损患者的败血症。引起免疫功能受损的原因包括遗传性(原发性)免疫缺陷和后天获得性(继发性)免疫功能缺陷(或受损)。原发性免疫缺陷多由遗传相关的先天异常所致,常见于婴幼儿,包括 B 细胞系统(体液免疫)缺陷、T 细胞系统(细胞免疫)缺陷、吞噬系统缺陷和补体系统缺陷等。继发性免疫功能受损多见于恶性肿瘤、严重基础疾病、严重感染、器官移植、长期激素或细胞毒药物或抗菌药物应用、放射性损伤等所致的体液与细胞免疫受损;各种创伤、烧伤、外科手术及各种侵入性诊疗操作引起的皮肤黏膜防御屏障破坏;老年人胸腺退化致外周血 T 细胞数量减少;小儿免疫系统发育不完善等。引起免疫功能低下者败血症的病原菌主要有耐药葡萄球菌(如 MRSA、MRCNS)、肺炎链球菌、肠球菌、流感嗜血杆菌、大肠埃希菌、肺炎克雷白菌、铜绿假单胞菌、嗜水气单胞菌、阴沟肠杆菌;假丝酵母菌等真菌。临床表现多不典型,容易误诊。发热常为主要表现,有时是唯一的症状,也可以呈低体温状态;或出现低血压;或感染性休克;或 MODS 或 MOF 表现。如未能早期诊断并及时有效的治疗,预后较差。

四、实验室检查

(一)一般检查

外周血白细胞增高,多为$(10～30)×10^9/L$,中性粒细胞比例增高,可有明显核左移及细胞内中毒颗粒。机体免疫反应差以及少数革兰氏阴性菌败血症患者白细胞数可正常或降低,但中性粒细胞数增高。血细胞比容和血红蛋白增高提示体液丢失、血液浓缩。感染病程长或并发出血时可有贫血。并发 DIC 时血小板计数进行性减少。尿中可见蛋白或少量管型。

（二）病原学检查

1.血培养

血培养是诊断败血症最重要的依据,应在抗菌药物应用前、寒战、高热时不同部位采集血标本,多次送检,每次成人采血量至少 10 mL,婴幼儿每份血一般为 0.5～2 mL,以提高培养阳性率。已经用抗菌药物者宜在培养基中加入硫酸镁、β-内酰胺酶或对氨苯甲酸等,以破坏某些抗菌药物,或采用血块培养法。普通培养为阴性时,应注意厌氧菌培养、真菌培养、结核分枝杆菌培养。疑为 L 型细菌败血症时宜在高渗低琼脂含血清的培养基中培养。

2.骨髓培养

骨髓中细菌较多,受抗菌药物影响相对较小,因而骨髓培养阳性率常高于血培养。每次抽取骨髓至少 2 mL 送培养可代替血培养,或血培养同时加骨髓培养,阳性率更高。

3.体液培养

脓液、胸腔积液、腹水、脑脊液培养,瘀点挤液涂片或培养,均有检出病原菌的机会。静脉导管尖部等标本培养也有助于诊断菌血症。

分离病原菌后应做药物敏感试验以指导选用抗菌药物。必要时测定最低抑菌浓度（MIC）、最低杀菌浓度（MBC）或血清杀菌试验有重要参考意义。

对于生长缓慢的细菌或真菌可进行抗原抗体检测。采用气相色谱法、离子色谱法等技术在 1 小时内测定标本中病原菌代谢产物,有助于厌氧菌定性诊断。血清真菌细胞壁成分 $(1,3)$-β-D-葡聚糖（glucan,G）检测（G 试验）有助于真菌败血症的诊断。血液半乳甘露聚糖（galactomannan,GM）含量检测有助于诊断曲霉菌败血症。免疫酶标组化可快速鉴定产氧荚膜杆菌。基因芯片根据病原菌 16SrRNA 保守区设计探针可高通量快速检测标本中的微生物。PCR 检测细菌 DNA 对外伤或烧伤后败血症的病原诊断有参考意义。

（三）炎症相关指标

测定血浆 TNF-α、C 反应蛋白（CRP）、降钙素原（procalcitonin,PCT）等的水平有助于判断炎症应答强度。IL-10 及血浆可的松浓度可反映机体代偿性抗感染状态。小肠脂肪酸结合蛋白（intestinal fatty acid binding protein,iFABP）可特异性反映肠黏膜的损伤。

（四）其他检查

鲎试验（limulus lysate test,LLT）阳性可提示血清中存在内毒素,有助于诊断革兰氏阴性杆菌败血症。病程中如出现心、肝、肾等器官损害或发生感染性休克,应作相关检查。血气分析有助于判断酸碱平衡紊乱及缺氧状况等。DIC 早期血液呈高凝状态,后期凝血因子显著减少,出血时间、凝血时间、凝血酶原时间、凝血活酶时间均延长,纤维蛋白原减少,纤维蛋白原降解（FDP）增多,血浆鱼精蛋白副凝固试验（3P 试验）阳性。纤维蛋白降解产物 D-二聚体是判断继发性纤溶亢进的重要指标。骨髓炎或化脓性关节炎多在发病 2 周后 X 线检查可发现相应病变。可酌情进行超声、计算机断层扫描（CT）、磁共振成像（MRI）、超声心动图及心电图等检查。

五、并发症

败血症可并发急性肾衰竭、ARDS、中毒性心肌炎、中毒性脑病、肝脏损害、肠麻痹等。革兰氏阳性细菌败血症可并发皮下等多处转移性脓肿,以及化脓性脑膜炎、心包炎、心内膜炎等,也有 MRSA 败血症并发肺动脉假动脉瘤的病例报道。革兰氏阴性杆菌败血症常并发感染性休克、DIC、MODS 或 MOF 等。

六、诊断与鉴别诊断

（一）临床依据

SIRS 伴高热持续不退；急性高热伴白细胞及中性粒细胞明显增高，不限于某一系统感染时均应考虑败血症的可能性。新近出现的皮肤、黏膜感染或创伤，或有挤压疮、疖、痈历史，局部症状加重伴高热、寒战及全身中毒症状者；或尿路、胆管、呼吸道或生殖系统感染，经有效抗菌药物治疗不能控制者；或急性高热持续，而化脓性关节炎、骨髓炎、软组织脓肿、皮肤脓点疑为迁徙性感染病灶者；或有严重基础疾病、静脉或动脉放置器械或导管而出现发热（T＞38 ℃）或低体温（T＜36 ℃），低血压[收缩压＜12.0 kPa（90 mmHg）]或少尿（＜20 mL/h），原有疾病或其他原因不能解释者，均应疑诊为败血症。

（二）实验室依据

两次血培养或骨髓培养阳性，并为同一细菌即可确诊为败血症。采用 PCR 或基因芯片等分子生物学，或其他方法检测出病原菌的特异性标志物也可作为诊断的参考。革兰氏阳性细菌败血症患者，外周血白细胞总数和中性粒细胞增高；炎症反应差以及革兰氏阴性细菌败血症患者，白细胞总数可以正常甚至减少，但中性粒细胞比例相对上升。

（三）鉴别诊断

败血症临床表现较为复杂，演变规律可以不典型，应注意与下列疾病相鉴别。

1.成人 still's 病

成人 still's 病为变态反应性疾病，主要表现为发热、皮疹、关节痛、咽痛、淋巴结及肝脾肿大，白细胞和中性粒细胞增高，极易与败血症相混淆。与败血症不同之处为：①高热，病程可达数周或数月，但无明显的毒血症状，并且可有明显的缓解期。②可有皮疹、关节等受损表现，皮疹短暂并可以反复出现。③多次血培养及骨髓培养均无细菌生长。④抗菌药物正规治疗无效。⑤肾上腺皮质激素或非甾体类抗炎药物如吲哚美辛（消炎痛）可使症状缓解。

2.伤寒

某些革兰氏阴性杆菌败血症表现为发热、脾脏肿大、白细胞数不高等，与伤寒相似。但伤寒多无寒战，常有相对缓脉、反应迟钝、表情淡漠、嗜酸性粒细胞减少等。确诊有待于病原菌培养与分离鉴定。

3.粟粒型结核病

败血症伴明显呼吸道症状时，应与粟粒型结核相鉴别。粟粒型结核病常有结核病史或结核病家族史，毒血症状不重，高热不规则、盗汗、潮热、咳嗽等。胸片可见肺部均匀分布的粟粒状病灶，但早期常为阴性，重复胸部 X 线检查可获阳性结果。

4.病毒感染

某些革兰氏阴性细菌败血症与病毒感染表现相似，但一般病毒感染多为自限性，白细胞和中性粒细胞正常或偏低，淋巴细胞比例相对升高，血培养阴性。

5.血液系统恶性疾病

白血病、淋巴瘤（如大 B 细胞淋巴瘤）等血液系统恶性疾病在临床表现上可以相似或与败血症同时存在，需要通过骨髓涂片、骨髓活检，以及细菌培养、淋巴结或其他组织活检等进行鉴别。

6.其他

还应与风湿病、系统性红斑狼疮（SLE）以及其他发热性疾病相鉴别。感染性休克早期应与低血容量性休克、过敏性休克、心源性休克、神经源性休克、创伤性休克等相鉴别。

七、治疗

(一)病原治疗

1.病原治疗原则

应个体化,重视药代动力学、药效学,注意防治抗菌药物的不良反应,确保用药安全有效。根据药物敏感试验选择抗菌药物。在未获得病原学资料前可行经验性抗菌治疗;并且常采用降阶梯治疗,即针对初期传统升级疗法因遗漏主要致病菌或致病菌已耐药导致治疗失败而提出的一种经验治疗方法。

经验性治疗是根据患者年龄、原发疾病性质、免疫状态、可能的入侵途径等推测病原菌种类,结合当地病原菌耐药流行状况,针对性选用抗菌药物治疗。原发感染在肺部多为肺炎链球菌或流感杆菌等所致,可选用青霉素,或半合成青霉素或第一代头孢菌素等;原发感染在膈肌以下多为革兰氏阴性细菌所致,可选用第三代头孢菌素等β-内酰胺类(或联合氨基苷类)抗菌药物;免疫低下或存在严重基础疾病的败血症多为革兰氏阴性细菌所致,可采用第三代头孢菌素或广谱碳青霉烯类抗生素治疗等。

败血症常采用降阶梯治疗,尤其是对于细菌学未明的严重败血症经验性应用疗效好的抗菌药物,即在治疗初期使用广谱强效抗生素,迅速控制感染,用药 48～72 小时后,患者临床症状改善,或在获得致病菌后根据药物敏感试验调整治疗方案,或改用窄谱抗菌药物。降阶梯治疗的核心是发挥碳青霉烯类、糖肽类等抗菌活性强和(或)抗菌谱广的优势。缺点是易致二重感染、菌群失调,引发铜绿假单胞菌耐药,诱导耐碳青霉烯类菌株。为了避免上述缺点,选用碳青霉烯类应定位在重症患者,且用药果断,停药及时。

败血症也常采用抗菌药物联合治疗。联合用药是希望获得"相加"或"协同"作用,增强抗菌治疗的效果。但也可导致菌群失调而增加治疗困难。尤其是广谱高效的抗菌药物联合,引起菌群失调更为常见。败血症早期或病原菌未明前一般采用两种抗菌药物联合应用,病情好转后单用一种敏感的抗菌药物(尤其是与酶抑制剂联合的药物)可以达到有效治疗时,避免不必要的联合应用。

2.常见败血症病原治疗

(1)革兰氏阳性球败血症:社区获得革兰氏阳性菌败血症多为不产青霉素酶的金葡菌或A 组溶血性链球菌所致,可选用普通青霉素或半合成青霉素如苯唑西林等,或第一代头孢菌素如头孢噻吩或头孢唑林。B 组溶血性链球菌败血症宜选用第一代头孢菌素,或与氨基糖苷类抗菌药物联合。医院感染葡萄球菌败血症 90％以上为 MRSA 所致,多数凝固酶阴性葡萄球菌呈多重耐药性,因此葡萄球菌败血症可选用多肽类抗菌药物如万古霉素或去甲万古霉素,或替考拉林(teicoplanin,壁霉素),或噁唑烷酮类药物如利萘唑胺,或与利福霉素类抗菌药物如利福平联合应用。屎肠球菌脓毒症可用半合成青霉素类如氨苄西林联合氨基糖苷类,或万古霉素;或半合成青霉素类与链阳菌素如奎奴普丁/达福普汀联合应用,但链阳菌素对粪肠球菌无效。

(2)革兰氏阴性细菌败血症:多数革兰氏阴性菌耐药性突出,常采用联合治疗,如 β-内酰胺类联合氨基糖苷类抗菌药物,或 β-内酰胺类联合氨基糖苷类与利福平,或亚胺培南联合喹诺酮与氨基糖苷类等。参考方案:①大肠埃希菌、克雷白菌、肠杆菌败血症可用第三代头孢菌素类如头孢噻肟、头孢曲松或第四代头孢菌素如头孢吡肟等。②铜绿假单胞菌败血症可用第三代头孢菌素类如头孢哌酮或头孢他啶,或亚胺培南/西司他丁或美罗培南或比阿培南,或氟喹诺酮类药物如环丙沙星等。③不动杆菌败血症可选用氨基糖苷类如阿米卡星联合第三代头孢菌素类,或酶抑制剂如氨苄西林/舒巴坦联合妥布霉素,或头孢哌酮/舒巴坦,或多肽类药物如多黏菌素。产金属β-内酰胺酶-1(NDM-1)细菌败血症可用米诺环素衍生物如替加环素,或多黏菌素,或磷霉素类联合氨基糖苷类如异帕米星或阿贝卡星等。

(3)厌氧菌败血症:可用化学合成类药物,如替硝唑或奥硝唑等。半合成头霉素类头孢西丁、头孢替坦,或亚胺培南/西司他丁,或β内酰胺酶类/β内酰胺酶抑制等,对常见脆弱杆菌属均敏感。因需氧菌常与兼性厌氧菌混合感染,故应同时对需氧菌进行有效抗菌治疗。

(4)真菌败血症:可选用三唑类如氟康唑(FCZ)、伊曲康唑(ICZ)、伏立康唑,或多烯类如两性霉素B,或棘白菌素类如卡泊芬净、米卡芬净等。两性霉素B抗真菌作用强大,但毒性反应较大,必要时可用两性霉素脂质体。

3.剂量与疗程

败血症用抗菌药物的剂量(按体重或体表面积计算)可达治疗量的高限,一般是静脉用药。疗程为2周左右,如有原发或转移性感染病灶者适当延长,常用至体温正常及感染症状、体征消失后5~10天。合并感染性心内膜炎者疗程为4~6周。

(二)一般治疗与对症处理

患者卧床休息。加强营养支持,补充多种维生素。注意口腔卫生,预防假丝酵母菌口腔炎。严重者定时翻身,以防继发性肺炎与压疮。高热时物理降温。维持机体内环境的平衡与稳定,包括维持水、电解质、酸碱、能量和氮平衡。维护心、脑、肾、肺等重要器官的功能。

(三)去除感染病灶

积极控制或去除原发与转移性感染病灶,包括胸腔、腹腔或心包腔等脓液的引流,清创、组织结构矫正等,胆管或泌尿道梗阻者及时手术治疗。对导管相关性败血症,应及早去除或更换感染性导管等。这些对于及时有效控制败血症非常必要。

(四)其他治疗

积极防治急性肾衰竭、ARDS、中毒性心肌炎、感染性休克等并发症。严重败血症酌情输入新鲜血浆、全血或清蛋白等。医院感染败血症应积极治疗原发基础病,器官移植后或免疫抑制者败血症应酌情减量或停用免疫抑制剂。针对炎症反应机制治疗,对于清除或抑制毒素与炎症介质,控制全身炎症反应可能有一定效果。如抗内毒素治疗、抗感染炎症介质治疗、静脉注射免疫球蛋白(IVIG)中和某些细菌毒素、血液净化、全内脏复苏治疗(TSR)改善胃肠道血液灌注等,疗效均有待进一步研究评价。

八、预防

尽可能避免外伤,创伤者及时消毒处理。积极治疗局部感染。避免挤压疖疮、痈等皮肤感染。减少血管内装置和监护装置使用时间和频率,静脉插管及时更换,注意长期留置导管的操作和保护。合理应用广谱抗菌药物、肾上腺糖皮质激素和免疫抑制剂,并密切观察口腔、消化道、呼吸道及泌尿道等处有无真菌感染。对粒细胞缺乏、免疫缺陷患者严格消毒,必要时可预防性服抗菌药物。隔离治疗耐药菌感染者。掌握创伤性诊治适应证。严格无菌操作,接触患者前后洗手,使用一次性医疗用品等。加强围生期保健工作,产前进行阴道分泌物检查,如培养发现B组溶血性链球菌生长应及时治疗,以免新生儿受感染,对于预防败血症有重要意义。

（王　宇）

第二节　急性白血病

急性白血病（AL）是造血干细胞的恶性克隆性疾病。主要表现为贫血、出血、感染和浸润等征象。发病时骨髓中异常的原始细胞及幼稚细胞（白血病细胞）大量增殖并广泛浸润肝、脾、淋巴结等各种脏器，抑制正常造血。急性白血病分为急性淋巴细胞白血病（ALL）和急性非淋巴细胞白血病（ANLL）。

一、诊断要点

（一）病史

1.现病史

询问患者有无进行性加重的头晕乏力，有无活动后气急、胸闷和心慌，有无发热，如有，应询问是低热还是高热，有无多汗，有无扁桃体炎、咽峡炎、牙周炎和肺炎的症状，有无肛周炎和肛周脓肿的表现。有无出血征象，如皮肤瘀点瘀斑、鼻出血、牙龈渗血等，女性有无月经增多或淋漓不尽。有无头痛、恶心、呕吐、肢体瘫痪或神志不清的表现。有无牙龈肿胀。注意询问患者有无肋骨、眼眶、胸骨肿块，有无睾丸肿大。

2.既往史

尽管绝大部分患者既往体健，但就诊时应详细询问是否有不明原因的或经久不愈的贫血，以及反复感染、发热、骨关节疼痛史；是否有银屑病史，如有，是否曾长期使用过乙双吗啉治疗；是否曾使用过氯霉素、保泰松或抗肿瘤药物，是否曾接触过电离辐射。

3.个人史

是否有长期接触含苯化合物的职业史。

4.家族史

患者家族中有无恶性肿瘤及白血病病史，是否有近亲结婚史，是否有先天愚型史，如有，则易患本病。

（二）症状

各种类型的急性白血病共同的症状均有发热、感染、出血、贫血；同时有白血病细胞浸润组织器官的相应症状，如骨痛等。

（三）体征

本病体征多见肝、脾、淋巴结大，胸骨压痛，牙龈增生，巨舌，浸润皮肤可有结节、溃疡等。

（四）检查

1.血常规检查

绝大多数初诊患者已有不同程度的血红蛋白或红细胞计数减少，呈正常细胞性贫血。发病早期血小板数可正常或稍低，但随着病情发展，血小板均有明显减少。白细胞数量变异较大，大多数患者增高，超过 $10 \times 10^9/L$ 者称为白细胞增多性白血病。也有白细胞计数正常或减少，低者可 $<1.0 \times 10^9/L$，称为白细胞不增多性白血病。外周血出现较多的各系列的白血病细胞（原始细胞和早幼粒细胞/幼稚细胞）是诊断急性白血病的重要依据之一，但白细胞不增多型患者的血片

上很难找到原始细胞。

2.骨髓检查

骨髓检查是诊断 AL 的主要依据和必做检查。FAB 协作组提出原始细胞占全部骨髓有核细胞≥30％为 AL 的诊断标准。多数病例骨髓检查有核细胞显著增多,主要是白血病性的原幼细胞。因较成熟中间阶段细胞缺如,并残留少量成熟粒细胞,形成所谓"裂孔"现象。正常的幼红细胞和巨核细胞减少。约有 10％急性非淋巴细胞白血病骨髓增生低下称为低增生性急性白血病。白血病性原始细胞形态常有异常改变,例如胞体较大,核浆比例增加,核的形态异常(如切迹、凹陷、分叶等),染色质粗糙,排列紊乱,核仁明显,分裂象易见等。Auer 小体较常见于急性粒细胞白血病细胞质中,急性单核细胞白血病和急性粒-单核细胞白血病细胞质中有时亦可见到,但不见于急性淋巴细胞白血病。因而 Auer 小体有助于鉴别急淋和急性非淋巴细胞白血病。

3.免疫分型

ML-M_5 型 ANLL 中 CD13 和 CD33 大多阳性,M_4 和 M_5 型 ANLL 中,CD14 可表达阳性,CD41 阳性者仅见于 M_7 型。T 细胞性 ALL 中,一般可见 CD2 和 CD7 表达阳性,B 细胞性 ALL 中,一般可见 CD19 和 HLA-DR 表达阳性,CD33 在两种不同细胞类型的 ALL 中均不表达。

4.染色体核型分析

常伴有特异性染色体核型改变。M_2 型可见 t(8;21)(q22;q22);M_3 型可见 t(15;17)(q22;q21);M_{4EO} 可见 inv/del(16)(q22)等。5％～20％ ALL 患者可见 Ph 染色体,即 t(9;22)(q34;q11);L_3 型的 B 细胞 ALL 中,易见 t(8;14)(q24;q32)核型改变。

5.融合基因检测

M_2 型可见 AML/ETO,M_3 型可见 PML/RARα,M_{4EO} 可见 CBFB/MYHll,M_5 型可见 MLL/ENL 等。Ph 阳性的 ALL 患者融合基因检测可见 Bcr/Abl 表达,L_3 型(B 细胞)ALL 上可见 MYC 与 IgH 并列。

6.血液生化检查

乳酸脱氢酶和尿酸可升高,部分患者可见肝、肾功能损害,低蛋白、血糖增高,凝血酶原时间(PT)、凝血酶时间(TT)、部分凝血活酶时间(APTT)也可有不同的改变。

二、治疗原则

(一)一般治疗

(1)早期、足量、联合、强化、髓外白血病的预防和治疗以及个体化治疗。

(2)治疗步骤包括:诱导化疗、缓解后化疗、根治性化疗。

(二)药物治疗

(1)针对患者的具体情况设计化疗方案,药物剂量和适宜的化疗间歇时间,尽量选择不良反应小,疗效好的药物。

(2)应根据白血病细胞体外药敏试验,血药浓度和药物动力学指导化疗。

三、治疗方案

(一)一般治疗

1.抗感染治疗

对怀疑有感染发热的患者应千方百计地寻找病原菌以及敏感药物。在细菌培养获得阳性结果前立即按照早期应用广谱高效抗生素,以后再根据病原学检查及药敏试验结果调整用药。最好静脉内给药,剂量要充分。三阶段用药:①哌拉西林 6 g,阿米卡星 0.4 g,各溶于 5% 葡萄糖注射液 250 mL 中,静脉滴注,1 次/12 小时;或氧氟沙星 0.4 g,2 次/天及阿米卡星 0.4 g。②如 72 小时病情未好转,阿米卡星改为万古霉素 1 g,溶于 5% 葡萄糖注射液 200 mL 中,静脉滴注,1 次/12 小时。③如再经 72 小时仍无效且病原还不明确,改为头孢他啶或头孢哌酮联合其他药物治疗,剂量均各为 2 g 溶于 5% 葡萄糖注射液 250 mL 中,静脉滴注,1 次/(8～12)小时。

如以上三阶段治疗均无效,则考虑抗真菌药物。当中性粒细胞 $<0.5\times10^9/L$ 时,根据 2002 年美国 IDSA 颁布的"中性粒细胞减少的癌症患者抗生素应用指南",经验用药时可以首选单药头孢吡肟或碳青霉烯类或头孢他啶,也可以上述药物联合氨基苷类或万古霉素。如亚胺培南-西司他丁 1 g 溶于 5% 葡萄糖注射液 100 mL 中,静脉滴注,1 次/8 小时,或头孢吡肟 2 g,静脉滴注,1 次/12 小时,或与氨基苷类抗生素联合应用。一旦病原菌明确,应立即调换敏感药物积极治疗。如果是真菌感染,局限在口腔或咽部,可涂搽制霉菌素,50 万 U,3 次/天。全身性念珠菌病或隐球菌病等可予以静脉注射氟康唑,第 1 天 400 mg,以后每天加 200 mg,疗程视临床反应而定。也可用两性霉素 B 或其脂质体,为深部真菌感染疗效较为肯定的药物,前者剂量开始小,以后 0.5～1 mg/(kg·d)静脉滴注。治疗深部真菌感染时两性霉素 B 的疗效优于氟康唑,但不良反应较大。为预防患者在化学药物治疗时发生真菌感染,可给予氟康唑口服 50 mg,1 次/天。病毒感染如带状疱疹可用阿昔洛韦 200～400 mg,5 次/天,口服,连续 7 天,严重者可 5 mg/kg,3 次/天,静脉滴注,连用 7～14 天,或肌内注射 α 干扰素。疑有其他病原菌如奴卡菌病用磺胺嘧啶口服,4～8 g/d,疗程要长。肺孢子虫病用复方磺胺甲噁唑 2 片/次,3 次/天,共 21 天,或喷他脒 3～5 mg/kg,深部肌内注射,1 次/天,12～14 天为 1 个疗程,或口服乙胺嘧啶 25 mg,4 次/天。弓形虫病可并用乙胺嘧啶(第 1 天 50 mg 口服,2 次/天,第 2 天起 25 mg,2 次/天)和磺胺嘧啶(每次 1 g,4 次/天和叶酸每次 10 mg,1 次/天,口服)。

2.贫血与出血

急性白血病患者当血红蛋白 <50 g/L 时,可输浓缩红细胞或全血。当血小板 $<20\times10^9/L$,有出血倾向时,宜输注浓缩血小板。若出血为弥散性血管内凝血(DIC)所引起者,应及时给予适当的抗凝治疗,局部(鼻或牙龈)出血可用填塞或吸收性明胶海绵止血。

3.防治高尿酸血症

由于白血病细胞大量破坏,尤其是化学药物治疗后,血清和尿中尿酸浓度明显升高,有时尿路为尿酸结石所梗阻,发生少尿乃至急性肾衰竭。因此,应嘱患者多饮水,碱化尿液。同时给予别嘌醇,每次 100 mg,3 次/天。

(二)急性髓细胞白血病(AML)的化学药物治疗

1.诱导缓解治疗

(1)DNR＋Ara-c 方案:DNR 45 mg/(m²·d),静脉注射 3 天,Ara-c 100 mg/(m²·d)持续静脉滴注 7 天,为现今较肯定的经典标准诱导缓解方案,50%～75% 的患者可以获得 CR。若改成 DA2-7 方案或 DNR 剂量减为 30 mg/m²,则效果较差,剂量增至 70 mg/m² 对 CR 率并无明显提高作用。Ara-c 持续静脉滴注比分次静脉注射效果为佳,剂量增至 200 mg/m² 以上或者延长治疗时间至 10 天并不提高疗效。在 DA 方案中加依托泊苷(VP-16)75 mg/(m²·d),静脉滴注共 7 天,即 DAE 方案也不能提高 CR 率,但对 <55 岁的年轻患者可以延长中位缓解时间,DA 方案和 DAE 方案的中位缓解时间分别为 12 个月和 27 个月,但在老年患者只是增加不良反应,而

且加用 VP-16 会增加继发性白血病的发生率,所以是否该加 VP-16 需要视患者的情况而定。

(2)IA 方案:去甲氧柔红霉素(IDA)12～13 mg/m²,静脉注射滴注 3 天,Ara-c 100～200 mg/(m²·d),静脉滴注 7 天,对 50 岁以下成年人 AML 的疗效优于经典 DA 方案,而且 1 个疗程的 CR 率更高,IDA 脑脊液浓度较高,心脏毒性较轻,并能抑制多药耐药 PgP 的表现,但价格昂贵。

(3)MA 方案:米托蒽醌(MIT)10 mg/m²,静脉滴注,1 次/天,第 1～3 天,Ara-c 100 mg/(m²·d),持续静脉滴注 7 天,对心脏毒性小,适宜年老患者。

(4)ID/HD Ara-c 方案:中等或大剂量阿糖胞苷(ID/HD Ara-c),中等剂量指 0.5～1.0 g/m²,1 次/12 小时,静脉滴注 1～3 小时;大剂量指 1.5～8 g/m²,1 次/12 小时,静脉滴注 1～3 小时。ID/HDAra-c 单独或联合其他药物组成联合化学药物治疗方案主要适用于难治和复发的病例,作为 AML 初治诱导缓解治疗并不比标准剂量 Ara-c 组成的方案疗效高,而且增加了早期病死率。因此不适用于初治诱导缓解治疗方案。

(5)HA 方案:三尖杉碱 2～4 mg/d,第 1～7 天,Ara-c 100 mg/m²,静脉滴注,第 1～7 天 CR 率为 65%,可作为初治诱导缓解的第一线治疗方案。在 HA 基础上加长春新碱和泼尼松即组成 HOAP 方案,并不提高疗效。

(6)CAG 方案:Ara-c 10 mg/(m²·d),皮下注射,1 次/12 小时,第 1～14 天;Acla 10～14 mg/(m²·d),静脉注射,第 1～4 天;或 6 mg/(m²·d),静脉注射,第 1～8 天;G-CSF 200 μg/(m²·d),皮下注射,第 1～14 天。在第 1 次注射 Ara-c 之前予以 G-CSF,在最后一次注射 Ara-c 前 12 小时停用。不良反应显著减少,几乎无非血液学毒性,但仍有骨髓抑制出现。该方案不仅适宜难治复发和继发 ANL 的治疗,并且适宜老年患者及低增生 AML 的治疗。

2.缓解后治疗

AML 第一次 CR 后需要用各种治疗方法防止复发,延长 CR 持续时间,提高生存率,所以缓解后治疗要比诱导缓解更重要,所采用的化学药物治疗剂量将更强烈。方法是设计一些与原诱导方案无交叉耐药的新方案,连同原诱导方案进行反复序贯或交替治疗,如由 DA 方案达 CR 者,可用 DA、HA 和中剂量 Ara-c 三种方案序贯治疗,通常第 1 年每月 1 次,第 2 年每 2 月 1 次,第 3 年每 3 个月 1 次。也可达 CR 后再用原诱导方案巩固 2 个疗程,再进行上述强化治疗。缓解后治疗方案中以中等或大剂量 Ara-c(ID/HD Ara-c)最为重要,可以延长无病生存率,特别对于年轻患者更是重要,老年患者往往不能耐受大剂量 Ara-c。

3.难治或复发性 AML 的治疗

(1)中等剂量阿糖胞苷:0.5 g/m²,半量静脉注射,15 分钟后余下半量持续静脉滴注,及米托蒽醌 5 mg/m²,静脉滴注,在阿糖胞苷后 6 小时注射。每 1 个疗程重复 4～6 次(共 44～68 天),患者易耐受,尤适用于老年患者。

(2)中等剂量阿糖胞苷:1 g/m²,静脉滴注,6 小时滴完,共 6 天,米托蒽醌 6 mg/m²,静脉滴注,第 1 天。依托泊苷 80 mg/m²,静脉滴注,1 小时滴完,不但缓解率较高,而且不良反应少,几乎没有严重的心脏及神经毒性,对老年患者也可用。

(3)中等剂量阿糖胞苷:0.5 g/(m²·d),第 1～3 天及第 8～10 天,米托蒽醌 12 mg/m²,静脉滴注,第 1～3 天,依托泊苷 200 mg/(m²·d),持续静脉滴注,第 8～10 天,治疗缓解率相对较高,可作为年轻难治性患者的第一线治疗方案。

(4)阿糖胞苷:2 g/m²,1 次/12 小时;依托泊苷 100 mg/(m²·d),均静脉滴注,连用 5 天。

（5）去甲氧柔红霉素：12 mg/m²，静脉滴注，第1～3天，阿糖胞苷1 g/m²，1次/12小时，静脉滴注，连用4天。

（3）安吖啶：100 mg/m²，静脉滴注，第7～9天，大剂量 Ara-c 3 g/m²，1次/12天，第1～6天，适用于年轻患者。

（7）米托蒽醌：12 mg/m²。静脉滴注，第1～5天；依托泊苷100 mg/m²，静脉滴注，第1～5天。

（8）表柔比星：15 mg/(m²·d)，持续静脉滴注，第1～4天，长春新碱 0.5 mg/d，持续静脉滴注，第5～8天，其联合方案在15～28天后可用第2个疗程，与柔红霉素无交叉耐药，不良反应少，可适用于体弱及老年患者，但缓解率不高。

（三）急性早幼粒细胞白血病的治疗

1.诱导缓解治疗

（1）全反式维A酸：常用剂量为45 mg/(m²·d)，近来国内外推荐小剂量治疗25 mg/(m²·d)，也可取得同样疗效。ATRA 的优点是疗效高、安全。一般不诱发 DIC，缺点是仅对 APL 有效，且不能用于维持治疗，因此应用 ATRA 取得 CR 后必须加用其他联合化学药物治疗，或应用 ATRA 和联合化学药物治疗交替维持巩固，否则3～4个月后几乎都复发。主要不良反应为皮肤黏膜干燥、脱屑、口干、口角皲裂、皮疹、黏膜溃疡、高甘油三酰血症、肝功能损害、骨关节肌肉疼痛等。严重的可引起维A酸综合征，表现为高热、水潴留、肺部阴影、呼吸困难、胸腔和心包积液、肾衰竭等。少数病例还能引起头痛、颅内压增高等不良反应。APL 伴白细胞增多者，宜和高三尖杉碱或其他化学药物治疗方案合用。

（2）三氧化二砷：0.1％三氧化二砷注射液 10 mL 稀释于5％葡萄糖或0.9％氯化钠注射液250～500 mL内，静脉滴注3～4小时，1次/天，4周为1个疗程。主要适用于 ATRA 治疗无效的难治和复发 APL，再 CR 率可达87％。必须注意砷剂的不良反应，可引起胃肠道反应、手足麻木及肝功能损害等。

2.缓解后治疗

（1）单用化学药物治疗方式：较好的 DA、HA 化学药物治疗方案。

（2）ATRA 与化学药物治疗交替治疗方式：如 HA（或 DA）、硫基嘌呤、甲氨蝶呤。

（3）三氧化二砷与化学药物治疗交替，三氧化二砷与 HA 或 DA 方案交替：在目前的治疗条件下，APL 完全缓解后的巩固与维持治疗，化学药物治疗方案不宜单一，疗程最好不少于3年，以最大限度地消灭微小残余白血病细胞。

（4）骨髓移植疗法：尽管积极采用上述巩固与维持治疗方式，APL 的复发率仍可高达45％。而骨髓移植是目前减少复发，提高长期无病生存甚至治愈的最好方法。

（四）急性淋巴细胞白血病（ALL）的化学治疗

1.诱导缓解治疗

（1）VP 方案：长春新碱于每周第1天静脉注射，每次1～2 mg，泼尼松 40～60 mg，每天分次口服，若2周后无效，改用其他方案。

（2）VDP 方案：长春新碱于每周第1天静脉注射，每次1～2 mg，柔红霉素于每周第1～3天各静脉注射(30～40)mg/m²，泼尼松 40～60 mg，每天分次口服。

（3）VDLP 方案：长春新碱第1天、第8天、第15天、第21天各静脉注射 1.5 mg/m²，柔红霉素第1～3天、第15～17天静脉注射，(30～40)mg/m²，泼尼松 40～60 mg，分次口服。第1～

14 天,第 15 天起渐减,天冬酰胺酶第 17～28 天用 5 000～10 000 U/d。静脉滴注。为 ALL 标准诱导缓解方案。

(4)VAP 方案:长春新碱于每周第 1 天,静脉注射,每次 1～2 mg,多柔比星于每周第 1～2 天,各静脉注射40～60 mg,泼尼松 40～60 mg,每天分次口服。

2.巩固强化治疗

贵阳全国血液学术讨论会曾建议巩固治疗应从完全缓解后第 2 周开始,6 个疗程强化治疗,每疗程间隔 2～3 周,第 1 个疗程、第 4 疗程同原诱导方案,第 2 疗程、第 5 疗程用 VP-16 75 mg/m²,静脉滴注,第 1～3 天,Arc-a(100～150)mg/m²,静脉滴注,第 1～7 天,第 3 疗程、第 6 疗程用大剂量 MTX 1～1.5 mg/m²,第 1 天静脉滴注,维持 24 小时,停药后 12 小时以四氢叶酸钙1.5 mg/m²解救,1 次/6 小时,共 8 次。目前巩固强化治疗中十分强调大剂量 MTX 和大剂量 Arc-a 的应用,可以克服多耐药,预防中枢神经系统白血病的发生。

3.维持治疗

甲氨蝶呤 20 mg/m²,口服,1 次/周;6-硫嘌呤 75 mg/m²,口服,1 次/天。以上两药联合治疗。维持治疗时间最短 3 年。

4.中枢神经系统白血病的防治措施

甲氨蝶呤(或阿糖胞苷)5～10 mg/m²,加地塞米松 5 mg 鞘内注射,2 次/周,共 5 次。大剂量或中等剂量甲氨蝶呤或阿糖胞苷静脉滴注。

5.难治或复发病例的治疗

(1)中等剂量或大剂量甲氨蝶呤:中等剂量为(500～1 500)mg/m²,大剂量为(1 500～2 500)mg/m²,一般将总量的 20% 在 1 小时内滴完,其余剂量持续静脉滴注 24 小时,同时要碱化和水化尿液,于甲氨蝶呤应用后 12 小时开始用四氢叶酸钙解救,每次 12～20 mg,1 次/6 小时,共8 次。

(2)大剂量阿糖胞苷:单用疗效不如 AML。阿糖胞苷每次 2 g/m²,1 次/12 小时,共 8 次;再加用米托蒽醌12 mg/(m²·d),连续 3 天,CR 率达80%。

(3)氟达拉滨:30 mg/(m²·d),静脉滴注 30 分钟,阿糖胞苷1 g/m²,静脉滴注,每在 2 小时,共 6 天。

(王　宇)

第三节　急性溶血性贫血

溶血性贫血是由于红细胞的内在缺陷或外在因素的作用,使红细胞的破坏增加,寿命缩短,而骨髓造血功能代偿不足时所发生的贫血。

一、诊断

(一)病史

(1)遗传性溶血性贫血:要注意询问患者的家族史、发病年龄、双亲是否近亲婚配、祖籍及双亲家系的迁徙情况等。

（2）多种药物都可能引起溶血性贫血，追查药物接触史十分重要。

（二）临床表现

溶血性贫血的临床表现常与溶血的缓急、程度和场所有关。

1.急性溶血性贫血

一般为血管内溶血，表现为急性起病，可有寒战、高热、面色苍白、黄疸，以及腰酸、背痛、少尿、无尿、排酱油色尿（血红蛋白尿）、甚至肾衰竭。严重时神志淡漠或昏迷，甚至休克。

2.慢性溶血性贫血

一般为血管外溶血，起病缓慢，症状体征常不明显。典型的表现为贫血、黄疸、脾大三大特征。

（三）辅助检查

目的有三：即肯定溶血的证据，确定主要溶血部位，寻找溶血病因。

1.红细胞破坏增加的证据

（1）红细胞数和血红蛋白测定常有不同程度的下降。

（2）高胆红素血症。

（3）粪胆原和尿胆原排泄增加。

（4）血清结合珠蛋白减少或消失。

（5）血管内溶血的证据为血红蛋白血症和血红蛋白尿；含铁血黄素尿；高铁血红蛋白血症。

（6）红细胞寿命缩短。

2.红细胞代偿增生的证据

（1）溶血性贫血时网织红细胞数多在 0.05～0.2，急性溶血时可高达 0.5～0.7，慢性溶血多在 0.1 以下，当发生再生障碍危象时可减低或消失。

（2）周围血象中可出现幼红细胞、多染性、点彩红细胞及红细胞碎片。成熟红细胞形态异常，可见卡波环及豪-周小体。

（3）骨髓增生活跃，中晚幼红增生尤著。粒红比例降低甚至倒置。

3.红细胞渗透脆性试验和孵育渗透脆性试验

脆性增高，提示红细胞膜异常性疾病；脆性降低，多提示血红蛋白病；脆性正常，提示红细胞酶缺乏性疾病。

4.自身溶血试验

凡疑为红细胞内有异常者，应考虑做自身溶血试验。

5.抗人球蛋白试验（Coombs 试验）

是鉴别免疫性与非免疫性溶血的基本试验。

6.其他

用于鉴别溶血性贫血的实验室检查：①酸溶血试验（Hams 试验），主要用于诊断 PNH。②冷热溶血试验，用于诊断阵发性寒冷性血红蛋白尿症。③变性珠蛋白小体（Heinz 小体）生成试验和高铁血红蛋白还原试验，主要用于 G6PD 缺乏症的检测。④红细胞酶活性测定，如 G6PD 及丙酮酸激酶活性测定等。⑤血红蛋白电泳，对于血红蛋白病有确定诊断的意义。⑥SDS-聚丙烯酰胺凝胶电泳，进行膜蛋白分析，用于遗传性红细胞膜缺陷的诊断。⑦基因诊断。

溶血性贫血是一大类疾病，诊断应按步骤进行，首先确定有无贫血，再大致估计主要溶血部位。然后根据病因或病种选择有关试验逐一排除或证实。有些溶血病的原因一时不能确定，需要随诊观察,还有些溶血病的确诊有赖于新的检测技术。

二、鉴别诊断

下列情况易与溶血性疾病相混淆,在诊断时应注意鉴别。

(1)有贫血及网织红细胞增多者,如失血性贫血、缺铁性贫血或巨幼细胞贫血的恢复早期。

(2)兼有贫血及无胆色素尿性黄疸者,如无效性红细胞生成及潜在性内脏或组织缺血。

(3)患有无胆色素尿性黄疸而无贫血者,如家族性非溶血性黄疸(Gibert 综合征)。

(4)有幼粒-幼红细胞性贫血,成熟红细胞畸形,轻度网织红细胞增多,如骨髓转移性癌等,骨髓活检常有侵袭性病变的证据。

(5)急性黄疸型肝炎:本病以黄疸为主要表现,多有肝脾大,但本病一般无明显贫血,血清直接和间接胆红素均增高,肝功能异常。

(6)溶血尿毒综合征:本病除有黄疸及贫血等溶血表现外,同时具备血小板减少及急性肾衰竭。

三、治疗

(一)去除病因

蚕豆病、G6PD 缺乏症患者应避免食用蚕豆或服用氧化性药物。药物所致者应立即停药。如怀疑溶血性输血反应,应立即停止输血,再进一步查明病因。

(二)治疗方法

1.肾上腺皮质激素和免疫抑制药

激素对免疫性溶血性贫血有效。环孢素、环磷酰胺等,对少数免疫性溶贫也有效。

2.输血

当发生溶血危象及再生障碍危象,或贫血严重时应输血。

3.脾切除术

脾大明显,出现压迫症状,或脾功能亢进,均应考虑脾切除治疗。

4.防治严重并发症

对溶血的并发症如肾衰竭、休克、心力衰竭等应早期预防和处理。对输血后的血红蛋白尿症应及时采取措施,维持血压,防止休克。

5.造血干细胞移植

可用于某些遗传性溶血性贫血,如重型 β-珠蛋白生成障碍性贫血,这是可能根治本病的方法,如有 HLA 相合的造血干细胞,应作为首选方法。

(三)其他

1.输血疗法的合理应用

(1)β-珠蛋白生成障碍性贫血主张输血要早期、大量,即所谓"高输血疗法"。

(2)G6PD 缺乏患者,因溶血为自限性,需要输血时,只需要 1~2 次即可。

(3)对于某些溶血性贫血输血反可带来严重反应,因此应严格掌握输血指征。如自身免疫性溶血性贫血,输血可提供大量补体及红细胞,可使受血者溶血加剧,若非十分必要,不应给予。非输血不可时,应输生理盐水洗涤过的浓缩红细胞加肾上腺皮质激素。

2.脾切除术

溶血性贫血的重要治疗措施,但并非对所有患者均有效。手术年龄以 5～6 岁为宜,过早切脾可能影响机体免疫功能,易患严重感染。但如贫血严重,以致影响患者的生长发育,或常发生"再生障碍危象"者,则可考虑较早手术。术后用抗生素预防感染,至少应持续至青春期。

(王　涛)

第四节　急性贫血危象

急性贫血危象指的是入院时或住院期间化验血红蛋白<50 g/L,常见原因有急性外伤出血、先天性或继发性凝血机制障碍引起的出血、急性溶血和骨髓造血功能障碍或无效应红细胞生成所致。由于血红蛋白迅速下降,导致机体缺氧,出现多器官功能障碍,如心功能不全、肾功能不全、休克等,严重者可致死亡,因此临床上必须予以重视。

一、临床表现

除原发病的表现外,急性贫血危象主要临床表现为进行性面色及皮肤黏膜苍白、肢体乏力、食欲减退、恶心、呕吐、活动性气促、心悸、头晕、烦躁不安或嗜睡、出冷汗、脉搏快而细、四肢末端凉。病情严重者可并发有休克、充血性心力衰竭及急性肾衰竭。

实验室检查最重要的是发现红细胞及血红蛋白值降低至正常值的一半或一半以下。

二、诊断

对于临床上怀疑贫血的患儿,应首先明确是否有贫血,然后考虑是否发生急性贫血危象,此为急诊中的常见症,需紧急处理,最后再进一步明确贫血病因。

(一)是否存在贫血

贫血是指单位容积内血红蛋白和(或)红细胞数低于正常的病理状态。由于婴儿和儿童的红细胞数和血红蛋白随年龄不同而有差异,因此诊断贫血时必须参照不同年龄的正常值。根据世界卫生组织的资料,血红蛋白的低限值在 6 个月～6 岁者为 110 g/L,6～14 岁为 120 g/L,海拔每升高 1 000 米,血红蛋白上升 4%,低于此值为贫血。6 个月以下的婴儿由于生理性贫血等因素,血红蛋白值变化较大,目前尚无统一标准。我国小儿血液会议暂定:血红蛋白在新生儿期<145 g/L,1～4 个月时<90 g/L,4～6 个月时<100 g/L者为贫血。但需注意贫血诊断要排除血容量改变(如脱水或水潴留)的因素。

(二)是否为贫血危象

根据外周血血红蛋白含量或红细胞数贫血可分为四度:①轻度,血红蛋白从正常下限～90 g/L;②中度,血红蛋白为 60～90 g/L;③重度,血红蛋白为 30～60 g/L;④极重度,<30 g/L。新生儿血红蛋白144～120 g/L为轻度,90～120 g/L者为中度,60～90 g/L 为重度,<60 g/L 为极重度。

急性贫血危象指的是患儿入院时或住院期间化验血红蛋白<50 g/L。

（三）明确贫血病因

对于任何贫血患儿，必须寻找出其贫血的原因，才能进行合理和有效的治疗。因此详细询问病史、全面体格检查和必要的实验室检查是作出贫血诊断的重要依据。实验室为贫血病因诊断的主要手段，但与贫血有关的实验检查项目繁多，应由简到繁，有步骤有针对性进行检查。

三、急救处理

贫血危象的急救处理最基本原则是去除或纠正贫血的病因，并进行积极的对症处理，并应输血以改善其缺氧状态。

（一）一般治疗

吸氧应首当其冲，以纠正因贫血造成全身组织器官缺血缺氧，阻止病情发展。患儿应卧床休息，限制活动，以减少氧耗。密切监护，注意脉搏、呼吸、血压及尿量变化。加强护理，增强营养，给予富含蛋白质、多种维生素及无机盐的饮食，消化道大出血者应暂禁食。

急性贫血危象患儿由于血红蛋白急剧下降，机体抵抗力低，易发感染，感染又可加重贫血，增加氧耗，因此应注意防治感染。

应避免应用影响血液系统的药物，切忌在未弄清诊断前滥用抗贫血药物，对疑有巨幼细胞性贫血的患儿，骨髓检查应在使用叶酸或维生素 B_{12} 前进行，怀疑白血病或淋巴瘤患儿在骨髓检查和（或）组织活检前应避免使用肾上腺皮质激素类药物，以免延误诊断及治疗。

（二）病因治疗

对病因明确的贫血，如能去除引起贫血的病因，则贫血可从根本上得以纠正。如外伤性出血应及时清创止血；维生素 K 缺乏引起者给予补充维生素 K_1，每天 10～20 mg，分 2 次静脉注射，连用 3～5 天；由血浆凝血因子缺乏引起者应及时输入血液凝血因子，如因血小板减少引起者必要时输浓缩血小板；由蚕豆病引起者应立即停吃蚕豆及豆制品。由于感染导致的溶血性贫血或患儿抵抗力下降合并肺部和肠道感染，应用抗生素治疗。

（三）输血治疗

急性贫血危象是输血的绝对指征，总的原则是一般可先输等张含钠或胶体溶液以补充血容量，改善组织灌注，然后给予输注浓缩红细胞或洗涤红细胞（强调凡有条件均应输红细胞），每次 5 mL/kg。注意贫血愈严重，一次输血量宜愈少，且速度宜慢。

对于贫血危象患儿，应根据不同病因给予输血治疗，溶血性贫血患儿致贫血危象，如系 6-磷酸葡萄糖脱氢酶（G-6-PD）缺陷症所致，应避免输入 G-6-PD 缺陷症者的血液，自身免疫性溶血应输入洗涤红细胞，并在输血同时应用大剂量皮质激素，血型不合者应给予换血治疗。由于贫血危象可导致心功能不全，因此首先应判断有无心力衰竭，如有则应抗心力衰竭治疗，应用洋地黄药物，注意剂量不宜太大，然后再输浓缩红细胞。对于外伤后出血所致的贫血危象，应快速大量输血。而慢性贫血基础上出现贫血危象，输血、输液速度不宜过快，过多，以防加重心脏负荷。血红蛋白上升至 70 g/L 以上者可不输血。

（四）保护重要器官功能

1.抗休克

并发失血性休克者，应迅速止血，并补充血容量，常首先使用低分子右旋糖酐或 2∶1 等张含钠液或其他等张含钠液 10～20 mL/kg 快速扩容，然后输注同型全血或浓缩红细胞。并应根据患儿的血压、心率、尿量、周围循环情况、中心静脉压及出血速度和量决定输液和输血量。

2.防治心功能不全

并发心力衰竭者,首选快速类洋地黄制剂,于 24 小时内达到饱和量,并限制液体摄入、在短时间内纠正心力衰竭,必要时应用利尿剂。对并发休克但尚未发生心力衰竭者快速扩容纠酸后给予半量速效洋地黄制剂支持心功能,然后再输血,同时密切观察心率、血压变化。并应护心治疗。

3.肾功能不全的处理

贫血危象所致肾功能损害多为一过性肾前性肾衰,主要通过液体疗法来纠正细胞外液量和成分,改善肾血流量,增加肾小球滤过率,对已补足血容量仍少尿者,常规使用呋塞米每次 1～2 mg/kg。治疗中不用收缩肾血管药物。禁用对肾脏有毒性药物。

（王　涛）

第五节　溶血危象

溶血性贫血的患儿,由于某些诱因加重红细胞破坏,突然出现一系列明显而严重的大量急性溶血发作的表现,如寒战、高热、烦躁不安,较大儿童能诉腰痛,四肢疼痛、腹痛、少尿或尿闭,血红蛋白大幅度下降、贫血、黄疸骤然加重,肝脾较前明显肿大等称为溶血危象。

一、病因

（一）急性感染

急性感染是最常见的原因,与病原菌毒素对红细胞的直接作用,以及感染时脾脏反应性增加,加强了对循环血液中红细胞的清除,使短时间内大量红细胞在脾脏内破坏。感染时白细胞大量被激活,吞噬入侵的微生物,产生大量具有细胞毒性的氧自由基,这种氧自由基,一方面能杀死入侵的微生物,另一方面也杀死组织细胞,而引起血管内溶血。

（二）蚕豆与药物

在红细胞 G-6-PD 缺陷患儿中,除急性感染可诱发急性溶血外,蚕豆与有氧化作用的药物亦可诱发,前者称蚕豆病,后者称药物性溶血性贫血,G-6-PD 缺陷是发病的内在因素,感染、蚕豆与药物是外在因素,内外因素必须相互作用始能发病。

二、临床表现

（一）症状

起病急骤,患儿突然贫血加重、面色苍白、全身乏力、心悸、气短,随后黄疸深,同时伴寒战、发热、烦躁不安。较大儿童能诉四肢、腰背、腹部及肝脾区疼痛,脾脏明显增大,肝不大或轻度肿大,急性血管内溶血者出现棕红色或酱油色尿,持续 7～14 天后会自然缓解,急性肾衰竭及休克等危重表现,在小儿不多见。溶血危象可反复发作,特别是在新生儿或婴儿。

（二）实验室检查

血红蛋白急剧下降,或原有贫血突然加重。末梢血中出现幼稚红细胞,可见豪-周（Howell-Jolly）小体、卡波（Cabot）环、嗜碱性红细胞、多染性或点采红细胞;白细胞数可显著增高,血小板正常。网织红细胞增加更为显著,可达 60%。血清间接胆红素突然或较前明显增高。血管内溶血者,尿液可呈棕红色或酱油色,尿隐血试验和 Rous 试验阳性。骨髓红细胞系增生极度活跃,中、晚幼红细胞显著增高,粒红比例倒置。溶血性疾患有关的实验室检查以确定原发病的诊断。

三、治疗

(一)输血

输血量一般每次 10 mL/kg,但对自身免疫性溶血性贫血所致的溶血危象,输血应采取慎重态度,必要时可输入红细胞悬液或洗涤红细胞 5 mL/(kg·d)。G-6-PD 缺陷的患儿,供血者宜先作 G-6-PD 筛选检查,并应尽量避免采用亲属血,以免输入 G-6-PD 缺陷者的血液,导致再次溶血。

(二)肾上腺皮质激素

有减轻溶血和抑制抗体产生的作用,除治疗自身免疫性溶血而发生的溶血危象外,对疾病本身的治疗亦是首选药物。发病急而症状严重的可给予氢化可的松 10 mg/(kg·d),一般患儿可用泼尼松,剂量为 2~2.5 mg/(kg·d),大剂量泼尼松于出现治疗反应后逐渐减量,于 3~4 周内停药。

(三)其他

肾上腺皮质激素连用 3 周无效者,应减量并逐渐停药改用其他疗法,如脾切除术或免疫抑制剂如硫唑嘌呤 1.25~2.5 mg/(kg·d),达那唑 15~20 mg/(kg·d)等、对 G-6-PD 缺陷者的应用目前尚有争论,大多认为对控制溶血无明显效果。输液、补碱、纠酸,补钾应特别慎重,以防止高血钾症。去除诱因,南蚕豆或药物引起者,需及时停食蚕豆或停药。伴感染者应用抗生素。

(王　涛)

第六节　再生障碍危象

在慢性溶血过程中,突然发生短暂的骨髓红细胞系统生血抑制,而引起一过性的严重贫血称再生障碍危象,与再生障碍性贫血不同。本病为自限性、病程短、预后良好。在缺铁性贫血及恶性营养不良等疾患中亦可见到。

一、病因

慢性溶血性疾患发生再生障碍危象的病因,过去一直不为人所知,直到 1981 年 Pattison 等在 6 例呈现再生障碍危象的镰状细胞贫血患儿的血清中发现了人类微小病毒(human parvovirus,HPV)B19,才证明了人类微小病毒与慢性溶血性贫血再生障碍危象的联系。PVB19 为体积微小、无包膜的单链 DNA 病毒,衣壳呈 20 面体立体对称,直径 20~25 nm,基因组全长为 516 kb,相对分子质量 $1.55×10^6$~$1.97×10^6$ Da(道尔顿),DNA 占病毒体全重的 1/2。X 射线晶体衍射分析重组 B19 样颗粒分辨率为 3.5 A,是第一个接近原子状态的红病毒结构。主要衣壳蛋白多肽折叠呈“果冻卷”样,上有类似于其他 20 面体的 β 桶式模序,与 β 桶相连的 Loop 区形成的结构特性可以区别 B19 和其他微小病毒。在 8 A 分辨率时,B19 不像犬和猫微小病毒,在三维

20 面体的轴线上缺乏针状突起物,这种针状区所含的氨基酸残基可能与宿主识别和抗原性有关,亦表明在自主微小病毒的亚群间存在明显差异。PVB19 衣壳由 58 kD 主要结构蛋白(VP2)和 83 kD 次要结构蛋白(VP1)构成。VP2 占整个衣壳的 95%,VP1 则占 5%。VP1 和 VP2 来源于重叠的 ORF,其蛋白序列为共线性,即在羧基端完全一样;但 VP1 还包含一个区别于氨基端的、由 227 个氨基酸组成的亚基。VP1 和 VP2 由基因组右侧 ORF 编码,而基因组左侧 ORF 则编码 77 kD 的非结构蛋白 NSl。NSl 是一种磷蛋白,具有重要的调节功能,包括解螺旋酶和位点特异性切酶的活性,以及核定位信号。研究表明,NSl 能影响红系细胞 UT7/Epo-S1 的 G1 阻抑,而非 G2。B19 通过 p6 启动子分别表达结构基因和非结构基因。已有证据表明,NSl 可直接与 p6 启动子和细胞转录因子 Sp1/Sp3 相互作用,以影响转录调控。由于 NSl 的细胞毒作用,目前尚无能在体外持续培养 B19 的细胞系。此外,在被感染细胞中还发现两种多肽的拼接转录。这两种小分子多肽,一个由基因组中段的区域编码,相对分子质量为 7.5 kD,另一个由基因组最右边的区域编码,相对分子质量为 11 kD,但功能不清楚。在 B19 基因组的两末端各由 338 个核苷酸组成反向重复序列,折叠成发夹状结构,此保守序列与病毒的复制有关。PVB19 是一种红病毒。近年来至少发现 3 种红病毒株(B19、A6/K71 和 V9)以及 B19 的新基因型。Servant 等建议将 B19 株归类于基因型-1 红病毒,而新发现的 A6 和 K71 分离株归于基因型-2,红病毒 V9 株则归于基因型-3 的原型。V9 株的核苷酸序列与 B19 相比有 12% 的变异。大多数的变异位于 5′端 VP1 区;但序列变异点并不局限于这一区域,而是散布于整个基因组中。K71 株分离自感染者皮肤,与 B19 和 V9 相比,分别有 10.8% 和 8.6% 的变异。最新的系统发生和进化动力学分析发现微小病毒更类似于 RNA 病毒,存在高变异率,如 B19 红病毒株大约每年每个位点有 10(−4)个核苷酸被置换。HPV-B19 与其他病毒不同,对热敏感,56 ℃ 30 分钟时,其生物活性明显降低。HPV 的传播方式仍不清楚,最有可能是粪-口、口-口或呼吸道传播,血液及血浆制品亦被认为是一种传播途径,但不是一个主要的途径。HPV 感染往往在家庭内暴发,除慢性溶血性贫血发生再生障碍危象外,家庭中的其他正常成员亦可同时受到感染。

二、发病机制

人是 PVB19 的唯一宿主。B19 感染有严格的组织特异性或亲嗜性,其亲嗜性决定簇和氨基酸残基(317 和 321)位于 20 面体表面的结构域中,决定着病毒-宿主的相互作用。B19 病毒仅在人骨髓和血中原始红细胞(晚期红系前体细胞和红系祖细胞)中复制增殖。在这些细胞表面存在 B19 的受体——P 血群抗原,为红细胞糖苷酯(Gb4),即红细胞膜上的一种中性糖鞘脂类(glycosphingolipids,GSLs),在人体内呈限制性分布,主要存在于红系细胞,也见于血小板以及来自心、肝、肺、肾和内皮的组织以及滑膜上。中性 GSLs 表达及与病毒衣壳结合的组织趋向性,与机体 B19 相关疾病发生部位一致。P 抗原的表达始于胚胎时期,在胎盘的绒毛膜滋养母细胞上能检测到 P 抗原。妊娠前 3 个月,P 抗原呈高表达,4~6 个月开始下降,约第 8 个月时几乎检测不到。B19 通过妊娠早期高水平表达的 P 抗原通路从母体传给胎儿,感染原始红细胞并得以增殖。有学者用 125I 标记 VP2 蛋白证明了 B19 和绒毛膜滋养母细胞的相互作用是通过 P 抗原介导的。人群中红细胞 P 抗原缺乏者无 B19 感染,但这类人非常少见,大约每 20 万人中有 1 人缺乏 P 抗原。有研究发现细胞 P 抗原表达水平并不与病毒结合效率直接相关。尽管观察到有 P 抗原表达及与病毒结合,但有些细胞系仍不能被 B19 所转染,这表明细胞表面还存在一种协同受体,对于该病毒进入人体细胞是必需的,研究发现多种 β 整合素可能是 B19 感染的协同受体。B19

病毒进入细胞后,在宿主细胞核内复制,形成核内包涵体的大细胞。由于病毒的直接作用或病毒蛋白介导的细胞毒作用,引起感染细胞溶解。NSl蛋白可能与肿瘤坏死因子和凋亡因子的产生有关,并可通过激活促凋亡蛋白(bax)的过度表达和(或)抑制凋亡蛋白(bcl-2)的表达,从而加速感染的组织细胞凋亡。研究表明缺氧[1%(V/V)O_2]能引起B19表达的上调,同时伴有病毒复制和感染性病毒体产生的增加。慢性溶血性贫血患儿感染B19病毒后,其血清中用电镜可发现病毒颗粒,随后可检出特异性HPV-IgM,HPV特异性抗体的检出,除能确诊本病外,并能证实为新近感染。再生障碍危象已见于椭圆形细胞增多症、遗传性球形红细胞增多症、镰状细胞贫血及其他血红蛋白病、丙酮酸激酶缺乏症及自身免疫性溶血性贫血等先天性慢性溶血性疾患。

三、临床表现

95%以上的再生障碍危象是由B19感染引起的,大多发生在15岁以下慢性溶血性疾病的儿童,如镰状细胞贫血和遗传性球形红细胞增多症。正常人B19感染后血红蛋白虽暂时下降至100 g/L左右,但一般不出现临床症状。约70%慢性溶血性贫血患者,由于血红蛋白减少,红细胞生存期缩短,B19感染能导致再生障碍危象的发生,表现为虚弱、嗜睡和皮肤苍白等,亦偶见皮疹。血红蛋白降至40 g/L以下时,网织红细胞缺乏,骨髓象显示细胞系的再生不良或再生障碍,此时可出现发热、寒战、嗜睡及干咳、咽痛、恶心、呕吐、腹痛、腹泻等急性呼吸道和胃肠道症状。因血红蛋白急剧下降,患儿面色苍白、乏力,但无溶血、黄疸或黄疸加重等表现。本症预后良好,多在7～10天内恢复,常需输血治疗,不然会有生命危险。经治疗症状消退,血液学改变恢复正常。再生障碍危象快速恢复的原因,可能是恢复期产生中和抗体,使HPV失去活性的结果。

四、实验室检查

(1)血红蛋白急剧下降或原有贫血突然加重。血红蛋白常降至20～60 g/L。

(2)白细胞、血小板正常,少数病例两者均减少。

(3)网织红细胞较发病前明显减少,可降至1%以下,甚至为0。

(4)骨髓象:红细胞系统增生受抑制,有核红细胞很少,粒红比例约为8∶1,可见巨大的原红细胞,绝大多数的患儿可发现,是再生障碍危象的特征之一。粒细胞系统可减少或相对增高,巨核细胞在有血小板减少的病例常减少,淋巴细胞往往相对增多。

(5)胆红素不增加甚或减少。

(6)血清铁、血清铁饱和度增加,血中促红细胞生成素增高,当骨髓造血功能恢复时,三者可突然下降。

(7)有关先天性慢性溶血性贫血的实验室检查,以确定原发病的诊断。

(8)细胞免疫的检测:一直以来体液免疫反应被认为是抗B19感染的最重要方式,因此B19的细胞免疫研究相对滞后。1996年首次观察到针对大肠埃希菌表达的VP1、VP2和NSl抗原的B19特异CD4[+]T细胞反应。分析16例无B19急性感染的献血者(10例血清学阳性,6例为阴性)T细胞反应,经体外VP2抗原刺激后,90%血清学阳性的献血者出现特异性T细胞反应;VP1抗原刺激后有80%出现VP1介导的特异反应。血清学阳性和阴性的献血者针对NSl的T细胞增生没有显著性差异。另外发现HLAII类特异性单克隆抗体能抑制T细胞增殖,表明B19的效应T细胞群是CD4[+]T细胞。在外周血单个核细胞(PBMC)中去除CD4[+]或CD8[+]T细胞以及刺激残余细胞群亦证实了这一结果。有人采用B19候选疫苗、B19重组蛋白以及VP1和

VP2,在近期和既往 B19 感染者 PBMC 中观察到显著的体外 T 细胞反应。近期感染者中针对 B19 衣壳的 T 细胞反应非常显著,平均 T 细胞刺激指数(SI)为 36;既往感染者的 T 细胞刺激率也与之相似,血清学阴性者的 SI 值大约为 3.3,而所有 T 细胞反应群均为 CD4$^+$ T 细胞。采用 MHC 四倍体复合物结合法,检测 21 例健康志愿者、HIV 感染者的成人和儿童针对 NSl 表位的 CD8$^+$ T 细胞特异性识别的免疫反应,其中 16 例志愿者为 HLA 相匹配(HLAB35),6 例不匹配。63% 相匹配者中出现特异性 CD8$^+$ T 细胞反应。采用干扰素-1(IFN-1)ELI 斑点法也在上述人群中观察到 72% 相匹配者的 T 细胞反应;还发现健康人群和 HIV 感染者的 B19 特异性 CD8$^+$ T 细胞水平相似。上述结果表明细胞毒性 T 细胞在对抗 B19 感染中起到重要的作用,而 B19 特异性的 T 细胞反应可提供诊断 B19 既往感染的新方法。评估 T 细胞反应对认识 B19 感染的机制非常重要。有人发现 1 例持续性 B19 感染的 AIDS 患者,在 B19 感染恢复中没有出现特异性抗体反应。用 IFN-γELI SPOT 和四倍体结合法,在 2 例健康成人和 2 例 B19 阴性的 HIV 感染者中进一步观察到 B19 特异的 CD8$^+$ T 细胞反应。提示在没有体液免疫反应的情况下存在细胞免疫反应,更表明细胞免疫在抗 B19 病毒感染中的重要作用。

(9)细胞因子的检测:细胞因子的遗传多态性可能影响 B19 感染者的临床症状,如转化生长因子 β(TGF2β)等位基因与 B19 急性感染时皮疹的发生有关;而 IFN-γ 等位基因则与 B19NS1 抗体的产生有关。有报道在急性 B19 感染者体内观察到明显的 T 细胞转录激活现象,引起白细胞介素(IL)-1β、IL-6 和 IFN-γ 的 mRNA 水平增高。研究急性 B19 感染者血清发现,急性期 IL-1β、IL-6、IFN-γ 和肿瘤坏死因子-α(TNF-α)分泌,且 IFN-γ 和 TN-Fα 维持高水平,并在 2 个月～3 年后仍可检测到。NS1 蛋白的表达可引起许多培养细胞(包括造血细胞系和人脐静脉内皮细胞)中炎性细胞因子 IL-6 水平的增高,IL-6 与滑膜细胞增生和关节炎有关。在风湿性关节炎患者的关节中发现高水平的 IL-6 和其他炎性细胞因子,抗 IL-6 抗体能抑制风湿性关节炎的临床症状。近期 B19 感染的儿童与恢复期成人相比,体内 T 辅助细胞(Th$_1$)产生 IFN-γ 减少,IL-2 则无影响。在 B19 相关性急性心肌炎的婴儿体内可检测到高水平的 IL-6、IFN-γ、TNF-α 和 IL-8。在 B19 抗体阴性的孕妇中观察到 IFN-γ 和 IL-2 的体外生成较健康非孕者低,说明孕妇的免疫反应可能出现双抑制,因而增加了胎儿感染 B19 的危险。此外,在 B19 血清学阳性的孕妇,母体和胎儿体内 IL-2 的水平可以决定妊娠结果,胎儿高水平的 IL-2 预示妊娠结局不良。

五、并发症

PVB19 能引起传染性红斑(erythema infectiosum,EI)又称第五病、自发性流产和急性关节炎等多种临床疾病综合征。

(一)宫内感染

妊娠期 B19 感染会导致严重并发症,包括胎儿贫血、自发性流产、非免疫性胎儿水肿(NIHF)和宫内死亡(IUFD)。30%～40% 女性血清抗体阴性,为易感者。胎儿垂直感染率为 33%,甚至可高达 51%。欧洲每年新生婴儿约 400 万,而 30% 孕妇 B19 抗体阴性,所以每年超过 120 万孕妇为易感者。假定总感染率和胎儿流产率为 0.2%,保守估计每年有将近 3 000 例胎儿流产。疾病暴发时,学校里感染率为 25%,家中感染率为 50%。孕妇感染 B19 的 2～4 周后可出现 NIHF,10%～20% 的 NIHF 病例与 B19 感染有关。而与胎儿水肿相关的 IUFD 病例常发生于妊娠第 4～6 个月。B19 感染关键时期在怀孕前 16 周内,多数胎儿死亡病例发生在妊娠第 4～6 个月。此时胎儿免疫系统发育不成熟,且 B19 只感染原始红系细胞,胎儿体内红细胞寿命短,红细胞大量生成造成容积迅速扩大 3～4 倍。B19 可诱导细胞凋亡,最终抑制红细胞生成,导致严重的胎儿贫血。妊娠期 PCR 筛查是诊断 B19 宫内感染最敏感的方法。

(二)关节病

B19 感染常引起关节炎和关节痛,主要侵犯手、腕和膝部小关节,女性(60%)多于男性。平均 50% 的传染性红斑患者有长达 1 个月以上的持续关节症状,多数症状在 3 周内消退,对关节无任何损害。但约 20% 的女性会出现持续性或复发性关节病。大约有 75% 合并皮疹。发病者多数都有近期 B19 感染史和血中高水平抗 B19 抗体。研究发现 B19 相关性关节炎与患者人类白细胞抗原(HLA)单倍体有关,HLA DR4 或 B27 的个体最易患。关节炎的发病机制尚不清楚,其症状通常出现在 B19 特异性抗体产生之后,可能是由于免疫复合物所致。B19 可侵入具有 B19 受体、但分裂不活跃的细胞,导致细胞毒性 NS1 蛋白过量表达,引起炎性细胞因子前体的分泌增加,最终会引起炎症和细胞损伤。这些改变常见于 B19 相关性关节炎和 B19 引起的自身免疫紊乱患者。B19 亦可能由抗磷脂抗体介导参与诱导自身免疫反应,在 B19 持续感染者体内发现有这种抗体。

六、诊断

(一)B19 抗体的检测

B19 抗体的检测是目前诊断 B19 感染和流行病学调查的主要方法。病毒血症出现在感染 1 周后,通常持续 5 天。在病毒血症后期(感染第 10 或 12 天)可检测到 B19 特异性 IgM 抗体,持续 5 个月以上,大约在感染 15 天后能检测到特异性 IgG 抗体,并维持高滴度数月,或长期存在体内。临床症状出现后的短时期内可检测到 IgA 抗体。抗体的产生与病毒的清除有关,对大多数免疫功能正常的个体,B19 感染所产生的抗体可以预防 B19 相关疾病的发生。

(二)抗原的选择

近期或既往 B19 感染的准确诊断有赖于采用真核表达(杆状病毒表达系统)的衣壳蛋白进行特异性抗体检测,或采用 PCR 筛查血浆标本。而以大肠埃希菌表达的 B19 蛋白为靶抗原的抗体检测会出现假阴性,因为原核表达蛋白在操作过程中易发生变性,从而失去构象性表位。杆状病毒真核表达系统的优点在于能直接进行翻译后的蛋白折叠,对产生可溶性的、构象完整的 VP2 衣壳蛋白非常关键。VP1 与 VP2 蛋白不同,不产生可溶性衣壳结构,但可表达"构象完整"的衣壳,能维持天然病毒的构象性表位。现已完成真核表达系统 VP1 和 VP2 的共表达,产生无病毒核酸的空衣壳,其抗原性与天然病毒颗粒相似。这种具有共同衣壳蛋白的构象性表位,对于准确检测 B19 感染非常重要。

(三)B19 IgM 的检测

急性 B19 感染可检出特异性 IgM 抗体。针对 VP1 和 VP2 线性表位及构象性表位的 IgM 抗体,通常在感染后第 7～10 天出现;而针对 VP1 和 VP2 构象性表位和针对 VP1 线性表位的 IgM 抗体在感染后以相同的频度同时出现。同时还发现,针对次要衣壳蛋白(VP1)的 IgM 抗体可在感染后维持较长时间。检钡 4 构象性 VP1 抗体可能不是诊断急性 B19 感染的合适指标。诊断 B19 感染时,衣壳蛋白构象性表位的 IgM 反应性没有差别,且 VP1 和 VP2 天然抗原和线性抗原的 IgM 反应性也无差别。目前还没有 B19 IgM 抗体制备的国际标准。利用 B19 重组 VP2 蛋白检测人血清或血浆中的特异性 IgM 抗体,其敏感度为 89.1%,特异性为 99.4%,广泛用于近期 B19 感染诊断,特别是检测免疫缺损者和儿童低滴度 B19 特异性 IgM 抗体。检测 B19 病毒

NSl 蛋白 IgM 抗体可作为近期 B19 感染的标志。用 ELISA 检测发现27.5%(11/40)的 VP2 IgM 抗体阳性的标本也含有 B19 NSl IgM 抗体;但采用 Westernblot 分析时,没有出现 NSl IgM 抗体反应,表明构象性表位对于检测非常关键。检测 B19 病毒 NSl IgG 和 IgM 抗体对诊断急性感染也非常有意义,是对常规以 B19 衣壳蛋白作为诊断抗原的补充。

（四）B19 IgG 的检测

既往感染可检查 B19 IgG 抗体,主要是 VP1 和 VP2 构象性表位的 IgG 抗体。IgG 抗体的产生伴随着 IgM 抗体的下降。感染后针对 VP1 和 VP2 构象性表位的 IgG 抗体持续存在;但针对 VP1 和 VP2 线性表位的抗体却在感染后下降（VP2 抗体下降突然,而 VP1 抗体则下降缓慢)。针对 VP2 线性表位的抗体通常在感染后 6 个月内消失,其初始反应直接针对一种急性期血清中的七肽（第 344/350 位氨基酸)。过去认为 VP1 蛋白,尤其是 VP1 独特区域是抗原决定簇,因此对血清学检测非常关键。现已经证实,即使在没有 VP1 独特区 IgG 抗体时,VP2 的抗体亦一直存在。尽管针对 B19 衣壳蛋白线性表位的抗体反应会消失,但针对两种衣壳蛋白构象陆表位的抗体会持续存在。经 FDA 批准的 B19 IgG 抗体（作为既往感染的标志)检测试剂盒采用微孔板免疫分析法,以杆状病毒系统表达的 VP2 来检测 B19 病毒和红病毒 V9 IgG 抗体,要比大肠埃希菌表达的 VP1 免疫试验盒检测准确、可靠。研究发现检测 B19 NSl 抗体有助于 B19 感染的诊断。既往感染的对照组和慢性感染患者 NSl IgG 抗体水平没有显著差异。采用大肠埃希菌表达系统调查近期感染的孕妇血清,其 NSl IgG 抗体检出率最高(61%)。近期感染的标本几乎都有 NSl IgG 抗体反应。当病毒被清除时,NSl 特异性 IgG 抗体反应开始下降。因此,在检测抗 VP2 线性表位抗体 IgG 的同时,检测 NSl IgG 抗体,可作为近期感染的标志。目前采用 B19 衣壳蛋白 VP2 检测 IgM 和 IgG 抗体是免疫学检测方法中最可靠的。当联合应用 VP2 和 NSl 蛋白进行检测时,IgG 和 IgM 抗体的检出可能有助于诊断 B19 近期感染。同样采用 VP2 检测红病毒 V9 抗体也是可行的。

（五）PCR 检测 B19 DNA

PCR 可作为临床 B19 抗体筛查的补充,并能提高 B19 诊断的敏感性,但应用时必须特别慎重,因为:①B19 感染常出现高浓度的病毒血症,形成大量复制拷贝,可能会引起其他组织 PCR 假阳性,尤其是采用巢式 PCR 检测时;②B19 DNA 的检出并不一定表示急性感染;③许多 PCR 采用敏感性不明确的内部引物对;④因序列间的差异微小,可能会出现非 B19 病毒株的假阳性（如红病毒 V9、K71 或者 A6);⑤许多抽提技术只适合从血清或仅从血浆中而不适合从固体组织（如胎盘或胎儿组织)纯化 DNA。急性 B19 感染时,病毒滴度能达到相当于每毫升血约 1 012 基因组当量。免疫力正常的个体,在感染至少一个月后可以检测到病毒 DNA。慢性 B19 感染时,在体内无 B19 IgM 或 IgG 抗体情况下,病毒可持续存在。免疫力正常机体 B19 DNA 可长时间维持在低水平。因此,采用定性 PCR 检测 B19 DNA 并不总能表示近期感染。采用实时定量 PCR 追踪从急性感染到恢复期的 B19 DNA,急性期病毒载量可达 8.8×10^9 基因组当量/毫升血,而特异性抗体 IgM 阳性,IgG 则为阴性。恢复期病毒载量下降至 95 基因组当量/毫升血,IgM 抗体消失,构象性 IgG 抗体反应增强,此后的标本则查不到 B19 DNA。免疫力正常的宿主清除 B19 DNA 非常缓慢,这使定性 PCR 很难鉴别近期感染或慢性感染。世界卫生组织（WHO)建立了微小病毒 B19 检测的国际标准（NIBSC 99/800)。采用 WHO 标准,联合应用 PCR-ELISA 可以检出低至 1.6×10^3 IU/mL 的 B19 DNA;而用实时定量 PCR 可以达到 15.4 IU/mL 的灵敏度(10Baxter 单位/mL)。这些标准化的方法不仅可以用于实验室诊断,也可以用于血浆和血制品的快速筛查,还可以用于确定 B19 DNA 含量和提高产品的安全性。PCR 还可以在 B19 DNA 阴性但有 B19 感染临床症状的患者中筛查红病毒 V9。巢式 PCR 法同时可以精确扩增 V9 和 B19 DNA,该法先用一对通用引物进行第一轮扩增,然后用不同引物对 B19 和 V9 进行随后的扩增。而 TaqMan 系统则能检测 3 种基因型的 B19 病毒。

(六)病毒颗粒

电镜可以直接在患儿血清中看到。

七、治疗

(1)对贫血严重者给予输血,更昔洛韦治疗,激素治疗等。

(2)治疗原有的慢性溶血性贫血。

(王　涛)

第七节　暴发性紫癜

暴发性紫癜(purpura fulminans,PF)综合征又名坏疽性紫癜、坏死性紫癜、出血性紫癜,系儿科危重症,病死率目前仍高达 40% 以上,主要为广泛血管内血栓形成,临床表现酷似弥散性血管内凝血(DIC)。

一、临床表现

为突然迅速进展的对称性皮肤紫癜,累及全身皮肤,以下肢密集,与其他暴发性皮肤损伤不同的是皮疹可在几小时内由瘀点迅速增大融合为直径为数厘米的瘀斑,基底肿胀坚硬与周围组织分界清楚,颜色由鲜红渐变为暗紫色,坏死后成为黑色焦痂,浆液坏死区发生水疱或血疱,可融合成大疱,发疹的肢体可出现明显肿胀疼痛,主要死亡原因为器官功能衰竭、DIC、肾出血。本病病因不明,可发生于以下三种情况:急性感染引起的急性感染性暴发性紫癜,遗传性或获得性蛋白 C 缺陷或其他凝血障碍所致的凝血障碍性暴发性紫癜,以及原因不明的特发性暴发性紫癜。

二、治疗

目前治疗主张置重症监护室进行综合治疗,包括抗生素、类固醇激素、液体复苏、儿茶酚胺等的治疗,以及低血钙、低血糖的防治,至于抗凝血酶、蛋白 C、组织纤溶酶原活性因子、血管扩张药的治疗尚有争议。

(一)抗感染治疗

暴发性紫癜的主要病因为细菌感染,以脑膜炎球菌败血症最为常见,肺炎球菌、A 组溶血性链球菌、流感嗜血杆菌、肺炎克雷伯杆菌、金黄色葡萄球菌也可引起,有学者主张在无病原学证据之前,对有感染征象且伴有皮肤瘀斑的患儿,首选第三代头孢菌素或联合使用能覆盖上述主要病原菌的抗生素治疗早期 PF,一旦病原菌明确后再重新调整抗生素,研究报道,早期有效使用抗生素可以使 PF 总体死亡率从 70% 降至 40%。值得注意的是,水痘带状疱疹病毒、EB 病毒等病毒感染也可并发暴发性紫癜,对于病毒感染患儿,早期抗病毒治疗有助于疾病康复。

（二）蛋白C或活化蛋白C替代治疗

蛋白C是一种具有抗凝活性的维生素K依赖蛋白酶,近来发现蛋白C(proteinC)基因突变,导致血浆蛋白C缺陷或其活性下降,易于发生微血管内血栓形成,与严重感染合并暴发性紫癜密切相关,是患者发生PF的根本原因,因此,提出在抗感染和抗休克的同时,使用外源性蛋白C或活化蛋白C(APC)替代治疗,有助于凝血失衡纠正,可以减轻PF的组织损伤。临床使用重组人活化蛋白C(rhAPC商品名)Drotrecoginalfa具有抗凝、抗炎活性,研究发现中心静脉持续给药每小时24 μg/kg,持续96小时,可使蛋白C活性增加,凝血功能改善,使用安全,并且发现血小板小于$30×10^9/L$并非绝对禁忌。Fourrier等通过对15例脑膜炎球菌并暴发性紫癜患者研究发现所有患者血浆蛋白C水平明显降低,给予蛋白C替代治疗获得了较好疗效,并且发现蛋白C替代治疗时最小负荷剂量为250 IU/kg,每天维持剂量分别为200 IU/kg,没有发现任何不良反应。至于蛋白C治疗的最佳时期、最佳给药剂量仍需进一步研究。此外,单纯同源蛋白C缺陷,新鲜冷冻血浆可以有效替代。

（三）抗凝血酶Ⅲ（AT-Ⅲ）

PF时抗凝血酶Ⅲ减少,予抗凝血酶Ⅲ替代治疗,可促其恢复正常,改善DIC,且可促进脑膜炎球菌PF血浆蛋白C水平升高。另有研究发现所有脑膜炎球菌并暴发性紫癜患者抗凝血酶水平明显降低,给予抗凝血酶替代治疗获得了较好疗效,并且发现AT替代治疗时最小负荷剂量为150 IU/kg,每天维持剂量分别为150 IU/kg,安全有效。

（四）重组组织纤溶酶原活性因子（rt-PA）

PF时,纤溶酶原活性抑制因子浓度增加,纤维蛋白沉积,血管内血栓形成,多器官功能衰竭,rt-PA有助于溶解血栓、改善外周灌注,半衰期5分钟,剂量为每小时0.25~0.5 mg/kg,重复使用,对脑膜炎球菌PF治疗有助。但Zenz等通过对62例需要截肢或伴有顽固性休克的PF患儿使用rt-PA研究发现,其中5例患儿并发颅内出血,因缺乏对照,使用rt-PA是否引起出血尚不能确定。

（五）肝素

对处于高凝状态的患儿,肝素与抗凝血酶Ⅲ结合抑制血栓形成,减轻皮肤坏死,早期可持续滴注肝素100~200 U/(kg·d)或低分子肝素75 U/(kg·d),同时输注新鲜冷冻血浆和抗凝血酶Ⅲ,使用时须注意肝素耐受、停药后反复、血小板减少和出血等现象。但也有学者认为其并无肯定疗效。

（六）外科治疗

部分PF患儿经内科抢救存活后,虽然生命体征基本稳定,但约90％患儿全层皮肤软组织坏死,有时可深达肌肉、骨骼,愈后残留瘢痕,需要外科进一步处理,包括筋膜切开术、截肢术、皮肤移植术。外科治疗分为二期,一期清创、植皮、截肢,二期松解肌肉挛缩、治疗残肢溃疡,及时外科清创、截肢对降低死亡率起关键作用。PF时肢体肿胀,可引起筋膜腔综合征,并发横纹肌溶解使器官功能恶化,故所有患者都要监测筋膜腔压力,当筋膜腔压力大于4.0 kPa(30 mmHg)时,立即实行筋膜腔切开术。尽早实施筋膜切开术,可能减轻软组织坏死的深度,减少截肢。此外,对有遗传性PC基因突变的患儿,在手术、外伤、感染时可及时给予PC或APC制剂,以预防PF的发生。

总之,目前暴发性紫癜的治疗是包括原发疾病在内的一系列综合治疗,其中支持治疗、有效的血液成分(包括新鲜冷冻血浆及凝血因子)、抗感染仍是主要的治疗手段,蛋白C、抗凝血酶Ⅲ

缺陷时给予蛋白C、抗凝血酶Ⅲ替代治疗。鉴于血栓和出血这一矛盾,抗凝剂的使用仍有争议,且剂量必须个体化。容量负荷过重时可考虑采用血浆去除术,难治病例可试用甲泼尼龙冲击或免疫抑制剂环磷酰胺治疗。随着继发感染的控制、支持治疗,以及其他治疗方法的应用,原发性PF死亡率明显降低;感染合并暴发性紫癜,液体复苏、抗生素及血管活性药应用非常重要,纠正酸碱失衡、电解质紊乱、早期给氧、机械通气有助于疾病康复。

(王　涛)

第八节　弥散性血管内凝血

弥散性血管内凝血(DIC)是指在某些致病因素作用下,血液凝固加速,发生弥漫性小血管栓塞,消耗了大量的血浆凝血因子和血小板,并继发纤维蛋白溶解亢进,引起严重的凝血和微循环障碍,导致广泛性出血的综合征。本病是涉及多种病因引起的一种复杂的病理过程,亦称之为"消耗性凝血障碍"。涉及临床学科广泛,常伴有多器官衰竭(MOF)。其命名繁多,目前应用较多的是"弥散性血管内凝血"(disseminated intravascular congulation,DIC)。

一、病因与病机

人体有完整的凝血、抗凝和纤维蛋白溶解系统。在正常情况下,凝血与抗凝(含纤溶)保持者相对的动态平衡,两者是对立统一的。中医学早有记载,并明确指出,由于瘀血阻络引起出血,只有通过活血化瘀才能制止出血。并创造性的应用了甚为安全的化瘀止血法。关于DIC的发生,可通过四个方面。

(一)血管内皮广泛损伤

可使其下面的胶原纤维显露,激活因子Ⅻ成为Ⅻa,从而激活内源性凝血系统形成血栓;又使胰舒血管素原转变为胰舒血管素,引起缓激肽释放,致使血管扩张,血压下降。胰舒血管素又可使纤溶酶原转变为纤溶酶,触发纤溶过程。严重的感染(细菌、病毒、霉菌、螺旋体)、药物变态反应、中暑或严重冻伤、抗原-抗体复合体、酸中毒及持续性低血压所致的缺氧等均可引起血管内皮损伤。

(二)组织损伤

组织的严重损伤与坏死组织释放组织因子Ⅲ,在因子Ⅶ与Ca^{2+}的参与下,激活外源性凝血系统。肿瘤广泛转移、急性白血病、严重烧伤、外伤、体外循环、广泛性外科手术、挤压综合征以及产科子痫、胎盘早剥、滞留性死胎、羊水栓塞等皆可导致DIC。

(三)血小板、红细胞损伤

当血小板和红细胞损伤后,则释放促凝物质,可激活外源性与内源性凝血系统而导致DIC。暴发性紫癜、系统性红斑狼疮、血栓性血小板减少性紫癜、异型输血、血管性溶血性贫血、溶血性尿毒症综合征、恶性及脑型疟疾以及毒蛇咬伤等,均可发生DIC。

(四)网状内皮系统损伤

在网状内皮系统损伤或功能低下时或长期应用皮质激素,使网状内皮系统功能被封闭时,便易发生DIC。如肝损害、脾切除术后及过敏性紫癜等。

诱发 DIC 的病因,大致是感染性疾病占首位,其次是恶性肿瘤(含血液病尤其早幼粒细胞性白血病)、手术创伤与产科意外。

DIC 的实质是血瘀与出血。而血瘀导致的 DIC 的临床综合征中常见的是:气滞血瘀、气虚血瘀和热解血瘀。其集中表现是致病因素-血瘀-DIC。

二、诊断

根据病史、临床表现和典型的实验室检查所见,一般可以做出正确诊断。关键在于早期诊断,即便及时处理。

(一)临床特点

具有 DIC 的诱因及易发本病的原发病。遇有原因不明的出血、血不凝固、顽固休克和血管栓塞四者之一,即应疑及本病。

(二)消耗性凝血障碍的检查

1.血小板减少

DIC 时血小板Ⅲ因子参与凝血,血小板计数降低提示广泛性凝血已经发生。血小板动态减少尤为重要,并可作为 DIC 临床指标。但由于诱因不同,血小板减少的程度也不同,如羊水栓塞,溶血所致的 DIC,由于绒毛颗粒含有凝血酶或凝血酶样物质,红细胞破坏后放出磷脂可直接参与始动凝血,节省了血小板的消耗,临床上虽有 DIC 的表现,而血小板减少并不太明显。

2.凝血酶原时间延长(Quick-期法)

凝血酶原时间主要测定通过外源凝血系统所需的凝血时间,时间延长主要由于纤维蛋白原、凝血酶原、因子Ⅴ、Ⅶ或Ⅹ的减少。正常值为 12.0 ± 1 秒。

3.纤维蛋白原定量减少

纤维蛋白原正常值为 $2\sim4$ g/L,在 DIC 早期阶段,纤维蛋白原可能不低于正常值,动态观察,纤维蛋白原逐渐减少。当患者有感染、妊娠、恶性肿瘤、创伤和休克时,常因处于应激状态,而纤维蛋白原维持在较高水平。

上述三项试验均有改变,即可确定 DIC 存在。如仅有两项异常则必须做有关纤溶活力亢进的实验,其中有一项或数项异常,才能确诊。另外末梢血片看红细胞形态,有无盔形、三角形、微小形、多角形及带芒刺的红细胞,以证明红细胞受到机械损伤所致的异形碎片。凝血时间测定,在反映凝血因子消耗方面并不敏感,但在临床上常因首先发现其异常,对诊断有一定价值,且本法操作简单易行。

(三)有关纤溶活力亢进的实验

本病常伴有继发性纤溶亢进,故有间接证明本病的价值。

1.血块溶解实验

正常人 48 小时血块不溶解,如溶解较快,说明纤溶亢进。DIC 时凝块在数小时或数十分钟内溶解。此法简单易行,但灵敏度差。

2.优球蛋白溶解时间(ELT)

当纤溶酶原活化素增高时,纤溶酶原降低,而纤溶酶原是优球蛋白中的主要组成部分,因而当纤溶酶增多、纤溶酶原下降时,优球蛋白溶解时间见缩短。约 40% DIC 患者缩短至 2 小时内。

3.凝血酶时间(TT)

将标准凝血酶悬液加入待测血浆中,血浆凝固所需的时间称凝血酶时间。正常值为20±1.6秒。如血浆中纤维蛋白原含量减少或FDP增多,均可使凝血酶时间延长。较正常延长3秒以上为异常,约有60%患者有TT延长。

4.FDP的测定

(1)血浆鱼精蛋白副凝实验(简称3P试验):在DIC时所形成的纤维蛋白单体,可与FDP的一种(X碎片)结合为可溶性复合物,不被凝血酶凝固。当血浆内加入鱼精蛋白后,复合物可再行分离,单体与碎片各自发生自我聚合,形成絮状沉淀(称副凝现象)。正常血浆含纤维蛋白单体和FDP极少,加入鱼精蛋白后无凝集现象。如FDP碎片的分子量较小,该试验也可为阴性,本试验必须结合其他检查做综合分析。国内资料阳性率为72.6%~88.2%。

(2)乙醇胶试验:在含有FDP-纤维蛋白单体复合物的血浆中,加入50%乙醇少许,也可出现副凝现象。灵敏度较差,意义不太大。

(3)测定血中FDP的其他方法有:FDP絮凝试验、免疫扩散和鞣酸红细胞血凝抑制免疫测定等。

(四)诊断指标

(1)存在可能诱发DIC的基础疾病。

(2)下列临床表现具有两项以上:①反复、严重或多部位出血倾向,不易用原发病解释。②不明原因的顽固性低血压状态或休克,伴其他微循环障碍表现。③出现提示肺、肾、脑、肝、皮肤、皮下及肢体栓塞坏死的症状和体征,其中与原来病不符合的急性肾功能不全及肺功能不全最具诊断价值。④原发病不易解释的迅速发展的进行性贫血。⑤肝素或其他抗凝治疗有效。

(3)实验室检查符合下列标准:①同时出现下列三项试验异常:即血小板计数减少(低于100×10⁹/L或进行性减低)。血浆纤维蛋白原降低(低于150 mg%或进行性下降)和凝血酶原时间延长3秒以上。②如以上三项试验检查仅有两项异常,则必须有下列五项中1或2项以上异常:a.凝血酶凝固时间延长(若正常对照为16~18秒,需超过3秒;若正常对照为20秒,需超过5秒。甲苯胺蓝不能或仅能部分纠正);b.鱼精蛋白副凝实验(3P)阳性,或乙醇胶试验、葡萄球菌聚集试验、Fi试验阳性,或纤维蛋白降解产物(FDP)定量高于209 g/mL;c.白陶土部分凝血酶时间(KPTT)延长10秒以上(正常对照45s±5)。d.优球蛋白溶解时间(ELT)短于120分钟,或血浆中血浆素原含量降低;e.血片中可见2%以上破碎红细胞及三角形、盔形、葫芦形及棘皮状畸形红细胞。

(五)早期诊断指标

DIC抢救成败的重要因素之一在于早期诊断及时处理。然而难度最大的就是早期诊断。诊断指标不全难下诊断,用否肝素等抗凝治疗难定决心;诊断指标悉俱已成晚期,疗效甚受影响。有学者归纳了各项指标中最为敏感者,将其诊断价值的普遍性,结合病史与临床,促成对诊断意义的特殊性。为利于急诊抢救,指标与方法需简便易行。提出了早期诊断指标。

(1)病史有DIC诱因。

(2)临床表现出血倾向。

(3)血小板减少:①突然减少。②进行性减少。③大幅度减少(即使仍在正常值宜高度警惕)。④蛇毒致病者例外。

三、鉴别诊断

(一)原发性纤溶活性增加

原发性纤溶活性增加主要是血小板不减低,3P 试验阴性,纤维蛋白原及因子Ⅷ的减少程度不如本病严重。本病常合并继发性纤溶活性增加,因此应注意观察有无周身性纤溶活性增加。

(二)肝脏疾病

肝病时血小板及各种凝血因子有所减少,且有一定程度的纤溶现象,此时诊断 DIC 比较困难,诊断标准更应严格。Colman 等提出:①血小板$<50\times10^9$/L。②凝血酶原时间>25 秒。③纤维蛋白原≤125 mg%。④Fi 试验$>1:64$。⑤经肝素治疗有好转。此外,单纯肝病时因子Ⅷ不减少,合并本病者才减低。

(三)其他

由于本病的诱因不同,有时不是全部试验一致异常。如妊娠时期及应激状态下,纤维蛋白原在较高水平,而血小板和其他凝血因子呈异常;毒蛇咬伤时,蛇毒具有类似凝血酶的作用,可呈现纤维蛋白原极度减少,而血小板及其他凝血因子改变不明显。更由于原有水平可能高低不等,某些检查明显异常而另一些尚属正常,这种不平行现象不足以否定诊断。

四、治疗

(一)抗血小板集聚

血小板的黏附和集聚是造成 DIC 的重要环节之一。可用潘生丁 400~600 mg/日,阿司匹林有增强双嘧达莫的疗效。前列腺素 E,能阻止血小板集聚,并能在损伤的血管内膜上阻止血栓形成,但由于前列腺素 E,有使血压下降等不良反应,在临床上应用中受到限制。

右旋糖酐-40 可减低血小板黏附性并抑制红细胞凝聚,降低全血黏度,改善微循环,从而具有抗血栓形成的作用。一般用量为500~1 000 mL/日或每天 15 mL/kg 体重。剂量过大可致出血及阻滞网状内皮系统功能。目前习惯将肝素或双嘧达莫加入右旋糖酐中静脉滴注,每天 1~3 次,每次 500 mL。对早期 DIC 诊断尚未完全肯定者,可先用双嘧达莫、右旋糖酐及碱性药物等。待确诊 DIC 后再加肝素。

(二)肝素的应用

肝素对凝血过程的三个阶段均有抑制作用。它虽能抗凝,但对血管内已形成的血栓无作用,故应在早期血液处于高凝状态时使用,遗憾的是诊断指标悉俱病程常非早期。此刻用否肝素,往往争论不休。只有从患者的实际出发,做具体分析,区别对待。

(1)应用肝素的适应证。①凡病因能及时去除或原发病本身是暂时性的,则可不用或短时使用肝素。若病因不能及时去除,作为 DIC 的对症治疗,一般主张应用肝素。②若准备应用纤溶抑制剂或补充凝血物质,而又没有足够把握得知促凝物质仍在血液中发挥作用时,也可先给肝素后给纤溶抑制剂(EACA 或对羧基苄胺)或输血及纤维蛋白原等,此时以短时少数几次为宜。③肝素对慢性或亚急性 DIC 效果较好,若无血管损伤病变,没有新鲜创口、创面等,合理使用肝素比较安全。若属急性 DIC,特别是伴有血管损伤或新鲜创面者,病情及临床表现复杂、肝素的疗效较难判断者应慎重。

(2)应用肝素的禁忌证。①患有活动性肺结核、溃疡病出血者。②手术后不久、创面大、止血不完善者。③DIC 已发展到纤溶亢进阶段。

（3）肝素的使用方法：DIC 已经确立，肝素要及早使用，首次剂量按 0.5～1.0 mg/kg 体重，加入葡萄糖溶液内静脉滴注。4～6 小时 1 次，要每次静脉滴注前测凝血时间（试管法），将凝血时间控制在 20～30 分钟，适当调整肝素用量，一直到 DIC 指标恢复正常，原发病得到控制。静脉用药以均匀静脉滴注为妥。如果凝血时间超过 30 分钟，出血加重，并确立为肝素过量，应立即停用肝素；如出血明显可静脉注入硫酸鱼精蛋白中和之，其用量可与最后 1 次肝素用量相等或其 1/2 量（1 mg 鱼精蛋白中和 1 mg 肝素）。肝素勿肌内注射以防血肿发生，肝素注射液规格：1 mg 含 12 500 U 即 100 mg（125 U＝1 mg），与 1 mg 含 25 000 U 者 200 mg，也有 2 mg 含 40 mg 者。要严格核对含量以免误算用量。

（4）肝素的疗效判定：Colman 等提出应结合临床及凝血象来判断。①改善：出血完全停止，无新生紫癜，发绀消失，所有凝血试验改善。②部分改善：大出血停止，无新鲜紫癜，发绀消失，至少两项凝血试验改善。③无变化：临床表现维持不变。④恶化：出血，紫癜，发绀加重，或所有凝血象检查变坏。

（5）肝素停用指征：临床病情好转，出血停止，血压稳定，发绀消失即可停用。停用肝素后每天 1 次复查凝血时间等检查。连续 3～5 天，以免复发。

（三）输血及血浆，补充凝血因子

DIC 时需适当补充血小板及凝血因子，但必须是在肝素治疗的基础上进行，输入血小板悬液和新鲜血浆较理想，一般认为肝素治疗有效，凝血因子常可回升勿需补充。

（四）抗纤溶药物的应用

一般不主张应用。也有认为 DIC 后期，继发性纤溶成为出血的主要矛盾时，可适量应用抗纤溶药物与肝素同用。当凝血消耗过程已完全停止，而继发性纤溶仍继续进行时，才单用抗纤溶剂。

（五）糖皮质激素

由于其阻滞网状内皮系统的清除功能，故在理论上 DIC 时不宜用。如治疗原发病必须应用时，最好在应用肝素的基础上使用。与中药具有免疫调节作用的药物（清热解毒，补益脾肾，化瘀止血）同用更为安全适宜。

（张　良）

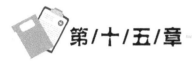

妇产科急危重症

第一节 卵巢破裂

卵巢破裂是指卵巢的成熟卵泡、黄体、黄体囊肿或其他因素所引起的包壁血管破裂,不能迅速止血或血液不凝以及凝血块脱落发生出血或卵巢囊内液溢出等,严重者可造成腹腔内大量出血。

一、病因

卵巢出血的原因尚不清楚。多数患者有血液成分改变、卵巢功能异常、盆腔炎症、卵巢血管本身变异、卵巢子宫充血等因素,在内诊后或下腹碰撞、剧烈运动或性交后可引起卵巢破裂异常出血。但在多数情况下,卵巢破裂是一种自发性破裂形式。

二、临床表现

（一）症状

可发生于已婚或未婚的妇女,以生育年龄妇女最多见。主要为腹腔内出血的症状,突然出现下腹疼痛、恶心、呕吐、大小便频繁感。出血增多后,可出现口渴、心悸、头晕、昏厥等休克症状。卵巢黄体破裂一般发生于月经周期第20～27天,即相当于排卵期后或月经前期。

（二）体征

贫血貌,脉搏快,血压下降。下腹压痛,移动性浊音阳性。患侧卵巢有凝血包块形成,直肠与膀胱出现刺激症状,宫颈举痛及后穹隆触痛、饱满等体征。

三、诊断及鉴别诊断

（一）卵巢破裂由于缺乏典型症状

诊断较为困难,需仔细询问月经史,结合临床表现与检查,全面分析。卵巢破裂与月经周期有一定关系,可作为主要诊断依据之一。黄体或卵巢黄体破裂多发生在排卵期后,多数在月经周期的末一周;滤泡破裂一般发生在月经周期第10～18天。如有性交后发病史,则可能性更大。

（二）下列辅助检查可协助诊断

（1）血常规：血红蛋白下降。

（2）血或尿人绒毛膜促性腺素检测：阴性，但若为妊娠黄体破裂，人绒毛膜促性腺素可为阳性。

（3）B超：患侧卵巢增大，盆腔积液。

（4）后穹隆穿刺：可抽出不凝的暗红色血。

（5）腹腔镜检查：可见卵巢表面破裂，有活动性出血。

（三）需与下列疾病相鉴别

1.异位妊娠破裂或流产

与卵巢破裂的症状或体征均相似，但前者有停经及早孕反应，妊娠试验可鉴别。

2.急性阑尾炎

典型临床表现为转移性右下腹痛、腹膜刺激征明显，无内出血症状及体征。

四、治疗

治疗主要根据出血量的多少及是否持续出血而决定。

（一）出血量少的

在严密观察下卧床休息和应用止血药物，可以自然止血。但是需与急性阑尾炎、异位妊娠鉴别清楚。有些患者病情复杂难以鉴别，为了患者的安全，可行剖腹探查。

（二）如内出血量多或急性大出血时应急诊手术止血

若出现休克，在积极抗休克同时行手术治疗。术中尽量保留卵巢功能，做卵巢部分切除或缝合修补裂口。

（刘江华）

第二节 卵巢囊肿蒂扭转

卵巢肿瘤是常见的妇科肿瘤，可发生于任何年龄。约10％的卵巢肿瘤可发生蒂扭转，为常见的妇科急腹症。蒂扭转好发于瘤蒂较长、中等大小、活动度良好、重心偏于一侧的肿瘤，如成熟畸胎瘤、浆液性囊肿，以及黄体囊肿等。

一、病因

（一）体位改变或肠蠕动

体位突然改变或肠蠕动可诱发扭转。如突然翻身、转身、起立、剧烈运动后，蒂较长的卵巢囊肿，尤其是良性畸胎瘤，容易随突然的体位变化发生旋转，即形成蒂扭转。卵巢扭转以右侧多见，因为右侧盲肠蠕动较多，盆腔又有较大的空间。

（二）肿瘤位置改变

在妊娠期、产褥期子宫大小、位置改变时，卵巢囊肿的位置不固定，当其位置变化较大时，可能发生蒂扭转。

二、临床表现

（一）腹痛

蒂扭转的典型症状是体位改变后突然发生一侧下腹剧烈绞痛，持续性或发作性，随扭转的周数增加腹痛阵发性加剧。有时不全扭转可自然复位，腹痛随之缓解。

（二）恶心、呕吐

发生急性扭转后，因静脉回流受阻，瘤内充血或血管破裂致瘤内出血，导致瘤体迅速增大并有轻度渗出。若动脉血流受阻，肿瘤可发生坏死、破裂或继发感染。这些因素刺激腹膜反射性地引起恶心、呕吐。

（三）下腹部肿物逐渐增大且活动性消失

卵巢囊肿扭转的蒂是由骨盆漏斗韧带（内含蔓状静脉丛）、卵巢固有韧带（内含卵巢静脉）和输卵管组成。扭转发生后，血液循环受阻，囊肿明显增大，以至于可以在腹部扪及。当发生蒂扭转之后，肿瘤固定于一处，活动性消失，这一点对于诊断蒂扭转很有意义。

（四）下腹部压痛及反跳痛

扭转时间较长，肿瘤发生坏死，继发感染，甚至自发破裂，引起腹膜炎，可出现明显的腹膜炎体征，即压痛、肌紧张及反跳痛，压痛更为明显，且以蒂部最为明显。

（五）其他

扭转时间长，肿瘤血流中断，引起囊内出血、感染，可出现体温升高，个别可出现休克症状。

三、诊断

（一）病史

询问患者既往有无下腹部肿物病史，如有，应询问其大小、部位、活动度。如果病史提供腹部肿瘤的线索，有助于诊断。

（二）腹部查体

肿瘤蒂扭转侧的下腹部轻度膨隆，有明显的压痛及反跳痛，尤其是在蒂部压痛明显。

（三）妇科查体

双合诊可触及肿物与子宫关系密切，向上推动或左右摆动宫颈时肿物有牵引痛。

（四）超声检查

B超可以协助诊断卵巢囊肿，鉴别肿物为囊性或实性，并能判断肿物与子宫的关系。

四、治疗

治疗原则是一经确诊，尽快手术治疗。术前应先在扭转蒂部靠近子宫的一侧钳夹后，再切除肿瘤和扭转的瘤蒂，钳夹前不可先将扭转的蒂回复，以防血栓脱落造成重要器官栓塞。卵巢的去留取决于囊肿血运障碍程度，如病情较轻，局部血运无障碍，外观变化不大，可考虑松解扭转，切除囊肿，保留卵巢。

有些轻度卵巢囊肿蒂扭转的患者往往扭转的周数较少，未引起血运障碍，症状轻微，多半能自行缓解，无需急诊手术，如再次发作应行急诊手术，切除肿瘤。

（刘江华）

第三节 异位妊娠

受精卵种植并发育在子宫腔以外的器官或组织内的妊娠称异位妊娠。约97%发生在输卵管,其中55%发生在输卵管壶腹部,25%发生在输卵管峡部,约17%发生在输卵管伞部;还有约3%发生在腹腔、阔韧带、卵巢、宫颈等部位。子宫残角妊娠也属于异位妊娠。

一、危险因素

(一)异位妊娠的危险因素

危险因素包括盆腔炎性疾病、异位妊娠史、子宫内膜异位症、输卵管手术史、盆腔手术史、不孕和人工助孕史、子宫输卵管畸形等。

输卵管炎,尤其是输卵管内膜炎,使输卵管内膜纤毛减少及流产或产后感染导致的输卵管周围粘连,使输卵管打折和管腔狭窄,可影响孕卵的输送。多次人工流产可增加异位妊娠发生概率。有异位妊娠史者再次发生异位妊娠概率升高到7%～15%。体内雌、孕激素水平变化可以改变输卵管的运动,在使用单一孕激素类避孕药、宫内节育器、排卵后使用高剂量雌激素后,异位妊娠发病率增加。

有大量文献报道,输卵管妊娠增加与诱发排卵、配子输卵管内移植、体外受精和孕卵宫内移植有关。同时,体外受精胚胎移植和诱发排卵使宫内、外同时妊娠的机会增加以及宫颈妊娠的发生率增加。配子输卵管内移植和体外受精胚胎移植增加了腹腔妊娠的发生率。

输卵管发育不良或功能异常。输卵管发育不良常表现为输卵管过长、肌层发育差、黏膜纤毛缺乏,其他还有双输卵管、憩室或有副伞等,均可成为输卵管妊娠的原因。

(二)异位妊娠的其他因素

其他因素包括受精卵游走。受精卵经宫腔或腹腔进入对侧输卵管的过程称受精卵游走。移行时间过长,受精卵发育增大,即可在对侧输卵管内着床形成输卵管妊娠。此外,子宫肌瘤或卵巢肿瘤的压迫,影响到输卵管管腔通畅,使受精卵运行受阻。

二、病理

(一)异位妊娠部位的病理

异位妊娠部位不能形成完好蜕膜,在胚胎生长过程中发生异位部位的血管破裂,导致腹腔内出血。输卵管峡部和卵巢部位妊娠发生破裂时间较早,在6周左右;输卵管壶腹部妊娠发生破裂时间较晚,发病多在妊娠8～12周。输卵管间质部妊娠因管腔周围肌层较厚,因此可以维持妊娠到4个月左右才发生破裂,此处血运丰富,如子宫破裂,可在短时期内发生大量腹腔内出血。

输卵管壶腹部妊娠时,发育中的囊胚常向管腔突出,有的与管壁分离,整个囊胚剥离落入管腔并经输卵管逆蠕动经伞端排出到腹腔,形成输卵管完全流产,出血一般不多。若囊胚剥离不完整,妊娠产物部分排至腹腔,部分尚附着于输卵管壁,形成输卵管不全流产。滋养细胞继续侵蚀输卵管壁,导致反复出血,形成输卵管血肿或输卵管周围血肿。若流产或不全流产的排至腹腔存活胚胎的绒毛组织仍附着于原位,或排至腹腔后重新种植而获得营养,可继续生长发育形成继发腹腔妊娠。若破裂口在阔韧带内，可发展为阔韧带妊娠。原发性腹腔妊娠指受精卵直接种植于腹膜、肠系膜、大网膜等处，极少见。

腹腔妊娠胎儿若死亡，妊娠征象消失，周边粘连的脏器和大网膜包裹死胎。胎儿逐渐缩小，日久者干尸化或成为石胎。

若输卵管妊娠流产或破裂导致的内出血停止，胚胎死亡或吸收。但长期反复内出血所形成的盆腔血肿不消散，机化变硬并与周围组织粘连，临床上称为陈旧性宫外孕。

持续性异位妊娠多数见于因输卵管妊娠行输卵管造口等保守性手术后。常因手术时滋养细胞未完全取净，术后残存的滋养细胞继续生长，可再次出现腹痛、异位包块破裂、腹腔内出血。近年腹腔镜手术越来越多地替代了剖腹手术，导致持续性异位妊娠发生率升高，据报道经剖腹保守性手术发生率为 3‰～5‰，经腹腔镜同类手术发生率为 3‰～20‰。

（二）子宫的变化

同正常妊娠一样，滋养细胞产生的 HCG 维持黄体生长，使类固醇激素分泌增加，月经停止来潮，子宫增大变软，子宫内膜出现蜕膜反应。若胚胎死亡，滋养细胞活力消失，则蜕膜自宫壁剥离而发生阴道流血。有时蜕膜可完整剥离，成三角形蜕膜管型被排出，有时则呈碎片排出。肉眼检查排出的组织无绒毛，组织学检查无滋养细胞。子宫内膜的形态学改变呈多样性，除内膜呈蜕膜改变外，若胚胎死亡已久，内膜可呈增生期改变，有时可见 Arias-Stella（A-S）反应。镜检见内膜腺体上皮细胞增生，内膜腺体细胞增大。细胞边界不清，腺细胞排列成团，突入腺腔，细胞极性消失，细胞核肥大、深染，胞质有空泡。这种子宫内膜过度增生和分泌的反应可能为类固醇激素过度刺激所引起，但并非输卵管妊娠时所特有。此外，胚胎死亡后，部分深入肌层的绒毛仍存活，黄体退化迟缓，内膜仍可呈分泌反应。

三、临床表现

临床表现，与受精卵着床部位、有无流产或破裂以及出血量多少和时间长短等有关。

（一）症状

1.停经

输卵管峡部和卵巢异位妊娠停经时间较短，输卵管壶腹部妊娠多有 6～8 周停经，输卵管间质部妊娠停经时间较长。有20％～30％诊不到明显停经史，有的患者会将不规则阴道流血误认为末次月经，或误认为经期延迟。

2.腹痛

常表现为一侧下腹隐痛或酸胀感。当发生流产或破裂时，会突然感到一侧下腹部严重疼痛，可伴有恶心、呕吐。若血液局限于病变区或盆腔，积聚于直肠子宫陷凹处时，表现为下腹部疼痛及肛门坠胀感。内出血多或腹腔内扩散，疼痛也会向全腹部扩散，血液刺激膈肌可引起肩胛部放射性疼痛。腹腔妊娠孕妇疼痛症状随着胎儿长大逐渐加重。

3.阴道流血

阴道不规则少量流血，一般不超过月经量。少数阴道流血量似月经量。阴道流血时可伴有蜕膜管型或蜕膜碎片排出，系子宫蜕膜剥离所致。宫颈妊娠一般流血量由少到多或为间歇性阴道大流血。

4.腹腔内出血表现

多见于腹腔急性内出血及出血量多时。可伴剧烈腹痛，轻者出现晕厥，重者出现失血性休克,但与阴道流血量不成正比(除宫颈妊娠外)。

5.腹部包块

当输卵管妊娠流产或破裂所形成的血肿时间较久者,因血液凝固与周围组织或器官(如子宫、输卵管、卵巢、肠管或大网膜等)发生粘连形成包块。

(二)体征

1.一般情况

腹腔内出血较多时呈明显贫血貌,面色苍白、脉搏快而弱、血压下降。出现休克时体温略低,腹腔内血液吸收时体温略升高,但不超过 38 ℃。

2.腹部检查

下腹部压痛及反跳痛,以患侧为主,腹肌紧张多较轻微。出血较多时,移动性浊音阳性。有些患者下腹部可触及包块。

3.盆腔检查

阴道内常有少量血液。后穹隆不同程度饱满和触痛。宫颈举痛或摇摆痛明显,子宫稍大而软。内出血多时子宫有漂浮感。子宫一侧或侧后方可触及边界不清楚但触痛明显的包块。流产型病变持续较久时,包块的机化变硬使边界有所清楚。输卵管间质部或卵巢妊娠的子宫大小与停经月份基本符合,间质部妊娠的子宫不对称,一侧宫角有突出感,破裂所致的征象与子宫破裂极相似。卵巢妊娠可以是附件增厚感及边界不清楚。

4.腹腔妊娠者

无明显子宫轮廓,胎儿肢体触及明显,胎先露部高浮,胎位异常,胎心异常清晰,胎盘杂音响亮。盆腔检查发现宫颈位置上移。子宫不易触及。近预产期时可有阵缩样假分娩发动,但宫口不扩张,经宫颈管不能触及胎先露。

四、诊断和鉴别诊断

根据临床表现、体征和实验室及 B 超检查做出诊断不难,关键是做出及早诊断。输卵管妊娠和卵巢妊娠应与流产、急性输卵管炎、急性阑尾炎、黄体破裂及卵巢囊肿蒂扭转相鉴别。首先是临床表现和正确查体及快速诊断方法应用,辅助实验室及 B 超检查。

(一)无内出血表现者

无内出血表现者症状不典型或轻微,容易被忽视或误诊、漏诊。

1.重视病史询问

由此获得准确的月经或阴道出血情况及就医史。注意警惕停经史短或不清楚的输卵管间质部和卵巢妊娠。

2.重视妇科检查

宫颈妊娠见宫颈膨大,上方为正常大小子宫;腹腔内出血时,可有宫颈举痛。

3.血/尿 β-HCG 检查

对于阴道出血或腹痛症状,或者同时有停经史的患者应做血/尿β-HCG 检查,快速确定妊娠;同时B 超检查,及时了解子宫内外情况。

4.动态的血 β-HCG 和 B 超检查

有阴道出血和腹痛,并且血/尿 β-HCG 阳性者可进行动态的血 β-HCG 和 B 超检查。

（二）急腹症就诊者

异位妊娠为妇产科急腹症之一，尤其发生异位妊娠破裂时多以急腹症和失血性休克就诊。

1.高度警觉

对所有育龄期的急腹症和腹腔内失血者保持异位妊娠破裂的警觉，除非有非常明确的鉴别诊断特征（如急性胃出血）。

2.β-HCG检查

快速的尿β-HCG检查，留取血做血β-HCG测定，明确妊娠与否。

3.阴道后穹隆穿刺

阴道后穹隆穿刺是诊断腹腔内出血的可靠方法。即使血量不多，也能经阴道后穹隆穿刺抽出暗红色不凝固血液。陈旧性宫外孕时可以抽出小血块或不凝固的陈旧血液。内出血量很少、血肿位置较高或直肠子宫陷凹有粘连时可能无血液抽出，但不能否定异位妊娠的存在。

4.B超检查

阴道B超和腹部B超检查对诊断异位妊娠有帮助。异位妊娠声像特点：子宫虽增大但宫腔内空虚，宫旁出现低回声区，有见到胚芽及原始心管搏动者，一般在停经6～7周时极易诊断，而在停经5、6周时宫内妊娠囊可能与异位妊娠时在宫内出现的假妊娠囊（蜕膜管型与血液形成）发生混淆，此时尤其注意宫外的检查；输卵管妊娠流产或破裂后，在宫旁缺乏输卵管妊娠声像特征；腹腔内存在无回声暗区或直肠子宫陷凹处积液暗区。

5.内镜检查和处理

腹腔镜检查适用于输卵管妊娠尚未破裂或流产的早期患者，并适用于与原因不明的急腹症相鉴别，同时进行治疗。可疑持续性异位妊娠可以先行腹腔镜检查。大量腹腔内出血或伴有休克者，禁做腹腔镜检查。

6.子宫内膜病理检查

诊断性刮宫仅适用于阴道流血量较多者，目的在于排除宫内妊娠流产和明确宫颈妊娠。

五、治疗

根据病情进行相应处理。

（一）急腹症内出血紧急处理

1.抗休克治疗

迅速开放静脉，补液补血，抗休克，抽血做帮助诊断和治疗的实验室检查（配血和血常规、凝血纤溶等）。对于抽血困难者首先保证配血，做术前准备。

2.紧急手术准备和实施

紧急手术准备和实施是挽救内出血并发休克急症患者的重要手段。开腹后应首先止血，再依据异位妊娠部位和破裂状况确定手术范围和方式。输卵管妊娠有输卵管切除术和保留患侧输卵管的保守性手术。输卵管伞部妊娠可行挤压将妊娠产物挤出；壶腹部妊娠行切开输卵管取出胚胎再缝合；峡部妊娠行病变节段切除及断端吻合，采用显微外科技术可提高以后妊娠率；输卵管间质部妊娠，作子宫角部楔形切除及患侧输卵管切除，必要时切除子宫。做好自体血液回输准备。

（二）不伴急腹症内出血异位妊娠处理

1.术前做好充分准备

争取在破裂前手术。一般多行腹腔镜手术。对于有生育要求的年轻女性是争取实施保守性手术的时机。

2.确诊宫颈妊娠及早行刮宫术或宫腔镜手术

术前给予甲氨蝶呤(MTX)治疗,可以全身或局部应用,胚胎死亡,其周围绒毛组织坏死,刮宫时出血量明显减少。术前应做好输血准备,术后用纱布条填塞宫颈管创面以止血。出血不止,必要时行双侧髂内动脉结扎、全子宫切除术等以挽救患者生命。

3.腹腔妊娠确诊

应剖腹取出胎儿,依据胎盘附着部位、胎儿存活及死亡时间决定胎盘处理。胎盘附着于子宫、输卵管或阔韧带者,可依据具体情况将胎盘清除或部分保留,或将胎盘连同附着的器官一并切除。若胎儿死亡已久,则可试行剥离胎盘;有困难时或胎盘附着于腹膜或肠系膜等处不宜剥除者,留下胎盘待逐渐吸收。

4.非手术治疗

目前用于异位妊娠的药物有 MTX,主要适用于早期异位妊娠、要求保存生育能力的年轻患者。此外也有中医治疗,需要严格选择适应证。

六、子宫残角妊娠

受精卵着床于子宫残角内,在其内生长发育,称为子宫残角妊娠。残角子宫壁发育不良,不能承受胎儿生长发育,常于妊娠中期时发生自然破裂,引起严重内出血,症状与输卵管间质部妊娠相似。偶有妊娠达足月者。分娩期亦可出现宫缩,但因不可能经阴道分娩,胎儿往往在临产后死亡。B超显像可协助诊断,确诊后应及早手术,切除残角子宫。若为活胎,应先行剖宫产,然后切除残角子宫。

(刘江华)

第四节　羊　水　栓　塞

羊水栓塞(amniotic fluid embolism,AFE),是指在分娩过程中羊水进入体循环中引起的急性缺氧、血流动力学衰竭和凝血的妊娠期变态反应综合征。是严重的分娩并发症,死亡率高达60%～70%。

一、流行病学

1989—1991 年我国孕产妇死亡的资料中羊水栓塞占孕产妇死亡的 4.7%,是孕产妇死亡的第 3 位原因。据北京市 20 世纪 90 年代统计,羊水栓塞占孕产妇死亡的 15.5%,在美国、澳大利亚,羊水栓塞是孕产妇死亡的第 2 位原因,占孕产妇死亡的 10%,在英国占 7%。上海新华医院刘棣临、周致隆报道我国上海地区从 1958—1983 年资料统计羊水栓塞发生率为 1∶14 838。Clark 等报道,羊水栓塞的发病率在美国为 1∶(8 000～80 000);最近,美国两个大样本调查研究表明,羊水栓塞在经产妇和初产妇的发生率分别是 14.8/10 万和 6.0/10 万。在澳大利亚近 27 年致命性羊水栓塞的发病率为 1.03/10 万。据报道,羊水栓塞引起死亡的孕产妇占孕产妇死亡的10%～20%。羊水栓塞孕产妇死亡率高达 60%～70%,在不同的文献报道中,羊水栓塞的母亲死亡率有很大的不同。在美国国家登记资料 5 年统计羊水栓塞孕产妇死亡率是 61%；英国国家登记统计资料羊水栓塞孕产妇死亡率是 37%。张振钧报道上海市 1985—1995 年间的 75 例羊水栓塞患者中死亡 54 例，死亡率为 68%。虽然急救技术迅速发展，仍有约 25% 病例可即时或发病后 1 小时内死亡。大部分幸存者又都存在因缺氧导致的永久性神经损害。胎儿死亡率约为 21%，羊水栓塞发生在分娩前，胎儿的预后是差的，胎儿的存活率大概是 40%，在幸存的新生儿中 29%～50% 存在神经系统损害。

羊水栓塞绝大部分发生在妊娠晚期，尤以第一产程多见，罕有在产后 48 小时发病的。1995 年 Stevent，Clark 所分析的 46 例羊水栓塞患者中，70% 发生在产程中、胎儿娩出之前；11% 发生在阴道分娩、胎儿刚刚娩出后；19% 发生在剖宫产中。

二、发病机制

早期研究，在产科因循环衰竭死亡后的尸体解剖中发现肺组织有羊水成分，经电子扫描图像显示在母体子宫下段局部，子宫颈内膜血管和胎盘着床部的血管中发现微血栓。因此，传统的观点认为，羊水栓塞是羊水内容物进入母血循环，导致肺部血管机械性梗阻，引起肺栓塞、肺动脉高压、急性肺水肿、肺心病、左心衰竭、低血压、低氧血症、凝血以致产生全身多器官功能障碍。

近期，Clark 等研究认为与栓塞相比，AFE 更可能是母体对胎儿成分的变态反应，并建议称其为孕期变态反应综合征。羊水或羊水内容物如鳞状上皮、黏液、毳毛及胎脂等，在子宫收缩下从子宫下段或宫颈内膜破裂的静脉进入母血循环，在胎盘早剥、子宫破裂、剖宫产、妊娠中期钳刮术、引产术或羊膜腔穿刺注药引产术时，羊水可直接由开放血管进入母血循环后，在某些妇女激发了一系列复杂的与人类败血症及过敏相似的病理反应；内毒素介质的释放是继发病理生理过程的核心。

（一）有关羊水栓塞的发病机制

目前认为羊水栓塞是由于羊水活性物质进入母血循环引起的"妊娠过敏样综合征"。引起羊水栓塞的羊水中的活性物质有：花生四烯酸的代谢产物、白三烯、前列腺素、血栓素及血小板活性因子、过敏因子、组织样促凝物质。这些活性物质进入血循环后可引起肺支气管痉挛、血小板聚集、血管内凝血，主要表现为心肺功能障碍、肺动脉高压、缺氧，继而发生多脏器损害等综合征。

1.AFE 时血流动力学的变化

既往的观点认为，AFE 导致肺部血管机械性梗阻，引起肺动脉高压、急性肺水肿、肺心病、左心衰竭、低血压、低氧血症，最终产生全身多器官功能障碍。而近来 Clark 等认为，正常羊水进入母血循环可能并无危害。余艳红等用全羊水灌注兔的离体肺，未产生由于机械性栓塞而引起的肺动脉高压和肺水肿，但在镜下检查发现有胎儿毛发及上皮细胞沉着在血管内，也无明显的血管痉挛发生；而用不含羊水有形成分的羊水样血浆灌注离体肺，虽无机械样栓塞现象，但能立即使肺动脉压升高，产生肺水肿。这些结果证明 AFE 致心肺循环障碍的原因不完全是羊水中有形成分引起的机械栓塞，而是由于羊水入血后多种活性物质释放所引起的病理变化。

2.白三烯在羊水栓塞发病中的作用机制

白三烯是一组具有多种作用的生物活性物质，参与炎症和变态反应，又称为慢反应物质。当机体受到各种刺激和抗原抗体反应，会引起白三烯释放，它是变态反应的重要介质，可导致过敏性哮喘或过敏性休克。白三烯能使支气管平滑肌强烈持久的收缩，增加毛细血管通透性和促进黏膜分泌，具有收缩肺血管的作用。可导致严重的低氧血症并产生低氧性肺动脉高压反应。另外,白三烯还具有强大的中性粒细胞、单核细胞和巨细胞趋化聚集作用,使肺血管膜和肺泡上皮损伤,引起肺水肿。此外,白三烯有负性肌力作用,影响心脏动力,使心输出量显著下降,再加上白三烯使血管通透性增高,血浆漏出,导致循环血量下降。

3.前列腺素在羊水栓塞发病中的作用

前列腺素是花生四烯酸的代谢产物,大剂量的花生四烯酸使血小板产生血栓素烷(TXA_2),从而使血管收缩,增加毛细血管的通透性;还可使血小板聚集,促使血栓形成。目前,一些动物实验提供了羊水栓塞的发生与前列腺素之间的紧密联系,认为羊水栓塞对肺部的病理改变如肺动脉高压、肺水肿,是由前列腺素及其代谢物血栓素所致。另外,呼衰和低氧血症时前列环素(PGI_2)与血栓素烷(TXA_2)比例失去平衡,促使血小板聚集 DIC 形成。

4.羊水栓塞与肥大细胞类胰蛋白酶

羊水栓塞由于异体抗原在母血中的暴露,会引起一种变态反应,在此反应发生时,T细胞和肥大细胞释放的颗粒中有一种肥大细胞类胰蛋白酶参与体内变态反应。补体在激活羊水栓塞的发病机制中有重要的作用,在羊水栓塞的患者,补体 C_3 和 C_4 水平比正常妊娠低 2~3 倍。Benson 等研究 9 例羊水栓塞患者中 7 例胎儿抗原(sialyl Tn)升高,补体 C_3 平均水平 44.0 mg/dL,C4 平均水平 10.7 mg/dL 显著低于自然分娩产后的对照组 117.3 mg/dL 和 29.4 mg/dL,C_3、C_4 水平分别降低 8% 和 5%。

5.血管内皮素-1 与羊水栓塞发病的关系

Khong 在 1998 年发现羊水栓塞死亡者的肺泡,细支气管内皮,肺血管内皮均有内皮素-1 表达,而羊水中胎儿上皮细胞-1 十分丰富,内皮素-1 与羊水栓塞时血流动力学及肺动脉高压的病理机制有密切关系,它可使肺血管及气道系统收缩。

(二)羊水栓塞发病的高危因素

1.宫缩过强

宫缩过强使宫内压增高,羊水易被挤入已破损的小静脉内。正常情况下羊膜腔内压力为 0~2.0 kPa(0~15 mmHg),与子宫内肌层、绒毛间隙压力相似。临产后,第一产程内,子宫收缩时羊膜腔内压力上升为 5.3~9.3 kPa(40~70 mmHg),第二产程时可达 13.3~22.75 kPa(100~175 mmHg),而宫腔内静脉压力为 2.7 kPa(20 mmHg),羊膜腔内压力超过静脉压,羊水易被挤入已破损的小静脉血管内。此外,宫缩过强使子宫阔韧带牵拉,宫底部举起离开脊柱,减轻对下腔静脉的压力,回心血量增加,有利于羊水进入母血循环。多数学者认为羊水栓塞与过强子宫收缩,不恰当使用宫缩剂有关。我院分析广州市羊水栓塞死亡病例中,85% 有过量使用催素或前列腺素制剂催产、引产的病史。而 1995 年 Clark 等认为当宫内压超过 5.3 kPa(40 mmHg)时子宫血流完全停止,静脉血流已被阻断,羊水与子宫血流之间的交流也被阻断,因而认为羊水栓塞不一定与过强宫缩有关。

2.其他因素

子宫体或子宫颈有病理性或人工性开放血窦,如在前置胎盘、胎盘早剥、胎盘边缘血管破裂、胎盘血管瘤、人工胎膜、宫颈扩张术、引产、剖宫产术等各种原因造成的子宫体或宫颈血窦开放均是羊水栓塞发生的高危因素。2008 年 Haim A.等对美国多家医院近 300 万个分娩病例进行分析,显示羊水栓塞发生率是 7.7/10 万。分析其基础资料见羊水栓塞发病率较高的因素有:年龄大于 35 岁,发病率为 15.3/10 万;高龄初产妇 21.4/10 万;前次剖宫产 8.0/10 万;糖尿病 28.1/10 万;双胎 9.0/10 万;前置胎盘 231.9/10 万;胎盘早剥 102.5/10 万、妊娠高血压 11.5/10 万;先兆子痫 65.5/10 万;子痫 197.6/10 万;胎膜早破 7.8/10 万;人工破膜 5.4/10 万;引产 11.3/10 万;绒毛膜、羊膜炎 15.3/10 万;胎儿窘迫 15.5/10 万;难产 6.2/10 万;产钳 18.3/10 万;胎头吸引器 7.3/10 万;剖宫产分娩 15.8/10 万。其中以母亲年龄、前置胎盘、胎盘早剥、子痫和剖宫产是最突出的有关因素。

三、病理生理

羊水栓塞是由于羊水进入母体循环而引起的一系列严重症状的综合征。基本病理生理学是由于微循环中的外来物质和激活的继发的内源性介质相互作用引起的急性过敏性反应综合征。开始于肺血管紧张收缩,导致严重的低血氧,血流动力学的改变,包括心肺功能衰竭、急性右心衰竭、左心衰竭、休克等,继而出现凝血及出血。临床表现主要为急性呼吸困难、急性进行性心肺功能衰竭,在许多病例迅速出现凝血功能障碍。其主要死亡原因为突发性心肺功能衰竭,难以纠正的休克,大量出血或多脏器功能衰竭。最近,根据国际羊水栓塞登记资料分析认为羊水栓塞主要临床表现在血流动力学,血液学和特殊的过敏性休克三方面。

羊水进入子宫静脉,经下腔静脉回心→右心房→右心室→肺动脉→肺循环→体循环。羊水中的胎儿抗原进入母体循环引起急性变态反应及一系列的病理生理学变化,主要的病理生理变化有以下几方面。

（一）急性变态反应

羊水中的胎儿抗原进入母体循环引起一系列急性变态反应,激活一些变态反应的因素和介质,主要有花生四烯酸代谢产物:白三烯（LT）、前列环素 I_2（PGI_2）、血栓素（TXA_2）和肥大细胞脱颗粒释放类胰蛋白酶（MCT）、组胺等。这些变态反应介质,特别是白三烯可导致过敏性哮喘和过敏性休克,患者产生过敏性休克样反应,出现寒战、严重休克状态,休克程度与出血量不成正比例。

（二）急性肺动脉高压

羊水中的抗原物质引起的变态反应、各种介质、细胞因素以及有形成分可引起肺动脉痉挛和栓塞,产生急剧的血流动力学改变。当羊水进入肺血管时,羊水中的 $PGF_{2\alpha}$ 等可引起肺血管痉挛,血管阻力升高,产生急性肺动脉高压。肺换气功能受影响,出现低血氧。肺动脉高压在羊水栓塞后 10～30 分钟发生。

羊水栓塞时肺动脉高压使右心前负荷加重,引起急性右心衰竭;肺血管痉挛使肺静脉缺血;左心回心血量减少,左心功能衰竭;心输出量下降,体循环血压降低。左心功能衰竭的原因可能与低氧对心肌损害、冠状动脉血流下降至心肌缺血及羊水对心肌的直接影响因素有关。

当母体受到胎儿抗原的刺激可产生抗原抗体反应,白三烯、前列腺素的释放直接影响肺血管完整性,并具有强大的中性粒细胞、单核细胞和巨噬细胞的趋化聚集作用,使肺血管和肺泡上皮损伤,支气管黏膜分泌增加,引起肺水肿。羊水栓塞时肺动脉高压、肺水肿还与羊水中的前列腺素及其代谢物血栓烷有关。羊水能诱发白细胞产生前列腺素,大剂量的花生四烯酸使血小板产生血栓素（TXA_2）,从而使血管收缩,增加毛细血管的通透性。介质白三烯有收缩肺血管及增加肺毛细血管通透性的效应。有学者在动物实验中观察到注入碳环 TXA_2 入猫体内后,引起全身血管阻力升高,心输出量显著下降,因此认为血栓烷参与羊水栓塞的病理生理改变。

另外,羊水内容物可阻塞肺小动脉和毛细血管,形成广泛微小栓子,使肺血循环产生机械性阻塞,使肺泡失去换气功能。肺栓塞后严重影响肺内毛细血管氧的交换,微血管内血液灌注失调而发生缺氧和肺水肿。同时迷走神经兴奋引起反射性肺血管痉挛和支气管分泌亢进,亦加重肺动脉高压的病理改变。

（三）急性缺氧

羊水栓塞时各种因素引起肺动脉高压及支气管痉挛,导致血流淤滞和阻塞,以及血流通气比例失调。肺血管床面积减少 50% 以上,肺动脉压平均上升超过 2.7 kPa(20 mmHg)。肺动脉高压使肺血液灌注量明显减少,即肺高压。低灌注而出现急性呼吸衰竭,引起急性缺氧。明显的一过性氧饱和度下降,常在开始阶段出现,并在许多幸存者中引起神经系统的损伤。肺缺氧时,肺泡及微血管通透性增加;羊水中的抗原性物质及一些细胞活化因素、内毒素、介质等引起过敏样反应,使肺毛细血管通透性增加,血浆部分渗出,导致肺间质及肺泡内水肿,进一步加重缺氧。白三烯类化合物能使支气管平滑肌强烈持久地收缩,增加毛细血管通透性和促进黏膜分泌;具有收缩肺血管的作用,可导致严重的低氧血症,并产生低氧性肺动脉高压反应。肺局部缺氧可使肺血管内皮损伤,血小板聚集,肺血管内微血栓形成,肺出血,肺功能进一步损害。缺氧还可使肺泡表面活性物质的产生减少,分解增多,肺泡下塌,无效腔增加致难治性进行性缺氧。最终导致急性呼吸衰竭,成人呼吸窘迫综合征等一系列肺部疾患。羊水栓塞发生急性缺氧的原因可归纳为:①肺血管痉挛,肺动脉高压致换气障碍。②支气管痉挛,通气障碍。③肺水肿、成人呼吸窘迫综合征使通气、换气障碍。④心力衰竭、呼吸衰竭、DIC 等进一步加重缺氧。根据美国国家登记统计资料分析,羊水栓塞中有 83% 的患者有实验检测异常和临床缺血缺氧表现。

（四）弥漫性血管内凝血

在妊娠后期,无论正常妊娠或病理妊娠均有凝血因子的增加,从血液学角度来说都是处于高凝状态。其血中的凝血因子如纤维蛋白原,凝血酶原Ⅷ、Ⅶ、Ⅴ因子等一个或多个凝血因子处于高水平。羊水栓塞作为一个启动因素可加速凝血,造成弥散性血栓形成发生 DIC。约有 50% 的羊水栓塞患者会发生继发性的 DIC。不管分娩的方式如何,50% 的病例 DIC 发生在发病 4 小时以内,起始症状常在发病 20～30 分钟。尽管适当的积极治疗,仍有 75% 的患者死于严重的出血和凝血功能障碍。

羊水栓塞造成 DIC 的原因是多方面的:①羊水进入体循环后激活母体凝血系统,造成凝血功能障碍。启动凝血过程,羊水中含有大量的凝血因子Ⅹ、Ⅱ、Ⅶ等,并且还含有外源性凝血系统的组织因子。组织因子可能是羊膜细胞合成的。另外,胎儿皮肤、呼吸道、生殖上皮的组织因子可能也是羊水中该成分的主要来源。羊水进入母体循环后,促凝物质即可激活外凝血系统,形成复合物即凝血酶原,使凝血酶原形成凝血酶,后者使纤维蛋白原转化为纤维蛋白。同时羊水中凝血活酶样物质可直接促使血液凝固,使血液呈暂时性高凝状态。血管内微血栓形成,迅速消耗大量凝血因子,纤维蛋白原减少。②促进血小板聚集及活化;羊水内颗粒物质具有促血小板聚集和血小板破坏的作用,血小板聚集增加促进微血栓的形成。广泛的微血栓形成,会导致血小板的大量消耗,加重了血小板消耗性减少的程度。③激活纤溶系统同时羊水中又有活化因子(纤溶激活酶)可激活血浆素酶(纤维蛋白溶酶原,Pg)形成血浆素(纤维蛋白溶酶 P),对血浆中纤维蛋白原和纤维蛋白起水解作用,产生纤维蛋白降解产物 FDP,积聚于血中,FDP 有抗凝作用,使血液的高凝状态迅速进入纤溶活跃状态,迅速出现出血倾向和产后出血,血液不凝,引起出血性休克。④呼吸衰竭和低氧血症时前列环素(PIG_2)与血栓素烷(TXA_2)比例失去平衡,使血小板聚集,DIC 形成。肺血管内微血栓可加重肺动脉痉挛,肾血管内微血栓可使肾灌注量减少,造成急性肾衰竭。

（五）多脏器功能衰竭

羊水栓塞时由于急剧的心肺功能衰竭、严重缺氧及弥漫性血管内凝血导致脏器缺血缺氧,常引起多脏器功能衰竭。脑部缺氧可致抽搐或昏迷,造成神经系统损害的后遗症。由于低血容量、肾脏微血管栓塞,肾脏缺血缺氧可引起肾组织损害,导致急性肾衰竭。肺部缺氧可导致肺水肿、肺出血、成人呼吸窘迫综合征、呼吸衰竭等。多脏器功能衰竭是羊水栓塞死亡的重要原因之一,不少患者经紧急抢救虽然渡过了肺动脉高压、休克及 DIC 出血,但最终仍因多脏器功能衰竭而死亡。

四、临床表现

羊水栓塞多发生在分娩过程中,尤其在胎儿即将娩出前,或产后短时间内,极少超过产后48 小时。罕见的羊水栓塞发生在临产前,或妊娠中期手术,经腹羊膜腔穿刺术创伤和生理盐水羊膜腔灌注术,剖宫产术者多发生在手术过程中。Clark 所分析的羊水栓塞患者,70% 发生在产程中胎儿娩出前,11% 发生在阴道分娩胎儿刚刚娩出后,19% 发生在剖宫产术中。

羊水栓塞典型的临床表现为突然发生的急性心肺功能障碍、肺动脉高压、严重低氧血症、深度低血压、凝血功能障碍和难以控制的出血。表现为呼吸困难、发绀、循环衰竭、凝血障碍及昏迷五大主要症状。

（一）急性心肺功能衰竭

主要是在产程中,尤其是在刚破膜后不久,或分娩前后短时间内,产妇突然发生烦躁不安、寒战、气急等先兆症状;继而出现呼吸困难、发绀、抽搐、昏迷、血压下降、肺底部啰音等过敏样反应和急剧的心肺功能障碍的症状。严重者发病急骤甚至没有先兆症状,仅惊叫一声或打一个哈欠,血压迅速下降或消失,产妇可在数分钟内迅速死亡。经肺动脉导管发现在羊水栓塞的患者,有瞬时的肺动脉压升高,左心功能不全,有一定程度的肺水肿或成人呼吸窘迫综合征。

（二）严重的低氧血症

由于肺动脉高压和休克,患者出现严重的低氧血症,出现发绀、呼吸困难,血氧分压及氧饱和度急剧下降,PaO_2 可降至 10.7 kPa（80 mmHg）以下,一般在 8.0～10.7 kPa（60～80 mmHg）之间。

（三）休克

由肺动脉高压引起的心力衰竭、急性循环呼吸衰竭及变态反应引起心源性和过敏性休克。患者出现烦躁不安、寒战、发绀、四肢厥冷、出冷汗、心率快、脉速而弱、血压下降;DIC 高凝期的微血栓形成,使急性左心输出量低下,或心脏骤停致循环衰竭;凝血功能障碍凝血因子消耗致出血等均会引起急性循环衰竭、缺血、缺氧等休克的临床表现。

（四）凝血障碍

高凝期出现与出血不成比例的休克,此期持续时期很短,一般难以发现,凝血后期由于微血栓致脏器功能障碍。患者经过短暂的高凝期后,继之发生难以控制的全身广泛性出血,大量阴道流血、切口渗血、全身皮肤黏膜出血、消化道大出血甚至暴发性坏疽。有部分患者有急性严重的 DIC 而无心肺症状,在这部分患者以致命的消耗性凝血继发严重的广泛性出血表现为主,是羊水栓塞的顿挫型。

（五）急性肾衰竭与多脏器功能衰竭

羊水栓塞后期患者出现少尿或无尿和尿毒症的表现。这主要是由于循环功能衰竭引起的肾缺血及 DIC 高凝期形成的血栓堵塞肾内小血管,引起肾脏缺血、缺氧,导致肾脏器质性损害。羊水栓塞弥漫性血管内凝血可发生在多个器官系统,DIC 微血栓终末器官功能紊乱的发病率如下:皮肤 70%、肺 50%、肾 50%、垂体后叶 50%、肝脏 35%、肾上腺 30%、心脏 20%。

一般把呼吸困难、发绀、循环衰竭、凝血障碍及昏迷列为羊水栓塞五大主要症状。Clark 等于 1995 年根据美国国家登记统计资料分析 46 例羊水栓塞患者主要症状体征出现频率为:缺氧100%、低血压 100%、胎儿窘迫 100%、肺栓塞或成人呼吸窘迫综合征 93%、心脏骤停 87%、发绀83%、凝血 83%、呼吸困难 49%、支气管痉挛 15%、瞬时高血压 11%、抽搐 48%、弛缓失张 23%、咳嗽 7%、头痛 7%、胸痛 2%。同时报道超过 50% 的患者出现继发于凝血的产后出血。中国张振钧等分析上海市 1985 年至 1991 年内 75 例羊水栓塞患者的临床表现,显示各主要症状出现频率分别为:发绀 38%、苍白 32%、呼吸困难 22%、烦躁 21%、胸闷 18%、抽搐 8%、寒战 8%、出血(DIC)81%。

五、诊断

(一)临床诊断

美国羊水栓塞临床诊断标准包括:①急性低血压或心脏骤停。②急性缺氧,表现为呼吸困难、发绀或呼吸停止。③凝血机制障碍,实验室数据表明血管内纤维蛋白溶解或无法解释的严重出血。④以上症状发生在子宫颈扩张、子宫肌收缩、分娩、剖宫产时或产后 30 分钟内。⑤对上述症状缺乏其他有意义的解释。

(二)实验室诊断

1.检测母亲外周血浆 Sialyl Tn 抗原浓度

Sialyl Tn 是一种存在于胎粪和羊水中的抗原物质,在出现羊水栓塞症状的患者,其血清中Sialyl Tn 明显升高,羊水栓塞发生是因为母-胎屏障被破坏,使羊水及其有形成分入血。羊水和胎粪进入母血后使 Sialyl Tn 抗原出现在母血中,可用其敏感的单克隆抗体检测。有学者发现胎粪和羊水中的 Sialyl Tn 抗原能与单克隆抗体 TKH-2 特异性结合。羊水粪染的产妇血清中的Sialyl Tn 抗原 20.3±15.4 U/mL,略微高于羊水清亮产妇,而在羊水栓塞或羊水栓塞样综合征患者血清中 Sialyl Tn 抗原有明显升高105.6±59.0 U/mL,P<0.01。该方法可以较为直接地证实胎粪或羊水来源的黏蛋白是否进入了母体循环,是一种简单、无创、敏感的诊断羊水栓塞的方法。

2.血涂片羊水有形成分的检查

取母亲中心静脉(下腔静脉、右心房、肺动脉)血,离心后分三层,下层为血细胞,上层为血浆,中层为一层薄的蛋白样组织,其中该层可查找到羊水中的毳毛、胎脂、鳞状上皮、黏液,如为阳性说明有羊水进入母体血循环中。亦有从气管分泌物中找中羊水角化细胞。有作者对血中羊水成分检查的方法进行改良:取外周血 2~3 mL 于肝素抗凝管中、混匀、离心,从血浆液面 1 mm 处取 10~20 µl 血浆于载玻片上寻找脂肪颗粒及羊齿状结晶及羊水其他有形物质。将余的全部血浆移到另一试管内,再离心,将沉淀物分别染成涂片、中等厚度片和厚片共 3 张,待干或酒精灯烘干、瑞氏染色,油镜下寻找角化上皮、羊齿状结晶等羊水成分,其中羊齿状结晶在涂片干后不经染色即可镜检。在 18 例羊水栓塞患者中 15 例找到羊水成分,11 例找到脂肪颗粒,其中有 9 例为羊水结晶与脂肪颗粒均于同一标本内找到。可见羊水栓塞患者外周血中羊水的有形物质检出率为83.33%,而对照组正常产妇其外周血羊水有形成分检出率为 11.11%,差异有显著性。对照组中未检出角化上皮及羊水结晶,仅见脂肪颗粒。

国外有学者对心脏病分娩时产妇进行 Swan-Gang 导管监测时,在肺动脉内也发现羊水成分,无任何 AFE 临床症状。因此认为血中有羊水成分不能确认为羊水栓塞。在我们多年的临床实践中,认为有羊水栓塞的典型临床症状,配合外周血羊水成分检测阳性,有利于羊水栓塞的早期诊断,早期处理。因方法简单、快速,在基层医院可进行检测,因此,目前在临床中仍有一定应用价值,特别是基层医院。

3.抗羊颌下腺黏液性糖蛋白的单克隆抗体(TKH-2)诊断羊水栓塞

TKH-2 能检测到胎粪上清液中极低浓度的 Siglyl Tn 抗原,被 TKH-2 识别的抗原不但在胎粪中大量存在,同时也可出现在清亮的羊水中。用放射免疫检测法在胎粪污染的羊水和清亮的羊水中都可测到 Siglyl Tn 抗原。现发现 Siglyl Tn 抗原是胎粪和羊水中的特征成分之一。随着免疫组织技术的不断发展,通过羊水栓塞死亡的人体组织研究,用免疫组织方法诊断羊水栓塞,特别是抗羊颌下腺黏液性糖蛋白的单克隆抗体(TKH-2)诊断羊水栓塞是最敏感的方法之一,也是进一步研究的重点。

4.检测锌—粪卟啉(Zncp-1)

Zncp-1 是胎粪的成分之一,可通过荧光测定法在高压液相色谱仪上测定,是一种快速无损、敏感的诊断方法,以 35 nmol/L 作为临界值。在国外有将血清 Zncp-1 和 Sialyl Tn 抗原测定作为羊水栓塞首选的早期诊断方法,亦可用于诊断不典型的羊水栓塞。

5.急性 DIC 的实验室诊断

(1)血小板计数:血小板减少是急性 DIC 的一个特征,发生羊水栓塞时,外凝系统被激活,在凝血酶的作用下,血小板聚集为微血栓存在于肺、肝、脾等内脏器官的微血管内,故外周血液中的血小板数减少,常低于 $100 \times 10^9/L$,或进行性下降,甚至低于 $50 \times 10^9/L$,血小板下降可作为 DIC 的基本指标之一。

(2)血浆纤维蛋白原含量<1.5 g 或呈进行性下降。

(3)3P 试验阳性或血浆 FDP>20 ng/L,或血浆 D-2 聚体水平较正常增高 4 倍以上。

(4)PT 延长或缩短 3 秒以上,APTT 延长或缩短 10 秒以上。多数患者 APTT 在 50～250 秒,甚至>250 秒。

(5)抗凝血酶Ⅲ(AT-Ⅲ)活性<60%。

(6)外周血破碎红细胞>10%、进行性贫血、血红蛋白尿等。

(7)血浆内皮素-1(ET-1)水平>80 mg/L。

由于 DIC 早期临床表现缺乏特异性,而常规检查项目在 DIC 的早期呈现阳性结果的很少,近年提出前 DIC(Pre-DIC)的主要诊断依赖分子标志物的检查。主要标志物有:凝血酶原片段 1 和 2(F1+2)、凝血酶-抗凝血酶复合物(TAT)、纤维蛋白肽 A(FPA)、可溶性纤维素单体复合物(SFMC)、抗凝血酶Ⅲ(AT-Ⅲ)、β-血小板球蛋白(β-TG)、纤维蛋白降解产物(FDP)、D-二聚体、纤溶酶-纤溶酶抑制复合物(PIC)等,这些项目目前在一般的医院尚未开展。DIC 的早期有血小板进行性下降、FDP 和 D-二聚体进行性增高。SFMC、TAT、PIC 增高或部分项目增高对确定 DIC 的存在有参考意义。羊水栓塞所致的 DIC 是来自羊水中组织因子进入血液及继发性缺氧激活凝血因子形成微血栓;纤溶系统也被激活。其临床表现为凝血因子的消耗所致的出血和微血栓所致的脏器功能不全。其实验室检查是凝固系统的抑制物 AT-Ⅲ 和纤溶系的抑制物同等程度被消耗。

（三）其他辅助诊断

1.胸部 X 线检查

90％以上的患者可出现肺部 X 线异常改变,主要表现为肺栓塞及肺水肿。肺水肿时可见双肺圆形或密度高低不等的片状影,呈非节段性分布。多数分布于两肺下叶,以右侧多见,一般数天内可消失。可伴有肺不张、右心影扩大。上腔静脉及奇静脉增宽。但肺部 X 线正常也不能排除羊水栓塞。

2.超声心动图检查

超声心动图对提供心脏功能状态和指导治疗是需要的,在羊水栓塞的患者可见右心房扩大、房间隔移向左边,有时见左心变成 D 型,显示右心高压。三尖瓣关闭不全,显示严重的右心功能障碍。经食管超声心动图（TOE）检查最近用于羊水栓塞心肺功能的检测,常显示严重右心功能不全,包括右心扩大、舒张期室间隔平坦、三尖瓣反流和肺动脉高压,TOE 检查并可排除大的肺血栓。

3.血气分析

主要表现是严重低氧血症,并是进行性下降,血氧饱和度常在 80％ 以下;严重缺氧时可 $\leqslant$5.3 kPa(40 mmHg)。动脉血气分析显示代谢性酸中毒或呼吸性酸中毒,常呈现混合性酸中毒。$PaCO_2$＞5.3 kPa(40 mmHg),BE、HCO_3^- 浓度降低。

4.心电图

可显示窦性心动过速,ST-T 变化,心脏缺血缺氧的心电图改变。

5.放射性核素扫描或肺动脉造影

放射性核素[131]I 肺扫描有显影缺如,充填缺损。此方法简单、快速及安全。肺动脉造影可诊断肺栓塞,X 线征象可见肺动脉内充盈缺损或血管中断、肺段血管纹理减少。肺动脉造影还可以测量肺动脉楔压,对辅助诊断有帮助,但其方法并发症较多,目前很少应用。

6.死亡后诊断及病理论断

（1）取右心室血液检查:患者死亡后,取右心血置试管内离心,取沉淀物上层作涂片,找羊水中的有形成分,发现羊水中的有形成分如角化物、胎脂、毳毛等可作诊断。但因在非羊水栓塞死亡的产妇肺中亦有发现羊水有形成分,因而此法只能作参考。

（2）肥大细胞类胰蛋白酶的免疫组化检测:在变态反应时,T 细胞和肥大细胞释放的颗粒中有一种肥大细胞类胰蛋白酶(mast cell tryptase,Met)参与体内变态反应,过敏休克和羊水栓塞死亡的尸体,检测其血液和肺组织,其 Met 含量增多。Met 是一种中性蛋白酶,参与变态反应过程,在血清中相当稳定,是肥大细胞脱颗粒易于观察的一种标识。用免疫组化法检测体内组织 Met 增多,可提示体内存在变态反应,结合病理形态改变,可增加过敏性休克诊断的可靠性。

（3）羊水中角蛋白的检测:在尸解病例中取肺脏组织,在肺脏的小血管内出现角化物、胎脂、胎粪、毳毛等可做出羊水栓塞的诊断。传统的 HE 染色染出的脱落的角化上皮和血管内脱落的上皮很难鉴别,特异性不强。中国医科大学法医学系用曲苯利蓝-2B 染液,在羊水吸入死亡的胎儿肺脏及羊水栓塞死亡的产妇肺脏的小血管内,均检出条索状蓝色均匀一致的角化上皮,此种方法对脱落的角化上皮染色具有特异性,而对血管内皮不染色,因此能区别血管内皮,具有很强的特异性和准确性。

（4）羊水栓塞主要的病理改变:在肺小动脉和肺毛细血管中发现角化鳞状上皮、无定形碎片、胎脂、黏液或毳毛等所组成的羊水栓子,可诊断为羊水栓塞。羊水成形物质多见于肺、肾,也可见于心、脑、子宫、阔韧带等,最特征性的改变是肺小动脉和毛细管内见羊水有形成分。特殊免疫组化抗羊颌下腺黏液性糖蛋白的单克隆抗体(TKH-2)标记羊水成分中的神经氨酸 2N2 乙酰氨基半乳糖抗原(Sialyl Tn)、肺肥大细胞类胰蛋血酶等可以协助诊断。

目前早期诊断羊水栓塞仍然比较困难,临床上仍是依靠典型的临床表现、体征及从中心静脉或动脉插管中找到胎儿鳞状上皮或碎片和相应的辅助检查,协助诊断。确诊羊水栓塞主要依据是病理尸体解剖。

（四）鉴别诊断

羊水栓塞应与肺血栓、过敏性反应、休克、产后出血、子痫抽搐、胎盘早剥、心肌梗死、急性肺水肿、充血性心力衰竭、空气栓塞、气胸等作鉴别诊断。

1.肺血栓

妊娠晚期,血黏度增加,血液处于高凝状态,偶有因下肢深静脉或盆腔静脉血栓脱落致肺血栓,其症状与羊水栓塞相似。肺血栓多见于阴道产后或剖宫产后数天,下地活动时突然发病;突发性胸痛、呼吸困难、发绀、休克、突然死亡。根据无羊水栓塞诱因,发病经过与羊水栓塞不同,血液学检查无 DIC 改变。胸部 X 线表现及 CT 对肺栓塞的诊断有很大帮助。

2.变态反应

羊水栓塞早期症状常见过敏样反应、寒战,需与变态反应鉴别。变态反应患者常有或在输液中发生症状,少见发绀、缺氧、呼吸困难等症状。血液检查无 DIC 改变,无严重的缺氧,X 线肺部无羊水栓塞的表现。用抗过敏药地塞米松推注症状迅速好转。

3.子痫

羊水栓塞常有昏迷、抽搐,应与子痫鉴别。子痫时血压明显升高,有蛋白尿,出现典型的子痫抽搐。根据发病经过临床症状、体征、辅助检查常可鉴别。

4.急性充血性心力衰竭

羊水栓塞呼吸困难、缺氧须与急性充血性心力衰竭相鉴别。后者常见有心脏病的病史、心界扩大、奔马律、双肺弥漫性湿啰音,少见休克。血液学检查无 DIC 改变。

5.出血性休克

患者出现出血症状,伴休克;常有面色苍白、出冷汗,其症状与延缓型羊水栓塞相似。而产后出血性休克常有出血原因存在如宫缩乏力、子宫破裂、胎盘因素、软产道损伤、血液病等;休克时伴中心静脉压下降。根据病史,体征、血液 DIC 检查、胸片等可以鉴别。羊水栓塞的休克常有呼吸困难及发绀、中心静脉压上升,临床上两者有时难以完全区别。然而在治疗上有相同之处。

6.心肌梗死

是冠状动脉急性闭塞,血流中断,心肌因严重而持久缺血以致局部坏死所致。患者常剧烈胸痛,胸部紧缩感,有冠心病或心肌病病史,少数见于梅毒性主动脉炎。无肺部啰音,心绞痛发作时心电图有特殊改变,示 ST 段明显抬高,或胸前导联出现 T 波高耸,或缺血图形。

7.脑血管急症

脑血管瘤或脑血管畸形破裂,常见突然昏迷、抽搐、缺氧、休克、瞳孔散大等。根据神经系统检查有病理反射定位体征、偏瘫、CT 检查可以鉴别。

8.气胸

系肺泡和脏层胸膜破裂,肺内气体通过裂孔进入胸腔所致,在产程中用力屏气可发生突发性气胸,常见症状有胸痛、伴刺激性咳嗽、呼吸困难、发绀、肺部呼吸音低。叩诊鼓音。患侧胸部或颈部隆起,有捻发感。X线见患侧透明度增高,纵隔偏移,血压常正常。

六、治疗

羊水栓塞患者多数死于急性肺动脉高压、呼吸循环衰竭、心脏骤停及难以控制的凝血功能障碍。急救处理原则包括生命支持、稳定产妇的心肺状态、正压供气、抗休克、维持血管的灌注、纠正凝血功能障碍等措施。

(一)纠正呼吸循环衰竭

心肺复苏及高级生命支持。

羊水栓塞时由于急剧血流动力学的变化致心脏骤停、心肺衰竭,如不能及时复苏,大部分患者可在10分钟内死亡。产科急救医师必须熟练掌握心肺复苏(CPR)技术,包括基础生命支持(BLS)和高级生命支持(ACLS),熟悉妊娠期间母体生理改变对复苏效果的影响。基础生命支持采用初级ABCD方案:①开放气道(Airway.A)。②提供正压呼吸(Breathing.B)。③进行胸外按压、心前区叩击复律(Circulation.C),必要时心脏电击除颤。④评估(Defibrillation.D)。目标是针对恢复道气通畅、建立呼吸循环。高级生命支持采用高级ABCD方案,包括:①尽快气管插管(A)。②确定气管套管位置正确、确定供氧正常、高流量正压供氧(B)。③建立静脉通道,检查心率并监护,使用合适药物(C)。④评估,鉴别诊断处理可逆转的病因(D)。

复苏用药包括:①肾上腺素0.5~1 mg静推,可重复用药,隔3~5分钟重复一次。②碳酸氢钠,复苏早期不主张用碳酸氢钠纠正酸中毒,主要通过ABCD方案以改善通气换气及血液循环。多主张经历一段时间CPR后临床无明显改善,才考虑用碳酸氢钠,并根据血气分析指导用量。③心率缓慢可用阿托品,每次0.5~1 mg静推。④用药途径,近10多年来已放弃使用心腔注射,改用静脉注射或气管内给药,用0.9% NaCl 10 mL稀释,经导管注入气管内。但多次气管内给药可致动脉氧分压下降,一次注射中断CPR的时间不能超过10秒。

(二)正压供氧,改善肺内氧的交换

羊水栓塞的起始症状是由于肺动脉痉挛和栓塞,血管阻力升高,产生急性肺动脉高压;出现严重的呼吸困难、发绀和低氧,应立即行气管内插管呼气末正压供氧,以改善肺泡毛细血管缺氧,减少肺泡渗出液及肺水肿,从而改善肺呼吸功能,减轻心脏负担及脑缺氧,有利于昏迷的复醒。充分吸氧可最大限度地缓解脑和心肌缺血及酸中毒引起的肺动脉痉挛,改善缺氧,避免由于缺氧造成的心、脑、肾缺氧而致的多脏器功能衰竭。

(三)抗过敏

患者出现寒战、咳嗽、胸闷与出血量不成比例的血压下降时,可给地塞米松20 mg静脉缓注。临床诊断为羊水栓塞者再给地塞米松20 mg加入10%葡萄糖液250~500 mL静脉滴注;或氢化可的松200 mg静脉推注,然后以100~300 mg置于葡萄糖液中静脉点滴,每天可用500~1 000 mg。在美国国家羊水栓塞登记册中已认可用高剂量的类固醇治疗羊水栓塞,但并无统一的用量标准。目前,临床上以用地塞米松较多,较少使用氢化可的松。

(四)抗休克

休克主要因变态反应、心肺功能衰竭、肺动脉高压、迷走神经反射、DIC高凝期及消耗性低凝期出血所致。补充血容量、恢复组织血流灌注量是抢救休克的关键。应立即开放两条输液通道,放置中心静脉导管,测定中心静脉压;必要时也可作输液用。休克早期以补充晶体液及胶体液为主,常选用乳酸钠林格溶液(含钠130 mmol/L、乳酸28 mmol/L),各种平衡盐液。胶体液常用

右旋糖酐70、羟乙基淀粉(706代血浆)、全血、血浆等。最好选用新鲜冰冻血浆,因内含有纤维蛋白原及抗凝血酶Ⅲ(AT-Ⅲ);在补充血容量的同时可有利于改善凝血功能障碍。伴有出血时,如血红蛋白低于50~70 g/L、红细胞低于$1.8×10^{12}$/L、血细胞比容低于24%时,应补充全血。补液量和速度最好以血流动力学监测指标作指导,当CVP超过18 cm H_2O时,应注意肺水肿的发生。有条件的应采用Swan-Gan 2导管行血流动力学监测。血液循环恢复灌注良好的指标为:尿量>30 mL/h,收缩压>13.3 kPa(100 mmHg),脉压>4.0 kPa(30 mmHg),中心静脉压为5.1~10.2 cmH_2O。

对于由于急性呼吸循环衰竭而致的休克,及经补充血容量仍不能纠正的休克可使用正性心肌药物,常用多巴胺。多巴胺是体内合成肾上腺素的前体,具有β受体激动作用,也有一定α受体激动作用,低浓度时有增强α受体兴奋作用,能增强心肌收缩力,增加心排出量,对外周血管有轻度收缩,高浓度时β受体兴奋作用,对内脏血管(肾,肠系膜,冠状动脉)有扩张作用,可增加心,肾的血流量。多巴胺用量一般40~100 mg加入5%葡萄糖溶液250 mL静脉滴注,根据血压调节用量,起始剂量0.5~1.0 μg/(kg·min)可逐渐增加至2~10 μg/(kg·min)。多巴酚丁胺20 mg加入5%葡萄糖液100 mL中,按5~10 μg/(kg·min)静脉滴注。每天总量可达240~480 mg,但滴速不宜过快。抗休克的另一个选择药物为去甲肾上腺素,它可以升压并同时增加心肌输出量和肾灌注量。

(五)解除肺血管及支气管痉挛,减轻肺动脉高压

解除肺血管及支气管痉挛降低肺动脉高压的药物有:①盐酸罂粟碱。可阻断迷走神经反射引起的肺血管及支气管平滑肌的痉挛,促进气体的交换,解除迷走神经对心脏的抑制,对冠状动脉、肺及脑血管均有扩张作用。用盐酸罂粟碱30~60 mg加入5%葡萄糖250 mL静脉滴注,可隔12小时重复使用,每天总量不超过300 mg,是解除肺动脉高压的首选药物。②血管扩张剂。酚妥拉明为α-肾上腺素受体阻滞剂,直接扩张小动脉和毛细血管解除肺动脉高压,起始剂量0.1 mg/min,维持剂量0.1~0.3 mg/min。可将酚妥拉明10~20 mg加入5%葡萄糖液250 mL内缓慢滴注,用静脉泵控制滴速。不良反应有低血压,心动过速,停药后消失。血管扩张剂可抑制肺动脉收缩,可降低肺动脉压力,从而降低右心室后负荷,增加右心排出量,改善通气,改善肺气体弥散交换功能,减轻心脏前负荷。常用药物除酚妥拉明外还可选用肼屈嗪、前列环素静脉滴注。最近有应用一氧化氮吸入,气管内滴入硝普钠的;用0.9%生理盐水稀释的硝普钠液少量分次气管内滴入。血管扩张剂与非洋地黄类增强心肌收缩力的药物合用更合理更有效。笔者在临床上对肺动脉高压、肺水肿或伴休克患者多采用多巴胺和酚妥拉明联合静脉滴注,有较好的效果。血管扩张剂常见的不良反应有体循环血压下降,用药过程中应特别注意初始用药剂量,密切观察患者血压的变化。③氨茶碱能解除血管痉挛,舒张支气管平滑肌,降低静脉压与右心负担,可兴奋心肌,增加心搏出量,适用于急性肺水肿。每次250 mg加入10%葡萄糖溶液20 mL静脉缓慢滴注。④阿托品能阻断迷走神经对心脏的抑制,使心率加快,改善微循环,增加回心血量,减轻肺血管及支气管痉挛,增加氧的交换。每次0.5~1 mg静脉注射。心率减慢者可使用。

(六)处理凝血功能障碍

羊水栓塞DIC的发生率约50%,往往造成严重的难以控制的出血,是羊水栓塞患者死亡的主要原因之一。凝血功能障碍表现为微血管病性溶血,低纤维蛋白原血症、凝血时间延长、出血时间延长及纤维蛋白降解产物增加。处理方面包括抗凝、肝素的应用、补充凝血因子等。

1.抗凝治疗肝素的应用

由于羊水栓塞并发 DIC 其原发病灶容易去除,是否应用肝素治疗似有争议。大多数学者认为应在羊水栓塞的早期应用肝素。羊水进入母体循环后血高凝状态一般发生在起始症状 4 分钟至 1 小时之间,在此段期间应该及时应用肝素,早期用肝素是抢救成功的关键。肝素具有强大的抗凝作用,它能作用于血液凝固的多个环节,抑制凝血活酶的生成,对抗已形成的凝血活酶,阻止纤维蛋白的形成,其作用是通过加速抗凝血酶Ⅲ(AT-Ⅲ)对凝血酶的中和作用,阻止凝血酶激活因子Ⅷ,影响纤维蛋白单体的聚合和加速AT-Ⅲ中和激活的因子Ⅸ、Ⅺ和Ⅹ。阻止血小板及各种凝血因子的大量耗损,并能阻止血小板凝集和破坏,防止微血栓形成,肝素主要用于抗凝,对已形成的血栓无溶解作用,故应用宜早。在羊水栓塞病因已祛除,在 DIC 凝血因子大量消耗期,以出血为主的消耗性低凝期不宜使用肝素;或在小剂量肝素使用下补充凝血因子。现广州地区使用肝素的方法一般是:肝素剂量用 0.5～1 mg/kg(每 1 mg 肝素相当于 125 U),先用肝素 25 mg 静脉推注,迅速抗凝,另 25 mg 肝素稀释于 5％葡萄糖 100～250 mL,静脉点滴。亦可采用间歇静脉滴注法,肝素 50 mg 溶于 5％葡萄糖 100～150 mL,在 30～60 分钟内滴完,以后根据病情每 6～8小时用药一次,24 小时总量不超过 200 mg。在我们的临床实践中,处理过的羊水栓塞患者,多在短期由高凝期进入消耗性低凝期,且病因(妊娠)多已祛除,羊水栓塞在病因祛除后 DIC 过程可自然缓解,一般不必多次,反复使用肝素,更不必达肝素化。故很少用间歇静脉滴注法。一般以在羊水栓塞起始高凝期用肝素 50 mg,检查有凝血因子消耗,即及时补充凝血因子和新鲜冰冻血浆。新鲜冰冻血浆除血小板外,含有全部凝血因子,还含有 AT-Ⅲ 成分,可加强肝素的作用,又有防止 DIC 再发的作用。在应用肝素过程中应密切监测,应做凝血时间(试管法),监测凝血时间在 25～30 分钟为肝素适量;<12 分钟为肝素用量不足;>30 分钟出血症状加重考虑为肝素过量。肝素过量时应立即停用肝素,需用鱼精蛋白对抗,1 mg 鱼精蛋白可中和 100 U(1 mg)普通肝素。临床上用药剂量可等于或稍多于最后一次肝素的剂量。一般用量为25～50 mg,每次剂量不超过 50 mg。经静脉缓慢滴注,约 10 分钟滴完。肝素有效的判断包括:①出血倾向改善。②纤维蛋白原比治疗前上升 400 mg/L 以上。③血小板比治疗前上升 $50×10^9$/L 以上。④FDP比治疗前下降 1/4。⑤凝血酶原时间比治疗前缩短 5 秒以上。⑥AT-Ⅲ 回升。⑦纤维蛋白肽 A 转为正常。

停用肝素的指征:①临床上病情明显好转。②凝血酶原时间缩短至接近正常,纤维蛋白原升至1.5 g 以上,血小板逐渐回升。③凝血时间超过肝素治疗前 2 倍以上或超过 30 分钟。④出现肝素过量症状,体征及实验室检查异常。

低分子肝素(low molecular weight heparin,LMWH)有显著的抗Ⅹα 和抗Ⅱα(凝血酶)作用。与普通肝素相比,因肽链较短,而保留部分凝血酶活性。抗因子Ⅹα 与抗凝血酶活性之比为3.8：1,在拥有较强抗Ⅹα 作用的同时对Ⅱα 影响较小,较少引起出血的危险。主要用于血栓栓塞性疾病。近年有报道用于治疗早、中期 DIC,但羊水栓塞 DIC 发病急促,用广谱的抗凝药物普通肝素为宜。

2.凝血因子的补充

DIC 在高凝状态下,消耗了大量凝血因子和血小板,迅速转入消耗性低凝期,患者出现难以控制的出血,血液不凝,凝血因子减低,血小板减少,纤维蛋白原下降,在这种情况下必须补充凝血因子。新近的观点认为在活动性未控制的 DIC 患者,输入洗涤浓缩红细胞,浓缩血小板,AT-Ⅲ浓缩物等血液成分是安全的。临床上常用的凝血因子种类如下。①新鲜冰冻血浆

(FFP)：除血小板外，制品内含有全部凝血因子，其浓度与新鲜全血相似。一般 200 mL 一袋的FFP 内含有血浆蛋白 60～80 g/L，纤维蛋白原 2～4 g/L，其他凝血因子 0.7～1.0 U/mL，及天然的抗凝血物质如 AT-Ⅲ、蛋白 C 及凝血酶。一般认为，若输注 FFP 的剂量 10～20 mL/kg 体重，则多数凝血因子水平将上升 25％～50％。由于大多数凝血因子在比较低的水平就能止血，故应用 FFP 的剂量不必太大，以免发生循环超负荷的危险，通常 FFP 的首次剂量为 10 mL/kg，维持剂量为 5 mL/kg。②浓缩血小板：当血小板计数 $<50\times10^9/L$，应输注血小板，剂量至少1 U/10 kg 体重。③冷沉淀：一般以 400 mL 全血分离的血浆制备的冷沉淀为 1 袋，其容量为20～30 mL。每袋冷沉淀中含有因子Ⅷ约 100 U，含约等于 200 mL 血浆中的 von Willebrand 因子(vWF)，此外，还含有 250～500 mL/L 的纤维蛋白及其他共同沉淀物，包含各种免疫球蛋白等。④纤维蛋白原：当纤维蛋白原 <1.5 g/L 可输注纤维蛋白原或冷沉淀，每天用 2～4 g，使血中纤维蛋白原含量达到 1 g/L 为适度。⑤AT-Ⅲ浓缩剂的应用：肝素的抗凝作用主要在于它能增强 AT-Ⅲ 的生物学活性。如血中 AT-Ⅲ 含量过低，则肝素的抗凝作用明显减弱。只有 AT-Ⅲ 浓度达到正常时，肝素的疗效才能发挥出来。因此，有人主张对 AT-Ⅲ 水平较低的患者，应首先应用 AT-Ⅲ 浓缩剂，然后再用肝素抗凝，往往会收到更好的疗效。在肝素治疗开始时，补充 AT-Ⅲ既可以提高疗效，又可以恢复正常的凝血与抗凝血的平衡。现国内已有 AT-Ⅲ 浓缩剂制剂，但未普及，可用正常人血浆或全血代替。冻干制品每瓶含 AT-Ⅲ 1 000 U，初剂量为 50 U/kg，静脉注射，维持剂量为每小时 5～10 U/kg。⑥凝血酶原复合物(pec)：每瓶 pec 内约含有 500 U 的因子Ⅸ和略低的因子Ⅱ、Ⅶ和Ⅹ，由于该制品内含有不足量的活化的凝血因子，所以有些制品内已加入肝素和(或)抗凝血Ⅲ(AT-Ⅲ)以防止应用后发生血栓栓塞。使用 pec 特有的危险是发生血栓性栓塞并发症；虽然在制剂中添加少量肝素后血栓栓塞并发症大为减少。

羊水栓塞所致的弥漫性血管内凝血(DIC)的处理原则是积极祛除病因，尽早使用肝素抗凝治疗。当病情需要时可输注血制品做替代治疗，但所有的血制品必须在抗凝的基础上应用。在采用血制品进行替代治疗之前，最好先测定抗凝血酶Ⅲ(AT-Ⅲ)的含量。若 AT-Ⅲ 水平显著降低，表明 DIC 的病理过程仍在继续，此时只能输注浓缩红细胞、浓缩血小板、AT-Ⅲ 浓缩剂，或输含 AT-Ⅲ 成分的新鲜冰冻血浆，避免应用全血、纤维蛋白原浓缩剂及冷沉淀。AT-Ⅲ 含量恢复正常是 DIC 病理过程得到控制的有力证据，此时补充任何所需要的血液制品都是安全的。补充凝血因子应在成功抗凝治疗及 DIC 过程停止后仍有持续出血者(DIC 过程停止的指征是观察AT-Ⅲ 水平被纠正)，则凝血因子缺乏具有高度可能性，此时补充凝血因子既必要又安全。凝血因子补充的量应视病情而定，一般认为成功抗凝治疗以后，输注血小板及凝血因子的剂量，应使血小板计数 $>80\times10^9/L$，凝血酶原时间 <20 秒，纤维蛋白原 >1.5 g/L。若未达到上述标准，应继续补充凝血因子和输注血小板。

3.抗纤溶治疗

最近多数学者再次强调，抗纤溶药物如六氨基己酸，抗血纤溶芳酸，氨甲环酸等使用通常是危险的，其可以延长微血栓存在的时间，加重器官功能的损害。因此，抗纤溶治疗，绝对不能应用于 DIC 过程高凝状态在继续的患者，因为此时仍需要纤溶活性以便尽快地消除微血栓，改善脏器的血流，恢复脏器功能。抗纤溶治疗只有在原发病及激发因素治疗、抗凝治疗、补充凝血因子3 个治疗程序已经采用，DIC 过程已基本停止，而存在纤维蛋白原溶解亢进的患者。

(七)预防感染

常规预防性使用抗生素。使用对肝肾功能损害较小的抗生素。

(八)纠正酸碱紊乱

羊水栓塞患者常有代谢性酸中毒或呼吸性酸中毒,常呈现混合性酸中毒。羊水栓塞时治疗代谢性酸中毒通过加强肺部通气,以排出 CO_2 和肾排出 H^+,使 H^+-Na^+ 交换增加,保留 Na^+ 和 HCO_3^-,以调节酸碱平衡。轻症酸中毒者,清除病因、纠正脱水后,能自行纠正,一般无须碱剂治疗,而重症者则需补充碱剂。

(九)产科处理原则

羊水栓塞发生后,原则上应先改善母体呼吸循环功能,纠正凝血功能障碍,病情稳定后即应立刻终止妊娠,祛除病因,否则病情仍会继续恶化。产科处理几个原则为:①如在第一产程发病,经紧急处理,产妇血压、脉搏平稳后,胎儿未能立即娩出,应行剖宫产术结束分娩。②如在第 2 产程发病,则应及时行产钳助产结束分娩。③产后如大量出血,凝血功能障碍应及时输注新鲜血、新鲜冰冻血浆、补充凝血因子、浓缩纤维蛋白原抑肽酶等。若经积极处理仍未能控制出血时即行子宫切除术,可减少胎盘剥离面大血窦的出血,又可阻断残留子宫壁的羊水及有形物质进入母血循环。子宫切除后因凝血功能障碍手术创面渗血而致的腹腔内出血,一般情况下使用凝血因子能奏效;若同时伴有腹膜后血肿、盆腔阔韧带血肿等可在使用凝血因子的同时行剖腹探查止血。亦有使用髂内动脉介入栓塞术,阻止子宫及阴道创面的出血,疗效未肯定。④关于子宫收缩剂的应用,可常规的应用适量的缩宫素及前列腺素,但不可大量应用,加大宫缩剂的用量未能达到减少出血的效果,同时可能将子宫血窦中的羊水及其有形物质再次挤入母体循环而加重病情。

(十)预防

羊水栓塞尚无特殊的预防方法,提出以下几点应注意的问题:①做好计划生育工作。②不行人工剥膜引产,人工破膜应避开宫缩,需引产或加强宫缩者,在人工破膜后 2 小时再决定是否采用催产素静脉滴注。1991 年 Beischer 认为需行引产而人工破膜等待 4～6 小时仍未引产则采用静脉滴注催产素,避免宫缩过程及胎儿宫内缺氧。③掌握催产素使用指征及常规,专人看护观察,以防宫缩过强,必要时应用镇静剂及宫肌松弛药物。④严格掌握剖宫产指征,宫壁切口边缘出血处用钳夹后缝合,减少羊水进入母血循环。⑤中期妊娠钳刮术,先破膜后再用宫缩药。采用羊膜腔内注药引产,应选用细针穿刺,在 B 超指引下避开胎盘,争取一次成功,避免胎盘血窦破裂而发生羊水栓塞。用水囊引产者,注入量不要过多,速度不要过快,避免子宫破裂而引起羊水栓塞。对晚期妊娠活胎引产,不适宜应用米非司酮、卡孕栓及各种不规范的引产方法,因其可诱发强烈宫缩而发生羊水栓塞。米索前列醇用于孕晚期引产的适宜剂量仍未明确,宜用最低有效剂量,剂量过大易引起宫缩过强致羊水栓塞及子宫破裂。

(刘江华)

第五节 产科休克

一、产科休克的病理生理特点

(一)休克的定义

休克是由于血管内有效循环血容量绝对或相对不足导致急性循环功能障碍,使全身组织及脏器的微循环血液灌流不足,引起组织缺血缺氧、代谢紊乱和各重要脏器发生代谢性及功能性严重障碍的综合征。休克可以发生在各种疾病过程中,在孕产妇中,妊娠与分娩过程亦可能发生各种并发症及合并症,严重时发生休克,引起全身各脏器损害,甚至死亡。产科休克是产科临床中一项最突出的紧急情况,是威胁孕产妇和围生儿生命的重要原因之一,与非妊娠相关的休克相比,产科休克在病因、病理和处理上的某些独特性值得重视。

(二)休克的病理生理

休克的发病随病因而异,但其临床表现及生理功能障碍基本相同,由致病因素引起血流动力学变化导致机体组织供氧、需氧失衡的病理状态。以下四种引起循环功能障碍的主要因素可以单独或合并存在。

1.有效循环血量减少

血管内容量是血流动力学的基础。失血性休克由于出血而引起有效血容量减少;感染性休克及过敏性休克则由血管内皮细胞损害,使血浆物质渗入组织间隙,循环血量分布异常而导致有效血容量减少;心源性休克由于心排量明显降低,有效循环血量减少等。各类休克的共性为有效循环血容量减少、心排量降低、组织供氧减少而需氧增加等。

微循环是执行循环系统功能的最基层结构,担负向全身组织细胞供氧和排出 CO_2、输送养料及排出废物等功能,其由小动脉、微动脉、中间微动脉、前毛细血管括约肌、真毛细血管、微静脉、小静脉、动静脉通道、直接通道等组成。真毛细血管是物质交换的场所,其血容量约占全身血容量的 $5\% \sim 10\%$。休克时,出现微循环障碍:大量真毛细血管开放,大量血液积聚,有效循环血量显著减少。休克早期,代偿性出现大量的儿茶酚胺的释放,引起微动脉和微静脉的收缩和痉挛,血压回升,以保证心、脑、肾等重要器官的血液供应,同时也使毛细血管前括约肌痉挛。血液流入毛细血管的阻力增加,使微循环灌注不足,毛细血管内压下降,体液向血管内转移。从机体其他处来的去甲肾上腺素还使细小静脉收缩,进入毛细血管的血液回流受阻,加之局部缺血,毛细血管通透性增加,液体外渗,血液浓缩,使血容量进一步减少,回心血量及心输出量剧减,动脉压下降。

2.血管运动张力丧失

休克发生后,血管活性物质含量显著增加,血管运动张力失调。失血性休克早期以血管收缩物质占优势,而休克晚期则以血管扩张物质起主要作用。在感染性休克及过敏性休克存在广泛的炎性反应,而神经源性休克则存在交感神经运动的丧失,这些均可引起血管运动张力失调,从而导致血管扩张和外周血管张力降低。

3.心排出量不足

心脏的泵血功能是血流动力学的原动力。影响心排出量的主要因素为前负荷、后负荷、心肌收缩力、心率。失血性休克因血容量的绝对或相对减少导致前负荷不足,形成继发性心排出量降低。感染性休克可因代偿机制出现高动力型休克,此时心排出量虽增加,但最终因代偿失调而致心排量减少。在心源性休克中,心排量不足可由心脏内源性缺陷,如心肌病、心瓣膜狭窄或心脏传导系统的病变所引起。而在阻塞性休克,则可由于广泛性肺栓塞等疾患使心脏充盈受到机械性的阻塞,而导致心排量不足。

4.继发多脏器功能障碍综合征

休克是继发多脏器功能障碍综合征(MODS)的重要因素。全身循环障碍组织的血液灌注不足会引起各组织器官细胞缺氧和代谢性酸中毒;能量代谢的障碍,还可以引起电解质平衡紊乱,其结果可造成机体多器官功能损害，尤以肺、肾和凝血系统最为重要；微循环功能障碍及血管内皮细胞损伤，易激活凝血系统而形成 DIC，DIC 的形成使各器官组织细胞进一步发生严重缺氧、变性、坏死，进而脏器功能损害加重；而当心、肺、脑、肾等重要脏器出现功能障碍时，又可使休克状况加重。若 MODS 处理不当、不及时，可导致死亡。

（三）产科休克的病理生理及特点

产科休克是指发生在孕产妇这一特殊人群、与妊娠及分娩直接有关的休克，是产科临床中一项最突出的紧急情况，是威胁孕产妇和围生儿生命的重要原因之一。与非妊娠相关的休克相比，产科休克在病因、病理和处理上的某些独特性值得重视。产科休克的常见类型为：失血性休克、感染性休克、心源性休克、神经源性休克、过敏性休克等。失血性休克是产科休克常见的原因，也是孕产妇死亡中最主要的致死原因；羊水栓塞虽不多见，但可以引起产科过敏性休克伴凝血功能障碍，并导致失血性休克；孕妇具有患各种泌尿生殖道感染的高危险性，例如化脓性肾盂肾炎、感染性流产、长时间破膜后的绒毛膜羊膜炎、产后及手术后发生盆腔感染等。增大的妊娠子宫，尤其在胎膜早破，或宫口开大胎膜破裂后，为细菌进入创造了条件；坏死的胎盘残留，有利于细菌的大量繁殖；产后母体抵抗力低下，一旦合并感染，机体失去防御能力，极易并发感染性休克；产妇在采用区域性麻醉进行分娩镇痛时，偶有麻醉药剂量过量的情况发生，从而引起血压下降，甚至全脊髓阻断，导致神经源性休克；另外，分娩时产道的特殊损伤、子宫内翻，也因子宫韧带的牵拉而致神经源性休克等。产科休克患者严重者多存在混合性休克，如低血容量性休克并心源性休克，神经源性休克伴低血容量性休克，过敏性休克伴低血容量性休克，感染性休克合并心源性休克等，这些混合性休克的临床表现常是各类休克症状的综合，给治疗带来困难。但孕产妇循环血容量和血管外液量显著高于非妊娠期妇女，且呈高凝状态，使孕产妇对失血的耐受力较强，且由于患者年轻，多无基础疾病；病变多局限于生殖器官及相邻区域，利于及时去除病因，为尽快控制休克提供了有利条件。

二、失血性休克

世界范围内，每年大约有 500 000 孕产妇死亡，在发展中国家，产科出血所致死亡占孕产妇死亡的 30%～50%。失血性休克是妊娠相关的导致孕产妇死亡的首要原因。该原因导致的死亡都是由低血容量性休克所介导，并与多种脏器功能衰竭相关，如急性肾衰竭、急性呼吸窘迫综合征、垂体坏死等。

妊娠期母体发生生理变化以备产时失血。妊娠中期末，母体血容量增加 1 000～2 000 mL，外周血管阻力降低使得心排出量增加 40%～45%，20%～25% 的心输出量分流到胎盘形成约 500 mL/min 的血流。因此，妊娠母体在怀孕期间已经做好了能够丢失 1 000 mL 血液的准备。当失血量小于 1 000 mL 时，产妇的生命征象可能并不能反映其真正的失血量。

（一）原因

孕产期间任何破坏母体血管系统完整性的因素都有引发严重产科出血的潜力。孕产期失血性休克的原因有两大类，一为发生与妊娠相关的各妊娠并发症如异位妊娠、前置胎盘、胎盘早剥、宫缩乏力及产道损伤或胎盘滞留等原因所致产后出血等，二为合并存在与妊娠无密切相关的全身性疾病如血液系统凝血功能障碍性疾病、肝脏疾病、免疫系统疾病等。

文献综述指出，异位妊娠是妊娠前半期引起致死性产科出血的首要原因。妊娠晚期的产前出血多为胎盘附着部位破裂（包括胎盘早剥及前置胎盘）或者子宫破裂（自发性或者创伤性）的结果。妊娠相关的失血原因不同,其孕产妇妊娠结局也不同。

值得重视的是子痫前期患者,血压的波动等因素可导致胎盘早剥,而分娩期间子痫前期患者也更容易发生低血容量性休克,因为此时患者血管内容量降低,即使正常分娩时的出血也有可能会导致生命体征的不稳定。另一个与子痫前期有关的病理生理变化是血小板减少,病情严重时将导致产后出血。另外,低蛋白血症所致全身水肿(包括子宫肌层水肿)以及预防子痫硫酸镁的使用都有可能影响子宫收缩而导致产后出血。

绝大多数产科出血发生于产后。最常见的原因是胎盘娩出后子宫收缩乏力。正常情况下,不断缩短的子宫肌纤维是胎盘部位动脉血管床的生理性止血带。因此,子宫收缩乏力时子宫肌纤维收缩障碍导致动脉失血。引起子宫收缩乏力的因素包括急产或者滞产、缩宫素使用过量、硫酸镁的应用、绒毛膜羊膜炎、由于宫腔内容量增大而导致的子宫增大以及手术分娩。产科创伤是另一个常见的产后出血的原因,如中骨盆平面的阴道手术助产常导致的宫颈和阴道损伤及剖宫产子宫切口延裂,其他还包括子宫内翻、分娩时损伤或者会阴侧切术后导致的会阴血肿或盆底腹膜后血肿等。另外,病理性胎盘植入或粘连、羊水栓塞以及任何导致凝血功能障碍的因素都可导致产后出血。

（二）机体对失血的反应

低血容量性休克涉及一系列机体应对急性低血容量的病理生理阶段。休克通常由低血压、少尿、酸中毒以及后期的毛细血管塌陷来诊断,然而这种理论知识使用起来并不是非常便捷。在大出血的早期,平均动脉压、心输出量、中心静脉压、肺小动脉楔压、每搏输出量、混合静脉血氧饱和度及氧消耗都降低。而收缩期血管阻力及动静脉氧饱和度的差异增加。当血流降低后这些改变能改善组织氧供。儿茶酚胺释放调节小静脉,使血液从容量储备池输出,伴随这些变化的还有心率、全身小血管阻力、肺部血管阻力及心肌收缩力等的增加。失血性休克后幸存的患者在复苏的最初 24 小时内其平均动脉压、心输出量、氧输送及氧消耗的降低都不会太大,而复苏后这些指标的恢复却都更接近于正常值。

此外,中枢神经系统通过选择性收缩小动脉从而对心输出量及血容量进行重新调配。这些改变使得肾脏、小肠、皮肤及子宫的血供减少而维持心脏、大脑及肾上腺血供的相对稳定。在产前出血的患者这种改变甚至在母体低血压出现之前就导致胎儿致死性的低氧和窘迫。这时妊娠期子宫相对于那些维持生命的器官来讲显得次要。无论母体血压如何,严重的休克都会伴有胎儿窘迫。

胎盘血流与子宫动脉灌注压成正比,从而与收缩压成正比。任何导致母体心输出量降低的事件都会导致胎盘血供成比例的下降。子宫血管对外源性血管活性物质非常敏感,然而,子宫动脉对妊娠相关性肾素血管紧张素刺激及血管压力效应的反应似乎比较迟钝,其机制尚不清楚。

产前出血患者胎儿血氧饱和度随母体心输出量减少而成比例降低,应引起产科医师关注。母体肾上腺髓质分泌的肾上腺素可增加胎盘部位螺旋动脉的阻力,进一步引起胎儿血氧饱和度的降低。此时即使母体的代偿机制尚可以维持母体生命体征稳定,而其胎儿却非常危险。因此,为了胎儿的安全,即使没有明显的低血压表现,也应该迅速增加产前出血患者的血容量。

尽管所有重要脏器的血流量在妊娠期间都会增加,但三个器官(垂体前叶、肾脏及肺)在失血性休克发生时容易受损。妊娠期间垂体前叶增大,血流量增加。但当发生休克时,血流由垂体前叶分流至其他器官,因而导致缺血性坏死。Sheehan 和 Murdoch 首先报道了继发于产后失血性低血压的低垂体功能综合征。这种情况在现代的产科已经非常罕见了。其临床表现多种多样,但是继发于垂体性腺激素的降低而导致的闭经却很常见。严重情况下,甲状腺及垂体促肾上腺激素的分泌也减少。也有学者报道部分性或者非典型性垂体前叶或后叶综合征。任何原因引起的低血容量都会降低肾脏血流,从而导致急性肾小管坏死。大约75%产科肾衰竭的患者的诱因是失血和低血容量。及时进行补血补液治疗对避免这种结局至关重要。心输出量急剧减少使得氧摄取功能受损,而氧运输的变化与ARDS的发病机制相关。

当失血达到血容量的25%时,代偿机制将不足以维持心输出量及动脉血压。从这一点来讲,即使发生少许再次失血,都将导致临床症状的迅速恶化,导致大量细胞坏死及血管收缩、器官缺氧、细胞膜稳定性破坏以及细胞内液流失到细胞外的空间。低血容量性休克时血小板聚集性也增加,聚集的血小板释放血管活性物质,这些物质促使微小血栓形成、不可逆的微血管低灌注及凝血功能障碍等。

由于孕期特有的生理变化,产科出血有着不同于正常人群的特点:孕期血容量增多,一旦出血往往来势迅猛,不易准确估计出血量;孕产妇多较年轻、身体基础好,对出血有一定的耐受性,因此,当出现明显临床症状时,往往已达中重度休克标准,贻误了抢救时机。特别是不少患者的产后出血发生于家庭分娩或基层医院,由于上述因素及医疗条件的限制常导致产后出血呈非控制性状态,不能被及时发现和处理。这些是导致产科休克患者不良结局的原因。

(三)产科低血容量休克的临床救治

产科出血大多数往往来势凶猛。短时间内大量失血而导致失血性休克。抢救失血性休克关键就是止血、恢复血容量以及快速去除病因。

1.产科失血性休克患者的监护

该监护对休克患者的监测十分重要。从休克的诊断治疗开始,直至治愈,必须始终观察并掌握病情变化,以免出现治疗不足或治疗过度的错误而影响急救效果。

(1)基本生命体征监测:休克是一种以组织灌注不足为特征的临床状态。虽然低血压常常合并休克发生,但是血压正常并不能排除休克的发生。应结合患者的神志、四肢末梢的温度及尿量等情况了解组织灌注情况。休克早期可通过对患者的神志、体温、血压、脉搏、呼吸及尿量等基本生命体征进行监护,可以评估出血量、出血速度及制订治疗方案,一般监测间隔可为半小时至一小时。

(2)产科失血性休克患者血流动力学的监测:血流动力学的监测能进一步评估心室充盈压、心输出量及血管内血容量,并指导输液治疗。临床上常用以下监测指标:心输出量监测(CO)、中心静脉压(CVP)、氧饱和度监测、肺毛细血管楔压(PAWP)、肺动脉压(PAP)、经食管超声心动图(TEE)、pH及PCO_2、PO_2监测、血乳酸水平、血碳酸氢盐水平、凝血功能、电解质等。必须强调动态监测,了解病情变化,并及时纠正治疗措施。

2.保持有效呼吸通气是抢救休克的首要原则

休克时肺循环处于低灌注,氧和二氧化碳弥散都受到影响,严重缺氧时引起低氧血症,低氧血症又能加重休克,导致恶性循环。休克患者最常见的死因是呼吸系统氧交换不全而导致的多器官功能衰竭。对危重症患者的研究发现因组织灌注减少而产生的组织氧债是导致继发性器官功能障碍及衰竭的最主要的潜在生理机制。通过面罩以每分钟8~10 L的速度给氧以增加肺毛细血管膜的局部氧分压可能可以阻断组织缺氧的发生。而且对于产前出血患者提高母血中局部氧分压也能够增加胎儿组织氧供。两项前瞻性随机对照试验研究发现,恢复混合静脉血氧饱和度(SvO_2)至正常水平或者将血流动力学维持在高于生理状态的水平并无益处。而另外7项随机试验却发现当早期或者预防性的给予这种积极治疗方法时可以获得明显的临床改善。因此，必须保证充足供氧，鼻导管插入深度应适中，通常取鼻翼至耳垂间的长度，必要时采用人工通气以保证有效通气。如果患者气道不通或者潮气量不足，临床工作者应该果断的行气管插管及正压通气给氧以促进足够的氧合作用。对于经简单复苏后没有迅速好转的患者采用侵入性方法（气管插管）恢复氧输送及氧容量至正常甚至超常水平是十分必要的。

3.积极正确的容量复苏是产科失血性休克救治成功的关键

休克均伴绝对或相对血容量不足，扩充血容量是维持正常血流动力、保证微循环灌注和组织灌注的物质基础，是抗休克的基本措施。而输液通道至关重要。急性大出血休克时，末梢血管处于痉挛状态，依靠静脉穿刺输液常遇到困难，以往常采用内踝静脉切开，其输液滴速也常不理想。近年来，多采用套管针，选颈内静脉穿刺，成功后保留硅胶管针套，衔接好输液管进行输液，可直接经上腔静脉入心脏，保证液体迅速灌注，更便于插管测中心静脉压，增加抢救成功率，统计广州市重症孕产妇救治中心近5年救治483例严重产科出血患者救治情况，有456例患者采用颈内静脉穿刺，确保输液通道，救治成功率达98.5%。

建立通道后尽快和有效恢复血管内容量是治疗失血性休克的重要措施，特别是休克早期。一旦到休克中、晚期，由于机体微循环床开放，尽管输入了大量的液体，但疗效并不理想。因此，合理输液对休克救治的效果至关重要，临床工作中需要把握好以下的关键点。

(1)适宜的补液速度及补液量：一般最初20分钟输注1 000 mL，第一小时内应输入2 000 mL，以后根据一般状态、血压、心率、实验室检查等综合指标酌情调整。同时应严密观察继续出血量，并尽快配合有效的止血措施。对中、重度休克的输液治疗应用中心静脉压（central venous pressure,CVP）配合血压监测予以指导。

(2)选好补液种类：扩容治疗时常用的液体包括晶体液、胶体液、血制品和血液代用品。总的来说，晶体液主要补充细胞外液；胶体液主要补充血管内容量，不同种类胶体溶液其扩容效力和持续时间不同；休克早期，应用晶体液配合血浆代制品；失血量超过1000 mL时，需补充浓缩红细胞；新鲜冰冻血浆则主要用于纠正凝血因子缺乏。由于血源缺乏和输血可能造成艾滋病、病毒性肝炎等，输血应严格掌握指征。1996年美国麻醉医师协会（ASA）输血指南指出，血红蛋白一般应用<6 g/dL或<10 g/dL（伴有心肺疾患）时；新鲜冰冻血浆一般用于 PT/PTT 大于1.5倍对照值；血小板一般应用血小板数小于5×10^9/L等，上述条件对冠心病和肺疾病患者适当放宽条件，另外参考患者血气分析结果、心指数等综合决定，对于非控制性出血输血指征应为血红蛋白<10 g/dL，而对于已控制出血者血红蛋白一般应用<6 g/dL。

大量血液替代疗法是指在24小时内，输入个体的液量至少为其血容量的一倍。美国国立卫生院会议报道，在接受大量血液替代治疗的患者中，血小板减少的患者比凝血因子耗损的患者更容易引起病理性失血。这一发现在一项对27例为大量液体替代治疗的患者的前瞻性研究中得到证实，对这些患者输注全血并不能改善其凝血因子V、Ⅶ、Ⅸ以及纤维蛋白原的缺乏。一项临床救治研究指出在需要大量补液的患者中，血小板减少是比凝血因子减少更重要的引起大量出血的原因。这项报道中指出，采用 FFP 迅速恢复凝血酶原时间（PT）及部分凝血活酶时间（APTT）至正常水平对改善异常出血效果甚微。没有证据表明"每使用一定数量的 RBC 就常规给予 PPF"的做法能够降低那些正在接受大量液体替代治疗的患者或者既往没有凝血因子缺陷症患者的输注需要。因此，在大量补液治疗的过程中，应重视纠正具体的凝血功能障碍（纤维蛋白原<100 mg/dL）以及血小板减少（<30 000/mL）会减少更进一步的输注需求。急性失血性

休克情况下,侵入性血流动力学监测,通过 CVP 及 PCWP 反映毛细血管内容量状态,可能有利于指导补液治疗。然而,危重症患者 CVP 作为反映血管容量状态的指标可能并不绝对可靠,因为此时还伴有静脉血管壁的改变。幸运的是,产科失血性休克患者通过迅速止血以及充分及时的复苏治疗能够迅速恢复。

近年来出现了关于休克治疗中限制性液体复苏的观点,国内余艳红教授对产科出血限制性输液进行了探索性的基础研究,认为限制性输液有利于减少出血量,保障重要组织器官的灌注,减少休克造成的各器官功能损害,可能有效改善免疫功能等。但目前国内外均未有相关临床资料。

4.止血

迅速止血是治疗产科失血性休克的最根本、最关键措施。应根据不同部位、不同病因的出血采取相应的止血措施控制出血,治疗原发疾病。在积极容量复苏支持下,对于活动性出血而出血部位明确的患者应尽快手术或介入治疗,而对活动性出血但出血部位不确切的患者应迅速通过各种辅助手段如穿刺、超声检查、血管造影等查找定位出血部位以止血。

某些情况下,如子宫破裂或者腹腔内出血,可能在血流动力学稳定之前就需要进行外科手术。子宫收缩乏力引起的产后出血,如果用传统的压迫法或者稀释的缩宫素无效时,应该考虑使用甲基麦角新碱或者 15-甲基-前列腺素 F2α。后者的推荐使用量为 250 μg,如果有需要最大可以使用到 1 000 μg。少数患者,直肠给予米索前列醇(一种前列腺素 E 的类似物),对治疗子宫收缩乏力是有效的。

持续性阴道流血的患者,一定要仔细检查阴道、宫颈、子宫及宫内妊娠残余物等。如果患者有生育要求且临床表现稳定时,可以考虑子宫动脉结扎或者子宫动脉栓塞。某些情况下,宫底加压缝扎,如 B-Lynch 缝扎能够有效止血。极少数情况下,需要进行髂内动脉结扎方能止血。子宫收缩乏力保守治疗失败、子宫胎盘卒中或者子宫破裂时,单纯的保守缝合术可能无效时要考虑剖腹探查或者子宫切除术。也有学者报道子宫卒中时可以采用球囊压迫或者栓塞髂内动脉的方法。

在子宫切除手术止血治疗中强调评估术后腹腔内出血再次开腹手术的风险。术后腹腔内出血的监测中,留置腹腔引流管的引流量有助于评定,但应结合临床上生命体征的变化、血红蛋白的进行性监测、腹围变化、必要时的 B 超检查等手段。产科休克子宫切除术后因残端出血再次开腹手术与凝血功能障碍未纠正、手术方式欠妥及术者技巧等相关。因此,对于术前、术中已存在凝血功能障碍的患者要在积极纠正凝血功能障碍的基础上进行仔细的残端止血,对于子宫切除的方式应根据病理妊娠的特点及子宫切除的指征慎重考虑,需防止次全切除术后再次开腹行宫颈残端切除,此类手术应由经验丰富的专家完成。

有些本可以通过外科手段避免死亡的产科失血性休克救治失败病例,反映的并非是临床工作者知识体系缺陷或者手术技能低下,而是他们错误的判断延误了剖腹探查或子宫切除的时机。严重产科失血的成功处理需要及时的容量复苏、睿智的用药、果断的手术止血决策等综合应用。

5.血管活性药物的使用

失血性休克在纠正容量之后如血压仍偏低,可以考虑给予适当的血管活性药物。但在产前及分娩期慎用,因血管加压素虽能够暂时缓解母体低血压,然而却是以降低子宫胎盘灌注为代价的。因为子宫螺旋动脉对该类药物十分敏感,不到万不得已的情况下,一般不用血管加压素来治疗产前出血性休克。变性肌力药物如多巴胺可能对急性循环衰竭情况下的血流动力学有积极改善作用。不过,对正常及低血容量的孕羊的研究发现,多巴胺会降低子宫动脉血供。低血容量性休克时,除非毛细血管前负荷(即 PCWP)已经得到最佳改善,否则一般不使用血管加压药物或者变性肌力性药物。当给药剂量相同时,血管加压素比多巴酚丁胺升高 MAP 及 PCWP 的作用更强。而多巴酚丁胺能够使心脏指数、VO_2 及 DO_2 上升更多。因此,一些危重症专家更推崇多巴酚丁胺。

6.纠正酸中毒

代谢性酸中毒常伴休克而产生。酸中毒能抑制心脏收缩力,降低心排血量,并能诱发 DIC。因此,在抗休克同时必须注意纠酸。首次可给碳酸氢钠 $100\sim200$ mL,$2\sim4$ 小时后再酌情补充。有条件者可监测酸碱平衡及电解质指标,按失衡情况给药。

7.防治

MODS 休克发生后心肌缺氧、能量合成障碍,加上酸中毒的影响,可致心肌收缩无力,心搏量减少,甚至发生心力衰竭,因此治疗过程中应严格监测脉搏及注意两肺底有无湿性啰音。有条件者应做中心静脉压监测。如脉率达 140/分钟以上,或两肺底部发现有湿性啰音,或中心静脉压升高达 12 cmH_2O 以上者可给予快速洋地黄制剂,一般常用毛花苷 C 0.4 mg 加入 25％葡萄糖液 20 mL 中,缓慢静脉注射 $4\sim6$ 小时后,尚可酌情再给 0.2 mg 毛花苷 C,以防治心力衰竭。血容量补充已足,血压恢复正常,肾脏皮质的血流量已改善,但每小时尿量仍少于 17 mL 时,应适时利尿,预防肾衰竭,并预防感染等。

8.进一步评估

病情的评估应贯穿在产科失血性休克患者的每项处理前后。当患者的氧合状态得到改善、容量复苏完成以及病情趋于稳定时应对患者进行进一步评估,评估治疗效果、评估基础疾病以及评估休克对循环的影响、评估产前出血患者胎儿宫内情况等。系统的评估包括生命体征、尿量、酸代谢情况、血液生化以及凝血功能状态等。某些情况下,可以考虑放置肺动脉漂浮导管从而对心功能及氧输送参数进行综合评估。不过,一般的低血容量性休克都不需要进行侵入性血流动力学的监测。

产前出血患者胎心率评估可以提示母体危重情况下胎儿窘迫情况。然而,大多数情况下,只有待母体情况稳定且持续出现胎儿宫内窘迫的证据时临床工作者才会考虑终止妊娠。应意识到只有当母体的缺氧、酸中毒及子宫胎盘灌注得到改善后,胎儿才有可能转危为安。当母体血流动力学不稳定时,推荐对胎儿进行宫内评估及复苏,而不是紧急的终止妊娠。

(四)产科失血性休克的预防

1.产科出血高危因素的评估与干预

产前检查时,产科医师应仔细询问病史及妊娠史,结合辅助检查,及早发现或评估存在的可能引起产科出血的高危因素,重视此次妊娠相关的存在出血风险的妊娠病理或并发症,以及重视合并出血风险的全身性疾病如肝炎、血液系统疾病、免疫系统疾病等与凝血功能异常相关的病症。与患者知情沟通,告知其出血高危状况及风险,并做出预见性诊断、恰当会诊、及时预防性准备及处理,以将失血可能性降低或将失血程度降到最低。

2.围分娩期的评估与干预

恰当的围分娩期的评估与干预可将患者以将失血可能性降低或将失血程度降到最低,减少创伤。

分娩前评估:复习病史及妊娠史、仔细体检、完善辅助检查。根据患者出血的高危因素及目前母胎病情状况评估分娩时机与方式。

分娩前的准备与干预：为分娩中可能发生产科失血性休克的患者进行减少出血量的措施准备（如使用抗凝剂者停用或调整药物；强力宫缩剂的准备如欣母沛、卡贝缩宫素等；ITP患者术前血小板提升；患者凝血功能异常的分娩前纠正等）；进行减低失血创伤的准备（如准备充足血源等）。

分娩时的干预：阴道分娩者重视产程管理，缩短产程，第二产程减少产伤发生，积极处理第三产程；剖宫产术分娩者强调麻醉管理，维持血流动力学的稳定，仔细止血与缝合等；认真评估与监测出血量，如创面出血与凝血状况；评估宫缩及加强宫缩，必要时的各种保守缝扎止血措施及恰当评判不得已时果断的子宫切除术等；必要时及时恰当的容量复苏与输血，凝血功能异常的纠正，生命体征及器官氧合的监测与管理，以及必要时及时的生命支持等。

重视心脏病患者产科失血对血流动力学的影响，心脏基础疾病对此的适应性，如艾森曼格综合征患者积极防止产后出血以降低死亡风险；重视肝损害患者分娩时再发生产科出血对疾病的影响，以及副反馈加重产科出血等；重视低体重患者、贫血患者对失血耐受差等。

通过产前、产时的评估与干预能很好地将患者失血可能性降低、将失血程度降到最低、患者相关严重创伤程度降低，并有可能降低相关的孕产妇死亡风险。

三、感染性休克

感染性休克系指由感染引起的血液灌流呈急性锐减的综合征，又称中毒性休克或内毒素性休克，多由细菌感染引起。败血症指同时伴有低血压[收缩压<12.0 kPa（90 mmHg）或较基础值下降≥ 5.3 kPa（40 mmHg）]，在扩容的同时（或需要使用升压药）患者依然存在灌注不足，或者存在乳酸堆积、少尿、患者出现急性精神状态改变。败血症、重度败血症及感染性休克是机体对感染产生的一系列连续反应，患者多死于多器官功能障碍综合征（MODS）。在北美，感染性休克是ICU患者死亡的主要原因，10％的感染性休克死亡直接与产科有关。

引起产科感染性休克的最常见原因为肾盂肾炎、绒毛膜羊膜炎、产褥感染、子宫破裂和感染性流产、外伤性感染、坏死性筋膜炎、胆囊炎、胰腺炎等。其常见的致病菌为产生内毒素的革兰氏阴性杆菌、厌氧链球菌、产生外毒素的溶血性链球菌和金黄色葡萄球菌等，产气荚膜杆菌感染产生外毒素所致休克病情常常险恶，另外病毒及真菌也可引起感染性休克，但在产科领域少见。菌血症到败血症的发展与免疫抑制、药物使用等一些因素相关。革兰氏阴性杆菌是引起败血症的最常见致病菌。但由革兰氏阳性杆菌造成的败血症逐渐升高，已接近革兰氏阴性杆菌所致败血症发生率。感染性休克的发生、发展与预后均与致病菌的毒性和机体的免疫力有关。如果发展为多脏器功能衰竭，其死亡率为$40\%\sim 70\%$。

（一）病理生理

败血症的心血管系统的临床表现是外周血管紧张度和心功能改变的结果。血管紧张度下降可能由平滑肌细胞松弛剂氧化亚氮的增加引起；微血管的改变，如血管内皮细胞的肿胀，纤维蛋白沉积，血流异常导致循环中细胞的聚集；心输出量依赖于患者血容量的多少。在败血症性休克的早期，心输出量因血容量不足和心脏灌注减少而降低，而在容量替代治疗后患者心输出量有所增加。心肌功能障碍也可以见于多数感染性休克的患者，可以影响左右心室功能。感染性休克可根据其过程分为三期。

1.原发性（可逆性）早期（温暖期）

由于广泛性毛细血管扩张及血管内皮通透性增加，血流动力为高排低阻型（高动力型）。通过代偿性心跳加速使心输出量增加,但同时会发生心脏收缩力减弱和心肌抑制,患者心跳加快,周围血管扩张,皮肤温暖,面色潮红。体温常在 38.5～40.5℃,可伴寒战,尿量正常或增加,此期可持续 30 分钟至 16 小时。

2.原发性后期(寒冷期)

心肌功能紊乱趋于显著,心输出量下降,外周阻力高,组织出现血流灌注不足。患者血压降低,心跳加速,皮肤苍白,四肢湿冷,反应迟钝,体温可低于正常,尿少。发绀和少尿的发生提示心、肺和肾功能受损。

3.继发性期(不可逆期)

此期亦称低动力型。休克未及时得到纠正,导致血管麻痹,心功能障碍,血管内凝血,细胞缺氧,代谢紊乱而产生多器官功能障碍,伴急性呼吸窘迫综合征。患者表现为皮肤发绀、厥冷,无尿,心、肺功能衰竭,昏迷,体温不升,脉细或不能触及,弥散性血管内凝血,低血糖,血压测不到。当伴有急性呼吸窘迫综合征时死亡率可达 25%。

(二)诊断与治疗

对患者进行评估,寻找感染源时应考虑妊娠和产后妇女常见的感染因素。检查包括:胸部 X 线照射排除肺炎、盆腹部 CT 和 MRI 扫描排除脓肿、子宫肌层的坏死和产后绿脓杆菌性子宫感染、羊膜腔穿刺排除羊膜内感染等。感染的诊断依赖于相关临床表现及明确感染源。在诊断思路的指导下收集影像学证据,并对感染部位取样进行革兰和真菌染色及培养。化脓性伤口、播散性蜂窝组织炎应擦拭伤口后再取样本进行培养。血培养应在发热和寒战出现的开始及时进行。根据国际败血症论坛的建议,血培养应在非感染部位进行静脉抽血,局部皮肤使用 70% 的异丙基酒精或碘溶液擦拭两遍。每个培养瓶注入10～30 mL的血液,如果所取血液有限应优先对血液进行需氧菌的培养。静脉穿刺针在将血液注入培养瓶后应更换。对不同种属的可疑细菌应进行 2～3 次血培养。对重症患者,感染经常是医源性的,如中心静脉置管(CVC)、停留导尿管或辅助通气。对此应采用特殊技术和方法来获取培养结果并对结果进行分析,包括中心静脉穿刺部位血样的培养、中心静脉置管头端细菌定量分析和中心静脉置管部位的细菌培养。抽取气管内分泌物行革兰菌染色,并进行细菌或真菌培养。胸膜腔积液超过 10 mm 应进行抽吸并进行革兰菌染色及细菌、真菌培养。在怀疑存在通气相关肺炎时,在没有禁忌证的情况下,应进行支气管镜检查。不主张对住院患者常规进行念珠菌筛查。在败血症患者,侵入性真菌感染更易见于细菌培养呈典型克隆性生长的患者。对进行念珠菌血培养的败血症患者需要进行多处取材。

感染性休克的治疗包括,使用广谱抗生素,根据中心静脉压和肺动脉毛细血管楔压进行扩容、输血、应用血管升压药和正性肌力药物、去除感染源、及时通气、支持治疗(预防深静脉血栓形成,营养支持,预防应激性溃疡,血液滤过),免疫治疗,除绒毛膜羊膜炎外终止妊娠为最后措施。

及时使用抗生素可以降低感染性休克患者的患病率和死亡率。开始对患者使用广谱抗生素进行经验性用药。对妊娠相关感染,联合使用青霉素、氨基糖苷类药物及同时使用克林霉素或甲硝唑治疗厌氧菌使抗菌谱更广。也可选择碳(杂)青霉烯、第三、四代头孢菌素针对非中性粒细胞减少的患者。氨曲南(β-内酰胺类)和氟喹诺酮对革兰氏阴性杆菌没有足够的作用,因此不建议早期经验性用药。万古霉素应用于对甲氧西林耐药的葡萄球菌感染(留置管相关感染或对甲氧西林耐药为主的葡萄球菌感染)。抗真菌药不能作为经验性用药的常规。氟康唑和两性霉素 B 一样有效,并对非中性粒细胞减少的患者毒性小。但对中性粒细胞减少症的败血症患者明确感染源并确定药敏试验有效后,两性霉素 B 应作为一线治疗药物。抗生素的选择应考虑患者的过敏史、肝肾功能、细菌培养结果及医院或社区特异性微生物检测,但要注意细菌培养的假阴性或某些微生物未能测到时造成的信息收集不全,尤其是产科易发生混合微生物感染的情况下更易造成这种情况。

血流动力学的支持是治疗感染性休克主要方法之一。治疗的目标是保证患者组织有效灌注和正常细胞代谢。扩容治疗可以有效地纠正低血压和维持患者的血流动力学的稳定性,改善患者血液携氧能力。补液速度根据患者血压[保持收缩压不小于 12.0 kPa(90 mmHg)或平均动脉压在 8.0～8.7 kPa(60～65 mmHg)],心率和尿量(≥0.5 mL/(kg·h))。建议在 5～15 分钟内快速注射 250～1 000 mL 晶体液。在妊娠期间胶体渗透压下降,营养不良和子痫前期患者下降更加明显。因败血症患者毛细血管通透性增加,和妊娠期胶体渗透压的下降使孕妇更易发生肺水肿。应注意补液速度及种类。补液速度可以根据患者的中心静脉压[保持 1.1～1.6 kPa(8～12 mmHg)]或肺动脉毛细血管楔压[保持 1.6～2.1 kPa(12～16 mmHg)]的监测进行,后者比前者更有参考价值,因中心静脉压并不能反映左心室舒张末压(如子痫前期),并易有人为性升高。另外,血液运氧能力取决于心输出量和红细胞携氧能力。心输出量的增加与血容量的扩张成正比,而血红蛋白的增加可以提高红细胞携氧能力。建议感染性休克患者的血红蛋白浓度保持在 9～10 g/dL。

在补液和输入红细胞后依然不能保证组织器官有效灌注时需要使用血管加压药。升压药的选择依据该药对心脏和周围血管的作用。多巴胺和肾上腺素比去甲肾上腺素和去氧肾上腺素更易升高心率。多巴胺和去甲肾上腺素可以加快心率并增加心指数。最近的研究表明去甲肾上腺素是最好的升压药,因其较少引起心动过速,并与下丘脑垂体轴没有交叉作用,且相比其他升压药患者生存率高。对感染性休克,与多巴胺相比,去甲肾上腺素可以更有效地升压、增加心输出量、肾脏血流和尿量。尽管感染对心功能有不良影响,但多数患者无论采用去甲肾上腺素治疗与否在补液治疗后其心输出量均可增加。如果心输出量在正常低值或下降,应使用促进心肌收缩药物,首选为多巴酚丁胺[开始剂量 2.5 μg/(kg·min),以2.5 μg/(kg·min)的剂量每 30 分钟调整用药浓度,直至心指数升至 3 或者更高[。在低血压患者多巴酚丁胺应与升压药联合应用,首选去甲肾上腺素。如果患者组织灌注依然不足时可以联合使用血管加压素,剂量为 0.01～0.04 U/min,避免内脏血管、冠状动脉缺血和心输出量下降。常规使用碳酸氢盐纠正阴离子间隙性酸中毒。

早期识别感染患者的休克表现,抓住对治疗反应良好的最初几小时对患者进行及时有效的心血管治疗是保证患者良好预后的关键。在患者病情允许的情况下及时消灭感染源。对创伤性感染和筋膜炎进行创面清创,并去除坏死组织。子宫超声检查判断宫腔内是否存在组织残留和需要清宫术。对 CT 和 MRI 下诊断明确的盆腹腔脓肿进行经皮穿刺引流,剖腹探查作为在纠正患者病情时的期待疗法或最后治疗措施。在证据不足时不主张进行剖腹探查,而在需要清除坏死组织和引流无效的情况下需使用。对妊娠期败血症患者及尚无分娩先兆的患者采用羊膜腔穿刺,通过羊水革兰氏染色和葡萄糖检测是否存在羊膜腔内感染以排除绒毛膜羊膜炎等。因妊娠期和产后女性更易发生胆结石,应排除患者发生胆囊炎,必要时进行胆囊切除。因泌尿道梗阻造成的肾盂肾炎除抗感染外,应置入支架进行引流。

根据国际感染性休克论坛的建议,对重度败血症和感染性休克的患者应早期进行气管内插管和辅助机械通气。机械通气的指征包括重度呼吸急促(呼吸频率>40 bpm),呼吸肌衰竭(使用辅助呼吸肌呼吸),精神状态的改变,给氧下依然严重低氧血症。

对产科感染性休克患者应有一套相应支持治疗措施。这些治疗包括预防血栓栓塞,营养支持治疗,预防应激性溃疡,对肾功能不全患者进行血液透析。败血症和妊娠是血栓栓塞的高危因素,应重视预防深静脉血栓形成。另外应对患者进行营养支持治疗,肠内营养应为首选,而肠外营养作为替补治疗,将在其他章节对此详细讨论。抗酸治疗,硫糖铝或组胺-2 受体类似物用来预防应激性溃疡出血。

类固醇皮质激素作为难治性感染性休克的治疗手段之一,不主张用于非休克或轻度休克的败血症患者。低剂量(或冲击剂量)氢化可的松是感染性休克治疗的选择之一,但应在最初的几小时内及时使用,不推荐大剂量应用。使用胰岛素维持血糖在 80～100 mg/dL 水平,可以降低感染造成的多器官功能衰竭患者的死亡率。使用时应监测患者血糖水平以避免可能的过度治疗造成的低血糖性脑损伤。除此之外,感染性休克患者也可以考虑血液滤过治疗,这也是目前感染性休克治疗的新趋势。

妊娠期感染性休克会增加早产风险和子宫胎盘灌注不足的风险。临床应根据孕周和孕妇情况决定是否持续胎心监护和(或)应用子宫收缩抑制药物。对于胎心基线不稳和子宫频发收缩等可以通过纠正母体低氧血症和酸中毒而改善。但应考虑母体长期缺氧和酸中毒会导致胎儿永久性损伤或引起不可避免的早产。在没有绒毛膜羊膜炎、未临产或无胎儿窘迫状态时,同时考虑孕周和孕妇情况决定是否分娩。如果治疗时患者呼吸和心血管功能持续损伤,对妊娠 28 周以上的患者可以考虑终止妊娠,以改善母体呼吸循环功能。

四、过敏性休克

过敏性休克是由特异性变应原引起的以急性循环衰竭为主的全身性速发性变态反应,产科过敏性休克最常见的变应原仍然是药物,其次为不相容的血液制品,另外,目前认为羊水及其成分进入母血引起的类变态反应是羊水栓塞的主要病理生理变化。引起变态反应的机制主要为两种,即免疫球蛋白 E 中介的变态反应和补体中介的变态反应。在免疫球蛋白 E 中介的变态反应中,常见的变应原为药物,例如抗生素。当抗原物质进入机体后,引起依附于循环中嗜碱性粒细胞和组织肥大细胞细胞膜上的免疫球蛋白 E 释放。这些细胞继而释放大量组胺和慢反应物质,引致支气管收缩和毛细血管通透性增加。另外组胺也可引起血管扩张。在短时间内发生一系列强烈的反应,患者出现水肿,喉黏膜水肿,血压降低,心跳加速,呼吸增快和呼吸困难等,也可伴有荨麻疹,鼻尖或眼结膜炎。在补体中介的变态反应中,常见的变应原为各种血液制品。补体激活可以产生 II 型变态反应(例如血液不相容)或 III 型反应。补体的片段包括 C3a、C4a、C5a,为强力的过敏性毒素,引起肥大细胞脱颗粒。产生和释放其他一些中介物质,例如细胞激肽,以及凝血系统的活化,结果导致全身性血管扩张,血管通透性增加,支气管痉挛和凝血机制障碍。

羊水栓塞近年认为主要是变态反应,是指在分娩过程中羊水突然进入母体血循环引起急性肺栓塞、过敏性休克、弥散性血管内凝血(DIC)。过敏性休克导致呼吸循环衰竭,其中心环节是低血压低血氧。羊水进入母血循环后,其有形成分激活体内凝血系统,并导致凝血机制异常,极易发生严重产后出血及失血性休克,并伴发 MODS。

处理过敏性产科休克引起的呼吸及循环衰竭,重点强调生命支持纠正低血压、低血氧,以赢得进一步治疗的时间。呼吸支持包括保持呼吸道通畅,面罩给氧,缓解支气管痉挛,必要给予机械通气等。循环支持包括建立有效静脉补液通道,容量复苏,并给予适当的血管活性药物和强心药物,解除肺血管痉挛等。同时积极寻找和去除致敏原,给予糖皮质激素等抗过敏治疗。监测并纠正凝血功能障碍,防治 DIC、防治 MODS、预防感染。

产前及产时发生的过敏性休克,在积极孕妇生命支持的同时,重视胎儿宫内安危评估、分娩时机与分娩方式的评估及与家人的沟通等。

五、神经源性休克

神经源性休克指控制循环功能的神经调节遭到原发性或继发性病因损害所产生的低血压状态。交感神经血管运动张力丧失和机体保护性血流动力学反射是神经源性休克的基本病理机制。发生神经源性休克时,全身性血管阻力降低,而静脉容量增加,使心脏的输入量和输出量减少,而导致血压下降。但由于迷走张力不受拮抗,心动过缓,肢体温暖而干燥。当休克加重时,由于皮肤热量丧失可使体温下降。其临床特点为发生迅速,且能很快纠正逆转,一般不会出现严重的组织灌注不足。

引起产科神经源性休克的最常见原因是创伤(如子宫内翻)、手术和减痛麻醉,尤其是高位硬膜外麻醉。多数麻醉剂均可产生不同程度的周围血管扩张和心肌抑制作用。硬膜外麻醉尤其是高位麻醉还可以引起突然的呼吸心跳骤停。鉴别诊断中应注意因麻醉药物本身引起的变态反应或药物浓度过高所致的低血压。

由脊髓阻断引起的神经源性产科休克的基本处理是应用血管加压剂以逆转血管运动张力的丧失。产前患者血管加压药的治疗可选用盐酸麻黄碱,因为盐酸麻黄碱不会引起子宫、胎盘血管的收缩而导致器官缺血。如果盐酸麻黄碱效果不显著,则需改用其他更强效的血管加压剂。在局部麻醉时应避免在过大范围内作药物浸润或小范围内作过高浓度注射而造成剂量过大。

另外,产科创伤子宫内翻所致休克也为神经源性休克,多因结构异常、韧带牵拉所致,但可同时混合低血容量性休克,易混淆临床典型的神经源性休克表现。子宫内翻所致的神经源性产科休克最终配合以手术子宫位置的恢复等而得以缓解。

六、心源性休克

心源性休克是由于心脏泵衰竭或心功能不足所致,心输出量降低是其基本的病理生理。影响心脏搏出量的主要因素为前负荷、后负荷、心肌收缩力和心率。妊娠合并心脏内源性缺陷,如先天或后天的瓣膜病变、心肌病变、心脏传导系统的病变、肺动脉栓塞及妊娠特有的围生期心肌病等均可引起心输出量下降,导致心源性休克。另外,产科各类休克的严重阶段都最终可导致心输出量降低,而并发心源性休克。

在妊娠合并心脏病的患者中,如左心室流出道狭窄型(瓣膜狭窄,如二尖瓣狭窄、主动脉瓣狭窄等),其心输出量固定,当妊娠晚期或围分娩期,发生血流动力学变化(尤其在第二产程或产后出血、硬外麻醉等情况下),心输出量不能与之相适应变化,从而造成心源性休克。因此,需加强此类患者孕前咨询和分娩期的管理,加强麻醉管理及防治产后出血的发生,维持血流动力学稳定。

对于房室传导阻滞患者虽然能耐受非孕期甚至孕期的心脏负荷,但正常分娩中氧耗与输出量需增加一倍以上才能满足孕妇的需要,如此类患者发生心功能不能适应分娩时的血流动力学变化,容易引起心源性休克,必要时应予体外临时起搏器以保证一定的心率以提供足够的心输出量。

妊娠合并心肌梗死或者扩张型心肌病、病毒性心肌炎、围生期心肌病等均可影响心肌的收缩功能,心脏泵血功能衰竭,不能供给全身各脏器足够的血氧,造成心源性休克。

其他各种休克造成容量减少,前负荷不足,影响心功能,另外由于各种休克引起冠脉血供不足,造成心肌受损等均可引起心源性休克的发生。

心源性休克处理重要的是维持心输出量,通过容量复苏保持一定的前负荷,通过血管活性药物维持血压(可应用多巴胺、间羟胺与多巴酚丁胺等)、防治心律失常,必要时应用合适的正性肌力药物,如强心苷等。强调不同类型妊娠合并心脏病患者围分娩期及麻醉的特殊管理,防治心源性休克的发生。

(刘江华)

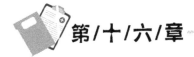

中西医结合治疗急危重症

第一节 重症哮喘

重症哮喘是指有频繁严重急性加重(或死亡)和(或)药物不良反应和(或)慢性并发症(包括肺功能受损或儿童肺发育迟缓)的危险,可分为未治疗的重症哮喘、治疗困难的重症哮喘和治疗抵抗的重症哮喘三组。危重哮喘,致死性哮喘或危及生命哮喘,是哮喘急性发作的最严重状态,气流受限持续或迅速进展以致通气衰竭,发生高碳酸血症或有其他危及生命的表现。治疗不当,也可产生气道不可逆性缩窄,因此,合理的防治至关重要。本病的发病率,在发达国家高于发展中国家,城市高于农村。本病可参照中医哮病辨证救治。

一、疾病特征

(一)一般临床表现

1.重度哮喘

患者在休息状态下也存在呼吸困难、端坐呼吸,语言受限,常有烦躁、焦虑、发绀、大汗淋漓症状。呼吸频率常大于 30 次/分,辅助呼吸肌参与呼吸运动。双肺满布响亮的哮鸣音,脉率>110 次/分,常有奇脉。PEF 昼夜变异率>30%。吸入空气的情况下,$PaCO_2 > 6.0$ kPa(45 mmHg),$PaO_2 < 6.7$ kPa(50 mmHg),$SaO_2 < 92\%$,pH 降低。

2.危重型哮喘

除上述重度哮喘的表现外,患者常不能讲话,嗜睡或意识模糊,呼吸浅快,胸腹矛盾运动,三凹征,呼吸音减弱或消失(沉默肺),心动徐缓,动脉血气表现为严重低氧血症和呼吸性酸中毒,提示危险征兆,患者呼吸可能很快停止,于数分钟内死亡。原因可能为广泛痰栓阻塞气道,呼吸肌疲劳衰竭,或并发张力性气胸、纵隔气肿。根据其临床特点,危重哮喘可分为缓发持续型和突发急进型两种基本类型。

(1)缓发持续型:即致死性哮喘Ⅰ型,多见于女性,占致死性哮喘的 80%～85%。患者症状控制不理想,常反复发作,或长时间处于哮喘持续状态不能缓解,常规治疗效果不佳,病情进行性加重,在几天甚至几周内恶化,以迟发性炎症反应为主,病理改变为气道上皮剥脱、黏膜水肿、肥厚,黏膜下嗜酸性粒细胞浸润,黏液栓堵塞气道。

(2)突发急进型:即致死性哮喘Ⅱ型,较少见,主要发生在青壮年,尤其是男性患者。病情突然发作或加重,若治疗不及时,可于短时间内(几小时甚至几分钟内)迅速死亡,故也称为急性窒息性哮喘。以速发性炎症反应为主,主要表现为严重气道痉挛,病理变化表现为气道黏膜下以中性粒细胞浸润为主,而气道内无黏液栓。若治疗及时,病情可迅速缓解。

(二)体征

(1)哮喘急性发作时的典型体征为两肺闻及广泛的哮鸣音。

(2)呼吸频率>30 次/分,形成浅快呼吸。

(3)辅助呼吸肌活动增强,过度收缩。

(4)心率>120 次/分,但是严重的低氧血症也可损害心肌,反使心率减慢。

(5)哮喘严重发作时血压常升高,但当静脉回心血量明显减少、心肌收缩力减低时血压反会下降,因而血压降低是病情严重的指标。

(6)心排血量吸气相降低现象放大,可出现奇脉。但需注意在哮喘患者衰竭时,不能产生显著的胸膜腔内压波动也会导致压差减少,因而不出现奇脉并不总是轻症发作。

(7)不能平卧、出汗、感觉迟钝;不能讲话均提示患者处于严重状态。

二、诊疗常规

(一)诊断

(1)反复发作的哮喘病史,以及存在有上述导致哮喘严重发作持续的因素。

(2)极度呼吸困难、烦躁、端坐呼吸、不能言语或言语不连续、大汗淋漓、胸腹矛盾呼吸、发绀、嗜睡、意识模糊、心率>120 次/分或心动过缓、出现肺性奇脉、血压下降、哮鸣音可减弱甚至消失。

(3)$PaO_2 < 8\ kPa(60\ mmHg)$,$PaCO_2 > 6\ kPa(45\ mmHg)$,$SaO_2\% < 90\%$,$pH < 7.35$。

(4)常规平喘治疗无效。

(二)影像学检查

胸部 X 线检查缓解期哮喘患者 X 线多无明显异常,哮喘发作时可见两肺透亮度增加,呈过度充气状态。如并发呼吸道感染,可见肺纹理增加及炎症性浸润阴影。同时要注意肺不张、气胸或纵隔气肿等并发症的存在。

(三)辅助检查

1.肺功能检查

哮喘控制水平的患者其肺通气功能多数在正常范围。在哮喘发作时,由于呼气流速受限,表现为第一秒用力呼气量(FEV1)、第一秒率(FEV1/FVC%)、最大呼气中期流速(MMER)、呼出50%与75%肺活量时的最大呼气流量(MEF50%与 MEF75%)以及呼气峰值流量(PEFR)均减少。可有用力肺活量减少、残气量增加、功能残气量和肺总量增加,残气占肺总量百分比增高。经过治疗后可逐渐恢复。肺功能检查对确诊哮喘非常有帮助,是评价疾病严重程度的重要指标,同时也是评价疗效的重要指标。哮喘患者应定期复查肺功能。日常监测 PEF 有助于评估哮喘控制程度。

2.痰嗜酸性粒细胞或中性粒细胞计数

痰嗜酸性粒细胞或中性粒细胞计数可用来评估与哮喘相关的气道炎症。

3.呼出气 NO 浓度

测定呼出气 NO(FeNO)也可作为哮喘时气道炎症的无创性标志物。痰液嗜酸性粒细胞和FeNO 检查有助于选择最佳哮喘治疗方案。

4.变应原检查

可通过变应原(即变应原)皮试或血清特异性 IgE 测定证实哮喘患者的变态反应状态,以帮助了解导致个体哮喘发生和加重的危险因素,也可帮助确定特异性免疫治疗方案。

(四)治疗

气道炎症几乎是所有类型哮喘的共同特征,也是临床症状和气道高反应性的基础,气道炎症存在于哮喘的各个阶段。虽然哮喘目前尚不能根治,但以抑制炎症为主的规范治疗能够控制哮喘的临床症状。哮喘应采取综合性治疗手段,包括避免接触变应原及其他哮喘触发因素、规范化的药物治疗、特异性免疫治疗及患者教育。急性发作的处理如下。

1.控制哮喘

(1)给氧:给高浓度鼻导管吸氧,及时纠正缺氧,使 $PaO_2 > 8.0$ kPa(60 mmHg)。缺氧严重时应用面罩或鼻罩给氧。

(2)控制哮喘:急诊治疗急性哮喘主要是吸入 β_2 受体激动剂和抗胆碱能药物。气雾剂/雾化溶液最有效的颗粒大小为 $1 \sim 5\ \mu m$,更大的颗粒因沉积于口腔而无效,小于 $1\ \mu m$ 的颗粒则因太小而在气道中进行布朗运动,无法进入更小的气道。标准给药方法:①沙丁胺醇,成人口服每次 $2 \sim 4$ mg,3 次/日;或喷雾剂吸入,成人 2 喷/次,$3 \sim 4$ 次/日;②对治疗无反应或反应差者,常应用 β_2 受体激动剂有较好效果,如特布他林或肾上腺素皮下注射。

2.药物治疗

(1)糖皮质激素。①局部糖皮质激素:如用丙酸倍氯米松气雾剂,每天可吸入 $8 \sim 16$ 揿($400 \sim 800\ \mu g$),早晨应用 1 次。通过储雾罐吸入,或用碟式干粉吸入器。如用,则用 $200\ \mu g$ 的剂型,每天清晨 $2 \sim 4$ 药泡,吸入糖皮质激素气雾剂后,应用清水漱口。如全身应用糖皮质激素,则在停用全身激素后应用。②全身应用糖皮质激素:在开始时,应用泼尼松 1 周左右,每天剂量为 $1 \sim 1.5$ mg/kg,早晨 1 次或分次服用。1 周后逐渐减量,直至停用口服制剂,以吸入糖皮质激素气雾剂。

(2)β_2 肾上腺素受体激动剂:①吸入治疗。②硫酸沙丁胺醇控释片,每天 2 次,每 12 小时 1 次,每次 4 mg。

(3)色甘酸钠气雾剂:色甘酸钠气雾剂每天 4 次,每次 2 揿,吸入方法同局部糖皮质激素。

(4)茶碱缓释片:每天 2 次,如用茶碱,可按上述剂量将茶碱 1 天总量平均分为 3 次给药。应用茶碱类药物,最好进行血药浓度监测,以使血浆茶碱浓度为 $5 \sim 15\ \mu g/mL$ 为宜。

(5)细胞膜稳定剂:如用酮替芬,每次用 $0.5 \sim 1$ mg(3 岁以下用 0.5 mg,3 岁以上用 1 mg),每 12 小时用药 1 次。

3.中医治疗

(1)治疗原则:发时以邪实为主,当攻邪治标,分别寒热,予以温化宣肺或清化肃肺。久病虚实夹杂者,又当兼顾。平时以正虚为主,当扶正治本,审察阴阳,分别脏器,采用补肺、健脾、益肾等法。

(2)辨证论治。

寒哮证:症见呼吸急促,喉中哮鸣如水鸡声,呼吸急促,喘憋气逆,胸膈满闷如塞,咳不甚,痰少咯吐不爽,色白而多泡沫,口不渴或渴喜热饮,形寒怕冷,天冷或受寒易发,面色青晦,舌苔白滑,脉弦紧或浮紧。

治法:温肺散寒,化痰平喘。

选方:射干麻黄汤加减。

热哮证:症见喉中痰鸣如吼,喘而气粗息涌,胸高胁胀,咳呛阵作,咳痰色黄或白,黏浊稠厚,排吐不利,口苦,口渴喜饮,汗出,面赤,或有身热,甚至有好发于夏季者,舌苔黄腻,质红,脉滑数或弦滑。

治法:清热宣肺,化痰降逆。

选方:定喘汤加减。

喘脱危证:症见哮病反复久发,喘息鼻塞,张口抬肩,气短息促,烦躁,昏蒙,汗出如油,四肢厥冷,舌质青黯苔腻或滑,脉浮大无根。

治法:补肺纳肾,扶正固脱。

选方:回阳救急汤合生脉饮加减。

中医外治。

体针:取穴:①定喘、孔最、肾俞;②肺俞、大椎、足三里。每天取穴 1 组,交替使用。10～15 天为 1 个疗程。对寒哮发作患者可即刻缓解支气管平滑肌痉挛,降低气道阻塞。

敷贴:白芥子、延胡索各 21 g,细辛、甘草各 12 g,每年三伏天进行穴位敷贴,3 年为 1 个疗程。

（商连春）

第二节　成人呼吸窘迫综合征

成人呼吸窘迫综合征(ARDS)是一种急性、进行性、缺氧性呼吸衰竭。可见于临床各科,包括内、外、妇科和儿科的多种原发疾病的抢救或医治过程中。其主要病理生理改变为肺的微循环障碍、毛细血管壁通透性增加及肺泡群萎陷,导致通气/血流比例失调,肺内分流量增加。临床表现为呼吸频数、严重的呼吸困难和不易缓解的低氧血症。如不给予有效的治疗,缺氧持续,可危及患者生命。属于中医"喘证"的范畴。

引起本病的常见病因有休克、严重创伤、大手术后、烧伤、严重感染、体外循环、输液过量、异型输血、脂肪或羊水栓塞等。中医对此也早有类似记载,认为伤损、产后、温病、失血、痈疽等,均可导致喘逆的发生,且多表现为虚实夹杂的病理变化。

一、辨证施治

ARDS 所致的喘证,一般多属于本虚标实或虚实夹杂。虚主要为肺肾气血虚亏,实则多为瘀血、水湿或热毒等壅滞肺气。由于其病因、病程及各自体质状况的不同,治当根据具体病情进行辨证论治。

(一)热毒犯肺

主症:发热汗出,喘促气急,烦躁不安,面赤鼻扇,甚或神昏谵语。舌质红,苔黄燥,脉滑数。

治法:清热解毒,涤痰平喘。

处方:黄连解毒汤合千金苇茎汤加减。黄连 5 g,山栀 9 g,黄芩 12 g,甘草 6 g,银花 30 g,连翘 15 g,竹叶 9 g,芦根 30 g,生石膏 30 g,知母 9 g,鱼腥草 30 g,桑白皮 12 g,甜葶苈 12 g,前胡 9 g。

阐述:本型为阳明热盛,肺气壅遏所致,故以黄连解毒汤合千金苇茎汤以清肺泻火,涤痰降逆。如便闭尿涩者,可加生大黄 9 g、全瓜蒌 12 g、车前草 30 g、茯苓 15 g;神昏谵语较重者,可用安宫牛黄丸,日服2次,每次 1 粒或用紫雪丹 0.9~1.5 g,分次口服。

(二)气虚血瘀

主症:因外伤、手术、产后等造成张口抬肩,喝喝喘急,气短难续,或胁痛唇青,恶露不行。舌质黯,苔薄白,脉弦细或结代。

治法:益气活血,祛瘀生新。

处方:二味参苏饮加减。党参 30 g,黄芪 30 g,苏木 15 g,麦冬 12 g,五味子 6 g,当归 12 g,茯苓 12 g。

阐述:此系损伤、产后,或血虚失运,瘀血内留而致气血运行受阻,肺气不利之见症,方以二味参苏饮益气行滞,加黄芪、当归、丹参、麦冬、五味子以增强其益气养血、祛瘀生新之功。此外,也可选用中成药参麦注射液加丹参注射液静脉滴注。

(三)肺肾两虚

主症:喘促难平,呼多吸少,动则更甚,神疲乏力,甚则汗出肢冷,唇青。舌淡,苔薄白;脉沉细。

治法:益肺补肾,固本培元。

处方:生脉散合右归丸加减。党参 30 g,黄芪 30 g,麦冬 12 g,五味子 6 g,生熟地各 15 g,怀山药 15 g,山萸肉 9 g,杜仲 12 g,菟丝子 12 g,杞子 12 g,当归 12 g,肉桂 5 g,制附子 9 g。

阐述:此型多为大出血或急性重症导致肺肾两虚,下元不固所出现的临床症状,故此时以生脉饮益气养阴,上以治肺;并以右归丸补肾助阳,下以固本纳气。方中加用黄芪伍当归,有补气养血之功,对大出血所致的 ARDS,则更为适用。

二、中西医优化选择

在 ARDS 的发生与发展过程中,缺氧严重而且难以纠正,因而往往容易导致体内各重要器官,如脑、肾、心、肝等发生不同程度的组织损害及功能障碍而使病情进一步加重,故迅速纠正缺氧,是抢救 ARDS 患者的当务之急。西医此时的主要治疗措施就是给氧,初期可用鼻导管给氧,如无效或病情危重者,则用人工呼吸机械通气,在 $P_{(A-a)}O_2$ 高于 40 kPa(300 mmHg)、QS/QT 大于 15% 时,须考虑采用呼气末正压通气(PEEP)。根据近年的临床报道,中医益气活血剂如生脉饮加丹参、川芎或采用中成药参麦注射液加丹参注射液进行静脉滴注,对各种原因引起的低氧血症有一定疗效,因此对 ARDS 所致的低氧血症,在给氧的同时,配合上述中药的治疗,对纠正其严重低氧状态,可能有较好的作用。

急性感染性疾病所致的 ARDS,选用西药抗生素控制炎症,效果较好;但如能及早结合中医治疗,根据其邪热深入发展的程度,分别选用人参白虎汤合泻心汤或清营汤加减等清热解毒方药,以起到"菌毒并治"的作用。此外,若属里、热、实证者,可选用增液承气汤或大承气汤加减以清里攻下。实践证明,这对减轻呼吸困难及促进一般情况的好转也有一定裨益。

在 ARDS 病程中,如失治或治疗不当,常易发生肺水肿,在控制液体入量,保持体液负平衡及输入晶体液、应用强心利尿剂等的同时,配合中医宣肺利水之剂,选用宣肺渗湿汤加减进行治疗,对消除肺水肿,促进疾病恢复有一定作用。

肺微循环障碍是 ARDS 的基本病理生理改变,西医在治疗中,多采用酚妥拉明、低分子右旋糖酐及肾上腺皮质激素,予以扩张肺内血管、降低肺静脉压及改善微循环,近年已主张配合中医活血化瘀之品,如注射复方丹参注射液或川芎嗪注射液,认为能加强消除肺瘀血,增加肺血流,提高肺通气及换气功能等效果。

（商连春）

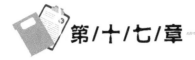

第/十/七/章

急诊科护理

第一节 急性阑尾炎的护理

急性阑尾炎是外科最常见的急腹症之一,多发生于青年人,男性发病率高于女性。

一、病因、病理

(一)病因

1.阑尾管腔梗阻

阑尾管腔梗阻是引起急性阑尾炎最常见的病因。阑尾管腔细长,开口较小,容易被食物残渣、粪石、蛔虫等阻塞而引起管腔梗阻。

2.细菌入侵

阑尾内存有大量大肠埃希菌和厌氧菌,当阑尾管腔阻塞后,细菌繁殖并产生毒素,损伤黏膜上皮,细菌经溃疡面侵入阑尾引起感染。

3.胃肠道疾病的影响

急性肠炎、血吸虫病等可直接蔓延至阑尾或引起阑尾管壁肌肉痉挛,使管壁血运障碍而致炎症。

(二)病理

根据急性阑尾炎发病过程的病理解剖学变化,可分为急性单纯性阑尾炎、急性化脓性阑尾炎、坏疽性及穿孔性阑尾炎、阑尾周围脓肿四种病理类型。

急性阑尾炎的转归取决于机体的抵抗力和治疗是否及时,可有炎症消退、炎症局限化、炎症扩散三种转归。

二、临床表现

(一)症状

1.腹痛

典型症状是转移性右下腹痛。因初期炎症仅限于阑尾黏膜或黏膜下层,由内脏神经反射引起上腹或脐部周围疼痛,范围较弥散。当炎症波及浆膜层和壁腹膜时,刺激了躯体神经,疼痛固定于右下腹。单纯性阑尾炎的腹痛程度较轻,化脓性及坏疽性阑尾炎的腹痛程度较重。当阑尾穿孔时,腹痛可减轻,因阑尾管腔内的压力骤减,但随着腹膜炎的出现,腹痛可继续加重。

2.胃肠道症状

早期可有轻度恶心、呕吐,部分患者可发生腹泻或便秘。盆腔阑尾炎时,炎症刺激直肠和膀胱,引起里急后重和排尿痛。

3.全身症状

早期有乏力、头痛,炎症发展时,可出现脉快、发热等,体温多在 38 ℃内。坏疽性阑尾炎时,出现寒战、体温明显升高。若发生门静脉炎,可出现寒战、高热和轻度黄疸。

(二)体征

1.右下腹固定压痛

右下腹固定压痛是急性阑尾炎最重要的体征。腹部压痛点常位于麦氏点。

2.反跳痛和腹肌紧张

提示阑尾已化脓、坏死或即将穿孔。

三、辅助检查

(一)腰大肌试验

若为阳性,提示阑尾位于盲肠后位贴近腰大肌。

(二)结肠充气试验

若为阳性,表示阑尾已有急性炎症。

(三)闭孔内肌试验

若为阳性,提示阑尾位置靠近闭孔内肌。

(四)直肠指诊

直肠右前方有触痛者,提示盆腔位置阑尾炎。若触及痛性肿块,提示盆腔脓肿。

四、治疗原则

急性阑尾炎诊断明确后应尽早行阑尾切除术。部分急性单纯性阑尾炎,可经非手术治疗而获得痊愈;阑尾周围脓肿,先行非手术治疗,待肿块缩小局限、体温正常,3 个月后再行阑尾切除术。

五、护理诊断/问题

(一)疼痛

与阑尾炎症、手术创伤有关。

(二)体温过高

与化脓性感染有关。

(三)潜在并发症

急性腹膜炎、感染性休克、腹腔脓肿、门静脉炎。

(四)潜在术后并发症

腹腔出血、切口感染、腹腔脓肿、粘连性肠梗阻。

六、护理措施

（一）非手术治疗的护理

（1）取半卧位。

（2）饮食和输液：流质饮食或禁食，禁食期间做好静脉输液的护理。

（3）控制感染：应用抗生素。

（4）严密观察病情：观察患者的生命体征、精神状态、腹部症状和体征、白细胞计数及中性粒细胞比例的变化。

（二）术后护理

1.体位

血压平稳后取半卧位。

2.饮食

术后 1～2 天胃肠蠕动恢复、肛门排气后可进流食，如无不适可改半流食，术后 3～4 天可进软质普食。

3.早期活动

轻症患者术后当天麻醉反应消失后，即可下床活动，以促进肠蠕动的恢复，防止肠粘连的发生。重症患者应在床上多翻身、活动四肢，待病情稳定后，及早下床活动。

4.并发症的观察和护理。

（1）腹腔内出血：常发生在术后 24 小时内，表现为腹痛、腹胀、面色苍白、脉搏细速、血压下降等内出血表现或腹腔引流管有血性液引出。应嘱患者立即平卧，快速静脉输液、输血，并做好紧急手术止血的准备。

（2）切口感染：是术后最常见的并发症，表现为术后 2～3 天体温升高，切口胀痛、红肿、压痛等。可给予抗生素、理疗等，如已化脓应拆线引流脓液。

（3）腹腔脓肿：多见于化脓性或坏疽性阑尾炎术后。表现为术后 5～7 天体温升高或下降后又升高，有腹痛、腹胀、腹部压痛、腹肌紧张或腹部包块，常发生于盆腔、膈下、肠间隙等处，可出现直肠膀胱刺激症状及全身中毒症状。

（4）粘连性肠梗阻：常为不完全性肠梗阻，以非手术治疗为主，完全性肠梗阻者应手术治疗。

（5）粪瘘：少见；一般经非手术治疗后粪瘘可自行闭合。

七、特殊类型阑尾炎

（一）小儿急性阑尾炎

小儿大网膜发育不全，难以包裹发炎的阑尾。其临床特点：①病情发展快且重，早期出现高热、呕吐等胃肠道症状。②右下腹体征不明显。③小儿阑尾管壁薄，极易发生穿孔，并发症和死亡率较高。处理原则：及早手术。

（二）妊娠期急性阑尾炎

较常见，发病多在妊娠前 6 个月。临床特点：①妊娠期盲肠和阑尾被增大的子宫推压上移，压痛点也随之上移。②腹膜刺激征不明显。③大网膜不易包裹炎症的阑尾，炎症易扩散。④炎症刺激子宫收缩，易引起流产或早产，威胁母子安全。处理原则：及早手术。

（三）老年人急性阑尾炎

老年人对疼痛反应迟钝,防御功能减退,其临床特点为:①主诉不强烈,体征不典型,易延误诊断和治疗。②阑尾动脉多硬化,易致阑尾缺血坏死或穿孔。③常伴有心血管病、糖尿病等,使病情复杂严重。处理原则:及早手术。

（王金星）

第二节　急性肠梗阻的护理

肠腔内容物不能正常运行或通过肠道发生障碍时,称为肠梗阻,是外科常见的急腹症之一。

一、疾病概要

（一）病因和分类

1.按梗阻发生的原因分类

（1）机械性肠梗阻:最常见,是由各种原因引起的肠腔变窄、肠内容物通过障碍。主要原因:①肠腔堵塞,如寄生虫、粪块、异物等。②肠管受压,如粘连带压迫、肠扭转、嵌顿性疝等。③肠壁病变,如先天性肠道闭锁、狭窄、肿瘤等。

（2）动力性肠梗阻:较机械性肠梗阻少见。肠管本身无病变,梗阻原因是神经反射和毒素刺激引起肠壁功能紊乱,致肠内容物不能正常运行。可分为:①麻痹性肠梗阻,常见于急性弥散性腹膜炎、腹部大手术、腹膜后血肿或感染等。②痉挛性肠梗阻,由于肠壁肌肉异常收缩所致,常见于急性肠炎或慢性铅中毒。

（3）血运性肠梗阻:较少见。由于肠系膜血管栓塞或血栓形成,使肠管血运障碍,继而发生肠麻痹,肠内容物不能通过。

2.按肠管血运有无障碍分类

（1）单纯性肠梗阻:无肠管血运障碍。

（2）绞窄性肠梗阻:有肠管血运障碍。

3.按梗阻发生的部位分类

高位性肠梗阻(空肠上段)和低位性肠梗阻(回肠末段和结肠)。

4.按梗阻的程度分类

完全性肠梗阻(肠内容物完全不能通过)和不完全性肠梗阻(肠内容物部分可通过)。

5.按梗阻病情的缓急分类

急性肠梗阻和慢性肠梗阻。

（二）病理生理

1.肠管局部的病理生理变化

（1）肠蠕动增强:单纯性机械性肠梗阻,梗阻以上的肠蠕动增强,以克服肠内容物通过的障碍。

（2）肠管膨胀:肠腔内积气、积液所致。

（3）肠壁充血水肿、血运障碍,严重时可导致坏死和穿孔。

2.全身性病理生理变化

(1)体液丢失和电解质、酸碱平衡失调。

(2)全身性感染和毒血症,甚至发生感染中毒性休克。

(3)呼吸和循环功能障碍。

(三)临床表现

1.症状

(1)腹痛:单纯性机械性肠梗阻的特点是阵发性腹部绞痛;绞窄性肠梗阻表现为持续性剧烈腹痛伴阵发性加剧;麻痹性肠梗阻呈持续性胀痛。

(2)呕吐:早期常为反射性,呕吐胃内容物,随后因梗阻部位不同,呕吐的性质各异。高位肠梗阻呕吐出现早且频繁,呕吐物主要为胃液、十二指肠液、胆汁;低位肠梗阻呕吐出现晚,呕吐物常为粪样物;若呕吐物为血性或棕褐色,常提示肠管有血运障碍;麻痹性肠梗阻呕吐多为溢出性。

(3)腹胀:高位肠梗阻,腹胀不明显;低位肠梗阻及麻痹性肠梗阻则腹胀明显。

(4)停止肛门排气排便:完全性肠梗阻时,患者多停止排气、排便,但在梗阻早期,梗阻以下肠管内尚存的气体或粪便仍可排出。

2.体征

(1)腹部:视诊,单纯性机械性肠梗阻可见腹胀、肠型和异常蠕动波,肠扭转时腹胀多不对称;触诊,单纯性肠梗阻可有轻度压痛但无腹膜刺激征,绞窄性肠梗阻可有固定压痛和腹膜刺激征;叩诊,绞窄性肠梗阻时腹腔有渗液,可有移动性浊音;听诊,机械性肠梗阻肠鸣音亢进,可闻及气过水声或金属音,麻痹性肠梗阻肠鸣音减弱或消失。

(2)全身:单纯性肠梗阻早期多无明显全身性改变,梗阻晚期可有口唇干燥、眼窝凹陷、皮肤弹性差、尿少等脱水征。严重脱水或绞窄性肠梗阻时,可出现脉搏细速、血压下降、面色苍白、四肢发冷等中毒和休克征象。

3.辅助检查

(1)实验室检查:肠梗阻晚期,血红蛋白和血细胞比容升高,并有水、电解质及酸碱平衡失调。绞窄性肠梗阻时,白细胞计数和中性粒细胞比例明显升高。

(2)X线检查:一般在肠梗阻发生 4～6 小时后,立位或侧卧位 X 线平片可见肠胀气及多个液气平面。

(四)治疗原则

1.一般治疗

(1)禁食。

(2)胃肠减压:是治疗肠梗阻的重要措施之一。通过胃肠减压,吸出胃肠道内的气体和液体,从而减轻腹胀、降低肠腔内压力,改善肠壁血运,减少肠腔内的细菌和毒素。

(3)纠正水、电解质及酸碱平衡失调。

(4)防治感染和中毒。

(5)其他:对症治疗。

2.解除梗阻

解除梗阻分为非手术治疗和手术治疗两大类。

（五）常见几种肠梗阻

1.粘连性肠梗阻

粘连性肠梗阻是肠粘连或肠管被粘连带压迫所致的肠梗阻,较为常见。主要由于腹部手术、炎症、创伤、出血、异物等所致。以小肠梗阻为多见,多为单纯性不完全性梗阻。粘连性肠梗阻多采取非手术治疗,如无效或发生绞窄性肠梗阻时应及时手术治疗。

2.肠扭转

肠扭转指一段肠管沿其系膜长轴旋转而形成的闭袢性肠梗阻,常发生于小肠,其次是乙状结肠。

(1)小肠扭转:多见于青壮年,常在饱餐后立即进行剧烈活动时发病。表现为突发腹部绞痛,呈持续性伴阵发性加剧,呕吐频繁,腹胀不明显。

(2)乙状结肠扭转:多见于老年人,常有便秘习惯,表现为腹部绞痛,明显腹胀,呕吐不明显。肠扭转是较严重的机械性肠梗阻,可在短时间内发生肠绞窄、坏死,一经诊断,应急症手术治疗。

3.肠套叠

指一段肠管套入与其相连的肠管内,以回结肠型(回肠末端套入结肠)最多见。肠套叠多见于2岁以下婴幼儿。典型表现为阵发性腹痛、果酱样血便和腊肠样肿块(多位于右上腹),右下腹触诊有空虚感。X线空气或钡剂灌肠显示空气或钡剂在结肠内受阻,梗阻端的钡剂影像呈"杯口状"或"弹簧状"阴影。早期肠套叠可试行空气灌肠复位,无效者或病期超过48小时,怀疑有肠坏死或肠穿孔者,应行手术治疗。

4.蛔虫性肠梗阻

由于蛔虫聚集成团并刺激肠管痉挛致肠腔堵塞,多见于2～10岁儿童,驱虫不当常为诱因。主要表现为阵发性脐部周围腹痛,伴呕吐,腹胀不明显。部分患者腹部可触及变形、变位的条索状团块。少数患者可并发肠扭转或肠壁坏死穿孔,蛔虫进入腹腔引起腹膜炎。单纯性蛔虫堵塞多采用非手术治疗,包括解痉止痛、禁食、酌情胃肠减压、输液、口服植物油驱虫等,若无效或并发肠扭转、腹膜炎时,应行手术取虫。

二、护理诊断/问题

（一）疼痛

疼痛与肠内容物不能正常运行或通过障碍有关。

（二）体液不足

体液不足与呕吐、禁食、胃肠减压、肠腔积液有关。

（三）潜在并发症

肠坏死、腹腔感染、休克。

三、护理措施

（一）非手术治疗的护理

(1)饮食:禁食,梗阻缓解12小时后可进少量流质饮食,忌甜食和牛奶;48小时后可进半流食。

(2)胃肠减压,做好相关护理。

(3)体位:生命体征稳定者可取半卧位。

(4)解痉挛、止痛：若无肠绞窄或肠麻痹，可用阿托品解除痉挛、缓解疼痛，禁用吗啡类止痛药，以免掩盖病情。

(5)输液：纠正水、电解质和酸碱失衡，记录 24 小时出入液量。

(6)防治感染和中毒：遵照医嘱应用抗生素。

(7)严密观察病情变化：出现下列情况时应考虑有绞窄性肠梗阻的可能，应及早采取手术治疗。①腹痛发作急骤，为持续性剧烈疼痛，或在阵发性加重之间仍有持续性腹痛，肠鸣音可不亢进。②早期出现休克。③呕吐早、剧烈而频繁。④腹胀不对称，腹部有局部隆起或触及有压痛的包块。⑤明显的腹膜刺激征，体温升高、脉快、白细胞计数和中性粒细胞比例增高。⑥呕吐物、胃肠减压抽出液、肛门排出物为血性或腹腔穿刺抽出血性液。⑦腹部 X 线检查可见孤立、固定的肠袢。⑧经积极非手术治疗后症状、体征无明显改善者。

(二)手术前后的护理

1.术前准备

除上述非手术护理措施外，按腹部外科常规行术前准备。

2.术后护理

(1)病情观察，观察患者生命体征、腹部症状和体征的变化，伤口敷料及引流情况，及早发现术后并发症。

(2)卧位，麻醉清醒、血压平稳后取半卧位。

(3)禁食、胃肠减压，待排气后，逐步恢复饮食。

(4)防止感染，遵照医嘱应用抗生素。

(5)鼓励患者早期活动。

(王金星)

第三节　急性化脓性腹膜炎的护理

一、概念

急性化脓性腹膜炎是指由化脓性细菌，包括需氧菌和厌氧菌或两者混合所引起的腹膜腔急性感染。急性化脓性腹膜炎累及整个腹腔称为急性弥散性腹膜炎，腹膜腔炎症仅局限于病灶局部称为局限性腹膜炎，并可形成脓肿。根据腹腔内有无病变又分为原发性腹膜炎和继发性腹膜炎。腹腔内无原发病灶，而是血源性引起的，称为原发性腹膜炎，占 2％。继发于腹腔内空腔脏器穿孔、损伤破裂、炎症扩散和手术污染等所引起的腹膜炎，称之为继发性腹膜炎，是急性化脓性腹膜炎中最常见的一种，占 98％。

二、临床表现

(一)腹痛

腹痛是最主要的症状，一般都很剧烈，不能忍受，且呈持续性，当患者深呼吸、咳嗽、转动体位时加重，故患者多不愿意改变体位。疼痛先以原发病灶处最明显，随炎症扩散可波及全腹。

（二）恶心、呕吐

恶心、呕吐为早期出现胃肠道症状。腹膜受到刺激,引起反射性恶心,呕吐,呕吐物为胃内容物。当出现麻痹性肠梗阻时,可吐出黄绿色胆汁,甚至粪质样内容物。

（三）全身症状

随着炎症发展,患者出现高热、大汗、口干、脉速、呼吸浅快等全身中毒症状,后期出现眼窝凹陷、四肢发冷、呼吸急促、脉搏细弱、血压下降、严重缺水、代谢性酸中毒及感染性休克的表现。但年老体衰或病情晚期者体温不一定升高,如脉搏加快,体温反而下降,提示病情恶化。

（四）腹部体征

腹胀明显,腹式呼吸减弱或消失。腹部有压痛、反跳痛、肌紧张,是腹膜炎的重要体征,称为腹膜刺激征。腹肌呈"木板样"多为胃十二指肠穿孔的临床表现,而老年、幼儿或极度虚弱的患者腹肌紧张可不明显,易被忽视。胃十二指肠穿孔时,腹腔可有游离气体,叩诊肝浊音界缩小或消失。腹腔内有较多积液时,移动性浊音呈阳性。

三、辅助检查

（一）血液检查

白细胞总数及中性粒细胞升高,可出现中毒性颗粒。病情危重或机体反应低下时,白细胞计数可不增高。

（二）腹部 X 线检查

立位平片,可见膈下游离气体;卧位片,在腹膜炎有肠麻痹时可见肠袢普遍胀气,肠间隙增宽及腹膜外脂肪线模糊以至消失。

（三）直肠指检

有无直肠前壁触痛、饱满,可判断有无盆腔感染或盆腔脓肿形成。

（四）B 超检查

B 超检查可帮助判断腹腔病变部位。

（五）腹腔穿刺

可根据抽出液性状、气味、混浊度做细菌培养、涂片,以及淀粉酶测定来帮助诊断及确定病变部位和性质。

四、护理措施

急性腹膜炎的治疗分为非手术和手术两种方法。非手术疗法主要适用于原发性腹膜炎;急性腹膜炎原因不明,病情不重,全身情况较好;炎症已有局限化趋势,症状有所好转。手术疗法主要适用于腹腔内病变严重;腹膜炎重或腹膜炎原因不明,无局限趋势;患者一般情况差,腹水多,肠麻痹重或中毒症状明显,甚至出现休克者;经短期(一般不超过 8～12 小时)非手术治疗症状及体征不缓解反而加重者。其治疗原则是处理原发病灶,消除引起腹膜炎的病因,清理或引流腹腔,促使腹腔脓性渗出液尽早局限、吸收。

（一）术前护理

（1）病情观察:定时监测体温、脉搏、呼吸、血压,准确记录 24 小时出入量。观察腹部体征变化,对休克患者应监测中心静脉压及血气分析数值。

（2）禁食:尤其是胃肠道穿孔者,可减少胃肠道内容物继续溢入腹腔。

（3）胃肠减压：可减轻胃肠道内积气、积液，减少胃肠内容物继续溢入腹腔，有利或减轻腹膜的疼痛刺激，减少毒素吸收，降低肠壁张力，改善肠壁血液供给，利于炎症局限，并促进胃肠道蠕动恢复。

（4）保持水、电解质平衡：腹膜炎时，腹腔内有大量液体渗出，加之呕吐，患者不仅丧失水、电解质，也丧失了大量的血浆，应根据患者的临床表现和血生化测定、中心静脉压等监测，输入适量的晶体液和胶体液，纠正水、电解质和酸碱失衡，保持尿量每小时 30 mL 以上。

（5）抗感染：继发性腹膜炎常为混合感染，因此需针对性地、大剂量联合应用抗生素。

（6）对诊断不明确者，应严禁使用止痛剂，以免掩盖病情，贻误诊断和治疗。

（7）积极做好手术准备，做好患者及家属的工作，解除思想顾虑，积极配合治疗。

（二）术后护理

（1）定时监测体温、脉搏、呼吸、血压以及尿量的变化。

（2）患者血压平稳后，应取半卧位，以利于腹腔引流，减轻腹胀，改善呼吸。

（3）补液与营养：由于术前大量体液丧失，患者术后又需禁食，故要注意水、电解质平衡，酸碱平衡和营养的补充。

（4）继续胃肠减压：腹膜炎患者虽经手术治疗，但腹膜的炎症尚未清除，肠蠕动尚未恢复，故应禁食，同时采用有效的胃肠减压，直至肠蠕动恢复，肛门排气后，方可拔除胃管，开始进食。

（5）引流的护理：妥善固定引流管，避免受压、扭曲，保持通畅，观察并记录引流量、颜色、气味等。如需用负压吸引者应注意负压大小，如用双套管引流者，常需用抗生素盐水冲洗，冲洗时应注意无菌操作，记录冲洗量和引流量及性状。冲洗时注意保持床铺的干燥。

（6）应用抗生素以减轻和防治腹腔残余感染。

（7）为了减少患者的不适，酌情使用止痛剂。

（8）鼓励患者早期活动，防止肠粘连。

（9）观察有无腹腔残余脓肿，如患者体温持续不退或下降后又有升高，白细胞计数升高，全身有中毒症状，以及腹部局部体征的变化，大便次数增多等提示有残余脓肿，应及时报告医师处理。

（三）健康教育

（1）术后肠功能恢复后的饮食要根据不同疾病具体计划，先吃流质饮食，再过渡到半流饮食。应指导和鼓励患者吃易消化、高蛋白、高热量、高维生素饮食。

（2）向患者解释术后半卧位的意义。在病情允许的情况下，应鼓励患者尽早下床活动。

（3）出院后如突然出现腹痛加重，应及时到医院就诊。

（王金星）

参考文献

[1] 朱华栋,刘业成.协和急诊住院医师手册[M].北京:中国协和医科大学出版社,2021.

[2] 张海海.急危重症诊疗实践[M].济南:山东大学出版社,2021.

[3] 张小红,程宝珍.急诊智慧分诊与急救技术[M].合肥:中国科学技术大学出版社,2020.

[4] 史兴卫.实用急诊与急救[M].哈尔滨:黑龙江科学技术出版社,2020.

[5] 汪东亮.急诊急救与急诊创伤处置精要[M].南昌:江西科学技术出版社,2020.

[6] 王胤佳.急诊急救与重症监护[M].北京:科学技术文献出版社,2019.

[7] 许铁.急救医学[M].南京:东南大学出版社,2019.

[8] 张在其,黄子通.急危重病临床救治[M].武汉:湖北科学技术出版社,2020.

[9] 阎辉.临床急重症救治与护理[M].成都:四川科学技术出版社,2020.

[10] 耿会英.临床危重症诊护与辅助检查[M].北京:科学技术文献出版社,2020.

[11] 吕金泉.急诊医学理论进展与临床实践[M].南昌:江西科学技术出版社,2019.

[12] 吴伟.临床急诊与重症[M].北京:科学技术文献出版社,2019.

[13] 丁宏举.现代医学急诊与重症监护[M].开封:河南大学出版社,2019.

[14] 游浩元.急危重症处置要点与救治关键[M].开封:河南大学出版社,2019.

[15] 姜铁超.急危重症诊疗实践[M].长春:吉林科学技术出版社,2019.

[16] 王钰,王丽华,吴鹏飞.急救护理学[M].镇江:江苏大学出版社,2020.

[17] 陈晓松.现场救护医学[M].广州:中山大学出版社,2020.

[18] 方浩.创伤与急救[M].北京:人民卫生出版社,2020.

[19] 侯希炎.急危重症救治精要[M].福州:福建科学技术出版社,2019.

[20] 王朝晖.消化内科急危重症救治手册[M].郑州:河南科学技术出版社,2019.

[21] 李王安.急诊创伤与危重症治疗[M].北京:科学技术文献出版社,2020.

[22] 李坤.临床危重症救治与监护[M].长春:吉林大学出版社,2020.

[23] 王忠艳.实用急诊护理技术[M].哈尔滨:黑龙江科学技术出版社,2020.

[24] 朱海燕.急诊科医生[M].北京:人民卫生出版社,2020.

[25] 张文燕.急诊常见病诊断与护理[M].北京:科学技术文献出版社,2020.

[26] 施海法.急诊常见疾病诊疗规范与指南[M].天津:天津科学技术出版社,2020.

[27] 汤旭惠.急诊科诊疗实践与处置方法[M].北京:科学技术文献出版社,2020.

［28］顾怀金.现代临床急危重症监护治疗学［M］.上海：同济大学出版社,2019.

［29］李伟.心血管危急重症诊疗学［M］.北京：科学出版社,2021.

［30］王宏伟.实用危重症医学［M］.天津：天津科学技术出版社,2020.

［31］李静.急诊急救与重症监护［M］.长春：吉林科学技术出版社,2019.

［32］周波.急诊急救与重症监护［M］.天津：天津科学技术出版社,2019.

［33］福山.现代急诊急救［M］.成都：四川科学技术出版社,2019.

［34］宋立芃.临床急危重症救治与护理［M］.长春：吉林科学技术出版社,2019.

［35］田忠秋.临床内科常见危重症诊治［M］.哈尔滨：黑龙江科学技术出版社,2020.

［36］王虎,王龚奋飞.急危重症有机磷中毒患者的急救措施及效果［J］.医学食疗与健康,2021,19(7):61-62,64.

［37］毛洪伟.呼吸阶梯性治疗急危重症患者效果观察［J］.中华养生保健,2021,39(2):147-149.

［38］刘萍.急危重症护理纠纷常见的原因及防范措施［J］.中国保健营养,2021,31(6):127.

［39］纪丽丽.探究急危重症患者运用急诊呼吸机阶段性治疗的临床疗效［J］.中国医疗器械信息,2021,27(18):90-91.

［40］刘石朋,张亚南.探讨妇产科急危重症患者的院前急救及护理的方法［J］.世界最新医学信息文摘,2021,21(13):190-191.